现代中医疫病证治

李鑫辉　刘朝圣　主编

中医古籍出版社
Publishing House of Ancient Chinese Medical Books

U0867401

图书在版编目（CIP）数据

现代中医疫病证治 / 李鑫辉, 刘朝圣主编. -- 北京 : 中医古籍出版社, 2025. 7. -- (中医疫病学系列丛书 / 何清湖, 喻嵘总主编). -- ISBN 978-7-5152-3000-9

Ⅰ. R254.3

中国国家版本馆CIP数据核字第20256SA302号

现代中医疫病证治

中医疫病学系列丛书

李鑫辉　刘朝圣　主编

策划编辑　杜杰慧
责任编辑　张　威
特约编辑　张雅娣
封面设计　LUCKY 兰卡设计
出版发行　中医古籍出版社
社　　址　北京市东城区东直门内南小街16号（100700）
电　　话　010-64089446（总编室）　010-64002949（发行部）
网　　址　www.zhongyiguji.com.cn
印　　刷　北京市泰锐印刷有限责任公司
开　　本　710mm × 1000mm　1/16
印　　张　48
字　　数　860千字
版　　次　2025年7月第1版　2025年7月第1次印刷
书　　号　ISBN 978-7-5152-3000-9
定　　价　198.00元

《中医疫病学系列丛书》

总编委会

总 主 编 何清湖 喻 嵘

编 委（按姓氏笔画排序）

马鸿钧 王中云 毛 妍 毛娅男 方乐瑶 尹周安
邓 娜 邓 哲 邓芳芳 艾碧琛 龙 玲 叶 晟
朱文彦 朱红梅 刘 秀 刘 侃 刘 娟 刘仕成
刘朝圣 孙相如 苏丽清 苏联军 杜建芳 李 招
李 睿 李小莎 李玉丽 李昇聪 李彩云 李鑫辉
杨 丽 杨艳红 肖碧跃 吴 湘 吴丽林 吴若霞
何宜荣 何清湖 邹旭峰 张钧棠 陈 聪 陈世豪
林泉成 易亚乔 罗成宇 罗伯承 罗献英 周蒙蒙
胡方林 胡以仁 胡美洁 钟 昕 郜文辉 贺圆圆
聂 娅 夏旭婷 徐 锋 唐现莉 黄小丽 黄安华
梅 明 曹 淼 梁 媛 喻 嵘 谢雪姣 睢世聪
蔡 莹 谭 超 谭素芳 熊 英 黎 柳 黎鹏程
潘思安

学术秘书 曹 淼

《现代中医疫病证治》

编委会

主　编　李鑫辉　刘朝圣

副主编　苏丽清　何宜荣　易亚乔　谭　超　郜文辉

编　委（按姓氏笔画排序）

刘　侃　刘仕成　杜建芳　李小莎
李昇聪　李彩云　杨　丽　吴　湘
陈　聪　林泉成　钟　昕　梅　明
曹　淼　梁　媛　谭素芳

秘　书　李彩云

前　言

疫病，是指有强烈传染性并能引起较大范围流行的一类疾病。如《说文解字》中言："疫，民皆病也。"《素问·刺法论》："五疫之至，皆相染易，无问大小，病状相似。"疫病，是中国古代对人民健康与生命摧残最严重的一类疾病，如汉代张仲景在其《伤寒杂病论》的序中言："余宗族素多，向余二百。建安纪年以来，犹未十稔，其死亡者，三分有二，伤寒十居其七。"疫病对古代社会的影响可见一斑。疫病虽烈，但并未阻止中华民族的繁衍兴盛，其重要原因之一在于扎根于优秀中华文化，庇佑着中华民族的中医药一直在与疫病斗争。中医药在疫病的防治过程中，创立了独具特色和优势的中医疫病理论体系和诊疗方法，为中华民族的健康和昌盛做出了突出的贡献。

中医疫病学理论体系形成于战国时代至晋唐时期，初始时疫病理论较为笼统；宋代至元代，中医疫病学理论体系逐渐充实，如王履等提出"温病不得混称伤寒"的著名观点；明清，阐述中医疫病的温病学说已日趋成熟，对疫病的认识不断深入，理论更加完善，对疫病的形成、发展、传播等均有了较深刻的认识，并创立了一套比较完善的疫病辨证论治体系。如明末医家吴又可提出疫病的致病原因"非风、非寒、非暑、非湿，乃天地间别有一种异气所感"，且不同疫病所感疫气各异，对疫病的病因学认识进一步深化；清代以卫气营血辨证、三焦辨证为核心的温病理论体系的确定，标志着中医疫病在因机证治方面形成完整体系。历代均有医家致力于疫病的研究与防治，撰写了许多经典著作，创制了许多有效方剂，留下了许多治疫医案，他们应对不同疫病时不断创新的过程是一部生动的医学发展史。

随着工业革命的发生，人类生产力的发展，以及现代医学的出现，人类防治疫病的能力已大大提高，人们的健康水平和人均寿命也不断提升。但疫病对人类健康及生命威胁依然存在，疫病仍是危害人类健康的最大危险因素之一。如2003年春夏之时我国出现的SARS（严重急性呼吸综合征），2012年首次在沙特阿拉伯出现的中东呼吸综合征，2014年起在非洲暴发的埃博拉病毒等，尤其是2019年末出现的新型冠状病毒，导致全球蔓延的新型冠状病毒肺炎（新冠肺炎），截至2021年7月中旬，累计感染近两亿人，死亡人数超过四百万，给人类健康带来了极为严重的后果。中医有上千年的应对疫病的经验，近年来通过实践检验，人们越来越认识到中医应对疫病的价值。例如在此次新冠肺炎疫情中，国内医学界广泛运用中医药防治疫病，疗效显著，并取得一些重大的科技成果。国家卫生健康委员会和国家中医药管理局推荐的“清肺排毒汤”，就是由张仲景的麻杏石甘汤、小柴胡汤、射干麻黄汤、五苓散等4个原方联合组成，从“寒湿疫”论治新冠肺炎，临床上取得了较好的疗效。这些事例表明中医应对疫病是有效的，中医药的理论和经验仍然可持续指导疫病的防治。

为了进一步总结中医药防治疫病的理论和经验，加强中医药对防治疫病的指导作用，提高中医药防治疫病能力，我们特地组织专家、学者编撰了“中医疫病学系列”丛书。本套丛书共有5本，分别是《中医疫病经典选读》《中医疫病名医类案》《中医疫病名方类编》《中医疫病创新案例》和《现代中医疫病证治》，分别从中医药应对疫病的经典论述、名医治疫医案、历代治疫名方、疫病应对的创新案例和现代中医应对疫病的临床证治等5个方面进行了论述，形成了一套理论与实践论述完整、理法方药齐备的中医疫病丛书。期望本套丛书的出版可以促进中医疫病学的发展和完善，更好地指导现代中医防治疫病的临床实践，充分发挥中医药在防治疫病中的重要作用。

何清湖　喻　嵘

2024年2月9日

编写说明

中医疫病学是我国古代医家在长期的医疗实践中逐渐形成的一门学科。中医疫病相当于西医学的急性传染病，有些甚至是烈性传染病。这类疾病大多起病急骤，来势凶猛，如不及时采取预防措施，易引起大流行，且一旦发病，则病情严重，病死率高。因此，对疫病进行深入的研究，不断提高防控和诊疗水平，是摆在医学界面前的重大课题和重要任务。近几十年来，运用疫病学的理论和方法治疗各种急性传染病和感染性疾病取得了良好效果，如2003年SARS流行期间，中医药积极参与治疗，按卫气营血辨证及三焦辨证，根据病情分期治疗,在临床上取得较好疗效。新冠肺炎席卷中国之时，中医亦挺身而出，参与临床诊疗，大大提高治愈率，成为中国抗疫的中流砥柱，也为世界新冠肺炎防治工作贡献出自己的重要力量。

《现代中医疫病证治》是中医疫病学系列丛书的一本，本书以中医疫病学理论体系为主体，结合现代医学治疗疫病的方法，全书分为上、下两篇，共14章。上篇总论部分包括绪论、疫病的病因和发病、疫病的流行病学、疫病常用中医辨证方法、疫病的诊断、疫病的治疗、疫病的预防与护理7章内容，简要梳理了中医疫病学的发展概况，融会中、西医对疫病的诊断、治疗、预防及护理等方式方法，旨在对疫病达到一定广度与深度的认识，和下篇各论形成体用关系。下篇各论涉及呼吸道传染疫病、消化道传染疫病、虫媒传染疫病、动物源性传染疫病、蠕虫疫病、性传播疾病、其他疫病7章，从流行病学、中医病因病机、西医病因病机、临床表现、实验室检查、诊断与鉴别诊断、中医辨治、西医治疗、简方治疗经验及其他治疗等9个方面详细论述了各常见疫病，以启迪和拓宽读者对疫病的临床治疗思路，提高临床疗效，知常达变，灵活应用。

21世纪的中国，社会发展迅速。传染病的流行、西药的滥用为中医药防治疫病提供了学术发展的广阔空间。本书采用中西医结合的方式，对现代中医疫病证治进行了系统地梳理，守正创新，内容丰富翔实，临床实用性强，不仅能提高中医专业、临床医学专业的学生及临床一线医务工作者的临证思维及临床实践水平，还能提高非医学专业人士对疫病的防治能力，以期在以现代医学为主流的时代之下，大大降低死亡率，提高治愈率，为中华民族卫生健康事业略尽绵薄之力。但中医疫病学博大精深，限于编者水平有限，难免有粗疏错漏之处，还请读者批评斧正。

编委会

2025年6月30日

目 录

上篇 总 论

下篇　各论篇

上篇

总论

第一章 绪 论

第一节 中医疫病学基本概念

疫病学是研究疫病发生发展规律、预防与辨证论治的一门学科。疫病是由疫疠病邪引起的具有强烈传染性和广泛流行性的一类急性发热性疾病的总称。这一定义指出了疫病的两个含义：①疫病的病因为疫疠之邪。②疫病是具有强烈传染性并能引起广泛流行的疾病。疫疠病邪是外在致病因素，说明疫病属于外感病范畴；致病因素种类繁多，因寒热属性不同，有偏于热、湿、寒、燥等的区别。疫疠病邪除有上述单一属性外，还有风热、风寒、湿热或风热湿、暑燥热等复合属性。任何传染病都是由某种特定的病原体引起的，中医学无细菌、病毒等微生物之说，但疫疠病邪已包括了这些病原体的概念，疫疠学说就是古代的传染病学说。

我国古代医家在长期的医疗实践中认识到，疫病在病因、病机、临床表现等方面有着与其他疾病不同的特点和自身的规律，通过对疫病病因病机、传变规律、防治方法的研究，创立了新的理论和学说，形成了中医疫病学。疫病在古文献中又称瘟疫、疫疠、天行、时气等，相当于现代的急性传染病。现已明确传染病是由病原微生物以及寄生虫引起并能传播给他人的疾病。关于临床分类，按起病特点和传变速度有急性、亚急性、慢性的不同，按病情轻重有轻型、中型、重型、暴发型的差别。中医疫病学以起病急、病情重、变化快、传染性强的疫病为主要研究对象，这些疾病按现有中医学科划分则多属于急性外感热病的范畴。

第二节　疫病的基本特征

疫病是外感病中具有强烈传染性并可引起广泛流行者，故疫病的特点既有别于内伤病，又有别于外感病中非疫病者。

一、疫病的基本特点

1. 致病因素的特异性

疫病的致病因素是疫疠病邪，简称疫邪。其称谓源自明代吴又可《温疫论》的“异气”。

“异”就是不同于风、寒、暑、湿、燥、火六淫之气。在古代中医文献中早已记录了呼吸道传染病，如疹、痘、发热和咳；消化道传染病，如痢、霍乱、痧证；皮肤传染病，如疣、疱疹、红斑等。这些疾病分别为吸进时行之气、食用不洁食物和水、接触虫或疠风所致。它们的致病因素已经明显区别于一般疾病的致病因素，而吴又可的异气病因说更是态度鲜明地否定了传统的六淫说，所以我们应当认识到异气说的先进性和科学性。

2. 传染性

疫邪侵犯人体，并通过各种途径传播给他人，这样就造成了传染。我国古代很早就已认识到了疫病的传染性，如《素问·刺法论》的“五疫之至，皆相染易”，其中“染易”即是指疫病在人群中的相互传染。古人还认识到疫病传染有不同途径，吴又可说：“邪之所着，有天受，有传染。”“天受”指通过空气传播，“传染”指直接接触传播。葛洪《肘后备急方》说：“凡所以得霍乱者，多起于饮食。”这属于饮食传播。

各种疫病传染性的大小和传染期的长短不一，这取决于疫疠之邪的性质和毒力大小，也取决于人体正气的状态。人体正气状态包括正气的强弱和体质类型，它们都是疫病的发病因素，决定着人体易感染的程度和传染性的强弱等。

3. 流行性

疫病在人群中连续传播，引起程度不等的蔓延、播散，即是疫病的流行。根据疫病流行的强度和广度，把流行分为散发、暴发、流行、大流行几个类型。我国古代把疫病的流行称为“天行”或“时行”。疫病在人群中发生、传播、终止的过程叫流行过程。疫病具有传染源、传播途径、易感人群三个基本环节。

疫病流行程度和范围的决定因素或相关因素是多方面的。中医学认为素体正气不足、阴阳气血失和、年迈气衰及小儿稚阴稚阳之体都容易受到疫疠之邪的侵犯。疫病流行也有疫病本身的因素，如有的疫病传染性强，很容易引起大流行；有的疫病传染性不强，很少有大流行。此外还有自然因素、社会因素等。

4. 季节性

疫病的发生与特定的季节气候有关，称为疫病的季节性。大多数疫病的发生和传播流行，都有明显的季节性。呼吸系统的疫病，好发于冬春季；消化系统的疫病，好发于夏季或夏秋季；虫媒疫病，好发于蚊虫大量繁殖的秋季等。疫病的季节性取决于两方面因素：一是季节气候不同，对疫疠之邪的生成种类有很大的影响；二是人体对不同季节的气候变化会有不同的适应性反应，反常的气候会削弱人体对疫疠之邪等外界不良因素的抵抗能力而致病。

5. 地域性

疫病的地域性指疫病在某一区域容易发生和传播，其他区域较少流行。我国疆域辽阔，地势东低西高，气温南热北冷，西北干燥，东南潮湿。地域不同，人的体质类型有较大差异，导致疫病的发生和流行具有明显的地域性。

但随着全球化的发展，加之现代交通发达，人类活动破坏了自然屏障，使很多传染病“易地而居”，所以疫病的地域性不再明显，形成了疫病全球化的趋势。

6. 免疫性

免疫性是现代免疫学概念，指传染病痊愈后，机体通常会产生对该病原体特异性的抗体，以后再遇该病原体入侵，就可获得保护而不受感染。我国很早就有“以毒攻毒”的免疫学思想，如古老的人痘法，虽然操作困难，且有一定的危险性，但却是现代免疫学思想的最早体现。

二、疫病的临床特点

（一）病程发展有阶段性

大多数疫病从发生、发展到痊愈都有一定的规律性，这种规律性表现为从一个阶段进入另一个阶段。清代温病学说兴起，叶天士创立了卫气营血辨证诊疗体系。其后吴鞠通借鉴《伤寒论》，创立了三焦辨证诊疗体系。外感热病六经传变、卫气营血传变、三焦传变所出现的临床证候，都是在疫疠之邪作用下，人体六经、卫气营血、三焦所属脏腑的功能失调和实质损害的反映。每一经、每一层次、每一人体部位，都可视为此种疾病的一个特定发展阶段。因此临床上对疫病不同阶段的症状进行详细分析，就可做出疫病所处发展阶段的判断，进而对疫病进行正确的辨证施治。

疫病发展的阶段性，大致反映了病邪的由表及里、由浅入深，病情的由轻到重，病性的由实到虚，直至正气衰亡的变化过程，而及时有效的治疗，可以顿挫病邪，使病变终止于某一阶段。

（二）临床表现有特殊性

绝大多数疫病都有一些区别于其他疾病的临床特点。

1. 发热

发热是大多数疫病的共有症状。不同性质的疫病和处于不同发展阶段的疫病，发热的类型和程度也不同。疫病一开始就可出现高热，或短时间内体温迅速升高。随着病邪由表入里、由浅入深，病变由轻到重，热型也随之而变。临床根据热型，可以对疫病进行诊断、辨证，并确定相应的治法，具体可参见“疫病的诊断”一章。疫病的发热多属表里同病，这是疫病发热与其他外感病以及内伤病发热的重要区别之一。

2. 皮疹

皮疹是疫病的另一重要临床特征，发热伴有皮疹的疫病称为发疹性疫病，又称疫疹。中医学常以疹和斑概括所有皮疹：疹形如粟米，高出皮肤；斑点大成片，不高出皮肤。疹为卫营同病之征，斑为气血同病之候。临床对斑疹的色泽、形态、分布、伴随症状、发病顺序、消退时间进行详细观察，有助于对疫病病机、发展趋势、预后做出正确分析。

3. 早出现痰瘀证

痰和瘀是疾病过程中形成的病理产物。这些病理产物可以滞留于机体各个部位，对脏腑、经络造成广泛的损害。疫病往往起病即高热，卫分证未罢，气分证已现，传变之速，数日可损及全身阴阳气血。与此同时，痰瘀之证亦随着疫邪的由表入里、由气入血而形成，体现于肢体和脏腑的症状中。如瘀血影响脏腑症状，可表现为胸胁脘腹的胀、满、痛；急性热病所出现的血瘀证可以从患者血液流变学指标变化上得到证实。另外，痰瘀相合还可对脑络造成损害，严重时可导致神昏窍闭，所以疫病当及时使用化痰逐瘀药，保护脑络。

4. 气阴耗伤重

伤津耗气是所有发热性疾病的共同特点。疫疠之邪热毒性强，侵入人体后很快造成阳热亢盛的局面，故患病之始即可出现阴津耗伤的症状。疫病自始至终都是热毒之邪与津液的斗争，而津液又以元气为本，故疫病多有气阴（津）两伤之虑。

5. 易内陷生变，出现危重症

高热、动风、动血、闭窍、厥脱是疫病的危重症。正气奋起抗邪即发热，发热是疫病的最基本特征，而高热说明正邪交争激烈。若高热持续，则会出现邪热内陷心营、内迫营血等一系列变证，导致心窍闭塞及斑疹、吐衄等危重症，对生命产生极大危害。

第三节　中医疫病学的形成与发展

关于疫病学、温病学的形成与发展过程，按历史分期，大致经历了萌芽、成长、形成与发展、发扬四个阶段。

一、萌芽阶段（战国至隋、唐时期）

在中医学形成的早期，人们对疫病的认识经历了一个由浅入深的必然发展过程，这个过程是漫长而曲折的，但却是不断进步、不断深入的。

1. 先秦、两汉时期非医学书籍中关于疫病的记载

关于疫病的最早文字记载，可追溯到殷商时期的甲骨文，其中有“疾年”一词的出现。顾名思义，“疾年”是指疾病多发的年份。这里虽未提出疫病之名，但我们可以推测，疾年多发的疾病，应当是具有传染性的流行性疾病。

在周代的典籍中，已经出现了“疫”这一名词。《礼记》中就多次提到疫病，如“孟春行秋令，则民大疫”“季春行夏令，则民多疾疫”“果实早成，民殃于疫”等。从这里可以看出，当时的人们已经认识到气候的反常可以导致疫病的发生。

关于“疠”字，许慎在《说文解字》中说：“疠，恶疾也。”可见“疠”字在汉代以前使用较广，泛指致病力强、病状严重的疾病或恶性疾病，并非专指疫病。自王充提出“温气疫疠”之说后，疠与疫二字的关系就密不可分了，遂为后世所广泛使用。

以上书籍虽非医学专著，但皆提到了“疫”，惜乎文中未明确提出疫病具有强烈传染性这一特点，因此还未能对疫病这一概念做出明确的界定。

2.《黄帝内经》中关于温病与疫病的记载

在中医学典籍中，首先提出有关温病、疫病内容的，便是《黄帝内经》这部现存最早、最完整的中医学经典著作。《素问・刺法论》说：“黄帝曰：五疫之至，皆相染易，无问大小，病状相似。不施救疗，如何可得不相移易者？

岐伯曰：不相染者，正气存内，邪不可干，避其毒气，天牝从来，复得其往，气出于脑，即不邪干。”这段文字，不仅提出了“疫”病之名，而且指出疫病不仅一种，而是有“五疫”（木、火、土、金、水）。此外，这里还明确指出疫病有“皆相染易”的传染性，又提出疫病之毒气是“天牝从来”。“天牝”是指鼻，也就是说，疫病的传播途径是由呼吸道侵入人体。《素问·本病论》中也有关于疫病的记载：“民病温疫早发，咽嗌乃干，四肢满，肢节皆痛。”这段文字不仅提出了“温疫”之病名，而且对其症状有所描述。文中还提出“四时不节，即生大疫”，指出了疫病的发生与季节气候反常有关。

由以上所述可以看出，《黄帝内经》中已有疫病相关的病名记载。

3.《难经》中关于温病的记载

《黄帝内经》以后，较其稍晚的中医学经典著作《难经》中，对温病的具体病种又有所记载。如《难经·五十八难》说：“伤寒有五：有中风、有伤寒、有湿温、有热病、有温病。”其中“伤寒有五”的伤寒，是指广义伤寒，即一切外感热病的统称，其中包括了伤寒与温病两大类别。《难经》中虽未提及疫病，但载有湿温、热病、温病。这些疾病如果不是散发，而是大流行，应当亦可称为“疫”。由此可以认为，《难经》所说的多种温病中，应是涵盖了疫病在内。但文中仍将温病列入广义伤寒范畴之内，说明《难经》仍沿袭《黄帝内经》之说，认为温病的病因是“冬伤于寒”。

4.《伤寒论》与《金匮要略》中关于温病与疫病的记载

除了《黄帝内经》《难经》，中医学的经典著作当推东汉末年张机所著的《伤寒杂病论》。该书分为《伤寒论》和《金匮要略》，其中《伤寒论》指出：温病的发生，除冬季感寒至春、夏发病外，还有一类是因气候反常，即“非其时而有其气”而产生的“时行之气”致病。此外，书中还明确提及了“时行之气”所致的疾病有“长幼之病，多相似者”的传染性、流行性，因其与春温、夏热、秋凉、冬寒的四时正气为病不同，故称之为“时行疫气”。时行，是指有季节性的流行。疫气，是指导致时行的病因。《伤寒论》中关于疫气所述的内容，为后世的疫病学说提供了依据。

《金匮要略》中也有关于温病的零星记载。如《金匮要略·百合狐惑阴阳毒病脉证治》中说：“阳毒之为病，面赤斑斑如锦纹，咽喉痛，唾脓血。五日可治，七日不可治，升麻鳖甲汤主之。”又说：“阴毒之为病，面目青，身痛如被杖，咽喉痛，五日可治，七日不可治，升麻鳖甲汤去雄黄、蜀椒主之。”此二条中所述阳毒、阴毒病证系感受疫毒所致，应属疫病范畴。但惜乎书中此类内容不多，并未系统论述温病、疫病。

5.《肘后备急方》《诸病源候论》中关于温病与疫病的记载

《肘后备急方》，西晋葛洪著，书中记载了不少关于温病、疫病的内容。因葛洪距张仲景年代不远，故仍沿袭仲景之说，在其书中将伤寒、时行、温疫“总名伤寒”。

《诸病源候论》，由隋代巢元方主持编撰。该书所述温病、疫病的内容远比前代医籍中广泛得多。书中认为时行病、温病、疫疠均属外感热病，具有传染性。可以说，该书对后世疫病学、温病学的形成与发展具有较大影响。

6.《备急千金要方》《千金翼方》《外台秘要》中关于温病与疫病的记载

《备急千金要方》与《千金翼方》，唐代孙思邈著。《备急千金要方》中收载“辟疫气”“辟温气”“辟温疫气”方剂36首。《千金翼方》中有“杂方附”6首，亦属防治疫病的方剂。此外，《备急千金要方》记载：“犀角地黄汤，治伤寒及温病应发汗而不汗之，内蓄血者及鼻衄吐血不尽，内余瘀血，面黄，大便黑，消瘀血方。”犀角地黄汤为后世治疗温病、疫病所常用，至今仍是凉血散血的代表方剂。

《外台秘要》，唐代王焘著。书中“卷第三天行二十一门”“卷第四温病及黄疸二十门”收载了防治温病、疫病的方剂数十首。

在战国至隋、唐这一段漫长的历史时期中，中医学对温病、疫病的认识，散在地记载于各代的医籍中，且在不断地进步和深化。但是，这一时期并没有形成理论体系，也没有疫病学、温病学的专著出现。而且，这一时期对温病、疫病的认识仍未脱离伤寒的范围，用药仍以辛温为主，所以在中医疫病发展史上，这一时期被称为萌芽阶段。

二、成长阶段（宋、金、元时期）

宋、金、元时期，是中医学取得较大发展的时期，特别是金元四大家各具特色的学术思想的问世，极大地丰富了中医学理论的内容，对后世医学的发展产生了深远的影响。这一时期，中医学对温病和疫病的认识也取得了较大进展。

（一）《伤寒总病论》《伤寒补亡论》中关于温病与疫病的记载

《伤寒总病论》，宋代庞安时著。书中有较多暑病、时行寒疫、斑痘疮、天行温病等有关温病与疫病的内容，特别强调外感病的发病与体质的关系，对外感热病中的温病、疫病大有发挥。另外，书中虽仍沿袭旧说，将各种温病纳入广义伤寒的范畴，仍认为温病的病因是“寒毒”伏而化温，但明确提出了由于季节气候的不同而出现不同的温病。庞氏将一切外感热病的病因统称为“毒”，实际上是强调其传染性，故其病变均属“疫”。至于治法，均收于该书“辟温疫方论”中。该书以“毒”立论的学术观点，为后世治疗外感热病采用解毒的方法奠定了基础。此外，他还明确指出伤寒与温病病因不同、治法大异的学术观点，实为后世寒、温分治之先声。

《伤寒补亡论》，宋代郭雍著。郭氏在继承《黄帝内经》与《伤寒论》“伏气”温病学说的基础上，又提出了“冬不伤寒，而春自感风寒温气而病者，亦谓之温”，并称其为“春时触冒自感之温”。后世将温病分为伏气温病与新感温病两大类别，实以郭氏之论为发端。这是温病学病因病机学说在漫长的发展历程中，向前迈出艰难而又有突破性的一步。

（二）金元四大家著作中关于温病与疫病的记载

1. 金代刘完素为寒凉派的代表人物

刘完素对《素问·至真要大论》提出的病机十九条加以深入阐发，扩展了火热病的范围。他在《素问玄机原病式》“六气为病·热类”中指出，“怫热郁结”为热证的主要病机。

由于刘氏大倡寒凉清热以治热病、疫病，从而使温病、疫病治疗学得到较大发展。他所创制的方剂，如双解散、防风通圣散、天水散等，均对后世产生了重大影响。正因为刘完素开寒凉清热治疗温病之先河，故后世有“伤寒宗仲景，热病崇河间”之誉，从而被推崇为温病学派的奠基人。

2. 金代张从正为攻邪派的代表人物

张从正著有《儒门事亲》，在书中特别强调了治疗外感热病要结合社会因素、气候因素、地理因素、体质因素及脉象等诸方面综合分析，从而决定使用辛温之剂还是辛凉之剂。这种循证以变通的治疗思想，对后世因时、因地、因人制宜治则的确立，具有很大指导意义。

3. 金代李杲为补土派的代表人物

李杲虽重视脾胃，但对于治疗大头天行之病也有独到见解。《东垣试效方》书中记载普济消毒饮一方，在当时颇为风行，且“全活甚众”，直至今日，此方仍是治疗大头瘟、痄腮的代表方剂。

4. 元代朱丹溪为滋阴派的代表人物

对于治疗温病、疫病，朱丹溪提出“宜补、宜降、宜散”之法，其法、其方颇具特色。

（三）《医经溯洄集》对温病与伤寒之区别的论述

《医经溯洄集》，元末明初王履著。王履在书中明确指出了温病与伤寒发病机制与治疗法则的不同，从病机与治法上将伤寒与温病判为两途，使温病从伤寒的体系中分离出来，为温病学体系的形成提供了理论依据。

宋、金、元时期，中医学对温病与疫病的认识已较唐代有了长足的发展，特别是刘完素大倡寒凉清热治疗热病的学术观点的推广，为温病学派的形成奠定了基础。但是，这一时期尚无疫病学与温病学的专著出现，其理论体系也未能形成，因此在疫病学与温病学发展史上被称为成长阶段。

三、形成与发展阶段（明、清、民国时期）

明、清两代，是疫病学、温病学的形成与发展阶段。在这一时期，疫病学专著不断涌现于世，使疫病学的理论与辨治方法不断丰富，形成了温疫学派。诸多医家在继承、总结前人经验的基础上结合自身的实践体会，对温病的认识、理论及治法逐渐深入，使温病学的理论和辨治方法更臻完善，形成了温病学派。应当说，温病学派比温疫学派在理论上更为系统、全面，其辨证论治体系也包含了温疫在内。因此，可以说温病学派是在温疫学派基础上的进一步提高与发展。

（一）温疫学派

温疫学派的形成始于明末清初，以吴又可的《温疫论》问世为标志，继有戴天章著《广瘟疫论》以彰显其作，而后著述日丰，遂自成一派。

1. 明代吴又可《温疫论》

此书是我国医学史上第一部疫病学与温病学专著，也是世界医学史上对传染病学有突出贡献的专著。对温疫的病因及传变，吴氏在《温疫论·原序》中即开宗明义，他说："夫温疫之为病，非风、非寒、非暑、非湿，乃天地间别有一种异气所感，其传有九，此治疫紧要关节。"在书中，吴氏明确指出了异气、疠气，或戾气、杂气致病，具有强烈的传染性。邪气自口鼻而入，直达膜原，故吴氏自创"达原饮"一方，为后世数百年来治疫所常用。至其治疗，则视病情而分别采用吐法、清法、下法等诸方。总之，《温疫论》突破了以伤寒法治温病初起必用麻桂的旧例，开拓了治疗温疫的新思路，极大地推动了疫病学、温病学的发展，但限于当时的历史条件，它仅论述了温疫的辨治，范围局限，因而尚未能使温病学形成完整的理论体系。

2. 清代喻昌《尚论篇》《医门法律》

《尚论篇》虽非温病学专著，但喻氏在该书卷首中对疫病也有所阐发。关于邪气的入侵途径及所犯部位，他说："然从鼻、从口所入之邪，必先注中焦，以次分布上下……此三焦定位之邪也。"关于治法，他提出疫病邪犯三焦之说，对吴鞠通提出温病以"三焦辨证"为纲不无引导作用。其治疫用芳香、逐秽、解毒之法，对吴鞠通立法组方亦有所启发。此外，在《医门法律·秋燥论》中，喻氏详述了燥气为病的特点，此论对后世影响深远。其所创制的清燥救肺汤，也成为后世治疗燥热犯肺的代表方剂。

3. 清代戴天章《广瘟疫论》

戴天章在书中首先强调辨证。关于治疗，他总结出汗、下、清、和、补五法。由书中可看出，戴氏之作确对吴又可《温疫论》有所发挥，且更为系统。在温病学形成的前期，本书是较为重要的专著。

除此之外，另有清代杨璿著《伤寒温疫条辨》，清代刘奎著《松峰说疫》，清代余霖著《疫疹一得》，对后世治疗温病、疫病均有极大启示。

总之，明、清时期自吴又可《温疫论》问世之后，疫病学专著相继刊出，特别是清代中叶以后，可谓蔚为壮观，治疗方法也丰富多样，对温疫的防治起到了巨大的作用。但论温疫的专著多为一书专论一病，这也正是温疫学派难以形成完整的辨证论治理论体系的原因。

（二）温病学派

温病学派形成于清代中叶，其主要研究对象是各种温病，其中也包括具有强烈传染性的温病——温疫。因为温病学派的研究范围更为广泛，且有温疫学派的研究可资借鉴，所以最终总结出温病的辨证论治理论体系而形成了中医学领域内的新学科——温病学。其代表人物有叶天士、薛生白、吴鞠通、王士雄等人。

1. 清代叶天士《外感温热篇》

叶氏首先讲述了温病的发生发展规律，并从病因、病机及治法上将温病与伤寒加以严格区分。他创立了"卫气营血辨证"，明确地指出了温病沿卫气营血四个阶段传变的规律及各阶段的治法。此论一出，使温病的辨证论治有所遵循，这是温病学发展史上的重大突破，是温病学体系形成的标志。正是基于此论，温病学才最终脱离伤寒体系而自创学派。此外，叶氏总结前人经验并加以发展，对温病诊断中的望舌、验齿、辨斑疹做了深入阐发，丰富了中医诊断学的内容，为温病的临床诊断提供了重要依据。叶天士的学术思想，在温病学中占有无可替代的作用。直至今天，其对温病的研究和临床治疗仍有重大指导意义。因此，叶天士被尊为一代宗师、温病学派的创始人。

2. 清代薛生白《湿热病篇》

《温热病篇》对湿热病之病因病机、辨证论治的论述以及所用药物都有独到见解，对湿热病的辨治具有重要指导意义，可以说它是一篇湿热病辨治的代表文献。叶天士之论重点在于温热病，薛生白之论重点在于湿热病，二者并收于《温热经纬》一书，相得而益彰，使温病学体系更为完备而垂范后世。

3. 清代吴鞠通《温病条辨》

此书以《黄帝内经》为理论基础，继承了《伤寒论》的立法处方思路，又参考历代诸家著述，特别是叶天士之论，加以吴氏本人的心得与经验，经反复实践检验而著成，是一部理、法、方、药系统完整的温病学专著。它的主要贡献在于提出以“三焦辨证”作为温病的辨证纲领，确立了三焦温病治疗原则，为温病的辨证论治及处方选药提供了理论依据和临床范例。吴氏还总结前人经验，归纳出清络、清营、育阴等各种治法，制定了银翘散、桑菊饮、清络饮等方剂，至今仍广泛用于临床。总之，《温病条辨》是一部理论和实用价值均极高的温病学专著，是温病学的集大成之作。

4. 清代王士雄《温热经纬》

此书对温病学的贡献，不仅在于它辑录了大量古代温病学文献，而且在于书中其本人的“雄按”之中。王氏之按，对前人之论的评价公允平正，少有偏见，且议论宏阔，其中多有发前人所未发之处。

5. 民国时期的疫病学著述

民国时期，中国处于半殖民地半封建社会。由于连年军阀混战，民不聊生，故医药卫生事业发展缓慢。特别是在20世纪30年代，当时的政府对中医采取歧视、限制的政策，使中医学受到严重摧残，疫病学也难有大的发展。但在中医界有志之士的努力下，这一时期也有一些有关疫病学的著述刊行。

（1）何炳元校勘、重订、汇编的有关温病诸书：何炳元曾对古代温病学文献作过校勘、重订。他归纳出发表、攻里、和解、开透、清凉、温燥、消化、补益八法，并在“验方妙用”篇中汇入自己的实践经验。此外，《湿温时疫治疗法》一书，对湿温时疫的诊疗及预防进行了详尽论述，并与西医学两相对照，堪称治疗湿温病的实用之书。

（2）张锡纯《医学衷中参西录》：该书虽非温病学专著，但书中涉及温病、疫病的内容及验案颇多，其论点及方药亦有独特之处，其自拟治疗温病的方剂有凉解汤、寒解汤、和解汤等，治瘟疫、瘟疹用青盂汤。这些方剂充分体现了张氏治疗温病、瘟疫的学术思想及临床经验，而其用石膏治疗温病，更独具专长。

（3）吴瑞甫《中西温热串解》：在书中，吴氏汇通中西医学对温病进行了详细论述，其内容涉及病因、病机、诊法、治法等诸多方面。

综上所述，从疫病学说与温病学说发展历程可以看出，由于疫病有发病急、传染性强、流行面积广、病种不一、病证不同的特点，所以疫病学的专著多呈一书专论一病、一病专有主方的特点。正由于此特点，所以自《温疫论》之后，疫病学专著才在不断总结临床实践经验的基础上相继问世。因为疫病学派的研究范围不仅限于具有传染性的温疫，而且广泛涉及所有温病，其视野更为开阔，能够综合各种疫病的发生发展规律及辨治方法，在疾病谱上取其共性，所以最终形成了疫病学的理论体系，从而使中医学的理论体系更为完整、丰富。

四、发扬阶段（新中国成立后）

1949 年，新中国成立，国家重视并大力发展中医药事业，使中华民族的优秀文化遗产得以发扬光大。在这种有利条件下，疫病学也得以发扬，具体体现在以下三个方面。

1. 古代疫病学文献的整理出版和人才培养

新中国成立以来，国家几次大规模整理出版古代医籍，许多疫病学著作相继出版。这些古籍的出版，使疫病学说得到了前所未有的广泛传播。特别是 1956 年以后，高等中医院校在全国各地相继建立，温病学作为一门课程在各院校开设。《温病学》教材将完整的温病学理论知识传播给学生，培养了大批学有专长的临床和教学骨干，使疫病学的知识和技能在临床中得到广泛应用。

2. 对疫病学理论的深入研究

新中国成立以后，对疫病学理论的深入研究，一方面是对古代疫病学文献中的病名及学术名词概念进行统一；另一方面是对卫气营血辨证、三焦辨证的理论及二者之间的关系进行深入探讨，使疫病学的学术研究更为深入。在此基础上，一些疫病学的新著作相继出版，使疫病学得以发扬。科研工作者采用现代科学手段对疫病进行实验研究，以期揭示中医治疗疫病的原理。另外，对一些常见疫病病种的卫、气、营、血证候建立了动物模型，为疫病学的基础理论研究和临床研究创造了实验条件。在文献研究和实验研究的过程中，许多有价值的学术论文被发表，从而更促进了学术交流和科学研究的深入发展。

3. 临床诊疗上的应用与研究

新中国成立以来，国家制定了中西并重的政策，在各地的综合性医院设立中医科。在临床实践中，医务工作者不仅运用温病学理论救治了无数患者，而且不断总结经验，开展科学研究，使温病学说得到进一步深化，诊疗水平不断提高。几十年来，医务工作者运用疫病学的理论和方法治疗各种急性传染病和感染性疾病，都取得了良好效果。在临床实践中，医务工作者运用现代药理学、药物化学、免疫学等学科的知识和研究方法，用现代科学手段对温病学中常用的清热解毒、活血化瘀、通里攻下等治法和方药进行深层次的研究，取得了较大进展。在此基础上，医务工作者进行了新剂型的研发，给药途径也不断扩展，极大地方便了临床使用，提高了临床疗效。

总之，疫病学在新中国成立以后，经过广大中医工作者几十年的不断努力研究，无论在理论上，还是在临床实践中，都在与时俱进，发扬光大，展现出光辉的前景。

第四节　现代中医疫病研究概况

20 世纪的中国，社会发生了巨大的变革。传染病的流行，西药的滥用，为中医药防治疫病提供了学术发展的广阔空间。传统中医伤寒学说和温病学说得到了进一步的充实发展，有关中医疫病新观念、新学说的兴起，以及中医药在临床治疗外感热病，特别是在历次防治多种重大急性传染病的临床实践探索中，通过继承和完善，取得了丰富的临床经验和创新成果。

一、对外感热病的病因及发病有新认识和发展

1. 病邪分为“无机”“有机”，发病主“正邪交争”

20 世纪 50 年代初，上海名医祝味菊著《伤寒质难》一书并出版，祝氏把外感热病的病因分为无机之邪和有机之邪两类，并认为外感热病之病因当以“有形之有机之邪为主因，无形之无机之邪为诱因”。在祝氏看来，所谓寒温并非疾病的本质，只是人体正气受外来病邪入侵的激发而与之抗争的表现及患者的感受而已。因此，祝氏认为，外感热病的发病及其病机的关键是人体的元气，而不主要在病邪，并认为一切外感热病的发病及转归，即是人体正气与外来病邪的交争及其消长的过程，对于外感热病之辨证治疗，只需明确正邪消长之病机，并不一定要确定中医病名。

2. 温热之为病，以“伏邪”为主因，并多因兼感“外邪”而诱发，夹杂“里邪”而转剧

何炳元先生编著《重订广温热论》，主要论述伏气温热。书中，何氏明确指出温热病证的主因是“伏火”，并根据其发病季节和临床证候分为湿火、燥火两类，至于温热病证的发生，则往往因新感外邪而引动伏邪发病。何氏还认为，温热病证往往夹杂有痰水、食滞、气郁、蓄血等在里之实邪，并认为只有及时祛除其夹邪，才能使伏邪得以透发，病证得以传变而解。

3.“毒”是导致外感热病及其传变加剧的重要因素

中医学把“毒”作为一种致病因素和病理产物的论述，虽自古有之，但一直未引起广泛而足够的重视。根据毒的来源及形成，一般将其分为外毒和内毒两类。

外毒是自然气候的变化作用于一些有机物质所滋养化生的致病毒邪。20世纪60年代初，秦伯未先生即提出把“病毒”作为外感热病致病因子的问题；万友生先生更提出了“外感病毒”的概念，并把外感病毒分为“外五淫毒”和“外五疫毒”两类，前者不具有传染性，后者具有传染性；重庆市中医研究所黄星垣先生则明确提出了疫病的热象病理表现都是病原微生物毒素的毒害反应。

内毒是外感毒邪作用于人体所产生的病理及代谢产物，如瘀血、痰水、宿食、燥屎等污垢。对于外感热病，特别是许多急性传染病来说，外毒是致病之主因，而内毒又往往是疾病加剧、久治不愈，甚至逆变不复的主要因素。因此，因势利导地选取发汗、消导、祛痰等治法措施，及时排除外邪和内毒，往往是扭转病势的关键。

二、寒温融合成为当代论治外感热病的主流趋势

伤寒学说是温病学说的基础，温病学说则是伤寒学说的发展，两者都是治疗外感热病的理法方药体系，是一脉相承的。所以外感热病学说发展到清代中后期，就从寒温分立的局面开始逐渐派生出寒温融合的流派。进入20世纪以后，主张寒温合论者则渐成多数。他们在外感热病的临证应用中，不拘一格，吸收经方、时方之长；在理论思考中，融汇伤寒、温病学说之精华于一体。可以说，寒温融合论已成为这个时代中医外感热病学发展的主流趋势。

三、有关外感热病治则治法的创新举要

（一）姜春华等提出“截断扭转”法

自清代以来，温疫学家有关外感热病的治疗原则，一般都参照叶天士提

出的卫、气、营、血的体系而制定。20世纪下半叶，有许多临床医家从大量的临床实际出发，对此提出了异议，其中最具代表性的是姜春华先生。姜氏根据自己多年的临床经验，明确地提出了对于许多重症温热疾病的治疗不能拘泥于传统的“卫之后方言气，营之后方言血”及“到气才可清气”的尾随疗法，主张采用先证而治、截断扭转的法则，早期即重用清热解毒，直折伏遏之温毒，抑制病原，以截断或缩短病程，阻截传变；善用通腑攻下，以荡涤肠胃宿食、燥屎、蓄血、污垢，迅速排除邪热瘟毒，扭转病势；及时凉血化瘀，以截断病邪于气营之间，不再深陷搏扰血分。实际上，早在姜氏明确提出“截断扭转”法之前，沪上名医严苍山先生认为温病疫疠变化迅速，事实上难以循序区分，主张“在卫应兼清气，在气须顾凉血，以杜传变为上工”，并提出治温要从临床实际出发，灵活综合地运用三法（汗、清、下）及三护法（护脑、护津、护肠）。

（二）活血化瘀法在外感热病中的广泛应用

自古至今，发表、清热、和解、攻里诸法，皆作为治疗外感热病的常用大法。虽然，在东汉《伤寒论》、隋唐《备急千金要方》及明清诸温病学的著作中皆有用活血化瘀法治疗外感热病的记载，但是都还没有引起中医学界的普遍重视和广泛应用。活血化瘀法在外感热病中的广泛运用，还是近现代中医在防治多种急性传染病的临床实践中逐渐摸索、积累形成的经验成果。如宁波名医范文虎用解毒活血汤治疗霍乱，儿科名家董廷瑶用王清任解毒活血汤治疗重症麻疹，或在宣肺化痰、清热解毒等治法的基础上，配合活血化瘀法治疗病毒性肺炎等，往往能够取得很好的疗效。

（三）通里攻下法在外感热病中的拓展应用

通里攻下法在用于对外感热病治疗时，历代皆有许多禁忌。如外感热病表邪未解不可用下，吴鞠通《温病条辨》中更是把下法列为治疗湿温的“三禁”之一，后世医家多奉为圭臬而遵之。

1. 治疗伤寒（湿温证）

长期以来，受吴鞠通“湿温禁下”论的影响，许多医家在临床治疗湿温病证时，即使见到当攻之证，亦不敢用苦寒攻下。如此，往往使病程拖长，疗效不理想。而近现代有许多医家从临床辨证论治的实际出发，大胆地突破了这条规则的束缚，在治疗湿温证时合理地使用苦寒通下之剂，极大地提高了临床疗效。

2. 治疗细菌性痢疾

随着对细菌性痢疾病因病理认识的深入，许多医家都主张以通下法治疗它。如朱良春即常以生、熟大黄为主药自拟的“痢疾散”治疗痢疾及泄泻。治疗外感热病时，在中医准确辨证的基础上，当及时用通里攻下之法，不可师古而腻古。

四、中医对治疗非典型肺炎的贡献

“非典”疫情发生之初，中医辨治大多以温病中的春温、风温等立名。国家中医药管理局发布的《非典型肺炎中医药防治技术方案（试行）》中，认为非典型肺炎属于中医“温病”范畴（修订方案改为“热病”）。病因为感受疫毒时邪，病位在肺。基本病机特点为：热毒痰瘀，壅阻肺络，热盛邪实，湿邪内蕴，耗气伤阴，甚则出现气急喘脱的危象。其具体证型共四期，分别为早期、中期、极期（高峰期）、恢复期。

随着对非典型肺炎认识的不断深入，专家纷纷提出非典型肺炎应明确属于“温（瘟）疫”范畴，这一意见很快得到普遍认同。

在总结广东等地的中医治疗“非典”经验基础上，国家中医药管理局于2003年4月11日公布了专家协作组制定的《非典型肺炎中医药防治技术方案（试行）》。对易感人群和不同类型、不同病期患者的防治提供了指导性意见。对非典型肺炎临床诊断病例或疑似病例，按照中医辨证论治的原则，因地制宜，分期分证，进行个体化治疗。同时还根据病情变化，适时调整治法治则，随证加减。

第五节　中医疫病的研究意义

我国早在周朝就有对疫病的记载。截至1949年，见于史书记录的疫病大流行就有500余次。其中清代流行次数最多，约占2/5。自古以来，人类就与疾病进行着顽强的斗争，并在医疗实践中积累了丰富的经验，从而推动着医学的发展。数千年的中医防疫史是辉煌的，关于疫病的预防、诊断、治疗，中医学理论完善，治疗手段丰富，疗效为世界公认。

当代，中医药在治疗疫病方面亦大显身手。1954年至1956年，河北省石家庄地区乙型脑炎流行，中医用白虎汤加味进行治疗，取得了满意疗效。这一成果在医学界引起巨大反响。它不仅使人们认识到中医治疗急性传染病有独特的优势，而且鼓舞了西医学习中医的热情，使得一大批西医工作者投身于学习中医的行列，形成了一支中西医结合的队伍。在中国，中医、西医、中西医结合三支队伍团结协作，这是世界上独一无二的医疗体制。几十年来，医务工作者运用疫病学的理论和方法，治疗各种急性传染病和感染性疾病，如流行性感冒、流行性腮腺炎、流行性脑脊髓膜炎等，都取得了良好效果。2003 年非典型肺炎流行期间，中医积极参与治疗，按卫气营血辨证及三焦辨证，根据病情分期治疗，在临床上取得较好疗效。新冠肺炎席卷中国之时，中医亦挺身而出，参与临床诊疗，大大提高治愈率，成为中国抗疫的中流砥柱，也为世界新冠防治工作贡献出自己的重要力量。

疫病学的研究对象是疫病，相当于西医学的急性传染病，有些甚至是烈性传染病。这类疾病大多起病急骤，来势凶猛，如不及时采取预防措施，会在人群中迅速传播蔓延，引起大流行，且一旦发病，则其病情严重，病死率高。因此，对疫病进行深入的研究，不断提高防控和诊疗水平，是摆在医学界面前的重大课题和重要任务。

20 世纪以来，随着科学技术的发展，特别是抗生素的广泛应用和合理的防治措施，使不少传染病得到了有效的控制，有些传染病甚至已被消灭，这是人类在与传染病做斗争中所取得的重大成果。但是也应当看到，传染病并未在地球上绝迹，而且近年来有些已被控制的病种发病率又有上升趋势，还有一些未被认知的新病种也悄然袭来。面对诸如此类的新问题，目前医学界的困惑是：对病毒性疾病，西医学尚无有效的抗病毒药物；对细菌性疾病，虽然抗生素有确切疗效，但因近年来滥用抗生素而导致了细菌耐药性的弊病，致使药量越用越大，而疗效却未必更好，且其不良反应难以控制；还有一些新病种，由于人们对其知之甚少，所以也谈不上有效治疗……在这种新形势下，中医学就有了新的任务。如何深入发掘中华民族的优秀医药学遗产，创出中医药治疗急性传染病的独特思路与体系，是中医疫病学所应担负的艰巨而光荣的历史使命。

在当今现代医学占据主流的时代背景下，深入推进中医疫病学研究意义非凡。这一研究领域的持续发展，不仅能够显著降低疫病死亡率、大幅提升治愈率，为中华民族的卫生健康事业铸就坚实根基，带来深远而重大的积极影响；同时，也必将为提升全人类的生存质量、推动全球抗疫工作取得进展贡献不可估量的宝贵价值。

参考文献

[1] 田维毅，袁端红，王文佳 . 现代中医疫病理论与实践 [M]. 贵阳：贵州科技出版社，2016.

第二章
疫病的病因和发病

疫邪是导致疫病出现各种外候表现的始动因素。疫邪有什么样的致病特点，其所引起的疫病便出现什么样的临床特征。因此，深入了解疫病的病因，掌握各种疫邪的致病特点，有利于各种疫病的审因论治。疫病除了外来疫邪致病外，人的体质因素、自然气候因素以及社会因素对疫病的发生发展亦产生较大的影响。

第一节　疫病的病因

疫邪即引起瘟疫发生的外来病邪。从疫病的证候表现进行“审证求因”，疫邪总体上可有温性与寒性之分。温性疫邪主要指具有风热特性、暑热特性、湿热特性、燥热特性、温热特性、温毒特性的疫邪，分别称为风热疫邪、暑热疫邪、湿热疫邪、燥热疫邪、温热疫邪、温毒疫邪；寒性疫邪指具有风寒特性的疫邪，称为风寒疫邪。温热性质的疫邪也属温邪范畴，是温邪中能引起强烈传染性和流行性疾病的一类特殊邪气，主要导致人体卫气营血和三焦所属脏腑功能失调及实质损害；风寒性质的疫邪不属温邪，但亦是引发强烈传染性和流行性疾病的病邪，主要引起人体六经所属脏腑功能失调与实质损害。

了解掌握疫病病因，对临床揭示疫病的病变特点、区分不同性质的证候类型、指导临床立法用药等均有重要的意义。学习疫病的病因，就要重点了解各种疫邪的致病特点。

一、疫邪的共性特点

疫邪，古代医家又称为戾气、杂气、异气、疫气、疠气等，均指具有强烈传染性且能引发流行病的外来致病因素。疫邪导致的疾病统称疫病，也称瘟疫。

晋代名医王叔和在其著作《伤寒例》中说："凡时行者，春时应暖而反大寒，夏时应热而反大凉，秋时应凉而反大热，冬时应寒而反大温，此非其时而有其气，是以一岁之中，长幼之病多相似者，此则时行之气也。"王氏所论的"时行之气"仍与传统六淫之气有密切关系。隋朝太医巢元方在其所著《诸病源候论》中说："此病（温病）皆因岁时不和，温凉失节，人感乖戾之气而生病。"并指出温病的特点是"转相染易，乃至灭门，延及外人"，可知巢氏所说的"温病"即是疫病。"乖戾之气"是巢氏对疫病病因学说的重要贡献，也为其后吴又可的"戾气"说奠定了基础。明代医家吴又可著有中医学第一部温疫病专著《温疫论》，他在该书中指出："夫温疫之为病，非风、非寒、非暑、非湿，乃天地间别有一种异气所感。"异气又称杂气，清代医家戴天章把这种杂气称为"败气""尸气"，杨栗山亦称之为"毒气"，如《伤寒温疫条辨》说"杂气者，非风，非寒，另为一种毒气"。乖戾之气、异气、杂气、毒气之称，均强调其病具有强烈的传染性和流行性，这正是疫邪最为显著的共同特点。

疫邪具有以下共性特征：

1. 具有强烈的传染性，易引起流行

疫邪所致疾病具有极强的传染性，常可通过空气、疫水、蚊虫叮咬以及饮食物，或不洁性接触等多种传播方式引起传染和流行。

2. 通过口鼻、接触等方式入侵人体，病变部位具有特异性

疫邪主要从口鼻入侵人体，此即吴又可所谓的"天受"；也有通过直接接触而感染人体者，吴又可称之为"传染"。另外，疫邪具有专入某经络、某脏腑，专发为某病的特性。例如暑热疫多发于阳明胃，湿热疫多发于膜原，传染性非典型肺炎多发于肺等。

3. 致病暴戾，病情凶险，病变复杂

疫邪致病力强，起病多急骤，入侵人体后传变迅速，病情复杂多变，初起即可见寒战、高热、头痛如裂、身痛如杖、蒸蒸汗出，或腹痛如肠绞，或呕逆胀满，或斑疹显露，或神昏肢厥等严重而凶险的表现。疫邪不仅毒力强，而且证候演变迅速，如吴又可描述的湿热疫舌象，晨起舌苔白厚如积粉而滑腻，

病变尚在膜原；午前苔始变黄，疫邪初入胃腑；午后苔全变黄，邪已入胃；入暮则已伤下焦之阴，舌变焦黑。一日而有多变。吴又可归纳其邪始动于膜原，有表里先后九种传变方式。

4. 具有种属感染特异性

不同种类疫邪对人及动物的感染具有一定的种属选择性，吴又可称这种选择性为“偏中”。他在《温疫论·论气所伤不同》中云：“然牛病而羊不病，鸡病而鸭不病，人病而禽兽不病，究其所伤不同，因其气各异也。”这就是说能感染牛而使其发病的疫邪，则不能感染羊而使其发病；能感染鸡而使其发病的疫邪，则不能感染鸭而使其发病；能感染人而使其发病的疫邪，则不能感染动物而使其发病。究其原因则为疫邪种类不同，属性各异，对侵犯物种有一定选择性和特异性。当然这种特异性是相对的，也有人畜共患病的现象发生。

5. 温热属性为多，易耗伤阴津

疫邪之性多属温热，故其致病多以发热为主症，易耗伤人体阴津。因此，在治疗中应注意保存阴津，慎用乃至禁用温燥方药，病程后期更应注意滋养阴津。吴又可在《温疫论·解后宜养阴忌投参术》说：“夫疫乃热病也，邪气内郁，阳气不得宣布，积阳为火，阴血每为热搏，暴解之后，余焰尚在，阴血未复，大忌参芪白术。”

6. 一年四季皆可发病

疫邪所导致的疾病，没有严格的季节性，一年四季皆可发病。冬季可出现风寒疫，但若天气应寒反温，则可发生风热疫；而春季易发温热疫，夏季多发暑热疫、暑湿疫，长夏多发湿热疫，秋季多发燥热疫等。

疫病相当于现代医学的急性传染性疾病，如属于病毒感染的流行性感冒、传染性非典型肺炎、麻疹、流行性乙型脑炎、流行性出血热、风疹、流行性腮腺炎、登革热与登革出血热、水痘等，属于细菌感染的猩红热、百日咳、伤寒、白喉、霍乱、流行性脑脊髓膜炎等，属于螺旋体感染的钩端螺旋体病等。可见，疫邪作为从外而感的致病因素，实际上已包含了现代医学的致病微生物概念，因此对于疫病病因的认识，应当把病原微生物包括在内。

二、各种属性疫邪的致病特点

疫邪为疫病发生的总因，它的突出特点是导致疫病的传染性和流行性，但同时存在着寒热、燥湿等方面的不确定性，因而造成临床辨证和治疗上的困难，这是疫气病因学说的不足之处。古老的六淫病因学说对外邪的寒热、燥湿等属性有明确标示，将其与疫气病因学说结合，则有助于分析疫邪的属寒、属热、属燥、属湿等单一之性，或说明疫邪之风热、暑热、湿热、燥热、火热等复合之性。现对各种不同属性疫邪的致病特点进行概括，阐述如下。

（一）风热疫邪

风热疫邪多产生于冬春季节，是具备风热之性的一种疫邪。现代临床发生于冬春季节的流行性感冒、病毒性肺炎、传染性非典型肺炎、麻疹、风疹、水痘、流行性出血热、流行性脑脊髓膜炎等，均可由风热疫邪所致。

风热疫邪的致病特点如下：

1. 多从口鼻而入，首先犯肺，病变以肺胃为中心

风为阳邪，其性主升散疏泄，易侵阳位。肺居人身之高位，外主皮毛，开窍于鼻，故风热疫邪入侵，手太阴肺首当其冲，正如叶天士《三时伏气外感篇》所说："肺位最高，邪必先伤。"继而出现肺经气分热炽证，如发热、口渴、喘咳等；肺经之热可及于胃肠，形成肠热证或肺与大肠同热证；后期热伤肺胃之阴。风热疫邪所致疫病，病变总以肺胃为中心。

2. 传变迅速，肺卫之邪可逆传心包

风热疫邪致病，其病情变化较快，与风"善行速变"的特点密切相关。所谓变化快，主要表现为两方面：一是风热疫邪致病通常起病急、传变快，病程亦短；二是在正气素虚或邪气较盛等情况下，可出现肺卫表证未解而突然见神昏谵语等逆传心包或内陷营血的表现。正如陆子贤《六因条辨·风温辨论》说："倘治失宜，传变最速，较诸温热，则尤险也。"

3. 易损伤肺胃阴津

风热疫邪属阳邪，风热相搏，易于耗损阴津，正如刘完素在《宣明论方·燥门》中说："风能胜湿，热能耗液。"清代叶天士称其为"两阳相劫"。风热疫邪主要损伤肺胃阴津，易见口咽干燥、干咳、痰少而黏、口渴、舌红少苔等症。

（二）暑热疫邪

暑热疫邪产生于夏暑酷热之季，是具备暑热之性的一种疫邪。《素问·气交变大论》说："岁火太过，炎暑流行。"暑热疫邪的致病特点应从"酷烈"二字理解，主要损及阳明、肝经、心营及血分。疫病过程中出现的高热、神昏、抽搐、出血、厥脱五大危急重症，在暑热疫邪所致的疫病中极易出现，而且容易数症同时出现，如流行性乙型脑炎、钩端螺旋体病肺出血型等。

现代临床的流行性乙型脑炎，以及发生于夏季的钩端螺旋体病、登革热和登革出血热、流行性感冒等，均可由暑热疫邪所致。

暑热疫邪的致病特点如下：

1. 暑性酷烈，伤人急速，直入阳明

暑性酷烈，暑热炎蒸，伤人急速。暑热疫邪侵袭人体，多直入于里，即使有卫分证病程亦短暂，多径犯阳明气分，病变初起即出现壮热、口渴、脉洪大等暑热内炽的证候，此即叶天士所称“夏暑发自阳明”。暑热疫邪致病也会因此很快出现心营证、血分证。

2. 易直中厥阴，闭窍动风

暑为火热之气，与心气相通，故暑热疫邪可直中厥阴心包，闭塞机窍，扰乱心神，症见身灼热、神昏谵语等心神内闭表现，如王孟英说：“暑是火邪，心为火脏，邪易入之。”发生于夏季的疫病，如流行性乙型脑炎，病变初起即可出现神志异常的表现，即与暑热疫邪的这种致病特性有密切关系。暑热疫邪致病的另一特点是易于直入厥阴肝，燔灼肝经，引动肝风，出现四肢抽搐、角弓反张等症，俗称暑风、暑痉或暑痫。暑热疫邪引动肝风，常与暑热疫邪闭窍扰神同时存在，并称为痉厥，流行性乙型脑炎初起即可见痉厥表现。

3. 可直入血分，迫血外溢

暑热疫邪致病亦可直入血分而迫血妄行。如吴鞠通《温病条辨》所记载的暑瘵，类似现代医学的钩端螺旋体病肺出血型病变，即是暑热疫邪直入血分、迫血外溢所致。

4. 易伤津耗气

暑热疫邪属亢盛的火热之气，燔灼酷烈，既易伤津，又易耗气，病程中易见津气两伤表现，如身热、汗出、口渴、齿燥、神倦、脉虚等。津气耗伤过甚，可致津气两脱。《素问·举痛论》说：“炅则气泄。”又说：“炅则腠理开，荣卫通，汗大泄，故气泄。”指出了暑热逼津外泄，气随津耗，甚则气随津脱的致病特点。

5. 易兼湿邪，郁阻气机

夏季气候炎热，天暑下逼，地湿上蒸，暑热之中每可兼夹湿邪。暑热疫邪夹湿，亦称为暑湿疫邪。暑湿疫邪既有火热酷烈之性，易伤津耗气、内陷厥阴心肝，又有郁阻气机的特点，易见胸闷脘痞、肢体酸重、舌苔厚腻等症。如叶天士《三时伏气外感篇》中指出：“长夏湿令，暑必兼湿。暑伤气分，湿亦伤气。”

（三）湿热疫邪

湿热疫邪多产生于长夏季节。但由于湿土之气四时皆有，故湿热疫邪一年四季均可致病。而长夏天气炎热，雨水较多，湿易蒸动，故长夏季节湿热疫邪为患较多。现代临床中发生于夏秋季节的肠伤寒、副伤寒、沙门菌属感染、部分肠道病毒感染等疾病，均可由湿热疫邪引起。

湿热疫邪的致病特点如下：

1. 黏腻淹滞，传变较慢，难以速去

湿热疫邪致病徐缓，化热较慢。治疗上不似寒邪一汗即解，热邪一清而愈，故不易速除，缠绵难愈。尤其是在气分阶段病程比较长，如叶天士《温热论》所说的“在一经不移”，即指湿热病传变慢、病程长的特点。这些病变特点与湿属黏腻阴邪，在与阳热之邪相搏后胶着难解密切相关。

2. 病变以中焦脾胃为中心

阳明胃为受纳饮食水谷之腑，太阴脾为胃行其津液，中焦脾胃是人体全身气机升降、水液代谢的枢纽；脾胃同属中土，脾为湿土之脏，湿土之气同类相召，始虽外受而终趋脾胃。湿热疫邪所致的疫病在湿邪未化燥化火之前，不论病在卫表或入于气分，其病变均与中焦脾胃有密切关系。湿热疫邪使脾失升运，胃失和降，易出现脘痞、腹胀、呕恶、便溏、苔腻等症状。

3. 易阻滞气机，困遏清阳

湿为重浊阴邪，具有闭阻之性。初袭人体，多郁遏卫阳，出现恶寒、身重痛等卫阳受困的表现；困遏头面清阳，则见头胀痛、表情淡漠，甚则神情呆钝表现；困遏中焦脾胃中阳之气，则见胸闷脘痞、腹胀便泻、呕恶等表现。以上吴鞠通称为“湿闭清阳道路也”。湿邪偏胜，最终还可衍生为寒湿而损伤阳气，症见畏寒、肢冷、便溏、舌苔白滑等湿盛阳微表现。

（四）燥热疫邪

燥热疫邪多产生于秋季，每逢久晴无雨、气候干燥之时，容易发生燥热疫邪为患。现代临床中发生于秋季的流行性感冒、传染性非典型肺炎等疾病，可由燥热疫邪引起。

燥热疫邪的致病特点如下：

1. 多从口鼻而入，病变以肺经为主

燥为秋令主气，肺属燥金，同气相从，燥热疫邪往往先侵犯肺经，使肺失清肃，症见发热、咳嗽及口咽、鼻、皮肤干燥等燥伤津液表现。

2. 易伤肺胃津液

燥热疫邪其性为燥，燥胜则干，热盛则伤津，燥热疫邪易伤肺胃阴津，除见口咽、鼻、唇及皮肤干燥等外燥症表现外，还可见干咳无痰或痰少质黏难咯、大便干燥难下等内燥症表现，严重者可伤肝肾之阴。

3. 可化火上干

燥热疫邪亢盛则可从火化。燥热化火，上干清窍，症见耳鸣、目赤、龈肿、咽肿痛等，如叶天士《临证指南医案·燥》所云："燥火上郁，龈胀、咽痛，当辛凉清上。"

（五）温热疫邪

温热疫邪也是在春季致病的一种病邪。对于温热疫邪的认识有两种不同看法：一种是以古人的论述为依据，认为由冬季感受寒邪，由于邪气较轻未即时发病，或正气不足以抗邪外出，以致寒邪伏于体内某一部位，日久化热，至春季阳气萌发，引动在内伏热而致病，如《素问·生气通天论》说："冬伤于寒，春必温病。"近年来，又产生了另一种看法，认为春季除了风热疫邪致病以外，尚有一种邪气，该邪性较炎热，致病力强，病初即可入里而出现里热阴伤之病理变化。该邪本身就是一种新感病邪，并非是寒邪内伏入春才发病。以上不论哪一种见解，临床上仍应以辨证求因、审因论治为主。温热疫邪侵入人体，初起即见里热阴伤证，施治之法就应清里热、养阴液。至于是伏寒化热还是新感温邪，现暂不予以探究。

现代临床中发生于春季的重型流行性感冒、流行性脑脊髓膜炎以及传染性非典型肺炎等，可由温热疫邪所致。

温热疫邪的致病特点是：

1. 邪自里发，病初即里热炽盛

温热疫邪是温热性质较强的病邪，因此，它不像同样是发生在春季的风热疫邪那样初起袭于卫表，而是致病初起即可出现里热炽盛的病证。临床或见发热、烦渴、尿赤、舌红苔黄、脉数等气分热盛之证；或见灼热、斑疹、神昏、舌绛等营血分证。但不论见气分证还是营血分证，如有新感引发都可兼见表证。阴虚火旺之体，易成燎原之势，病邪迅速充斥气血表里。

2. 致病力强，易现险恶证

温热疫邪的致病力较强，对人体的气血津液及脏器组织损伤也较为严重。在病变过程中易导致郁热内炽，扰神闭窍，引动肝风，迫血妄行，从而出现高热、神昏、痉厥、出血及虚脱等危急重症。另外，由于病情变化较快，病势多凶险，数种危重症也易同时并现。

3. 易耗伤阴液，后期多肝肾阴伤

温热疫邪其性炎热，极易耗伤阴液，在病变过程中不但肺胃阴液易被耗伤，且病变后期多耗伤肝肾之阴，严重者导致虚风内动，出现低热、颧赤、口燥咽干、脉虚、神倦，或手足蠕动、舌干绛而萎等症状。

（六）疫毒病邪

疫毒病邪即疫邪夹毒，一年四季均可产生，但冬春季节多见。“毒”作为病因的记载最早见于《素问·刺法论》“避其毒气”。晋代葛洪认为疫病是疠气兼夹“鬼毒”相注。《外台秘要》引《小品方》说：“天行温疫是毒病之气。”清代尤在泾说：“毒者，邪气蕴蓄之谓。”综合有关文献记载，疫毒病邪的含义大体有以下两种：一是风热、暑热、湿热及燥热等六淫疫邪蕴蓄不解而形成的一类致病因素。因其致病与时令季节相关，并能引起流行，故又称为疫疠时毒。疫疠时毒病邪包括风热时毒病邪、暑热时毒病邪、湿热时毒病邪、燥热时毒病邪、温热时毒病邪等。它们引起的疫病有局部肿毒表现，如《温病条辨》“咽痛喉肿，耳前耳后肿，颊肿”的大头瘟或虾蟆瘟；《温疫论》“众人瘿核”的疙瘩瘟等。二是邪盛为毒。即风寒时邪、温热时邪、风热时邪、暑热时邪、湿热时邪、燥热时邪等致病力强，就分别称为风寒时毒、温热时毒、风热时毒、暑热时毒、湿热时毒、燥热时毒等。“毒”的概念被广泛应用，是为了强调疫病之因不同一般外感热病之因，因为疫病之因的毒力和危害程度都高于一般六淫病邪。以上说明，“毒”离不开具有六淫属性的疫邪，疫邪迅速充斥表里十二经，或蕴结于机体的某脏腑经络，都可认为是夹毒所致。

疫毒病邪的致病特点如下：

1. 攻窜流走，蕴结壅滞

疫毒病邪可内攻脏腑，外窜经络、肌腠，上冲头面，下注宗筋、阴器。如外窜肌腠，可见皮肤丹痧、斑疹；流注经脉，可形成结核、包块等。疫毒病邪导致局部血脉阻滞，特征性的表现是局部出现红肿疼痛，甚则破溃糜烂等毒聚热盛之象。疫毒病邪引起肌肤斑疹或皮下结节，也与其蕴结壅滞的致病特点有关。毒邪内攻脏腑，可致脏腑功能失常和实质损害。

2. 毒力强，致病急重

疫毒病邪是一种有强烈致病性和毒害性的疫邪，侵犯人体后迅速形成热、痰、瘀互结之势，使多个脏器同时受损，出现急危重症，如《广温疫论》的“周身红肿”“鼻如烟煤”,《疫疹一得》的“头痛如劈”“腰如被杖”“舌如铁甲”

等，皆非一般病邪所能为。

（七）风寒疫邪

风寒疫邪所致的疫病属《伤寒论》中所论述的狭义之伤寒，张仲景在《伤寒论》“原序”中所描述的疫病流行，“伤寒十居其七”，说明疫病的病因除了以上温热性质的疫邪外，还有风寒性质的疫邪。

风寒疫邪的致病特点如下：

1. 多从皮毛入侵人体

风寒疫邪袭人多从皮毛而入，初起邪犯足太阳膀胱经，引起卫外功能失调，见恶风寒较重，发热相对较轻；肺主皮毛、司呼吸，风寒疫邪从皮毛侵入而影响肺的宣发功能，易出现咳嗽、气喘、鼻塞、声音嘶哑等肺气失宣之症。

2. 可凝滞经脉气血

风寒疫邪其性属寒，寒主收引，易引起经脉凝滞，气血运行失畅，从而出现头痛、项背酸楚、关节凝重疼痛等症；邪中太阴、少阴，则出现小腹拘紧疼痛、腰背引痛表现；邪入厥阴，则出现囊缩茎痛等寒凝经脉、气血不通之症。

3. 可郁而化热

风寒疫邪在卫表郁久，可逐渐化热入里，出现里热证。如伤寒初起太阳经受邪，病变以风寒袭表为特点；寒邪郁久化热则入里，可继发出现高热、口渴、汗出、舌红、苔黄等阳明气分热盛之证。

4. 后期可伤阳

风寒疫邪伤人，可随着病情的发展而发生演变，特别是在人体正气不足的情况下，可从三阳经传入三阴经，逐渐出现寒伤阳气的病变，症见纳呆、呕吐、下利、脉弱等太阴脾胃虚寒、阳虚湿盛表现，甚或出现但欲寐、小便清白、脉微等心肾阳虚之象。

第二节　疫病的发病

疫病的发病包括发病因素、感邪途径及发病类型等。

一、发病因素

外感疫邪是疫病发生发展的首要条件。除此之外，人体体质因素、自然因素、社会因素等亦是疫病发病的重要影响因素。

1. 体质因素

体质因素主要指正气的情况。古代对体质因素在抵御外邪入侵中所占的重要地位有精辟论述。如《素问·刺法论》说："正气存内，邪不可干。"《灵枢·百病始生》说："卒然逢疾风暴雨而不病者，盖无虚，故邪不能独伤人。此必因虚邪之风，与其身形，两虚相得，乃客其形。"疫病也是如此，如果人体正气不足，不能抵御疫邪的侵袭，就易发病。从发病学角度看，人体正虚抗病能力低下主要包括以下几种情况：素禀体虚，御邪力弱；气血失调，卫外失固；饥饿、劳倦、寒热冷暖失宜，导致卫外功能下降，不能有效地抵御外邪侵袭。另一方面，疫邪太甚，致病力太强，超过了正气所能抵御的限度，出现正气相对不足而正不胜邪的状况，也可导致疫病的发生。

2. 自然因素

自然因素主要包括季节、气候等环境因素以及地域因素等。

疫病的发生和流行，与季节、气候有很大关系。例如，春季温暖多风，故多风热疫邪为患；夏季暑热炎蒸，又兼气候潮湿，故多暑热、暑湿疫邪为患。不同季节、不同气候条件也会影响人体反应性及抗病能力，如寒冷干燥可使呼吸道黏膜抵抗力下降，炎热潮湿可使消化道黏膜抵抗力下降。此外，异常的气候变化对疫病的流行也有直接关系，非其时而有其气，骤冷暴热，疾风淫雨，人体不能适应寒热剧变，则易感疫邪而致疫病流行。大旱、久雨、虫害等自然灾害与疫病的发生与流行也密切相关，如公元612年（隋大业八年）"大旱疫，人多死"，1199年（南宋宁宗五年）"久雨，民疫"（据《中国医史年表》）；1640年（明崇祯十三年）"大旱，蝗盈尺……至秋田禾尽蚀，疫病大作"等（安徽《霍山县志》）。

瘟疫的发生和流行还表现出一定的地域性。例如江南地势低平，湖泊稠密，气候湿润，多湿热、暑湿疫邪为病；岭南地区气候炎热潮湿，多山岚瘴气，蚊虫孳生，容易导致疟疾传播。又如某些地区经济滞后，卫生条件较差，鼠类、虱子、跳蚤较多，也为疫病的发生和流行提供了有利条件。

3. 社会因素

社会因素包括国家的政治制度、经济实力以及人民的文化程度和生活习惯等方面。国家制定良好的社会制度，并有较优越的经济条件，就能在人们的医疗卫生条件、工作生活环境、防疫措施等方面给予较好的保障和落实，疫病的发病率可大大地降低；即使疫病发生并开始流行，亦能够尽快地得到控制并消灭。而某些经济滞后的国家，人民生活贫困、营养不良，卫生及防疫设施较差，人口迁徙流动，便常有疫病的发生与流行。

战争也是引起大疫的重要因素，如《内外伤辨惑论》记有金代1232年一次战争之后的疫病流行，50天内约90万人死亡。

二、感邪途径

感邪途径是指外邪首先侵犯人体的部位，主要有以下几种：

1. 空气传播（从鼻入）

空气传播是疫病重要的感邪途径之一。古代医家很早就认识到："一人病气足充一室。"病室空气被疫邪污染，足以感染健康人，吴又可称这种途径为"天受"，叶天士称之为"上受"。王清任在《医林改错》更明确地指出："遇天行触浊气之瘟疫，由口鼻而入气管。"被疫邪污染的空气随呼吸进入鼻窍，疫邪因而得以侵入肺系引起发病，初起病变多在手太阴肺。例如白喉、百日咳、麻疹、传染性非典型肺炎、猩红热等就是通过空气从呼吸道传播的。

2. 饮食传播（从口入）

饮食传播被疫邪污染的水、食物，可随饮食从口而入侵于胃肠。古代医家很早就认识到了这种感邪途径，例如《诸病源候论·食注候》说："人有因吉凶坐席饮啖，而有外邪恶毒之气，随食饮入五脏，沉滞在内，流注于外，使人肢体沉重，心腹绞痛，乍瘥乍发，以其因食得之，故谓之食注。"晋代葛洪的《肘后方》亦认为"凡所以得霍乱者，多喜饮食"。肠伤寒、痢疾、霍乱、甲型肝炎、脊髓灰质炎等疫病都与进食不洁食物有关。

3. 接触传播（从皮毛入）

接触传播指通过皮肤、肌腠、经络侵入人体。《素问·热论》和《伤寒论》均认为伤寒六经传变始于太阳经，即邪是从体表皮毛而进入人体的。与瘟疫患者直接接触，疫邪即可从皮毛入侵而染易于人。疫邪还可由蚊螨、鼠类等媒介传播给人类，如疟疾传染是由雌性按蚊叮咬人体皮肤时，将体内疟邪（疟原虫）经由皮肤注入人体；属于疫病范围的流行性斑疹伤寒、地方性斑疹伤寒，则分别由人虱、鼠蚤为媒介，将疫邪（普氏立克次体、莫氏立克次体）经皮肤感染于人体。此外，人体接触疫水，疫邪也可以通过健康皮肤或破损皮肤入侵人体。如《肘后方》载"沙虱病乃因沙虱钻入皮里"所致，巢元方《诸病源候论》中说的水毒病、射工病则是由"人行水上及以水洗浴"而致病的。可见，疫邪从皮肤入侵引发疫病也是一种重要感邪途径。

4. 血液、体液传播

某些疫邪还可通过血液进入人体。如登革热与登革出血热、流行性乙型脑炎、恙虫病等，都是通过蚊虫叮咬把病原体带入体内。除此以外，也有由不洁输血或输入不洁血制品而导致血液传播的。某些疫邪还可存在于患者体液中，通过分娩、性交等传播，如乙型病毒性肝炎、丙型病毒性肝炎、艾滋病、疟疾等就可通过输血、血制品、体液等传播。

三、发病类型

伏邪（或称伏气）学说与新感学说是有关温病发病方面的两个主要学说，对疫病发病类型的归纳具有重要的借鉴参考意义。现介绍如下：

（一）伏邪学说

《素问·金匮真言论》中说："藏于精者，春不病温。"这指出了寒邪在冬不藏精的条件下郁而化热，至春可发为温病，这是伏气致病的最早记载。晋代王叔和首创"伏气"之名，并在《伤寒例》中提出了"寒毒"伏藏的部位问题，称"中而即病者曰伤寒；不即病者，寒毒藏于肌肤，至春变为温病，至夏变为暑病，暑病者热极重于温也"。唐代王焘《外台秘要·温病论病源二首》认识到不光伏寒可以化温，冬月温暖之气亦可伏而后发。他称："其冬月温暖之时，人感乖候之气，未遂发病，至春或被积寒所折，毒气不得泄，至天气暄热，温毒始发，则肌肤斑烂也。"这种认识虽然突破了伏寒这一单一因素的局限，但却并未明确冬月乖候之气的属性。金元时期刘完素认为伏邪温病四时皆有，不只发生于春夏两季，扩大了伏邪温病的范围。如《伤寒医鉴》引其说："冬伏寒邪，藏于肌肉之间，至春变为温病，夏变为暑病，秋变为湿病，冬变为正伤寒。"明代王肯堂《证治准绳·杂病·诸伤门》说："暑气久而不解，遂成伏暑。"确定了暑邪内伏及伏暑病名。时至清代有了伏邪温病学说的专著，如刘吉人的《伏邪新书》、柳宝诒的《温热逢源》等。晚清何廉臣指出凡伏邪皆是火。总之，在温病学的发展历史上，伏邪学说代有发展，内容极其丰富。

伏邪学说的基本内容可概括为以下几个方面：

1. 伏邪属性及伏藏条件

伏邪学说认为，寒邪、暑邪（包括暑邪夹湿）是伏藏的主要病邪。伏藏条件是正气亏虚，病邪得以入侵，如柳宝诒《温热逢源·伏温化热郁于少阴不达于阳》说："其伤人也，本因肾气之虚，始得入而据之。"

2. 病邪伏藏部位

对于伏邪部位历代医家认识不一，归纳起来大约有：①肌肤（王叔和）。②肌骨（巢元方）。③膜原（吴又可、蒋宝素等）。④少阴肾（柳宝诒）。⑤邪伏部位随体质因素不同各异，如肾虚之体邪气伏藏少阴，劳苦体实之人邪气伏藏肌肤（雷少逸）。⑥邪伏部位的三纲鼎立说，即冬伤于寒，寒邪伏在肌肤；冬不藏精，邪气伏在少阴；冬不藏精复冬伤于寒，则病邪伏于肌肤之间及少阴，至春月两邪同发（喻嘉言）。

3. 引发因素

伏藏邪气，逾时而发，是受多种因素激发引动所致。诸如：①气候引发。如春季温暖，阳气升发，引动在里伏热。②再感时令之邪激发。如外感风寒病邪触动少阴伏热，自里外达，形成“客寒包火”证，习称新感引动伏邪。③其他因素。如饮食不节，过于劳累，情志不遂，房室不节等，使正气受伤，不能遏制伏邪（气）而外发。如吴又可说：“感之浅者，邪不胜正，未能顿发，或遇饥饱劳碌，忧思气怒，正气被伤，邪气始得张溢。”

此外古人对伏邪发出部位也有一定认识，如认为春温之伏邪多从少阳发出。也有医家认为伏邪必从经气虚弱处发出。

4. 伏邪传变

被激发的伏邪，一是由里达表，症状逐渐减轻，预后较好。如柳宝诒《温热逢源》中说：“伏温由阴而出于阳，于病机为顺。”二是伏邪进一步深入内陷，病情逐渐加重，甚至恶化，预后较差，多为逆证。如柳宝诒说：“若病发于阴而即溃于阴，不达于阳，此病机为逆。”并指出预后差的因素是：“邪气郁伏不达者，一也；正虚不能托邪者，二也；阴气被烁涸者，三也。”

5. 临床表现

伏邪发病，里热外达，充斥肆逆，病发即见一派里热证候。如无外感激发，一般无表证；如由外感引发者，则可同时伴见表证。伏邪为病，一般病情缠绵，病势较重，变证较多，病程较长，难于速愈。

6. 治疗原则

针对郁热伤阴，采取清、养、透的原则。清，指直清里热；养，指养阴托邪；透，系领邪外达。其中以直清里热为主。正如王履《医经溯洄集·伤寒温病热病说》说：“法当清里热为主，而解表兼之（注：指新感引动伏邪），亦有治里而表自解者。”柳宝诒也说：“一面泄热，一面透邪，凡温邪初起，邪未离少阴者，其治法不外是矣。”

（二）新感学说

新感学说形成较晚，《素问·六元正纪大论》所称“民疠温病”之温病实为新感温病。张仲景说：“太阳中热者，暍是也，其人汗出恶寒，身热而渴也。”一般认为“中暍”为新感。晋代王叔和《伤寒例》中说：“其冬月有非节之暖者，名曰冬温。”其感而即病的冬温实际也属新感。至宋代郭雍《伤寒补亡论》指出：“冬伤于寒，至春发者谓之温病；冬不伤寒而春自感风寒温气而病者，亦谓之温。”郭氏已初步认识到春季温病有冬寒内伏后发及当令感邪即发两种，后世有认为温病分为伏邪和新感两类即源于此。《重订广温热论》引明代汪石山之言：“又有不因冬月伤寒，至春为病温者，此特春温之气，可名曰春温，如冬之伤寒，秋之伤湿，夏之中暑相同。此新感之温病也。”汪氏的新感之说，改变了长期以来以伏邪学说为主阐述温病的病因和发病的局面。时至清代，新感温病说为多数学者所赞同，并认为温病中多数属于新感。但叶天士、吴鞠通、王孟英等医家既承认新感，又不否定伏邪，在对不同温病的发病机理进行阐述时，往往根据具体情况而分别运用伏邪学说或新感学说。

现代对伏邪学说和新感学说的认识，则多在理解其实质的基础上，也将其灵活运用于温病发病机理的分析上。而疫病的发病类型，依其证候表现，也可参照温病伏邪学说与新感学说分为感受疫邪伏藏后发与即时而发两类。概因疫邪致病毒力极强，临床每以感邪即发者居多。

第三节　西医对疫病发病的基本认识

一、病程发展的阶段性及临床类型

大多数传染病病程的发展，都有明显的阶段性，这是传染病的共同规律。

1. 潜伏期

自感染至发病之间的这段时间，称潜伏期。传染病的潜伏期长短不一，短者仅数小时，如细菌性食物中毒；长者可达数月至十多年，如狂犬病等。潜伏期是判断流行过程、追溯传染源、推测传播途径的依据，有助于诊断，是制定检疫期限的依据。

2. 前驱期

从潜伏期末到出现特殊症状之间，可称前驱期。此期可出现轻微的非特异性症状，如乏力、头痛、微热等，通常持续 1 ~ 3 日。急剧发病者可无前驱期。

3. 发病期

传染病的特有症状和体征在此期内逐渐出现，由轻到重，然后逐步缓解。因此，又可把此期分为上升期、极期和缓解期若干阶段，或用各阶段突出的表现来描述病情的发展，如麻疹、百日咳、伤寒及流行性出血热等。此期持续时间长短不一，最后体温徐降或骤降，症状减轻而开始恢复。

4. 恢复期

在此期内症状和体征逐步消失，组织修复，精神、体力及食欲恢复，最后完全康复。此期恢复时间随身体素质、病情轻重、受损组织类型及损伤程度而异。如神经组织的损伤恢复较慢。只有在恢复期过后，仍留有不能消失的症状、体征或机制障碍者，才能叫作后遗症。

关于上述各期的划分，只有典型病例才比较明确，非典型病例的分期则不明确，甚至有越期或重叠现象，如轻型、暴发型、顿挫型或逍遥型等。根据发病的快慢及病程的长短，传染病可分为急性、亚急性及慢性；根据严重程度，传染病可分为轻型、普通型或重型。

二、病原体与感染

传染病大多有特异的病原体。少数疫病的病原体至今尚不太明确，如川崎病；同时又有一些新的病原体被发现。部分原来被认为没有致病性的微生物，现已明确可以引起传染病，甚至暴发流行。传染病的病原体大多有特定的侵犯部位，在机体内增殖、播散有阶段规律性。根据这些规律对其进行分离或检测，有助于及早发现病原体并证实其性质。

空气中含有大量细菌，建筑物内每立方米的空间中约有 400 ~ 900 个微生物，其中大部分为非致病菌或真菌。人们休息时每分钟平均呼吸通气量为 6L，平均吸入 8 个微生物 / 分钟，大约 10000 个微生物 / 日，因此呼吸道会有大量细菌存在。正常人体表面约有 10^{12} 个细菌，口腔内有 10^{10} 个细菌。人类肠道的微生物大部分为类杆菌属中的厌氧菌、大肠埃希菌及肠球菌，乳酸杆菌及类白喉杆菌也很常见。从小肠到结肠，随着肠腔的下行，细菌总数也增加，回肠末段有 10^{8} ~ 10^{10} 个细菌 / 克肠内容物，结肠及直肠可增加到 10^{11} 个细菌 / 克肠内容物。正常菌群处于平衡状态，并可抵抗其他细菌的定植，其机制包括用杀菌素杀灭其他细菌、竞争食物或定居位点、产生细菌抑制因子等。这类菌群大多与宿主维持共生或共栖状态，即使引起宿主极轻微的损害，或吸收少量有毒物质，也不会引起宿主的炎症反应及免疫应答，故不能称为感染。这类细菌一般被称为正常菌群，正常菌群一般是不致病的，但有无致病性并不是绝对的，任何寄生物只要宿主不能适应或不能耐受时，都有可能致病。仅当宿主免疫防御机制受到干扰或损害时，才能感染宿主、引起发病的寄生菌，称为条件致病菌或机会致病菌。这种机会性感染的病原体可能是毒力较弱的条件致病菌，也可能是居住在体内的正常菌群或是处在隐匿状态的致病菌。当前，机会性感染逐渐增多，部分原因是许多特殊病原体逐渐被削弱，机会性感染逐渐占据优势。另一方面，现代医疗条件的进步能使许多免疫力受损的患者获救，包括有先天性免疫缺陷者、肿瘤患者、监护病房的患者以及各种疾患的晚期患者。现代医疗技术常可破坏宿主的免疫防御能力，如器官移植、放射治疗以及透析疗法等；某些病毒感染如艾滋病等，可以引起灾难性的免疫应答抑制，这些情况均易引起机会性感染。还有一些机会性感染的病原体，如白色念珠菌及绿脓杆菌等，实际上是一些自然存在的微生物，它们对许多抗生素及抗感染药都有耐药性，对营养要求又很简单，而且在医院环境内广泛存在，因此已成为当前机会性感染的重要病原体。病毒也是一种机会性感染的病原体，许多免疫功能下降者可发生巨细胞病毒、单纯疱疹病毒及水痘-带状疱疹病毒等的持续感染。

三、传染性

大多数疫病都是由感染而获得，并可以传播给他人。就个体而言，除病原体侵袭力、致病性的强弱之外，宿主是否存在、传播媒介是否具备、机体内外条件是否适当等，是决定传染病能否续发的重要条件。一般来说，微生物的传染性与黏附能力是平行的。易感者的上皮细胞对细菌的黏附作用增加，有耐性者或有先天性免疫力者对相应病原体的黏附作用降低。因此，可以把细菌的黏附作用看作是传染病发病机制中最基本的第一步。可以设想，黏附作用对病原体首先是有利的，因为病原体为了生存及产生足量的毒素，必须黏附于易感组织以获得营养物质。然而，黏附作用对于寄生物也不是没有害处的。

实验研究证明，有菌毛的奇异变形杆菌能牢固地黏附于泌尿道上皮细胞，并能引起大白鼠上行性肾盂肾炎，这种细菌相比其无菌毛的变异株更能稳定地接触到吞噬细胞，并被吞噬致死。有浓厚菌毛的大肠埃希菌能够顺利地黏附于上皮细胞，引起上行性肾盂肾炎，但将此菌株静脉注射时，则易被吞噬而不能引起肾脏感染。菌毛稀少的大肠埃希菌黏附能力很差，未能引起上行性感染，但血液循环注入则能引起感染，表明其被吞噬的机会较少。从慢性携带脑膜炎球菌者的鼻咽部分离的脑膜炎球菌，黏附能力很差或完全不黏附，由此看来黏附作用和传染性是一致的。如果能在微生物入侵之前，阻止病原体向细胞表面的黏附，可能会防止传染病的发生。

四、流行性

疫病可以在人群中散发，也可连续传播造成不同程度的流行。短时间内（数日内）集中发生多数病例称暴发。流行范围超越国界，甚而超越洲界的强大流行，称为大流行。由于自然地理条件及社会条件，某些传染病只在一定地区流行者，称地方性；只在某种气候条件下才流行者，称季节性。传染病在人群中发生、传播及终止的过程，叫流行过程或流行条件。

第三章
疫病的流行病学

第一节　中医对疫病流行的认识

古代文献中将流行称为“时行”“天行”。流行是指疾病在人群中连续传播，引起程度不等的蔓延、扩散。由于疫病具有传染性，所以在一定条件下，可以在人群中引起程度不等的流行。在漫长的历史长河中，新的疫病不断出现，人类面临新的疾病挑战，不断地与疫病作斗争。在认识疫病流行方面，人类积累了大量的经验，这有助于从源头上防治疫病。通过梳理历代医家有关疫病的流行及其相关因素，总结为以下几个方面。

一、体质因素

正气的强弱，是影响疫病流行的最主要、最关键的因素。根据《素问·刺法论》“正气存内，邪不可干”的理论，疠气能否侵入人体发病，取决于人体正气的强弱及邪气的盛衰。疫病在人与人之间流行情况也与正气密切相关。正气不足，抵御外邪的能力下降，或邪气强盛，超出了人体抵御外邪的能力，都可能导致疫病发病和传播、蔓延。

二、自然因素

自然因素包括气候因素、地理因素和生态因素等，其对疫病的流行有重要的影响。

1. 气候因素

古人早就认识到疫病的流行与气候的异常密切相关，如早在《黄帝内经》

就有记载：“卯酉之纪也……二之气，阳乃布、民乃舒，物乃生荣。厉大至，民善暴死。……终之气，阳气布，候反温，蛰虫来见，流水不冰。民乃康平，其病温。”又云：“已亥之纪也……终之气，畏火司令，阳乃大化，蛰虫出见，流水不冰，地气大发，草乃生，人乃舒。其病温厉。”上述原文均说明了气候的异常能影响到疫病的发生。历史中，水灾、旱灾、虫灾、地震、台风、霜雪、冰雹等灾害时有发生，易引发疫病流行。

2. 地理因素

我国幅员辽阔，横跨寒温带、中温带、暖温带、亚热带、热带等温度带，不同的地域水土各有不同，“西北高原之地，风高气燥，湿证稀有；南方卑湿之地，更遇久雨淋漓，时有感湿者”，因而疫病的产生与传播也各不相同。例如江南沿海一带，湿邪居多，叶天士在其《温热论》中说：“吾吴湿邪害人最广。”江南一带所见之疫病常兼夹湿邪，多见湿热疫；北方多见寒湿疫，南方多见温热疫和暑热疫。

3. 生态因素

地球因为有了人类及生物而有了生机，但同时因为人类及生物的活动，大自然的生态环境也在发生改变。生态环境的破坏，水灾、旱灾以及地震等各大自然灾害时有发生，这为疫病的发生提供了条件。历史上华北地区多次的鼠疫流行，与人们过度开垦田地有关。牧场变成农田后，对原有的鼠疫自然疫源地产生很大的影响。长爪沙鼠原有的生活环境被破坏，人鼠之间大量接触，因此人类鼠疫不断发生。

三、感邪途径

疫疠之气侵犯人体，每因病邪种类的不同而有不同的感邪途径。根据历代医家论述，主要有如下几种。

1. 邪从皮毛而入

皮毛为一身之表，它在卫气作用下，通过正常开合以保持机体内外环境的统一，同时防御外邪的侵袭。一旦卫外功能下降，皮毛失固，外邪即可乘虚而入，以致形成卫气与外邪抗争，皮毛开合失司的卫表证候。

2. 邪从口鼻而入

《温疫论·原病》云：“邪自口鼻而入，则其所客，内不在脏腑，外不在经络，舍于伏脊之内，去表不远，附近于胃，乃表里之分界，是为半表半里，即《针经》所谓横连膜原是也。”故外界致病之邪每易通过人的口鼻呼吸而侵入机体。叶天士所说："温邪上受，首先犯肺。"不仅说明了邪从上受的感邪途径，而且指出了上受之邪首先犯肺的病位所在。口气通于胃，口和胃为人体摄纳饮食的重要器官，故邪从口入者，大多因饮食不洁，致邪毒随其侵入人体。如《诸病源候论》所说："人有因吉凶坐席饮啖，而有外邪恶毒之气，随食饮入五脏，沉滞在内，流注于外，使人肢体沉重，心腹绞痛，乍瘥乍发，以其因食而得之，故谓之食注。"邪从口入者，其病位多以中焦脾胃为主，如湿温等湿热性质的温病，即属于这一类型。对温邪入侵途径的认识，是历代医家长期临床观察的结果。明清之前，大多数医家根据《黄帝内经》有关"皮毛主一身之表"的理论，以及外感病初起多有皮毛开合失司见症，故认为外邪侵袭人体大多从皮毛而入。明清以后，随着温病学的发展，不少温病学家，如吴又可、叶天士、薛生白等通过临床反复观察，根据温病初起的病位所在，创造性地提出了邪从口鼻而入，首先犯肺，或客于膜原，或直趋中道的感邪途径说，从而使温病感邪途径的理论获得了新的发展，更切合临床客观实际。

四、疫病的特点

（一）有特异的致病因素

疫邪是疫病致病因素的总称，它包括了兼夹风热病邪、暑热病邪、湿热病邪、燥热病邪、伏寒化温的温热病邪、疠气、温毒病邪等。

一是疫邪从外界侵袭人体而致病，与内伤杂病发病有本质差别。二是温热性质显著，致病即引起发热，出现热象偏重、化燥伤阴等证候，与寒邪致病有本质区别。三是不同疫邪大多具有特定侵犯部位，如兼夹风热病邪首犯手太阴肺，兼夹暑热病邪多径犯阳明，兼夹湿热病邪多困阻太阴脾，兼夹燥热病邪多犯肺经等。

总之，疫病不同于风寒类外感疾病及内伤杂病，根本原因在于致病因素为特异的疫邪。

（二）具有传染性、流行性、季节性、地域性

1. 传染性

传染性指疫病是由感染疫邪引起，并可通过各种途径而传播，大多数疫病具有这一特性。古代医家有称传染为"染易"者，如《素问·刺法论》最早就称"五疫之致皆相染易"。易，即移的意思，"染易"即指疫邪在易感人群中转移传播。正如巢元方在《诸病源候论·时气病诸候·时气病后阴阳易候》云："其毒度著于人，如换易也。"其后刘完素在《伤寒标本心法类萃》称疫疠

为“传染”，并列有传染专节。吴又可《温疫论》称：“邪之所着，有天受，有传染。”吴氏把传染的概念限定在直接接触感染，而把通过空气感染叫作“天受”。实际上，天受也属于传染，只是感邪途径不同而已。可见当时医家已经认识到疫邪可通过呼吸道或直接接触等途径传染给其他人，引起人群中病邪的传播。不同疫病传染途径不尽相同，例如烂喉痧（疫喉痧）主要通过呼吸道传染，清代医家陈耕道说：“家有疫痧人，吸受患者之毒而发者，为传染。”现代医学的急性传染病多属于疫病范围，故疫病大多数具有传染的特性。

2. 流行性

流行性是指疫病能在较短时间内在人群中连续传播，引起程度不等的蔓延、扩散。古代称流行为“天行”“时行”。如晋代医家王叔和在《伤寒例》中说：“是以一岁之中，长幼之病多相似者，此则时行之气也。”大多数疫病具有这一特性。疫病流行过程必须具备传染源、传播途径、易感人群三方面条件。疫病流行程度不等，如流行范围极广，甚至超过国界，蔓延到世界各地，称为大流行。在短时间内多数病例集中发生，称为暴发，例如属于暑温或暑湿范围的自然疫源性急性传染病——钩端螺旋体病可有这种类型的流行，因为岭南沼泽、水源被病原污染（称为疫水），时逢山洪暴发，疫水蔓延，人群在防洪抢险中接触疫水而感染发病，发病短时集中。由于自然地理条件的差别，某些疫病只在一定地区流行，则称其为地方性。古代医家通过观察，准确叙述了疫病有程度不等的流行，如宋代医家庞安常在《伤寒总病论》中说道：“天行之病，大则流毒天下，次则一方，次则一乡，次则偏着一家。”所谓“流毒天下”与大流行概念基本一致。流行局限于某一方域或某一乡里则为地方性，其“偏着一家”者，则为散发。明代医家吴又可《温疫论》载有“盛行之年”“衰少之年”“不行之年”等。盛行之年可理解为在较大范围内流行；衰少之年则为较小范围内流行；不行之年是指当年没有疫病流行，但有散在发生。吴氏还指出，同一种疫病在散发与流行时临床表现、治疗方法诸方面没有什么差异，他说：“其时村落中偶有一二人所患者虽不与众人等，然考其证，甚合某年某处众人所患之病纤悉相同，治法无异，此即当年之杂气，但目今所钟不厚，所患者稀少耳。”由此可见，对不同类型流行的疫病要尽早做出明确诊断，以便早期治疗，切断流行环节，控制其蔓延发展。

3. 季节性

疫病在特定季节、气候条件下发生与流行，称为季节性，大多数疫病具有这一特性。一年四季气候及其变化不同，形成的疫邪各具特性。春季温暖多风，故多风热病邪为患，而发生风温流行（如属于风温范围的流行性感冒，发病季节多在春季）。又因春季阳气升发，容易引动体内伏邪而发病，例如春温（流行性脑脊髓膜炎属春温范畴）。夏季暑热炎蒸，又兼气候潮湿，故多暑热、暑湿为患，容易发生暑温、暑湿等病（包括流行性乙型脑炎、钩端螺旋体病等）流行。长夏季节，天气炎热，湿气尤重，易导致湿热致病，故多湿温病流行。

4. 地域性

疫病发生与流行常表现出一定的地域性。我国疆域辽阔，地形复杂，南北跨温、热二大气候带。如黑龙江省北部全年无夏，海南省长夏无冬，淮河流域四季分明，青藏高原西部终年积雪，云贵高原南部四季如春，西北内陆日温差极大等。多种地形不同的影响，形成了全国气候复杂多样的特点，而气候条件不同对温邪的形成与致病产生直接影响。同时，不同地域的人，体质类型、生活习惯、卫生条件等均有差异，必然对病原的感受性、传播、流行等产生影响。这就是导致疫病发生与流行具有地域性特点的主要原因。疫病的地域性，表现为一些疫病在某一地域较易发生，甚至流行，而在其他地域则不易发生，少有流行。例如江南地势低平，河网稠密，湖泊众多，气候湿润，多湿邪为病，正如《史记·货殖列传》说："江南卑湿，丈夫早夭。"清代医家叶天士在《温热论》中说："吾吴湿邪害人最广。"陈平伯在《外感温病篇》也说："东南地卑水湿，湿热之伤人独甚。"四川盆地湿气不易通畅散发，湿度大，雾日多，日照时间短，气温高，这样的亚热带湿热气候，构成了湿热病的重要发病条件。南方诸省夏季炎热多雨，故暑温、湿温病较多发生。古代称岭南地区（现两广、云南、贵州一带）多"瘴气"，因气候炎热潮湿，蚊虫孳生，容易导致疟邪传播，故多疟疾发病。又如某些地区经济滞后，卫生条件较差，虱子、跳蚤较多，为疫疹的发生与流行提供了条件。

（三）病程演变有一定的规律性

疫病病程具有明显的阶段性，一般初期多有恶寒发热表证；继则邪热传里，恶寒消失，热势转甚，症见壮热烦渴，甚或出现神志异常及出血倾向，标志病程进入了极期；后期多见低热不退，邪少虚多，肝肾阴伤，或邪退而留下后遗症。上述过程为一般内伤杂病所不具备，因而是疫病区别于内伤杂病的主要依据。疫病病程的阶段性，是在疫邪作用下，卫气营血及三焦所属脏腑产生功能失调及实质损伤具有规律性变化所决定的，故上述病程阶段性变化，可用卫分、气分、营分、血分，或上焦、中焦、下焦来概括。疫病初期，为疫邪初袭人体而病变多在卫分阶段；病程极期，包括气分、营血分病变，疫邪由表入里，热转壮盛，恶寒消失，而见汗出口渴，苔黄为病邪已进入气分，若继而出现舌绛脉数、斑点隐隐、神志异常，为病邪已进入营分，再若出现急性多部位、多脏腑、多窍道出血，并有严重神志异常，则为病邪深入血分；后期为疫病伤阴阶段，若以三焦作为病程分期，病在上焦者，多系疫邪初袭，为疫病初起，病在手太阴肺；病入中焦者，为疫病中期或称为极期，多呈现阳明胃、大肠或太阴脾的病变；病邪久羁，则深入下焦，为疫病后期，多表现为肝肾阴伤病机变化。进入恢复期，正气渐复，机体逐渐康复。

湿热性质疫病，其卫气营血病程的阶段变化，有湿热化燥、化火过程，即病在卫气分阶段，往往需要经过湿邪燥化后，方可逐渐进入营血分阶段。

疫病病程阶段性变化，也是邪正斗争过程的反映。邪正相争而正不胜邪，则疫邪由表及里，由浅入深，病情因而由轻到重，证候则由实转虚，甚至阴精、元气被耗竭，最后导致患者死亡；若在邪正相争过程中，病邪渐退，正气渐复，则症状逐渐减轻，患者精神、体力及饮食恢复，最后痊愈。少数在恢复期留有后遗症。需要说明的是，只有典型疫病病例病程才有比较明显的阶段性变化，而非典型病例的分期往往不十分明确，例如感邪轻的患者，或在治疗过程中病邪受到顿挫，病变发展可终止于某一阶段。感邪重的病例，或患者正气素虚，病变发展可出现越期，或有重叠穿插，如有卫气同病，卫营（血）同病，气血（营）两燔，甚至卫气营血三燔。

总体来讲，疫病病程具有阶段性，其前期阶段，多以气机失常等机体功能失常为主；后期阶段，则以脏腑虚损、阴液损伤等脏腑实质损害为主要变化。

（四）临床表现具有共同性

疫病临床表现的共同性可用16字概括，即：起病急速，发热为主，证候险恶，阴伤居多。具体如下：

1. 起病急速

起病急速即发病急骤，传变迅速。所谓起病急骤，是指患者有较确切的近期发病时日，这是区别于内科杂病中许多慢性疾病的主要依据之一。例如，同样是发热的患者，其中发热、恶寒、口渴、头痛、咳嗽三天者，为急起发病，则属疫病范围；而其低热不退，伴有五心烦热、失眠、多汗，病程已逾半年以上，患者不能确切回答具体发病时日，则应考虑为内伤发热，而不属疫病范围。疫病一旦发生，即有传变趋势存在。传变是指疫邪在体内的传播变化，并有相应的证候反映。疫病传变速度较快，即叶天士所说热变最速。疫病中也有起病较缓者，例如湿温传变即较缓慢，这是湿热病邪特性及其致病特点所决定的。湿温起病较缓，传变较慢，是与疫病中其他疾病相比较而言，而不能与内科杂病中慢性疾病发展变化缓慢相等同。

2. 发热为主

发热为疫病所必具，是最基本、最主要的临床表现。不同性质的疫病，在不同病程阶段，有其特殊的发热类型，熟悉、掌握不同发热类型的特点，对于确定某种疫病的诊断，辨别不同类型证候的病变性质，都是十分重要的。疫病患者除具有发热以外，还常有热象偏重的症状并存，如口渴、心烦、溲赤、舌红、脉数等。在温病诊断、辨证中要重视发热与热症并见的特点，对它们必须进行仔细辨别、分析。

3. 证候险恶

疫病属于急性热病，病情及证候变化疾速，病程中容易出现急重、险恶证候，常见者有动血、动风、闭窍等。所谓动血，指血为热迫而妄行，而见斑疹，多部位、多脏腑、多窍道出血，如鼻衄、咯血、呕血、便血、尿血、阴道出血等。其中斑疹既是某些温病的必有表现（如疫疹），也是疫邪进入血分及病情急重的重要标志。注意观察斑疹形态、色泽、分布、发出时间、发出顺序、持续时间、消退情况等，对四时疫病诊断的确立、不同证候类型的辨证，都具有重要意义。严重出血可导致气随血脱而危及患者生命。闭窍与动风常在同一时间出现，即神昏、痉厥兼见，多为热闭心包引动肝风所致。此证若不积极救治，可因内闭外脱而导致患者死亡。故应重视温病中闭、脱、痉、厥、出血等危重、险恶证候的诊治。

4. 阴伤居多

温邪属阳热亢盛之邪，亢阳伤阴是疫病的基本病理变化之一，正如吴鞠通说："温热，阳邪也，阳盛伤人之阴也。"病程中出现阴伤证是温病病机演变之必然。病在上焦多伤肺阴，症见口鼻、咽喉干燥、干咳无痰或少痰；病在中焦多伤胃阴，症见口渴欲饮、食少、舌绛红光亮如镜等；病邪深入下焦，多伤肝肾之阴，症见低热、神疲、颧赤、手足心热甚于手足背，甚而手足瘛疭、舌干绛而萎等。上焦、中焦、下焦阴津耗伤不是截然分割的，或相兼出现，如肺胃阴伤，或胃阴已耗而肾精复伤等。阴津是抗御温邪的精微物质，也是温邪损伤的主要对象，故应重视温邪伤阴这一临床特点。

湿热性质温病只有在湿热化燥、化火时，才能导致阴津的逐渐耗伤。湿热化燥、化火呈渐进性，故在病程中可能出现湿热未尽而阴津已伤的复杂变化，即阴虚夹湿证。要注意辨别伤阴程度与湿热存在多少的比例。若在病程中湿热反从寒化（与体质及治疗有关），则可转变为寒湿病邪而耗损人体阳气，出现一系列寒湿证候，这是湿热类疫病的特殊表现。

以上四个方面是四时疫病共同具有的特点，但就某一疫病而言，这些特点可能显示出程度上的差别，而自己固有的特征则较突出。因此，不同的疫病各具个性，以区别于其他疫病。

参考文献

[1] 赖明生，杨进 . 疫病流行的相关因素浅析 [J]. 辽宁中医药大学学报，2008，10（11）：32–34.

第二节　西医对疫病流行的认识

一、疫病流行的基本环节

西医认为，疫病的流行过程必须具备传染源、传播途径及人群易感性三个基本环节。三个环节必须同时存在，方能构成传染病流行，缺少其中的任何一个环节，新的传染不会发生，也不会形成流行。

（一）传染源

传染源是指病原体已在体内生长繁殖并能将其排出体外的人和动物。主要见于病原体携带者、隐性染病及显性发病的患者，以及成为病原体主要宿主或中间宿主者的昆虫、鱼类、甲壳类动物、野生动物或家畜。

1. 患者

在大多数传染病中，患者是重要传染源，然而在不同病期的患者，传染性的强弱有所不同，尤其在发病期其传染性最强。

2. 病原携带者

病原携带者包括病后病原携带者和无症状病原携带者。病后病原携带者又称为恢复期病原携带者，3 个月内排菌的为暂时病原携带者，超过 3 个月的为慢性病原携带者。病原携带者不易被发现，它具有重要的流行病学意义。

3. 受染动物

传播疾病的动物为动物传染源。动物作为传染源传播的疾病，称为动物性传染病，如狂犬病、布鲁氏菌病等。野生动物为传染源的传染病，称为自然疫源性传染病，如鼠疫、钩端螺旋体病、流行性出血热等病。

（二）传播途径

病原体从传染源排出体外，经过一定的传播方式，到达并侵入新的易感者的过程，谓之传播途径。传播途径主要有四种。

1. 水与食物传播

病原体借粪便排出体外，污染水和食物，易感者通过污染的水和食物受染。细菌性痢疾、伤寒、霍乱、甲型肝炎等传染病通过此方式传播。

2. 空气飞沫传播

病原体由传染源通过咳嗽、喷嚏、谈话排出的分泌物和飞沫，使易感者吸入受染。流行性脑脊髓膜炎、猩红热、百日咳、流行性感冒、麻疹等传染病，通过此方式传播。

3. 虫媒传播

病原体在昆虫体内繁殖，完成其生活周期，通过不同的侵入方式使病原体进入易感者体内。蚊、蚤、蜱、恙虫、蝇等昆虫为重要传播媒介，如蚊传疟疾、丝虫病、乙型脑炎、蜱传回归热、虱传斑疹伤寒、蚤传鼠疫、恙虫传恙虫病。病原体在昆虫体内的繁殖周期中的某一阶段才能造成传播，故称生物传播。病原体通过蝇机械携带传播于易感者，称机械传播，如细菌性痢疾、伤寒等。

4. 接触传播

接触传播有直接接触与间接接触两种传播方式。如皮肤炭疽、狂犬病等均为直接接触而受染。乙型肝炎之注射受染，血吸虫病、钩端螺旋体病为接触疫水传染，亦为直接接触传播。多种肠道传染病通过污染的手传染，谓之间接传播。

（三）人群易感性

人群的易感性是群体对某种传染病的免疫水平低下、易发生流行而言，新生人口增加，易感人口大量流入，或计划免疫实施情况不佳，均可使人群易感性增加。根据免疫力消长及人口出生的规律，以往曾有统计：麻疹约 2 ～ 3 年流行 1 次，百日咳约 2 ～ 4 年流行 1 次，流行性脑膜炎约 7 ～ 9 年流行 1 次，流行性腮腺炎约 7 年流行 1 次。这种周期性一般见于人口集中的大城市，实施计划生育及预防接种后，这种周期现象即会消失。

职业、性别及年龄的不同，使传染病流行的易感人群也有所差别。6 个月以内的婴儿由于母亲传递的免疫力依然存在，如喂养及衣着均防护较好，可避免许多病原体的感染。由于野外活动或作业较多，故自然疫源性疾病一般多见于男性。钩体病及流行性出血热则是以农业人口为主的传染病。

除以上流行过程的三个基本环节外，自然因素及社会因素也会对流行过程发生重要影响。

（四）免疫性

传染病痊愈后大多可获得对该病原体的特异性细胞免疫及体液免疫，再遇该病原体入侵，可获得保护而不再感染。这种免疫力持续的时间一般可达 2 ~ 4 年，病原体抗原性强者，感染后免疫力较持久，甚至可终身免疫，如天花、麻疹等。普通感冒、流行性感冒、细菌性痢疾等疾病的病原体类型较多，多数原虫、蠕虫的抗原结构复杂，故其所激发的免疫力较弱，再次感染时很难得到保护。许多病原体往往是靠细胞免疫及体液免疫的互相协调配合才能被清除，如伤寒。另外有些病原体由于其抗原结构复杂，虽能引起某种特异性免疫应答，病原体反可得到某种程度的保护而继续生存，表现为伴随免疫，如某些原虫及蠕虫感染，乙型肝炎病毒及其他病毒感染也可能属于类似情况。

二、影响疫病流行过程的因素

1. 自然因素

自然因素包括地理因素与气候因素。大部分虫媒传染病和某些自然疫源性传染病有着较严格的地区性和季节性，与地区水网、气候、雨量、草木生长情况有关，因为这些因素能影响啮齿动物、节肢动物等宿主的生存、繁衍、活动状态。寒冷季节易发生呼吸道传染病，夏秋季节易发生消化道传染病。

2. 社会因素

社会因素主要是与人民的生活水平、社会卫生保健事业的发展、预防工作普及情况密切相关。生活水平低，工作与卫生条件差，可致机体抗病能力低下，无疑增加感染的机会，亦是构成传染病流行的条件之一。新中国成立以来，国家消灭与杜绝了烈性传染病与部分寄生虫病的流行，并使呼吸道传染病发病率降低，这显然与优越的社会主义制度息息相关。

三、流行特征

1. 强度特征

传染病流行过程中可呈散发、暴发、流行及大流行。

2. 季节特征

季节特征是指传染病的发病率随季节的变化而升降，不同的传染病大致上有不同的季节性，这与温度、湿度、传播媒介因素、人群流动有关。

3. 职业特征

某些传染病与所从事职业有关，如炭疽、布鲁氏菌病等。

4. 年龄特征

某些传染病，尤其是呼吸道传染病，儿童发生率高。

第四章
疫病常用中医辨证方法

第一节　卫气营血辨证

卫气营血辨证的理论体系由清代温病学家叶天士所创立，其内容主要体现在叶氏的代表著作《温热论》中。叶氏云“肺主气属卫，心主血属营”“卫之后方言气，营之后方言血”，指出卫气营血的先后顺序和浅深关系。叶氏原文未明确指出这些内容是“卫气营血辨证”，也未明确规定此为温病学的辨证纲领。把叶氏内容提升到温病辨证纲领的却是后人。卫气营血辨证理论自清代创立以后，一直被作为温病的重要辨证纲领沿用至今。该理论体系不但广泛用于一般温病的辨证论治纲领，也适用于指导温疫病的辨证施治，弥补、完善了温疫学派对疫病病程阶段的划分、证型的归类、病机的阐述、治法的细化等方面的不足。

卫气营血辨证源于《黄帝内经》，发展于《伤寒论》，并经历代医家不断丰富和补充，至清代形成完整的理论。在生理功能方面，卫、气、营、血各有其不同的作用。卫的功能是保卫人体肌表，抵御外邪侵犯，调节肌肤皮毛开合等。如《灵枢·本脏》所说：“卫气者，所以温分肉，充皮肤，肥腠理，司开阖者也。”通过卫气温养分肉、皮肤、腠理，而使肌表固密，外邪不易入侵，故《素问·生气通天论》说：“阳者，卫外而为固也。”气是脏腑生理活动及整体防御功能的体现。如《灵枢·决气》说：“上焦开发，宣五谷味，熏肤，充身，泽毛，若雾露之溉，是谓气。”当外邪入侵人体，气即汇聚病所与邪相抗争，以祛除病邪，保护机体不被邪伤。营为水谷精微所化生，是人体营阴汇聚之所，在部位上较血分浅而较气分深，为化生血液的物质基础。《素问·痹论》

说："荣（即营）者，水谷之精气也，和调于五脏，洒陈于六腑。"血为人体的重要物质成分，为营气奉心化赤所形成，亦是水谷精微所化生，如《灵枢·决气》说："中焦受气取汁，变化而赤，是谓血。"卫气营血的关系中，卫与气关系密切，营与血关系密切，如《难经·三十二难》认为："血为荣（即营），卫为气。"所以，营血同属，卫气同类，举气可以赅卫，举血可以赅营。卫气营血在生理上互相资生，在病理变化上相互影响。了解卫气营血的生理功能，有利于掌握卫气营血各自的病理特点。

一、卫气营血的病理与证候

卫气营血代表了疫病发展过程中的几个主要阶段，卫分证属表；气分证、营分证、血分证都属里。气分证、营分证、血分证病位虽均在里，但病情轻重、病位浅深尚有区别，其中气分证较轻浅，营分证较深重，而血分证更为深重。因此，卫气营血证候的病情是从浅至深、从轻到重的演变过程。由于感受病邪不同以及对脏腑损害不同等因素，临床上出现不同的证候表现，卫、气、营、血每一个病程阶段均可出现数个不同的证型，因此在叶天士所创立的卫气营血辨证纲领的基础上进一步深入探讨和细化病情，将更适合临床辨证论治的需要。

（一）卫分证

1. 概念

卫分证是温邪初袭人体肌表，引起人体以卫外功能失调为主要表现的一类证候。

2. 感邪途径

疫邪从外侵袭于人体肌表所致。

3. 临床表现

卫分证因感邪的性质不同，故其主要证候表现亦有不同。

（1）温热类疫病：发热，微恶风寒，头痛，无汗或少汗，或有咳嗽，口微渴，舌苔薄白，舌边尖红，脉浮数等。以发热、微恶寒、口微渴为辨证要点。

（2）湿热类疫病：身热不扬，恶寒，少汗，身困重，脘痞，口渴不欲饮，舌苔白腻，脉象濡缓。以身热不扬、恶寒、脘痞、苔白腻为辨证要点。

4. 病理特点

温热类疫病以邪袭卫表、肺卫失宣为主。湿热类疫病以湿热遏卫、气机受阻为主。

卫分证是疫邪初袭人体，与人体卫外之气相争所出现的临床证候。卫气与温邪相争则见发热，卫表被邪郁，肌肤失于温养，而见恶寒，如章虚谷所说："凡温病初感，发热而微恶寒者，邪在卫分。"邪袭肌表，腠理开合失职，则见无汗或少汗，阳热上扰清窍则头痛。邪袭卫表多病及肺经，导致肺气不宣则咳嗽。温邪易伤津，所以可见口渴，但病变初起在卫表，邪热伤阴津不严重，故口虽渴但不明显。前人认为"有一分白苔便有一分表证""有一分浮脉便有一分表证"，苔薄白、脉浮数为疫邪在卫表的重要征象。湿热疫邪在表，可见苔白腻。

5. 发展趋势

卫分证的进一步发展大致有两种情况：一是邪消病愈。此种情况多属感邪较轻，正气尚强，能够驱邪外出，加上及时恰当的治疗，病邪从表而解，疾病得愈。二是病邪由卫表深入于里。或感邪较重，或失治误治，或正气亏虚，病邪可从卫分向里深入。病变轻者，邪在气分；邪热亢盛或正气虚无力御邪时，病邪可由卫分逆传、内陷手厥阴心包经，而发生神昏痉厥等心营见症，或从卫分直接传入营分甚至血分，此时病情较为险重。

6. 常见证型

因感受不同性质疫邪，病在卫分阶段可出现以下常见的几个证型。

（1）风热在卫：发热，微恶风寒，口微渴，咳嗽，咽痛，头痛，无汗或少汗，舌边尖红，苔薄白，脉浮数。

（2）暑湿在卫：发热，微恶风寒，头痛胀重，身困重，肢节酸楚，无汗或微汗，胸痞，舌质红，苔薄腻，脉浮滑数。

（3）湿热在卫：身热不扬，恶寒，少汗，头重如裹，肌肉或者关节酸痛，胸脘痞闷，口渴不欲饮，舌苔白腻，脉濡缓。

（4）燥热在卫：发热，微恶风寒，头痛，少汗，咽痒而干，干咳，口唇鼻窍干燥，甚则胸痛，或见大便干，小便短少，舌边尖红，苔薄白而干，脉浮数。

（二）气分证

1. 概念

气分证是温邪在里、脏腑或组织气机活动失常的一类证候。气分证的病变较广泛，凡温邪不在卫分，又未传入营、血分，均属气分证范围，涉及的病变脏腑部位主要有肺、胃、脾、肠、膀胱、胆、膜原、胸膈等。

2. 感邪途径

一是在卫分的温邪传入气分；二是温邪直接犯于气分，例如暑热病邪可以直犯阳明，湿热病邪则直犯脾胃等；三是气分伏热外发；四是由营分邪热转出气分等。

3. 临床表现

气分证的临床表现可因病邪性质及病变部位不同而各异。

（1）温热类疫病：壮热，不恶寒，汗多，渴喜饮凉，尿赤，舌质红，舌苔黄，脉洪数。以发热、不恶寒、口渴、苔黄为辨证要点。

（2）湿热类疫病：身热、汗出不解，胸脘痞满，大便溏，小便赤，舌红，苔黄腻，脉濡数。以身热不扬、脘痞、苔黄腻为辨证要点。

4. 病理特点

温热类疫病以里热蒸迫、热盛津伤为主。湿热类疫病以湿热交蒸、郁阻气机为主。

气分证的病理变化从总的方面来看，不外人体“气”的病变。温热类气分证中，人体正气奋起抗邪，邪正剧争，热炽津伤，邪正剧烈的抗争也必然会影响有关脏腑器官的正常气机活动，从而发生相应的气分证症状。如邪入阳明，正邪抗争，里热蒸迫，见全身壮热而不伴有恶寒。里热亢盛，迫津液外泄而多汗，热炽津伤而口渴喜凉饮。气分热炽而见舌苔黄燥，脉洪大而有力。

湿热性疫病在湿邪化燥伤阴之前，多流连于气分，呈现湿热交蒸之势。气分有热，则见发热汗出；湿热胶着，所以汗出而热不解；内有湿邪所阻，故渴不欲多饮；湿阻气机，脾胃升降失常，则脘闷呕恶，便溏；湿热交蒸，则苔黄腻、脉濡数。

5. 发展趋势

气分证通过及时正确的治疗，大多病情能向好的方面发展，但如因治疗失当，或邪热亢盛难以即除，则气分之邪进而深入，温热类疫病发病较快，由气分深入营分或血分，证型更加复杂，病情更加危重。湿热类疫病因其湿性黏腻，传变较慢，可化燥、化火，进一步深入营血分。

气分阶段，正气尚强，故应积极治疗，以冀使病邪消灭于气分，因此，“把住气分关”是治疗温疫病的关键。

6. 常见证型

（1）邪热壅肺：发热，口渴，气喘息粗，甚则鼻翼扇动，咳嗽，痰稠色黄或带血丝，或见胸痛，咳吐脓血、腥臭痰，小便短赤，舌质红，苔黄燥或黄腻，脉滑数。

（2）热盛阳明：高热，汗多，气粗，口渴多饮，小溲黄赤，舌红苔黄，脉洪大而数。

（3）热结肠腑：日晡潮热，大便秘结或下利恶臭稀水，腹部胀满硬痛，舌苔黄厚干燥或焦燥起刺，脉沉数有力。

（4）湿热困阻中焦：身热不扬，汗出热退，继而复热，身重肢倦，脘痞呕恶，口渴不欲饮，舌苔黄腻，脉濡数。

（5）湿热蕴毒：发热，口渴，胸闷腹胀，咽痛，溲赤，或身目发黄，舌苔黄腻，脉滑数。

（三）营分证

1. 概念

营分证是疫邪侵犯营分，引起以邪热灼伤营阴、扰乱心神为主要病理变化的一类证候。

2. 感邪途径

营分证的形成，一是气分的邪热传入营分，二是肺卫之邪乘虚直接内陷心营，三是温邪不经卫气分而直接深入营分，四是内伏于营分的伏邪自内而发出。

3. 临床表现

身热夜甚，口干反不甚渴饮，心烦不寐，或时有谵语，斑疹隐隐，舌质红绛，脉细数等。以身热夜甚、心烦、舌质红绛为辨证要点。

4. 病理特点

疫热入于营分，伤阴扰神。疫邪深入营分，人体脏器组织的实质损害较为明显，而有关的功能障碍更为严重。营分邪热劫伤营阴，所以表现为身热夜甚，脉细而数。营热蒸腾于上，则口虽干不甚渴饮，舌质红绛。因营气通于心，营阴受热，可见神志异常，轻则心烦不寐，甚则时有谵语，但单纯营热阴伤，其神志异常较轻，与热入心包必见神昏谵语自是不同。营热窜于肌肤血络，则出现斑疹隐隐。

5. 发展趋势

营分证病情演变，一是通过清营养阴及清心开窍等治疗之后，营分的邪热消除，病情趋愈。二是在营分的邪热进一步深入血分，出现血热迫血妄行的出血见症，如诸窍道出血、斑疹密布等，均为病情加重的表现。三是营热亢盛引起肝风内动而出现痉厥，或热闭心包，进一步导致内闭外脱等危急重症。

6. 常见证型

（1）营热阴伤：身热夜甚，心烦躁扰，甚或时有谵语，口干但不甚渴饮，斑疹隐隐，舌红绛，脉细数。

（2）气营两燔：高热，口渴引饮，心烦躁扰，夜寐不安，斑疹外发，小溲短赤，舌红绛，少量黄苔或无苔，脉弦细数或细滑数。

（四）血分证

1. 概念

血分证是疫邪入于血分，引起以血热亢盛、动血耗血为主要病理变化的一类证候。此为叶天士卫气营血辨证体系所指的最后一个病程阶段，但病变仍属极期，易现血、昏、痉、厥、脱之危重阶段。

2. 感邪途径

一是营分邪热未解而传入血分，二是卫分或气分的病邪直接传入血分，三是血分的伏邪自里而发，直接出现血分证。

3. 临床表现

身热灼手，吐血、衄血、便血、尿血，斑疹密布，躁扰不安，甚或神昏谵狂，舌质深绛。以出血、斑疹密布、舌质深绛为辨证要点。

4. 病理特点

血热动血，瘀热内阻。血分证的病理特点是以血热为基础，由此而引起其他一系列的病理变化：一是由于血分热毒过盛，热迫血妄行，出现多窍（腔）道的急性出血，如呕血、咯血、鼻衄、便血、尿血、阴道出血等，如血溢于肌肤，则出现斑疹或肌衄等。二是由于血热炽盛，煎熬和浓缩血液，加上又有离经之血，导致瘀血内阻，并与邪热互结而形成热瘀的病理变化，有的则在脉络内形成广泛的瘀血阻滞，如何廉臣说："因伏火郁蒸血液，血液煎熬而成瘀。"表现为斑疹色紫、舌色深绛等。三是由于血分瘀热扰心，从而扰乱心神而见严重的神志异常症状，如躁扰不安、神昏谵语等。血分证以血热导致的出血及瘀血为主要的病理变化。另外，血热也易波及肝经而引起肝经热盛风动，出现痉厥之变。

血分证与营分证的主要区别有二：一是血分证有明显的"动血"症状，即表现为急性多部位、多窍（腔）道出血，斑疹大量透发；而营分证只表现为营热窜络而引起的斑疹隐隐，并未有明显"动血"现象。二是血分证有明显的热与血结征象，表现为舌质深绛、斑色紫黑等，而营分证舌多红绛，斑疹隐隐。

疫病入营、血分阶段，湿性之邪多已化热、化燥，故入侵于营、血分的病邪性质均为温热之性，营、血分病候亦多呈现炎热较盛而伤阴的特征。

5. 发展趋势

关于血分证的发展趋势，一是经积极而恰当的救治，血分邪热渐衰，正气逐渐恢复，病情可望获得缓解，病渐向愈；二是热毒极盛，而正气不足，正不敌邪，终因血脉瘀阻、脏气衰竭或急性失血，气随血脱而亡；三是因阴液大伤，出现肝肾阴伤证。若阴伤而未竭，犹可逐渐恢复而向愈，如阴伤而已竭，阴损及阳，则可能正气外脱而亡。第三种情况叶天士卫气营血辨证理论未能深入阐述，吴鞠通三焦辨证理论对此有补充。

6. 常见证型

（1）血热妄行：肌肤灼热，吐血、衄血、便血、尿血，或妇女经血妄行，斑疹显露，或心烦不寐，甚则神昏、发狂，舌质深绛或者紫绛，脉细数或者虚数。进一步发展可以导致四肢厥冷，神识昏迷。

（2）气血两燔：壮热，烦渴喜饮，吐血、衄血，斑疹密布，舌质深绛，脉弦数或者细数。

（3）热与血结：身热夜甚，少腹硬满，按之痛，小便自利，大便色黑或结，神志如狂，或时清时乱，口干，舌紫绛或有瘀斑，脉沉实或涩。

二、卫气营血证候的相互传变

疫病发生后，病情往往处于不断变化的状态，这种变化主要是疫邪与人体正气相互斗争的结果，卫气营血辨证理论可以用来分析这一变化的主要规律。疫病总的传变趋势一般不外由表入里、由浅入深，即多数疫病由卫分证开始，再向气分、营分、血分传变。但临床上传变的情况是复杂的，没有固定不变的模式。

（一）影响卫气营血传变的因素

感受不同性质的疫邪，传变方式有别。如暑热邪气其性酷烈，伤人急速，传变不分表里渐次，病初往往径入阳明气分或直入心营、肝经。湿热疫邪其性黏腻，传变较慢，多呈渐进深入，病邪多久留气分，化燥化火后亦可传入营血分。二是所感受的病邪毒力强弱、传变的快慢亦有差异，如《温疫论》中所说的“毒气所钟有厚薄”。感邪较重者，超过人体正气的抵御能力，则多起病急骤，病情较重，传变迅速，有时病邪可很快由卫气直陷营血，也有从卫分证发生逆传而致心包证，有时起病即见阳明热盛证，也有的病邪自营血而外发；反之感邪较轻者，传变较少或较慢。三是不同类型的体质，对传变也有重要的影响。如素体阴虚火旺者，感受疫邪后，更易耗伤阴液，后期出现阴虚之证。素体阳虚者，在感受湿热病邪后，易损伤阳气，病之后期出现“湿胜阳微”的变化。此外治疗是否及时恰当，对传变也有重要的影响。如治疗及时恰当，可祛除病邪而不发生传变。误治或失治，伤及正气，则可促使病邪深入内陷，导致病情恶化。

（二）卫气营血证候传变

疫病的传变与一般温病相似，主要有以下几种类型：

1. 自表入里

这种传变方式即从卫分传至气分，从气分传至营分，再从营分传入血分的逐渐深入的传变。但亦有病在卫分未传气分而直入于营分心包，即《温热论》所指的“逆传心包”；或由气分直接传入血分，均属病情危重。

2. 由深出浅、由浅传深

这种传变方式主要见于伏邪温病。常见有病邪原伏于气分，经治疗病邪外出，病情好转，或由气分传入营、血分，病情加重；病邪原伏于营分，经治疗病邪转出气分，病情好转，或由营分传入血分，病情加重；病邪原伏于血分，经治疗病邪转出营分，病情好转，亦有因病情加重而危亡者。

3. 传变不分表里渐次

这种传变方式即疫邪不循卫气营血表里层次的传变。这类疫病发病较急，病情较重，传变较快，预后较差。常见证型有卫气同病，卫营（血）同病，气营（血）两燔，营血同病，甚至卫气营血俱病的复杂的病证。

第二节　三焦辨证

三焦辨证把疫病病变的全过程划分为三个病变部位不同的、互有联系的病程阶段，即上焦证、中焦证及下焦证，分别作为疫病初、中、末三期的不同证型归类，从而为临床提供治疗依据。

三焦辨证理论是清代医家吴鞠通在其代表著作《温病条辨》中所创立。吴氏在《黄帝内经》三焦学说的基础上，参考了历代医家运用三焦理论进行热性病辨证的论述，并结合其诊治热性病的经验总结出来的一种辨证理论。在吴氏之前，叶天士继承了《黄帝内经》及其他医家关于三焦的理论，特别是刘完素治疗温热界划三焦的观点和罗天益用药分上焦热、中焦热、下焦热的论述，提出“邪留三焦”的理论和治法，同时在医案中又强调三焦分治的必要。叶天士说：“仲景伤寒，先分六经；河间温热，须究三焦。”而吴鞠通在此基础上进一步予以条分缕析，以三焦辨证的方法反映温病过程中邪正斗争的趋势，归纳不同证候，确定病变范围和性质，从而在外感热病的辨证上，对前人的理论又有所发展和补充。

《黄帝内经》提出的三焦含义和吴鞠通的三焦辨证，二者既有联系又有区别。《黄帝内经》三焦主要指六腑之一的三焦，在人体的生理过程中主要起到疏通水道、主持气机升降的作用。如《素问·灵兰秘典论》说：“三焦者，决渎之官，水道出焉。”《灵枢·营卫生会》说：“上焦如雾，中焦如沤，下焦如渎。”这就是说上焦布气如雾一样弥漫，熏肤、充身、泽毛；中焦受纳，腐熟水谷，化生为气血津液；下焦像决开的小渠一样，排出尿液。可见，《黄帝内经》的三焦重在论述其生理功能与部位划分，而吴鞠通则把心肺作为上焦，脾胃作为中焦，肝肾作为下焦，分析了三焦病证的发病机制和传变规律，从而形成了三焦辨证的理论基础。吴氏在《温病条辨》中说：“《伤寒论》六经由表入里，由浅入深，须横看；本论论三焦，由上及下，亦由浅入深，须竖看。”又说：“凡病温者，始于上焦，在手太阴。”又说：“肺病逆传则为心包，上焦病不治则传中焦，胃与脾也；中焦病不治，即传下焦，肝与肾也。始上焦，终下焦。”可见，吴氏的三焦含义作为温病的辨证论治纲领，是辨证的三焦。其既与卫气营血辨证理论有密切的联系，又补充了卫气营血辨证理论的不足，尤其是对下焦证及湿热病的辨治，三焦辨证较卫气营血辨证更加详尽，从而使温病的辨证理论趋于系统、完善。与卫气营血辨证相同，三焦辨证理论体系不但作为一般温病的辨证论治纲领，亦同样适合作为疫病的辨证论治纲领。

一、三焦的病理与证候

学习三焦的病理与证候，重点在于掌握三焦所属脏腑在疫病病变过程中的病理改变及其证候特点。一般来说，上、中焦病变以实为主，以热势壮盛为特点；下焦病变以邪少虚多、阴液亏损为特点。然而湿热病的传变多以中焦脾胃为病变中心，在上焦肺卫时，除肺经证候外，可并见中焦病变。中焦病变的时间较长，病势久延，缠绵不解，如化燥伤阴，出现下焦病变，证情已属严重。

（一）上焦证

上焦证包括肺及心包的病变，上焦证一般多见于发病初期。病邪初犯肺卫时，如感邪轻者，正气抗邪有力，邪气不向里传，可从表而解；如感邪重而邪热转甚者，病邪由表入里，可引起肺热壅盛。如肺气大伤，严重者导致化源欲绝而危及患者生命。若患者心阴心气素虚，肺卫之邪可直接内陷心包，甚至导致内闭外脱而死亡。

1. 温热性质疫病

（1）邪犯肺卫

临床表现：发热，微恶风寒，咳嗽，头痛，口微渴，舌边尖红赤，舌苔薄白欠润，脉浮数。以发热、微恶风寒、咳嗽为辨证要点。

病理特点：邪袭肺卫，肺气失宣。

证候分析：叶天士提出："温邪上受，首先犯肺。"肺合皮毛而主卫气、司呼吸，所以邪气犯肺之初主要表现为卫受邪郁及肺气失宣。正气抗邪，卫阳亢奋，故发热；温邪犯肺，导致清肃失司，故咳嗽；肺气不宣，卫气不能敷布，肌肤失于温煦，故微恶风寒；温邪易伤津液，故口渴。

（2）邪热壅肺

临床表现：身热，汗出，咳喘气促，口渴，苔黄，脉数。以发热、咳喘、苔黄为辨证要点。

病理特点：邪热壅肺，肺气闭郁。

证候分析：犯于肺卫的疫邪进一步由表入里，肺热亢盛，可造成邪热壅肺，肺气闭阻。肺经邪热耗伤津液，则见身热、汗出、口渴。邪热壅肺、肺气郁闭，可引起咳喘气促。苔黄脉数是里热偏盛的征象。

（3）肺气虚衰

临床表现：身热已降，汗出淋漓，鼻翼扇动，喘促息微，四肢逆冷，脉散大而芤或细微欲绝。以汗出淋漓、喘促息微、四肢逆冷为辨证要点。

病理特点：肺气虚衰，化源欲绝。

证候分析：上证邪热壅肺病变严重者，可导致肺气虚衰。吴鞠通在《温病条辨》中称之为"化源欲绝"，并作深入论述。"化源"在此指肺气是化生输布津气之源。化源欲绝，指外邪侵入手太阴肺经，耗伤肺气，使其化生输布从中焦吸收输送而来的水谷精微以及吸收自然界清气功能失司，导致人体所必需的津气亏虚，出现汗出淋漓、鼻翼扇动、喘促息微、脉虚弱或散大而芤等肺气"欲绝"之证。导致化源欲绝的原因主要有：邪热亢盛，耗气伤津严重；素体肺之气阴虚，感邪后更致其虚；大汗、大吐、大泻等误治伤及肺之津气。传染性非典型肺炎病变中易出现肺气虚衰的化源欲绝之证，应引起足够的重视。

（4）热入心包

临床表现：身灼热，神昏，肢厥，舌謇，舌绛。以神昏、肢厥、舌绛为辨证要点。

病理特点：邪陷心包，扰神阻窍。

证候分析：心包位处上焦，所以心包的病变也属上焦病变。邪陷心包是指邪热内陷，引起心包络机窍阻闭，导致心不能主神明的病理变化。邪热内陷心包的途径有多种：有肺卫之邪逆传至心包者，有气分邪热渐传心营者，有营血分邪热犯于心包者，有外邪直中、径入心包者等。热陷心包，闭阻心窍，则见神昏谵语，甚或昏愦不语；心窍为邪热所闭，气血周行郁阻，不能布达四肢，故四末失去温煦而厥冷不温；心主血属营，邪乘心包，营血受病，故舌质红绛。

2. 湿热性质疫病

（1）湿阻肺卫

临床表现：身热不扬，恶寒，头重如裹，胸闷脘痞，咳嗽，苔白腻，脉濡缓。以恶寒、身热不扬、脘痞、苔白腻为辨证要点。

病理特点：湿热阻肺，肺失清肃。

证候分析：肺主皮毛、司卫气，因此，湿热性质的病邪初犯人之体表，使卫受邪郁，肺失肃降，即吴鞠通说："肺病湿则气不得化。"由于湿邪郁于卫表，困遏卫阳，则表现为恶寒；湿热互结，热为湿遏则身热不扬；湿热郁肺，导致肃降功能失司，则见胸闷、咳嗽、咽痛等。该病证的初期，多为湿邪偏盛，故见舌苔白腻、脉濡缓等。

（2）湿蒙心包

临床表现：身热，神识昏蒙，似清似昧，或时清时昧，间有谵语，舌苔垢腻，脉濡滑数。以神志似清似昧、舌苔垢腻为辨证要点。

病理特点：湿热酿痰，蒙蔽心包。

证候分析：湿蒙心包指湿热疫病在气分阶段，湿热久留酿蒸痰浊，蒙蔽心包的病理变化。痰湿蒙蔽心窍，机窍不利，心神困扰，故神志昏蒙，间有谵语。邪留气分，未入营血，故舌质不绛。湿热上泛，故舌苔垢腻。

3. 上焦证的转归

疫病上焦证如治疗得当，正气抗邪有力，则病变渐除，病情好转。如病邪未除，或转入中焦。或出现危重症。上焦危重症有二,一为化源欲绝，即邪热耗伤肺阴、肺气致肺气虚衰，津气欲脱，严重者陷入危亡；二为内闭外脱，患者素体心气虚，或治疗不当，邪从肺卫内陷逆传心包，心窍闭塞，又见大汗淋漓，喘促气微，四肢厥冷，脉细欲绝。吴鞠通在《温病条辨》中说："温病死状百端，大纲不越五条。在上焦有二：一曰肺之化源欲绝者死；二曰心神内闭、内闭外脱者死。"

（二）中焦证

中焦所包括的脏腑主要是胃、脾、肠等。温病中焦病证一般发生于疾病的中期和极期，病邪虽盛，正气亦未大伤，故邪正斗争剧烈，只要治疗得当，尚可祛邪外出而解。但若邪热过盛或腑实严重，每可导致津液或正气大伤，或湿热秽浊阻塞机窍，均属危重病症，可以危及生命。

1. 温热性质疫病

（1）阳明热炽

临床表现：壮热，口渴引饮，大汗出，心烦，面赤，脉洪大而数。以壮热、汗多、渴饮、苔黄燥为辨证要点。

病理特点：胃经热盛，灼伤津液。

证候分析：足阳明胃经亦被称为十二经之海，为多气多血之经，抗邪有力，故其抗邪时阳热极盛。邪热入胃，里热蒸迫，故见壮热、大汗出；邪热扰心则心烦，邪热上蒸于面，则面红赤；邪热耗伤阴液则口渴而多饮，特别是喜饮凉水。脉洪大而数亦是邪热盛于内外的表现。阳明热炽出现高热病变，往往可由此而引起动风、厥逆、扰神或动血。因此，强有力地消除邪热、有效地抑制高热是疫病辨证论治的重要环节。

（2）肠腑热结

临床表现：日晡潮热，大便秘结，腹部硬满疼痛，或热结旁流，或有谵语，舌苔黄燥或起芒刺，脉沉实有力。以潮热、便秘、苔黄燥为辨证要点。

病理特点：肠道热结，津伤便秘。

证候分析：肠道中邪热与糟粕相结，阴津耗伤，大便燥而秘结不通；津伤则舌苔老黄而干燥，甚则可见黑燥之苔；脉沉实有力是肠道热结之征。热结肠腑日久不愈，消烁津液，耗伤正气，可导致津液大伤或正气欲竭，形成正虚邪实之证，则预后极差。另外，还有因邪热损伤肠络，血溢肠间，而致肠腑蓄血者，症见身热夜甚，神志如狂，大便色黑等。该证病位虽也在肠腑，但属邪热与瘀血互结，与阳明热结之证邪热与燥屎互结不同。

2. 湿热性质疫病

（1）湿热中阻

临床表现：身热不扬，胸脘痞满，泛恶欲呕，舌苔白腻；或身热汗出而汗后热难退，脘腹满胀，恶心呕吐，舌质红，苔黄腻。以身热、脘痞、呕恶、苔腻为辨证要点。

病理特点：湿热困阻脾胃，升降失司。

证候分析：湿热性质的疫邪困阻于中焦脾胃，湿重热轻者，脾气受困，气机郁阻，症见身热不扬；湿困太阴，气机不畅，故胸脘痞满；脾失健运，胃失和降，浊气上逆，故泛恶欲呕；舌苔白腻，白苔满布，或白多黄少等，均系湿邪偏盛的征象。如湿渐化热，形成湿热并重或热重湿轻者，症见身热汗出，不为汗衰；湿热相蒸，故虽汗出而热势不衰；中焦湿热互结，升清降浊受阻，气机失于宣展，则脘腹痞满或疼痛；湿热中阻，胃气上逆，则恶心呕吐；舌苔黄腻或黄浊，亦为湿热互结的征象。

（2）湿热积滞，搏结肠腑

临床表现：身热汗出不畅，大便溏垢如败酱，便下不爽，烦躁，胸脘痞满，腹痛，苔黄腻或黄浊，脉滑数。以身热、腹痛、大便溏垢、苔黄腻为辨证要点。

病理特点：湿热积滞，胶结肠腑。

证候分析：肠腑有湿热熏蒸则身热，烦躁；湿热郁阻气机则胸脘痞满；湿热积滞内阻肠道，气机不通，故见腹痛，便溏不爽；舌赤、苔黄腻、黄浊、脉滑数为湿热内盛之象。

3. 中焦证的转归

中焦证邪热虽盛，而正气未至大伤，正气抗邪有力，则病情向愈。但若中焦胃经邪热过于亢盛，腑实热结津伤严重而耗竭真阴，中焦湿热秽浊极盛，弥漫上下，阻塞机窍，均可导致病情危重。如吴鞠通在《温病条辨》中所说：中焦死证有二：“一曰阳明太实，土克水者死；二曰脾郁发黄，黄极则诸窍为闭，秽浊塞窍者死。”中焦阴液耗损严重，亦可传入下焦。

（三）下焦证

疫病邪入下焦时，各种疫邪均已化燥化火伤阴，因此已无湿热类病证，主要出现为邪少虚多证，以肝肾阴虚为主要病理特征，属病变后期阶段。

1. 肾精耗损

临床表现：低热，神疲委顿，消瘦无力，口燥咽干，耳聋，手足心热甚于手足背，舌绛不鲜或干枯而痿，脉虚。以手足心热甚于手足背、口干咽燥、舌绛不鲜干枯而痿，脉虚为辨证要点。

病理特点：邪热久羁，耗损肾阴。

证候分析：肾精耗损证指邪热深入下焦，耗伤肾精，形体及脏腑失于滋养的病证，故神疲委顿，消瘦无力，脉虚；肾精不足，不能上养清窍，则见耳聋；阴液不能上滋，故口燥咽干；肾精枯涸，阴虚内热，症见持续低热，手足心热甚于手足背，舌绛不鲜或干枯而痿，为肾阴不足之象。多由中焦发展而来，特别是阳明邪热不去，肾精耗损，阴液耗伤过甚，更易引起本证，属于温病后期。正如吴鞠通说："温邪久羁中焦，阳明阳土未有不克少阴癸水者，或已下而阴伤，或未下而阴竭。"如肾阴耗伤过甚，导致阴竭阳脱，可危及生命。

2. 虚风内动

临床表现：神倦肢厥，耳聋，五心烦热，心中憺憺大动，手指蠕动，甚或瘛疭，脉虚弱。以手指蠕动或瘛疭、舌干绛痿、脉虚为辨证要点。

病理特点：肾精虚损，肝木失养，虚风内动。

证候分析：虚风内动是在肾精虚损的病理基础上发展而形成，故有肾精虚损的基本表现。肝为风木之脏，依肾水而滋养，如肾水受劫，肝失涵养，筋失濡润，则风从内生，症见手指蠕动，甚或瘛疭。此外，肾水枯竭，不能上济心火，心神不能内舍，则见心中极度空虚而悸动不安，即所谓憺憺大动。

3. 下焦证的转归

病入下焦，属于病变晚期阶段，多表现为邪少虚多之证，其转归有两种情况：一是治疗正确，正气渐复，余邪消除，病则渐愈。二为阴精被耗伤严重，肝肾之阴耗竭至尽，阴损及阳，阴阳虚衰可致患者陷入危亡。如吴鞠通《温病条辨》云："在下焦则无非热邪深入，消灼津液，涸尽而死也。"

二、三焦证候的传变

上、中、下三焦证候不仅表示三焦所属脏腑的病理变化和证候表现，它同时也标志着温病发展过程中的不同阶段。一般来说，上焦手太阴肺的病变，多为疫病的初期阶段；中焦足阳明胃、足太阴脾的病变，多为疫病的极期阶段；下焦足厥阴肝、足少阴肾的病变，多为疫病的末期阶段。三焦的证候传变，一般多由上焦手太阴肺开始，由此而传入中焦。中焦病候不愈，则多传入下焦肝肾。此即吴鞠通在《温病条辨》中所指"始上焦，终下焦"之意。

由于感邪性质不同，体质类型有异，疫病三焦病机的发生及演变，不一定都是按照上述流程。例如暑热疫邪可直犯心包，未必始于上焦手太阴；湿热疫邪直犯中道，也不起于上焦；肾精素虚者，邪气伏藏下焦，病起于足少阴。也常有上焦证未解而又见中焦证者，或中焦证未解而又有下焦证者。故上焦、中焦、下焦的病变不是截然划分的，有时相互交错，相互重叠。

薛生白在《湿热病篇》中对湿热病水湿之邪在上、中、下三焦的证治进行了阐述，同样称之为“三焦辨证”。薛氏三焦辨证主要适用于湿热之邪在上、中、下三焦的辨证，其所指的三焦是作为水湿运行通道的六腑之一，而不是人体脏腑部位划分。为了与吴鞠通创建的“三焦辨证”有所区别，后世一般称之为“水湿三焦辨证”。

第三节 表里辨证

表里辨证主要是把疫病的病变部位、病程阶段及病机特点按照表与里两个方面加以区别。这种辨证方法主要见于明代吴又可《温疫论》。如《温疫论》“统论疫有九传治法”一节论曰：“夫疫之有九传，然亦不出乎表里之间而已矣。”又曰：“察其传变，众人多有不同者，以其表里各异耳。有但表而不里者，有但里而不表者，有表而再表者，有里而再里者，有表里分传者，有表里分传再分传者，有表胜于里者，有里胜于表者，有先表而后里者，有先里而后表者，凡此九传，其病则一。医者不知九传之法，不知邪之所在，……未免当汗不汗，当下不下，或颠覆误用，或寻枝摘叶，但治其证，不治其邪，同归于误一也。”其后对表里九种病证特点作了详细的辨析，同时论及表里不同证型的治法以及方药。这是吴又可对温疫病的主要辨证方法，但由于该种辨证方法过于机械繁琐，不利于临床实际应用，故后世较少在临床使用，只作参考。

戴天章继承发扬了吴又可表里辨证的学术观点，重视疫病病位之在表在里，他在《广瘟疫论》中将疫病常见的70余个症状，分别归纳为“表证”和“里证”两类，强调“疫邪见症，千变万化，然总不出表里二者”。清代杨栗山在《伤寒瘟疫条辨》亦列有“表证”与“里证”，并论其脉证和部分治法方药。其表证为：“发热恶寒恶风，头痛身痛，项背强痛，目痛鼻干不眠，胸胁痛，耳聋目眩，往来寒热，呕而口苦，脉浮而洪，或紧或缓，或长而弦，皆表证也。”里证为：“不恶寒反恶热，掌心并腋下汗出，腹中硬满胀痛，大便燥结或胶闭，或热结旁流，或协热下利，谵语发狂，口渴咽干，舌黄或黑，舌卷或裂，烦满囊缩而厥，脉洪而滑，或沉实，或伏数，此里证之大略也。”从上可见，杨氏所说的“里证”，病变大多属卫气营血辨证的“气分证”，亦有属“心营”病变的神志异常者。

表里辨证是辨病位与病势浅深的纲领。疫邪自外侵袭入体，首犯皮毛肌肤，病位与病势均轻浅，证属表；再犯内在脏腑，病位与病势均深重，证属里。

一、表证

感邪途径：疫邪从皮毛、口鼻侵犯人体肌表、经络而发生的病证，多见于疫病的初期。

临床表现：按一般温病初起的表现，见恶寒、发热、头痛、舌苔薄白、脉浮为主。常伴有鼻塞流涕、咽痒、咳嗽等症状。疫疠之邪致病性强，其表证可概括为发热、恶寒，头痛、头眩，项强背痛，腰痛，腿膝足胫酸痛，自汗、无汗，及头肿、面肿、耳目赤痛、项肿、发斑、发疹。(《广瘟疫论》)

病理特点：疫邪犯表，正邪相争于体表。

发展趋势：病情好转，邪气出表而病愈；病情进展，表邪入里成为里证，或表证与里证同见。

二、里证

感邪途径：表证未及时治疗，转化为里证；疫邪从口鼻直入于里，损害脏腑功能，导致脏腑病变；情志内伤、饮食劳倦等因素使脏腑功能失调，疫邪乘虚而入，出现疫病里证。

临床表现：里证包括的范围很广，大多具有内脏病变的表现。如心悸、咳喘、腹痛、呕吐、气短、乏力、便秘、尿赤等等。疫病里证可概括为渴、呕，胸满、腹满、腹痛，胁满、胁痛，大便不通、大便泄泻，小便黄赤涩痛，及烦躁、谵妄、神昏，舌燥、舌卷、舌强，口咽赤烂。(《广瘟疫论》)

病理特点：疫疠之邪入里，脏腑生理功能和实质损害。

发展趋势：病情好转，邪气出表而病愈；病情恶化，邪气深陷，由气入血，由腑到脏，或由上中焦到下焦，出现危重症。

三、表里同病

表证和里证在同一时期出现，称表里同病。这种情况的出现，除初病既见表证、又见里证外，多因表证未罢，又及于里，或本病未愈，又加标病，如本有内伤，又加外感，或先有外感，又伤饮食之类。

表里同病的出现，往往与寒热、虚实互见。常见的表寒里热、表热里寒、表虚里实、表实里虚等，详见寒热虚实辨证。

四、表里出入

1. 表邪入里

凡病表证，表邪不解，内传入里，称为表邪入里。多因机体抗邪能力降低，或邪气过盛，或护理不当，或误治、失治等因素所致。例如，凡病表证，本有恶寒发热，若恶寒自罢，不恶寒而反恶热，并见渴饮、舌红苔黄、尿赤等症，便是表邪入里的证候。

2. 里邪出表

某些里证，病邪从里透达于外，称为里邪出表。这是由于治疗与护理得当，机体抵抗力增强的结果。例如内热烦躁、咳逆胸闷，继而发热汗出，或斑疹白㾦外透，这是病邪由里达表的证候。

表邪入里表示病势加重，里邪出表反映邪有去路，病势减轻，掌握表里出入的变化，对于推断疾病的发展转归有重要意义。

第四节　气血津液辨证

气血津液辨证，是运用脏腑学说中气血津液的理论，分析气、血、津液所反映的各科病证的一种辨证诊病方法。由于气血津液都是脏腑功能活动的物质基础，而它们的生成及运行又有赖于脏腑的功能活动。因此，在病理上，脏腑发生病变，可以影响到气血津液的变化；而气血津液的病变，也必然要影响到脏腑的功能。所以气血津液的病变与脏腑密切相关。气血津液辨证应与脏腑辨证互相参照。

一、气病辨证

气的病证很多。《素问・举痛论》说“百病生于气也”，指出了气病的广泛性。但气病临床常见的证候，可概括为气虚、气陷、气滞、气逆四种。

1. 气虚证

气虚证指脏腑组织机能减退所表现的证候，常由久病体虚、劳累过度、年老体弱等因素引起。

临床表现：少气懒言，神疲乏力，头晕目眩，自汗，活动时诸症加剧，舌淡苔白，脉虚无力。

证候分析：本证以全身机能活动低下的表现为辨证要点。人体脏腑组织功能活动的强弱与气的盛衰有密切关系，气盛则机能旺盛，气衰则机能活动减退。由于元气亏虚，脏腑组织机能减退，所以少气懒言，神疲乏力；气虚清阳不升，不能温养头目，则头晕目眩；气虚毛窍疏松，卫外不固则自汗；劳则耗气，故活动时诸症加剧；气虚无力鼓动血脉，血不上荣于舌，而见舌淡苔白；运血无力，故脉象按之无力。

2. 气陷证

气陷证指气虚无力升举而反下陷的证候，多见于气虚证的进一步发展，或因劳累用力过度，损伤某一脏器所致。

临床表现：头晕目花，少气倦怠，久痢久泻，腹部有坠胀感，脱肛或子宫脱垂等，舌淡苔白，脉弱。

证候分析：本证以内脏下垂为主要诊断依据。气虚机能衰退，故少气倦怠。清阳之气不能升举，所以头晕目花。脾气不健，清阳下陷，则久痢久泻。气陷于下，以致诸脏器失其升举之力，故见腹部坠胀、脱肛、子宫或胃等内脏下垂等症。气虚血不足，则舌淡苔白，脉弱。

3. 气滞证

气滞证指人体某一脏腑、某一部位气机阻滞、运行不畅所表现的证候。多由情志不舒，或邪气内阻，或阳气虚弱、温运无力等因素导致气机阻滞而成。

临床表现：胀闷，疼痛，攻窜阵发。

证候分析：本证以胀闷、疼痛为辨证要点。气机以畅顺为贵，一有郁滞，轻则胀闷，重则疼痛，而常攻窜发作。无论气机郁于脏腑、经络、肌肉、关节，都能反映这一特点。同时由于引起气滞的原因不同，因而胀、痛出现的部位状态也各有不同。如食积滞阻，则脘腹胀闷疼痛；若肝气郁滞，则胁肋窜痛。当然气滞于经络、肌肉，又必然与经络、肌肉部位有关。所以，辨气滞证候尚须与辨因辨位相结合。

4. 气逆证

气逆证指气机升降失常、逆而向上所引起的证候。临床以肺胃之气上逆和肝气升发太过的病变为多见。

临床表现：肺气上逆，则见咳嗽喘息；胃气上逆，则见呃逆、嗳气、恶心、呕吐；肝气上逆，则见头痛、眩晕、昏厥、呕血等。

证候分析：本证的症状表现是以气机逆而向上为辨证要点。肺气上逆，多因感受外邪或痰浊壅滞，使肺气不得宣发肃降，上逆而发喘咳。胃气上逆，可由寒饮、痰浊、食积等停留于胃，阻滞气机，或外邪犯胃，使胃失和降，上逆而为呃逆。嗳气、恶心、呕吐。肝气上逆，多因郁怒伤肝，肝气升发太过，气火上逆而见头痛、眩晕、昏厥；血随气逆而上涌，可致呕血。

二、血病辨证

血的病证表现很多，因病因不同而有寒热虚实之别，其临床表现可概括为血虚、血瘀、血热、血寒四种证候。

1. 血虚证

血虚证指血液亏虚，脏腑百脉失养，表现为全身虚弱的证候。血虚证的形成，有禀赋不足；或脾胃虚弱，生化乏源；或各种急慢性出血；或久病不愈；或思虑过度，暗耗阴血；或瘀血阻络，新血不生；或因患肠寄生虫病而致。

临床表现：面白无华或萎黄，唇色淡白，爪甲苍白，头晕眼花，心悸失眠，手足发麻，妇女经血量少色淡，经期错后或闭经，舌淡苔白，脉细无力。

证候分析：本证以面色、口唇、爪甲失其血色及全身虚弱为辨证要点。人体脏腑组织，赖血液之濡养，血盛则肌肤红润，体壮身强，血虚则肌肤失养，面唇、爪甲、舌体皆呈淡白色。

血虚脑髓失养，目睛失滋，所以头晕眼花。心主血脉而藏神，血虚心失所养则心悸，神失滋养而失眠。经络失滋致手足发麻，脉道失充则脉细无力。女子以血为用，血液充盈，月经按期而至；血液不足，经血乏源，故经量减少，经色变淡，经期迁延，甚则闭经。

2. 血瘀证

血瘀证指因瘀血内阻所引起的一些证候。形成血瘀证原因有：寒邪凝滞，以致血液瘀阻，或由气滞而引起血瘀；或因气虚推动无力，血液瘀滞；或因外伤及其他原因造成血液流溢脉外，不能及时排出和消散所形成。

临床表现：疼痛如针刺刀割，痛有定处，拒按，常在夜间加剧。肿块在体表者，色呈青紫；在腹内者，紧硬按之不移，称为癥积。出血反复不止，色泽紫暗，中夹血块，或大便色黑如柏油。面色黧黑，肌肤甲错，口唇、爪甲紫暗，或皮下紫斑，或肤表丝状如缕，或腹部青筋外露，或下肢筋青胀痛等，妇女常见经闭。舌质紫暗，或见瘀斑瘀点，脉象细涩。

证候分析：本证以痛如针刺，痛有定处，拒按，肿块，唇舌、爪甲紫暗，脉涩等为辨证要点。由于瘀血阻塞经脉，不通则痛，故疼痛是瘀血证候中最突出的一个症状。瘀血为有形之邪，阻碍气机运行，故疼痛剧烈如针刺，部位固定不移。由于夜间血行较缓，瘀阻加重，故夜间痛甚。积瘀不散而凝结，则可形成肿块，故外见肿块色青紫内部肿块触之坚硬不消。

出血是由于瘀血阻塞络脉，阻碍气血运行，致血涌络破，不循经而外溢。由于所出之血停聚不得，故色呈紫暗，或已凝结而为血块。瘀血内阻，气血运行不利，肌肤失养，则见面色黧黑、肌肤甲错，以及口唇、舌体、指甲青紫色暗等体征。瘀血内阻，冲任不通，则为经闭。丝状红缕、青筋显露、脉细涩等，皆为瘀阻脉络、血行受阻之象。舌体紫暗，脉象细涩，则为瘀血之症。

3. 血热证

血热证指脏腑火热炽盛，热迫血分所表现的证候。本证多因烦劳、嗜酒、恼怒伤肝、房室过度等因素引起。

临床表现：咳血、吐血、尿血、衄血、便血，妇女月经先期、量多，血热、心烦、口渴，舌红绛，脉滑数。

证候分析：本证以出血和全身热象为辨证要点。血热逼血妄行，血络受伤，故表现为各种出血及妇女月经过多等。火热炽盛，灼伤津液，故身热、口渴。火热扰心神，则心烦。热迫血行，壅于脉络，则舌红绛，脉滑数。血分火热炽盛，有内伤、外感之别。此处所指血热主要为内伤杂病。在外感热病辨证中，有热入血分的“血分证”亦是指血热。但于此处所指的血热在概念上完全不同。外感热病之血热，详见“卫气营血辨证”。

4. 血寒证

血寒证指局部脉络寒凝气滞，血行不畅所表现的证候。常由感受寒邪引起。

临床表现：手足或少腹冷痛，肤色紫暗发凉，喜暖恶寒，得温痛减，妇女月经衍期，痛经，经色紫暗，夹有血块，舌紫暗，苔白，脉沉迟涩。

证候分析：本证以手足局部疼痛、肤色紫暗为辨证要点。寒为阴邪，其性凝敛，寒邪客于血脉，则使气机凝滞。血行不畅，故见手足或少腹冷痛。血得温则行，得寒则凝，所以喜暖怕冷，得温痛减。寒凝胞宫，经血受阻，故妇女经期推迟，色暗有块。舌紫暗，脉沉迟涩，皆为寒邪阻滞血脉、气血运行不畅之征。

三、气血同病辨证

气血同病辨证，是用于既有气证，同时又兼见血证的一种辨证方法。气和血具有相互依存、相互资生、相互为用的密切关系，因而在发生病变时，气血常可相互影响，既见气病，又见血病，即为气血同病。气血同病常见的证候，有气滞血瘀、气虚血瘀、气血两虚、气不摄血、气随血脱等。

1. 气滞血瘀证

气滞血瘀证指由于气滞不行以致血运障碍，而出现既有气滞又有血瘀的证候。多由情志不遂，或外邪侵袭，导致肝气久郁不解所引起。

临床表现：胸胁胀满，走窜疼痛，性情急躁，并兼见痞块，刺痛拒按，妇女经闭或痛经，经色紫暗，夹有血块，乳房痛胀等症，舌质紫暗或有紫斑，脉弦涩。

证候分析：本证以病程较长和肝脏经脉部位的疼痛、痞块为辨证要点。肝主疏泄而藏血，具有条达气机、调节情志的功能。情志不遂，则肝气郁滞，疏泄失职，故见性情急躁，胸胁胀满，走窜疼痛。气为血帅，气滞则血凝，故见痞块疼痛拒按，以及妇女闭经痛经、经色紫暗有块、乳房胀痛等症。脉弦涩，为气滞血瘀之征。

2. 气虚血瘀证

气虚血瘀证指既有气虚之象，同时又兼有血瘀的证候。多因久病气虚，运血无力而逐渐形成瘀血内停所致。

临床表现：面色淡白或晦滞，身倦乏力，少气懒言，疼痛如刺，常见于胸胁，痛处不移，拒按，舌淡暗或有紫斑，脉沉涩。

证候分析：本证虚中夹实，以气虚和血瘀的证候表现为辨证要点。面色淡白，身倦乏力，少气懒言，为气虚之症。气虚运血无力，血行缓慢，终致瘀阻络脉，故面色晦滞。血行瘀阻，不通则痛，故疼痛如刺，拒按不移。临床以心肝病变为多见，故疼痛出现在胸胁部位。气虚舌淡，血瘀紫暗，沉脉主里，涩脉主瘀，是为气虚血瘀证的常见舌脉。

3. 气血两虚证

气血两虚证指气虚与血虚同时存在的证候。多由久病不愈，气虚不能生血，或血虚无以化气所致。

临床表现：头晕目眩，少气懒言，乏力自汗，面色淡白或萎黄，心悸失眠，舌淡而嫩，脉细弱等。

证候分析：本证以气虚与血虚的证候共见为辨证要点。少气懒言，乏力自汗，为脾肺气虚之象；心悸失眠，为血不养心所致。血虚不能充盈脉络，见唇甲淡白，脉细弱。气血两虚不得上荣于面、舌，则见面色淡白或萎黄，舌淡嫩。

4. 气不摄血证

气不摄血证又称气虚失血证，是指因气虚而不能统血，气虚与失血并见的证候。多因久病气虚，失其摄血之功所致。

临床表现：吐血，便血，皮下瘀斑，崩漏，气短，倦怠乏力，面色白而无华，舌淡，脉细弱等。

证候分析：本证以出血和气虚证共见为辨证要点。气虚则统摄无权，以致血液离经外溢。溢于胃肠，便为吐血、便血；溢于肌肤，则见皮下瘀斑。脾虚统摄无权，冲任不固，渐成月经过多或崩漏。气虚则气短，倦怠乏力，血虚则面白无华。舌淡，脉细弱，皆为气血不足之证。

5. 气随血脱证

气随血脱证指大出血时所引起阳气虚脱的证候，多由肝、胃、肺等脏器本有宿疾而脉道突然破裂，或外伤，或妇女崩中、分娩等引起。

临床表现：大出血时突然面色苍白，四肢厥冷，大汗淋漓，甚至晕厥。舌淡，脉微细欲绝，或浮大而散。

证候分析：本证以大量出血时，随即出现气脱为辨证要点。气脱阳亡，不能上荣于面，则面色苍白；不能温煦四肢，则手足厥冷；不能温固肌表，则大汗淋漓；神随气散，神无所主，则为晕厥。血失气脱，正气大伤，舌体失养，则色淡，脉道先充而微细欲绝，阳气浮越外亡，脉见浮大而散，证情更为险恶。

四、津液病辨证

津液病辨证，是分析津液病证的辨证方法。津液病证，一般可概括为津液不足和水液停聚两个方面。

（一）津液不足证

津液不足证指由于津液亏少，失去其濡润滋养作用所出现的以燥化为特征的证候。多由燥热灼伤津液，或因汗、吐、下及失血等所致。

临床表现：口渴咽干，唇燥而裂，皮肤干枯无泽，小便短少，大便干结，舌红少津，脉细数。

证候分析：本证以皮肤、口唇、舌咽干燥及尿少便干为辨证要点。由于津亏则使皮肤口唇咽干失去濡润滋养，故呈干燥不荣之象。津伤则尿液化源不足，故小便短少；大肠失其濡润，故见大便秘结。舌红少津、脉细数皆为津亏内热之象。

（二）水液停聚证

水液停聚证是指水液输布、排泄失常所引起的痰饮水肿等病证。凡外感六淫、内伤脏腑皆可导致本证发生。

1. 水肿

水肿指体内水液停聚、泛滥肌肤所引起的面目、四肢、胸腹甚至全身浮肿的病证。临床将水肿分为阳水、阴水两大类。

（1）阳水

发病较急，水肿性质属实者，称为阳水。多为外感风邪，或水湿浸淫等因素引起。

临床表现：眼睑先肿，继而头面，甚至遍及全身，小便短少，来势迅速。皮肤薄而光亮。并兼有恶寒发热，无汗，舌苔薄白，脉象浮紧。或兼见咽喉肿痛，舌红，脉象浮数。或全身水肿，来势较缓，按之没指，肢体沉重而困倦，小便短少，脘闷纳呆，呕恶欲吐，舌苔白腻，脉沉。

证候分析：本证以发病急，来势猛，先见眼睑头面，上半身肿甚者为辨证要点。风邪侵袭，肺卫受病，宣降失常，通调失职，以致风遏水阻，风水相搏，泛溢于肌肤而成水肿。风为阳邪，上先受之，风水相搏，故水肿起于眼睑头面，继而遍及肢体。若伴见恶寒，发热，无汗，苔薄白，脉浮紧，为风水偏寒之征；如兼有咽喉肿痛，舌红，脉浮数，是风水偏热之象。若由水湿浸渍，脾阳受困，运化失常，水泛肌肤，塞阻不行，则渐致全身水肿。水湿内停，三焦决渎失常，膀胱气化司，故见小便短少。水湿日甚而无出路，泛溢肌肤，所以肿势日增，按之没指，诸如身重困倦，脘闷纳呆，泛恶欲呕，舌苔白腻，脉象沉缓等，皆为湿盛困脾之象。

（2）阴水

发病较缓，水肿性质属虚者，称为阴水。多因劳倦内伤、脾肾阳衰，正气虚弱等因素引起。

临床表现：身肿，腰以下为甚，按之凹陷不易恢复，脘闷腹胀，纳呆食少，大便溏稀，面色㿠白，神疲肢倦，小便短少，舌淡，苔白滑，脉沉缓。或水肿日益加剧，小便不利，腰膝冷痛，四肢不温，畏寒神疲，面色白，舌淡胖，苔白滑，脉沉迟无力。

证候分析：本证以发病较缓，足部先肿，腰以下肿甚，按之凹陷不起为辨证要点。由于脾主运化水湿，肾主水，所以脾虚或肾虚，均能导致水液代谢障碍，下焦水湿泛滥而为阴水。阴盛于下，故水肿起于足部，并以腰以下为甚，按之凹陷不起，脾虚及胃，中焦运化无力，故见脘闷纳呆，腹胀便溏。脾主四肢，脾虚水湿内渍，则神疲肢困。腰为肾之府，肾虚水气内盛，故腰膝冷痛。肾阳不足，命门火衰，不能温养肢体，故四肢厥冷，畏寒神疲。阳虚不能温煦于上，故见面色㿠白。舌淡胖，苔白滑，脉沉迟无力，为脾肾阳虚、寒水内盛之象。

2. 痰饮

痰和饮是由于脏腑功能失调以致水液停滞所产生的病证。

（1）痰证

痰证是指水液凝结，质地稠厚，停聚于脏腑、经络、组织之间而引起的病证。常因外感六淫、七情内伤，导致脏腑功能失调而产生。

临床表现：咳嗽咯痰，痰质黏稠，胸脘满闷，纳呆呕恶，头晕目眩，或神昏癫狂，喉中痰鸣，或肢体麻木，见瘰疬、瘿瘤、乳癖、痰核等，舌苔白腻，脉滑。

证候分析：本证临床表现多端，所以古人有“诸般怪证皆属于痰”之说。在辨证上除掌握不同病变部位反应的特有症状外，一般可结合下列表现作为判断依据：吐痰或呕吐痰涎，或神昏时喉中痰鸣，或肢体麻木，或见痰核、苔腻、脉滑等。痰阻于肺，宣降失常，肺气上逆，则咳嗽咯痰。痰湿中阻，气机不畅，则见脘闷、纳呆呕恶等。痰浊蒙蔽清窍，清阳不升，则头晕目眩。痰迷心神，则见神昏，甚或发为癫狂，痰停经络，气血运行不利，可见肢体麻木。停聚于局部，则可见瘰疬、瘿瘤、乳癖、痰核等。苔白腻、脉滑皆痰湿之征。

（2）饮证

饮证是指水饮质地清稀，停滞于脏腑组织之间所表现的病证，多由脏腑机能衰退等障碍等原因引起。

临床表现：咳嗽气喘，痰多而稀，胸闷心悸，甚或倚息不能半卧，或脘腹痞胀，水声辘辘，泛吐清水，或头晕目眩，小便不利，肢体浮肿，沉重酸困，苔白滑，脉弦。

证候分析：本证主要以饮停心肺、胃肠、胸胁、四肢的病变为主。饮停于肺，肺气上逆则见咳嗽气喘，胸闷或倚息，不能半卧。水饮凌心，心阳受阻则见心悸。饮停胃肠，气机不畅，则脘腹痞胀，水声辘辘。胃气上逆，则泛吐清水。水饮留滞于四肢肌肤，则肢体浮肿，沉重酸困，小便不利。饮阻清阳，则头晕目眩，饮为阴邪，故苔见白滑，饮阻气机，则脉弦。

五、六经辨证

六经辨证是张仲景在《伤寒论》中所创立，它是伤寒学说的核心内容，其起源于《黄帝内经》。张仲景通过对外感热病发生、发展过程中病理变化的分析，将其分为太阳、阳明、少阳、太阴、少阴、厥阴六经病证。千百年来，这一辨证纲领一直有效地指导着外感热病临床辨治，对中医疫病的辨证同样有其实用价值。但从临床观察，疫病的病变大多有温热性质的特点，寒性病变偏少，故临床对疫病的辨证论治仍以温病学中的卫气营血辨证及三焦辨证为主要辨证方法。六经辨证中除阳明篇内容外，其他篇章的辨证方法相对少用。

为了较为系统地掌握中医疫病学的辨证方法，下面简要地介绍六经辨证的主要内容。

（一）太阳病证

太阳病证主要是指伤寒病初起的表证。太阳主人体的表层，外邪侵犯人体，自表而入，太阳经首当其冲。因此，病之初起即表现出太阳病证，主要表现是恶寒、脉浮、头项强痛。

太阳经脉分布在项背而统摄营卫，太阳之腑即为膀胱。所以，邪犯体表则见太阳经证，邪热内传膀胱则成太阳腑证。太阳病证主要有经证、腑证、兼证等内容。

1. 太阳经证

不同的外邪侵犯人体，且因体质各异，太阳经证又有中风、伤寒、温病等不同证型。

（1）太阳中风证

临床表现：发热，恶风，头痛，汗出，有时鼻鸣干呕，脉浮缓。以发热、恶风、汗出为辨证要点。

病理特点：风寒袭表，卫强营弱。

凡是外感风邪而出现发热恶风，头痛，汗出，脉浮缓，有时鼻鸣干呕等症状者，称之太阳中风证。其病变机制是卫强营弱。《素问·阴阳应象大论》说：“阴在内，阳之守也。阳在外，阴之使也。”卫表受风邪外袭，卫阳与邪气相争则见发热。卫气受病，影响其卫外功能，玄府不固，乃致营阴不能内守而汗自出，汗出阴津受损则营弱，即“阴弱者汗自出”。风邪壅滞，肺气失宣，胃失和降，则有时鼻鸣干呕。由于汗出后肌腠疏松，营阴不足，脉道失充，故脉虽浮而按之则缓和软弱。

（2）太阳伤寒证

临床表现：发热，恶寒，头身酸痛，无汗而喘，脉象浮紧。以发热、恶寒、无汗为辨证要点。

病理特点：风寒外袭，卫阳被遏。

凡是外感寒邪而出现或已发热，或未发热，必见恶寒，且体痛，无汗而喘，脉象浮紧等症状者，称之太阳伤寒。寒邪袭表，卫阳被遏，故可暂不发热，而见啬啬恶寒。后因正气奋起与邪抗争则见发热。卫阳被遏，营阴郁滞，卫阳失布，筋骨失于濡养温煦，所以身体疼痛。寒邪闭表致皮毛腠理致密，玄府闭塞则无汗出。肺主皮毛，邪犯肌表，必累及于肺，肺气不利则呼吸喘促。寒邪郁闭，脉见浮紧。此为表实证。相对来说，太阳中风证就属于表虚证。

（3）太阳温病

临床表现：发热，微恶风寒，口微渴，咳嗽，脉浮数。以发热、恶寒、口渴为辨证要点。

病理特点：温邪外侵，邪热伤津。

凡是外感温邪，起病之初即可见发热而渴，微恶风寒，脉浮数等症状者，称之太阳温病。其病理机制是由于外受之邪为阳邪，初犯太阳卫表即见发热，恶寒相对较轻。因为温邪易伤津液，故见口渴。肺气失宣则咳嗽。脉浮数为邪热在表之象。

2. 太阳腑证

病邪内传膀胱，则为太阳腑证。因其有入气、入血之异，故临床可出现蓄水和蓄血两类病证。

（1）太阳蓄水证

临床表现：发热，恶风，小便不利，消渴或水入即吐，脉浮或浮数。以恶风、小便不利为辨证要点。

病理特点：邪阻膀胱，水气停蓄。

凡是邪入太阳之腑，水气停蓄而出现发热恶风，小便不利，消渴或水入即吐，脉浮或浮数等症状者，称之太阳蓄水。由于邪气内传膀胱时往往同时有太阳经之邪未解，故可见发热、恶风、脉浮等表证。《素问·灵兰秘典论》说："膀胱者，州都之官，津液藏焉，气化则能出矣。"津液不能上承则烦渴，因其口渴非津液不足，故虽饮水却不能解其渴，一旦饮水过多，停阻于胃则水入即吐。脉浮为邪在表之象。

（2）太阳蓄血证

临床表现：少腹急结或硬满，下血，神志如狂或发狂，或有身体发黄，脉沉涩或沉结，或表证犹存未罢。以少腹硬满、脉沉涩为辨证要点。

病理特点：瘀热下阻，扰心乘肝。

凡是邪入膀胱而蓄于血分出现少腹急结或硬满，神志如狂或发狂，小便自利，或有身体发黄、脉沉涩或沉结等症状者，称之太阳蓄血证。由于邪热与瘀血结于下焦少腹部位，故少腹急结，甚则硬满。因其膀胱气化功能未受影响，故小便自利。心主血而藏神，邪热入于血分则扰心神，故见神志如狂或发狂。血瘀内阻致肝胆疏泄失司，则见身体发黄。瘀血阻滞，脉道不畅，故脉沉涩或沉结。

（3）太阳兼证

在太阳病过程中，经证未解而又可兼夹其他证候，主要有以下几种：

太阳中风可兼见气逆作喘。太阳病又可兼项背部拘急不舒，运动不能自如，系筋脉失却津液濡养而致。

太阳经证兼热郁于内，此属于外寒内热。如为表实无汗，可见发热恶寒，无汗烦躁；表虚汗出，可见发热恶寒，热多寒少，内热口渴。

太阳病证又可兼夹水饮。如表实无汗者，乃表寒外束，里有水饮，可见发热恶寒、无汗、喘咳、干呕等症状；如太阳中风而水气积于胸胁，可见发热恶寒、汗出头痛、心下及胁部痞硬满痛、干呕短气等症状。

（二）阳明病证

阳明病证是外感热病过程中，寒邪化热、邪热亢盛、津液耗伤的病变阶段，其证候性质属里热实证。

阳明病证的形成主要有三个原因：一是感邪较重，虽经发汗解表，未能逐邪外出，病邪依然化热入里；二是阳气素旺，感受外邪后即易入里化热；三是误汗误下，导致阴津耗伤而阳气转盛。外感热病发展到阳明病证阶段，一般发热较高，热盛于里，蒸迫于外，因而大汗出。由于在表的风寒已解，邪化热传里，故不恶寒而反恶热。因阳气亢盛，邪热壅盛，故脉形洪大有力。阳明病证分为经证和腑证两类。

（1）阳明经证

临床表现：发热，不恶寒，汗自出，口渴，面赤，苔黄，脉洪大而数。以发热、汗自出、口渴为辨证要点。

病理特点：阳明热盛，津液耗伤。

邪热亢盛，肠中糟粕尚未结成燥屎，以身大热、汗大出、口大渴、脉洪大为特点者，称之阳明经证。由于热盛已极，累及其他脏腑，可见面赤或面垢，气粗如喘，舌苔薄黄干燥。病证严重时，也可因热邪郁伏，不达四肢而出现四肢厥冷之假象。

（2）阳明腑证

临床表现：日晡潮热，大便秘结，或者热结旁流，或见神昏谵语，舌苔黄厚干燥，甚者焦黑燥裂，脉象沉迟而实。以日晡潮热、大便秘结为辨证要点。

病理特点：阳明热结，腑气不通。

邪热入里，与肠中糟粕相搏而成燥屎内结之证，称之阳明腑证。一般来说，多因阳明里热亢盛，汗多，或误用辛温发汗而致津液损伤，肠中干燥，邪热与肠中糟粕相结，故出现大便秘结；若燥屎内阻，粪水从旁流下，则可表现为纯利稀水，谓之热结旁流。邪热上乘，腑气上冲扰乱心神，则可出现神昏谵语，烦躁不寐，如见鬼状，甚则循衣摸床，两目直视，惊痫瘛疭，喘冒不得安卧等症状。

（3）阳明变证

在阳明病证发展和治疗过程中，可以出现不少变证。如泻下后，余邪仍留于胸膈，可见心中懊侬而烦，饥不能食，苔微黄等症；如里热移于下焦，水气不得下泄，可见发热，渴欲饮水，小便不利等。如素体胃阳不足，一旦表邪传里可见哕逆、不能食、食后呕吐等症。如郁热在里，则出现阳明发黄之证。由于湿热蕴结不行，热不得越，湿不得去，湿热郁蒸而发黄，可见皮肤面目发黄如橘子色，口渴欲饮，胸腹痞闷胀满，呕吐泛恶，小便短赤不利，大便秘结等。阳明蓄血是既有阳明实热，又有瘀热互结于里的证候，可见发热，身无汗，但头汗出，烦躁，甚则谵语，大便数日不通，或者大便色黑，下血，口干燥，但欲漱水而不欲咽，善忘，舌紫，脉沉滑。其中发热、谵语、便秘为阳明实热内结之征，下血、善忘乃瘀血与热互结的表现。一旦邪热内陷，烦躁更甚，遂致神识昏迷加重，或者邪热迫血妄行，瘀结更甚，则预后不良。

（三）少阳病证

少阳病证是外感热病过程中，病位已离太阳之表而未深入阳明之里，处于表里之间，故其性质常属于半表半里热证。其在病程上已不属于初期阶段，而正气又有较虚弱的一面，故往往又是外感热病过程中由实转虚的阶段。

少阳病证主要可以分为少阳本证、少阳兼变证、少阳合病并病三类。

（1）少阳本证

临床表现：往来寒热，口苦，咽干，目眩，耳聋，胸胁苦满，默默不欲饮食，心烦喜呕，舌苔薄白或薄黄，脉弦滑。以往来寒热、口苦、咽干、目眩为辨证要点。

病理特点：邪犯少阳，枢机不利。

少阳受病，邪热熏蒸而发热，胆汁上泛则口苦，津为热灼则咽干，少阳风火上腾，直犯肝胆，所以目为之眩。邪正斗争，时起时伏，时进时退，正邪相争则发热，邪进则恶寒，正胜则汗出热退。邪热犯于胆经，横逆于胃，胃失和降则胸胁苦满，默默不欲饮食，呕吐。胆热内扰心神则心烦不安。脉弦为邪在少阳之主脉。

（2）少阳兼变证

在少阳病发生发展过程中，可兼见其他证候，或由误治而造成变证，主要有以下几种：①少阳兼表证：由太阳表邪未解，邪热已入少阳所致，可见发热微恶寒、肢节烦疼、微呕、心下支结等症状。②少阳兼里实证：由少阳经邪未解，阳明胃腑成实引起，可见往来寒热、口苦、腹满痛、不大便、潮热微烦、舌苔干黄等。③少阳兼里虚证：由少阳病兼里气不足所致，可见少阳病兼腹中拘急作痛，阳脉涩、阴脉弦。④少阳兼阳郁饮结证：由发汗攻下后引起，可见往来寒热、但头汗出、心烦、胸胁满微结、小便不利、渴而不呕等症状。

（3）少阳合病并病

主要有以下几种：①太阳少阳合病：可见发热恶寒、头痛身疼、口苦咽干、胸胁苦满等症状。②阳明少阳合病：可见下利而脉滑数或脉弦。③太阳少阳并病：可见头项强痛、眩冒、时如结胸、心下痞硬等。此时由于邪势已内传，所以辨证时不能拘于太阳经表证。

（四）太阴病证

太阴病证是伤寒病三阴病中较轻浅者。其发生原因是感受外来寒湿之邪，侵犯脾胃，或外感热病中病邪损伤脾胃阳气，造成脾胃虚寒而出现以下利、腹痛、呕吐等为主的症状。在临床上，患者原有三阳病，因中气虚，则易转化成脾胃虚寒证候，称之“传经”。亦可因里阳素虚而在病初即见虚寒征象，称之“直中”。在病情严重时，太阴病证还可转化成少阴病证或者厥阴病证。太阴病证可分为本证和兼变证两类。

（1）太阴本证

临床表现：腹满而吐，食不下，自利，口不渴，时腹自痛，脉弱。以腹满、食不下、下利为辨证要点。

病理特点：脾胃虚寒，寒湿中阻。

《素问・至真要大论》说："诸湿肿满，皆属于脾。"脾经虚寒而气机不利，则腹部满闷；寒气阻滞则腹痛阵发。由于中焦虚寒，邪从寒湿而化，故不能食，或吐或泻；下焦气化未伤，津液犹能上承，所以太阴病口多不渴。

（2）太阴兼变证

一为里虚寒而外有表证，可见下利腹胀满，身体疼痛；二为太阳病误下邪陷，表犹未解，且见腹满时痛，或者大实痛。这种情况也可说是太阴与太阳同病，或者属于太阴与阳明同病。

（五）少阴病证

少阴病证主要是外感热病表现为全身性虚寒证，但也有部分表现为虚热证者。少阴主要指心、肾，为人身之根本。心肾虚衰则既可见阳虚，也可见阴虚，兼夹证候较多，证情比较复杂，故辨证时尤宜慎重。少阴病证可以分少阴寒化证、少阴热化证、少阴兼证及少阴咽痛证等。

（1）少阴寒化证

临床表现：无热恶寒，精神萎靡，四肢厥冷，下利清谷，呕不能食，脉沉微而细。以无热恶寒、厥冷、脉沉微而细为辨证要点。

病理特点：心肾阳虚，阳气欲脱。

本证因阳气虚衰，病邪侵入，从阴化寒，呈现全身性虚寒证象，可见无热恶寒、脉微细、但欲寐。具体表现有的为阳虚阴盛，中虚阳微，可见四肢厥冷、下利清谷、呕不能食，或者食入即吐、脉沉微而细；有的属阴盛于内，格阳于外，可见四肢厥逆、下利清谷、反不恶寒，甚至面赤、脉微欲绝；有的表现为阴盛阳虚，水气为患，其中属阳虚气弱、寒邪郁滞者，可见口中和、背恶寒、身体痛、手足寒、骨节痛、脉沉；有的表现为下焦阳虚、水气不化者，可见腹痛下利，小便不利，四肢沉重疼痛，身瞤动、振振欲擗地，心下悸，头眩；有的表现为虚寒滑脱，可见下利脓血、滑脱不禁、小便不利、腹痛、舌淡口渴等症。

（2）少阴热化证

临床表现：心烦不得卧，口燥咽干，舌尖红赤，苔薄黄，脉细数。以心烦、咽干、舌红为辨证要点。

病理特点：寒邪化热，心肾阴虚，虚火上炎。

本证由寒邪化热，阴证转阳，严重损伤阴液，尤其是心、肾之阴。关于具体表现，或为阴虚阳亢，可见心中烦、不得卧、口燥咽干、舌尖红赤、脉象细数，此乃邪热灼阴，心火独亢，阳亢不入于阴，阴虚不受阳纳；或为阴虚水热相搏，可见下利、小便不利、咳嗽、呕吐、口渴、心烦不得眠，此乃阴虚水热相搏，水气不化，津液不升；或为下利伤阴，虚火上浮，可见下利咽痛、心烦胸满。

（3）少阴兼证

本证兼太阳表实证者，可见发热恶寒无汗、足冷、脉反沉，此为感受外邪时，素体阳气虚衰，往往既见太阳表证，又见少阴虚寒证，称之“两感”。本证兼阳明里实证者，可见咽干口燥、腹胀硬满而痛、不大便，或下利清水，此为因阴证转阳，肠中津液不足，燥屎内阻，而成阳明腑实之证。

（六）厥阴病证

厥阴病证是外感热病的最后一个阶段。由于厥阴是三阴之尽，又是阴尽阳生之经，病情变化多端，证候特点是寒热混杂，病理机转可以归纳为阴阳胜复和上热下寒。

（1）阴阳胜复

其主要病变特点是四肢逆冷和发热的相互演变。约有四种情况：一是发热与四肢厥冷时间相等，象征阴阳渐趋平衡，为将愈之佳兆；二是发热时间多于四肢厥冷时间，此为阳能胜阴，病邪即将消退；三是厥冷时间多于发热时间，表示正气已衰，阳衰阴胜，疾病日趋恶化；四是厥回之后，发热不止，为阳复太过，亦为病进，则见汗出、咽痛、喉痹或大便脓血。

（2）上热下寒

由于阴阳各趋其极，阳并于上则上热，阴并于下则下寒，而成上热下寒之证。如属于膈上有热、肠中有寒者，症见消渴，气上撞心，心中疼热，饥而不欲食，食则吐蛔，下之利不止。属于伤寒下利，误施吐下，以致中气伤，里寒甚，表邪乘虚入里，为里热所格，呈下寒阳微、上热壅遏者，症见呕逆自利，食入即吐，气味酸臭浑浊。属于伤寒误下，正虚阳邪入里，郁而不伸，阴阳之气不相顺接，寒热错杂者，症见泄利不止，手足厥逆，咽喉不利，唾脓血，寸脉沉而迟，下部脉不至。

（3）厥逆证

阴阳偏胜而成厥逆，可有寒厥、热厥、蛔厥、脏厥、饮厥、痰厥的不同。因阴盛阳衰且见阳脱，可见下利厥逆，大汗出，身微热而恶寒，小便利，脉微欲绝，谓之寒厥；因邪热深入，郁遏的阳气不能外达四肢，可见脉滑而肢厥，厥深热深，口干舌燥，烦渴引饮，小溲黄赤，谓之热厥；因胃气虚寒，蛔虫内动，动则腹痛烦扰，静则安宁如常，可见脉滑而肢厥，肤冷，病者静而复时烦，须臾复止，得食而呕又烦，常自吐蛔，谓之蛔厥；因真阳衰微已趋脱绝，可见脉微而厥，肤冷，躁扰不安，谓之脏厥；因水饮内停，阳气不布，可见四肢厥冷而心下悸，谓之水饮致厥；因痰涎实邪，壅塞膈上，胸中阳气不能外达四肢，可见患者手足厥冷，心下满而烦，饥不能食，脉象乍紧，谓之痰厥。

（4）厥阴变证

厥阴病证在正气未复之时，病邪易传少阳外出，可见呕而发热；厥阴邪热外出，肠胃素有积滞与之相结，食滞化燥，则成阳明热结旁流之腑实，可见潮热口渴，下利谵语，舌黄燥干厚，脉滑有力。

由上可见，六经辨证以阴阳为纲，藏象经络为核心，反映了外邪自表入里的寒热虚实变化。六经辨证揭示了外感热病发生、发展的规律性和阶段性，六经证候有普遍性和特殊性。通过对外感热病过程中六经证候的辨析，医生便能掌握患者病情之轻重，病势之进退，病位之深浅，从而为治疗提供可靠的依据。

第五章
疫病的诊断

第一节　疫病与传统四诊

疫病是指具有强烈的传染性及流行性，起病急、病情重、传变快的一类急性外感热病。因此，对疫病的诊断要及时和全面。疫病的诊断内容，主要包括临床症状、特殊指征，医生要结合发病季节及地区特点和实验室检查结果进行判断。大多数疫病都具有发热、斑疹、疼痛、口渴、汗出、痉厥、神志异常等表现，应注意对以上常见症状的诊察。

中医疫病诊断方法不外望、闻、问、切四诊，运用较多、诊断价值较大、最具特色的诊法有辨舌、辨斑疹白㾦以及辨析常见症状。四诊合参，并通过卫气营血辨证、三焦辨证即可确定病因，判断病证性质，明确病变部位，了解邪正消长、确定转归。本章第三、四、五节将详细介绍具体的疫病特色诊法。

第二节　疫病与现代西医诊断技术

早期明确疫病的诊断有利于患者的隔离和治疗，疫病的西医诊断要综合分析以下三个方面的资料。

一、临床资料

全面而准确的临床资料来源于详尽的病史询问和细致的体格检查。发病的诱因和起病的方式对传染病的诊断有重要参考价值，必须加以注意。热型及伴随症状，如腹泻、头痛和黄疸等，都要从鉴别诊断的角度加以描述。进行体格检查时，不要忽略有重要诊断意义的体征：如麻疹的口腔黏膜斑，百日咳的痉挛性咳嗽，白喉的假膜，伤寒的玫瑰疹，脊髓灰质炎的肢体弛缓性瘫痪，霍乱的无痛性腹泻、米泔水样粪便，破伤风的严重肌强直、张口困难、牙关紧闭、角弓反张和苦笑面容等。

二、流行病学资料

流行病学资料在传染病的诊断中占重要地位，包括：①传染病的地区分布：有些传染病局限在一定的地区范围，如黑热病、血吸虫病；有些传染病可由一些特定的动物为传染源和传播媒介，在一定条件下才传给人或家畜。②传染病的时间分布：不少传染病的发生有较强的季节性和周期性，如流行性乙型脑炎好发于夏、秋季。③传染病的人群分布：许多传染病的发生与年龄、性别、职业有密切关系，如百日咳和猩红热多发于 1 ~ 5 岁儿童，林业工人易被蜱叮咬而感染虫媒传播传染病（如森林脑炎、莱姆病等）。此外，了解传染病的接触史、预防接种史，也有助于建立诊断。

三、实验室检查

实验室检查对传染病的诊断具有特殊的意义，因为病原体的检出或被分离培养可直接确定诊断，而免疫学检查亦可提供重要根据。对许多传染病来说，一般实验室检查对早期诊断也有很大帮助。

（一）一般实验室检查

1. 血液常规检查

以白细胞计数和分类的用途最广。白细胞总数显著增多常见于化脓性细菌感染，如流行性脑脊髓膜炎和猩红热等。革兰阴性杆菌感染时，白细胞总数往往升高不明显甚至减少，例如布鲁氏菌病、伤寒及副伤寒等。病毒性感染时白细胞总数通常减少或正常，如流行性感冒、登革热和病毒性肝炎等，但流行性出血热、流行性乙型脑炎患者的白细胞总数往往增加。原虫感染时，患者的白细胞总数也常减少，如疟疾、黑热病等。中性粒细胞百分率常随白细胞总数的增减而增减，但在某些传染病中却有所不同，如流行性出血热的患者在白细胞总数增加时，可见中性粒细胞百分率的减少，淋巴细胞百分率增加，并有异型淋巴细胞出现。如发现中性粒细胞百分率增加，甚至出现幼稚细胞，而白细胞总数不高，常提示严重感染。传染性单核细胞增多症患者的淋巴细胞增多，并有异型淋巴细胞出现。蠕虫感染患者的嗜酸性粒细胞通常增多，如钩虫、血吸虫和并殖吸虫感染等。嗜酸性粒细胞减少则常见于伤寒、流行性脑脊髓膜炎等患者。

2. 尿常规检查

尿常规检查有助于钩端螺旋体病和流行性出血热的诊断，患者尿内常有蛋白、白细胞、红细胞。流行性出血热患者的尿内有时还可见到膜状物。

3. 粪便常规检查

粪便常规检查有助于肠道细菌与原虫感染的诊断，如黏液脓血便常见于细菌性痢疾患者，果浆样便可见于肠阿米巴病患者。

4. 血液生化检查

血液生化检查有助于病毒性肝炎、流行性出血热等的诊断。

（二）病原学检查

1. 直接检查病原体

许多传染病可通过显微镜或肉眼检出病原体而明确诊断，如从血液或骨髓涂片中检出疟原虫、利什曼原虫、微丝蚴及回归热螺旋体等，从粪便涂片中检出各种寄生虫卵及阿米巴原虫等，从脑脊液离心沉淀的墨汁涂片中检出新型隐球菌等。可用肉眼观察粪便中的绦虫节片和从粪便孵出的血吸虫毛蚴等。病毒性传染病难以直接检出病原体，但在皮肤病灶中检查到多核巨细胞及核内包涵体时，可作为水痘–带状疱疹病毒感染的辅助诊断。

2. 分离培养病原体

细菌、螺旋体和真菌通常可用人工培养基分离培养，如伤寒沙门菌、志贺菌、霍乱弧菌、钩端螺旋体和新型隐球菌等。立克次体则需经动物接种或细胞培养才能分离出来，如斑疹伤寒、恙虫病等。病毒分离一般需用细胞培养，如登革热脊髓灰质炎等。用以分离病原体的检材可采用血液、尿、粪、脑脊液、痰、骨髓和皮疹吸出液等。标本的采集应注意无菌操作，尽量于病程的早期阶段及抗病原体药物应用之前进行，尽可能采集病变部位明显的材料。例如细菌性痢疾患者取其有脓血或黏液的粪便，肺结核患者取其干酪样痰液等。怀疑为败血症时，应在体温上升过程中有明显畏寒、寒战时采血，以提高阳性检出率。疟原虫的最佳检测时间应在体温的高峰期或稍后一点时间。与此同时，应注意标本的正确保存与运送，标本采集后要尽快送检，多数可以冷藏运送，要在标本送检单上注明标本来源和检验目的，使实验室能正确选用相应的培养基和适宜的培养环境。

3. 检测特异性抗原

病原体特异性抗原的检测可较快地提供病原体存在的证据，特别是在病原体分离培养不成功时或病原体难以检测的情况下可帮助诊断，如乙型肝炎病毒抗原的检出即可提供明确诊断依据，其诊断意义往往较抗体检测更为可靠。常用于检测血清或体液中特异性抗原的免疫学检查方法有凝集试验、酶联免疫吸附试验、酶免疫测定、荧光抗体技术、放射免疫测定和流式细胞检测等。

4. 检测特异性核酸

可用分子生物学检测方法，如用放射性核素或生物素标记的探针做 DNA 印迹法或 RNA 印迹法，用聚合酶链反应或反转录聚合酶链反应检测病原体的核酸。必要时还可做原位聚合酶链反应和基因芯片技术等检查。

（三）特异性抗体检测

特异性抗体检测又称血清学检查。在传染病早期，特异性抗体在血清中往往尚未出现或滴度很低，而在恢复期或病程后期显著升高，故在急性期及恢复期进行双份血清检测，其抗体由阴性转为阳性或滴度升高 4 倍以上时有重要诊断意义。特异性 IgM 型抗体的检出有助于当时或近期感染的诊断，特异性 IgG 型抗体的检出还可以评价个人及群体的免疫状态。特异性抗体检测方法很多，其中酶标记技术具有特异性强、灵敏度高、操作简便、重复性好等优点，因此最为常用。蛋白印迹法的特异性和灵敏度都较高，常用于艾滋病的确定性诊断。

（四）其他检查

其他检查包括支气管镜检查、胃镜检查和结肠镜检查等内镜检查，超声检查、磁共振成像、计算机断层扫描和数字减影血管造影等影像学检查，以及活体组织检查等。鲎试验检测血清内毒素，有助于革兰阴性菌感染的诊断。近年来，各种系统生物学技术包括基因组学含表观遗传学、转录组学、蛋白质组学、代谢组学、生物芯片技术、生物信息学技术，以及一些新发展的成像技术和手段已开始应用于传染病的研究工作，并使病原体检测进一步向高通量、自动化、标准化的方向发展。

第三节　疫病常见症状

疫病患者临床上出现复杂多样的症状，是各种温邪疫气导致卫气营血及三焦所属脏腑生理功能失常或脏腑实质损害的外在表现。因此，仔细询问、观察，认真比较、鉴别疫病中出现的常见症状，是分析病因病机、准确辨证的一个重要环节。

一、辨发热

发热是指体温升高，或虽体温不高但自觉身热的表现，是大多数疫病的常见症状。通常，口腔温度超过 37.3℃，或腋下温度超过 37.0℃，或肛门温度超过 37.6℃，即可确定为发热。在疫病过程中的发热是感受疫邪后，正气抗邪，邪正相争，阳热偏盛的表现。如发热过甚，耗气伤津，可致阴竭阳脱而危及生命。

疫病发热有虚实之分。一般而言，在疫病早中期，正气不衰，邪毒亢盛，多属实证发热。邪正剧争，热盛阴伤，属虚实相兼之证。疫病后期，常见气阴大伤而余邪未尽，此时发热多属虚多邪少证，或为虚热证，热势较低。常见的发热类型主要有以下几种：

1. 恶寒发热

恶寒发热指发热的同时伴有恶寒，多见于疫病初起，但由于病邪性质不同，伴见的症状表现也各不相同。如初起见发热重而恶寒轻，伴见口微渴、咳嗽、咽痛、舌苔薄白、舌边尖红、脉细数者，为风热疫邪在肺卫，卫气失和之象；如恶寒重、头痛身痛较重、口不渴、苔薄白而润、脉浮紧，为风寒疫邪袭表，卫气被郁；如初起见发热恶寒而少汗、头身沉重、肢倦胸闷、苔白腻、脉濡缓者，为湿热疫邪初犯卫气，湿遏卫阳之象；或伏邪内伏、寒邪外束、外邪引动伏热亦见发热恶寒。

此外，疫病中期，热毒炽盛，正邪剧争，而致热壅气闭，亦见憎寒壮热，往往恶寒重、热势高，败血症时常见此发热类型。

2. 寒热往来

寒热往来指恶寒与发热交替出现，为邪在半表半里，少阳枢机不利之征象，伴见口苦、心烦、呕逆、尿赤、脉弦等症。若发作有时，多见于疟疾。

另有表现为寒热起伏者，即恶寒与发热此起彼伏，连绵不断，多为湿热秽浊郁闭膜原之征象。若湿邪偏盛，多呈恶寒重而热象相对较不显著；若湿热俱盛，则恶寒发热并重。

3. 壮热

壮热指热势炽盛，通体皆热，不恶寒但恶热。为邪入气分、邪正剧争、里热蒸迫、热势炎炎之征象。邪热盛于阳明时多表现为壮热，同时有大汗、口渴和脉洪大等表现，气营血同病时亦可见。

4. 日晡潮热

日晡相当于午后 3 ～ 5 时。日晡潮热指发热于下午 3 ～ 5 时为甚，多见于热结肠腑、阳明腑实证，伴有腹满便秘或热结旁流、舌苔焦黄等症。

5. 身热不扬

身热不扬指身热稽留而热象不显，即体温可达到 39℃，甚至 40℃以上，但自觉热势不盛。初扪体表不觉很热，扪之稍久则觉灼手。为湿热疫病邪在卫气分，湿重于热，热为湿遏之征象。患者下午热势较盛，并伴有汗出热不解、渴不欲饮、胸闷脘痞、身重纳呆、苔白腻、脉濡缓等症。此发热类型可见于伤寒、副伤寒等。

6. 发热夜甚

发热夜甚指发热入夜尤甚，灼热无汗，为热入营血，劫灼营阴，甚至深入血分，见于热入营血分之证，可伴见时有谵语、口渴不欲饮、斑点隐隐、舌绛、脉细数等症。

7. 夜热早凉

夜热早凉指至夜发热，天明热退身凉，多热退无汗，为疫病后期，余邪留于阴分之征象。卫气夜行阴分，入夜与邪相争则发热，昼行阳分，不与邪争则热退，但病邪伏留阴分，故热退无汗、发热反复。此外，蓄血证也可见到夜热早凉，如吴鞠通所说："少腹坚满，小便自利，夜热昼凉，大便秘，脉沉实者，蓄血也。"

8. 低热

低热指热病后期，热势低微，或手足心热，为阴伤虚热内生之征象。如兼见口渴欲饮，不欲食，舌绛光亮者，为胃阴大伤，虚热内生；如兼见手足心热甚于手足背，舌质绛而萎，为肝肾阴虚之虚热证。

9. 身热肢厥

身热肢厥指高热同时伴见肢体厥冷，热度越高，肢厥的程度越重，多见于疫病极期。由于热毒亢盛，充斥壅遏于内，闭阻气机，阳热不能外达所致。

二、辨口渴与口味异常

口渴一般由热盛伤阴所致，但也有因津液输布失常而引起，这其中又有外邪阻遏气机、津不上承及阳气不足、气化失司等不同原因。辨口味，是指辨别患者所述口中感觉滋味或口中发出的异常气味，以此判断津伤程度、脾胃虚实及是否夹有湿浊。

（一）辨口渴

1. 口渴欲饮

口渴欲饮多为热盛伤津的表现，但由于其程度不同，所主的病证也各有不同。疫病初起，病邪在表，津伤不甚，则口渴较轻，饮水亦不多，称口微渴；邪入气分，津伤较重，口渴也较明显，特别是阳明气分证时，热盛而津大伤，所以可见口大渴而喜凉饮，饮水多。如口虽渴而欲饮热水，饮也不多，则为湿浊痰饮中阻。

2. 口渴不欲饮

口渴不欲饮多为湿郁不化，气不布津，津不上承所致，主要见于湿热疫病的湿重热轻阶段。有时燥热疫病夹痰饮时，亦可见口渴而不欲饮，或渴喜热饮。另外，当邪热进入营分时，往往表现为口干而不甚渴饮。瘀热内结，可见口干但欲漱水不欲咽。疫病后期，阳气受损，肺气不布，亦可因津液输布障碍而表现为口干、苔燥，但多不欲饮或饮不多。

3. 口苦而渴

口苦而渴多为邪热化火、津液受伤之象，主要见于胆火内炽或里热亢盛而化火之证，伴见心烦、尿赤、脉弦数等症状。

（二）辨口味异常

口味异常在疫病中出现。口淡乏味，多为胃中津液受伤所致，正如俞根初说："口淡乏味者，胃伤津液也。"口腻无味，为湿邪偏盛，脾气受困的征象；口甘，常吐出浊厚涎沫者，称为脾瘅，因劳倦伤脾，脾虚不运，水谷停聚，与湿热相搏，上泛于口舌所形成；口苦，一般为胆热蒸迫，胆汁外溢的征象；口臭，秽气喷人，多为胃中积热上干所致，见于多种疫病，如口蹄疫患者口中疱疹破裂后，黏膜发炎，口腔有烧灼样疼痛，伴流涎、口臭。

三、辨汗出

汗出异常，指当有汗而无汗，或不当出汗而出汗，或汗出过多等异常的出汗症状。在疫病的过程中，由于感受外邪致气机郁闭，腠理开合失司，或阳热亢盛而迫津外泄，或津液亏损而汗源不足，或阳气外亡致津液不守等原因，均可出现各种汗出异常的表现。汗出异常类型主要有以下几种。

1. 无汗

无汗如见于疫病初起，伴有发热、恶寒、头痛、苔薄白等症，为邪在卫分，邪遏肌表，闭塞腠理所致；邪在气分可见憎寒壮热、肢冷、大渴、舌红苔黄、脉伏甚则痉厥的表现，为邪热炽盛，壅遏气机，肌表气机不畅，腠理闭塞所致；邪在营血分，伴有身热夜甚、烦躁、舌绛、脉细数等症状，为邪在营血，劫烁营阴，津液不足，无作汗之源所致。此外，疫病卫气同病或卫营同病者也可表现为无汗，此时一方面可见气分或营分证表现，另一方面见无汗而伴有恶寒、头痛等卫分证表现。

2. 时有汗出

时有汗出指汗随热势起伏而时出，一般表现为热盛而汗出，汗出热减，继而复热。为湿热郁蒸之象，多见于湿温、暑湿等湿热性疫病。

3. 大汗

大汗在疫病过程中有多种情况：如大汗而伴有壮热、大渴、脉洪大等症状，为阳明气分热炽，蒸腾于外，迫津外泄之象。如骤然大汗，淋漓不止，并见气短神疲，甚则喘喝欲脱、唇干齿燥、舌红无津、脉散大等症状，为津气外脱的亡阴征象；如突然冷汗淋漓不止，并见肤冷肢厥、面色苍白或青惨、神气衰竭、语声低微、舌淡无华、脉微欲绝等症状，为气脱亡阳征象，此为亡阴亡阳之汗，又称为绝汗。

4. 战汗

战汗指疫病中患者突然出现四肢厥冷、爪甲青紫、六脉沉伏，继而全身战栗、大汗淋漓，为邪气留连气分、邪正相持、正气奋起鼓邪外出之征象。

5. 狂汗

患者忽见狂躁无常，坐卧不安，少顷大汗出，而后狂躁自止，脉静身凉，病情向愈。为里邪溃败，欲作汗解的佳象。

四、察头身

（一）察肤色

观察肤色主要是观察面部肤色变化。十二经脉、三百六十五络之气血皆上于面而走空窍，因此面色可以反映病证及邪气性质，以及脏腑精气盛衰。

1. 面赤

面赤为发热征象，为火热炎上所致。满面正赤，伴壮热、不恶寒但恶热、口渴欲饮、苔黄燥、脉洪大，则为阳明热炽表现；若仅见两颧潮红，午后尤甚，出现于病程后期，伴有低热持续难退者，多为真阴耗伤、虚火上炎的表现。

2. 面垢

面垢指面色垢晦，如被烟熏，或为油腻附着之貌，多为里热或湿热熏蒸之象。

3. 面黄

面黄指面色较正常人肤色为黄。面色淡黄，并见头痛恶寒、身重疼痛、胸闷不饥、舌白不渴，多为湿热疫初起，湿遏卫气征象；面黄微赤，主湿热内蕴；面目及全身皮肤俱黄，为黄疸；黄而鲜明，如橘子色者，系湿热熏蒸，迫其胆汁外溢肌肤的征象，多出现于湿热疫黄证（急性黄疸型肝炎）中；若黄而晦黯，如烟熏色者，属于阴黄，多为湿热疫误治，导致寒湿阻遏、胆汁外溢的征象；面色萎黄，面部皮肤弛缓，望之无神，为气虚，多见于湿热疫恢复期（如迁延性黄疸型肝炎等），脾虚而失健运。

4. 面黑

面黑指面部皮肤变黑，在疫病中多为火极似水的征象，预后不良。此外，湿热疫后期，湿邪偏重，转变为寒湿，损伤肾阳，也可见到面黑征象。

5. 面白

面白指面色淡，缺少正常红润色。疫病后期面色淡白，多为气虚征象。在疫病过程中，面色忽然变为淡白无华，一来可能是大量出血征兆（如暑瘵肺出血），如患者同时感心慌烦乱，即应警惕气随血脱；二来可能是阳气暴脱征象，多见于邪陷心包，内闭外脱；三来可能是大汗亡阳征象，如过用或误用辛温发汗，汗出不止，或为暑热发泄太甚，迫其津液外泄，导致大量汗出而亡阳。

6. 肌肤甲错

皮肤干枯粗糙，状若鱼鳞，称为“肌肤甲错”。多为邪热伤阴，不能滋润肌肤所致，见于热病后期。亦可因血瘀导致肌肤失养。

7. 发赤

皮肤肿起，色如涂丹，边缘清楚，热如火灼者，为丹毒；发于头面者，名抱头火丹；发于小腿者，名流火；发于全身、游走不定者，名赤游丹；发于上部者，多由风热化火所致；发于下部者，多因湿热化火而成，亦有因外伤染毒而引起者。

（二）辨头面、五官异常

疫疠邪气为患，往往在头面及五官表现出明显的局部特征，其中有些特殊症状为某些疫病的特征性临床表现，可作为辨病要点。

1. 辨头面

（1）腮肿：一侧或两侧腮部以耳垂为中心肿起，边缘不清，按之有柔韧感或压痛者，为痄腮，系外感疫毒之邪所致，多见于儿童。若颧下、颌上、耳前发红肿，伴有寒热、疼痛者，为发颐，为阳明热毒上攻之征。

（2）特殊面容：如表情淡漠，见于伤寒、恙虫病；惊恐貌，多见于小儿惊风、狂犬病等；苦笑貌，多见于破伤风、新生儿脐风等；狮面，即面部出现凹凸不平的结节，每见于麻风病患者；酒醉貌，面部及颈、胸部皮肤潮红、水肿，貌似醉酒，又称“三红征”，多见于流行性出血热、病毒性出血热、登革热等；若伴有瘀点，为热入营血，外发肌肤，提示有出血倾向。

（3）面焮赤肿大：为风热时毒外袭所致，见于大头瘟；或火毒炽盛，上攻头面；或痄腮未能及时清解所致。

2. 察目

目为肝之窍、心之使，五脏六腑之精气皆上注于目，故目与五脏六腑皆有联系，而与心、肝、肾的关系更为密切，可反映脏腑精气的盛衰，亦可反映邪气的性质及证候的虚实。

（1）目赤肿痛：白睛发红，为外感风热或肺火；两眦赤痛，为心火上炎；睑缘赤烂，为脾有湿热，全目赤肿，为肝经风热上攻；疫病见两目红赤，为火热之邪上攻。

（2）白睛发黄：为黄疸的主要标志。多由湿热和寒湿内蕴，肝胆疏泄失常，胆汁外溢所致。

（3）落日眼：即眼球下沉如落日，见于中毒性细菌性痢疾。

（4）戴眼反折：即患者两眼上视，不能转动，伴项强抽搐，角弓反张。为脏腑精气衰极而肝风内动之危候。

（5）眼窝凹陷：又称眼球凹陷。多为津伤液脱或气血不足所致，见于剧烈吐泻伤津或气血虚衰之人，如霍乱患者。若久病眼窝深陷，甚则视不见人，则为阴阳竭绝之危候。

3. 察耳鼻

（1）耳部色泽形态：耳轮红肿，多为肝胆湿热或热毒上攻；耳轮青黑，可见于阴寒内盛或剧痛的患者；耳轮干枯焦黑，多属肾精亏耗，精不上荣，为病重，可见于疫病晚期肾阴耗伤及下消等患者；小儿耳背有红络，耳根发凉，多为出麻疹的先兆；耳内流脓水，称为脓耳，多由肝胆湿热熏蒸所致；耳鸣、耳聋，见于疫毒侵犯耳部经脉，如恙虫病；疾病后期见耳鸣、耳聋，则多属肾阴不足，虚火上炎。

（2）鼻部色泽形态：鼻红肿生疮，多属胃热或血热；鼻柱溃陷，多见于梅毒患者；鼻柱塌陷，眉毛脱落，见于麻风恶候；鼻孔干燥，黑如煤烟，多属高热日久阴津大伤；麻疹患儿鼻头见红疹，为顺证，标志邪气外透。

（3）鼻内病变：鼻塞流涕，可见于外感表证或鼻渊等。其中鼻流清涕者，多属外感风寒；鼻流浊涕者，多属外感风热；鼻流脓涕腥臭者，多为鼻渊，为外感风热或胆经蕴热上攻于鼻所致。鼻腔出血，称为鼻衄，多因肺胃蕴热，灼伤局部脉络所致。

（4）鼻扇：呼气时鼻孔回缩，吸气时鼻孔开大，即鼻翼扇张，为呼吸困难的表现，常见于小儿高热以及久病体衰之人。一般而言，新病喘而鼻张者，多为邪热壅肺，或痰饮内停，属热证、实证；久病喘而汗出、鼻张者，为肺气衰竭之候，属虚证，难治。

（5）鼻部蟹爪纹：蟹爪纹，是指如蟹爪形状的血脉纹，底略宽而稍尖，弯曲，细长，犹如树枝的分叉，或如蚯蚓的扭曲，呈紫红色。其位置或布于鼻翼，或直射印堂。轻者仅见数条，甚者丝缕萦绕，满布整鼻。此为早期诊断肝硬化的重要体征。

4. 辨口唇

（1）口唇红赤而肿：主实热证，因邪热内盛所致，其中以脾胃热盛多见。若红肿而干者，多属热极。

（2）唇色紫：唇现紫色，多为胃气虚寒，又可见于血瘀；唇色发绀干焦，主内有瘀热；口唇黯紫或淡紫，或伴见指甲、白睛黯紫者，为瘀血内停，见于外伤或内伤；唇色突变紫黑如猪肝色，多为瘀血攻心之象。

（3）唇青黑：可见于干霍乱患者，为疫毒闭郁深重，多为死证。

（4）唇现蓝色：临床上极少见。然偶有骤染时疫，外唇呈现浅蓝色，唇皮燥裂者，此为火毒炽盛之象。暑闭之症，唇上亦可偶见微蓝色。如果慢性病唇现蓝色，乃肝脏之真气将败；唇黏膜蓝色，提示心肺虚衰。

（5）唇干裂：为津液已伤，多属燥热，或火毒之邪伤津，或阴虚液亏。

（6）唇糜烂：多为脾胃积热上蒸或火热邪气灼伤唇部所致。

（7）口腔糜烂：即唇内和口腔黏膜出现灰白色小溃疡，周围红晕，局部灼痛，称为口疮；若满口糜烂，则称为口糜，多由心脾积热上蒸所致；若口腔、舌上满布白斑如雪片见于小儿，称为“鹅口疮”，多因湿热秽浊之气上蒸于口所致；若见于成人，则多属重病晚期，肾气衰败，兼有秽浊之气。

（8）口噤：即口闭而难开，牙关紧闭，属实证，多因肝风内动，筋脉拘急所致。可见于痉病、惊风、破伤风等。

（9）口撮：即上下口唇紧聚，为邪正交争所致。可见于新生儿脐风，表现为撮口不能吮乳；亦可见于破伤风患者。

（10）口唇收缩：唇皮骤然缩短，或两唇日渐短缩，唇肌呈枯萎之象，甚至露齿，称为唇缩。年老唇缩为正常现象。猝然收缩者，其病多实；日渐收缩，唇肌枯萎者，其病多虚。实者多因中风闭证，或中暑，或痰闭；虚者因于寒中三阴，或因痉厥，或因癫痫，或脾胃元气日衰，或暴脱，多预后不良。

（11）唇瞤：即口唇颤动不能自禁，多由血虚风燥引起，或脾虚血燥，唇失濡养；或为胃火夹风，上扰口唇。口目频频动作者，为阳明终绝。

5. 察咽喉

喉是肺胃的门户，是温热疫毒邪气从口鼻而入侵犯入体的必经通道，因此疫毒为患往往在咽喉部位出现异常表现。

（1）咽喉红肿：即咽部深红、肿痛明显，属实热证，多由肺胃热毒上攻咽喉所致。咽部色红娇嫩，肿痛不显者，属阴虚证，多由肾阴亏虚、虚火上炎所致。若咽部一侧或咽后壁明显红肿高突，甚则吞咽困难，身发寒热者，为急喉痹，每因风热痰火壅滞而成。

（2）咽喉化脓：热毒腐肉败血，可致咽肿成脓。若肿势高突，色深红，周围红晕紧束，发热不退者，为脓已成；咽部色浅淡，肿势散漫，无明显界限，疼痛不甚者，为未成脓。

（3）咽喉溃烂：溃烂成片或凹陷者，为肺胃热毒壅盛，如乳蛾见咽部一侧或两侧喉核红肿热痛，或溃烂有黄白色脓点，脓汁拭之易去，多属肺胃热盛、火毒熏蒸所致。咽部溃腐日久，周围淡红或苍白者，多属气血不足的虚证。

（4）咽喉伪膜：咽部溃烂处表面覆盖一层黄白或灰白色膜，称为伪膜，为邪气上壅咽喉所致。如见咽部有灰白色假膜，拭之不去，重擦出血，很快复生，称为白喉，由外感疫邪所致，多见于儿童，属急性传染病。

（5）咽喉痉挛：狂犬病患者极度恐水，水触唇部则咽喉肌麻痹而音哑。

6. 察腭、颊黏膜

腭即是口腔的上壁，分为前后两半部。前半部致密坚韧，不能运动，上覆骨组织，称为硬腭；后半部则柔软，能运动，称为软腭。口腔内左右两侧壁称为颊。在疫病过程中，上述部位可有不同程度的脉络充血、出血及黏膜面的色泽改变，这些统称为腭、颊黏膜征异常。

（1）小儿上腭黏膜呈深紫色，为瘀血、出血及血分有热；上腭黏膜呈红紫色，多为实热证。

（2）第二磨牙颊黏膜处出现针头大小的灰白色斑点，周围有微血管扩张的红晕。初起数个，很快增多，融合、扩大成片，似鹅口疮，持续2～3日消失，称为麻疹黏膜斑，为麻疹早期诊断的重要依据。牙龈、口唇、内眦结膜、鼻黏膜及阴道也常会出现同样斑点，硬软腭处极少见。

（3）软腭、咽部的黏膜处出现红色小疹，为风热上攻。可见于风疹、幼儿急疹，或见于传染性单核细胞增多症。

（4）颊黏膜、软腭上出现大小不等的瘀斑和出血点，呈点、片、虚线状，或呈搔痕状分布，说明血热妄行或脾虚不能摄血，见于各种出血性疾病，可辅助早期诊断流行性出血热。

五、辨头身疼痛

头身疼痛在多数疫病中都可出现，且表现为疼痛剧烈，难以忍受。头身疼痛的程度可反映所感疫毒邪气的轻重和疫邪兼夹痰瘀的程度。

1. 头痛

头胀痛，见于疫病初起，因邪在肺卫或邪入气分，热邪上扰而致经气不利；头痛如裂，为热毒充斥表里，循经上攻引起。疼痛部位多在前额及眼眶周围，常伴身热、骨节痛、口渴、狂躁等症，见于疫病中期或极期；头重痛，如蒙如裹，为湿热邪气郁阻、清气不升之象，多见于湿热性疫病，湿邪偏重。

2. 身痛

身痛指肢体沉重、酸楚、疼痛，且往往三者相兼存在，并与头疼痛并见。皆为疫毒内侵或湿热郁阻肌腠，体表经气不利之象。疫病中身疼痛多较剧烈。

3. 瘰疬痰核

颈侧颌下有肿块如豆，累累如珠者，称为“瘰疬”。疫病多由外感风火时毒，夹痰结于颈部所致，或因肺肾阴虚，虚火内灼，炼津为痰，结于颈部。此肿块亦常见于腋窝及腹股沟淋巴结等处，称为痰核，类似于西医的淋巴结肿大，多由疫毒邪气夹痰凝所致。

4. 项强

项强即颈部拘紧或强硬。如项部拘急牵引不舒，兼恶寒发热等症，为风寒侵袭、经气不利所致。若项部强硬，不能前俯，兼壮热神昏、抽搐者，则属疫病热极生风所致。

六、辨胸腹不适

胸腹不适是指在胸、胁、脘、腹等部位有胀满疼痛等感觉，或胀痛并见，或但痛不胀，或但胀不痛。胸腹胀痛多由气机失调而致，并与湿浊、积滞、瘀血等因素有关。疫病过程中胸腹不适的类型主要有以下几种：

1. 胸部疼痛

胸部疼痛多为邪热郁肺、脉络失和、肺气不利所致，可伴见发热、咳嗽，咳则胸痛尤甚，或深呼吸时胸痛加重，咳痰不爽等。多见于风温疫邪壅肺证。

2. 胸脘痞闷

胸脘痞闷指胸脘痞闷不畅。如伴见身热不扬，口不渴，不饥，舌苔白腻等症状，为湿阻气机，多见于湿热疫的证候。

3. 胸胁疼痛

胸胁疼痛多与肝胆有关，其病邪或为气滞，或为湿热，或为瘀血。如伴见发热或寒热往来、口苦、脉弦等症状，多由痰湿郁阻少阳所致。

4. 脘腹胀痛

脘腹胀痛指胃脘连及大腹部胀满疼痛，多为邪阻中焦、脾胃升降失司、气机郁阻所致。如伴见身热不扬，呕恶，舌苔厚腻，为湿困中焦；如见腹胀痛硬满，拒按，伴见潮热谵语，便秘，舌苔焦黄或黑，脉沉实，为腑实内结。

5. 腹痛阵阵

腹痛多由肠腑气机阻滞引起。如因于湿热与宿滞相搏，肠道传导失司者，多伴有便溏不爽，或如败酱，或如藕泥，甚至大便不下，舌苔黄腻或黄浊等症；若因于热邪与食积搏结，则见腹痛欲便，便后稍觉松缓，伴有嗳腐吞酸、恶闻食气等症状；如腹痛阵作而便下黄色稀水，肛门灼热，腹不硬，为热蕴肠道，传导失司。

6. 少腹硬满疼痛

少腹硬满疼痛多出现于下焦瘀热搏结的蓄血证，常并见大便色黑、神志如狂、漱水不欲饮、舌质紫绛等症。此外，妇女在疫病过程中适逢月经来潮，热入血室，瘀热相结，也可出现少腹硬满疼痛，并可伴见寒热往来、神志异常等症状。

七、辨神志异常

疫病过程中，神志异常为常见症状，且往往在早期或初起即可出现。神志异常的表现包括烦躁不安、静躁无常、神识昏蒙、神志昏迷、谵语、发狂等，常同时伴有四肢厥冷、抽搐、出血等表现。若神昏同时伴有四肢厥冷，称为昏厥，一般属病情危重的表现。神志异常可见于卫、气、营、血不同阶段，须细察明辨。

包络代心行令，亦代心受邪，即病邪影响心包，导致心主神明的功能失常而引起神志异常。此外，脑与神志活动也有直接的关系。疫病中足阳明胃之邪热亦常扰及心神出现神志异常。除邪热火毒外，神志异常还常与湿、痰、瘀等病理因素有关。此外，因机体正气大衰，气阴或阳气外脱而致心神失养，也可造成神志异常。疫病过程中的神志异常类型主要有以下几种：

1. 烦躁不安

心为热扰而不宁，谓之烦；身为热动而不安，谓之躁。因烦与躁多并见，故常烦躁并称。烦躁是神志异常中较轻者，其出现与下列因素有关：一是热在胸膈，而扰及心神；二是胃肠邪热，循胃络而扰心，见潮热便秘，烦躁，舌苔老黄、焦燥，起芒刺；三是邪入营分，营热扰心，症见心烦不安、舌绛、口干反不甚渴饮。

2. 静躁无常

静躁无常即似乎安静而忽然躁扰不安，或似乎烦躁而忽又安静。为毒火内扰，郁遏不得发越，而致坐卧不安，静躁无常。

3. 神志昏蒙

神志昏蒙指表情淡漠，神呆寡言，意识模糊，时清时昧，似醒似寐，时有谵语，甚则可见嗜睡如昏，但呼之能应，多伴有身热有汗不解，苔黄腻等湿热痰浊症状，为气分湿热之邪不解，蒸酿痰浊而蒙蔽心包，扰及心神所致。

4. 神昏谵语

神昏谵语简称昏谵。神昏指神志不清，或意识丧失，谵语指语无伦次或胡言乱语，二者每同时出现，称为昏谵，为邪热闭郁心包之征象。

5. 昏愦不语

昏愦不语指意识完全丧失，昏迷不语，呼之不应，甚至对外界各种刺激全无反应，是神志异常中昏迷程度最深者，多为热闭心包，或邪热夹痰瘀闭阻心包。若同时见面色灰惨、舌淡无华、脉微欲绝等症，则属于内闭外脱。此种神昏又称为神散，系心神失养、神无所依而致。神散除见于内闭外脱证外，汗、泻、亡血太过，也可见阴竭阳脱，属于危笃之证。

6. 神志如狂

神志如狂指神志昏乱，躁扰不安，妄为如狂。多为下焦蓄血，或热入血室、瘀热扰心所致。

7. 恐惧

惊恐、怕光、怕水、怕风，为狂犬病的特有表现。

8. 瘥后神昏

瘥后神昏指疫病后期神志不清。其表现或神识不清，喃喃自语，或昏沉，默默不语。多出现于疫病后期，特别是在较长期的昏迷、痉厥之后。由于余邪留滞经脉，与营血相搏，阻遏气血，气顿血滞，而致神志不清。

八、动风

动风指肢体拘挛或手足抽搐，主要责之于足厥阴肝经，有实风与虚风之不同。

1. 实风内动

实风内动多见于疫病的极期，其临床特征是发作急骤，手足抽搐频繁、有力，两目上视，牙关紧闭，颈项强直，甚则角弓反张，为邪热炽盛，热极生风，筋脉受邪热燔灼所致。实风可见于疫病邪热炽盛阶段。

2. 虚风内动

虚风内动多见于疫病后期，其临床特征是抽搐无力，或仅为手足、手指徐徐蠕动，或口角微微颤动、抽搐，同时可伴见低热颧红、五心烦热、神疲、口干、失语耳聋、舌绛枯痿、脉细无力、心中憺憺大动等症状，为邪热耗伤肝肾真阴、筋脉失于濡养的水不涵木、虚风内动之证。

阳明腑实失下，不但中焦阴伤，而且伤及下焦肾阴，见直视失溲、循衣摸床、撮空理线等症，亦属热盛伤阴、动风扰神的表现，属病危征兆。

3. 虚实兼夹

虚实兼夹多见于疫病后期，其临床特征是手足颤动，或手足拘挛，肢体强直等，持续日久而难解，并可伴见低热不退、心悸烦躁、神情呆钝、默默不语，甚则痴呆、失语、失明、耳聋等症状，多为气血阴精已虚而余邪未净，痰瘀滞络所致，属虚实夹杂证。

九、厥脱

厥脱实际上包括了厥与脱两种病证。厥证，一是指突然昏倒，不省人事，即前述之昏厥；二是指四肢清冷不温，即为肢厥，多由阳气虚衰或阳气内郁不能外达所致。脱证则是指阴阳气血严重耗损后，元气不能内守而外脱。因昏厥在神志异常中已做了讨论，故这里重点讨论以肢厥和脱证为主要表现的病证。在临床上大致可划分为以下几个类型：

1. 热厥

热厥指胸腹灼热而四肢清冷，并伴有烦躁谵语、气息粗大、汗多、尿短赤、便秘等症状，或伴有神志昏迷，喉间痰鸣，牙关紧闭，舌红或绛，苔黄燥，脉沉实或沉伏而数。为热毒炽盛，郁闭于内，气机逆乱，阴阳气不相顺接，阳气不能外达四肢所致。甚则出现周身如冰，伴见恶寒喜热饮，头痛面垢，满口如霜，六脉沉细之阳极似阴之象，皆因邪热疫毒充斥，壅遏于内，格阴于外所致。

2. 寒厥

寒厥指身无热，见通体清冷，面色苍白，汗出淋漓，或下利清谷，气短息微，精神萎靡，舌质淡，脉沉细欲绝。为阳气大伤，虚寒内生，全身失于温煦所致。

3. 阴竭

阴竭又称亡阴。见身热骤降，汗多气短，肢体尚温，神情疲倦或烦躁不安，口渴，尿少，舌光红少苔，脉散大无力或细数无力。为邪热耗伤阴液，或因汗、泻、亡血太过而致阴液大伤，阴竭而元气无所依附所致，故又称为气阴外脱。

4. 阳脱

阳脱又称亡阳。见四肢厥冷，全身冷汗淋漓，面色苍白，神情淡漠或神识蒙眬，气息微弱急促，舌淡而润，脉微细欲绝。为阳气衰竭不能内守之象。

十、出血

出血在温热性质的疫病中较常见。多为邪热深入营血分、迫血妄行所致，表现为急性多脏器、多窍道出血，血色多鲜红。此出血证与内科杂病血证之出血不尽相同。

1. 急性多部位出血

急性多部位出血包括咯血、衄血、便血、紫癜（皮下出血）、阴道出血等。为热毒深入营血，迫血妄行，常伴见灼热、神昏谵妄、舌质红绛等，如流行性出血热、黄热病、登革出血热等。若大量失血，而致气随血脱，症见面白无华、肢体厥冷、气息微弱、沉昏不语、舌淡不荣、脉沉伏如丝等。

2. 鼻腔流血

鼻腔流血亦被称为鼻衄。血色鲜红或暗红为实证，如血色鲜红量少，点滴而出，多为风热之邪伤及肺卫；血色鲜红而量多，多为胃腑热盛；或肝阳亢盛，灼伤血脉。疫病中以阳明郁热上冲致衄为多见。血色淡而质稀多为虚证，不属疫病常见。

3. 咯血

咯血指血从咳唾而出，为肺出血的征象。多见于以下病证中：一是风热郁肺，肺络受损，其咯血量不多，色见瘀黯，兼有发热、咳嗽、胸痛、气促等；二是暑迫络伤，血循清窍上溢，初起咳唾粉红血水，继而咯血不止，或血从口鼻溢出，咯血不止，常因化源速绝而死亡。

4. 便血

便血指肠道出血，多出现于以下两种情况：一是肠络损伤，其便血鲜红，湿热疫湿热化火，损伤肠络而致；二是胃肠蓄血之大便色黑。

5. 尿血

尿血即小便出血，火热疫毒侵入下焦，小肠热盛，脉络受损，则血从小便而出，表现为小便点滴不畅，尿时疼痛；疫病中心经热毒波及小肠，亦见尿血，但溺时不痛。

十一、二便异常

对疫病患者尿及粪便性状、颜色、次数、数量的诊察，可以判断邪热轻重、津伤程度、气机郁阻程度及是否兼夹湿热秽浊邪气。

（一）小便异常

1. 小便色黄

小便色黄于热病中常见。淡黄色示发热较轻，多出现于疫病初起；小便短赤说明发热较盛，为热邪煎灼津液所致，并可作为疫病中判断真热假寒证的重要指征。

2. 小便涩少

小便涩少指溺时尿道滞涩，尿流不畅，甚则点滴难出，灼热疼痛，尿色红赤短少，为小肠热盛，膀胱气化功能失司所致。

3. 小便不通

疫病小便不通，一是火腑热结，津液枯涸，即“热结液干”证，常兼见心烦、舌干红乏津等。二是湿阻小肠，小肠不司分清泌浊，常见热蒸头胀，神迷呕逆，舌苔白腻等。

（二）大便异常

1. 大便不通

燥结如羊粪，兼有潮热，甚则昏谵，腹部胀满疼痛，舌面起芒刺，舌苔老黄、焦燥，为肠腑热结。津枯肠燥，大便亦见艰涩难出，一般出现于疫病后期。湿热疫病，湿浊阻闭肠道，气机阻滞，亦可见大便不通。

2. 泄泻

泻下黄色臭秽稀便，伴发热、口渴、肛门灼热等症，为肺胃热邪不解，下注大肠，蒸迫肠中津液暴注于下所致。若泻下稀水恶臭异常，兼腹痛拒按，舌面起芒刺，舌苔老黄、焦燥，为腑实证热结旁流。

3. 大便溏垢

大便溏垢指大便稀溏垢浊，排出不爽，其形质如败酱，或如藕泥，为湿热与肠腑宿滞相搏结，交阻肠道，肠道传导失司所致，常有发热、汗出不解、脘腹痞胀、呕恶、舌苔黄腻黄浊等症。

4. 大便色黑

大便色黑指粪便颜色黑如土漆，滑爽通利，易于排出，多为下焦蓄血征象。

5. 大便有黏冻、脓血

大便脓血并见，伴有黏冻，多属痢疾，为湿热蕴结大肠，大肠传导失职所致。其中血多脓少者偏于热，病在血分；脓多血少者偏于湿，病在气分。亦有属虚寒痢者。

6. 大便灰白

大便颜色灰白如陶土，多见于黄疸患者。每因肝胆疏泄失常，胆汁外溢，不能下注于肠以助消化所致。

十二、呕恶

呕恶是胃失和降的表现，主要由邪热、痰饮或食滞等因素犯胃而引起，其主要表现有以下几种：

1. 恶心呕吐

在呕吐的同时伴有明显的恶心，其中轻者仅表现为心中泛恶欲吐。多因胃气上逆所致。

2. 呕吐酸腐

呕吐物有明显的酸腐馊味，同时可伴有腹胀疼痛、嗳气厌食等症状，属伤食停滞之象，多因饮食伤胃，宿食停积，胃失和降所致。

3. 突然呕吐如喷

呕吐频繁而呈喷射状，发生急骤，且恶心不明显，多为肝经火盛引动肝风犯于胃所致，同时可伴见高热烦渴、头痛、项强、抽搐等症状，可见于流行性脑脊髓膜炎、霍乱。

4. 干呕气逆

干呕而不吐，仅表现为气逆作哕，频频而作。如伴见形体瘦削、口干、舌光红少苔或无苔，属邪热已退，胃阴大伤而胃气上逆之象，可见于疫病的后期。

5. 呕吐清水、痰涎

呕吐物为酸苦清水或为清稀痰涎，不夹胃中宿食。多属湿热内留、胆胃失和、饮停气逆之象，往往伴有心烦舌红、脉弦数或脘闷渴喜热饮、苔腻之象，每见于湿热性疫病中。

6. 呕吐渴利

呕吐而有明显口渴喜凉饮，兼见泄泻，肛门灼热。为胃肠积热，升降失常，逆上注下所致。

7. 呕鲜血或血块

呕血夹有食物残渣者，属胃有积热，或肝火犯胃，或胃腑血瘀。呕血伴少气懒言、形倦乏力等症者，则常由脾气虚弱、摄血无力所致。

第四节　疫病辨舌验齿

诊断是治疗的先决条件，正确的治疗取决于合理的诊断。疫病的诊断方法不外望、闻、问、切四诊，叶天士提出“必验之于舌”“看舌之后亦须验齿”。可见，辨舌验齿是其特色的诊断方法之一。

一、辨舌

舌诊历来为疫病学家所重视，甚至超越了脉诊的意义。疫病过程中，感邪性质、病位浅深、津液存亡、脏腑虚实等情况，均能在舌象上反映出来，如吴坤安所说：“病之经络、脏腑、营卫、气血、表里、阴阳、寒热、虚实，毕形于舌。故辨证以舌为主，而以脉症兼参之。”因此，诊察疫病的舌象具有重要的意义。

辨舌主要包括辨舌苔、辨舌质及辨舌态 3 个方面。

（一）辨舌苔

疫病舌苔的变化主要反映卫分和气分的病变。辨舌苔着重观察舌苔的色泽、润燥、厚薄等方面的变化。

1. 白苔

白苔有厚薄、润燥之分。薄者，多主表，病属卫分，一般见于疫病初期，病变尚轻浅；厚者，主里，病属气分，多见于湿热为患；润者，主津伤不甚，如呈浊腻，则提示湿痰秽浊为患；燥者，则提示津液已伤。

（1）舌苔薄白欠润，边尖略红：舌苔薄而色白，近似常人之苔，唯欠滋润，且舌边尖色红，为温病初起、邪袭卫分的征象，多见于风温初起。风寒表证也可见薄白苔，但质地润泽，舌色正常。

（2）舌苔薄白而干，舌边尖红：舌苔薄白而干燥乏津，舌边尖红。为温病表邪未解、肺津已伤的征象。

（3）舌苔白厚而黏腻：白苔满布，质地较厚，垢腻润泽，紧贴舌面。为湿热相搏于气分之象，多见于湿温病之湿重于热。

（4）舌苔白厚而干燥：舌面白苔较厚而干燥，舌质多偏红，为脾湿未化而胃津已伤的征象；也可见于胃燥气伤、气不化液之证。

（5）舌苔白腻而舌质红绛：白苔垢腻而舌质红绛，为湿遏热伏之征象，即气分湿邪阻遏而致热邪内郁不能外达。此外，营分邪热为气分湿邪所阻，也可见此舌象。

（6）白苔滑腻：厚如积粉，而舌质紫绛，白苔厚而满布无隙，如白粉堆积，润泽滑腻，刮之不尽，舌质紫绛，为湿热秽浊郁闭膜原之象，多见于湿热性质温疫。

（7）白碱苔：舌苔垢，白厚粗浊而板滞，状如碱状。为疫病胃中有宿滞而兼夹秽浊郁伏之征象。

（8）白砂苔：舌苔白而干硬如砂皮，扪之糙涩，又称水晶苔。为邪热迅速化燥入胃，苔色未及转黄而津已大伤之象。

（9）白霉苔：满舌生白衣，或蔓延到颊颚等处，有如霉状，或生糜点，或如饭粒样附着，或如豆腐渣样，刮之易去。为秽浊之气上泛而胃气衰败之征象，预后多属不良。

总之，舌苔薄者主表，厚者主里；润者津液未伤，燥者主津已伤；厚浊黏腻者主湿痰秽浊，干硬粗糙者主里热实结。白苔所主，一般病情较轻，预后较好，但白苔中的白砂苔、白霉苔、积粉苔却是危重症的表现，其中白砂苔提示里有热结，白霉苔则为正气衰败的征象，苔白如积粉、舌质紫绛为瘟疫凶险之征。

2. 黄苔

黄苔多由白苔转化而来，提示邪热已入气分，有厚薄、润燥之分，诊察需与舌质情况结合起来判断。

（1）薄黄苔：舌苔黄而色淡，苔质较薄，有润燥之分。润者多为邪热初入气分，津伤不甚；燥者为气分热盛，津液受伤。

（2）黄白相兼苔：舌面黄苔微带白色，或有部分白苔未转黄色。苔黄白而薄者，为邪热已入气分，表邪尚未尽解；苔黄白而厚腻者，多是气分湿郁化热之征象。

（3）黄燥苔：舌苔色黄干燥，苔质不厚，舌质红赤，为气分邪热炽盛，津伤较重的征象。

（4）老黄苔：苔色深黄，质地苍老，或如沉香色，或如金黄色，甚则苔焦躁起芒刺，中有裂纹，为热结肠腑、阳明腑实之征象。

（5）黄腻苔：舌面黄苔满布，板贴细腻，润泽多津，为气分湿热内蕴之征象。

总之，黄苔为邪在气分，主里、实、热证。薄者病浅，厚者病重；润者津伤不甚，燥者为津液已伤；黄而浊腻者系热邪夹湿，黄而厚燥者主里有燥实。

3. 灰苔

灰苔多由黄苔转化而来，诊察时应辨析其润燥之不同。

（1）灰燥苔：舌苔干灰而燥，甚则焦燥起刺，为热结肠腑而津液受伤之征象。

（2）灰腻苔：舌苔色灰而腻，润泽多黏液，为疫病兼夹痰湿内阻之征象。

（3）灰滑苔：灰苔满布，润泽多津，苔质光滑细腻，多为疫病后期阳虚有寒的征象，湿疫病因湿邪戕伐阳气而演变为寒湿之证时，可见此舌苔。

总之，灰苔所反映的病理变化，有寒热虚实及痰湿之别。

4. 黑苔

疫病的黑苔，大多数由黄苔及灰苔发展而来，往往是病情危重的标志。

（1）黑苔焦燥起刺，质地干涩苍老：舌苔黑而干，中心较厚，焦燥起刺，扪之糙涩无津。多为热结肠腑、肾阴耗竭之征象。

（2）黑苔薄而干燥或焦枯：舌苔黑干薄而无津，燥而无刺，或舌体枯萎，绛而不鲜。为疫病后期，邪热深入下焦而肾阴耗竭的征象。若兼舌质红，心中烦不得卧，为真阴欲竭、壮火复炽所致，即所谓“津枯火炽”。

（3）遍舌黑润：舌遍体黑润而无明显苔垢，为疫病兼夹痰湿之征象。

（4）舌苔干黑，舌质淡白无华：舌苔黑而干燥，舌质淡白而无荣泽。可见湿疫病热入营血，灼伤血络，大量便血导致气随血脱。由于病变发展迅速，黑苔未及转化而苔色仍黑，因气随血脱而舌质变为淡白无华。

（5）黑苔滑润而舌淡不红：舌苔色黑而润滑多津，舌淡不红，为湿疫病后期湿胜阳微，转化为寒湿证之征象。

总之，黑苔所反映的病变，以热盛伤阴者居多，多主危重病症。一般而言，黑苔焦燥起刺者，为腑实阴伤；舌苔薄黑而舌体枯瘘者，为真阴耗竭；黑苔润滑多夹浊痰，湿温转化为寒湿之象。

（二）辨舌质

舌质主要反映疫病热入营血的证候，通过诊察舌质色泽、润燥等的变化，辨别病势浅深轻重和邪正的消长变化。

1. 红舌

红舌指比正常人舌色更红的舌质，多为邪热渐入营分的征象。通常，温邪在卫分，多舌边尖红，罩有薄白苔；邪入气分，多舌红苔黄；温邪渐入营分，则全舌纯红无苔。

（1）舌尖红赤起刺：舌红而尖部尤甚，且多有红刺，多为邪入营血的早期，心火上炎之征。

（2）舌红有裂纹，或舌中生红点：舌红出现裂纹，或现红点，为心营热毒极盛的表现。

（3）舌质光红柔嫩：舌质红嫩光泽，望之潮湿，扪之干燥无津，为邪热初退、津伤未复之象。

（4）舌淡红而干，色不荣润：舌色比正常舌色淡，舌面干涩乏津，不荣润，为疫病后期，邪热已退而气阴两虚的征象。

总之，疫病的红舌虽有虚实之别，但多为邪热内盛的征象。实者多为邪热入于心营，舌色红赤鲜明；虚者属气阴不足，舌色淡红不荣。

2. 绛舌

绛为深红色，多由红舌发展而来，是邪热深入营血的标志。通常结合绛舌色泽浅深、质地润枯、苔垢有无综合判断。

（1）舌纯绛鲜泽：舌绛而鲜明润泽，不罩苔垢，为热入心包的征象。

（2）舌绛而舌面有大红点：为热毒乘心、心火炽盛之征象。

（3）舌绛而干燥：舌绛无苔，干燥无津，为邪热入营、营阴耗伤之象。

（4）舌绛而有黄白苔：为邪热初入营分、卫气分之邪未尽的征象。

（5）舌绛上罩黏腻苔垢：舌质色绛，舌面罩有黏腻苔垢，滑腻多津，为营分受热、气分兼夹痰湿或秽浊之征象。

（6）舌绛光亮如镜：舌绛无苔，干燥无津，光亮如镜，又称镜面舌，为疫病后期，邪热渐退而胃阴衰亡之征象。

（7）舌绛不鲜，干而枯痿：舌色绛而晦暗，舌体干枯痿软，为温邪深入下焦、肾阴欲竭之象，病情危重。

总之，疫病过程中见绛舌，多为邪热入营的征象，表示病位较深，病情较重。绛舌亦分虚实，实者鲜艳干燥，虚者光亮如镜，或干枯不荣。察绛舌的罩苔，辨析气分之邪。如罩黄苔为气分邪热未尽，罩黏腻苔垢为气分兼痰湿秽浊之气。

3. 紫舌

紫舌较绛舌色泽更深而暗，或见青赤色，病情深重复杂。营血热毒炽盛，或营热阴竭，或素有瘀血、邪热久稽等均可形成。

（1）舌焦紫起刺：舌紫而干，有点状颗粒突起于舌面，状如杨梅，又称杨梅舌，为血分热毒极盛的征象，常为动风、动血的先兆。

（2）舌紫晦而干：舌色紫而瘀黯，舌体干而枯痿，状如猪肝，又称猪肝舌，为肝肾阴竭之象，预后多不良。

（3）舌紫而瘀暗：舌紫暗而有瘀痕，扪之潮湿，或舌紫并有深色点片状瘀斑，为疫病兼夹瘀血的征象。

总之，紫舌在疫病中出现，多属危重病症，有虚实之别。焦紫起刺为血分热毒极盛之象，紫而瘀暗为疫病夹瘀，属实证；紫晦而干枯，为肝肾阴竭之象，属虚证。

（三）辨舌态

舌体形态的变化可以反映病情的进退变化和虚实情况。

1. 舌体强硬

舌体强硬，转动不利，言语不清。临床意义有二：一是邪陷心包之象；二是气液不足，舌本失养，每为动风痉厥之兆。

2. 舌体短缩

舌体短缩，不能伸出口外。为痰阻舌根、内风扰动之征象，多见于痉厥病中。

3. 舌卷囊缩

舌体卷曲，兼有阴囊陷缩，为热毒深入手足厥阴的危重之象。

4. 舌体痿软

舌体痿软无力，不能伸缩或伸不过齿，为疫病后期，肝肾阴竭、筋脉失养的征象。

5. 舌斜舌颤

舌体歪斜，或发生颤抖，为热入厥阴肝经，动风发痉之征象。

6. 舌体肿胀

舌体明显胀大，上有黄腻苔垢满布者，多为湿热蕴毒上泛所致；若舌上无明显苔垢而舌色紫晦者，多为酒毒冲心之象。

（四）疫病舌诊的运用

疫病的舌象包括舌苔、舌质、舌态三部分，舌诊除了掌握以上三个部分的征象及所主病证外，还应注意以下几点。

1. 舌苔舌质互参

舌苔和舌质所反映的情况虽各有侧重，但通常对邪正状况的体现是一致的。如舌红而苔黄干，反映了气分热盛而阴液被伤。但也存在二者的变化不一致的情况，如见舌质红绛而苔白滑腻者，其病变既可为气分湿遏热伏之象，也可因湿浊未化而邪热已入营分，气分之邪未尽所致。因此，在舌诊中必须将舌苔和舌质的变化结合起来进行综合分析，才能得出正确的判断。

2. 注重舌象的动态变化

疫病多起病急，传变快，舌苔、舌质往往随着病情有较快的变化，因此要随时诊察舌象，这有助于判断病势发展和邪正的进退。如舌苔由薄白变黄再转黑，提示病邪从表入里，病势发展；如舌苔由厚浊变薄，或由板滞而转松散，多为病邪消退之象。如原有红绛舌经治疗后转为淡红色，表示病情减轻；如苔垢突然褪尽而舌面光剥，为胃阴耗亡，预后多不良。

3. 注意季节变化对舌象的影响

舌象往往随季节不同而发生一些变化，一般认为夏季暑湿较盛，胃纳及脾运呆滞，故舌苔较厚，或有淡黄苔出现；秋季燥气较盛，舌苔多薄而乏津；冬季寒冷，舌苔多润泽。

4. 注意染苔的鉴别

药物染苔十分常见。在疫病过程中，患者多因咽喉疼痛而使用润喉含片，这类药物易将舌苔染成黄色或黑色，通过询问病史，不难做出鉴别。此外，吃枇杷、柑橘可染成黄苔，食乌梅、橄榄可染成黑苔，吸烟者多见黄浊苔微带黑晕，嗜酒之人亦多见黄浊苔，而舌质常见青紫色，应注意鉴别。

二、验齿

验齿也是疫病诊断中的一种独特诊法。叶天士说："再温热之病，看舌之后亦须验齿。齿为肾之余，龈为胃之络。热邪不燥胃津，必耗肾液。"因此，临床诊察齿龈的色泽、润燥，对于判断邪热轻重、病变部位、津液存亡具有一定的参考意义。

（一）牙齿润燥

齿燥多由津液不能上布，牙齿得不到润泽所致，其中以门齿尤为明显。主要诊察门齿的润燥，帮助判断温病病理变化的浅深轻重。

1. 光燥如石

齿面干燥，但仍有光泽，多为胃热伤津、肾阴未竭之象。亦有见于温病初起，肺卫郁遏，表气不通，津液不能上布者。

2. 燥如枯骨

齿面枯燥而无光泽，状如枯骨，为肾阴枯竭，多见于温病后期真阴耗损之证，预后不良。

3. 齿燥色黑

齿面干燥无津，其色焦黑，为邪热深入下焦，肝肾阴伤、虚风渐动之象。

（二）齿缝流血

齿缝流血总由邪火动血所致，有虚实之分。早期多属实，病在胃；后期多属虚，病在肾。

1. 齿缝流血，齿龈红赤肿痛

齿缝流血，色鲜红而量较多，同时伴有齿龈红肿疼痛，且多兼口秽喷人等，多由胃火冲击所致，其证属实。

2. 齿缝流血，齿龈暗红无肿痛

血由齿龈浸出，色暗红而量少，无齿龈肿痛。多由肾阴耗伤而虚火上炎动血，其证属虚，预后较差。

（三）齿龈结瓣

热邪深迫血分，迫血妄行，血从上溢，结于齿龈所致，有紫色和黄色的不同。

1. 结瓣色紫

血瓣色紫，甚则如干漆状，为阳明胃热亢盛动血所致，又称阳血结瓣。

2. 结瓣色黄

血瓣色黄，犹如酱瓣，为肾阴虚竭，阴不敛阳，虚阳载血上浮所致。

（四）齿垢

齿垢指齿根部所积垢浊，系胃中浊气为胃热所蒸，升腾于上，结于齿根所致。

1. 辨齿垢有无

齿焦有垢，为火盛而气液未竭；齿焦无垢，主肾水枯，胃液竭，因肾水枯涸则齿焦，胃液耗竭则无垢，示预后不良。

2. 察齿垢形质

齿垢如灰膏样，为胃肾两虚，津气耗竭，而湿浊内盛，病属难治。

第五节　疫病辨斑疹与白㾦

斑疹、白㾦是疫病过程中常出现的特殊体征。观察其色泽、形态、分布等，可以帮助了解感邪轻重、病变深浅、证候顺逆等，对于指导临床治疗具有重要意义。

一、辨斑疹

斑疹是在疫病过程中出现的红色皮疹，多数疫病可出现，通过观察其色泽、形态、分布及发出情况等并结合全身表现，有助于了解感邪的轻重、病位的浅深、病势的进退及预后的顺逆等情况，对于疫病的辨证与指导临床治疗有重要的意义。

（一）形态与分布

斑，点大成片，平展于皮肤，有触目之形，扪之无碍手，压之不褪色，消退不脱屑的红色斑块；疹，点小呈琐碎小粒，形如粟米，高于皮面，抚之碍手，压之褪色，消退后常有脱屑的红色皮疹。常见的疹有麻疹、风疹、瘾疹等。如疹色桃红，形似麻粒，先见于发际颜面，渐延及躯干四肢，后按发出顺序逐渐消退者为麻疹，因外感风热时邪所致，属儿科常见传染病。疹色淡红，细小稀疏，皮肤瘙痒，症状轻微者为风疹，为外感风邪所致。皮肤上突然出现淡红或淡白色丘疹，形状不一，小似麻粒，大如花瓣，皮肤瘙痒，搔之融合成片，出没迅速者为隐疹，为外感风邪或过敏所致。另有一种丹痧（又作痧疹），与疹相类似，其形态为肌肤弥漫性充血潮红，其上均匀密布与毛囊一致的如针尖状的痧点，压之褪色，随即又起，西医又称“鸡皮样疹”，多见于猩红热。疹与丹痧在消退时常发生皮肤脱屑，尤以丹痧为甚。

斑的发生，多先起于胸腹，继而分布于四肢；疹的外发有多种形式，其中如麻疹，一般先起自上腭、口腔，继而布于耳后、头面及背部，再则布于胸腹四肢，约 3 ~ 4 日内，以手足心见疹为出齐；丹痧则多先见于颈项，渐及胸、背、腹部及四肢，一日之内即可蔓延全身。斑与疹分布的疏密情况也各有不同：斑少者仅有数点，多者则全身满布；而疹以密布全身为多见。

（二）斑疹成因

斑疹的发生与邪热深入营血有关，但二者的成因各有不同：斑多为热郁阳明，胃热炽盛，内迫营血，灼伤血络，血从肌肉外溢所致；疹为邪热郁肺，内窜营分，从肌肤血络而出所成。故陆子贤说：“斑为阳明热毒，疹为太阴风热。”可见斑与疹的形成，涉及脏腑有肺、胃之异，病变上有浅、深之别。

（三）诊察要点

叶天士说：“斑疹皆是邪气外露之象。”指在温热病中，斑疹的发生既是邪入营血的重要标志，也是邪气外露的表现。如斑疹透发后，病情得以好转，是邪热外泄的表现。斑疹透发时的色泽、形态、分布等状况可反映出疫病过程中邪正盛衰消长情况，所以通过对斑疹的诊察，有助于了解邪正双方的情况，为确定治疗方法和判断预后提供依据。

1. 观察色泽

斑疹的色泽往往可以反映气血盛衰、病邪轻重和病情顺逆。凡斑疹色泽红活荣润者为顺，标志着血行较流畅，正气尚充盛，邪热有外透之机。晦黯枯槁为逆，说明热毒内陷，正气抗邪无力。斑疹色泽愈深，热毒愈重，其病情也愈重。

2. 审视形态

斑疹的形态与病情轻重、预后顺逆有关，尤其能够判断热毒能否顺利外泄。若斑疹松浮色鲜，如洒于皮面，为邪毒外泄之象，预后大多良好，属顺证；若斑疹紧束有根，如从皮里钻出，“如履透针，如矢贯的”，则为热毒深伏、痼结难出之象。斑点中心低凹、溃烂，为瘀热痼结，血脉瘀阻，邪不外达，主预后不良。

3. 注意疏密

斑疹分布的疏密情况反映了热毒的深浅与正气的盛衰。如斑疹分布稀疏均匀，为热毒轻浅，一般预后良好；如斑疹分布稠密，甚至融合成片者，为热毒深重之象，预后不佳。故叶天士称斑疹“宜见，不宜见多”，所谓“宜见”是指斑疹的透发，提示邪热得以外透；所谓“不宜见多”，是指斑疹过于稠密，为热毒深重的表现，提示病情危重。

4. 结合脉症

辨别斑疹应与全身的脉症表现结合起来。在发斑前每见身壮热，烦躁不安，舌红绛，手足发冷，闷瞀，耳聋，脉伏或躁动（多见寸脉）等症状；在出疹前则每见高热、烦躁、面红目赤、胸闷、咳嗽等症状。以上是斑和疹外出的预兆。斑疹透发之后，热势随之而下降，神情转为清爽，这是邪热通过斑疹透发而外达，属外解里和的佳象；如斑疹透发后热势不退，则为正不胜邪的逆象。斑疹的逆象可见于胃津内涸、肾水不足等。若斑疹甫出即隐，伴见神志昏愦、四肢厥冷、脉微或伏或急疾者，为正不胜邪、毒火内闭的凶兆，预后多不良。

5. 重视变化

疫病过程中，斑疹的色泽、形态、分布与全身症状都随着病情的发展而发生动态的变化，从这一变化上可以推断出邪正的消长、病机的进退。斑疹色泽由红变紫，甚至变为紫黑，提示热毒逐渐加重，病情转重，反之则为病情渐轻之象；形态由松浮而变得紧束有根，为热毒渐深、毒火郁闭之兆，反之则为热毒外达之象；斑疹分布由稀疏朗润而转为融合成片，为热毒转盛之象，如急现急隐，或甫出即隐，则为正不胜邪、热毒内陷之兆。

二、辨白㾦

白㾦是湿热留恋气分，蕴酿淹滞，郁蒸于肌肤而形成的细小白色疱疹。多见于湿热类疫病，如湿温、暑湿、伏暑等。何廉臣说：“温热发㾦，每见于夏秋湿温、伏暑之证，春冬温兼湿证亦间有之。”临床诊察白痦对于判断病变部位和机体津气盛衰具有重要的意义。

（一）形态和分布

白痦形如粟米，色如珍珠，突出于皮肤，内含少量透明浆液，色如水晶，多分布于颈、胸、腹部，四肢少见，头面更少见，在消退时可有细小的皮屑脱落。

（二）病因和病机

白痦是湿热郁阻于气分，胶结难解，蕴蒸于肌表所致。如王孟英说：“湿热之邪，郁于气分，失于轻清开泄，幸不传及他经，而从卫分发白痦者，治当清其气分之余邪。”白痦每随发热与出汗而透发。因湿热病邪黏腻滞着，非一汗即能透解，每随身热增高，热达汗出，即透出一批，所以白痦常反复多次透发。一般在透发之前，每因湿热郁蒸较重而有胸闷不舒等症。既透之后，由于病邪有外达之机，则胸闷等症也暂时得以缓解。

（三）诊断意义

1. 辨病证性质

在温病过程中出现白痦透发，即是诊断湿热之邪郁阻气分的重要依据。

2. 辨津气盛衰

根据白痦的色泽、形态等情况，可辨别津气之盛衰和病情之轻重顺逆。白痦晶莹饱绽，颗粒清楚，称为“水晶”，又称“晶”，往往透出之后，热势递减，神清气爽，为津气充足、正能胜邪、邪气外透的佳象。若出痧空壳无浆，色如枯骨，称为“枯”，且每伴见身热不退、神志昏迷等症，则为津气俱竭、正不胜邪、邪气内陷的危象，正如叶天士所说：“或白如枯骨者多凶，为气液竭也。”

第六章
疫病的治疗

疫病起病急骤，传变迅速，病情凶险，对健康的危害极大，因此，必须采取有力的措施在疫病尚未发生时就严格加强防范，杜绝发病；疫病发生后，则应采取有效的治法方药，祛除病邪，扶助正气，减轻病情带来的损害。正确而及时的治疗不但能减少患者的病痛，提高治愈率，促使其早日康复，而且对于传染性较强的疫病来说，还有助于阻止其传播蔓延，保护健康、易感人群。

第一节　疫病的治疗原则

疫病是由感染外邪引起，病程发展演变具有阶段性，邪正消长变化明显，因此，对疫病的治疗要通过审证求因，审因论治。由寒邪引起的伤寒，由温邪引起的疫病，具有六经、卫气营血和三焦病机演变过程，且呈现阶段性和动态性，故应根据不同病变阶段、证候类型及其发展变化趋势而确立相应的治疗方法。疫病病机演变过程，实际上是邪正相互斗争的过程，体现出邪正消长关系，在拟定其治疗方法时，应权衡邪气与正气盛衰情况，合理使用祛邪与扶正的方法，务使邪去而正安。此外，还要注意本证与兼证关系，以及患者体质属性等来确定相应的治法。

疫病的治疗，主要有以下原则：

一、辨证与辨病治疗相结合

疫病的治疗应以辨证为依据，但同时应吸取现代科学的研究成果，结合辨病治疗的方法，这是疫病治疗的基本原则。属于“伤寒”的疫病应按六经辨证方法治疗，属于“瘟疫”的疫病应按卫气营血、三焦辨证方法治疗。因此，根据辨证而确立的治疗原则有六经治则、卫气营血治则及三焦治则等。

伤寒六经治则是医圣张仲景创立的。总体说来，不外祛邪与扶正两方面。三阳病以祛邪为主，如太阳病在表，一般使用解表法，表实证宜开泄腠理，发汗散寒；表虚证宜调和营卫，解肌祛风。阳明病属里热实证，有阳明经证、阳明腑实证之分，前者用清热泻火之法，后者清热泻下之法。邪入少阳，枢机不利，为半表半里证，其治法以和解为主。三阴病多属里、虚、寒证，治法以扶正为主，如太阴病属脾虚寒湿证，治法以温中散寒燥湿为主；少阴病多属心肾虚衰，但有寒化、热化之分，寒化证宜扶阳抑阴，热化证宜育阴清热；厥阴病，证候错综复杂，治法亦相应随之变化，如热者宜清下，寒者宜温补，寒热错杂者宜寒温并用。

卫气营血辨证论治是清代叶天士根据温邪导致的卫气营血病机变化确立的。在《温热论》中，叶氏指出："在卫汗之可也，到气才可清气，入营犹可透热转气……入血就恐耗血动血，直须凉血散血。"邪在卫分用汗法，是指邪在肌表，必须透汗解表，使邪从汗而解。此处所说的"汗"，指用辛凉透达之剂，即用辛温发汗，以免助热伤阴，又不宜过用寒凉凝滞之品，以免凉遏而冰伏其邪。邪在气分，强调到气"才可"清气，说明清气之法不可滥用、早用，必须是邪已入气分才能用清气法。清气既有清泄气热法，又有苦寒沉降法。另一方面，邪在气分已成里结者，还有使用下法治疗的。邪入营分，病已深入一层，只要未见明显的动血表现，还要立足于透邪外出，所谓"透热转气"是指在清营分邪热的同时，配合轻清透热之品，如金银花、连翘、竹叶等，以使营分之邪热得以转出气分而解。因此，营分证的治疗不能一味用清营滋液之品，以免腻滞留邪。至于邪已入血分，则应以凉血散血为大法治疗，因血热是血分证的基本病理变化，故当凉血；但由于血分证又有瘀血这一重要病理变化，加上清热凉血所用药物多为寒凝之品，易导致血液瘀滞，所以又把散血（即活血化瘀法）作为血分证的另一治疗原则。此外，血分证又有耗血、动血的病理变化，所以还应注意配合滋养阴血及止血之法。

三焦辨证论治是吴鞠通根据三焦证候特点，确立了上、中、下焦病变的治疗原则，如治上焦如羽，非轻不举；治中焦如衡，非平不安；治下焦如权，非重不沉。指明疫病初起，邪在肺卫，病变部位浅，病情轻，宜用质轻如羽、辛散凉泄之品，轻宣上焦气机，清泄上焦邪热。该类方药有轻可去实功效。温邪传入中焦，多属疫病的中期，正气未致大虚，邪气亦较盛，其用药既不能轻清越上，又不可重坠趋下，须直入中焦，调节中焦气机升降平衡，故吴氏以使用衡器须不偏不倚、持之以平为喻。温邪传入下焦，耗竭真阴，以复阴为主要治法，以滋腻味厚之品填补下元。这类方药多属重坠趋下之品，故吴氏以权锤重坠沉降比喻其治法。

除六经、卫气营血及三焦辨证论治外，脏腑辨证在疫病的治疗中也有着广泛的应用。脏腑辨证是根据脏腑的生理功能、病机变化，对四诊所收集的疾病症状和体征进行分析、归纳，以推求病因，判断病变部位、病变性质，以及正邪盛衰状况，最后确定某一脏腑寒、热、虚、实的一种辨证方法。许多与感染有关，而不具备六经、卫气营血及三焦形证的疾病，需要应用脏腑辨证来治疗。如急性感染性多发性神经根炎、急性脊髓炎等，通过“审证”，未必能求得“邪毒”或“热毒”病因，也不一定具有热毒证候，但瘫痪是其主要表现，故可归属于中医“痿证”范围。因其一般无邪可祛，故不宜采用攻击祛邪为主的治疗方法，而应按脏腑辨证，采取调节阴阳、气血、脏腑、经络功能的治法，同样可以达到痊愈疾病的目的。

必须指出，疫病的治疗除传统辨证论治外，还应结合辨病治疗，这是时代的要求，也是现代中医疫病治疗的需要。笔者理解的辨病主要有四个方面的含义：其一，辨西医之病。中医辨病与辨证之争由来已久，至今尚无定论，但有一点已形成共识，那就是中医病名大多是前人在当时历史条件下形成的，其认识尚欠全面而有待充实，属于疫病的“伤寒”“疫病”虽然从“寒”和“温”反映了两类疾病的本质区别，但一方面作为疾病名称则较笼统。因此，本书悉数应用西医病名，然后按中医理论阐述其病因病机、传变规律及治疗方药。其二，重视病因治疗。疫病，特别是属于温病范畴的疫病，温疫学家强调病因治疗。由于疫病是由特异的温邪引起，并造成人体功能失调及实质损伤，因此祛邪是治疗疫病的关键。祛邪务早、务快、务尽。及早祛除病邪，可减少病邪对机体的损害，减少并发症的发生，解除患者病痛，有利于健康的恢复。特异的温邪包括风热病邪、暑热病邪、湿热病邪、燥热病邪、伏寒化温的温热病邪、温毒病邪、疠气等，其性质各异，致病后发生的病机变化，产生的证候不同，治则治法有异，故在临床上审证求因，审因论治，即在辨别出致病原因、病邪性质的基础上，拟定出针对病因的特异治疗方法，是取得疗效的可靠保证。其三，辨病之必然证。病和证之间的关系是病决定证，病的本质一般规定着证的表现和证的变动，也就是说一个病必然出现一个或几个证，通常称为必然证。它反映了病证之间的内在统一，如大叶性肺炎痰热壅肺证、病毒性肝炎湿热蕴结证、泌尿系感染湿热下注证等。但是，由于在疾病演变过程中，容易受各种因素影响，比如体质强弱、男女老幼、天时地域、感邪轻重等的不同，则所见证候亦异，肯定会出现多种多样的证候，通常称之为或然证或兼夹证。由于必然证体现了病证之间的内在联系，故辨别必然证对疾病的治疗具有重要意义。目前病下分证随意性较大，难以反映病证之间的内在规律，应当在总结前人治疗疫病成就的基础上，努力辨别必然证，实现病与证之间的真正统一。其四，辨特异治疗方药。临床实践表明，将古代本草知识与现代药理研究成果相结合，选择针对疫病的特异治疗方药，然后与辨证论治相结合，往往能显著地提高临床疗效。古人在这方面已做出一定努力，如茵陈蒿退黄、土茯苓治梅毒、黄连治痢、乌梅丸治蛔厥、大黄牡丹汤治肠痈、养阴清肺汤治疗白喉等。

二、邪正合治

属于疫病的伤寒、疫病其病机演变过程，实际上是邪正相互斗争的过程，正胜则邪却，正虚则邪陷。故在拟定各种治疗方法时，一定要权衡感邪轻重，正气盛衰情况，合理使用祛邪与扶正的方法。根据病情，或先祛邪后扶正，或先扶正后祛邪，或以扶正为主，兼以祛邪，或以祛邪为主，兼顾扶正，务使邪去而正安。一般说来，伤寒邪气在三阳经，治法以祛邪为主；三阴经多属里、虚、寒证，治法以扶正为主。疫病邪在卫气分阶段时，以祛邪清热为主，养阴扶正为辅；邪入营血分时，伤阴逐渐加重，正气受到损害，其治疗应由祛邪为主，逐渐转移到养阴扶正、逐邪外出上来；疫病后期真阴耗竭，则以复阴为总司，迨至阴复阳留，正能敌邪，则有生机，可望转危为安。

三、并发性感染的治疗

许多慢性疾病临床并发感染十分常见，对这种感染的治疗除遵循一般感染的治疗原则外，尚应考虑原发病的特点，如糖尿病、肝硬化、肿瘤等慢性疾病在并发感染时，除具感染症状以外，原发病导致的气血阴阳不足或其失调亦是治疗中必须考虑的因素。因此，在治疗并发性感染时，既要针对感染之标证，又要照顾原发病之本证，做到标本同治。

治疗疫病的目的不仅在于促进患者康复，而且还在于控制传染源，防止进一步传播。要坚持综合治疗的原则，即治疗、护理、隔离与消毒并重，一般治疗、对症治疗与病原治疗并重的原则。

第二节　疫病的常用中医治法与方药

一、解表法

解表法具有宣发肺气、调畅营卫、开泄腠理等作用，它通过人体的汗出，使在肌表的外感六淫之邪随汗而解。《素问·阴阳应象大论》说“其在皮者，汗而发之”，即是其理论依据之一。现代研究提示，本治法具有以下作用：促进汗腺分泌功能及血管舒张反应，加快散热，促进体温下降，增强人体免疫功能，有利于清除病原微生物及其毒素，改善全身及局部循环功能，有利于局部炎症消退和人体功能的恢复。由于外感六淫有寒热之异，人体有虚实之别，所以汗法又常分为辛温解表法、辛凉解表法、辛温凉解法三类。

（一）辛温解表法

辛温解表法指应用性味辛温的药物疏散外感风寒之邪，适用于风寒表证的一种治法。

适应证候：伤寒初期，邪在太阳，风寒束表，症见恶寒发热、头项强痛、肢体酸疼、口不渴、无汗或汗出后仍恶寒发热、舌苔薄白、脉浮紧或浮缓等。

治法方药：发散风寒。方用麻黄汤、桂枝汤。现代研究证实，麻黄汤主要有发汗、解热、抗低体温、平喘、镇咳、抗病毒、调整免疫功能等作用，临床可用于流行性感冒、小儿高热、支气管哮喘、类风湿性关节炎、急性乳腺炎等；桂枝汤则主要有发汗解热、抗炎镇痛、抑制病毒、调节肠道和免疫功能的效果，对呼吸和心肌血流亦有一定作用，临床可用于普通感冒、流行性感冒、汗出异常，对一些神经和精神系统、心血管系统、消化系统疾病，乃至妇科、儿科、皮肤科疾病及过敏疾病都有一定作用。

（二）辛凉解表法

辛凉解表法指使用性味辛凉的药物清泄肺卫温邪的治疗方法。依据卫分温邪性质不同，辛凉解表法分为以下两种：

1. 疏风泄热法

指以辛凉之品疏泄肺卫风热病邪的治疗方法。

适应证候：风热病邪初袭肺卫证，症见发热，微恶风寒，无汗，或少汗，口微渴，或伴有咳嗽，咽痛，苔薄白，舌边尖红，脉浮数等。

治法方药：疏散风热。方用银翘散、桑菊饮及近年使用的双黄连制剂。现代研究证实，银翘散的药理主要有发汗、解热、抗病原微生物、抗炎、镇痛、抗过敏、增强免疫功能等作用，临床可用于普通感冒、流行性感冒、流行性脑脊髓膜炎、流行性乙型脑炎、肺炎、腮腺炎、麻疹、风疹、咽峡疱疹、眼疾等热性病的初期；桑菊饮则主要有解热、抗炎、发汗、抗菌、抑制肠蠕动亢进等作用，临床可用于上呼吸道感染、肺炎、麻疹、流行性乙型脑炎、百日咳、急性结膜炎等。

本法用药多为轻清透发之品，如桑叶、菊花、金银花、薄荷、牛蒡子、蝉蜕、竹叶等。表热较重，常配伍清热解毒药，如连翘、大青叶、板蓝根、栀子等，但在卫表阶段，一般不用苦寒沉降的清热解毒药。表气闭郁较重，症见恶寒较甚、无汗或少汗，可少佐辛温解表之品，以增强发散透邪作用，如荆芥、淡豆豉、防风、苏叶等。口渴较甚，可加天花粉、麦冬、石斛以生津清热。邪热化火，发热较甚，口苦口渴，小便短赤，可加青蒿、虎杖、鸭跖草等清热泻火。兼夹温毒而咽痛、颈肿者，可加马勃、玄参、射干以解毒消肿。因肺失宣降而咳嗽较甚者，可加杏仁、橘红、川贝、岩白菜、瓜蒌等，以宣肺利气，化痰止咳。肺热盛而咳浓稠痰者，可加黄芩、鱼腥草等清肺化痰。鼻衄者，去荆芥穗、豆豉，加白茅根、侧柏叶（炒）。如见胸膈满闷者，可加藿香、郁金。若热盛津伤，小便短少者，可加苦寒的知母、黄芩、栀子与甘寒的麦冬、生地黄等，共奏甘苦合化阴气之功。

2. 辛凉清润法

又称疏表润燥法，指辛凉透表、清润肺燥的治疗方法。其作用是以辛凉之品透泄肺卫燥热，甘寒之品滋润肺燥。

适应证候：秋燥初起，燥热侵袭肺经证。症见发热，微恶风寒，少汗，咳嗽少痰，咳甚则声音嘶哑，咽干痛，鼻燥热，口微渴，舌边尖红，苔薄白而乏津，右脉数大等。

治法方药：解表润燥。方用桑杏汤。

本法所用药物是辛凉宣透与生津润燥之品相配合，即所谓辛凉甘润，既可疏解表邪，又可润燥。主治的病证在上在表，所以用药主以轻清，即选药应性凉而不凝滞、能润而不滋腻。宣表透邪方面的常用药物如桑叶、淡豆豉、杏仁、菊花、栀子皮等，生津润燥方面如沙参、玉竹、梨皮等。若燥伤肺络、胸痛、痰中带有血丝者，加白茅根、藕汁、丝瓜络，以凉血、通络、止血；若干咳、气逆、喘促，去淡豆豉，加桑白皮、葶苈子、麦冬，以泻肺降逆。

（三）辛温凉解法

辛温凉解法指辛温解表药与辛凉解表药并用的一种解表法，其作用在于增强表散之力和避免凉遏冰伏之弊。

适应证候：疫病初起表邪较盛或表证寒热性质不明显之证，如症见恶寒发热，头身疼痛，口渴不明显，咳嗽，舌苔薄白欠润，脉浮等。

治法方药：辛温凉解，发散表邪。方用张氏银翘散加麻黄方。

二、清解气热法

清解气热法属于"八法"中的"清"法，指清泄、解除气分无形邪热的治法，适于气分无形邪热的治疗。无形邪热是与有形实热相对而言的，有形实热指湿邪、痰浊、糟粕（食积）等与邪热相搏之邪。由此可见，气分之邪，除了无形邪热外还有湿热、痰热、肠腑积热等有形实热。清解气热法只适用于无形邪热的治疗，而气分湿热、痰热、肠腑结热等有形实热的治法，则另立专节讨论（详见祛湿清热法、通下逐邪法等）。清泄气热法的作用在于将气分无形邪热宣出卫分而解，或在气分被直接清化。现代研究提示，清泄气热法的许多方药，具有多方面的药效学作用，如有的方药对病原菌、病毒或其他病原微生物有一定的抑制或杀灭作用；不少清热解毒方药对细菌的内毒素、外毒素有中和、解毒作用；有的方药具有良好的解热、抗炎、抗渗出作用，能减轻病理损害；有的方药能调整人体免疫功能，如增强血中白细胞的吞噬功能，提高血清酶活力，提高原淋巴细胞的转化能力，促进抗体生成等；有的方药还具有镇静、升压、强心、止血以及修复机体组织器官等作用。

气分属外感热病的极期阶段，其邪气既盛，正气未至大衰，邪正交争激烈，而脏腑实质又未受到严重损害。因此，把好气分关，不让病邪深入营血分，避免营血实质损伤非常重要。气分阶段病变若失治误治，病邪则不断深入营分、血分，出现种种危重证候，如营热阴伤、热陷心包、热盛动风、迫血妄行等，救治困难，预后堪虞。截断气分病变的发展、传变，改善预后，具有非常重要的作用。

邪热初入气分，首郁上焦气机，热势不盛，证候较轻。继则热势遽增，其表现主要有两个方面：或内郁阳明，里热蒸迫，而耗伤阴津；或邪热内蕴（含伏邪），郁而化火，蕴伏炎蒸。气分邪热可自行消退，而留余邪，其未尽余邪与邪热初郁上焦气分证之表现相似。根据上述气分邪热动态变化、证候性质、病情轻重，将清解气热法分为轻清宣气法（适于热郁上焦胸膈或余热未尽）、辛寒清气法（适于阳明热炽）、清热泻火法（适于蕴热化火）三种治法。

（一）轻清宣气法

轻清宣气法指轻宣气机、清透邪热的治法。“清”是指具有凉解、清泄上焦邪热作用的药物，如金银花、连翘、竹叶等。黄连、黄柏、大黄等苦寒沉降，药重而过上焦病所，故不属轻清范围。总之，轻清之品，能使初入气分邪热宣泄出卫分而解，或从气分而清化。

适应证候：邪热初入气分，郁阻上焦胸膈气机证。包括：①风热郁阻胸膈证：症见身热，心烦，口微渴，无汗，胸闷不舒，舌苔薄黄；②暑热郁阻上焦证：症见身热，无汗，心烦，胸闷，口渴，尿赤，舌赤，脉洪等；③湿热郁阻上焦证：症见身热，汗出不解，胸闷脘痞，四肢重痛，舌苔白腻，脉缓等；④痰热阻于上焦证：症见身热，咳嗽，咳痰不爽，胸膈满闷不舒，苔白厚，脉滑等。

治法方药：其证型不同则方药有异，如：

（1）风热郁阻胸膈：轻清宣泄，透邪外达。方用加味栀子豉汤（引《重订广温热论》，焦山栀、淡豆豉、生甘草、桔梗、生枳壳、苏薄荷、葱白），或刘氏桔梗散（引《河间六书》，薄荷、黄芩、甘草、山栀仁、桔梗、连翘、竹叶）。

以上两方，加味栀子豉汤偏于宣展气机，用于气机郁阻较盛者；而桔梗散长于清泄邪热，用于胸膈邪热较盛证，正如刘完素云：“身热脉洪，无汗多渴者，是热在上焦，积于胸中，宜桔梗散治之。”

（2）暑热郁阻上焦：轻清芳透，清热涤暑。方用何氏验方（引《重订通俗伤寒论》，栀子、淡豆豉、连翘、薄荷、通草、滑石、青蒿、淡竹叶、枇杷叶、西瓜翠衣、荷叶边）。

（3）湿热郁阻上焦：此证表之不解，清之不应，唯宜轻清开泄化湿。方用叶氏新加栀子豉汤（引《重订广温热论》，焦栀皮、淡香豉、杏仁、鲜枇杷叶、浙苓皮、薏苡仁、飞滑石、白通草）。

气分湿热余邪未尽，症见脘中微闷，知饥不食，宜轻清芳透，可用五叶芦根汤（《湿热条辨》，藿香叶、佩兰叶、薄荷叶、枇杷叶、鲜荷叶、冬瓜子、芦根）。

（4）痰热郁阻胸膈：轻清泄热，宣肺化痰。方用陈氏清肺饮（《疫痧草》，桑叶、鲜沙参、羚羊角、连翘壳、桔梗、生甘草、川贝母、橘红）或叶氏蒌杏橘贝汤（引《重订广温热论》，瓜蒌皮、杏仁、蜜炙橘红、川贝、桔梗、枇杷叶、冬瓜子、冬桑叶）。

（二）辛寒清气法

辛寒清气法指辛透寒泄、大清气分邪热的治法。

适应证候：热盛阳明、里热蒸迫证。症见壮热，口渴，汗多，心烦，苔黄燥，脉洪数等。

治法方药：辛寒清热，养胃生津。方用白虎汤。

白虎汤始见于《伤寒论》，该方在临床得到广泛运用，医务工作者对其认识亦逐渐深入，认为白虎汤证应见壮热、烦渴、面赤恶热、大汗出、口舌干燥、脉洪大有力等症。热盛阳明，一则需达热出表而用辛透，正如吴鞠通说：“白虎本为达热出表，邪重，非其力不举；再则，里盛之热非寒泄之品清泄不解。”因此，辛寒清气法是辛透与寒泄并举的一种治疗方法。

辛寒清气法的主要药物为石膏、知母，临床应用时要随证加减，兼表证者可加解表之药。正如何秀山说：“兼风，加桑叶、薄荷；兼寒，加葱白、豆豉；兼暑，加青蒿、香薷。”如兼壅盛者，可加杏仁、瓜蒌皮、金银花、鱼腥草清热化痰解毒。兼湿邪中阻，加苍术、川朴。引动肝风而抽搐者，可加水牛角、羚羊角、钩藤、菊花凉肝息风。口渴甚者，为胃阴大伤，津干炎炽，白虎汤可与五汁饮合用，或加西洋参、天花粉、梨汁、蔗浆汁滋阴养胃。胃热炽盛、燔灼心营者，兼见心烦、昏谵，舌中心绛干，可加水牛角、生地黄、黄连、竹叶、莲子心以两清心胃。若兼腑气不通，可加大黄、玄明粉，正如何秀山说，一清胃经之燥热，一泻胃腑之实火。气虚者，加人参；气虚液枯者，加人参、麦冬。

（三）清热泻火法

清热泻火法指以苦寒之品直清里热、降泻邪火的治法。清热泻火法又称苦寒直折法或泻火解毒法。

适应证候：气分蕴热化火证。包括：①胆腑热郁者，症见身热，口苦而渴，干呕，心烦，小便短赤，胸胁不舒，脉弦数；②伏热化火成毒，症见身热不退，口苦而渴，烦躁不安，头痛，谵妄，目赤，小便黄赤，舌红苔黄等。

治法方药：蕴热程度不同，其治法方药有异，如：

（1）胆腑郁热：宜苦寒清热，宣郁透邪，方用黄芩汤加豆豉玄参汤（《温热逢源》，黄芩、芍药、甘草、大枣、淡豆豉、玄参）。

（2）伏热化火成毒：宜苦寒直降，清热解毒，方用黄连解毒汤或三黄石膏汤。

气分邪火炎上，只宜折降，不宜宣发，故治疗方药为苦寒沉降之剂。现代研究提示，黄连解毒汤的药理主要有解热、抗菌、降压、改善脑血流、减少过氧化脂质、保护胃黏膜、镇静、催眠、抗惊厥、止血等作用。临床可用于脑血管疾病、高血压、败血症、疔疮走黄、脓疱疮、肝炎、肾盂肾炎、乳腺炎、过敏性紫癜、菌痢、急性淋巴管炎、骨科术后预防感染等。

三、和解表里法

八法中的和法属于广义的和解法，正如何廉臣引用戴麟郊语云："凡属表里双解，温凉并用，苦辛分消，补泻兼施，平其复遗，调其气血等方，皆谓之和解法。"外感热病和解表里法是指和解、疏泄、分消半表半里之邪，从枢机外转，不致内陷里结的一种治疗方法。伤寒邪入少阳，或疫病邪既不在卫分之表，又未结于阳明气分之里，而是介于表里之间的半表半里，如少阳胆、少阳三焦及膜原等脏腑病变皆适合应用和解法。热病邪不在肌表，汗之徒伤卫气；病变不属阳明里证，下之徒伤胃气，唯宜和解表里法，以和解表里病邪。和解表里法能宣展气机，透解邪热。现代研究提示，该法有关方药具有解热、抗菌、消炎、疏泄利胆、调整肠胃功能和人体免疫功能等作用。

外感热病中常用和解表里法有以下几种，现分述如下：

（一）和解少阳法

关于和解，《伤寒明理论》说："伤寒邪在表者，必渍形以为汗；邪气在里者，必荡涤以为利。其于不内不外，半表半里，既非发汗之所宜，又非吐下之所对，是当和解则可以矣。"因此和解少阳法是专治邪在少阳、病邪在半表半里的一种治法。由于邪在少阳半表半里之间，既要透解半表之邪，又要清泄半里之邪，还要防邪深入，所以常用柴胡与黄芩相配伍为主，佐以益气扶正，使邪尽去而无后患。

适应证候：邪在少阳，寒热往来，胸胁苦满，心烦喜呕，默默不欲食，以及口苦、咽干、目眩等。

治法方药：和解少阳，方用小柴胡汤。

（二）清泄少阳法

清泄胆经邪热，和降胃中痰浊的治法称为清泄少阳法。胆经热炽固宜清泄胆经邪热，而胆热犯胃，胃失和降，液郁为痰，故应和降胃中痰浊。

适用证候：胆经热盛，胃失和降，液郁为痰证，症见寒热往来、胁痛、口苦、烦渴、溲赤、脘痞、呕恶、苔黄腻、舌质红、脉弦数等。

治法方药：清泄少阳，分消痰湿。方用蒿芩清胆汤。

（三）分消走泄法

宣展气机，泄化痰热，使留于三焦之湿热痰浊从表里分消的治法称为分消走泄法。

适应证候：痰湿阻遏三焦，气化失司，气郁水停证，症见寒热往来、胸痞、腹胁胀满、小便短少、舌苔垢腻等。

治法方药：宣展气机，泄化痰热。方用黄连温胆汤。

（四）开达膜原法

开达膜原法指开泄透达膜原湿热秽浊的一种治法。

适应证候：湿热秽浊郁阻膜原证，症见寒热起伏、呕逆胀满、肢体重痛、舌苔白厚滑腻如积粉。

治法方药：疏利透达，开泄膜原。方用达原饮、雷氏宣透膜原法（汤）等。

四、祛湿清热法

祛除湿邪、清解邪热的治法称为祛湿清热法。该治法用于气分湿热证的治疗。湿热一证，邪热依附于湿邪而存在，湿邪居矛盾主要方面，故清热祛湿法重在祛除湿邪，使湿去热孤，而邪热则易得到清解。

正确应用祛湿清热法，辨别湿与热的偏重程度，以及湿热在上中下焦病变部位是其前提。

首先是辨别湿热偏重程度，主要是从发热、神情、头身疼痛、脘腹状态、口舌感觉、二便、舌苔变化、脉象诸方面辨别。

湿重热轻者，发热不盛，身热不扬；面色淡黄，神情困顿，嗜卧，多眠睡；头身重痛，如头重如裹，身重难以转侧；脘中痞满，按之濡软，或脘连腹胀；口不渴，或渴不欲饮，口淡无味，或口甘多黏腻；大便稀溏，或泄泻，或水泻；小便浑浊不清；苔厚白腻，或白多黄少；脉多濡缓，或濡数等。

热重湿轻者，发热较盛，汗出热臭，汗出热减，继而复热，热势不为汗衰；面垢微红，烦躁不安；头眩痛或掣痛；胸腹灼热胀痛，常兼疼痛；口秽喷人，口苦，口渴欲饮，饮后不舒；大便不爽，甚至胶秘，或下利黏垢，小便短赤，或黄腻或黄浊；脉濡数或滑数。

其次，辨别湿热在上中下焦部位。如头痛恶寒，身重疼痛，或神志昏昧者，病在上焦；脘腹痞胀，恶心呕吐，或便秘，或腹泻者，一般病属中焦；小便不利，或秘闭不通，病属下焦。

祛湿清热法用于气分湿热证的治疗，不包括半表半里湿热证，因其已在和解表里法中讨论。

祛湿清热法分为以下几种治法：

（一）宣气化湿法

以轻苦微辛，芳香宣化之品，宣通肺气，透热化湿的治疗方法称为宣气化湿法。该治法在于分解上焦湿热。

适应证候：湿遏卫气，肺气不宣，脾气不运证。症见发热，微恶寒，午后热甚，胸闷，脘痞，舌苔白腻，脉濡缓等。

治法方药：芳香宣化表里之湿。方用三仁汤、藿朴夏苓汤。

（二）温运化湿法

燥湿化浊、理气运脾的治法，称为温运化湿法。该治法主治湿浊困脾，升运失司证。该治法方药包括了以下几组，一是燥湿药，即古人比喻的犹如低洼湿处，必得刚燥之，或以刚燥之土培之，常用药如半夏、苍术、草果等。二是理气药，如陈皮、枳壳、厚朴等，在于宣通气滞，使气机通畅，湿邪即被宣化。三是芳香化浊药，如藿香、佩兰、郁金、石菖蒲等，湿郁成秽，必以香药化之。四是淡渗利湿药，其作用在于为湿邪寻求出路，如茯苓、泽泻、滑石、通草等。温运化湿法用于中焦湿浊偏盛证，虽有热邪仍当温运，不可寒凉遏之，故本治法一般不配用清热药。

适应证候：身热不扬，脘痞腹胀，恶心呕吐，口不渴，或渴不欲饮，或渴喜热饮，大便溏泄，小便浑浊，苔白腻，脉濡缓。

治法方药：燥湿化浊。方用雷氏芳香化浊法（汤）（《时病论》，藿香叶、佩兰叶、广陈皮、制半夏、大腹皮、厚朴，加鲜荷叶为引），或一加减正气散（《疫病条辨》，藿香梗、厚朴、杏仁、茯苓皮、广陈皮、神曲、麦芽、绵茵陈、大腹皮）。

（三）燥湿泄热法

辛开以燥化脾湿、苦泄以清降胃热的治法称为燥湿泄热法。该治法又称为辛开苦降法，其苦辛并进，顺应脾胃升降，故有分解中焦湿热作用。叶天士说苦以清降、辛以通阳即指此而言。

适应证候：湿邪化热，蕴伏中焦证。其湿热中阻，升降失司，症见发热，汗出不解，口渴不欲多饮，脘痞呕恶，心中烦满，便溏色黄，小便短赤，苔黄腻，脉滑数。若湿痼结中焦不通，症见呕而兼痞，气塞不通，心中烦闷，苔黄腻或黄浊，脉滑数。

治法方药：苦辛通降。方用王氏连朴饮、半夏泻心汤去人参甘草大枣干姜加枳实生姜方（《疫病条辨》，黄芩、黄连、半夏、枳实、生姜）。

（四）利湿退黄法

具有清热、利湿、退黄作用的治法称为利湿退黄法。发黄一证，从证候性质来分，有阳黄、阴黄二类，本法适用于阳黄的治疗。发黄有成因，仲景认为是“瘀热在里”，“瘀热”是指湿热瘀结不行，故阳明病，无汗、小便不利，是形成湿热瘀结的主要因素。阳明病本是多汗而小便自利，有汗则里热外越，小便自利则水湿下泄，湿热有了去路，即无从瘀结发黄。故《伤寒论》说：“阳明病发热汗出者，此为热越，不能发黄也。……若小便自利者，不能发黄。”今无汗则热不得外越，小便不利同水湿内阻，湿遏热伏，故郁蒸而发黄。

适应证候：湿热黄疸，一身面目俱黄，黄色鲜明，腹微满，口中渴，小便不利，舌苔黄腻，脉沉数。

治法方药：清热利湿退黄。方用茵陈蒿汤。

（五）分利湿邪法

以淡渗利尿之品行渗利湿热的治疗方法为分利湿邪法。

适应证候：湿中蕴热，阻于下焦证，症见小便不利，或小便不通，或小便短少，热蒸头胀，身痛，呕逆神迷，苔白等。

治法方药：淡渗利湿。方用茯苓皮汤（《疫病条辨》，茯苓皮、生苡仁、猪苓、大腹皮、白通草、淡竹叶）。

五、通下逐邪法

通下逐邪法为逐邪外出的主要方法，属八法中的下法，系通导、攻逐、泻下肠腑实邪结聚的治疗方法。主治肠腑实邪结聚证，包括热结、湿热积滞博结、瘀热蓄结等，该治法有泻下热结、荡涤宿滞、破逐瘀血蓄结等作用。其中尤以通腑泻热法应用最为广泛，取效明显。现代研究提示：通下逐邪法具有增强胃肠蠕动，改善肠管血液循环，降低毛细血管通透性，抗菌，消炎，排除肠道或全身的毒素，促进新陈代谢等作用。同时，通过对肠道的局部刺激，引起全身反应，能增强机体免疫力。有的还具有利胆、降尿素氮、抑制胰酶活性、抗血栓形成等作用。

依据实邪结聚性质、部位的不同，通下逐邪法分为以下几种：

（一）通腑泻热法

通腑泻热法指以苦寒泻下之品攻逐肠腑实热结聚的治法。

适应证候：热结肠腑，腑气不通证。症见日晡潮热，谵语，大便秘结，或热结旁流，或腹胀满，甚则硬痛拒按，舌苔老黄，或焦黑起刺，脉沉实。

治法方药：软坚攻下，泻热通腑。方用调胃承气汤。

（二）导滞通便法

通导肠腑积滞、缓下湿热郁结的治法称为导滞通便法，古代医家又称之为缓下食滞法。

适应证候：湿热积滞，搏结肠腑证。症见身热，脘腹痞满，恶心呕逆，便溏不爽，或如败酱，或如藕泥，舌苔黄浊，脉濡数。

治法方药：导滞通下，清热化湿。方用枳实导滞汤、陆氏润字丸（引《三世医验》，酒大黄、半夏、前胡、山楂、天花粉、白术、陈皮、枳实、槟榔。陆氏称：此方善治湿热食积，胸满不食，腹痛便秘）、小陷胸汤合朴黄丸（引《重订通俗伤寒论》，半夏、瓜蒌、黄连、川厚朴、陈皮、大黄、广木香）等。

（三）通腑破结法

攻逐破散肠腑或下焦瘀血蓄结的治法称为通腑破结法。

适应证候：胃肠或下焦瘀血蓄结证。症见身热，如狂或发狂，脘腹硬满疼痛，或少腹硬满急痛，小便自利，大便秘结或色黑而易排，舌质瘀黯等。

治法方药：攻下泻热逐瘀。方用吴氏桃仁承气汤（《温疫论》，大黄、芒硝、桃仁、芍药、丹皮、当归）。

（四）通下解毒法

清热解毒与苦寒攻下并举的治疗方法称为通下解毒法。

适应证候：邪热亢盛，化火成毒，搏结肠腑的大热大实之证。症见身热不退，大便秘结，腹部硬满疼痛，舌卷囊缩，循衣摸床，小便赤涩，舌苔焦黄起刺，脉沉实有力。

治法方药：清热解毒，苦寒攻下。方用杨氏解毒承气汤（《伤寒温疫条辨》，白僵蚕、蝉蜕、黄连、黄芩、栀子、枳实、厚朴、大黄、黄柏、芒硝）、俞氏解毒承气汤（引《重订通俗伤寒论》，金银花、栀子、黄连、黄柏、连翘、黄芩、枳实、大黄、西瓜硝、金汁、白头蚯蚓、生绿豆、雪水）。

六、清营凉血法

清营泄热、滋养营阴、凉血解毒、散瘀通络的治法称为清营凉血法。该治法属于八法中的清法。清营凉血法适用于热入营血，营热阴伤，或热盛迫血妄行证。营血分病变以营血实质及其相关内脏器质受损为主，如营热阴伤、动血耗血、闭窍动风、肝肾阴精耗损等，其病情严重，治疗棘手，预后较差。由于营分、血分病变无本质区别，仅是严重程度存在差异而已，故在治法上二者多有联系，因此将其合并讨论。

现代研究提示，清营凉血法的某些方药具有抗感染、抗炎、中和内毒素、增加外周血管血流量、改善微循环、减轻血管内弥散性微血栓形成、镇静、强心等作用。

清营凉血法分为以下几种：

（一）清营泄热法

凉营养阴、透邪外达的治疗方法称为清营泄热法。也就是说，在凉解营热（如水牛角）、滋养营阴（如玄参、生地黄、麦冬）基础上，伍以轻清之品（如金银花、连翘、竹叶），使初入营的邪热透转气分而解的治疗方法。其作用在于使营分邪热透转气分而解，故叶天士云："入营犹可透热转气。"章虚谷亦说："故虽入营，犹可开达，转出气分而解。"何廉臣更明确指出："乍入营分，神烦少寐，脉数舌红，犹可透营泄热，仍转气分而解。"后世因此又称该法为透热转气法。

适应证候：营热阴伤，热扰心神，窜扰血络证。症见身热夜甚，心烦躁扰，或时有谵语，口干，反不甚渴饮，肌肤斑点隐隐，舌质红绛，脉细数等。

治法方药：清营泄热，透热转气。方用清营汤。

（二）凉血散血法

凉血养阴、散瘀通络的治法称为凉血散血法。凉血散血法为叶天士提出的重要治法，他说："入血犹恐耗血动血，直须凉血散血。"

适应证候：血热炽盛，迫血妄行，离经为瘀，阴血耗损证。症见身热，躁扰不安，甚或狂乱谵妄，斑点密布及急性多部位、多脏腑、多窍道出血，如衄血、咯血、呕血、便血、尿血、口鼻喷血、阴道出血等，舌质深绛或紫绛。

治法方药：凉血散瘀通络。方用犀角地黄汤、神犀丹〔引《温热经纬》，犀角尖（水牛角替代）、石菖蒲、粪清、连翘、金银花、生地黄、板蓝根、豆豉、玄参、花粉、紫草〕。

（三）气营两清法

辛寒清气与清营泄热合用的治法称为气营两清法。

适应证候：阳明热炽、营热阴伤之气营两燔证，症见壮热、口渴、烦躁、斑疹、苔黄舌绛等。

治法方药：辛寒清气，清营泄热。方用白虎加地黄汤（《温热经纬》，生石膏、白知母、生甘草、粳米、鲜生地、热童便），或玉女煎去牛膝熟地加细生地元参方（《疫病条辨》，生石膏、知母、元参、细生地、麦冬）、或化斑汤〔《疫病条辨》，生石膏、知母、生甘草、玄参、犀角（水牛角替代）、白粳米〕。

（四）气血两清法

清泄气分邪热与凉血散瘀合用的治疗方法称为气血两清法。

适应证候：气血两燔证。症见身壮热，大汗出，口渴，甚或头痛如裂，身痛如被杖，神昏谵妄，斑疹显露，及急性多部位、多脏腑、多窍道出血，如衄血、咯血、便血、尿血、呕血、阴道出血、舌苔黄燥、舌质红绛等。

治法方药：清热解毒，凉血化瘀，大清气血。方用白虎汤合犀角地黄汤（引《中西温热串解》白虎汤与犀角地黄汤的合方）、清瘟败毒饮、凉营清气汤〔《丁甘仁医案·喉痧证治概要》，犀角尖（水牛角替代）、鲜石斛、黑栀、牡丹皮、鲜生地、薄荷叶、川连、赤芍、玄参、生石膏、生甘草、连翘壳、鲜竹叶、茅芦根、金汁〕、芩连犀角地黄汤（《景岳全书·古方八阵》，黄芩、川连、犀角、生地黄、芍药、丹皮）。

七、开窍法

开窍法是指具有开通心窍、苏醒神志作用的治法，适用于窍闭神昏证。由于窍闭神昏有虚实之分，属于实证者，称为闭证（虚证属脱证范畴，参见固脱法），多由邪气壅盛、蒙蔽心窍所致。闭证根据其临床表现，可分为热闭和寒闭。热闭由温邪热毒内陷心包所致，治宜清热开窍，凉开；寒闭由寒邪或气郁、痰浊、瘀血蒙蔽心窍引起，治宜温通开窍，简称温开。其中又据寒邪、痰浊、瘀血等的不同，分别予以散寒开窍、豁痰开窍、化瘀开窍。因此，开窍法常分为以下几种：

（一）清心开窍法

清泄心包邪热、芳香透络利窍的治法称为清心开窍法。

适应证候：温邪内陷心包，机窍阻闭证。症见身热，神昏谵语，或昏聩不语，舌謇肢厥，舌质红绛或舌绛鲜泽，脉细数等。

治法方药：清泄心包邪热，芳香透络开窍。方用安宫牛黄丸，或紫雪丹，或至宝丹等。

（二）豁痰开窍法

清化湿热，涤痰开窍的治法称为豁痰开窍法。

适应证候：湿热酿蒸痰浊，蒙蔽心包证。①热偏盛者，症见发热，神志昏蒙，时清时昧，时有谵语，舌质红，舌苔黄腻黄浊等。②湿偏盛者，症见低热，嗜睡，神志时清时昧，或时有谵语，口中多涎，舌苔白腻等。

治法方药：依据湿、热偏盛程度不同，分为以下两种治法：

（1）热重湿轻者宜清热化湿，豁痰开闭。方用菖蒲郁金汤。

（2）湿重热轻者宜化湿开闭。方用藿朴夏苓汤加减方（藿朴夏苓汤去白豆蔻、厚朴，加细辛、白芥子、芦根、滑石）或用经验方（青蒿、佩兰、白蔻、杏仁、连翘、滑石、郁金、石菖蒲、薏苡仁、白薇、茵陈）。

（三）化瘀开窍法

清泄心包邪热、化瘀透络利窍的治法称为化瘀开窍法。

适应证候：内陷包络，阻闭机窍，逼乱神明证。症见昏迷不省人事，或谵语狂乱，目瞪口呆，四肢厥冷，斑疹紫黑，唇指（趾）青紫，舌质瘀黯等。

治法方药：活血化瘀，透络开窍。方用犀珀至宝丹〔引《重订广温热论》，犀角、羚羊角、广郁金、琥珀、炒山甲（已禁用）、连翘心、石菖蒲、蟾酥、辰砂、真玳瑁、麝香、血竭、藏红花、桂枝尖、粉丹皮、猪心血〕。何廉臣称此丹大剂通瘀，直达心窍，又能上清脑络，下降浊阴，专治一切内陷血分，瘀塞心房，不省人事，昏厥如尸，目瞪口呆，四肢厥冷等证。此外，也可用犀地三汁饮〔（引《重订通俗伤寒论》，犀角（水牛角替代）、连翘、白薇、皂刺、羚羊角、郁金、竺黄、丹皮、竹沥、石菖蒲、藕汁〕，或俞根初犀地清络饮调入牛黄膏（《河间六书》，西牛黄、郁金、丹皮、梅片、辰砂、生甘草），或通窍活血汤调入珠黄散（珍珠粉、西黄、辰砂、川贝母）。清代医家何秀山在《重订通俗伤寒论》中指出，邪闭包络神昏，非痰迷心窍即瘀寒心孔，可见瘀热闭窍是血分疫病中极其重要的证候类型，开窍化瘀在开窍法中占有重要地位。

（四）散寒开窍法

芳香开窍、散寒理气化浊的治法称为散寒开窍法。

适应证候：中风、中气或感受时行瘴疠之气属寒痰秽浊、蒙蔽清窍者。症见突然昏倒，牙关紧闭，不省人事，苔白脉迟；或中寒气闭，心腹猝痛，甚则昏厥；或痰壅气阻，突然昏倒。

治法方药：芳香开窍醒神，辛温行气化浊。方用苏合香丸。

八、滋阴生津法

以生津养阴之品，滋补人体阴液的治疗方法称为滋阴生津法。该治法属于“八法”中的补法。温邪是亢盛的阳热之邪，最易耗损人体阴津，体内阴津耗竭殆尽，生命活动也就停止了。因此，对疫病的治疗，必须处处保养阴津，正如吴鞠通说：“夫春温、夏热、秋燥，所伤皆阴液也，学者苟能时时预护提防，岂有精竭人亡之虞。”又说：“留得一分津液，便有一分生理。”疫病伤阴有一定规律，初起热势一般不盛，伤阴不重，所伤多为肺津，或肺胃之阴；中期邪正剧争，里热炽盛，伤阴较重，多伤胃中阴津；后期因邪热久羁，深入下焦，而耗伤肾精，或肝肾之阴，多为邪少虚多证。疫病初起，邪在肺卫，津液未致大伤，不宜专事养阴。只要在解表方药中，适当佐以生津之品，即能滋助汗源，令邪与汗并，邪随汗解。疫病中期，热炽而阴伤，阴伤则热更炽，故要特别注意邪热与阴伤的主次关系。一般在清解邪热的同时，即要适当配伍养阴之品，因为养阴即能制约邪火。疫病后期，肾精耗损，邪少虚多，则以填补真阴为主，即吴鞠通所说：“扶正以敌邪，正胜则生矣。”

由于疫病伤阴程度及部位不同，滋阴生津法分为以下几种：

（一）滋养肺胃法

以甘凉濡润之品滋养肺胃阴津的治疗方法称为滋养肺胃法。该治法一是以甘寒之品，如沙参、麦冬、玉竹、天花粉等，滋养胃中阴津；二是应用轻清凉泄之品，如冬桑叶、竹叶等，轻清上越，既清泄肺热，又引载甘寒之品上行，以滋润肺燥。此即叶天士所说：“若苔薄白而干，肺津伤也，加麦冬、花露、芦根汁等轻清之品，为上者上之也。”上述甘寒与轻清两组药合用，共奏清养肺胃阴。

适应证候：肺胃津伤证。包括：①肺胃阴伤，余邪未尽证。症见低热，或不发热，咽喉干燥，口渴，干咳少痰，或干呕不思食，舌苔干燥，或舌光红少苔等。②肺胃热盛而阴津耗伤证。症见发热，口渴，汗出，咳嗽，痰少而黏，大便干燥，小便短少，舌质红苔薄黄而干，脉细数有力。③肺胃阴伤而病变重点在肺，肺燥津伤证。症见干咳，无痰，或有少许黏痰，或有喘息，大便干，喉咽干燥，小便短少，舌干红少苔或无苔。

治法方药：依据主治证候，分为以下三种治法及方药：

（1）肺胃阴伤余邪未尽：宜甘寒滋养肺胃，轻清涤泄余热。方用沙参麦冬汤。

（2）肺胃热盛，阴津耗伤：宜清泄肺胃，润燥养阴。方用俞根初清燥救肺汤（引《重订通俗伤寒论》，冬桑叶、杏仁、冰糖、石膏、麦冬、柿霜、南沙参、生甘草、鸡子白、秋梨皮）。

（3）肺燥津伤：宜滋养肺阴为主。方用俞根初二冬二母散（引《重订通俗伤寒论》，二冬、二母、南北沙参、梨汁、竹沥、姜汁）、吴坤安经验方（引《伤寒指掌》，南沙参、麦冬、地骨皮、知母、贝母、石斛、茯苓、杏仁、桑皮、蔗浆汁、梨汁）、加减千金麦门冬汤（经验方，麦冬、生地黄、白芍药、桑白皮、桔梗、金银花、黄芩、炙麻黄、紫菀、甘草）。

（二）滋养胃阴法

以甘寒濡润之品或酸甘敛津之品滋养胃中津液的治疗方法，称为滋养胃阴法。滋养胃阴是养阴法中极为重要的治疗方法，因为胃为十二经脉之海，五脏六腑皆禀受于胃，胃阴复则十二经之阴皆可恢复，故董废翁在《西塘感症》中说道："胃中津液不竭，其人必不死。"王士雄更是强调："凡视温证，必审胃汁之盛衰，如邪渐化热，即当濡润胃腑，使胃汁流通，则邪有出路。"

适应证候：邪热已退而胃阴已伤的证候。症见不发热，口渴，但欲饮，不欲食，大便干燥，小便短少，舌光绛无苔，或舌干红少苔。

治法方药：甘寒养胃，或酸甘敛津。甘寒养胃方用五汁饮（引《疫病条辨》，梨汁、荸荠汁、鲜苇茎汁、麦冬汁、藕汁或用蔗浆汁）、玉竹麦门冬汤（引《疫病条辨》，玉竹、麦冬、沙参、生甘草）、牛乳饮（引《疫病条辨》）、雪梨浆（引《疫病条辨》）、益胃汤，此即吴鞠通所说"欲复其阴非甘凉不可"。酸甘敛阴方用麦冬麻仁汤（引《疫病条辨》，麦冬、麻仁、白芍、首乌、乌梅肉、知母）、薛生白《湿热条辨》28条方（人参、麦冬、石斛、木瓜、生甘草、生谷芽、鲜莲子）。

（三）滋液润肠法

以甘寒、咸寒之品，生津增液，润肠通便的治法称滋液润肠法。

适应证候：邪热已解，津枯肠燥证。症见大便秘结，咽干口燥，舌红而干等。

治法方药：增液润肠。方用增液汤、雪羹加味煎（引《重订广温热论》，淡海蜇、大荸荠、鲜地黄汁、玄参、瓜蒌仁、雅梨汁、白蜜、姜汁、鲜冬瓜皮子）、薛生白《湿热条辨》35条方（鲜生地、芦根、生首乌、鲜稻根）。

（四）填补真阴法

以咸寒滋润之品，或酸甘敛津之品，滋填下焦肾精的治疗方法称为填补真阴法。

适应证候：邪热久羁，深入下焦，劫灼真阴，邪少虚多证。症见低热不退，面赤，手足心热，热甚于手足背，口干咽燥，神倦，舌绛少苔，或干绛枯萎等。

治法方药：滋养真阴。方用加减复脉汤。

九、固脱法

固摄阴津、敛纳元气、回阳救逆的治法称为固脱法。该治法属八法中的“补法”。主治热病亡阴脱变，或津气两脱，或阳气败亡等。伤寒阳明土燥水竭或少阴阳虚厥逆均可演变为脱。疫病出现脱证，首先是患者体质素虚，感邪太盛所致。如在上焦有肺之化源欲绝，津气两脱，或邪闭心包，内闭外脱；在中焦多为阳明腑实，土燥水竭，阴竭气脱；在下焦多为真阴耗竭，亡阴脱变。其次是在病程中汗下治疗太过，使阴液骤损，阴损及阳，而致气阴两脱，或阳气败脱。

现代研究提示，固脱方药具有不同程度的强心、抗休克等作用。

热病中常用的固脱法有以下几种：

（一）益气敛津法

补益元气、敛摄阴津的救治方法称为益气敛津法。

适应证候：津气两脱证。症见身热骤退，汗多气短，鼻翼扇动，舌光少苔，脉散大无力等。

治法方药：益气敛津，生脉固脱，方如生脉散。

（二）滋阴固脱法

滋养真阴，摄纳元气，不使阴阳离决而脱的治法，称为滋阴固脱法。

适应证候：真阴耗竭殆尽、元气欲脱证。症见虚汗自出，中无所主，神志恍惚，口渴，舌光红无津，脉沉细而数，按之无力。此证即《灵枢·本神》篇所说：“是故五脏主藏精者也，不可伤，伤则失守而阴虚，阴虚则无气，无气则死矣。”

治法方药：滋阴固脱。方用救逆汤（引《疫病条辨》，炙甘草、干地黄、生白芍、麦门冬、阿胶、生龙骨、生牡蛎）。

（三）回阳救逆法

以辛热、甘温之品振奋阳气，使阳气不致骤然败脱的救治方法称为回阳救逆法。

适应证候：阳气暴脱证。症见骤然肢体厥冷，冷汗淋漓，神倦气弱，面色惨淡，舌淡而润，脉沉伏等。

治法方药：固脱救逆。方用参附汤加龙骨牡蛎方，或冯楚瞻《锦囊》全真一气汤（引《重订通俗伤寒论·真阴下竭虚阳上脱例》，别直参、麦冬、五味子、熟地黄、白术、熟附片、酒蒸怀牛膝）。

（四）回阳化瘀固脱法

以甘温、辛热之品振奋阳气，以活血化瘀之品疏通气血之路，使阳气回复，气血周行，脏腑功能复常，阴阳平秘不脱的治疗方法，称为回阳化瘀固脱法。

适应证候：阳气败脱，气血失于鼓运周行，血脉瘀滞证。症见神识不清，面色紫黯，四肢逆冷，爪甲青紫，斑疹色紫，脉沉伏而涩等。

治法方药：益气固脱，活血化瘀。方用王氏急救回阳汤（引《医林改错》，人参、熟附子、干姜、白术、甘草、桃仁、红花）。

十、活血化瘀法

活血化瘀法又称祛瘀活血法，指祛除瘀血、畅旺血行的治法，属于“八法”中的消法。伤寒太阳蓄血、阳明蓄血、热入血室均属瘀血范畴。疫病主要表现营血瘀滞，而热灼营血，煎熬成瘀，是其根本原因。营血瘀滞可表现为经脉闭塞及脏腑蓄血两方面。经脉闭塞是由于瘀血滞留，营运阻遏，脉道不通，血不归经而新血妄行，或温热毒邪因经脉闭阻不得外泄而郁结为肿、为痛，甚则糜烂破溃，或营血瘀阻，脉道闭塞，气血不通，肌肤、四末失于温煦、濡养而体厥脉匿。常见的脏腑蓄血有心窍瘀塞、肠道蓄血、热结血室。

由于瘀血的客观存在，故活血化瘀法在外感热病中十分常用。归纳起来，临床常见的有凉血散血（见清营凉血法）、解毒化瘀、开窍化瘀（见开窍法）、攻下化瘀（见攻下逐邪法）、和解化瘀、温阳化瘀（见固脱法）、益阴化瘀等。除前面已叙及者外，现分述于后。

（一）解毒化瘀法

具有泻火解毒、凉血化瘀作用的治法，称为解毒化瘀法。

适应证候：①暑瘵咯血：因暑热伤肺、损伤阳络所致。症见灼热烦渴，头目不清，骤然咯血，咳嗽气粗，舌红苔黄，脉数。②尿血：血因热迫而导致尿血。尿血小便不痛，与血淋小腹、阴茎胀痛有别。③便血：湿温之湿邪化燥，热邪化火，侵入血分，损伤肠络，迫血下行所致。症见灼热烦躁，便下鲜血，舌质红绛。④斑：其点大成片，有触目之形，而无碍手之质，压之色不褪，系阳明热炽，内迫营血，血从肌肉外渍所致，故有“斑出阳明”之说。一般色泽红活荣润为顺，若色紫黑，紧束枯萎，或迅速融合成片，为火毒壅滞，胃热将烂之候。⑤疹：其点小呈琐碎小粒，形如粟米，突出于皮面，抚之碍手，系邪热郁肺，内窜营分，从肌肤血络而出所致，故有“疹出太阴”之说。热毒越重，色泽越深，红轻、紫重、黑危。⑥温毒血壅，红肿热痛：温热邪毒，壅遏经络，血因毒滞，可致局部红肿热痛，甚至糜烂，如大头瘟、痄腮、发颐、烂喉痧等（详见各论章节，兹不讨论）。

治法方药：

（1）暑瘵咯血：凉血解毒，清络宣肺。方用犀角地黄汤合银翘散。现代医学的钩端螺旋体病肺弥漫性出血型即属于暑瘵范畴，由于火毒偏盛，肺络瘀损，非大剂泻火解毒、凉血化瘀不能杀其威。笔者试用大剂清瘟败毒饮去桔梗，加三七、白茅根、京墨、云南白药等行瘀散血之品治疗有效。

（2）尿血：泻火解毒，凉血化瘀。可用清瘟败毒饮加桃仁、白茅根、琥珀、牛膝，或戴麟郊犀角地黄汤加大黄方。现代医学的某些急性疫病导致的急性肾功能衰竭，可仿此治疗。如钩端螺旋体病的肾功能衰竭型，可用清瘟败毒饮加入白茅根、藕节、生地黄、车前草等凉血化瘀，育阴利尿。

（3）便血：凉血解毒止血。方用犀角地黄汤加连翘、紫草、茜草、金银花等。

（4）斑：清胃泻热，凉血化斑。方用黄连解毒汤合犀角地黄汤。若瘀滞严重，斑之中心可坏死成疮，可用千金地榆汤（地榆、苦参、黄芩、大黄、黄连、川芎、甘草）洗浴之，可起到解毒化瘀之效。瘀斑发疮，预后不良，如现代医学的流行性脑脊髓膜炎，开始出现瘀点或瘀斑，发展迅速，甚至广泛融合成一大块，其色泽开始为玫瑰色，逐渐变成紫色、黑色，少数坏死，形成坏疽。其病理变化，多系微循环障碍，表现皮肤血管充血，血小板血栓、细菌血栓形成，血管内皮细胞肿胀脱落、血管壁炎症坏死等。

（5）疹：宣肺达邪，清营透疹。方用清营解毒汤（引《疫病斑疹辨证》，羚羊角、生地黄、大青叶、人中黄、薄荷、丹皮、栀子、连翘、金银花、赤芍、知母、竹叶）。

（二）和解化瘀法

和解少阳、活血化瘀的治法称为和解化瘀法。

适应证候：热入血室，症见下腹部或胸胁下硬满，寒热往来无定时，暮则谵语，如见鬼状等。或疫病胸胁素有瘀伤宿血者。

治法方药：和解少阳，活血化瘀。方用小柴胡汤去甘药加活血化瘀之品。

（三）益阴化瘀法

益阴养血，破滞通瘀，兼以清透余邪的治法，称为益阴化瘀法。

适应证候：疫病久而不愈，余邪与营气相搏，心主阻遏，气滞血瘀，络脉凝瘀。症见低热不退，心悸烦躁，手足颤动，神情呆钝，默默不语，甚至痴呆、失语、失明、耳聋，或见手足拘挛，肢体强直等。

治法方药：益阴养血，破滞通瘀，清透余邪。方用吴氏三甲散（鳖甲、龟甲、当归、白芍、牡蛎、穿山甲、地鳖虫、蝉蜕、僵蚕）或薛生白仿三甲散（醉地鳖虫、醋炒鳖甲、土炒穿山甲、生僵蚕、柴胡、桃仁泥）。

第三节　疫病的常用西医治疗方法

一、一般治疗

一般治疗包括隔离，良好的护理，摄入高营养、易消化饮食，补充液体，维持水、电解质及酸碱平衡等。对于伤寒患者，由于长期发热而消耗能量，除补充水分外，应给予无渣、高能量、高维生素类易消化的流质和半流质饮食；对高热、缺氧和严重毒血症患者，以及神志障碍和感染性休克者，应予给氧；对于有严重感染如败血症等，应加强支持治疗，可少量多次输入新鲜血液、血浆和免疫球蛋白。

二、对症治疗

对症治疗也非常重要，因为疫病的某种症状或综合征可能成为主要矛盾，如高热、惊厥、脑水肿、休克、大出血、肝肾功能衰竭等。如能及时正确处理，就有可能挽救患者的生命，其重要意义不亚于病因的特效治疗。

1. 退热

高热或过高热可引起严重脑缺氧，导致脑组织损伤，可发生惊厥、脑水肿等表现。退热可先用物理降温，如头枕冰袋、酒精擦浴、冷盐水灌肠等。物理降温效果不满意者可用药物降温，但应从小剂量开始，一般用安乃近肌注，成人每次 0.5g，每 6 小时 1 次；幼儿可用安乃近滴鼻，每次 1 ～ 3 滴。亦可肌注柴胡注射液。对高热或降温效果不好而又无血压降低者，可采用亚冬眠疗法，即肌注氯丙嗪及异丙嗪各 25 ～ 50mg 后，颈部、腋下及腹股沟放置冰袋。但亚冬眠疗法使用要适时、适量，否则可使呼吸中枢及咳嗽中枢受抑制，造成呼吸道痰液聚集。

2. 止惊

惊厥可引起缺氧，尤其是脑缺氧，使病情恶化，可出现后遗症。安定为首选药，因其发挥作用快，维持时间短（4 ~ 6 小时），不易引起蓄积，也不易引起呼吸抑制，成人每次 10 ~ 20mg；其次为水合氯醛口服或灌肠，对抽搐不易控制者也可采用苯巴比妥或异戊巴比妥钠，但应注意呼吸中枢的抑制作用。

3. 减轻毒血症

如中毒性痢疾、流行性脑脊髓膜炎、感染性休克、中毒性脑病、中毒性心肌炎及病毒感染性疾病的极期，除积极控制感染外，可采用氢化可的松或地塞米松治疗。肾上腺皮质激素有退热、降低毛细血管通透性、抑制免疫复合物形成等作用，可减轻中毒症状和控制严重合并症，但有降低非特异性抵抗力、增加肠胃道出血等缺点，一般宜短期应用（不超过 5 天）。

4. 脱水治疗

中枢神经系统疫病，如流行性脑脊髓膜炎、乙型脑炎、化脓性脑膜炎、结核性脑膜炎等及其他严重感染中毒引起的中毒性脑病可引发脑水肿，因此在治疗此类疫病过程中，应密切观察和防止脑水肿的发生。一般可用 20% 甘露醇或 25% 山梨醇，每次 1.0 ~ 1.5g/kg 快速静滴（一般为 15 ~ 30 分钟），每 4 ~ 6 小时 1 次。

三、病原治疗

大多数疫病都有特效的治疗手段，可以通过清除病原使病情好转，还能控制疾病的传播，这是治疗疫病最基本的方法。常用的病原治疗有以下几种。

（一）抗生素治疗

近年来抗生素研究的进展很快，新的抗生素不断出现，主要用于细菌性疫病的治疗，应严格掌握适应证，选择合理的用法、剂量、疗程，同时注意不良反应。

（二）抗病毒治疗

抗病毒药物通过作用于病毒复制的不同时期和靶位，达到抑制病毒复制的目的。主要有以下几类。

1. 核苷类药物

临床常用的有利巴韦林（三氮唑核苷），为广谱抗病毒药，对 DNA 病毒和

RNA 病毒都有抑制作用。阿糖腺苷，能够选择性抑制病毒的 DNA 多聚酶，临床主要用于疱疹病毒等，也有用于治疗慢性乙型肝炎的报道。

2. 干扰素（IFN）

干扰素是一种具有高活性、多功能的糖蛋白。干扰素具有特异性，只有用人的干扰素才能对人的病毒感染有治疗作用。目前已相继研制出基因工程干扰素，此类干扰素临床应用广泛。

3. 其他化学类抗病毒药

金刚烷胺，膦甲酸等。

（三）免疫治疗

免疫治疗可以提高人体免疫功能，尤其是特异性免疫功能以清除病原体及其毒素，增强抗病功能，故亦为疫病治疗中的主要措施。

1. 抗毒素及被动免疫治疗

一些以毒素作用为主要病因的疫病，经用抗毒素来治疗，如白喉抗毒素治疗白喉，破伤风抗毒素治疗破伤风，肉毒杆菌抗毒素治疗肉毒杆菌中毒，均有很好的疗效。严重的狂犬咬伤，可以注射抗狂犬病血清、抗狂犬病免疫球蛋白，再注射狂犬疫苗，从而在主动免疫产生之前起到保护作用。但这些是与人体蛋白有差异的蛋白，因此治疗前应进行皮肤试验，防止发生过敏性休克。

2. 胸腺素

胸腺素是从猪及小牛胸腺中提取出来的，能促进 T 细胞的分化、成熟，并增强其细胞的免疫功能，常用的药物有胸腺肽、胸腺五肽、α- 胸腺素等。

其他免疫调节剂还有免疫核糖核酸、转移因子、香菇多糖、猪苓多糖等。

3. 基因疗法

基因疗法能够在不同水平上封闭病毒基因表达而抑制病毒复制，相继涌现的有反义寡核苷酸、核酶、干扰蛋白（细胞内免疫）、自杀基因和治疗用 DNA 疫苗等。体外实验初步显示它们有抑制病毒复制活性的作用。

四、合并症治疗

疫病由于严重感染、中毒可出现多种合并症，如感染性休克、中毒性脑病、中毒性肝炎、中毒性心肌炎等，伤寒可出现肠出血、肠穿孔等，因此在病程中要密切观察有可能出现的合并症，做到早发现、早治疗。

五、后遗症的治疗

有些疫病，尤其是中枢神经系统传染病，如流行性乙型脑炎、脊髓灰质炎、流行性脑脊髓膜炎及其他病毒性脑炎等，均可出现脑神经麻痹和肢体瘫痪。在恢复期后出现后遗症时，应早期进行功能锻炼、理疗、针灸等，使功能得以恢复，减轻后遗症的发生。

六、防重于治

中医强调“上工治未病”，西医学同样重视疾病预防，疫病防治是人类社会面临的一个重要课题。若要真正做到防患于未然，应关注以下几个方面。

1. 建立和完善应对新发疫病的机制

包括建立和完善新发疫病应对的指挥决策机制，建立和完善信息沟通机制，建立和完善部门协作机制，完善相关预案、法律、法规，坚持依法防控新发疫病。

2. 增强专业人员的快速反应能力

医护人员和疾病预防控制人员除了应具备丰富的医学专业知识外，还应掌握各种感染病 / 疫病的流行情况以及疫情暴发时的应对措施，定期进行针对突发感染病的快速反应演习。上述专业人员处在防病抗病第一线，还应该是疫苗的首批接种对象。要保证其身体健康，提高其工作效率，这是控制感染病的重要保证。

3. 加强动物源性感染病监测

动物是许多人畜共患病的储存宿主和传染源。随着人类社会的发展，人与自然环境的关系更加密切。掌握野生动物体内的微生物种群及其变化规律，掌握人畜共患病在动物体（群）的分布及流行态势，有助于制定相应的防治措施，防止人畜共患病的流行。

4. 建立有效的实验室预警监测网络

充分利用感染病重点实验室强大的技术力量，建立病原微生物标本库和数据共享平台，揭示分离菌株之间的流行病学关系，进行传染源追踪和传播途径分析。同时，发展快速、敏感、特异的病原微生物筛查技术、方法和试剂，在新发疫病暴发后的第一时间，排除或明确可疑病原体，缩小检测范围。

5. 深化感染性疫病的基础研究

可靠的病原体鉴定方法的建立有赖于深入的基础研究。以基因组学和蛋白质组学为代表的现代分子生物学技术的不断应用，加快了人类认识各种病原体的进度。通过比较生物学方法，有望找出病原体特异或共同的药物受体或药物作用靶点。越来越丰富的病原体基因组信息的获得，为新型疫苗的研制打下了基础。元基因组学的理论与方法为人体微生态研究和益生元药物的研制提供新的思路。

6. 大力推广使用疫苗

疫苗是预防感染病最有力的武器，因其作用持久，可达到几个月、几年甚至终生的保护效果。通过接种天花疫苗，已在全球彻底消灭天花病毒，据报道所用的疫苗费用只有 3200 万美元，仅相当于天花流行 20 天所造成的损失。全面推广使用疫苗，需要政府及卫生防疫部门大力协作，让每个人都认识到接种疫苗的重要性。

7. 加强疫病监测

完善网络设施，确保疫情实时直报系统的畅通，在疫情或可疑病例出现时，及时上报有关卫生行政管理部门和当地政府，为防治和决策提供准确信息，便于政府部门及时采取措施。

8. 加强国际合作与交流

新发传染病的全球化特点要求世界各国要共同应对，各国及时沟通新发传染病疫情，共享防控经验，防范疫情的大面积扩散。对局域传染病可能的扩散传播风险进行评估，对其他区域出现的本区域传染病应加强协作控制。对有可能在本区域暴发的新发传染病，要密切关注其研究进展，引进和建立相关的病原学诊断技术和方法，防患于未然。

第七章 疫病的预防与护理

疫病的传染和流行有一定的环节。现代研究表明，疫病流行过程的基本环节是：传染源、传播途径和易感人群。针对这些环节，预防工作一面要采取综合措施，一面要根据不同病种特点和当时当地具体情况，抓住关键环节，采取重点措施，两者结合，取长补短，相辅相成，才能达到预期目的。我国对预防工作十分重视，从中央到地方逐级成立爱国卫生运动委员会，还有专门机构主持防疫工作，并通过立法形式确认。一经发现，除对患者给予必要处理外，还必须迅速上报，以采取及时有力的相应措施，予以控制和消灭。

第一节 历代医家对疫病的防治成就

中医医籍中对疫病记载最早的是《黄帝内经》。《素问·刺法论》云："帝曰：余闻五疫之至，皆相染易，无问大小，病状相似。"《素问·六元正纪大论》云："疠大至，民善暴死。"寥寥数语，把疫病的传染性症状相似、起病急、发展快、治疗棘手等一些特点进行了较为详细的描述。难能可贵的是，早在2000多年前，中医就把传染病以预防隔离作为重要控制手段明确提了出来。《素问·刺法论》云："岐伯曰：不相染者，正气存内，邪不可干，避其毒气，天牝从来。"从这段文字看出，"避其毒气"是强调未病者的预防和自我保护，而强调"正气存内"正是与现代医学提出的增强体质、提高机体免疫力的观点不谋而合。尤其在《素问·本病论》《素问·刺法论》中提出了"三虚相合易发疫疠"的重要理论观点，疫疠的发生是多种因素而致，人体正气不足、神气失守即人虚（一虚），是疫疠发生的内在因素；不正常的气候即天虚（二虚），是疫疠发生的外在条件；能否发病的关键在于人为因素（三虚），主要是在人虚、天虚基础上，饮食不节、情志不遂、劳逸失常等不良习惯导致人体正气更加不足，五脏精气与神气严重失守，这是疫疠发生的关键。对于认识温疫、防治温疫具有重要价值。《素问·刺法论》中记载用小金丹预防疫病。

汉代张仲景《伤寒论·平脉法》中说："师曰：伏气之病，以意候之，今月之内，欲有伏气。假令旧有伏气，当须脉之。"文中明确提出了"伏气"这一名词。至于邪气所伏的部位，《伤寒论·伤寒例》中说："中而即病者，名曰伤寒；不即病者，寒毒藏于肌肤，至春变为温病，至夏变为暑病。暑病者，热极重于温也。是以辛苦之人，春、夏多温热病者，皆由冬时触寒所致，非时行之气也。"文中指出，冬季感寒，当时即发病者，称为伤寒。当时不发病，寒毒邪气伏藏于肌肤，至春、夏发病者，即是温病、暑病。文中还接着指出，温病的发生，除冬季感寒至春、夏发病外，还有一类是因气候反常，即"非其时而有其气"而产生的"时行之气"致病。《伤寒论·伤寒例》中还提出："从春分以后，至秋分节前，天有暴寒者，皆为时行寒疫也"。为后世的疫病学说提供了依据。

晋代葛洪所著的《肘后备急方》提出："伤寒、时行、温疫，三名同一种耳，而源本小异。"他认为伤寒是冬为"伤寒毒气"所攻，温病是"厉气兼夹鬼毒相注"（传染）。并指出发斑是"温毒"，属大疫，治宜"黑膏"，使"毒从皮中出"；挟热下利是"天行毒病"，治宜黄连、黄柏，提出"令溺白纸上，纸即如柏染"之验黄疸法。还记述了用流金散、辟天行疫疠方等口服、入鼻、燃熏消毒之预防传染的方药。如艾消毒法"以艾灸病人床四角，各一壮，令不相染"。

唐代孙思邈所著《备急千金要方》中收载"辟疫气""辟温气""辟温疫气"方剂36首，其中既有预防方剂，又有治疗方剂。在《千金翼方》中有"杂方附"6首，亦属防治疫病的方剂。如《千金翼方》杂病下章"大金牙散""小金牙散"均内含雄黄、牛黄、麝香、朱砂、细辛、蜀椒等多种芳香药物，用来治疗和预防瘴气疫毒伤人，既可内服，还可用作佩带、塞鼻。屠苏酒方以"辟邪气，令人不染温病"，制烟熏剂太乙流金散谓"若逢大疫之年……中庭烧之，温病人亦熏之"辟温气，桃枝煮汤浴身方预防疫疠。王焘《外台秘要·温病及黄疸二十门》，收载了辟温方二十首、辟温令不相染方两首。

金代张从正《儒门事亲》中说："凡解利伤寒、时气疫疾，当先推天地寒暑之理以人参之。南陲之地多热，宜辛凉之剂解之；朔方之地多寒，宜辛温之剂解之。午未之月多暑，宜辛凉解之；子丑之月多冻，宜辛温解之。少壮气实之人，宜辛凉解之；老耋气衰之人，宜辛温解之。……夫地有南北，时有寒暑，人有衰旺，脉有浮沉，剂有温凉，服有多少，不可差互，病人禁忌，不可不知。”张氏在书中特别强调了治疗外感热病要结合社会因素、气候因素、地理因素、体质因素及脉象等诸方面综合分析，从而决定使用辛温之剂还是辛凉之剂。这种循证以变通的治疗思想，对后世因时、因地、因人制宜治则的确立，具有很大指导意义。

金代李杲为补土派的代表人物，对于治疗大头天行之病也有独到见解。此病之治见于《东垣试效方》一书：“泰和二年（公元1202年），先师以进纳监济源税，时四月民多疫疠，初觉憎寒体重，次传头面肿盛，目不能开，上喘，咽喉不利，舌干口燥，俗云大头天行，亲戚不相访问，如染之多不救。张县丞侄亦得此病，至五六日，医以承气加蓝根下之，稍缓。翌日，其病如故，下之又缓，终莫能愈。……遂处方（普济消毒饮）……凡它所有病者，皆书方以贴之，全活甚众，时人皆曰：‘此方天人所制，遂刊于石，以传永久。’”从书中记载可以看出，普济消毒饮一方，在当时颇为风行，且“全活甚众”，直至今日，它仍然是治疗大头瘟、痄腮的代表方剂。

明代李时珍提出常食大蒜可预防疫痢、霍乱等病，万全《痘疹心法》卷二十二记载用消毒保婴丹预防痘疹，而《痘疹世医心法》用代天宣化丸来预防。张景岳《景岳全书》则用“福建茶饼”进行口腔消毒，以防病从口入。

明末清初喻昌对伤寒、温病、疫病都有很深的造诣，他在《尚论篇·详论瘟疫以破大惑》中对疫病有详细论述。喻昌对瘟疫的概念、传染性及有关病证均有明确论述，指出：“四时不正之气，感之致病者，初不名疫，因病致死，病气、尸气，混合不正之气，斯为疫也。”并进一步说明，疫病盛行于饥馑兵凶之际，大率春夏之交为甚，因温暑、湿热之气交结互争，人在其中，无隙可避，故延门阖境受之者，无不浑身壮热、大汗淋漓、眩晕呕逆。况乎连床并榻，邪秽尤易相亲，“尸虫”载道，人受之即能相染。同时重申预饮芳香之药，能预防瘟疫，使邪不能入。

明末清初吴又可《温疫论》一书，突破了以伤寒法治温病初起必用麻、桂的旧例，开拓了温疫治疗的新思路。在温疫的传染性方面，吴又可也提出了精辟的见解。他在《温疫论·杂气论》中说：“大约病遍于一方，延门阖户，众人相同者，皆时行之气，即杂气为病也。为病种种，是知气之不一也。盖当其时，适有某气专入其脏腑经络，专发为某病，故众人之病相同，是知气之不一，非关脏腑经络或为之证也。不可以年岁四时为拘，盖非五运六气所能定者，是知气之所至无时也。或发于城市，或发于村落，他处安然无有，是知气之所着无方也。”在《温疫论·论气所伤不同》中，吴又可又提到杂气致病在人畜之间各有选择的问题：“至于无形之气，偏中于动物者，如牛瘟、羊瘟、鸡瘟、鸭瘟，岂但人疫无已哉！然牛病而羊不病，鸡病而鸭不病，人病有禽兽不病，究其所伤不同，因其气各异也。知其气各异，故谓之杂气。夫物者，气之化也，气者，物之变也。气即是物，物即是气，知气可以制物，则知物之可以制气矣。夫物之可以制气者，药物也。……能知以物制气，一病只有一药，药到病已，不烦君臣佐使品味加减之劳矣。”从吴氏所说的“气即是物”的观点来看，他已经认识到疫病的发生是由肉眼看不到但又客观存在的“气”所导致。这种观点与现代所说的病原微生物致病说已相当接近，只不过是名词不同而已。他所说的“能知以物制气，一病只有一药，药到病已”的观点，也明确地指出了疫病的治疗要针对病原，实属难能可贵。这也为今天治疗疫病筛选药物提供了思路。

清代温病学家叶天士治疗温病，十分重视未病先防，指出人们平时要注意调养正气，避免接触秽浊之气，并适时服用预防药物，可预防温病的发生和流行。对温热病邪已侵入机体的情况则十分注重防治结合，指出治疗应立足于透邪外达，防止温邪内传生变。对于体虚患者，宜先予扶正，防止病邪乘虚深陷。对于温病初愈之患者，强调须用药物继续调治，注意饮食调理和静养调摄，防止病情反复。叶氏认为温热病邪侵袭人体能否致病，与人体正气强弱关系密切。如“积劳伤阳，卫疏，温邪上受”“劳倦，更感温邪”“春温一证，由冬令收藏未固”，提示人们平时注意调养正气，可预防发生温病。他还指出：人在气交之中，“呼出吸入，与时消息，间有秽浊吸入”，因此“粪履不可近被褪褓小儿”。小儿脏腑娇嫩，形气未充，抗病力尚弱，应注意环境清洁，避免与秽浊之气接触，以防止瘟病的感染。叶氏还将《黄帝内经》中治未病的思想具体运用于温病。他认为，禀赋气弱之人，在夏令炎热之时，宜用“生脉四君子汤一剂，恪守日服，可杜夏季客暑之侵”，又说“芒种夏至，天渐热，宜益气分以充脾胃，此夏三月，必有康健之理”，并提出“未受病前，心怀疑虑，即饮芳香正气之属，毋令邪入为第一义”的鲜明观点，阐明了温病预防的重要性。叶天士还明确指出，未病之时若温邪已经侵入机体，此时主要在于防止病邪内传深陷。叶氏根据温邪由表入里、由浅入深的传变规律，相应地制定了辛凉透表、清气透邪、透营转气、凉血透斑等治疗方法。若温热疾病初愈，邪热虽已解除，而气阴伤损未复，此时稍有不慎，极易导致病情反复。因而，叶氏十分注重采取适当有效措施进行调护，促使虚体尽早康复，防止病情反复。“乱进食物，便是助热，惟清淡之味，与病不悖。自来热病，最怕食复、劳复，举世共闻，非臆说也”。

吴鞠通《温病条辨》指出了“温病由口、鼻而入，鼻气通于肺，口气通于胃。肺病逆传，则为心包。上焦病不治，则传中焦，胃与脾也。中焦病不治，即传下焦，肝与肾也。始上焦，终下焦”的传变规律。书中又确立了“治上焦如羽，非轻不举”“治中焦如衡，非平不安”“治下焦如权，非重不沉”的三焦温病治疗原则，为温病的辨证论治及处方选药提供了理论依据和临床范例。吴氏还总结前人经验，归纳出清络、清营、育阴等各种治法，制定了银翘散、桑菊饮、清络饮、清营汤、大定风珠、三仁汤等方剂，至今仍广泛用于临床。

王孟英辑成《温热经纬》一书。他在该书中说：“……兹雄不揣愚昧，以轩岐仲景之文经，叶薛诸家之辨为纬，纂为《温热经纬》五卷。其中注释，择昔贤之善者而从之，间附管窥，必加‘雄按’二字以别之。”其书共分为五卷，卷一、卷二是“似轩岐仲景之文为经”，摘录《黄帝内经》《伤寒论》《金匮要略》中有关温病的条文，引诸家注释并加“雄按”以阐释之；卷三为叶香岩《外感温热篇》、叶香岩《三时伏气外感篇》；卷四为陈平伯《外感温病篇》、薛生白《湿热病篇》、余师愚《疫病篇》。卷三、卷四中，辑录叶、陈、薛、余四家有关温病、疫病之论，并附以诸家注释，再加“雄按”以阐发其文义。卷五为“方论”，选辑历代治疗温病有效方剂113首，引诸家对方剂之分析，并加“雄按”，供治疗温病参酌。王氏之按，对前人之论的评价公允平正，少有偏见，且议论宏阔，其中多有发前人所未发之处。王孟英主张“食井中每交夏令宜入白矾、雄黄之整块者，解水毒而辟蛇虺也；水缸内宜浸石菖蒲根、降香，以预防霍乱”。

清代医家杨栗山长于温病，著有《伤寒瘟疫条辨》。杨栗山阐明了瘟疫既有大流行（即“沿门合户”），也有散发（即“偶有一二人”），更阐明了空气和水的污染，以致瘟疫流行蔓延，明确区分了杂气经口和经鼻的两个侵犯途径，提出了三焦辨证。治疗主张以升清降浊导热为法，用升降散为主方，创立了治疗温病的15方，大大丰富了中医疫病学的内容。

刘峰《松峰说疫》总结清代以前历代医家的疫病预防思想，并广收民间及医书记载有效防疫验方，结合其临证经验，首创“三疫说”“避瘟方”以及“瘟疫统治八法”，对疫病的病因、治法、避瘟除疫方药以及瘟疫防疫措施等均有系统的记载，在瘟疫证治预防方面独树一帜。对后世医家在预防、治疗疫病方面提供了比较完善的理论基础。明确瘟疫乃疠气自口鼻而入的发病学观点，则预防瘟疫需要守住鼻窍。根据瘟疫传变规律，为其病前预防和病后以防复发奠定了基础。根据《素问·上古天真论》“虚邪贼风，避之有时”与《素问·刺法论》“避其毒气”理论，提出了具体的避邪防疫措施。首先避免接触患者之物，包括衣服、饮食、器皿等。合理处理患者所用之物，总结为“瘟疫不染方”，即“将初病患贴身衣服，甑上蒸过，合家不染”“或入瘟家，用麻油涂鼻，出再取涕，则不染”。提倡运用姜酒避瘟法，麻子、赤豆、发泥投井方，还可用糯米、贯众、苍术等浸水缸中对饮用水源消毒。刘奎指出瘟疫“皆因起居无时，饮食不节，气虚体弱，自行犯之，非寒暑之过”，保养正气是预防瘟疫的关键，其具体方法有：①调饮食，“烧酒大蒜于疫疠盛行所不可缺”；②怡七情，“家有病患……从口鼻入，故宜清阳明，舒郁结，兼理劳伤为要”；③适劳逸，“凡伤寒瘟疫其不可治及难治者，必属下元虚证”，需节房事、不可劳倦过度。即使出入病家，亦提出一些护正方法，如“舌顶上额，努力闭气一口，使气充满毛窍，则不染”，此外还有闭气法、吐纳法、腹式呼吸法等。根据对前人理论的认识和提出的预防方法，创立了具体可实施的方药，以截断病源而预防瘟疫。书中设有“避瘟方”一章，共载 65 方。

综上所述，自古至今，历代医家对瘟疫的预防都非常重视，特别是到明清时期，瘟疫的预防知识日益丰富和完善，值得我们借鉴。

第二节　疫病的中医预防

预防是指在疾病发生之前就采取一定的措施以防止疾病的发生。“预防为主”是我国医疗卫生工作方针之一，疫病是一类急性外感热病，具有强烈传染性、流行性，而且起病急骤，来势较猛，病情较重，有的还会造成难以恢复的后遗症，因而严重地影响人群的健康，甚至威胁患者的生命。新中国成立以来，我国把“预防为主”作为医疗卫生工作的方针之一，大力开展以除害灭病为中心的群众性爱国卫生运动，推广了预防接种，取得了巨大的成就，疫病的发生率明显下降。目前，天花、鼠疫、脊髓灰质炎等急性传染病已被消灭，还有许多严重危害人民健康的传染病，如流行性脑脊髓膜炎、霍乱、疟疾、猩红热等，发病率也大为下降。事实证明，疫病是必须预防，而且是可以预防的。我们要继续总结经验，进一步掌握疫病发生和流行的规律，采取各种切实有效的措施，包括发掘中医药和民间医药的有效方法，更好地预防疫病的发生。

疫病预防的具体方法很多。运用中医中药预防疫病的方法主要有如下几个方面：

一、养护正气，强壮体质

《素问》指出："藏于精者，春不病温。"明示养护正气对预防疫病的重要作用。"邪之所凑，其气必虚"，增强人体正气，就可以提高机体抗御疫邪入侵的能力，从而使疫邪不能侵犯人体，或者即使感受了疫邪也不会发病，或者即使发病其病情也较轻微，易于治愈、康复。

1. 锻炼身体以增强正气

我国人民创造了许多保健强身的方法，如气功、太极拳、五禽戏、八段锦、保健按摩及各种其他的武术运动等。各种现代体育运动也同样能增强体质，可以根据自身的年龄、职业、居住条件、爱好等，选择锻炼项目，持之以恒，提高自身抵抗力，抵御疫邪的侵袭。

2. 顺应四时气候变化

人类生存在自然界中，与自然界的变化息息相关，如这些变化超过了人体的适应能力，会导致疫病的发生与流行。另一方面，人们在日常生活中，也应根据季节的变化和气温的升降，合理安排作息时间，及时调整衣被和室内温度。冬日不可受寒，但也不宜保暖过度；夏日不可在炎日下过分劳作，但也不宜贪凉露宿、恣食生冷。这对于小儿来说尤为重要，因小儿在生活上自理能力较差，加上脏腑娇嫩，容易受外界气候变化的影响，更应重视适应四时气候的变化。

3. 避免过度消耗正气

人体正气对于抵御外来温邪的侵袭具有重要作用，因而必须注意保护。保护阴精实质就是保护体内防御温邪侵入的正气，除了要避免房劳过度，还要注意日常生活的劳逸结合，保持心情舒畅、情绪稳定等。正如吴鞠通在《温病条辨》中所说："不藏精三字须活看，不专主房劳说，一切人事之能摇动其精者皆是。"

4. 注意环境、个人、饮食卫生

应经常保持生活和工作环境的整洁卫生。居处要空气新鲜，阳光充足，温度适宜。养成良好的个人卫生习惯，不随地吐痰，饭前便后洗手。在饮食上不食用腐败变质食物，不过食辛辣厚腻之品，不嗜烟酒等。现代计划免疫工作开展的大规模人工免疫接种，也可以看作是增强人体正气的一项有效措施。

二、外避邪气

隔离患者，避免接触。对具有传染性的其他疫病患者，应及早发现，准确诊断，及时治疗。这不仅对患者本身有益，而且治愈疾病也就是消除了传染来源。同时应立即采取必要的隔离措施，以制止蔓延。对传染性较强的疫病，更要强调严密隔离，并对患者的衣物、痰液、粪便等作出相应处理。在疫病流行期间，应根据具体病种的不同传播途径，设法加以阻断。易感者要尽量避免接触患者，或施行其他保护措施，如采取戴口罩等方法，防止吸入病邪。还要注意饮食卫生，饭前便后要洗手，不使“病从口入”等。对一些传播疾病的昆虫、动物等，设法驱逐或杀灭，使其不致侵害人体为患。

三、预施药物，防止染病

预施药物是指在疫病流行期间，在一定范围内，对可能感染疫邪的人群使用药物，以防止疫病的发生与传播。目前较多使用的预防方法有以下几种：

1. 熏蒸法

熏蒸法即用药物加温燃烧烟熏，或煮沸熏蒸。此法一般适用于以呼吸道为传播途径的疫病预防。如在疫病流行期间，用食醋按每立方米空间 2 ~ 10mL 计，加清水 1 倍，在居室内煮沸熏蒸 1 小时，主要用于流感的预防。又如用苍术、艾叶烟熏剂在室内燃烧烟熏，可用于腮腺炎、水痘、猩红热、流行性感冒等传染病的预防。

2. 滴喷法

滴喷法即用药物滴入鼻孔，或喷入咽部。此法一般也用于呼吸道传染病。如在疫病流行期间，将食醋用冷开水稀释后滴鼻，可预防流感、流行性脑脊髓膜炎等；或用白芷 3g，冰片 1.5g，防风 3g，共研细末，取少量吹入两侧鼻孔，或放在口罩内任其慢慢吸入，也有预防作用。在白喉流行时，用锡类散喷入咽喉部，有一定预防作用。

3. 服药法

服药法即用一味或多味中药煎服，或制成丸、散剂内服。如预防流感可选用金银花、连翘、野菊花、桉树叶、贯众、蟛蜞菊、黄皮叶等，预防流行性脑脊髓膜炎可选用大蒜、金银花、连翘、九里光、贯众、野菊花、蒲公英、鲜狗肝菜、鲜鬼针草等，预防流行性乙型脑炎可选用大青叶、板蓝根、牛筋草等，预防肠伤寒可选用黄连、黄柏等，预防猩红热可选用黄芩、忍冬藤等，预防麻疹可选用紫草、丝瓜子、贯众等，预防传染性肝炎可选用板蓝根、糯稻根、茵陈等，预防痢疾可选用马齿苋、大蒜、食醋等。在运用时，可选其中一味药或数味药煎汤内服，每日 1 剂，连服 2 ~ 4 日。

第三节　疫病的西医预防

一、管理传染源

传染病报告制度是早期发现传染病的重要措施。严格按照《中华人民共和国传染病防治法》及其实施细则的规定，及时上报，必须遵守。

按照《中华人民共和国传染病防治法》将法定传染病分为 3 类。

甲类：鼠疫、霍乱，为强制管理的传染病。

乙类：传染性非典型肺炎、艾滋病、病毒性肝炎、脊髓灰质炎、人感染高致病性禽流感、麻疹、流行性出血热、狂犬病、流行性乙型脑炎、登革热、炭疽、细菌性和阿米巴痢疾、肺结核、伤寒和副伤寒、流行性脑脊髓膜炎、百日咳、白喉、新生儿破伤风、猩红热、布鲁氏菌病、淋病、梅毒、钩端螺旋体病、血吸虫病、疟疾、人感染 H7N9 禽流感、新型冠状病毒感染、猴痘，为严格管理的传染病。

丙类：流行性感冒、流行性腮腺炎、风疹、急性出血性结膜炎、麻风病、流行性和地方性斑疹伤寒、黑热病、包虫病、丝虫病、手足口病，除霍乱、细菌性和阿米巴性痢疾、伤寒和副伤寒以外的感染性腹泻病，为监测管理的传染病。

发现甲类传染病患者或疑似患者时，应于 2 小时内将传染病报告卡通过网络报告。发现乙类、丙类传染病患者，疑似患者和规定报告的传染病病原携带者，应于 24 小时内进行网络报告。

值得注意的是，在发现乙类传染病中的肺炭疽、传染性非典型肺炎、脊髓灰质炎、人感染高致病性禽流感的患者或疑似患者时，必须采取甲类传染病的报告和控制措施。

对传染病的接触者，应分别按具体情况采取检疫措施，密切临床观察、药物预防和预防接种。

要在人群中检出病原携带者，进行治疗、教育、调整工作岗位和随访观察。

对动物传染源，如有经济价值的家禽、家畜，应尽可能加以治疗，必要时宰杀后加以消毒；如无经济价值者则设法消灭。

二、切断传播途径

对于通过消化道传染病、血液和体液传播的传染病、虫媒传染病和寄生虫病等，切断传播途径是最为直接的预防方式。主要方式在于对传播媒介阻断、消毒或扑杀。如对于被病原体污染的食物或饮水要进行丢弃或消毒处理，对于被病原体污染的房间或用具要进行充分的消毒，对于一次性的医疗用品在使用后要及时进行消毒或焚烧等无害化处理，在虫媒传染病传播季节采取防蚊防虫措施等。同时，对于高危人群的健康教育也是极为必要的，如教育自行静脉注射人群对使用的针具进行消毒，对会发生高危性行为的人群进行安全套使用的宣传教育等。如今预防甲型 H7N9 流感病毒的方法也仍然是注意基本卫生，包括勤洗手、戴口罩、吃肉要煮熟——虽然是老调重弹，但这仍然是切断传播途径最有效的方式。

三、保护易感人群

在传染病流行时，应当注意保护易感者，不要让易感者与传染源接触，并且让其进行预防接种，提高对传染病的抵抗能力。所以，保护易感人群也是传染病预防的重要组成部分，而且往往是较为容易实现的预防方法。对于已经有预防性疫苗的传染病，给易感人群接种疫苗是最为保险的方法，如婴儿在出生后进行的计划免疫，对于传染科医生、护士、从事传染性疾病研究的科研人员和从事禽类养殖工作的人员等接种相应的疫苗。历史上，人们利用高效的疫苗已经成功攻克了天花，证明保护易感人群在传染病防治上起到了重要作用。

儿童计划免疫对传染病预防起到关键性的作用

第四节　疫病的护理

一、疫病的现代护理

疫病因多具有传染性，故其护理应在一般内科常规护理的基础上增加消毒、隔离措施，并根据各类感染病的特点及不同的传播途径而采取相应的护理措施。

（一）一般护理常规

（1）严格执行消毒隔离制度，防止交叉感染与感染病播散。

（2）详细介绍感染病区制度，做好卫生常识宣教及患者思想工作，使其安心休养与配合治疗。

（3）加强巡视、密切观察病情，特别是对于新入院者及病情重者。如发现生命体征突然发生变化，或有意识障碍、惊厥、剧烈头痛、严重呕吐或腹泻、大出血、苍白、发绀等情况，应及时报告医师。

（4）经常保持病室的安静与整洁。急性患者应卧床休息，防止并发症。恢复期及病情轻者可予适当活动。

（5）根据病情或医嘱给予饮食。高热者须给足水分；呕吐、腹泻严重者，应及时补充水分与电解质；肾衰、心衰、肺水肿或脑水肿者，应严格限制进水量与输液速度，准确记录入量。

（6）根据病情给予对症处理。高热者可用冰袋敷头或温水擦浴，但外感风寒或正在出疹的患者，一般不用冷敷或擦浴；手足发冷或体温过低者，应用热水袋保暖；鼻干唇裂者，可用油剂涂抹；喉部有分泌物阻塞者，应设法吸出；惊厥、发绀、呼吸困难者，应立即给氧；呼吸微弱或呼吸停止时，应立即行人工呼吸并应报告医师。

（7）做好护理工作，防止并发症。长期卧床者，应定时协助翻身、擦身，保持皮肤清洁干燥。预防肺炎、褥疮与臀红，做好口腔护理，防止口腔炎。

（8）一切患者均按一般常规护理，有高热者按高热常规护理，昏迷者按昏迷常规护理。

（二）分级护理

根据病情不同及患者生活能力，可将护理分为三级。

1. 一级护理

对病危、病重及严重呼吸困难，各种原因所致的急性失血及内出血，高热、昏迷、心力衰竭、肝肾功能衰竭及极度衰弱患者等均应采用一级护理。临床护理要求：①严格卧床休息，协助各种生活需要。②尽量减少会客及谈话。③擦澡每周 1 ~ 2 次，洗脚隔日 1 次，翻身擦背每日 2 ~ 4 次，注意皮肤护理，预防褥疮。④口腔护理每日 2 ~ 3 次。⑤注意特殊药物治疗效果及反应。⑥查体温、脉搏、呼吸一般每日 4 次，特殊需要时按医嘱增加次数。⑦按医嘱协助患者进行床上活动或做被动性活动。⑧每 15 ~ 30 分钟巡视 1 次。⑨如病情危急亦可指派专人作特别护理，负责 24 小时内一切工作，并制订出特别护理计划。

2. 二级护理

对急性症状已消失、但仍处于病重期需要卧床休息的患者，以及慢性病不宜过多活动者，或是年老体弱者，均可采用二级护理。临床护理要求：①保持卧床休息，患者可在床上坐起或在室内活动。②在生活上给予必要的协助。③每周洗澡 1 ~ 2 次，可由患者自洗，或协助擦洗。④每 2 ~ 4 小时巡视 1 次。

3. 三级护理

对各种感染的轻症患者及恢复期患者，或生活能自理且有助于病情恢复者可采用三级护理。临床护理要求：①各项生活自理。②督促患者经常洗澡。③进行一般卫生及防病教育。④每日巡视至少 3 ~ 4 次。

（三）对症护理

1. 高热护理常规

（1）按一般疾病护理。

（2）多饮开水，每日液体摄入量至少 3000mL。必要时记录之。

（3）体温在 39℃以上者，应予以物理降温，如头部冷敷、温水或乙醇擦浴，或按医嘱给予药物降温。

（4）注意口腔护理，每日早晚进行口腔护理，饮食前后均应漱口。如见口唇干燥，应涂以液状石蜡或稀甘油。

（5）注意患者身体清洁，按时擦浴，更换衣服及被单。

（6）注意观察发热规律、特点及其伴随症状。在患者大量出汗或退热时，应注意有无虚脱现象。

（7）保持室内空气新鲜，但不可使患者受凉。

2. 昏迷护理常规

常见的患者如肝昏迷、严重流行性乙型脑炎、流行性脑脊髓膜炎、暴发性菌痢，重度脱水、霍乱患者等。

（1）按一般疾病护理常规。

（2）密切观察病情变化：根据需要，按医嘱定时观察血压、脉搏、呼吸及瞳孔大小、对光反应。经常呼唤患者，以了解意识情况，如有明显病情变化，应及时报告医生。

（3）预防意外损伤：躁动不安者，须安装床栏，必要时应用保持带，以防坠床。用热水袋时严防烫伤。如有活动假牙，应予取出，以防误入气管。舌后坠者，及时用舌钳牵出。经常修剪指甲，以防抓伤。

（4）预防肺炎：每2～3小时翻身拍背1次，并刺激患者咳痰或予吸痰。患者平卧时，应将头转向一侧。口中有分泌物或呕吐物时，应及时吸出。注意保暖，避免受凉。

（5）预防口腔炎：每日早晨及饭后，用生理盐水清洗口腔，口唇干裂时，涂以润滑油。

（6）预防角膜损伤：患者眼睑不能闭合时，应涂以抗菌眼膏，加盖湿纱布，经常保持湿润及清洁。

（7）预防褥疮：见褥疮护理常规。

（8）预防泌尿道感染：见瘫痪护理常规。

（9）给予高营养饮食：不能进食时，按医嘱给予鼻饲。3天未解大便者，可按医嘱给缓泻剂或小量不保留灌肠。

（10）每班详细记录病情及出入量，并在床旁交接班。

3. 褥疮护理常规

长期卧床，昏迷及营养不良者，均有发生褥疮的可能，应做好预防，一旦发生应做好护理。

（1）褥疮的预防：要求做到“八勤”：勤翻身、勤洗手、勤擦背、勤按摩、勤换洗、勤整理、勤检查、勤交代。①年老、体弱、长期卧床、瘫痪以及不能自动翻身的患者，应定时更换体位（每2～3小时翻身1次），用热毛巾擦洗及按摩受压处，每日至少2次。消瘦显著者，可用50%红花乙醇按摩。如皮肤干燥且有脱屑者，可涂少量润滑油以免干裂出血。②患者如有大小便失禁、呕吐及出汗等情况，应及时擦洗干净，保持干燥，更换衣服、被单，并保持床褥柔软、干燥、平整无折痕。③长期卧床、手术时间过长及显著消瘦者，肢体接触及其他骨骼隆起易受压处，应垫以海绵垫或棉圈、软枕、气圈、床上支被架等，以免受压。④对水肿及肥胖患者不宜应用气圈（可用软垫），因其局部压力重，反而影响血液循环和汗液蒸发而刺激皮肤。肢体如有浮肿，可垫软枕于腿下，以抬高肢体，并经常按摩，更换体位。⑤更换体位及取放便盆时，动作要轻巧，防止损伤皮肤。

（2）褥疮的处理：①凡有红肿、水疱或疱面的部位，定时更换体位。如病情不允许改变体位时，可用气圈或有洞的床板、床垫等以减少受压。②局部红肿者，用50%硫酸镁溶液或70%乙醇湿敷，以促进其吸收及消散，或涂以复方安息香酊，待干后再扑滑石粉以保护皮肤，避免破损，并可酌情增加翻身及按摩次数。③有水疱者，在无菌操作下，用注射器抽出疱内渗液后，适当涂消毒剂，如 0.1%氯已定、0.1% 消毒净、1%新霉素、0.02% 呋喃西啉等溶液，盖无菌纱布，加以包扎或用腹带固定。④新鲜疮面未感染者，可同上应用适当抗菌药液或乳膏，每日数次；如有分泌物应送细菌培养及抗菌药物敏感度测定，每周 1 次。按培养及敏感度测定结果，选用适当抗感染药物。⑤较大的疮面如已感染，如休克型流行性脑脊髓膜炎大片紫癜破溃且已感染者，可用 20%卤碱或其他抗菌药液清洗，然后用 5%磺胺米隆或凡士林纱布包扎，每天至少换药 1 次。肉芽水肿时可用 3%高渗盐水或 50%硫酸镁溶液湿敷，每日 2 ~ 3次；肉芽生长不良可用温盐水纱布湿敷，或外敷葡萄糖粉、凡士林纱布、生肌散等，以促进肉芽生长。疮面分泌物多时，不宜用凡士林软膏，以免妨碍脓液引流。如有真菌感染，须用克念菌素、克霉唑、制霉菌素及碱性溶液处理。肉芽面生长过多或不平整时，须修剪后清洗、上药。⑥也可配合理疗，如红外线、烤灯，每日 1 ~ 2 次，每次 10 ~ 15 分钟。照射时随时调节距离，防止烫伤。也可用激光治疗。

（四）特殊护理

对一些危重患者，除一般常规护理及对症护理外，尚需派专人 24 小时床边守护，必要时需送人重病监护室对心、肺等生命体征进行日夜监护。

二、疫病的中医护理

对疫病的治疗除了正确的辨证立法用药外，还应注意加强护理。除一般护理外，此处着重介绍针对疫病中高热、昏痉患者的护理和疫病后期调护。

（一）高热患者护理

1. 病室环境

高热患者的病室温度要适宜，不可过高，亦不可过低。过高易使体温上升，过低易复感外邪而加重病情。室温可保持在 20 ~ 22℃左右。并且要保持一定湿度。高热患者口咽容易干燥，可在暖气片上放一盆清水，使其蒸发以湿润空气，有条件时可使用加湿器。另外，还应注意病室空气要新鲜，周围环境安静，避免噪音影响患者休息。室内光线应柔和，避免强光刺激。

2. 生活起居

高热患者在发热期间应卧床休息。危重者应住单人房间，要尽量少打扰患者，一切治疗和护理工作尽量集中施行。待热退病情缓解，体力逐渐恢复时，可作适当的体育锻炼，增强体质，加快痊愈。

3. 病情观察

（1）观察高热患者体温、脉搏、呼吸、血压、脉象，每 4 小时测量并记录 1 次。

（2）观察高热患者的神志。邪入心包，轻者谵妄，重者神昏，或出现神志模糊或神志不清时，应报告医师，进行急救处理。

（3）观察高热患者出汗部位、时间、性质及量的多少，服退热药后出汗的情况，防止出汗过多而出现虚脱。并注意患者口渴程度、饮水量的多少，应及时补充液体。

（4）高热患者若出现呕吐，且呈喷射状，应立即报告医师，进行急救处理。若患者突然面色苍白、出冷汗、四肢厥冷、神情淡漠、气促、脉微，是为厥脱的危象，要迅速配合医生进行抢救。

4. 情志护理

高热患者易急躁忧愁，尤其持续多日体温下降，往往患者出现悲观情绪。要劝导患者避免急躁，增强信心，认识到疾病的发生发展规律，积极配合治疗及护理，必能尽快痊愈。对因情志不遂而发热的患者，应劝慰其心情愉快，避免忧思恼怒。另外，要做好家属的思想工作，使其消除恐惧心理，配合治疗，并尽量减少探视和陪伴人员。

5. 饮食护理

（1）高热患者的饮食宜清淡、细软、易消化，以流食、半流食为宜。

（2）患者口渴时，应鼓励其多饮水或果汁，如西瓜汁、梨汁、橘汁等。汗出较多时应注意补充水分，可给患者用鲜芦根煎汤代茶饮，或给淡盐汤，不能饮水者，应用鼻饲法或静脉输液，补充津液的消耗。

（3）高热患者忌食油腻、辛辣、厚味食品。热病初愈，饮食仍宜清淡稀软，要逐渐恢复正常饮食，注意补充营养，但要少食多餐。可吃些瘦肉、蛋类、新鲜蔬菜、水果等。

6. 服药护理

高热患者起病急，病势重，变化快，按常规每日服 1 剂药效果不明显时，可每日服 2 ～ 3 剂，每 4 ～ 6 小时服 1 次。服药困难时需将药液浓煎以减少药量，或用鼻饲给药法灌服。用药后要密切观察服药后的反应。

7. 降温方法

应根据高热患者证型的不同，选择合适的降温方法。

（1）物理降温法：可采用冰袋冷敷头部和腹股沟等部位。或用中药煎汤擦浴，如荆芥水、石膏水擦浴；或用温水擦浴、酒精擦浴、冰水灌肠等方法。降温过程中要密切观察体温下降情况和病情变化，防止因体温骤降而发生虚脱。

（2）针刺法：可选用大椎、曲池、合谷、风池等穴，用毫针刺法或十宣放血法降温。

（3）刮痧法：中暑高热患者，可以在两胁部、夹脊部、肘窝、腘窝等部位进行刮痧。

（4）药物降温：选用柴胡、金银花、黄芩、大青叶等中药，煎汤饮或用注射剂，如柴胡注射液、黄芩注射液等。中成药紫雪丹、牛黄清心丸等也可选用。

（5）中药灌肠法：根据病情可给予中药煎汤灌肠通便，也能够降温退热。

8. *口腔护理*

高热患者常出现口舌干燥，易生口疮、热疮。护理人员要在晨起、睡前、饭后协助患者用金银花甘草液漱口，有口疮时用锡类散或养阴生肌散涂敷患处，口唇干燥者可涂香油或甘油。

9. *皮肤护理*

高热患者因汗出较多，又卧床休息，容易引起皮肤感染或褥疮。所以，在出汗以后应及时用干毛巾或温热毛巾擦拭皮肤，并更换衣裤及被单。对骨骼隆起部位，应用红花乙醇擦摩，防止局部充血出现褥疮。

10. *辨证施护*

（1）病邪在表者，严禁应用物理降温方法降温，以免引邪入里而致热入心包。用发散药时，汤药应热服，服后要加盖衣被，以微微汗出为宜。观察患者服药后汗出量，汗出过多会引起津液损伤而致动风神昏。患者热已退，发散药即应停服，以免发散太过损伤津液。外感发热若恶寒重时，可给生姜红糖水或苏叶水、葱白萝卜水。风热型高热可用金银花、板蓝根煎水，并多饮清凉饮料。

（2）半表半里证，因患者有高热或寒热往来表现，应随时调节病室温度。发冷时加盖衣被，发热时降低室温。患者因反复出现高热而心烦意乱、口苦、纳呆，要加强情志护理和饮食护理。

（3）里热证患者病情较重，应注意病室环境要安静。危重者应住单人房间。患者在高热时喜凉恶热，病室内宜凉爽，可酌情选用各种降温法降低体温。对可能出现热极生风的高热患者应密切观察，如发现有四肢肌肉不时跳动，口角颤抖，二目呆滞，是动风的征兆，应立即采取急救措施，并报告医生。发现患者有谵妄或神志模糊时，可能为邪入心包，应注意观察变化。患者口渴喜冷饮或大渴引饮，是热邪炽盛，津液大伤，宜多给清凉饮料或水果、果汁等。对热结阳明证的患者，大便燥结时，可用缓泻药通便。里热炽盛、热入营血的患者，可能出现斑疹、吐衄、便血等血证，应按血证进行护理。

（二）昏痉患者的护理

疫病中神昏、痉厥是两大重证，此时的护理工作尤为重要，稍有疏忽就可导致患者死亡或留下后遗症。除了要注意时刻守护、密切观察外，还应注意以下几个方面：病室应保持安静，室内光线不宜太暗或太亮，保持良好通风和适宜的室温。患者不宜垫高枕头，应取出假牙和头发卡，解开衣领。加强口、眼、皮肤护理，保持呼吸道通畅，如喉间痰涎壅盛或发生呕吐时，应使患者头侧向一边，并吸出咽喉部痰涎。应保持二便通畅，小便蓄留膀胱而无尿者，可按摩下腹部或针刺三阴交、阴陵泉，大便秘结者必要时可灌肠。当痉厥发作时，在上下臼齿间可插入缠有多层纱布的压舌板，以防咬伤舌头。

（三）疫病后期调护

疫病后期正气渐复，邪气已衰，脏腑功能逐渐恢复，疾病好转，已趋于痊愈的时期，在这个时期应注意合理的调养和护理，以使病邪彻底清除，脏腑功能完全恢复。如调护不当，会致使病邪在体内复燃，脏腑功能出现失常，而使疾病复发。因此，在病证后期应注意适当加强锻炼身体，合理调配饮食，调畅情志。

1. 防止因风邪复病

风邪可单独为患，亦常兼他邪合而伤人，故此处风邪可泛指六淫邪气。大病初愈之人，往往正气不足，卫外亦必然薄弱，故常常因感受六淫之邪而引起疾病复发。因此，一方面要扶正助卫。人体卫气布于体表，是抵御六淫之邪侵入的主要力量。如果卫气充盛，外邪难以侵入。因卫气根于下焦阳气，为中焦水谷之气所补充，所以调节饮食、加强营养、补益脾肾都是必要的措施。还可利用自然调护，可常以日光晒浴背部或全身。借日光直补人之阳气。一般除冬季外，以晨起阳光温煦不烈为光浴的最佳时间，这可通过皮肤与寒冷空气经常接触，使卫气得到锻炼，使卫外开合功能更为灵敏。若避风太过则阳气不接，卫气不闭。所以适当锻炼皮肤（以不受凉为宜），可以提高卫气的反应能力。另一方面要谨避风邪。患者在病后恢复阶段，由于气血阴阳平衡渐渐恢复，故适应能力较弱，应随时根据气候变化，适时增减衣服，以免风寒侵入。

居室应保持适当温度、湿度，以防风邪夹杂他邪引起感染。

2. 防止因食复病

大病初愈，胃气薄弱，如饮食不当，而导致疾病复发者，即谓之食复。为防止因食复病应注意：

（1）合理施养。对于病后初愈者之饮食最基本要求有三：一是洁净卫生。否则，秽浊随饮食而入，非但无益，反能伤胃害人，招致疾病复发，或变生他病。二是容易消化。病后初愈者，其心理常求速愈，故容易迭进营养之品。应注意须煮烂去油，务求清淡，且需少量递进，以防胃弱不化，切忌贪多强食。三是辨证施养。寒病者宜偏于温养，但不宜过燥；热病者宜清养，应防其过寒；虚证者固宜补益，但不宜呆补、大补。总之，由于病后初愈之人具有阴阳平衡不稳及正虚邪恋的特点，在饮食调补时，应防止偏补太过与因补滞邪。若难以辩证，则以平补递进为宜。

（2）注意忌口。处于病后初愈之患者，由于病邪余焰未熄，故凡有助于增邪伤正的饮食，皆应注意忌口。如热病者忌温燥辛辣之品，泻痢者忌滋腻添湿，瘾疹者忌鱼虾海鲜等。又如醇酒增湿助热，诸病初愈后，均不相宜，以免误食复病。

3. 防止因劳复病

大病初愈后，因精神刺激或形体劳倦及房室不节等引起疾病复发，称之劳复。为防止感染病后期因劳复病，应注意：

（1）要防精神疲劳。医护人员应经常深入患者之中，及时掌握各种思想动态，以高度的热情和亲切诚挚的态度，帮助患者消除疑虑等各种不良情绪，及时提醒患者如不安心调养，亦可使病情恶化，反之，怡情可以帮助患者彻底康复。为了消除精神疲劳，可调整生活制度，做到轻微的体力劳动和脑力劳动相结合，务使其轻松愉快，以保健康。

（2）防形体劳倦。大病初愈，形体活动每易过度，从而引起劳倦，这是一个方面；另一方面，某些患者误认为足不出户，只要久坐、久卧即是休息，因而发生“久坐伤肉，久卧伤气”等情况，同样属于劳倦的表现。一般而言，病后初愈之人应量力而施，进行必要的形体活动，使气血流畅，有助于彻底康复。如散步、打太极拳等，但应以“小劳不倦”为原则。

（3）防房事复病。肾主藏精，为先天之本。故大病、久病之后，穷必及肾。因此凡大病初愈后，应分别对患者及其配偶强调在身体完全康复前宜独宿静处，不犯房劳，以免病情反复。

4. 防止因情复病

情志所伤，可直接影响相应的内脏，使气血失调，脏腑功能紊乱。在病证后期应注意调畅情志，防止五志过极，以免因情病复。

（1）心情要舒畅。病证后期，脏腑功能恢复需要一段时间，患者容易产生急躁情绪及忧思情绪，这些情绪都可以影响脏腑功能，而导致病情加重。因此，要让患者保持乐观情绪，保证心情舒畅，尽量避免不良刺激，学会调节生活。老年患者易性情孤独，应经常有人陪伴，与其谈心聊天，进行精神安慰，引导参加力所能及的文娱体育活动，使患者心情愉快，脏腑气机条达，有利于病证后期早日康复。

（2）避免情志异常波动。患者在休养期间，如果出现情志异常波动，可使病情加重，或迅速恶化。因此，在病证后期，应使患者避免五志过极，以免因五志变化对各脏腑造成不良影响，使脏腑失调，病情加重。

下篇

各论篇

第八章
呼吸道传染疫病

第一节　流行性感冒

流行性感冒简称流感，是流感病毒引起的急性呼吸道传染病。本病病原体分甲、乙、丙三型。其临床表现以发热及全身中毒症状突出而上呼吸道症状较轻为特征。本病传染性强，主要通过呼吸道传播。由于病毒（尤其是甲型病毒）极易变异，往往造成世界性大流行，甚至暴发流行。流行多发生在冬、春二季，人群普遍易感。

本病属中医“风温”“春温”“冬温”“暑病”“秋燥”等范畴。由于本病为疫疠之邪兼夹时令之气侵犯人体所致，故有风热、风寒、暑湿、燥热之别。同时，若失治、误治或感邪较重，或是年老体弱、抗病能力差，外邪则可由表入里，出现卫气营血的演变过程。在中医学典籍中，与本病有关的“感冒”“时行感冒”等有大量的文献记载。而“感冒”之名首见于北宋《仁斋直指方·诸风》。清代林佩琴《类证治裁·伤风》在张仲景“时行病”的基础上提出了“时行感冒”的病名。有人根据本病流行状况与气候报告参合研究，证实本病流行与气候突变有直接关系，这是由于“人处天地气交之中”，对“非时之气”难以“避之有时”所致。也有人认为本病是疫疠秽浊所致，根据《温疫论》所载：“疫者感天地之疠气，在岁运有多寡，在方隅有轻重，在四时有盛衰。此气之来，无论老少强弱，触之者即病，邪自口鼻而入。”其来势迅猛，传染性强。由于此属秽浊之邪，易壅遏深伏和郁而生热，所以不能与普通感冒混为一谈。

【流行病学】

一、传染源

患者和病毒携带者为主要传染源，动物亦可为中间宿主或贮存宿主。

二、传播途径

传播途径主要是飞沫通过呼吸道传播。

三、人群易感性

人群对流感普遍易感，病后有一定免疫力，不同型病毒之间无交叉免疫力，病毒变异后可反复发病。

四、流行特征

甲型流感常突然发生，迅速蔓延，病例数多，流行过程短，无明显季节性，10 ~ 15 年可发生一次世界性大流行，每 2 ~ 3 年有 1 次小流行；乙型流感多呈局部流行或散发，偶见引起大流行；丙型流感则只散在发病，主要侵犯婴幼儿。本病散发流行以冬、春季节为多，大流行则无明显季节性。

【中医病因病机】

一、病因

1. 感受风邪

“风邪袭人，不论何处感受必内归于肺”（《杂病源流犀烛·感冒源流》），而风性轻扬，故“伤于风者，上先受之”，风邪侵袭人体，先入肺卫。

2. 外感疫疠之邪

“五疫之至，皆相染易，无问大小，病状相似”（《素问·刺法论》），“时行病者，是春时应温而反寒，夏时应热而反冷，秋时应凉而反热，冬时应寒而反温，非其时而有其气，是故一岁之中，病无少长，率相似者，此则时行之气也”（《诸病源候论》）。一般认为寒热异常、温凉失节、岁时不和是时行感冒的主要病因。

3. 体虚邪凑

“邪之所凑，其气必虚”。平素元气虚弱，表疏腠松，略有不慎，即感风邪。亦有饮食劳倦伤及脾胃，致脾肺气虚，中虚卫弱，不能输精于肺，肺气虚则不能输精于皮毛，致表卫不固，腠理疏松，易感风邪而发病。亦有素体阳虚、阴虚或病后、产后调摄不慎，阴血亏损，复感外邪而发病。

二、病机

外邪侵入，经肌表、口、鼻而首先犯肺。肺主气，属卫，司呼吸，开窍于鼻，外合皮毛。故病邪侵袭肺卫的主要病理变化，是使肺气失于宣降，卫气失去调节，由此而出现各种肺卫证候。一般患者体质较强，外邪侵袭病位仅局限于肺卫，尚易由表消散。但因感受邪气之不同和体质的差异，临床上可有不同的证候。如素体阳虚的人，易感风寒，引起肺失宣降，皮毛闭塞；素体阴虚的人，易感风热，引起肺失清肃，皮毛疏泄失度；素有痰湿的人，易挟湿邪侵入，或引动内湿为患；体虚及年老体弱的人，常不能鼓荡邪气外出，外邪由表入里，则病势加剧，或日久不已，可形成其他病变。

【西医病因病理】

流感病毒经飞沫传播进入人呼吸道黏膜，其包膜上的血凝素与黏膜上皮细胞的糖蛋白结合，病毒脱膜后其 RNA 进入细胞复制。待成熟后，从细胞膜释出再侵犯相邻上皮细胞，而神经氨酸酶可分解呼吸道黏液的神经氨酸，使黏液水解，病毒逐渐扩散而不断侵袭上皮细胞，并可沿呼吸道向下延伸，引起上皮细胞出现肿胀、气泡变性，细胞间连接松散而致大量细胞脱落，使基底膜暴露。病毒也可在肺泡上皮细胞生长，并破坏上皮细胞，使肺泡出现充血、肺泡壁增厚、单核细胞浸润等间质细胞肺炎改变。流感病毒还可侵入血液播散到全身，引起肝、脾出现相应的病理变化。

【临床表现】

本病潜伏期为 1 ～ 4 日，最短者仅数小时。

一、单纯型流感

突起畏寒、发热，伴有全身酸痛、头痛、乏力及食欲下降等中毒症状，上呼吸道卡他症状如流涕、鼻塞、咽痛和咳嗽等症状相对较轻，但热退后仍可持续数日。

二、流感病毒肺炎

表现为高热持续不退、咳嗽、咳痰、剧烈胸痛、气急、发绀及咯血等症状，病程可延长至 3 ～ 4 周。白细胞计数下降，中性粒细胞减少，X 线检查双侧肺呈散在絮状阴影。少数患者因心力衰竭或周围循环衰竭而死亡。

三、中毒型流感和胃肠型流感

中毒型流感表现为高热、休克及出现弥散内血管内凝血（DIC）等严重症候，病死率高，但临床上已少见。胃肠型流感表现为腹泻、呕吐等，易与急性胃肠炎相混。另外应注意病毒还可引起脑膜炎和脑炎、雷耶（Reye）综合征、心肌炎、心包炎、急性肌炎、出血性膀胱炎、肾炎和腮腺炎等。

四、并发症

1. 细菌性肺炎和急性支气管炎

多发生在原有慢性心肺疾患的患者，表现为持续高热、剧烈咳嗽、咯血性或脓性痰、呼吸困难、发绀、双肺干湿啰音、白细胞总数及中性粒细胞升高。X 线检查可发现多种肺部阴影，常见病原菌为肺炎球菌、葡萄球菌、流感嗜血杆菌。

2. 肺外并发症

Reye 综合征、中毒性休克、心肌炎及心包炎。

【实验室检查】

一、血象

白细胞数下降、淋巴细胞相对增多。若继发细菌感染时，白细胞及中性粒细胞增多。

二、病毒分离

病毒分离为确诊的主要依据，在起病 3 日内取患者的鼻咽部、气管分泌物接种于鸡胚羊膜腔或尿囊中，置 35 ～ 36℃孵育 4 日，取出鸡胚囊液和羊水进行血凝实验，分离可疑病毒，再用已知免疫血清进行血凝抑制试验，作出鉴定。

三、血清学检查

在流行期中，采集双份血清应用血凝抑制试验、补体结合试验及酶联免疫吸附试验检测相应抗体，恢复期血清抗体效价升高4倍以上，有诊断价值。但由于检查需时较长，早期诊断价值不大，可供流行病学调查之用。

四、其他

采取鼻甲黏膜印片染色检查病毒包涵体或荧光抗体技术检查病毒抗原，结果出现快，但敏感性及特异性均不理想。

【诊断与鉴别诊断】

一、诊断要点

（1）在流行季节有流感病毒接触史或集体发病史。

（2）起病急骤，发热畏寒、头痛、全身酸痛、软弱无力等全身中毒症状明显，呼吸道症状轻，可有鼻塞、流涕、咽痛、咳嗽等。

（3）实验室检查：病毒分离为确诊的方法，而血清学检查如检测病毒抗体有一定的辅助诊断价值。

二、鉴别诊断

1. 普通感冒

全身中毒症状不重而以上呼吸道卡他症状为主，病毒分离和血清学检查为鉴别的主要依据。

2. 钩端螺旋体病

钩端螺旋体病早期中毒症状易与流感相混，可根据流行病学资料、病原学及血清学检查以资鉴别。

3. 支原体肺炎

支原体肺炎与肺炎型流感X线片表现相似，但病情较轻，冷凝集试验和MG型链球菌凝集试验可呈阳性，支原体培养和血清补体结合试验可确诊。

4. 其他

应与流行性脑脊髓膜炎、肾综合征出血热发热期、大叶性肺炎等相鉴别。

【中医辨治】

一、治疗原则

感冒初起，病势轻浅，表现出一系列表证。必须根据时令、寒热虚实等情况进行辨证施治。病位若在上焦肺卫，宜宣肺解表，使病邪从汗解，此为基本治则。证属风寒者，当辛温解表；证属风热者，宜辛凉解表；兼挟湿邪者，宜疏风胜湿；正气不足、肺卫本虚者，当以扶正祛邪为主。对这些不同性质的证候，应当分辨清楚。若证属风寒或挟湿邪，误用辛凉，反使卫表气机凝滞，不得汗解，延长病程；证属风热或挟燥气，误用辛温，反促其化火耗液，伤络动血；体虚者，发表过度，必犯虚虚之戒。

二、辨证论治

1. 风热袭表证

[症状] 发热，微恶风寒，汗出不畅，头痛，身痛，咽喉肿痛，舌边尖红，苔薄微黄，脉浮数。

[治法] 辛凉解表，宣肺透热。

[方药] 银翘散加减。头痛较甚者，加桑叶、菊花；咽喉肿痛甚者，去荆芥，加马勃、玄参；高热渴甚者，加葛根、黄芩、生石膏。

2. 风寒袭表证

[症状] 发热，恶寒重，无汗，头痛，肢体疼痛，鼻塞喷嚏，苔薄白，脉浮或浮紧。

[治法] 疏风散寒，解表透邪。

[方药] 荆防败毒散加减。体质较虚者，去荆芥、防风，加党参；口渴者，加黄芩、葛根；胸闷不舒、纳呆腹泻者，加法半夏、陈皮、苍术、厚朴。

3. 暑湿困表证

[症状] 发热恶寒，无汗或少汗，头痛，四肢困倦，心烦口渴，小便短赤，大便溏泄，苔薄黄微腻，脉濡数。

[治法] 透表清暑，化湿泄热。

[方药] 新加香薷饮加减。脘痞、不思饮食者，加荷叶、佩兰；呕吐者，加法半夏、竹茹；肢体重痛甚者，加木瓜、薏苡仁。

4. 燥热袭表证

[症状] 发热微恶风寒，头痛，无汗，咽干，鼻塞而燥或干咳少痰，舌红少津，脉略数。

[治法] 解表润燥，清热肃肺。

[方药] 桑杏汤加减。咽干鼻燥者，加麦冬、天花粉；鼻燥衄血者，加白茅根、侧柏叶；咳痰黄稠者，加瓜蒌皮、川贝母。

5. 邪热壅肺证

[症状] 高热，烦渴，汗出，咳嗽，气促，胸痛，舌红苔黄，脉数。

[治法] 清气泄热，宣肺止咳。

[方药] 麻杏石甘汤合千金苇茎汤加减。高热、烦渴甚、汗多者，加知母、天花粉；痰中带血者，加茜草、大蓟、小蓟；腹胀便秘者，加生大黄、芒硝。

6. 肺热及肠证

[症状] 身热，咳嗽，下利色黄秽臭，肛门灼热，口渴，苔黄，脉数。

[治法] 清泄肺肠。

[方药] 葛根芩连汤加减。咳嗽较甚者，加金银花、桑叶、桔梗；腹痛明显者，加白芍、木香；四肢烦痛者，加防己、秦艽；呕吐者，加竹茹、法半夏。

7. 痰热阻肺，腑有热结证

[症状] 喘促不宁，痰涎壅盛，潮热便秘，苔黄腻或黄滑，脉滑数或实大。

[治法] 宣肺化痰，泄热攻下。

[方药] 宣白承气汤加味。咳甚胸闷者，加浙贝母、郁金；咳甚胸痛，咯腥臭脓痰者，加芦根、薏苡仁、冬瓜仁、桃仁。

8. 热毒内陷，气营同病证

[症状] 高热不退，烦躁不安，时有谵语，甚或昏迷，颈项强直，儿童多有抽搐，舌红绛，无苔或苔黄，脉细数。

[治法] 清气凉营，泻火解毒。

[方药] 白虎汤合清营汤加减。痰热盛而神识模糊，时有谵语者，加竹沥、石菖蒲、郁金；四肢抽搐者，加羚羊角、钩藤；大便秘结者，加生大黄。

9. 内闭外脱证

[症状] 热退，神昏，时见抽搐，喘喝欲脱，汗多气短，脉细无力，甚则面色苍白，四肢厥冷，汗出淋漓，舌红少津，脉微细欲绝。

[治法] 益气养阴，敛肺固脱。

[方药]生脉散合参附汤加味。呼吸急促者，加杏仁、金银花、连翘、瓜蒌；喉间痰鸣者，加葶苈子、浙贝母、杏仁；神昏者，加石菖蒲、郁金。

【西医治疗】

一、一般治疗

卧床休息，保持室内安静，注意通风，保持适宜温度和皮肤、鼻、眼、口腔的清洁，多饮水，给易消化和营养丰富的饮食。

二、抗病毒治疗

目前尚无特效抗病毒药物。金刚烷胺和金刚乙胺对甲型流感毒株有一定的抑制作用，但药物易产生中枢神经系统不良反应以及对乙型流感无效，并且易产生耐药性，现已较少使用。目前已开发出新一类抗病毒药物——Zanamivir（CG167），是一种唾液酸类似物，为神经氨酸酶的选择抑制剂。大范围的动物实验证实 Zanamivir 可抑制甲型和乙型流感病毒复制。初步的临床试验显示其效果与金刚烷胺及金刚乙胺相似，而耐药株发生率更低。

三、对症治疗及支持治疗

对症治疗及支持治疗为流感的主要治疗方法，包括解热、止痛、镇咳。对高热患者可使用解热镇痛药，但对儿童应避免使用阿司匹林，以免诱发 Reye 综合征。对继发性细菌性感染者可适当选择抗生素，严重者要在 ICU 监护下给氧、补液及保持气道通畅。对中毒型流感尤其是老年和体弱的患者，防止并发症产生是降低病死率的关键，可使用干扰素、白细胞介素等免疫调节剂增强免疫功能，加速康复。

【简方治疗经验与其他疗法】

一、单方验方疗法

（1）大青叶、板蓝根各 30g，贯众 15g。水煎代茶饮。可预防和治疗流感。

（2）贯众、紫苏、荆芥各 10g，甘草 3g。水煎顿服，连服 3 天。可预防和治疗冬春季的风寒型流感。

（3）蝉蚕解表汤：蝉蜕、僵蚕、板蓝根、连翘、桑叶各 10g，薄荷 9g，芦根 15g。先将上药用水浸泡 30 分钟，武火煎 15 分钟，每剂煎 2 次，煎出的药液相混合。根据病情轻重，每日 1 ～ 2 剂，分 2 ～ 4 次温服。适用于风热型流感。

（4）藿香、佩兰各 5g，薄荷 2g。煮汤以代饮料。可预防和治疗夏日暑湿型流感。

（5）暑令感冒合剂：香薷 6g，藿香、佩兰、厚朴各 10g，炙枇杷叶 12g，鸭跖草 15g。每剂加水适量，浸泡半小时，武火煎 10 分钟，过滤取药液备用，每日 1 剂，分 2 次温服。适用于夏季暑热流行性感冒。

（6）蓝地汤：板蓝根 50g，生地黄 50g，麦冬 20g，知母 20g，桑叶 20g，桔梗 15g，蝉蜕 15g。每日 1 剂，水煎 2 次，分 2 ～ 3 次温服，连服 3 天。适用于阴虚型流感。

二、外治法

1. 外感风寒

（1）葱白、生姜各 30g，食盐 6g，白酒 1 盅。将前三味药共捣烂呈糊状，入酒调匀，用纱布包紧，涂擦后背、手足心。涂擦一遍后，让患者安卧，一般 30 分钟后即有汗出。

（2）白芷 3g，冰片 0.6g。共研细末，过筛，贮瓶密封，用时取药粉适量，药棉裹之，塞入一侧鼻孔内。每侧鼻孔交替塞 30 分钟，每日 3 次，3 日为 1 疗程。

2. 外感风热

（1）桑叶、菊花、薄荷各 10g，连翘 20g，生姜 10g，桂枝 6g，青葱 1 根。将诸药打碎，分 2 份装入布袋，水煎 20 分钟，先取 1 袋熨颈、项、肩、背等处，稍冷则更换药袋，交替使用，每次 30 ～ 40 分钟，每日 2 次，3 日为 1 疗程。同时也可用药汁熏洗各部位，以加强疗效。

（2）金银花 4g，连翘 4g，桔梗 2.4g，牛蒡子 2.4g，淡豆豉 2g，甘草 2g，竹叶 1.6g。上药共研细末，过筛，取药粉适量，纱布包裹，敷神阙穴，包扎固定，每次贴药 4 ～ 6 小时，每日 2 次。

三、针灸疗法

1. 体针疗法

取穴：风池、大椎、曲池、合谷等。

配穴：外感风寒型加风门、肺俞，外感风热型加鱼际、外关，暑湿内困型加支沟，气虚体质加气海、足三里，血虚体质加血海、三阴交，阳虚体质加百会、关元，阴虚体质加太溪。

2. 耳针疗法

取穴：肺、气管、内鼻、脾、三焦、耳尖等。局部消毒后，耳尖穴点刺出血，余穴每次选 2 ~ 3 个，双侧同时针刺，捻转泻法，留针 10 ~ 20 分钟。

3. 电针

取穴：大椎、曲池、合谷、风池等穴。每次选取 2 穴，以毫针刺入，产生针感后，加电刺激，选取适当的波型和频率，以患者出现能耐受的麻胀感为度，每次通电时间 10 ~ 20 分钟。

四、药膳

（1）雪梨 3 个。洗净切片，与米共煮成粥食用。

（2）大梨 1 个，蜂蜜 10g。将梨挖一个洞，装入蜂蜜，放入碗内，上笼蒸熟，睡前食用。

（3）鲜橘皮 30g（干者 15g），加水 3 杯，煎至 2 杯。煎好后加白糖适量，趁热喝一杯，半小时后加热再喝一杯。

（4）大葱烧豆腐：把大葱切成小段，煸炒后，加入香菇，与豆腐同煮，可加适量胡椒粉服食。

【预防】

一、管理传染源

及时报告疫情，隔离患者。

二、切断传播途径

流行期间，应减少大型集会和集体活动。对剧院、托儿机构、礼堂和宿舍等公共场所，可采用每 $100m^3$ 空间用 2 ~ 4g 乳酸溶于 10 倍水中加热蒸发，以消毒空气。连用 3 日，可使流感发病率下降。室内亦可用食醋熏蒸法（用食醋 5 ~ $10mL/m^3$，加水 1 ~ 2 倍，稀释后加水熏蒸 2 小时，隔日 1 次）或烟熏消毒（苍术 10g，石菖蒲 10g，艾叶 10g，放瓦罐内燃烧）进行空气消毒。

三、保护易感人群

1. 疫苗预防

疫苗主要有减毒活疫苗和灭活疫苗两种，前者接种对象主要为健康成人与少年儿童，但一般禁用于老年人、婴幼儿、孕妇和患有严重慢性基础疾患或接受免疫治疗的患者，多用滴鼻；后者接种对象为流感减毒活疫苗禁用的人群，多采用皮下注射。疫苗保护率在年轻人中是70% ~ 90%，但在老年人中较低，约为30% ~ 50%。目前尝试为老年人同时接种两种疫苗，可提高保护率。

2. 药物预防

在流感传播中，当病毒株的改变限制疫苗预防效果时，或针对赴流感疫区的人群，可使用抗病毒药物，对短期接触者进行预防。药物为金刚烷胺。

3. 中草药预防

可用鬼针草、岗梅根、板蓝根各等份煎水代茶饮，或用贯众、板蓝根、大青叶、甘草煎水代茶饮。

第二节 麻 疹

麻疹（measles）是由麻疹病毒（measlesvirus）引起的急性呼吸道传染病，临床主要表现为发热、流涕、咳嗽、喷嚏、眼结膜炎、口腔黏膜斑及全身皮肤斑丘疹，在我国属于乙类法定传染病。病程中易出现呼吸、神经、心血管等系统并发症。本病传染性强，主要经呼吸道传播，冬春季多见。小儿发病率较高。

本病中西医同名，属中医温病学范畴。中医学有关麻疹的记载，早在《伤寒论》《诸病源候论》《备急千金要方》等书中就有“发斑”“瘾疹”“赤疹”“丹疹”的记载。后世医家对麻疹的论述更为详细，特别是清代谢玉琼之《麻科活人全书》对麻疹的病因病机、辨证论治与用药等均作了详细的论述。麻疹时邪由口鼻而入，首先犯肺；毒邪可由卫入气，急剧交争，毒邪外泄而见皮疹；严重者变证迭起，或麻毒郁闭于肺，或攻咽喉，或入心营等。

【流行病学】

一、传染源

人为麻疹病毒的唯一宿主，因此患者是唯一传染源。发病前2日（潜伏期末）至出疹后5日内，患者口、鼻、咽部、气管黏膜分泌物都含有病原体，可传染他人。前驱期传染性最强，出疹后逐渐减弱，疹退时已无传染性，恢复期不带病毒。

二、传播途径

以呼吸道飞沫传播为主，直接到达易感者的呼吸道或眼结膜而致感染。间接传播病例少见。

三、人群易感性

人对麻疹普遍易感，以6个月至5岁小儿发病率最高。由于麻疹疫苗的普遍接种，麻疹流行强度减弱，而发病年龄也有逐渐增大的趋势。凡未患过麻疹又未接受麻疹疫苗者，接触感染者后约有90%会发病。病后可获持久免疫力。

四、流行特征

本病发病率无性别、种族差异，但与卫生状况及营养状态关系较大。本病常年均可发生，但以冬春季为最多。在社区及学校等人群聚集的地方易造成流行。世界各地均有麻疹流行，但因疫苗的推广，现发病率大大下降。

【中医病因病机】

一、病因

由麻毒时邪引起。“麻非胎毒，皆带时行，气候暄热，传染而成”（《麻疹会通》）。“温邪时疠，触自口鼻，秽逆游行三焦而为痧”（《温热论》）。认为感受时邪而成麻疹。

二、病机

病邪多从口鼻而入，先侵于肺，肺卫失宣，出现发热、咳嗽、喷嚏、流涕等肺卫表证。麻毒蕴于脾，上熏于口，故可于口腔黏膜出现粟状疹点（麻疹黏膜斑）。麻毒与气血相搏，正气祛邪外出，麻毒由里达表，外发肌肤而出疹。疹透之后，邪随疹泄，疹渐消退，往往热去津亏，肺胃阴伤。

若正虚、邪重或失治、误治，可致麻毒郁闭，出疹不利，甚则内陷。若郁闭于肺，肺失宣降，热邪灼津为痰，肺气上逆而为喘咳；若麻毒壅盛，上攻咽喉，则咽喉灼痛，气憋声嘶；若热毒炽盛，内陷营血，闭阻心包，引动肝风，则神昏、抽搐。正不胜邪，则出现内闭外脱。

【西医病因病理】

麻疹病毒侵入人体，首先在上呼吸道和眼结膜上皮细胞内繁殖。病毒侵入人体，形成第一次病毒血症，随血流到达全身各组织，病毒被单核－巨噬细胞系统吞噬，并在此大量繁殖，再次侵入血流，形成第二次病毒血症，引起广泛病变。

麻疹主要病变为全身淋巴组织，特别是扁桃体、脾脏与阑尾等处有单核细胞浸润及多核巨细胞形成。皮疹和麻疹黏膜斑的形成被认为是由血管内皮细胞肿胀、增生与单核细胞浸润并渗出所致。麻疹患者肺部多呈间质性改变。脑和脊髓有充血和水肿、斑点状出血、淋巴细胞浸润，后呈脱髓鞘变化。其他如肝、心、肾等器官亦可见细胞浑浊肿胀和脂肪变性。

【临床表现】

潜伏期约为 8 ～ 12 日，平均为 10 日，应用被动或主动免疫者可延长至 3 ～ 4 周。

一、典型麻疹

临床经过可分三期，主要见于未接种疫苗，少数为接种疫苗失败者。

1. 前驱期（卡他期）

从发热至出疹一般持续 1 ～ 7 日，平均为 3 ～ 4 日。主要表现为上呼吸道及眼结膜炎症，表现为发热、咳嗽、流涕、喷嚏、眼结膜充血、流泪、畏光和眼睑浮肿。随着体温增高可出现全身毒血症症状，如食欲下降、乏力、全身不适、腹泻和呕吐等。发病 2 ～ 3 日，约 90% 患者在口腔双侧第一臼齿颊黏膜上出现针尖大小的灰白色小点，周围绕以红晕，逐渐增多，小点互相融合，此即麻疹黏膜斑，2 ～ 3 日内消失。该斑也可见于牙龈、下唇内、内眦、结膜、鼻黏膜与阴道等处。

2. 出疹期

发热 3 ~ 4 日后出疹。皮疹始于耳后发际，渐及额、面、颈、躯干和四肢，最后达手掌及足底，为麻疹透齐的标志。皮疹初为淡红色斑丘疹，大小不等，高出皮肤，呈充血性皮疹，压之可退色；少数皮疹呈出血性，压之不退色。疹间皮肤正常。出疹时全身毒血症状加重，高热可达 40℃，伴嗜睡、精神萎靡，重者有谵妄和抽搐，结膜红肿、畏光、眼睑浮肿、声音嘶哑、全身浅表淋巴结和肝脾轻度肿大。肺部可闻及干湿性啰音，X 线片可见肺纹理增多或弥漫性浸润改变。此期大约 3 ~ 5 日。

3. 恢复期

皮疹 3 ~ 5 日后出齐时，中毒症状减轻、体温下降，呼吸道症状减轻及眼结膜炎症迅速消失。皮疹按出疹的先后顺序消退，疹退后有糠麸样脱屑及棕褐色色素斑沉着，约 2 ~ 3 周后全部消退。无并发症者病程为 10 ~ 14 日。

二、非典型麻疹

1. 轻型麻疹

轻型麻疹前驱期短，上呼吸道症状及发热等全身中毒症状较轻，麻疹黏膜斑不典型或缺乏，皮疹少、病程短、并发症少，多见于对麻疹病毒有一定免疫力者，如 6 个月以内的婴幼儿、流行前注射过丙种球蛋白或以往接种麻疹减毒活疫苗的人群。

2. 重型麻疹

重型麻疹多见于营养不良、免疫力低下或继发细菌感染等并发症者。有下列数种，病死率高。

（1）中毒性麻疹：病毒血症严重，高热达 40℃或 40℃以上，谵妄、抽搐、昏迷、呼吸急促、发绀和脉搏加快，早期出现大批紫蓝色、融合性皮疹。

（2）休克型麻疹：患者以循环衰竭为显著，皮疹稀少、色淡、难以出齐或骤然隐退，面色苍白或青灰色，唇及肢端发绀，脉细弱，心率快和心音低钝。

（3）出血性麻疹：少见。皮疹为出血性，同时常伴内脏出血。

（4）疱疹性麻疹：皮疹呈疱疹样，可融合成大疱。

3. 非典型麻疹综合征

非典型麻疹综合征又称异型麻疹，多见于接种麻疹灭活疫苗后 6 个月至

6 年，当再接触麻疹患者或再接种麻疹灭活疫苗时出现，原因不明，可能是一种迟发型变态反应。突起高热，头痛肌痛，无麻疹黏膜斑。出疹从四肢远端开始，逐渐波及躯干和面部，皮疹为多形性，常伴水肿与肺炎。血中嗜酸性粒细胞增多，病毒分离阴性，血凝抑制抗体和补体结合抗体呈强阳性可进行判断。

4. 成人麻疹

全身症状较儿童为重，麻疹黏膜斑与皮疹同时或迟于出现。皮疹较多，并发症较少，孕妇患者可出现死胎。

5. 新生儿麻疹

出生的新生儿由于生前几日母亲患麻疹而发生。常无发热及卡他症状。

6. 无皮疹型

大多发生于免疫力低下者。可表现为发热等全身毒血症状，但无皮疹及麻疹黏膜斑，需根据流行病学及血清学检查、病毒分离而诊断。

三、并发症与后遗症

（一）并发症

1. 支气管肺炎

支气管肺炎为最常见的并发症，多见于 5 岁以下小儿。由麻疹疫毒引起的病毒性肺炎，症状不重。继发肺部感染时症状加重，表现为高热不退、气急、鼻翼扇动及唇指发绀，肺部可闻及干湿性啰音。X 线片检查为大片融合病灶。麻疹肺炎易并发脓胸、脓气胸、纵隔气肿、肺脓肿及心包炎等，后遗症为支气管扩张。麻疹并发肺炎占患儿死亡原因的 90% 以上。

2. 喉炎

麻疹继发性喉炎多由金黄色葡萄球菌或溶血性链球菌引起，有声音嘶哑、犬吠样咳嗽、吸气性呼吸困难，严重者有面色苍白、发绀、气促及烦躁。此时若抢救不及时，常因喉梗阻引起窒息而死亡。

3. 心功能不全

心功能不全多见于 2 岁以下幼儿。由于心肌炎、并发肺炎、缺氧等导致心功能不全，表现为气急、烦躁、面色苍白、四肢厥冷、脉搏细速及心音低钝等，皮疹突然隐退或疹发不透，短期内肝脏急剧肿大等心衰症状。心电图为低电压、T 波改变及传导异常。

4. 脑炎及亚急性硬化性全脑炎

麻疹脑炎发生率为 0.1% ～ 0.2%，多发生于出疹后 2 ～ 6 日，也可发生于出疹后 3 周内。目前主要认为早期发病是由麻疹病毒直接侵犯脑组织所致，后期发病则可能与免疫反应有关。临床表现与其他病毒性脑炎相似，病死率约 15%。多数患者经 1 ～ 5 周恢复。部分患者有智力减退、强直性瘫痪、癫痫等后遗症。

亚急性硬化性全脑炎是麻疹的远期并发症，少见。由麻疹病毒直接侵犯脑组织，在其中长期潜伏，引起亚急性进行性脑组织退行性病变。潜伏期 2 ～ 17 年。表现为进行性智力减退、性格改变、肌痉挛、共济失调、嗜睡和癫痫发作，最后昏迷，呈去大脑强直状态而死亡，病程多数为 1 年左右，少数可达 6 ～ 7 年。

5. 其他

还可有肝功能损害、口腔炎、中耳炎、乳突炎、原结核病灶播散等并发症。

（二）后遗症

麻疹并发支气管肺炎者可有支气管扩张等后遗症，麻疹脑炎患者有智力减退、强直性瘫痪、癫痫等后遗症。

【实验室检查】

一、血象

白细胞总数降低，淋巴细胞相对增加。

二、病毒分离

将眼鼻咽分泌物或痰标本用赖特染色后，在显微镜下观察可发现多核巨细胞，多核巨细胞在出疹前后 1 ～ 2 日即可阳性，比麻疹黏膜斑出现早。阳性率可达 90%，对麻疹早期诊断有一定价值。

三、血清学检查

采用酶联免疫吸附试验或免疫荧光法检测患者血清中麻疹 IgM 抗体，疹后 3 日 IgM 多呈阳性，2 周时达高峰。该法敏感性、特异性好，可作为早期诊断方法。在病程早期及恢复期各采血 1 次作血清血凝抗体、中和抗体和补体结合抗体检测，抗体效价增高 4 倍以上为阳性，可作为回顾性诊断。

四、病原学检查

早期患者的鼻咽分泌物、漱口液、痰或血液等接种到原代人胚肾、猴肾、羊膜细胞中，可分离出麻疹病毒。此外采用间接免疫荧光法检测涂片中细胞内麻疹病毒抗原，也可采用 cDNA 探针或反转录聚合酶链反应（RT-PCR）检测细胞内麻疹病毒 RNA，后者特异性及敏感性高。

【诊断与鉴别诊断】

一、诊断要点

（1）在流行期间有麻疹接触史而之前未患过本病。

（2）发热，伴上呼吸道卡他症状及眼结膜炎症，应考虑麻疹的可能，若病程中出现麻疹黏膜斑及典型皮疹者基本诊断可确立，恢复期出现色素沉着及糠麸样皮肤脱屑也可作为诊断的依据。

（3）非典型患者须进行实验室检查（病毒分离及病毒抗原或特异性 IgM 抗体检测）才能确诊。

二、鉴别诊断

1. 风疹

前驱期短，全身症状和上呼吸道症状轻，无麻疹黏膜斑。皮疹为淡红色斑丘疹，散在不融合，始于面部，延及躯干四肢，1 日左右即可出齐，2 ~ 4 日消退，无脱屑及色素沉着，耳后及枕部淋巴结肿大明显。

2. 幼儿急疹

幼儿急疹见于婴幼儿，起病急，突然高热，可伴轻度上呼吸道炎症，高热持续 3 ~ 4 日后急速下降。热退后出现皮疹为其特征，皮疹先出现于头面部后渐及躯干四肢，1 日内出齐，疹退无色素沉着及脱屑。

3. 猩红热

猩红热前驱期发热、咽痛明显，1 ~ 2 日内全身出现针头大小红疹，疹间皮肤一片猩红，压之退色，疹退可见大片脱皮，白细胞总数及中性粒细胞增高。咽拭子培养可确诊。

【中医辨治】

一、治疗原则

根据麻疹时邪“麻不厌透”“麻喜清凉”的特性，麻疹顺证以透、清、养为治疗原则。初热期宣肺透疹为主；见形期治以清热解毒，佐以透疹；收没期以甘寒养阴清热为主。麻疹逆疹以透疹、解毒、扶正为基本治疗原则，分别采用宣肺开闭、利咽消肿、开窍息风等法。出现心阳衰虚之险证时，当回阳救逆、扶正固脱为先。

二、辨证论治

麻疹的辨证，主要是辨别顺证和逆证，应注意从疹的色泽、形态、疏密，并结合脉证、动态变化几个方面综合诊察。关于麻疹的治疗，前人有“麻宜发表透为先，形出毒解便无忧”和“麻不厌透”之说，务必使腠理开，微微汗出，麻毒易达，这是诊治麻疹的要点。所以在治疗中，总离不开宣透解毒。麻疹的辨证论治要将卫气营血辨证与分期论治相结合。前驱期邪在肺卫，出疹期麻毒深入气分，恢复期则以肺胃阴伤或余热未清为主。麻疹的治疗原则按不同时期分别为辛凉透表、清热解毒、养阴清热。

1. 肺卫失宣证

[症状] 发热而微恶风寒，喷嚏咳嗽，鼻流清涕，目赤怕光，泪水汪汪，神倦纳呆，或伴呕吐，泄泻，咽痛，热甚时伴有惊惕，口腔颊部近臼齿处可见麻疹黏膜斑。舌苔薄白或微黄，脉浮数。

[治法] 辛凉透疹，清宣肺卫。

[方药] 宣毒发表汤加减。伴热甚惊惕者，加蝉蜕、僵蚕；咽痛甚者，加射干、板蓝根。

2. 肺热发疹证

[症状] 壮热不退，肌肤灼热，咳嗽加剧，声音嘶哑，烦渴引饮，神倦懒动，目赤唇红，或见惊跳抽风等，皮肤见玫瑰样丘疹，从耳后、颈、头面、胸背、四肢依次出现，初起鲜红，渐转暗红，分布均匀。舌红，苔黄，脉数。

[治法] 清热解毒透疹。

[方药] 清解透表方加减。高热烦渴者，加生地黄、花粉、芦根、生石膏、丹皮；伴抽风者，加地龙；疹色紫暗者，加红花、丹参。

3. 肺胃阴伤证

[症状]疹点依次收没，热退身凉，咳嗽轻微，诸症渐失，胃纳日增。舌红少津，脉细数。

[治法]养阴益气，清解余邪。

[方药]沙参麦冬汤加减。胃纳呆滞者，加麦芽、神曲、山楂；低热不退者，加地骨皮；肺虚燥咳较甚者，加桑白皮、贝母。

4. 麻毒闭肺证

[症状]高热不退，咳嗽剧烈，气促鼻扇，喉间痰鸣，疹出不透，甚则烦躁不安，口唇紫绀，四肢不温。舌红绛，苔黄厚，脉浮数，指纹青紫。

[治法]清热解毒，宣肺化痰。

[方药]麻杏石甘汤加味。痰多者，加浙贝母、天竺黄、鲜竹沥；疹色黯紫、透出不利者，酌加赤芍、丹参、紫草；口唇发绀、四肢不温者，合用生脉散。

5. 麻毒内陷心包证

[症状]高热不退，神志模糊，或神昏谵语，狂躁不安，呕吐，抽风，甚则呼吸微弱，面色苍白，四肢欠温。舌红绛，苔黄干，脉滑数。

[治法]清热解毒，平肝息风。

[方药]犀角地黄汤加减。或用紫雪丹或安宫牛黄丸以清热止痉，醒神开窍。

6. 麻毒攻喉证

[症状]咽喉肿痛，吞咽不利，呛咳声嘶，甚则呼吸困难，张口抬肩。舌红，苔黄，脉数。

[治法]清热解毒，利咽消肿。

[方药]清咽汤加减，另吞服六神丸。热毒炽盛者，加连翘、蒲公英、紫花地丁。

7. 阳气欲脱证

[症状]体温骤降或不升，面色苍白，冷汗淋漓，四肢厥冷，短气不足以息。舌淡苔白，脉微弱。

[治法]回阳益气固脱。

[方药]独参汤合参附龙牡救逆汤加减。

【西医治疗】

一、一般治疗

卧床休息，保持室内安静，注意通风，保持适宜温度和皮肤、鼻、眼、口腔的清洁，多饮水，给予易消化和营养丰富的饮食。

二、对症治疗

发热时一般不用退热剂，持续高热时可给予小剂量退热剂，但应避免骤然热退而引起虚脱。咳嗽剧烈时可给予镇咳剂，烦躁时给予适当的镇静剂，如安定、苯巴比妥等，角膜干燥或浑浊者可肌注维生素 A。

三、并发症治疗

1. 支气管肺炎

选用适当抗菌药物治疗。常用青霉素 G，根据痰菌药敏结合选用抗菌药物。高热、中毒症状严重者，可酌情给予氢化可的松。

2. 急性喉炎

尽量使患者安静，烦躁不安时应尽早使用镇静剂。重症者、有阵发性痰阻塞症状加重时及时给予吸氧、激素及镇静剂处理，并选用有效抗菌素治疗。不能缓解的Ⅲ度喉梗阻者，应立即作气管切开。

3. 心功能不全

有心力衰竭时应及早给予速效洋地黄类药物，可用毒毛花苷，亦可用毛花苷丙。心衰时常并发肺炎，应同时积极治疗。心肌炎严重时可用肾上腺皮质激素。周围循环衰竭者按感染性休克处理。

4. 脑炎

参考流行性乙型脑炎治疗。亚急性硬化性全脑炎可试用 IFN 等治疗，可缓解病情，但不能治愈。

【简方治疗经验与其他疗法】

一、单方验方

（1）透疹验方：鲜芫荽 30g，浮萍 30g。水煎服。适用于前驱期和出疹期。

（2）鲜柚子叶 30 ～ 60g。煎水外洗，适用于麻疹见形期，帮助出疹。

（3）野菊花、一点红各 12g，青蒿 9g。水煎服。适用于麻疹见形期。

二、对症治疗

（1）高热：针刺大椎、合谷、风池、曲池，或十宣放血。

（2）咽痛：可用复方硼砂液含漱，或可含服铁笛丸、六神丸。

（3）结膜炎：可用 50% 千里光眼液、黄连西瓜霜眼液滴眼。

（4）咳嗽：咳嗽剧烈时，可服复方罗汉果止咳露。

【预防】

一、管理传染源

对麻疹患者应及早隔离，严格执行疫情报告制度，确诊者应隔离至出疹后第 5 日，有并发症者应延长至第 10 日。易感者接触麻疹患者后应隔离检疫 3 周。曾作被动免疫者隔离 4 周。

二、切断传播途径

流行期间，应避免带易感儿到公共场所或探亲访友。密切接触患者的人员离开时，须在户外停留 20 分钟方可接触其他易感者。患者住过的房间应及时消毒、通风，暴晒被褥，室内用消毒水清洗。

三、保护易感人群

1. 主动免疫

接种麻疹减毒活疫苗是预防和消灭麻疹的主要措施。接种对象为 8 个月以上未患过麻疹的小儿，一般维持 4 ～ 6 年，7 岁时须复接种一次。易感者在接触患者 2 日内接种仍可防止发病或减轻病情。在 6 周内注射丙种球蛋白者，应推迟 3 个月接种。

2. 被动免疫

麻疹流行期间，对没有接种过疫苗的年幼体弱及患病的易感儿童在接触患者 5 日内，可注射丙种球蛋白防止发病，或减轻病情。

3. 中草药预防

可用紫草 30g，甘草 3g。水煎服。每日 1 次，连用 7 天。

第三节　风　疹

风疹是由风疹病毒引起的急性呼吸道传染病，属于后天引起的感染，其临床表现为轻度上呼吸道炎症、发热、红色斑丘疹和耳后、枕后淋巴结肿大。孕妇妊娠早期感染风疹病毒，可导致胎儿的先天性感染而致胎儿畸形或死胎。本病在世界各地均有流行，主要经空气飞沫传播。终年可见，温带地区多见于冬春季。人群普遍易感，儿童多见。

本病中医称“风痧”，因其皮疹细小如痧故名。《素问》中有“瘾疹”、《金匮要略》中有“隐疹”的记载。清代《幼科直言》中称本病为“风疹”。中医认为本病是感受风热时邪，邪毒与气血相搏、外泄肌肤所致。一般为邪伤肺卫，并可燔灼气营，少数热入营血。

【流行病学】

一、传染源

风疹患者、无症状带毒者和先天性风疹患者均为本病的传染源。从出疹前 7 日到出疹后 5 日都具有传染性。先天性风疹患儿出生后即能从鼻咽部和大小便排出病毒，且排毒时间可长达数周至数月之久，亦造成人群的感染。

二、传播途径

本病主要的传播途径空气飞沫传播，亦可通过被患者粪便及尿污染过的食具、衣物及生活用品等发生接触感染，通过母乳和胎盘也可传播。

三、人群易感性

人群普遍易感。风疹病毒的传染性不如麻疹强，感染后约 1/3 的人群发病。胎儿期或半岁以上人群的易感性高，易患年龄在 1 ～ 9 岁之间，发病年龄以 1 ～ 5 岁为多，成人亦可发病，男性多于女性。感染后可获持久免疫力。

四、流行特征

风疹呈世界性分布，终年可发病，温带地区以冬春季发病最高。在风疹疫苗使用以前，大多数国家风疹呈周期性流行，一般间隔 3 ～ 4 年。风疹抗体的阳性率在各地区间有一定差别，在我国小于 5 岁的各年龄组风疹抗体阳性率调查中，发现农村儿童高于城市儿童，各地差异波动在 87% ~ 100% 之间。

【中医病因病机】

一、病因

1. 风邪犯肺

《素问·咳论》曰："皮毛者，肺之合也，皮毛先受邪气，邪气以从其合也。"风邪犯肺，皮毛先受，肌肤虚弱则卫外功能不足，易发风疹。

2. 风寒袭表

风疹中的白疹多由风寒所致。"夫风邪客热在皮肤，遇风寒所折，则起瘾疹"(《太平圣惠方》)。

3. 风热侵肺

风疹中的赤疹多因风热而成。"若赤疹者，由冷湿搏于肌中，风热结成赤疹也。遇热则极，若冷则瘥也"(《证治准绳》)。

4. 痰热郁肺，胃肠湿热

"疹属热与痰……发则多痒或不仁者，是兼风兼温之殊，色红者，兼火化也"(《丹溪心法》)，认为疹不仅与肺热有关，兼有痰作祟，疹色红者为痰热化火所致。脾在体为肉，喜燥而恶湿，风湿相搏，侵犯脾土，发于肌肤则出疹，即"有诸内必形于诸外"。

二、病机

主要病机是邪毒与气血相搏，外泄肌肤所致。风热时邪从口鼻而入，郁于肺卫，蕴于肌腠，与气血相搏，邪毒外泄，发于肌肤。邪轻病浅，一般只伤肺卫，故见恶风、发热、咳嗽、流涕等症，皮疹色泽浅红，分布均匀。若邪毒炽盛，内传入里，燔灼气营，则见壮热、烦渴、尿赤、便秘等症，皮疹鲜红或深红，疹点分布较密。邪毒与气血相搏，阻滞于少阳经络，则发为耳后及枕后淋巴结肿大。邪毒外泄，疹点透发之后，热退而解。

【西医病因病机】

风疹病毒侵入上呼吸道后，先在局部黏膜增殖，继之在颈部、颏下和耳后淋巴结增殖，此时可表现为淋巴结肿大，然后病毒进入血流引起病毒血症。病毒通过白细胞到达单核系统，复制后再次进入血流，引起第二次病毒血症。

病毒可经血流到达皮肤，引起皮疹；到达结膜，引起轻度结膜炎；到达关节部位，引起关节炎；偶可到达脑组织引起脑炎。目前认为病毒的直接作用是致病的主要原因，而机体对风疹病毒的免疫应答反应也会造成一定的损害。后天风疹病毒感染所造成的器官损害较轻，先天性风疹综合征的病理改变视病毒侵犯个体的不同脏器而有所不同。

【临床表现】

一、获得性风疹（后天获得性风疹）

潜伏期为14～21日，平均18日。主要表现为发热、出疹、淋巴结肿大。

1. 前驱期

儿童前驱期症状多不明显，最早出现的是皮疹。青少年和成人有1～5日的前驱期症状，表现为1～2日的低热、头痛、咽痛、咳嗽、喷嚏、流涕、倦怠、厌食和结膜炎等，偶有呕吐、腹泻、鼻出血和齿龈肿胀等。

2. 出疹期

常于发热第1日或第2日出现皮疹。皮疹为本病的特征性表现，为小的充血性淡红色斑丘疹，先出现于面部，之后颈部，再由躯干至四肢，1日内布满全身，但手心和足心大多无疹。皮疹初似麻疹，融合后似猩红热。皮疹可持续1～5日，典型皮疹持续3日消退。个别患者皮疹呈出血性，可伴全身出血倾向。皮疹消退后无色素沉着，无脱屑。但出疹严重者，疹退可有细小脱屑。在较大儿童及成人中无皮疹风疹较常见，可只有轻度发热、咽充血、淋巴结肿大。亦有患者在感染风疹病毒后无任何症状、体征。

3. 淋巴结肿大

风疹患者均有淋巴结肿大，在出疹前7日部分患者已有淋巴结肿胀和触痛，在出疹后的第1日最为严重，主要分布于耳后、枕部、颏下和颈部，为一般性淋巴结肿大。病后迅速消肿，也有持续肿大达数周以上者。

二、先天性风疹综合征（congenital rubella syndrome，CRS）

CRS是孕妇在妊娠早期感染风疹病毒所致的先天性疾病。孕妇感染形成病毒血症后，病毒可穿过胎盘而感染胎儿，致使婴儿出生后器官可有缺损或畸形。其临床表现复杂，可累及全身各系统，表现为一种或几种器官畸形。

1. 出生时低体重

患儿出生时体重低于2500g，呈小体格和营养不良。

2. 耳聋

常有双侧感觉神经耳聋或伴有传导性障碍，导致继发性语言障碍。听力于出生第一年后呈进行性变坏，也可突然丧失。

3. 眼缺损

白内障发生率高达54.4% ~ 66%，多为双侧性，常与小眼球并发。晶状体呈球形，中心有核样坏死。视网膜有灶性病变或新血管形成而影响视力。先天性青光眼发生率较白内障少，表现为角膜增大和浑浊、前房增深、眼压增高，可并发白内障，晚期可出现圆锥形角膜、角膜水肿和自然晶体吸收。

4. 心血管畸形

最常见为动脉导管未闭，房室间隔缺损、肺动脉狭窄、法洛四联症等也较多见，也有高血压引起肾动脉和主动脉狭窄的晚期表现。

5. 中枢神经系统病变

表现为精神发育迟缓或孤僻症，也可出现严重的运动损害和典型的痉挛性双侧瘫痪。进行性风疹全脑炎（PRP）是中枢神经系统的慢性进行性疾患，常于11 ~ 30岁之间发病，潜伏期约12年。患者原有一段稳定的先天性风疹，继而发展为进行性脑病，出现智力衰退、共济失调、癫痫发作、强直性痉挛、构音障碍和眼球震颤，最后恶化死亡为最严重的表现。

6. 代谢和内分泌疾病

糖尿病是最常见的先天性风疹晚期表现，常于11 ~ 30岁之间发病，所有病例均有耳聋和其他缺损。甲状腺功能减退或亢进和甲状腺炎也是晚期表现之一。偶见生长激素缺乏症。

7. 其他

血小板减少性紫癜、肝炎、溶血性贫血及骨损害等亦常见到。

【实验室检查】

一、血象

白细胞总数减少，淋巴细胞分类增多，可出现异型淋巴细胞和浆细胞。

二、病毒分离

将风疹患者的咽拭子、皮疹、尿液、血液及脑脊液、关节滑液或脏器活检标本进行培养，可分离出病毒，再用免疫荧光法或酶标法进行鉴定。

三、血清学检查

血凝抑制试验、补体结合试验和中和试验等检测特异性抗体，需采双份血清，抗体效价升高 4 倍以上即有诊断意义。目前多采用酶联免疫吸附试验（ELISA）和间接免疫荧光法检测特异性 IgM 抗体，具有早期诊断价值。新生儿检出特异性 IgM 抗体，IgG 抗体在出生 6 个月后持续存在且效价升高者可诊断为先天性风疹。

【诊断与鉴别诊断】

一、诊断要点

（1）在风疹流行期间有风疹患者接触史。

（2）有发热、皮疹和淋巴结肿大等临床表现。

（3）病毒分离阳性或血清学检查双份血清抗体效价升高 4 倍以上可确诊。

（4）对母亲妊娠期怀疑感染风疹的新生婴儿，不论有无症状和体征，均应作风疹病毒分离和脐血、新生儿血或婴儿血风疹特异性 IgM 抗体测定，阳性者可确诊为 CRS。而 6 月龄的婴儿血清检测到高滴度的 IgG 抗体亦可诊断 CRS。

二、鉴别诊断

后天获得性风疹应与麻疹、猩红热、幼儿急疹、药物疹、传染性单核细胞增多症等疾病相鉴别。CRS 需与先天性巨细胞病毒感染、先天性弓形虫病及梅毒等疾病相鉴别，若具有风疹的临床特征，如先天性心脏畸形、先天白内障或青光眼，经病毒分离和血清学证实，确诊不难。

【中医辨治】

一、治疗原则

风疹治疗以疏风清解为基本原则。

二、辨证论治

根据临床表现进行辨证论治，关键是辨明感邪轻重及部位浅深。发热较轻，精神安宁，疹色淡红，分布均匀，病程在3～4天之内者为轻；壮热烦渴，疹色鲜红或紫暗，分布密集，出疹持续5～7天才消退，病程较长者为重。总的治疗原则是疏风清热解毒。邪郁在表者，治以疏风清热；邪毒内盛者，治以清热解毒；少数热入营血者，治以清营凉血。

1. 邪郁在表证

[**症状**]发热，恶风，喷嚏，流涕，咳嗽，纳呆，疹色浅红，先起于头面，继则躯干四肢，分布均匀，稀疏细小，2～3天消退，有瘙痒感，耳后及枕后淋巴结肿大，舌质红，苔薄黄，脉浮数。

[**治法**]疏风清热。

[**方药**]银翘散加减。耳后及枕后淋巴结肿大压痛者，加蒲公英、夏枯草；咽部肿痛者，加大青叶、板蓝根；皮肤瘙痒者，加赤芍、丹皮、蝉蜕。

2. 邪毒内盛证

[**症状**]壮热，口渴，烦躁不宁，疹色鲜红或紫暗，疹点较密，小便短赤，大便秘结，舌红，苔黄糙，脉洪数。

[**治法**]清热解毒。

[**方药**]透疹凉解汤加减。口渴甚者，加天花粉、鲜芦根；大便秘结者，加生大黄、芒硝；疹色紫暗而密者，加生地黄、丹皮、紫草；纳呆食少者，加神曲、谷芽。

3. 热入营血证

[**症状**]少见。疹色深赤紫暗，躁扰不安，甚或神昏谵狂，小便短赤。舌质红绛或深绛，少量黄苔或无苔，脉弦细数或细滑数。

[**治法**]清营解毒，凉血养阴。

[**方药**]清营汤。加服紫雪丹、安宫牛黄丸。

【西医治疗】

主要是对症治疗和支持治疗。

发热、头痛者可用解热止痛剂。若并发脑炎则按流行性乙型脑炎处理。出现并发症时可采用干扰素、病毒唑和金刚烷胺等，有一定疗效。详细询问病史是发现可能病因或诱因的最重要方法；对诱导性荨麻疹，包括物理性与非物理性荨麻疹患者，避免相应刺激或诱发因素，可改善临床症状，甚至自愈；当怀疑药物诱导的荨麻疹，可考虑避免或用其他药物替代；临床上怀疑与各种感染和慢性炎症相关的慢性荨麻疹，在其他治疗抵抗或无效时可酌情考虑抗感染或控制炎症等治疗，部分患者可能会受益。对疑为与食物相关的荨麻疹患者，寻找可能的食物并加以避免，特别是一些天然食物成分或某些食品添加剂可引起非变态反应性荨麻疹。

急性期应卧床休息，给予维生素及营养丰富、易消化的食物。保持皮肤清洁，防止搔破皮肤，引起感染。

【简方治疗经验与其他疗法】

一、单方验方疗法

（1）板蓝根冲剂：每次 1 包，每日 3 次，开水冲服。用于邪郁在表证。

（2）牛黄解毒丸：每次 2 片，每日 3 次，温开水送服。用于邪毒内盛证。

二、外治法

花生油 50g，煮沸后稍冷，加入薄荷叶 30g，完全冷却后过滤去渣。外涂皮肤瘙痒处，有止痒作用。中药熏洗法通过扩张全身的毛细血管，加快血液循环，从而能够加强药液对皮肤的治疗作用。按摩风市、阳池、百虫窝、解溪等腧穴也可以缓解荨麻疹。

三、针灸疗法

通过针灸或者拔罐等治疗手段，可以疏通人体经络，使气血运行通畅，改善血液循环。

【预防】

一、管理传染源

主要是隔离患者。本病传染期短，皮疹出现后隔离 5 日即可。

二、切断传播途径

由于本病主要是通过空气飞沫传播，故在流行期间应少到公共场所，特别是孕妇在妊娠早期。

三、保护易感人群

1. 主动免疫

风疹疫苗有两种，一类是单剂风疹减毒活疫苗，另一类是麻疹－风疹－流行性腮腺炎、麻疹－风疹、风疹－流行性腮腺炎疫苗，两者的预防效果相似。接种后95%人群可产生抗体，抗体可维持7年以上。接种对象为15个月龄至12岁儿童及易感育龄妇女。

2. 被动免疫

在流行期间，接触患者后，用丙种球蛋白被动免疫，可使症状减轻，但不能制止感染。

3. 孕妇的保护

育龄妇女、没有患过风疹者都应接受风疹疫苗注射，在流行期间，孕妇应少到公共场所，如确已感染风疹，应感染人工流产。

第四节　白　喉

白喉是白喉棒状杆菌（简称白喉杆菌）感染引起的急性呼吸道传染性疾病，主要侵犯咽喉等处的黏膜。其临床表现以咽、喉、鼻等处假膜形成和由白喉外毒素所致的全身中毒症状为特征，严重者可并发心肌炎和周围神经麻痹。主要通过呼吸道飞沫传播。本病见于世界各地，温带多发，全年散发，秋冬季多见，儿童发病较多。

白喉属中医“温毒”范畴，根据其临床特点，又称“喉缠风”“锁喉风”“喉痹”“白缠喉”。18世纪以前，白喉在我国医书未见明确记载，喉证中曾有“喉痹”“马喉痹”等症状描述，但多语焉不详，并未明确谈及“传染”二字。1795年郑梅涧在《重楼玉钥》关于“白缠喉”的论述是我国对白喉的第一次确切记载。《重楼玉钥》载：“喉间起白如腐一症，其害甚速……小儿尤甚，且多传染，一经误治，遂至不救。”这对白喉的主症、流行性、传染性、易感人群、预后进行了初步描述。郑氏制定了养阴清肺汤，确立治疗白喉的基本法则。19世纪中叶，第一部白喉专著《白喉咙证论》问世，但该书已佚。1869年张绍修对《白喉咙证论》一书进行了整理，并融入后人的经验，将白喉病的理法方药做了较全面的梳理，撰成《时疫白喉捷要》。该书指出“白喉时疫一症，其发有时，其传染甚速，其病至危至险”“此乃时行疫气为病”，明确该病为“时行疫气”所致的流行性传染病。1875年，许佐廷著《喉科白腐要旨》。许氏认为白喉发病不外乎内外二因，内因为病家“素体肺肾阴虚”，外因为“感受燥气时邪”，外火引动内火，而致阴亏火热之证。许氏尤其对寒热错杂、误治坏证的治疗有独到见解，主张内服药与外治法并用，当时运用的吹药有“瓜霜散”，噙药有“蚰蜒辟毒散”，贴药有“救急异功散”等。中医认为本病是由疫毒引起，在素体阴虚和干燥气候的影响下而发病。初中期多为实证，可见表热证或里实热证，病程中可因疫毒灼津成痰而发展为痰瘀阻喉等重症，或因正虚邪盛而迅速耗伤气阴，内陷心包。

【流行病学】

一、传染源

患者和带菌者为唯一传染源。带菌者包括恢复期带菌和健康带菌。患者在潜伏期末即从上呼吸道分泌物中排菌，具有传染性。不典型或轻型患者及健康带菌者，因未能早期诊断和隔离治疗，传播白喉的危险性更大。

二、传播途径

主要通过呼吸道飞沫传播，亦可通过衣物、用品、玩具间接传播，可通过接触侵入破损皮肤及黏膜而感染。白喉杆菌还可在食品，尤其在牛奶中生存繁殖，故细菌可以在进食过程中侵入咽部。

三、人群易感性

人群对本病普遍易感，感染后可产生持久免疫力。不同年龄组人群对白喉杆菌的易感性有显著差异。新生儿从母体胎盘和初乳中获得特异性抗体，6个月以内婴儿极少患白喉，这种免疫在出生后3个月时即明显下降，1岁时几乎完全消失，导致发病率上升，1～7岁儿童发病较多。但由于儿童普遍进行预防接种，致使近年来青少年及成人白喉患者相对增多。人体对白喉的免疫力，可作锡克试验（Schicktest）加以测定。

四、流行特征

白喉见于世界各地，温带为高发地区，我国各地均可发生。全年散发，秋冬季多见。近年来由于发病数少，季节特点并不明显。此外，用于城市人群交往频繁，发病率较前有所增加；此外，在一些不常与外界接触的特殊人群（如收容所、福利院成员）中，由于免疫屏障降低，一旦传染源被引入，可暴发大流行。

【中医病因病机】

一、病因

中医认为肺肾阴虚、肺胃积热，或幼儿脏腑未充，体质娇嫩，抵抗力弱，是其内因；秋冬季节，气候干燥，疫气横行，为外因。

二、病机

风热或燥热疫毒侵犯人体，从口鼻而入，外邪引动内热，内外合邪，搏于肺胃二经，咽喉为肺胃之门户，肺胃热邪上熏咽喉，烁津灼液，腐蚀喉膜，致咽喉燥痛，假膜布生，酿成本病。轻者，毒郁肌表，而见风热表证；继之入里或素体肺胃蕴热者，则见里热证候；热邪伤阴，络脉失常，可致咽喉不利，声哑气促；疫毒进一步烁津成痰，壅于喉间气道，影响肺气清肃，则见发热气急、声音嘶哑、咳如犬吠等痰浊壅盛的表现，甚则出现面色苍白、痰鸣唇绀、吸气困难等肺气闭塞之征；邪毒凌心，则见心悸、脉结代或脉缓无力等危候；后期热邪伤阴，多见肺胃阴伤证。

【西医病因病理】

白喉杆菌进入上呼吸道黏膜后，若机体抵抗力降低，即在局部表层组织内迅速生长繁殖，同时产生强烈的外毒素，渗入局部，引起局部黏膜上皮细胞坏死、黏膜血管扩张、大量纤维蛋白渗出和炎症细胞浸润。从血管渗出的纤维蛋白将炎性细胞、黏膜坏死组织和白喉杆菌凝固在一起，覆盖在病变黏膜表面，形成本病特有的假膜。喉、气管及支气管黏膜上形成的假膜与黏膜粘连不紧，假膜易脱落而引起窒息。

白喉杆菌外毒素在局部吸收，通过血行和淋巴系统扩散到全身，引起毒血症。外毒素吸收量与假膜所在的部位和广泛程度有关。咽部吸收毒素量最大，扁桃体次之，喉及气管最少。假膜愈广泛，毒素吸收量也愈大，病情也就越重。外毒素能迅速与身体各组织细胞结合，造成相应的病理变化，中毒性病变以心肌、外周神经、肾脏和肾上腺皮质等较著。

【临床表现】

本病的潜伏期为 1 ~ 7 日，多数为 2 ~ 4 日。依假膜存在的部位，白喉可分为 4 种临床类型，按其发生率依次为咽白喉、喉白喉、鼻白喉和其他部位的白喉。成人及年长儿以咽白喉居多，其他类型的白喉多见于幼儿。

一、咽白喉

咽白喉最为常见，占发病人数的 80%。根据假膜范围大小及中毒症状轻重又可分为以下 4 型。

1. 轻型

局部感染症状及全身中毒症状均较轻微，表现为低热、轻微咽痛，扁桃体稍红肿，假膜呈点状或小片状，局限于扁桃体局部。多见于成人或有一定程度免疫力的儿童。在流行期间有部分患者仅有咽痛等呼吸道感染症状，无明显全身症状，亦无假膜形成，但细菌培养可阳性，极易漏诊或误诊。

2. 普通型

普通型即典型咽白喉。起病缓慢，全身不适，有轻度至中度发热、乏力、纳差、恶心、呕吐、咽部疼痛。婴幼儿可有流涎和爱哭闹。咽部充血，扁桃体中度红肿，病后 24 小时左右出现点片状假膜，逐渐增大、增厚，并融合成片，但不超过腭弓。假膜边界清楚，表面光滑，初为黄白或灰白色，以后颜色渐污秽，甚或成灰黑色。假膜不易剥脱，强行剥离可使其下的黏膜出血，并在 24 小时内又形成新的假膜。此外，颌下及颈部淋巴结可肿大、压痛，但周围软组织无水肿。可演变成重型或极重型。

3. 重型

全身毒血症症状明显，高热可达 39℃以上，头痛、恶心呕吐、极度乏力。患者面色苍白，咽部疼痛，吞咽时加重。假膜范围较大且厚，波及软腭、悬雍垂、咽后壁等部位。假膜周围明显红肿，呈灰黄色污秽，或因出血、坏死而变成黑褐色，有强烈口臭。颈部淋巴结明显肿大，颈部软组织水肿。该型患者大多数伴有心肌炎症状，如脉细弱、血压下降等。

4. 极重型

起病急骤，局部假膜迅速扩大，呈蓝绿色或黑色，有特殊腐败口臭。扁桃体和咽部高度肿胀，常影响呼吸和吞咽。颈部淋巴结肿大，周围软组织高度水肿，使颈部短粗，甚至达锁骨和胸壁，状如“牛颈”。全身中毒症状极为严重，表现为高热（常达 40℃），烦躁不安、面色灰白、呼吸急促、脉细数、血压下降，甚则心脏扩大、心率失常、奔马率、心衰或中毒性休克等，预后极其凶险。

二、喉白喉

喉白喉多见于1～5岁小儿，以逐渐加重的气道梗阻性呼吸困难为主要临床特点。全身中毒症状不重，起病较缓慢。常有低中度发热，干咳（呈犬吠样），声音嘶哑甚至失声，吸气性呼吸困难，吸气时出现“三凹征”，即吸气时锁骨上窝、肋间和剑突下软组织均下陷；气道阻塞严重时，患者烦躁不安，鼻翼扇动，面色苍白及口唇发绀。如假膜波及气管、支气管，则呼吸困难更严重。假膜脱落可引起窒息，甚至死亡。

三、鼻白喉

鼻白喉较少见。患者多为婴幼儿。主要表现为顽固性鼻塞，鼻涕呈浆液性或带血，鼻孔周围发红、糜烂，有时形成溃疡和结痂。鼻前庭或鼻中隔处有假膜。患者常有微热、张口呼吸、睡眠不安、消瘦等。鼻白喉病变范围小，全身中毒症状大多轻微，但病变可蔓延至咽部，致使全身中毒症状转重。多数情况下，鼻白喉系继发于咽白喉，或与喉白喉同时存在。此时患者的毒血症状较重，并有咽、喉白喉的相应表现。

四、其他部位白喉

其他部位白喉极少见，可发生于皮肤、眼结膜、耳、舌、女性阴部、新生儿脐带或食管等部位，局部有炎症和假膜形成，多有混合感染存在，但全身症状轻微或缺如。皮肤白喉表现为局部红肿，有灰白色或污黄色假膜，其下可有糜烂或溃疡，常经久不愈。

五、并发症

1. 中毒性心肌炎

中毒性心肌炎是本病最常见的并发症，也是本病死亡的主要原因，多发生于病程第2～3周，少数在1周以内或6周以后出现。临床表现有高度乏力，呼吸困难，烦躁不安，面色苍白，心界扩大，心音低钝，心动过速或过缓，心律不齐，脉搏细弱，血压下降，肝脏肿大，下肢浮肿等。心电图常示低电压、ST段和T波变化、束支及房室传导阻滞或其他心律紊乱，严重者可有心力衰竭。临床上当患者体温下降、假膜消失、症状好转时，亦可能因体力活动而发生猝死。毒血症越重，心肌炎发生也越早越重。

2. 外周神经麻痹

外周神经麻痹（PP）多发生于病程的第 3 ~ 4 周，以运动神经受累为主，软腭麻痹最多见。表现为鼻音重而语言含糊不清，进流质饮食呛咳，悬雍垂反射消失。其次为动眼神经麻痹，至眼睑下垂，瞳孔散大；外展神经受累可引起内斜视等；面神经麻痹、四肢远端肌麻痹或膈间及肋间肌麻痹等，迷走神经亦可受累，偶见感觉神经受累。白喉所致的神经麻痹一般可在数周或数月内恢复，大多不留后遗症。

3. 继发性细菌感染

并发链球菌或金黄色葡萄球菌感染时可引起化脓性咽峡炎、化脓性中耳炎、败血症等。喉白喉患者，特别是假膜向下延伸到气管、支气管时，更容易导致肺炎的发生。

4. 其他

有的患者并发中毒性肾病，主要表现为尿量减少，尿中有红细胞、白细胞及管型，但真正的肺炎则少见。少数严重型白喉患者可出现尿毒症，预后很差。也可能并发中毒性脑病、中毒性肝病等。

【实验室检查】

一、常规检查

白细胞总数增高，一般为（10 ~ 20）$\times 10^9$/L，中性粒细胞占 80% 以上，严重者白细胞总数可在 30×10^9/L 以上，且可出现中毒颗粒。尿常规检查可有轻微蛋白尿，中毒症状重者可有红细胞、白细胞和管型。

二、细菌学检查

1. 直接镜检

在假膜与黏膜交界处取材，涂片染色后镜检和培养，可找到白喉杆菌。

2. 亚碲酸盐试验

以 2% 亚碲酸钾溶液涂布于假膜上，10 ~ 20 分钟后，假膜变为黑色或深灰色则为阳性，若不变色则为阴性。此法不易与非致病的类白喉杆菌鉴别，须结合临床资料综合考虑，或做细菌培养、分离鉴定。

3. 毒力和毒素试验

某些特殊情况需做毒力和毒素试验以进一步鉴别。毒力试验方法为鼠毒力试验，毒素试验可采用锡克试验或酶联免疫吸附法。若毒力和毒素试验均为阳性，则为白喉杆菌感染；若毒力试验阳性而毒素试验阴性，则为带菌者；若两种试验均阴性，则可排除白喉杆菌感染。

4. 细菌培养

取假膜边缘组织或分泌物接种，可接种于血琼脂培养基上或亚碲酸钾培养基上，培养 8 ~ 12 小时即可发现白喉杆菌，毒力试验阳性。

5. 荧光抗体法

在假膜与正常黏膜交界处，取假膜或分泌物涂片，加入荧光素标记的白喉抗毒素，在荧光显微镜下检查白喉杆菌。本法阳性率和特异性均较高，可作早期诊断。

【诊断与鉴别诊断】

一、诊断要点

（1）秋冬季多见，儿童发病较多。流行期间，1 周内有白喉接触史。未接受过白喉预防注射、未患过白喉者易感染。

（2）有发热、咽痛、声音嘶哑伴有全身中毒症状者，或伴有进行性喉梗阻症状，鼻咽或喉部有不易剥脱的灰白色假膜，强行剥离可有出血者，则应疑似诊断白喉。婴幼儿出现顽固性鼻塞，流浆液性或血性分泌物，鼻孔周围皮肤糜烂、潮红，须警惕鼻白喉。呼吸道外的黏膜、皮肤处见有迁延不愈的假膜性病损，要注意皮肤黏膜白喉的可能。

（3）细菌涂片和培养白喉杆菌是常用的病原学诊断方法。亚碲酸钾试验和荧光抗体法对早期诊断有帮助。若临床表现不典型、细菌学检查有白喉杆菌生长，则需做细菌毒力和毒素试验。

二、鉴别诊断

（一）咽白喉的鉴别诊断

1. 急性扁桃体炎

起病急，高热，咽部疼痛较重，扁桃体充血水肿明显，表面有较薄黄白色脓性分泌物，附着疏松，不超出扁桃体范围，易拭去。

2. 鹅口疮

本病病变多在口腔颊黏膜两侧，呈乳白色斑块融合，疏松易剥离。全身中毒症状较轻。涂片检查易找到白色念珠菌。多见于久病体弱幼儿或长期应用广谱抗生素者。

3. 樊尚咽峡炎

本病主要在齿龈或咽部有坏死、溃疡和假膜形成，有典型口臭。涂片可见梭形杆菌和螺旋体。

4. 传染性单核细胞增多症

本病扁桃体上可出现白膜，消退慢。涂片和培养无白喉杆菌。周围血液中有异型淋巴细胞，血嗜异性凝集试验可呈阳性，特异性抗体阳性。

（二）喉白喉的鉴别诊断

1. 变态反应性急性喉炎

本病多发生于婴幼儿，起病急，咽喉部无假膜形成，呼吸困难日轻夜重。

2. 气管异物

气管异物呛咳症状明显，无假膜，无全身中毒症状，初期无发热。胸透时常可见局限性肺气肿或肺不张。气管镜检查可明确诊断。

（三）鼻白喉的鉴别诊断

1. 鼻腔异物

鼻腔异物常为一侧性，检查时发现鼻腔内有异物而无假膜。

2. 先天性梅毒

本病鼻腔内有溃疡而无假膜，常伴有其他梅毒症状，梅毒血清反应阳性。

【中医辨治】

一、治疗原则

本病辨证施治重点应掌握病变过程中热、燥、痰三个基本环节。“热”是致病的基本因素，“燥”是阴亏的反映，“痰”是病变的产物，三者紧密相关，影响疾病的发生和发展。治疗应以清热、养阴、化痰为基本原则，结合病变的不同类型和阶段确定具体治法。病初属风热在表，治以疏表泄热，病程中属火热内炽者，治以清热泻火。属阴虚燥热者，治以养阴清热。此种情况最为常见，可用养阴清肺汤。属痰热交阻者，治以清热化痰。

二、辨证论治

1. 风热上扰证

[症状]发热恶寒，头痛咽痛，咽喉出现伪膜，舌红，苔薄白略干，脉浮数。

[治法]疏风清热，解毒利咽。

[方药]除瘟化毒汤加减。若大便干燥，加全瓜蒌、郁李仁、玄明粉；胸部胀闷，加炒枳壳、炒麦芽；小便短赤，加车前子、灯心草、木通；高热不退、口渴舌焦、脉洪数者，加生石膏、知母、天花粉。

2. 疫毒化火证

[症状]壮热心烦，咽干疼痛，咽喉伪膜迅速蔓延，色黑，颈肿显著（牛颈），甚则痰如拽锯，呼吸困难，舌红，苔黄，脉滑数。

[治法]清瘟败毒，涤痰消疽。

[方药]清瘟败毒饮加减。咽痛甚者，加射干、僵蚕、薄荷、板蓝根，并含化六神丸；痰黏难咳者，加贝母、瓜蒌皮，天竺黄；大便秘结者，加酒大黄、玄明粉、皂荚。

3. 痰阻气道证

[症状]伪膜迅速增大，咽干喉紧，犬吠样咳嗽，喉间有痰，呼吸急迫，吸气困难，甚至出现“三凹征”，烦躁，口唇青紫，舌红，苔黄腻，脉滑数。

[治法]祛痰利咽，清热泄肺。

[方药]麻杏石甘汤加鲜竹沥、浙贝母、葶苈子、土牛膝根。病势严重者，急服解毒雄黄丸，必要时行气管切开。

4. 阴虚肺燥证

[症状]咽干口燥，伪膜干黄，大便燥结，舌红，苔薄黄，脉细数。

[治法]养阴清肺。

[方药]养阴清肺汤加减。咳嗽重者，加沙参、杏仁；疼痛重者，加马勃、僵蚕；大便干结者，加火麻仁、玄明粉；高热口渴者，加生石膏、知母；伪膜蔓延、热毒深重者，加土牛膝根、板蓝根。

5. 疫毒损心证

[症状]面色苍白，甚则冷汗淋漓，精神萎靡，呼吸低微，四肢厥冷，心悸胸闷，脉结代或数急。

[治法]益气养阴，豁痰解毒。

［方药］生脉散合猴枣散加减。若肺肾气阴大伤、元气虚脱者，可重用人参，并加阿胶、生龟甲、山萸肉；冷汗淋漓、四肢厥冷、元阳欲脱者，加炮附子、煅龙牡。

6. 毒窜经络证

［症状］言语不清呈鼻音，进流质饮食常从口鼻呛出，悬雍垂反射消失，偏向健侧，患侧软腭弛缓，歪向健侧。舌红，少苔，脉弦细。

［治法］祛风通络，益气养阴。

［方药］蝉蝎通络汤加减。若兼气虚者，可加人参、黄芪；口干舌燥者，加沙参、玄参；咳嗽者，加贝母、杏仁；纳差者，加鸡内金、神曲。

【西医治疗】

一、一般治疗

卧床休息，尽量减少活动。普通型咽白喉患者应卧床休息 2 ~ 4 周，重型需 4 ~ 6 周，一般不少于 3 周。并发心肌炎者必须绝对卧床休息，过早活动极易引起猝死。严密观察病情，及时清理呼吸道分泌物和脱落假膜。躁动不安者可给予安定等镇静剂，呼吸困难和发绀者给予吸氧。注意口腔护理，饮食以流质为主，保证营养，防止水、电解质紊乱，给予大量维生素 B、C 等，保持室内通风和 60% 的相对湿度。

二、抗毒素治疗

宜早期、足量、一次性注射，对疑似患者也要及早给予治疗。喉白喉和鼻白喉患者给予抗毒素 2 万 ~ 4 万 U，普通型咽白喉患者 3 万 ~ 5 万 U，重型咽白喉患者 6 万 ~ 10 万 U，足量一次注射。发病 3 日后治疗者剂量加倍，儿童用量与成人相同。轻者肌注，或半量静滴、半量肌注；重者以静脉注射为好。

白喉抗毒素为马血清制剂，属异种蛋白。故注射前应询问过敏史，并做皮肤过敏试验，试验阴性则可用药。试验阳性者则须采用脱敏注射法，脱敏注射前应准备好抗过敏药物。可在注射抗毒素之前，先给予肾上腺皮质激素以缓解过敏反应。

不良反应处理：①过敏性休克应立即注射 0.1% 肾上腺素。病情严重者，尚应静脉滴注氢化可的松或地塞米松。②即刻发热反应常在注射 24 小时内发生，对症处理即可。③血清病在注射后2周左右出现，表现为发热、皮疹、关节痛及血管神经性水肿等，可用苯海拉明、异丙嗪或肾上腺皮质激素治疗。目前血清病已很少发生。

三、抗生素

抗生素治疗可抑制白喉杆菌生长，缩短病程和带菌时间，并能控制链球菌等引起的感染，但对白喉杆菌毒素无作用。首选青霉素G，青霉素过敏者可选用红霉素，重症和不能口服者可静脉给药，亦可选用阿奇霉素或第一或第二代头孢菌素。抗生素与抗毒素必须合并应用，缺一不可。

四、并发症的治疗

1. 心肌炎

心肌炎需严格卧床休息6周以上，避免劳累或用力。治疗可用肾上腺皮质激素，如泼尼松、地塞米松静滴。在激素治疗的同时，可静脉注射三磷酸腺苷、高渗葡萄糖液和辅酶A及细胞素C等，同时给予大量维生素B_1和C。

2. 外周神经麻痹

外周神经麻痹无特殊治疗方法，能自然恢复。可给予大剂量维生素B_1和B_{12}肌内注射，以促进麻痹恢复。咽肌麻痹及呛咳不能进食者应给予鼻饲；呼吸肌麻痹者做气管切开，采用呼吸机辅助治疗；四肢肌麻痹者可辅以针刺或物理疗法。

3. 继发性细菌感染

选用相应的抗生素控制感染。

【简方治疗经验与其他疗法】

一、单方验方疗法

（1）抗白喉合剂：生地黄9g，玄参15g，黄芪18g，连翘18g，麦冬9g。每日1剂，分2次服。治疗咽白喉。

（2）土牛膝根30g。加水浓煎，取汁400mL。5岁以下100mL，5岁以上儿童200mL，日服2次；还可将土牛膝根直接喷涂在咽喉部，每日3～4次。

（3）巴豆朱砂膏：取巴豆1～2粒去壳研细，与朱砂细末等量混合均匀。把橡皮膏剪成中央有小孔1.5cm×1.5cm大小的正方形，贴在印堂穴上。

然后将调匀的巴豆朱砂膏置于小孔上，使它直接接触皮肤，再覆盖上一张 2cm×2cm 的橡皮膏，约 1 ~ 2 小时揭去。在巴豆朱砂膏贴到之处，出现含有黄色黏液性分泌物的小水疱，在严密消毒下刺破水疱，用药棉吸尽疱内分泌物，然后用消毒纱布覆盖以防感染。

（4）肢厥、脉微者，参附注射液 12 ~ 16mL 加入 5% 葡萄糖注射液中静滴。

（5）吸气困难，痰鸣唇绀，急服雄黄解毒丸 7 丸，热汤送服。

二、外治法

咽喉肿痛甚者，锡类散适量吹患处。

【预防】

一、管理传染源

隔离治疗患者，直至全身和局部症状消失、隔日做细菌培养连续 2 次阴性为止。解除隔离不宜早于治疗后 7 日。密切接触者应医学观察 7 日。带菌者隔离治疗，可用青霉素或红霉素治疗，并隔离至细菌培养 3 次阴性为止。

二、切断传播途径

患者的分泌物和用具均须严格消毒，可用煮沸法或 5% 来苏溶液或 5% 石炭酸溶液浸泡 1 小时。病室内应用上述消毒液喷雾消毒。在白喉流行时，应考虑暂停或减少群众集会，小学生暂时停课，托幼机构暂时关闭。

三、保护易感人群

保护易感人群是最重要的环节。新生儿 3 日后开始按计划免疫程序注射“百白破”三联疫苗。此外，也可用白喉、破伤风类毒素二联疫苗。7 岁以上儿童首次免疫时或针对流行时的易感人群，可用吸附精制白喉或破伤风类毒素。密切接触者，行抗毒素被动免疫，有效预防期 2 ~ 3 周。中草药预防可用鲜卤地菊、土牛膝根、万年青等单味药 30 ~ 60g，水煎服，连服 5 ~ 7 日；或鲜橄榄、白萝卜各 60g，煎汤代茶饮，每周服 2 ~ 3 次。

第五节　水　痘

水痘是由水痘－带状疱疹病毒引起的原发感染性传染性皮肤病。临床上以发热、疲乏为前驱症状，继而分批出现丘疹、水疱、结痂，以躯干为多，口腔黏膜亦被累及为特征。本病传染性很强，其流行遍及世界各地，主要经飞沫传播。多发生于儿童。感染水痘后一般可获持久免疫，但可以发生带状疱疹。

本病中医亦称为“水痘”，另外还有“水花”“水疮”“水疱”“肤疹”等别名。古代医学文献对本病最早的论述为“水疱”。北宋钱乙《小儿药证直诀》详细论述了水疱之病症特点，其曰“肝为水疱，以泪出如水，其色青小”。明代王肯堂《幼科证治准绳》载道“上水疱者，俗谓之水痘也”。南宋《小儿卫生总微论方》首次提出了水痘的病名，其曰“其疮皮薄，如水泡，破即易干者，谓之水痘”。明代张介宾在《景岳全书》中言“凡出水痘，先十数点，一日后，其顶尖上有水泡；二日三日，又出渐多；四日浑身作痒，疮头皆破，微加壮热即收矣……七八日乃痊”，阐明了水痘的病症特点、病程及预后。清代医家张璐《张氏医通》云“水痘者，色淡浆稀，故曰水痘”，陈复正《幼幼集成》载道“水痘似正痘，外候面红唇赤，眼光如水，咳嗽喷嚏，涕唾稠黏，身热二三日而出，明净如水泡，形如小豆，皮薄，痂结中心，圆晕更少，易出易靥”，不仅继承和发展前人之说，还详细论述了水痘的病症特点。

【流行病学】

一、传染源

患者为本病唯一的传染源。病毒存在于患者的血液、疱疹的浆液和口腔的分泌物中。

二、传播途径

本病主要通过飞沫传播，但直接接触破裂的水疱也可以感染。

三、人群易感性

任何年龄均可感染水痘，2 ~ 10 岁儿童多见，2 ~ 6 岁为发病高峰，0 ~ 6 个月以内婴儿具有母体来的抗体，发病率较低。人体感染此病毒后，无免疫的人群约 70% 发生水痘，30% 无症状形成隐性感染。

四、流行特征

世界各地均有水痘发生，任何季节都可发病，但冬春两季发病较多。不论成人或儿童患带状疱疹，都能成为儿童水痘的传染源，引起暴发流行。

【中医病因病机】

一、病因

1. 邪犯肺卫

水痘时邪经口鼻入侵，致肺气失宣，故本病之初有发热、流涕、咳嗽等肺卫表证，正如《小儿卫生总微论方》言“此为表证，发于腑也”。清代《专治麻痧初编》引同时期强健《痘疹宝筏》云“麻疹水痘皆时行传染，多肺家之候，必兼咳嗽喘息”，若时邪进一步蕴结肺脾，脾失运化，水湿内停，与邪毒搏结，湿热蕴蒸，透于肌表，则疱疹布露，发为水痘。

2. 邪炽气营

《景岳全书》载道“水痘亦有类伤寒之状，身热二三日而出者，或咳嗽面赤，眼光如水，或喷嚏，或流涕”，若患儿体弱，感邪重，邪毒炽盛，内犯气营，则见壮热、烦躁、口渴、面红目赤、水痘密集、疹色暗紫、疱浆浑浊等邪炽气营证。邪炽气营阶段，因体虚邪毒化火，正不胜邪，易内陷转为变证，出现昏迷、抽搐等邪毒内陷厥阴心肝之证；或高热、咳嗽、气喘、鼻扇等邪毒闭肺之证。

3. 肺脾不足

《张氏医通》言“水痘……小儿肌肉嫩薄，尤多此证”，小儿肺脏娇嫩，肺主皮毛开窍于鼻而属卫，肺常虚而卫外不足，则易为水痘时邪所侵袭。此外，小儿脾常不足，素体脾胃虚弱，又外感于水痘时邪者，湿邪易郁阻于脾，致脾虚水湿不运，正邪相争，邪毒透于肌肤，发为水痘。

二、病机

本病因外感水痘时邪所致，其病变脏腑主要在肺、脾。盖肺主皮毛，小儿因脏腑娇嫩，形气未充，卫外机能低下，脾主肌肉，水痘时邪从口鼻而入，蕴郁肺脾，与内湿相搏，蕴蒸于肌表，则发为水痘。外感时邪、内蕴湿热，邪毒由口鼻而入，蕴郁于肺，见发热、流涕、轻微咳嗽等肺卫症状；病邪深入，郁于肺脾，时邪与内湿相搏，外透于肌表则发为水痘。少数患儿可因素体虚弱、调护不当、邪盛正衰、湿热炽盛而出现内犯气营，极少数患者出现逆传心包或邪入营血、燔灼肝经等证，可见疱疹稠密，色泽红赤或紫暗，壮热口渴，神志昏迷，甚至抽搐。

【西医病因病理】

水痘－带状疱疹病毒经呼吸道和口腔黏膜进入机体后，在局部黏膜短暂复制，经血液和淋巴液（原发性病毒血症）播散至单核－巨噬细胞系统组织，经多个繁殖周期后，再次进入血液（第2次病毒血症）而播散到全身各器官，特别是皮肤、黏膜组织，导致水痘以及出现内脏被侵犯的症状。由于特异性体液免疫和细胞免疫反应，第2次病毒血症仅持续3日左右，局部的病损由水痘－带状疱疹病毒感染毛细血管内皮细胞开始。临床上水痘皮疹的分批出现与病毒间歇性播散有关。当人体特异性抗体出现后，病毒血症消失，症状随之好转。

【临床表现】

本病潜伏期10～24日，一般14日左右。

一、典型水痘

1. 前驱期

婴幼儿常无前驱期症状或症状轻微。年长儿童和成人可有低热、头痛、乏力、食欲减退、咽痛、恶心、呕吐和腹痛等前驱期症状。持续1～2日后出现皮疹。

2. 出疹期

皮疹先见于躯干、头部，逐渐延及面部，最后达四肢。初为红色斑疹，数小时后变为丘疹，再经数小时左右发展为疱疹。疱疹多为椭圆形，2～5mm大小，周围有红晕，壁薄易破，疱疹液透明。数小时后变浑浊，发生皮疹处常伴瘙痒。1～2日后疱疹从中心开始干枯和结痂，周围皮肤红晕消失。持续1周左右痂皮脱落，一般不留瘢痕，若有继发感染脱痂时间常延长。水痘皮疹是分批、连续出现，每批历时1～6日，因此在同一部位可见斑疹、丘疹、疱疹、结痂同时存在。皮疹分布呈向心性，躯干最多，面部和四肢较少。部分患者疱疹亦可发生于口腔、咽喉、结膜和阴道黏膜，破裂后形成溃疡。

水痘一般为自限性疾病，2周左右自愈。多数典型水痘患者皮疹不多，全身症状亦轻，较少发生严重并发症。重型者则皮疹密布全身，甚至累及内脏，全身症状亦重，热度高，热程长。成人水痘常属重型。

二、非典型水痘

1. 出血性、进行性、播散性水痘

这类水痘主要见于应用肾上腺皮质激素或其他免疫抑制剂药物治疗的患者。出血性水痘疱疹内有血性渗出，或在正常皮肤上有瘀点、瘀斑。进行性水痘病程长达 2 周以上，播散性水痘患者可全身遍布皮疹，全身中毒症状重。

2. 先天性水痘综合征或新生儿水痘

因母亲产前 4 日内患水痘所致。先天性水痘综合征表现为出生体重低、瘢痕性皮肤病变、肢体萎缩、视神经萎缩、白内障、智力低下等，易患继发性细菌性感染。

3. 大疱型水痘

疱疹融合成为大疱，皮疹处皮肤及皮下组织坏死而形成坏疽型水痘，患者病情重，高热，全身症状重。

三、并发症

1. 继发性细菌感染

继发性细菌感染包括局部皮疹化脓性继发感染、蜂窝织炎、急性淋巴结炎、丹毒及败血症等。

2. 水痘脑炎

水痘脑炎多发生在病程第 3 ~ 8 日，少数见于出疹前 2 周或出疹后 3 周。病情轻重不一，症状和脑脊液所见与一般病毒性脑炎相仿。

3. 原发性水痘肺炎

原发性水痘肺炎多见于成人水痘患者和免疫抑制者。轻者可无症状，或只有干咳，重者有咯血、胸痛、气急、发绀和发热等，严重者可致命，尤其在妊娠中后期感染危险性更大。体征不明显。

4. 其他

后期可能发生 Reye 综合征，患者有呕吐、不安和激惹，继而进展到脑水肿。心肌炎、肾炎、关节炎、肝炎等均少见。

【实验室检查】

一、疱疹刮片

刮取新鲜疱疹基底组织涂片，应用瑞氏染色可发现多核巨细胞；应用苏木红染色可查见细胞核内包涵体，有利于与天花病毒相鉴别。

二、病毒分离

将疱疹液、血液直接种入人二倍体成纤维细胞，分离出病毒后再作鉴定。仅用于非典型病例。

三、抗体检测

特异性 IgM 抗体检查，虽然敏感性高，但许多带状疱疹患者亦存在水痘－带状疱疹病毒 IgM 抗体阳性。间接免疫荧光检测被感染细胞膜上的膜抗原之抗体，亦可存在假阳性。

四、抗原检测

早期患者应用 PCR 检测患者呼吸道上皮细胞和周围血白细胞中的水痘－带状疱疹病毒 DNA，比病毒分离简便。周围血白细胞阳性率 74% 左右，口咽上皮细胞阳性率为 62% 左右。

【诊断与鉴别诊断】

一、诊断要点

（1）冬春季流行，多见于儿童，当地有本病发生及流行。

（2）发病前可有发热、疲乏等前驱症状，皮肤损害呈向心性散在分布，为绿豆大小水疱，基底绕有红晕，伴瘙痒。皮疹分批出现。

（3）非典型病例可考虑采用疱疹刮片检查或免疫学检查，聚合酶链式反应（PCR）检测等明确诊断。

二、鉴别诊断

1. 脓疱疹

脓疱疹好发于鼻唇周围或四肢暴露部位，初为疱疹，继成脓疱，然后结痂，无分批出现特点，不见于黏膜处，无全身症状。

2. 丘疹样荨麻疹

丘疹样荨麻疹为梭形水肿性红色丘疹，如花生米大小，中心有针尖或粟粒大小的丘疱疹或水疱，分布于四肢或躯干，不累及头部或口腔，不结痂。

3. 其他病毒感染

单纯疱疹病毒感染也可引起水痘样皮损，这类播散性的单纯疱疹病毒感染常继发于异位皮炎或湿疹等皮肤病，确诊需依赖病毒分离。近年来发现有些肠道病毒，尤其是柯萨奇病毒 A 组可引起广泛的水痘样皮疹，但常发生于肠道病毒高发的夏末和初秋时，伴有咽部、手掌和足底部皮损。

【中医辨治】

一、治疗原则

本病与外感时邪、湿毒内蕴有关，临床表现以肺卫表证与皮疹为主，故脏腑定位为肺，涉及脾胃，极少数患者出现逆传心包或邪入营血、燔灼肝经等证。治疗以内治为主，治疗总法则是祛风清热，利湿解毒。若水疱多而密集，疱液浑浊，甚至伴有脓疱、流滋、糜烂和结痂，壮热不退，应加重清热解毒凉血之品；本病后期多出现脾虚湿困、伤津耗液、余毒不尽之象，治疗当以健脾利湿、扶正祛邪为主。

二、辨证论治

1. 风热夹湿证

[症状] 发热头痛，鼻塞流涕，白睛红赤，食欲不振，疹色红润，疱浆清亮，分布稀疏，此起彼伏，轻微瘙痒。舌淡红，苔薄白，脉浮数或指纹红紫。

[治法] 疏风清热，除湿解毒。

[方药] 银翘散加减。壮热口渴者，加寒水石、花粉、钩藤；血疱者，加大蓟、小蓟、蒲公英；疱疹作痒者，加僵蚕、蝉蜕、白蒺藜。

2. 湿热炽盛证

[症状]壮热烦躁，口渴欲饮，面红目赤，口舌生疮，疹发密集，痘色紫黯，疱浆浑浊，糜烂渗出，瘙痒较重，小便短赤，大便干结。舌红，苔黄燥且厚，脉滑数，指纹紫滞。

[治法]清热利湿，凉血解毒。

[方药]清瘟败毒饮加减。脓疱者，加板蓝根、紫花地丁、草河车；坏疽者，加白薇、白花蛇舌草、白蔹；痘色紫黯者，加生地黄、紫草；口舌糜烂者，加木通、灯心草、生地黄；瘙痒不宁者，加僵蚕、蝉蜕；大便干结者，加生大黄、全瓜蒌；津液亏耗，口舌干燥者，加北沙参、麦冬、芦根；烦躁抽搐者，加服紫雪丹。

3. 湿热留恋证

[症状]肢体困倦，口淡无味，食欲不振，大便稀溏，疱液难敛，舌质淡红，苔白滑，脉濡缓。

[治法]轻清芳化，健脾运湿。

[方药]参苓白术散加减。肢体困倦者，加人参、党参、黄芪；食欲不振者，加山楂，神曲。

4. 津亏邪恋证

[症状]低热倦怠，口干舌燥，心烦溲赤，大便干结，舌红少苔，脉细数。

[治法]养阴扶正，固本祛邪。

[方药]人参养营汤加减。低热者，加生地黄、黄柏；倦怠者，加人参、黄芪、党参。

【西医治疗】

主要是对症治疗。

（1）皮肤瘙痒，可应用含 0.25% 冰片的炉甘石洗剂或 5% 碳酸氢钠溶液局部涂擦；瘙痒较显著者，可口服抗组胺药。

（2）疱疹破裂，涂以 1% 甲紫或抗生素软膏以防继发感染。

（3）一般忌用肾上腺皮质激素，但出血性水痘及水痘肺炎患者可给予肾上腺皮质激素。因其他疾病已服用激素的水痘患者，如情况许可，应尽快减至生理剂量（一般治疗量的 1/10 ～ 1/5）。必要时停用。试用阿昔洛韦等抗病毒药治疗重症水痘，似有一定效果。也有报告采用 IFN 或转移因子治疗者。

【简方治疗经验与其他疗法】

一、单方验方疗法

（1）鱼腥草注射液：适用于本病初起，水疱成批泛发，身热不退，瘙痒不休者。每日 200mL 静脉滴注，连用 3 ～ 5 日。

（2）板蓝根注射液：适用于本病初起，皮损散在的轻型水痘。

（3）生脉注射液：适用于本病后期，热退津伤，口干唇燥者。

（4）野菊花、路边菊各 15g，金沙蕨 30g。煎汁内服。适用于风热夹湿和湿热内盛证。

（5）胡萝卜 100g，芫荽 60g，煎汤代茶，适用于痘发初期，有透疹散毒的功效。

二、外治法

（1）水疱未破者，三黄洗剂、颠倒散洗剂等外搽。

（2）水疱破溃、糜烂渗出，或有脓液者，选用马齿苋 60g。煎水取汁，湿敷后外搽解毒搽剂。

（3）口腔黏膜溃烂者，冰硼散、西瓜霜、锡类散等吹布。

（4）烂茅草一味，具有燥湿解毒之功，用其末涂抹患处，可疗水痘变疮。

三、针灸疗法

热毒邪炽盛、烦躁不安，甚至抽搐者，针刺合谷、内关、太冲、人中、水沟等穴位，泻法，强刺激。

【预防】

一、管理传染源

患者应予呼吸道隔离，至全部疱疹干燥结痂为止。在集体机构中，对接触患者的易感者应观察 3 周。

二、切断传播途径

被患者呼吸道分泌物或皮疹内容物污染的空气、被服和用具，应采用通风、紫外线照射、煮沸等方法消毒。

三、保护易感人群

减毒活疫苗能有效预防小儿及成人易感者发生水痘。对于高危人群的接触者，如因其他疾病应用免疫抑制剂者、母亲分娩前5日内患水痘的新生儿、骨髓移植的受体等可应用丙种球蛋白0.4 ~ 0.6mL/kg，或带状疱疹免疫球蛋白0.1mL/kg肌注，可以减轻发病后症状。

另外，可用土茯苓、茵陈、陈皮各100g。煎汤，集体饮用，可保护易感人群，预防本病流行。

第六节　单纯疱疹

单纯疱疹是由单纯疱疹病毒感染所致的病毒性皮肤病。临床以皮疹为成簇的水疱，好发于皮肤黏膜交界处为特点，有自限性，但易于复发。其流行遍及世界各地，各种年龄均可发病，在春秋季节发病率更高。

本病属中医“热疮”“火燎疮”范畴。“热疮”病名首见于《肘后备急方》：“甘家松脂膏，疗热疮。”《素问・生气通天论》载：“汗出见湿，乃生痤痱。”此处“痱”字应指代“热疮”。《圣济总录》载：“热疮本于热盛，风气因而乘之，故特谓之热疮。”《世医得效方》对此病因病机有所记载：“天竺黄散，治脏腑积热，烦躁多渴，口、舌、颊生疮。”该病临床表现被《太平圣惠方》描述为痒、痛，如“风多则痒，热多则痛”。其他伴随症状亦在部分古籍中有所记载，如《外科集验方》载“心神烦躁，遍身发疮”，《云林神彀・牙齿》载“心烦不欲食，热疮生咽舌”。病机与风热侵袭、肺胃积热上蒸、余热未尽有关，或体内正气不足，嗜食热性药食，发于肌肤所致。

【流行病学】

一、传染源

传染源主要是患者和病毒携带者。

二、传播途径

单纯疱疹病毒（HSV）可分为1型和2型。HSV1型感染主要通过直接接触病变部位或含 HSV1 型分泌物而传播，还可通过飞沫传播。HSV2 型感染主要通过性接触传播或经产道传播给新生儿。

三、人群易感性

人群普遍易感。发病无明显性别差异，多见于成年人。原发感染 80% ~ 90% 为隐性感染，少数为显性感染。大多数成人都有抗体，但抗体不能清除病毒。

四、流行特征

HSV 感染遍布全球。无明显季节性。

【中医病因病机】

一、病因

1. 风热侵袭，郁于肌表

风热之邪侵袭疏松之腠理，相搏于皮肤之间，不得消散，发而为病。《圣济总录》载："热疮本于热盛，风气因而乘之，故特谓之热疮，盖阳盛者表热，形劳则腠疏，表热腠疏，风邪得入，相搏于皮肤之间，血脉之内，聚而不散，故蕴结为疮。"

2. 肺胃积热

嗜食肥甘厚腻或小儿疳积生热等，以致肺胃积热，郁而不得解，上蒸肌表，发而为病，甚则与湿相合，多表现为脓汁渗出。如《太平圣惠方》载小儿燕口生疮，即脾胃有客热，热气熏发于口。

3. 嗜食热性药食

喜食易生热之食物或大热之药石之物，内热郁积，可外发于皮肤而为本病。如《海药本草》载："今泸渝人食荔枝，多则发热疮。"《证类本草》言："兵部手集服丹石人有热疮。"

二、病机

本病的发生因外感风热毒邪，客于肺胃二经，热毒蕴结，上蒸于头面而发于口唇、鼻孔四周和面颊；湿热内生循肝经下注，阻于阴部，热疮发于外阴；若素体虚弱，脾胃运化失健，积热上蒸，热邪伤津耗气，阴虚内热变生，熏蒸肌肤而反复发病。

【西医病因病理】

HSV 感染的特征是病毒在体内呈持续潜伏状态，或终身潜伏，或间歇复活，导致机体出现损害。HSV 原发感染时，病毒在局部繁殖，导致感觉神经末梢感染，本病毒具有嗜感觉神经节而形成潜伏感染状态的特性，潜伏感染可在一些免疫因素（如免疫抑制或免疫缺陷等）及非免疫因素（包括内分泌因素、物理因素、紫外线照射、局部皮肤损伤、月经、精神紧张和发热性疾病等）的触动下再次活动。HSV 感染后极少有病毒血症和内脏播散性感染的发生。当细胞免疫尚未发育成熟或有功能缺陷以及有体液免疫缺陷时，可表现为播散性和致死性。

原发性或复发性 HSV 感染所引起的组织学改变相似。皮肤损害的特点为病毒介导的细胞死亡和相应的炎症反应，表现为感染细胞呈气球样变性，并形成多核巨细胞，细胞核内可出现包涵体。感染细胞溶解后形成壁薄的水疱，在炎症细胞浸润后，水疱变为脓性，其后脓疱结痂而愈，通常不留瘢痕。感染区的血管改变包括血管周围的白细胞浸润和出血性坏死。此外，感染局部可发生淋巴结炎或淋巴管炎。

【临床表现】

HSV 感染可分为原发和复发。原发感染多发生在生命早期，如婴幼儿或儿童，常为隐性感染，偶尔出现临床症状。感染病毒后，机体产生抗体，病毒潜伏于神经节中，常常引起复发。

发病前局部往往先有灼热或紧张感，数小时后出现红斑。在红斑基础上迅速出现簇集性的小丘疱疹或水疱。水疱密集，有的互相融合。疱内含透明浆液或稀薄脓液，附近淋巴结可肿大。数日后水疱破溃，露出糜烂面，伴渗液，逐渐干燥、结淡黄色或淡褐色痂，1 ~ 2 周内脱痂而愈，愈后一般不留瘢痕。自觉局部灼热瘙痒。

本病好发于皮肤黏膜交界处，如口角、唇缘、鼻孔附近和外生殖器等处，也可侵及口腔黏膜，出现原发性龈口炎和咽炎。复发性感染主要表现为单纯性疱疹唇炎。侵及眼，引起疱疹性角膜炎，多伴有结膜炎。发于外生殖器者，称生殖器疱疹，可因摩擦引起糜烂或继发化脓性感染。自觉疼痛，可伴局部淋巴结炎及淋巴管炎，继发尿道炎、膀胱炎或前列腺炎。发于阴道及宫颈者，阴道宫颈黏膜出现红斑及群集小疱及溃疡，伴有发热、全身不适、局部淋巴结肿大。易引起早产、流产和新生儿感染。另外，当皮肤存在损伤时，原发性口腔和生殖器 HSV 感染通过自体接种或直接播散等形式可引起皮肤感染，常见类型有创伤性疱疹、疱疹性湿疹和手指末端的 HSV 原发感染。

新生儿单纯疱疹病毒感染除皮肤黏膜、口腔、眼部疱疹外，还有中枢神经系统感染和播散性感染两种类型。70% 以上的新生儿疱疹病毒感染将引起中枢神经系统感染或发生播散，如不予治疗，病死率将达 65%。

在儿童和成人，中枢神经系统感染是原发性或复发性 HSV 外周感染较少见的并发症。相反，新生儿中枢神经系统感染是 HSV 感染的主要类型，约占 70% 以上，该感染主要表现为脑炎。除新生儿期以外，95% 以上的 HSV 脑炎是由 HSV 1 型引起，临床上 HSV 脑炎大多数为复发性感染，临床表现为急性起病、发热、头痛、行为异常、幻嗅、言语障碍和局灶性癫痫发作。部分患者可在短期出现定向力丧失、抽搐、颈项强直、轻瘫和昏迷。病情一般较重，死亡多发生在第 2 周。未治疗的 HSV 脑炎的病死率为 60% ～ 80%，治疗后病死率可下降至 30% ～ 50%，存活者中 90% 以上遗留神经系统后遗症。本病毒除可引起脑炎外，尚可引起脑膜炎，脑膜炎通常与原发性生殖器疱疹有关。

免疫缺陷者体内潜伏的 HSV 复活可致免疫缺陷者单纯疱疹病毒感染，临床表现较重，演变快，恢复时间长，且易引起播散性内脏感染，表现为肺炎、食管炎、肝炎、结肠炎和播散性皮肤感染。

由于各种诱因使单纯疱疹复发者，称复发性单纯疱疹，可发生于同一部位，也可发生在不同部位。

【实验室检查】

（1）疱疹刮取物作涂片检查，可发现多核巨细胞和核内包涵体。

（2）患者水疱的疱液、唾液及粪便可分离出病毒。

（3）血清、脑脊液可检测出单纯疱疹病毒抗体。

【诊断与鉴别诊断】

一、诊断要点

（1）根据簇集性水疱，好发于皮肤黏膜交界处，多伴有灼热、瘙痒和紧张感，常见于发热性疾病、胃肠功能紊乱等疾病过程中，容易复发，一般不难诊断。

（2）当病变部位继发细菌感染，或局限于神经系统感染，或有内脏感染及新生儿感染等情况，诊断常有困难，需依赖实验室检查以确诊。

（3）HSV 脑炎的诊断较为困难。脑脊液变化与其他病毒性脑炎一样，早期病毒极少进入脑脊液，但发病 10 日后，大多数 HSV 脑炎患者脑脊液和血清中抗 HSV 抗体增高，可用于回顾性诊断。脑活组织检查及病原学检查特异性高，是目前最可靠和最有效的诊断方法。如能开展脑脊液中 HSV 抗原或 DNA 检测，将有可能取代脑活组织检查。

二、鉴别诊断

1. 带状疱疹

皮损为多处群集水疱，常沿神经走向单侧分布，呈带状排列，疱群间皮肤正常，伴有剧烈的神经痛，愈后极少复发。

2. 脓疱疮

皮损为红斑、水疱，以脓疱为主，疱破结脓痂，皮损广泛常有全身症状。多发于儿童，夏秋多见。

3. 水痘

皮损孤立散在，四周绕以红晕。始发于头皮或躯干，向心性分布，黏膜受累，伴发热等全身症状，治愈后终生免疫。

【中医辨治】

一、治疗原则

本病以清热化湿解毒为基本原则。根据不同证型，分别治以疏风清热、利湿解毒、清气凉营、解毒渗湿。对邪陷心肝、邪毒闭肺之变证，治以清热解毒、镇惊开窍、开肺化痰，必要时应采用中西医结合的方法抢救治疗。

二、辨证论治

本病初发易愈，复发难防。致病与外感风热毒邪、中焦蕴热有关，反复发作者属气阴不足、热邪内蕴之证，治疗不能只重视解毒祛邪，而忽视扶正祛邪。

1. 风热外袭证

[症状]口角、唇周、鼻孔周围出现群集水疱，灼热刺痒，畏寒恶风，溲

赤便秘，舌质红，苔薄黄，脉浮数。

[**治法**] 疏风清热，解毒敛疮。

[**方药**] 辛夷清肺饮加减。畏寒恶风者，去知母、薏苡仁，加荆芥、薄荷、竹叶；溲赤便秘者，去紫草，加赤小豆、木通、生大黄；发热咽痛者，去连翘、栀子，加青蒿、牛蒡子、千里光。

2. 中焦积热证

[**症状**] 口周、面颊或外阴集簇性水疱，反复发作，易破溃糜烂，流滋染毒，伴心烦郁闷，口臭纳差，脘腹胀满不适，大便或干或溏，舌质红，苔黄腻，脉滑数。

[**治法**] 清热解毒，健脾除湿。

[**方药**] 竹叶石膏汤加减。心烦郁闷者，去法半夏，加栀子、马齿苋、车前草、枳壳；口臭纳差者，去土茯苓，加茯苓、熟大黄、黄连；大便稀溏者，去生地黄、天花粉，加黄连、厚朴、粳米。

3. 阴虚内热证

[**症状**] 间歇发作，迁延难愈，口干唇燥，口渴思饮，少寐多梦，心烦体倦，舌质红，少苔，脉细数。

[**治法**] 益气养阴，扶正祛邪。

[**方药**] 生脉散合增液汤加减。迁延难愈者，去山茱萸、玄参，加黄芪、白薇、绿豆衣；少寐多梦，心烦体倦者，加焦栀子、木通。

【西医治疗】

主要是抗病毒治疗。目前公认的抗疱疹病毒制剂有以下几种。

一、阿糖腺苷

阿糖腺苷对局部 HSV 感染很有效，对 HSV 引起的角膜炎及时治疗，可避免进一步恶化而导致角膜严重病变，并可明显降低严重 HSV 感染的婴儿、HSV 脑炎患者的病死率。对生殖器疱疹应于复发早期用药，每日 4 次以上涂抹患处，持续 7 日。阿糖腺苷有一定毒性，需慎用。早期诊断、早期治疗效果好。

二、阿昔洛韦

阿昔洛韦对眼角膜炎、皮肤黏膜感染、生殖器疱疹、HSV 脑炎、带状疱疹都有非常显著的效果，为目前临床普遍使用的首选药。口服或静脉注射均可采用，静脉注射给药在原发感染患者中效果更为显著。阿昔洛韦毒性小，安全范围较大，单对其耐药的 HSV 变异株越来越多，耐药尤其易发生在治疗免疫缺陷者 HSV 的过程中。

三、泛昔洛韦和喷昔洛韦

泛昔洛韦以片剂或胶囊口服，喷昔洛韦静脉滴注给药或局部霜剂涂敷。泛昔洛韦治疗原发性生殖器疱疹，应在疾病出现时立即服药。

【简方治疗经验与其他疗法】

一、单方验方疗法

疱疹性齿龈口腔炎，可用金银花或连翘煎水含漱。

二、外治法

（1）糜烂结痂、灼热微痒者，选用黄连膏、紫草膏外涂。

（2）疱疹初起、水疱未破者，外用雄黄解毒洗剂。

（3）疱多疹红、糜烂渗液者，马齿苋 60g，水煎取汁，冷湿敷，每次 15 分钟，每日 2 ~ 3 次。

【预防】

一、管理传染源

患者有广泛皮肤、黏膜疱疹者应予隔离。

二、切断传播途径

尽量避免与患者感染部位直接接触。使用避孕套可减少生殖器疱疹的传播。一旦出现生殖器疱疹，即使使用避孕套也不能避免传播，应避免性生活。如果产妇有子宫颈 HSV 感染，建议行剖宫产。

三、保护易感人群

关于本病的疫苗预防，医学界一直有争议。理由是 90% 以上正常人体内已有抗 HSV 的特异性免疫力，而且抗病毒免疫不但不能根除病毒的潜伏感染，还可能促进本病毒潜伏。尽管如此，人们仍寄希望于 HSV2 型疫苗能预防生殖器疱疹感染的流行。当前研究较活跃的是 HSV 亚单位疫苗和核酸疫苗。

第七节　流行性腮腺炎

流行性腮腺炎是腮腺炎病毒引起的急性呼吸道传染病，病毒主要侵犯腮腺及各种腺体组织。临床表现以腮腺非化脓性肿胀、疼痛、发热并咀嚼受限为特征，并能引起脑膜炎、脑膜脑炎、卵巢炎和胰腺炎等。本病世界各地均有流行，通过飞沫传播，冬春季多见，主要发生在儿童和青少年。

中医称本病为“痄腮”“蛤蟆瘟”“鸬鹚瘟”“衬耳风”等，属温毒范畴。《黄帝内经》对“颔肿”一症已有了较为详细的记载。《灵枢·经脉》云：“小肠手太阳之脉……是动则病嗌痛颔肿。宋代确立了“痄腮”一名，对该病的病因病机、临床主症等有了较深刻的认识，治疗上也已经有了可行之法，但还未能将其作为一种传染性疾病加以认识。《证类本草》卷二十六稻米条下引用沈括《灵苑方》以“糯三升……炒令焦黑，碾为末”治疗“喉闭及咽喉肿痛、痄腮”。金元时期对于本病病因的认识可归为“热”“毒”“湿”三方面，病机为少阳邪热炽盛及湿热、风毒壅阻凝滞于局部。治疗方面，李东垣创立“二黄汤”“普济消毒饮子”成为后世治疗痄腮的基本方。明清以后，医家对此病的认识更加系统，薛己认为：“痄腮属足阳明胃经，或外因风热所乘，或内因积热所致。”本病的发生主要是由于外感风热时毒所致。病机的关键是风热时毒循经传变，壅阻少阳经脉。病位主要在少阳，并可传至厥阴。病多属温热实证。

【流行病学】

一、传染源

患者及隐性感染者为传染源。患者腮腺肿大前 7 日至肿大后 9 日，能从唾液中分离出病毒，在此期间具有传染性。病毒也可存在于血液、尿液及脑脊液中。

二、传播途径

主要通过飞沫传播。

三、人群易感性

人群普遍易感，主要发生在儿童及青少年，感染后一般可获持久的免疫力，二次发病者少。

四、流行特征

本病为世界性疾病，全年均可发病，但以冬春季为发病高峰。

【中医病因病机】

一、病因

本病的病因是风热时毒，在温暖多风的春季或应寒反暖的冬季容易形成。风热时毒既具有风热病邪的性质，又具有热毒的特性，多从口鼻吸受，致病后发展迅速，易致局部红肿热痛，并造成传播。当人体正气不足，或气血阴阳失调时，易感邪发病。

二、病机

风热时毒自口鼻而入，初起邪犯卫气，热毒充斥，因卫受邪郁，故先有短暂的憎寒发热；继而气分热毒蒸迫肺胃，出现壮热烦躁、口渴引饮、咽喉疼痛等里热炽盛的临床症状；邪毒攻窜头面，搏结脉络，导致头面红肿疼痛，甚则发生溃烂。如《诸病源候论·诸肿候》云："肿之生也，皆由风邪、寒热、毒气客于经络，使血涩不通，壅结皆成肿也。"本病一般很少深入营血，预后较好。

【西医病因病理】

腮腺炎病毒通过空气飞沫进入上呼吸道后，在黏膜上皮细胞和局部淋巴结中繁殖，进入血液引起病毒血症。由于病毒对腺体组织和神经组织具有很高的亲和性，病毒定位于腮腺和中枢神经系统，在此进一步繁殖复制后，再次侵入血流，形成第 2 次病毒血症，并侵入第 1 次病毒血症未受累的器官，因此在临床上可出现不同器官相继发生病变。腮腺炎的病理改变以腮腺非化脓性炎症为特征，颌下腺及其他腺体，如睾丸、卵巢、胰腺、乳腺、胸腺及甲状腺等也可受累。此外，脑、脑膜、肝、心肌和肾脏也常被累及，致使临床上出现多种表现。

【临床表现】

一、典型表现

潜伏期 14 ~ 25 日，平均 18 日。少数患者有发热、头痛、乏力、食欲下降等前驱期症状，1 ~ 2 日后腮腺逐渐肿大，开始为一侧，以后多累及对侧，表现为双侧腮腺肿大。腮腺肿大以耳垂为中心，向周围发展，边缘不清，触之有弹性感及轻度触痛，张口咀嚼及吃酸性食物时胀痛更甚。局部皮肤紧张发硬但多不红，表面发热但不化脓，腮腺肿胀可持续 4 ~ 5 日后逐渐消退。在腮腺肿胀时，颌下腺和舌下腺亦可受累。

腮腺管口（位于上颌第二臼齿对面黏膜上）在早期可有红肿，有助于诊断。不典型病例可无腮腺肿胀，而以单纯睾丸炎、脑膜脑炎等症状为主。

二、并发症

1. 生殖系统并发症

腮腺炎病毒好侵犯成熟的生殖腺体，故多见于青春期过后的患者，小儿少见。

（1）睾丸炎：年龄从 7 个月到 60 岁均可发生，以 25 ~ 40 岁发生率最高。在腮腺肿胀 1 周左右，患者出现高热、寒战和睾丸肿痛，可合并附睾炎、鞘膜积液和阴囊水肿。病变大多侵犯一侧，偶见双侧，一般不影响生育。

（2）卵巢炎：约占女性患者的 5% ~ 7%，症状较轻，很少引起不孕症。多表现为下腹部疼痛，严重时可扪及肿大的卵巢。

2. 神经系统并发症

腮腺炎脑膜炎较常见。多见于儿童患者，发生率为 15% 左右。症状一般在腮腺肿大后 5 ~ 12 日出现，患者有头痛、呕吐、嗜睡及脑膜刺激征，也可发生多发性神经炎、脊髓炎、耳聋等。脑脊液变化与其他病毒性脑膜炎或脑炎相同。预后一般良好，但重症可出现偏瘫、昏迷，甚至死亡。

3. 胰腺炎

胰腺炎常发生在腮腺肿大后 1 周内，表现为中上腹剧痛或触痛，伴呕吐、发热等，胰腺炎症状多在 1 周内消失。血清淀粉酶不能作为诊断胰腺炎的依据，而血清脂肪酶升高有助于诊断。

4. 其他并发症

心肌炎较少见，而肾炎、乳腺炎、胸腺炎、甲状腺炎、血小板减少及关节炎等偶可发生。

【实验室检查】

一、血象

白细胞计数大多正常或稍增加，淋巴细胞相对增高。有并发症时，白细胞计数可增高。

二、淀粉酶和脂肪酶测定

90% 患者血清和尿中淀粉酶在早期可有轻度至中度升高，无腮腺肿大的患者，血和尿中的淀粉酶也可升高，有助于腮腺炎诊断，同时脂肪酶升高有助于并发胰腺炎的诊断。

三、脑脊液检查

有腮腺炎而无脑膜炎症状和体征的患者，约半数脑脊液中白细胞计数轻度升高。

四、血清学检查

1. 抗体检查

采用 ELISA 法检测患者血清中 IgM 抗体有早期诊断意义。

2. 抗原检查

采用单克隆抗体检测患者血清、唾液中的腮腺炎病毒抗原，有早期诊断价值。近年聚合酶链反应技术在临床上广泛应用，用于检测腮腺炎病毒 RNA，具有很高的敏感性和特异性。

五、病毒分离

从早期患者的血液、唾液、尿液、脑脊液中可分离到腮腺炎病毒。

【诊断与鉴别诊断】

一、诊断要点

（1）在流行期间（温带地区主要是冬春季）有与腮腺炎患者接触史。

（2）发热、腮腺肿大而以耳垂为中心，肿胀边缘不清，皮肤不红，触之有弹性感及轻度触痛。

（3）不典型病例可进行血清学抗体、抗原检测及病毒分离，以便确诊。

二、鉴别诊断

1. 化脓性腮腺炎

化脓性腮腺炎多为单侧，局部红肿压痛明显，形成脓肿后局部有波动感。挤压腮腺时有脓液自腮腺管口溢出。血白细胞计数及中性粒细胞增高。

2. 症状性腮腺肿大

糖尿病、慢性肝病、营养不良、结节病或服用碘化物、羟保太松、异丙肾上腺素、硫氧嘧啶等可引起腮腺肿大，呈对称性，质软，无肿痛感，患者无发热等表现。

3. 颈部及耳前淋巴结炎

肿大不以耳垂为中心，局限于耳部或耳前区，边缘清楚。

4. 其他病毒性腮腺炎

A 型流感病毒、A 组柯萨奇病毒、副流感病毒以及淋巴细胞脉络丛脑膜炎病毒等可以引起腮腺炎，确诊有赖于病毒分离和血清学检查。

【中医辨治】

一、治疗原则

本病治疗以清热解毒、软坚散结为基本原则。轻证治疗可用宣、通之剂，以去其壅滞，不可过于攻伐，壅滞祛除，则少阳毒解。若出现邪毒内陷，扰动肝风，蒙闭心包，引窜睾腹，毒结少阳，则需配伍息风开窍、清肝泻火、疏利少阳等法。本病宜采用内、外治法结合治疗，有助于腮部肿胀的消退。同时应密切关注患儿病情变化，及早发现并处理变证，常采用中西医结合治疗。

1. 毒袭肺卫证

[症状] 畏寒发热，头痛轻咳，耳下腮部酸痛，咀嚼不便，继之一侧或两

侧腮部肿胀疼痛，边缘不清，舌苔薄白微黄，脉浮数。

[治法] 透表泄热，散结消肿。

[方药] 银翘散加减。咽喉疼痛者，加马勃、玄参；咳嗽较重，加杏仁、浙贝母；恶心呕吐者，加法半夏、藿香。

2. 热毒壅滞证

[症状] 高热、头痛、烦躁、口渴，食欲不振，或伴呕吐，腮部漫肿，灼热疼痛，咽喉红肿，吞咽咀嚼不便，小便黄赤，舌红，苔黄，脉滑数。

[治法] 清热解毒，散结消肿。

[方药] 普济消毒饮加减。腮部漫肿、硬结不散者，加山慈菇、浙贝母；腮部肿胀疼痛甚者，加夏枯草、海藻；热甚者，加生石膏、知母；大便秘结者，加大黄、芒硝；呕吐甚，苔黄腻者，加白豆蔻、藿香、石菖蒲。

3. 毒结少阳证

[症状] 往来寒热，头痛，腮部肿痛，边缘不清，食少心烦，口干喜呕，舌边尖红，苔白，脉弦数。

[治法] 疏利少阳，散结消肿。

[方药] 柴胡葛根汤加减。腮部肿痛者，加夏枯草；发热无汗者，加荆芥、薄荷。

4. 邪陷厥阴证

[症状] 高热不退，神昏，嗜睡，项强，反复抽风，或伴有一侧或两侧睾痛。腮部肿胀疼痛，坚硬拒按，头痛，呕吐，舌红，苔黄，脉洪数。

[治法] 清热解毒，凉营开窍。

[方药] 清营汤加减，配合紫雪丹、至宝丹。热甚者，加清开灵注射液或双黄连注射液静脉注射，清热解毒；抽风频繁者，加钩藤、僵蚕。

5. 毒窜睾腹证

[症状] 腮部肿胀渐消，一侧或两侧睾丸肿胀疼痛，或伴少腹疼痛，痛甚者拒按，舌红，苔薄黄，脉数。

[治法] 清肝泻火，活血止痛。

[方药] 龙胆泻肝汤加减。睾丸肿甚者，加荔枝核、延胡索；高热不退者，加生石膏、大青叶。

6. 热结肠腑证

[症状] 腮部肿痛，壮热烦渴，腹胀腹痛，腹壁拘急拒按，恶心呕吐，大便秘结，舌质红，苔黄或黄腻，脉数。

［治法］清热解毒，通下积滞。

［方药］大柴胡汤加减。高热不退者，加大青叶；腮肿硬结不散者，加山慈菇、夏枯草、浙贝母；腹痛、呕吐甚者，加黄连、竹茹。

7. 气阴两伤证

［症状］疾病后期，腮肿边缘不清，久不消散，患者低热或五心烦热，神倦乏力，口干食少，舌红少苔，脉细数无力。

［治法］清透余热，清养肺胃。

［方药］竹叶石膏汤加减。纳呆食少者，加白扁豆；口渴甚者，加沙参、玉竹、天花粉。

【西医治疗】

一、一般治疗

隔离患者，卧床休息。饮食以流质、软食、易消化为主，避免酸性食物，防止疼痛加剧。保证液体摄入量。注意口腔卫生，防止继发感染。

二、抗病毒治疗

早期可使用利巴韦林，可缩短病程及减少并发症发生，IFN 使用亦有报道。

三、肾上腺皮质激素应用

对重症和并发睾丸炎、脑膜炎、脑膜脑炎及心肌炎者，可短期使用肾上腺皮质激素。

四、对症处理

发热时以物理降温为主。睾丸肿痛时可用丁字带托起，腮腺肿痛明显者可用中药青黛散加醋调和后外敷。

五、脑膜炎和脑膜脑炎的治疗

抗病毒，肾上腺皮质激素使用，以及用甘露醇降低颅内压。

【简方治疗经验与其他疗法】

一、单方验方疗法

（1）板蓝根冲剂，用于温毒在表证。

（2）蒲地蓝消炎口服液，用于常证。

（3）安宫牛黄丸（散），用于邪陷心肝证。

（4）龙胆泻肝丸，用于毒窜睾腹证。

二、外治法

（1）新鲜仙人掌1块。去刺，捣泥或切成薄片，贴患腮，每日1～2次。

（2）蒲公英20g，鸭跖草15g，水仙花根20g，马齿苋20g。捣烂外敷。

（3）如意金黄散醋调外敷。

（4）大黄4.5g，胡黄连、胆南星各6g，吴茱萸9g。共研细末，以醋或清水调匀，压成饼状，敷贴涌泉穴，纱布覆盖固定，每日1次。

（5）鲜蒲公英、鲜木芙蓉花叶、鲜败酱草、鲜马齿苋，任选1种，也可2种合用，适量，捣烂外敷患处，每日1～2次。用于腮部肿痛。

（6）鲜木芙蓉叶、鲜败酱草各适量，捣烂；青黛10g，大黄10g，皂荚10g，荔枝核10g，研细末。将以上药物混合、调匀，敷睾丸肿痛部位，并用布袋托起睾丸，药干则用清水湿润继用，每日1次。用于睾丸肿痛。

三、针灸治疗

1. 体针

取穴：翳风、颊车、合谷、外关、关冲。

配穴：邪犯少阳证配风池、少商，热毒蕴结证配商阳、曲池，睾丸肿痛配太冲、曲泉，惊厥神昏配水沟、十宣，脘腹疼痛配中脘、足三里、阳陵泉。

操作：用泻法，强刺激，每日1次，每次留针30min，或点刺放血。用于腮部肿痛。

2. 耳针

取穴耳尖、对屏尖、面颊、肾上腺。耳尖用三棱针点刺放血，余穴用毫针强刺激，每次留针20～30min，每日或隔日1次。用于腮部肿痛。

3. 耳穴贴压

取穴双侧腮腺、皮质下、肾上腺、面颊。用王不留行按压在穴位上，胶布固定，按压每个穴位，以耳郭发热为度，按每日 4 ~ 5 次，一般 3 ~ 4 日为 1 个疗程。用于腮部肿痛。

【预防】

一、管理传染源

隔离患者至腮腺肿胀消退。

二、切断传播途径

流行期间，易感者应少去公共场所。用 0.2% 过氧乙酸熏蒸空气消毒。

三、保护易感人群

采用腮腺炎减毒活疫苗，皮内、皮下接种，还可采用喷鼻或气雾方法，90% 以上可产生抗体。一般丙种球蛋白及胎盘球蛋白无预防作用。可应用板蓝根 30g，水煎服，每日 1 剂，连服 6 天，作为预防。

第八节　支原体肺炎

肺炎支原体肺炎（mycoplasmal pneumonia，MPP）是由肺炎支原体（mycoplasma pneumoniae，MP）引起的呼吸道和肺部的急性炎症改变，常同时有咽炎、支气管炎和肺炎。肺炎支原体是引起人类社区获得性肺炎（community acquired pneumonia，CAP）的重要病原体，约占所有 CAP 病原体的 5% ~ 30%。它由口、鼻分泌物经空气传播，终年散发并可引起小流行的呼吸道感染。主要见于儿童和青少年，在成人中也较常见。支原体肺炎大多症状轻，预后较好，但肺炎支原体感染也可引起严重的双侧肺炎和其他系统的肺外并发症而导致死亡，如脑膜炎、脊髓炎、心肌炎、心包炎、免疫性溶血性贫血和肾炎等。

肺炎支原体肺炎属于中医“外感热病”“肺炎喘嗽”等病证范畴，为风热之邪犯肺、肺失宣发、痰热交阻所致。

【流行病学】

一、传染源

患者及肺炎支原体携带者为本病传染源。

二、传播途径

由感染者呼吸道分泌物借飞沫和气溶胶传播。

三、人群易感性

MPP 的感染与年龄和机体免疫状态有一定关系，婴幼儿时期以轻症或亚临床感染为主，发病高峰年龄是学龄前期和学龄期，3 ~ 15 岁儿童的社区获得性肺炎病原中 MP 占 7% ~ 30%。

四、流行特征

肺炎支原体感染广泛存在于全球范围，是儿童急性呼吸道感染的重要病原体，从密切接触的亲属及社区开始流行，容易在幼儿园、学校等人员密集的环境中发生。每 3 ~ 7 年出现地区周期性流行，流行时间可长达 1 年，流行年份的发病率可达到非流行年份的数倍。肺炎支原体感染可发生在任何季节，不同地区的流行季节有差异，我国北方地区秋冬季多见，南方地区则是夏秋季节高发。

【中医病因病机】

一、病因

外因责之于感受风热之邪，内因责之于小儿肺脏娇嫩、卫外不固。

二、病机

本病总病机为肺气郁闭。①初期多为风热之邪由皮毛或口鼻而入，侵犯于肺，肺气郁闭发为风热闭肺证；极期外邪入里化热，灼津炼液成痰，痰热胶结，闭阻肺络发为痰热闭肺证；随着痰化毒解，肺之气阴两伤，恢复期多见阴虚肺热证或肺脾气虚证。另外，在南方地域和长夏季节还可见湿热闭肺证。

②重症多因邪热炽盛，肺热郁滞不解，蕴生毒热，热深毒亦深，闭阻于肺，则见毒热闭肺证，“毒火盛而蔽其气，瘀其血”，热毒痰瘀互结，进入肺系本脏重症阶段，此阶段热毒痰瘀相互胶结，可引发肺不张、坏死性肺炎，也可发生闭塞性细支气管炎等。③难治多为素体虚弱，正不胜邪，邪气内伏久留，进一步耗伤气阴，临床主要表现为虚实夹杂证或正虚邪恋证，病情缠绵，此时肺之气阴亏虚为本，痰浊、毒瘀夹杂为标。

【西医病因病理】

肺炎支原体进入呼吸道后，黏附于上皮细胞表面，吸取宿主细胞的养料赖以生长、繁殖，抑制纤毛活动和破坏上皮细胞，同时释放有毒代谢产物，进一步引起局部组织损伤，其致病性可能与患者对病原体或其代谢产物的过敏反应有关。许多细胞因子如 IL–6、IL–8、IL–18 等参与肺炎支原体发病，并与疾病严重程度相关，Th 和 CD_8^+ 也在肺炎支原体发病中发挥作用。肺炎支原体主要侵犯呼吸系统。肺部病变呈片状，或为融合性支气管肺炎及间质性肺炎，伴急性支气管炎。肺泡内可含有少量渗出液，并可发生灶性肺不张、肺实变和肺气肿。肺炎支原体感染还可引起严重的双侧肺炎和其他系统的肺外并发症，如脑膜炎、脑干炎、脊髓炎、心肌炎、心包炎、免疫性溶血性贫血及肾炎等。

【临床表现】

一、主要症状

MPP 的临床表现轻重不一，婴幼儿的临床表现多不典型，总体较轻。咳嗽和发热是 MPP 主要症状。咳嗽发生率为 80% ～ 100%，病程早期以持续干咳为主，呈阵发性加重，可有类百日咳样咳嗽，后期可伴白色或黄色黏痰，部分可出现喘息。约 44.4% 患儿可出现发热，但几乎所有重症 MPP 均出现发热，其中 88.5% 出现高热（体温≥ 39℃），同时出现气急缺氧的表现。早期肺部体征常不明显，可有呼吸音减低，局部出现干湿啰音、喘鸣音等。临床症状轻，与影像学的显著表现不一致是 MPP 的一大特征。肺部病变范围广、伴有中等量以上的胸腔积液时可有呼吸困难。肺内出现并发症，如肺不张、肺梗死，则可出现胸部叩诊变实，呼吸音减低。

二、并发症

严重 MPP 引起的并发症包括胸腔积液、肺不张、坏死性肺炎、肺脓肿、肺栓塞等，可遗留后遗症。MPP 后还可发生慢性肺间质纤维化、闭塞性细支气管炎、单侧肺异常透亮综合征（单侧透明肺）以及肺弥散功能减低等。肺外并发症可累及神经、心脏、血液、肝、肾、胃肠道、骨关节、肌肉以及皮肤等多个器官系统。

【辅助检查】

一、病原学检查

肺炎支原体（MP）感染的确诊依赖于病原学检测，目前尚无确切的支原体血症证据。经典方法是对咽拭子、咽喉或气管吸出物、胸腔穿刺液或肺泡灌洗液等送检 MP 进行培养和分离。MP 培养条件苛刻，生长缓慢，因而缺乏早期诊断价值。

血清学检测是我国目前临床诊断 MP 感染的主要方法。单次 MP-IgM 抗体滴度≥ 1∶160 对 MP 近期感染或急性感染有诊断价值，恢复期和急性期双份血清 MP-IgM 或 IgG 抗体滴度呈 4 倍或 4 倍以上增高或减低时，同样可确诊为 MP 感染。血清学检查结果受病程的影响，MP-IgM 须在感染 1 周后才能被检测到。婴幼儿由于免疫功能尚未发育完善，产生抗体的能力较低，可能出现假阴性。抗体检测对于疾病病情和治疗疗程无意义。冷凝集素抗体检测因其敏感性和特异性有限，目前已被上述抗体检测所替代。

MP 核酸检测包括常规 PCR、巢式 PCR、多重 PCR、实时荧光定量扩增、RNA 实时荧光恒温扩增检测技术等，这类技术的最大优势是检测时间短，病程早期敏感度及特异度高。其中实时荧光恒温扩增检测技术最为敏感，可以检测特异性 RNA，阳性结果可以反映 MP 在患者体内的存活情况。

二、影像学检查

MPP 的胸部 X 线片表现多样。婴幼儿主要表现为双肺间质性肺炎；学龄前期及学龄期患儿以一侧的节段性或大叶性肺炎为主，常出现胸腔积液及肺不张等。重症病变多表现为累及一叶或多叶的节段性或叶性实变，可伴有肺不张、胸腔积液、坏死性肺炎、肺脓肿、气胸等。胸部影像学异常一般在 4 周左右大部分恢复，8 周时完全恢复，也有病程 1 年后恢复正常的报道。胸部 CT 常见的征象为伴有支气管充气征的大片实变影、结节状或小斑片状气腔实变影、磨玻璃样阴影，其他有支气管壁增厚、马赛克征、肺不张、树芽征、肺门淋巴结肿大等。

三、其他辅助检查

血常规检查无特异性。血清 C 反应蛋白（CRP）水平及鼻咽吸出物中白细胞介素 18（IL–18）水平显著升高可能是提示难治的预测指标，乳酸脱氢酶（LDH）升高与 IL–18 的升高呈显著相关，可作为临床参考。有研究认为，CRP ＞ 40mg/L 是诊断难治性 MPP 的参考指标之一，也可作为全身使用糖皮质激素的参考指标之一。D– 二聚体增高提示 MP 感染可能合并有高凝状态，须警惕血栓形成的可能。

【诊断与鉴别诊断】

一、诊断要点

（1）多在夏、秋季节。青少年多见。当地有本病发生和流行。

（2）新近出现发热，以干咳为主，稍有黏痰，可伴有畏寒、头痛、胸痛等症状。

（3）肺部听诊可闻及吸气末固定的中细湿啰音或干啰音，临床表现轻而且与影像学的显著表现不一致是 MPP 的一大特征。

（4）胸部 CT 常见的征象为伴有支气管充气征的大片实变影、结节状或小斑片状气腔实变影、磨玻璃样阴影，其他有支气管壁增厚、马赛克征、肺不张、树芽征、肺门淋巴结肿大等。

（5）血清学检测：单次 MP–IgM 抗体滴度≥ 1∶160 对 MP 近期感染或急性感染有诊断价值，恢复期和急性期双份血清 MP–IgM 或 IgG 抗体滴度呈 4 倍或 4 倍以上增高或减低时，同样可确诊为 MP 感染。

二、鉴别诊断

应与病毒性肺炎、浸润性肺结核及军团菌肺炎、肺炎衣原体肺炎、鹦鹉热肺炎、Q 热、分枝杆菌感染及肺梗死等相鉴别。

【中医辨治】

一、治疗原则

本病病变部位在肺，传变规律及辨证治疗多循卫气营血理论，风热与痰热是本病中心环节，故疏风清热化痰是基本治疗大法。若见阳明腑实证，当肺卫同治；若逆传心包，当凉营清心，豁痰开窍；若正不胜邪，热毒内陷，阴竭阳脱，则应回阳救阴，益气固脱。

二、辨证论治

（一）初期

风热闭肺证

[症状]发热，咳嗽，咽红，气急，有汗，口微渴，咯痰色黄，舌红，苔黄，脉浮数。

[治法]清肺开闭。

[方药]麻杏石甘汤合银翘散加减，可选用中成药小儿肺热咳喘颗粒剂（口服液）、小儿咳喘灵泡腾片（口服液）等。咳嗽明显者，可酌情加用四季抗病毒口服液、肺力咳合剂等；发热明显者，可酌情加用小儿豉翘清热颗粒、蒲地蓝消炎口服液等。

（二）极期

1. 痰热闭肺证

[症状]高热不退，咳嗽，痰黄黏稠，痰涎壅盛，气急鼻扇，面赤口渴，口周发绀，舌红，苔黄厚，脉滑数。

[治法]清热化痰，开肺定喘。

[方药]麻杏石甘汤合葶苈大枣泻肺汤加减。痰涎壅盛者，中成药可选用小儿清肺化痰颗粒（口服液）等；高热稽留不退者，中成药可选用金振口服液等。

2. 毒热闭肺证

[症状]高热炽盛，喘憋，咳嗽，烦躁口渴，涕泪俱无，小便短黄，大便秘结，舌红芒刺，苔黄，脉洪数。

[治法]清热解毒，泻肺开闭。

[方药]麻杏石甘汤合小陷胸汤加减。大便秘结者，加小承气汤；高热炽

盛者，可酌情加用中成药安宫牛黄丸；脘腹痞满者，加一捻金。本阶段也可见瘀血阻络的证候特点，可适当加用凉血活血通络之品。此外，也可选择喜炎平注射液 5 ~ 10 mg/（kg·d）（最大不超过 250 mg/d）、炎琥宁注射液静脉滴注。

3. 湿热闭肺证

［症状］身热不扬，咳嗽，咯痰不爽，食少腹胀，大便黏腻，小便黄，舌红，苔黄腻，脉濡数。

［治法］清热利湿，开肺定喘。

［方药］麻杏石甘汤合三仁汤加减，可选用中成药清热化湿口服液等。

（三）恢复期

1. 阴虚肺热证

［症状］干咳，少痰，盗汗，低热，手足心热，面色潮红，咽干，舌红而干，苔剥脱、少苔或无苔，脉细数。

［治法］养阴清热，润肺止咳。

［方药］沙参麦门冬汤加减，可选用中成药养阴清肺口服液等。

2. 肺脾气虚证

［症状］咳嗽无力，食少纳呆，动则汗出，气短懒言，面白神疲，大便溏，舌淡，苔薄白，脉细无力。

［治法］补肺健脾、益气化痰。

［方药］玉屏风散加减，可选用中成药玉屏风滴丸（颗粒）等。

【西医治疗】

一、一般治疗

卧床休息，多饮水，注意保暖，摄入足够蛋白质、热量、维生素，保持呼吸道湿化与通畅。必要时给氧。

二、病原治疗

1. 轻症 MPP

轻症 MPP 有一定自限性，以阿奇霉素为首选的大环内酯类抗生素是抗 MP 感染的一线药物，对症治疗可根据临床症状严重程度适当给予退热、止咳、祛痰、平喘等药物。

2. 重症 MPP 和难治性 MPP

大环内酯类抗生素仍为首选。选择阿奇霉素静脉滴注，然后可根据情况适时改为阿奇霉素或红霉素口服（即抗生素序贯疗法），也可直接使用红霉素静脉滴注。7 岁以上儿童则可换用米诺环素或多西环素，不能耐受大环内酯类者也可以选用米诺环素或多西环素口服。骨骼发育成熟的青少年可以选择左氧氟沙星或莫西沙星口服。多西环素、米诺环素、左氧氟沙星和莫西沙星等主要针对重症或难治性 MPP，使用前须评估利弊与风险并取得家长同意。

三、激素治疗

全身使用糖皮质激素是治疗重症 MPP 或难治性 MPP 的重要选择之一，首选甲泼尼龙或泼尼松，口服或静脉给药，疗程 3 ~ 7 日。全身使用大剂量糖皮质激素冲击治疗仅限于危重症和用常规剂量治疗无效的 MP 感染，可选择甲泼尼龙静脉滴注，之后根据临床改善程度改为口服甲泼尼龙或泼尼松并逐渐减量，总疗程不超过 4 周。预测对常规剂量糖皮质激素可能无反应的因素包括以下各项：持续高热超过 7 日，初诊时 CRP ≥ 110mg/L，中性粒细胞百分比 ≥ 0.78，血清 LDH ≥ 478IU/L，血清铁蛋白≥ 328g/L，肺 CT 提示整叶密度均匀的实变影。

静脉注射用丙种球蛋白（IVIG）用于治疗重症病例并发高细胞因子血症，或者合并中枢神经系统病变、免疫性溶血性贫血、免疫性血小板减少性紫癜等自身免疫性疾病，IVIG 对合并肺外损害者可能有益，特别是存在全身糖皮质激素应用禁忌或对其治疗无反应者。目前，使用 IVIG 多为病例个案报告，尚缺乏高质量证据支持。IVIG 价格昂贵且为血液制品，不推荐常规应用。

【简方治疗经验与其他疗法】

一、单方验方疗法

（1）大女贞煎：新鲜女贞叶 500g，加水 500mL，浓煎至 200mL。每次 5 ~ 10mL，每日 3 ~ 4 次。可用于小儿支原体肺炎。

（2）草杖煎：白毛夏枯草、虎杖各 30g。水煎服。每日 1 ~ 2 次。用于小儿肺炎。

二、中药敷背法

本法即“塌渍法”，相当于透皮给药疗法，以达到内病外治的目的。适用于 MPP 肺部啰音较多及肺部片影难以吸收的患儿。最常用的外敷法为大黄、芒硝等药味组成敷胸散，敷于啰音密集及片影处，可有效促进局部炎症吸收。

三、拔罐法

本法适用于肺部啰音较多及咳嗽较重的患者，常选用穴位有风门、大椎、肺俞。

四、中药中频离子导入

本法适用于肺部啰音较多及痰量多的患者。

【预防】

一、管理传染源

发现患者应注意隔离，及时治疗。

二、切断传播途径

有家庭成员患支原体肺炎时，应避免密切接触。集体人群中有本病流行时，应减少集会。

三、保护易感人群

本病流行时，可试用大环内酯类抗生素预防，支原体疫苗预防效果尚无定论。

第九节　猩红热

猩红热为 A 组 β 型溶血性链球菌引起的急性呼吸道传染病，临床特征为发热、咽峡炎、全身弥漫性鲜红色皮疹、疹退后明显脱屑，少数患者患病后可出现超敏反应性心、肾、关节损害。本病主要经空气飞沫传播，全年均可发病，但冬春季节发病较多，夏秋季少。可发于任何年龄，但以儿童最为多见，5 ~ 15 岁为好发年龄。

本病属中医温病“烂喉痧”“丹痧”“烂喉丹痧”等范畴。因具有强烈的传染性，又称为“疫痧”或“疫疹”。中医学认为本病病因为感受猩红热时邪，热毒之性较为突出，致病后易发生丹痧和咽部的红肿糜烂，故温热时毒又称痧毒。时疫毒邪由口鼻侵入人体肌表，继而化热充斥肺胃，上攻咽喉，并窜扰血络而致肌肤丹痧密布。感邪重者，邪毒不仅可内陷营血，而且可迅速内闭心包、陷于厥阴，引动肝风则神昏抽搐。病情凶险者，甚至因内闭外脱而死亡。病至后期，邪毒虽去，阴津损耗，多见肺胃阴伤的证候。

【流行病学】

一、感染源

感染源主要是患者和带菌者，自发病前 24 小时至疾病高峰时期传染性最强。A 组乙型溶血性链球菌引起的咽峡炎，排菌量大且不易被隔离，是重要的传染源。

二、传播途径

本病主要经过空气飞沫传播，有时可经过破损的皮肤或产道而传播，引起“外科型”及“产科型”猩红热。

三、人群易感性

人群普遍易感，感染后人体可产生抗菌免疫和抗毒免疫。抗菌免疫力主要来自抗 M 蛋白的抗体，具有型特异性，能抵抗同型菌的攻击，但对不同型别的链球菌感染无保护作用。抗红疹毒素对免疫力较持久，但由于红疹毒素有 5 种血清型，其间无交叉免疫，若再次感染不同类型红疹毒素的 A 组链球菌仍可再次发病。

四、流行特征

本病多见于温带地区，寒带和热带少见。全年均可发病，但冬春季明显多于夏秋季。可发生于任何年龄，但以儿童和青少年最为多见，5 ~ 15 岁为好发年龄。本病流行情况的演变除与机体免疫力及社会因素有关外，菌种及其毒力变化起着很大的作用。

近 40 年来，猩红热的发病率明显下降，临床表现渐趋轻症化，病死率明显下降。其原因可能与下列因素有关：①敏感的抗菌药物广泛应用及长时间外界环境作用下，引起链球菌变异；②早期应用抗菌药物致使链球菌很快被抑制或杀灭，控制了症状进一步加重。

【中医病因病机】

一、病因

1. 感受风邪

“风邪袭人，不论何处感受必内归于肺”（《杂病源流犀烛·感冒源流》），而风性轻扬，故“伤于风者，上先受之”，风邪侵袭人体，先入肺卫。

2. 外感疫疠之邪

“五疫之至，皆相染易，无问大小，病状相似”（《素问·刺法论》），“时行病者，是春时应温而反寒，夏时应热而反冷，秋时应凉而反热，冬时应寒而反温，非其时而有其气，是故一岁之中，病无少长，率相似者，此则时行之气也”（《诸病源候论》），“天行疫疠，长幼传染，外从口鼻而入，内从肺胃而发”（《疡医心得·论烂喉丹痧》）。一般认为，寒热异常、温凉失节、岁时不和是时行感冒的主要病因。

3. 体虚邪凑

“邪之所凑，其气必虚”。平素元气虚弱，表疏腠松，略有不慎，即感风邪。亦有饮食劳倦伤及脾胃，致脾肺气虚，中虚卫弱，不能输精于肺，肺气虚则不能输精于皮毛，致表卫不固，腠理疏松，易感风邪而发病。亦有素体阳虚、阴虚或病后、产后调摄不慎，阴血亏损，复感外邪而发病。

二、病机

中医学认为本病主要是感染猩红热时邪而致。病机为邪侵肺胃，毒炽气营，上蒸咽喉，外透肌肤，内迫营血，疹后可致肺胃阴伤。猩红热时邪从口鼻侵入人体，首犯肺卫，邪郁肌表，见发热、恶寒等表证；继而邪毒入里，热毒充斥肺胃，肺气不宣，胃受邪郁，里热炽盛，则见壮热、口渴等症；肺胃热毒上攻咽喉，则咽喉红肿疼痛，甚则糜烂；热毒窜扰血络，则肌肤丹痧密布。感邪重者，邪毒不仅可内陷营血，出现气营两燔重症，而且可迅速内陷心包，陷于厥阴，引动肝风则神昏抽搐；病情凶险，甚至因内闭外脱而死亡。后期阴津受损，可见肺胃阴伤之证；余邪未尽，每有余毒伤阴之虞，恢复期患者可出现时毒流注关节、肾络、心脉，而致经络瘀阻、肾络瘀阻、心脉瘀滞等不同转归。

【西医病因病理】

猩红热是由A组链球菌及其毒素和机体免疫反应所引起，主要由化脓性、中毒性、超敏反应性病变综合而成。三种致病因素所造成的病变有：①化脓性病变：A组β型溶血性链球菌借助脂壁酸黏附于黏膜上皮细胞，进一步侵入组织引起炎症，通过M蛋白保护细菌不被吞噬，在透明质酸酶、链激酶及溶血素作用下，使炎症扩散和引起组织坏死。②中毒性病变：链球菌产生的红疹毒素，亦即致热性外毒素，经咽部丰富的血管进入血流，可引起全身毒血症症状，如发热、头痛、呕吐、中毒性休克等全身中毒症状，还可使皮肤血管充血、水肿、上皮细胞增殖及白细胞浸润，以毛囊周围最为明显，形成典型的猩红热样皮疹，最后表皮死亡而脱落。黏膜充血，有时呈点状出血，形成“内疹”。肝、脾、淋巴结等可有充血和脂肪变性。心肌可有浑浊变性甚至坏死。肾脏可出现间质性炎症。③超敏反应性病变：病期2～3周时，少部分患者可出现急性肾小球肾炎或风湿性全心炎、风湿性关节炎等。其发生可能系因A组链球菌某些结构与被感染者的心肌、心瓣膜、肾小球基底膜的抗原相似，当产生特异性免疫后引起的交叉反应免疫，又可能因抗原抗体复合物沉积而致。

【临床表现】

潜伏期1～7日，一般2～3天。主要症状为发热、咽痛和弥漫性红疹，构成猩红热三大特征性表现。患者临床表现轻重不一，可有以下几种不同类型。

一、普通型

流行期间大多属于此型。典型临床表现有：①发热：起病较急，发热多为持续性，可达39℃左右，伴有畏寒，偶有寒战、头痛、全身不适、食欲不振等一般中毒症状。发热的高低及热程均与皮疹的多少及其消长的时间一致。自然病程约1周。②咽峡炎：表现有咽痛、吞咽时疼痛加剧，局部充血，伴有中等水肿并可覆有脓性分泌物。重者可形成大片假膜状，较松软，易抹去。软腭黏膜也充血，并可出现点状充血或出血性黏膜内疹，可先于皮疹出现。病初起时，舌面覆盖白苔，乳头红肿且突出于白苔之外，称为“草莓舌”；2～3

日后舌苔脱落，舌面光滑呈肉色，乳头仍然突起，称为“杨梅舌”。颈及颌下淋巴结常中度肿大，呈化脓性改变，且有压痛。③皮疹：患者发热后多在第2日出皮疹，始于耳后、颈及上胸部，24小时内迅速蔓延全身，以躯干及四肢近端为多。典型皮疹为在全身皮肤弥漫性充血潮红的基础上，散布着与毛囊一致的大头针帽样大小、密集、均匀的充血性针尖大小的皮疹，压之消退，伴有痒感。部分患者可见带黄白色脓头且不易破溃的皮疹，称为“粟样疹”，严重者可见出血样皮疹。皮疹多为斑疹，也可稍隆起成丘疹，因与毛囊一致，故也称“鸡皮样”疹。在皮肤皱褶处，皮疹密集或因摩擦出血而呈紫色线状，成为“线状疹”（亦称 Pastia 线）。面部潮红，有少量点状疹，口、鼻周围充血轻，与面部充血相比之下显得发白，而形成“口周苍白圈”。皮疹多在48小时达高峰，继之依出疹顺序开始消退，一般2～3日内退尽，但重者可持续1周左右。疹退后一周左右开始脱屑，皮疹越多越密，则脱屑越明显。以粟样疹为重，多呈片状脱皮，手指足趾处皮肤较厚，脱皮也较明显且完整，甚者呈手足套状，面部及躯干多为糠屑状。

二、轻型猩红热

轻型猩红热近年多见，表现为轻至中等度发热，咽峡炎轻微，皮疹亦轻且仅见于躯干部，消退快，疹退后脱屑不明显，病程短。但仍有发生变态反应并发症的可能。

三、中毒型猩红热

中毒型猩红热病死率高，近年来少见。毒血症症状明显，高热，剧烈头痛、呕吐，可出现程度不等的意识障碍。皮疹多且重，出血性皮疹增多。咽部症状不严重。可出现中毒性休克、中毒性心肌炎、中毒性胃肠炎、中毒性肝炎等。

四、脓毒型猩红热

脓毒型猩红热目前已罕见，多见于营养及卫生较差的小儿。发热40℃以上，头痛、咽痛、呕吐等症状明显。主要表现为咽部严重的化脓性炎症、坏死及溃疡、渗出物多，往往形成脓性假膜。常可波及邻近组织引起颈淋巴结炎、中耳炎、鼻窦炎等。亦可侵入血循环引起败血症及迁徙性化脓性病灶。

五、外科型或产科型猩红热

细菌经损伤的皮肤或产道侵入，故无咽峡炎表现。皮疹始于伤口或产道周围，然后延及全身，中毒症状较轻，预后也较好。伤口分泌物培养可获得病原菌。

六、并发症

1. 化脓性并发症

化脓性并发症可由链球菌直接侵犯附近组织引起，也可由其他化脓菌引起。常见的有化脓性中耳炎、乳突炎、鼻窦炎、淋巴结炎等。应特别注意婴幼儿并发中耳炎的可能。

2. 中毒性并发症

链球菌毒素引起的非化脓性病变，多见于中毒型患者，表现为中毒性关节炎、中毒性心肌炎、中毒性胃肠炎、中毒性肝炎等。此类并发症持续时间短。

3. 变态反应并发症

变态反应并发症以急性肾小球肾炎较常见。多发生在病期第 3 周时，可出现风湿性全心炎等，其后发展为风湿性心脏病。还可并发风湿性关节炎，大小关节均可受累，出现红肿，滑囊中可有浆液性渗出液。关节炎可呈游走性。

【实验室检查】

一、血象

白细胞总数均高，多在（10 ~ 20）$\times 10^9$/L，中性粒细胞在 80% 以上，严重患者可出现中毒颗粒及空泡。出疹后嗜酸性粒细胞可增高达 5% ~ 10%。

二、尿液

常规检查一般无明显异常改变，若发生肾脏变态反应并发症时，则尿蛋白增加并出现红、白细胞和管型。

三、细菌学检查

咽拭子或其他病灶分泌物培养可有 A 组乙型链球菌生长，亦可用免疫荧光法检测咽拭子涂片以进行快速诊断。

【诊断与鉴别诊断】

一、诊断要点

（1）流行病学资料：当地有本病流行，在流行期间（多在冬春季）有与猩红热或咽峡炎患者接触史。

（2）临床表现：有急性起病的发热、咽痛，病后 2 天内出疹，在充血的皮肤上有猩红热样皮疹。若疹后皮肤有脱屑，则临床诊断可能性更大。

（3）辅助检查：①外周血中白细胞增高达（10 ~ 20）$\times 10^9$/L，中性粒细胞在 80% 以上，胞浆中可有中毒性颗粒及空泡，出疹后嗜酸性粒细胞可增高达5% ~ 10%。②咽拭子或其他病灶分泌物培养，有A组β型溶血性链球菌生长，或上述标本图片用免疫荧光法检测有 A 组溶血性链球菌。③狄克（Dick）试验在发病早期呈阳性，而恢复期转为阴性者。用稀释的红疹毒素 0.1mL（相当于 1 个皮肤试验单位）做皮内注射，24 小时后局部红肿直径超过 1cm 者为阳性，提示无抗毒免疫力，对猩红热易感；如为阴性，则表示有抗毒免疫力。

二、鉴别诊断

1. 金黄色葡萄球菌感染

某些金黄色葡萄球菌菌株可产生红疹毒素，亦能引起猩红热样皮疹。但金黄色葡萄球菌感染常有原发化脓感染灶或迁徙病灶，无咽峡炎。最终常需病原学检查加以鉴别。

2. 药疹

青霉素、磺胺类、布洛芬、对乙酰氨基酚、异烟肼、乙胺丁醇、卡马西平及颠茄等药物使用后有时可出现猩红热样皮疹，但有出疹前用药史，无咽峡炎，血中白细胞多不升高，停用可疑药物后病情迅速缓解，病原菌培养阴性。

3. 白喉

猩红热患者咽峡炎脓性分泌物成片时，应与白喉相鉴别，白喉的假膜不易剥离，可资鉴别。

4. 缓症链球菌感染

本病临床表现与猩红热类似，但其“类猩红热”表现常较重，可有肝肾损害或休克，确诊有赖于细菌培养和菌属鉴定。

【中医辨治】

一、治疗原则

中医药治疗本病应辨明病情轻重、顺逆以及卫气营血的不同阶段。疹色鲜红，分布均匀，疹点外达，发热有汗者为轻证、常证；若隐疹不透，壮热无汗，伴有神昏、烂喉气秽者为重。凡痧疹颗粒分明，颜色红活，咽喉糜烂不甚，神情清爽，脉浮数有力者，则表示正气较盛，能使邪透达，属于顺证；若痧疹稠密，急现急隐，颜色紫赤，咽喉糜烂较深，神昏谵语，脉细数无力等，则为正不胜邪、邪毒内陷，属于逆证。本病的治疗以清热解毒利咽为基本治则，初期治以辛凉清透为要法；中期注重泄火解毒、清营凉血；末期宜用滋阴生津、清解余邪，其中尤须注意除邪务尽，以免死灰复燃，或遗毒另滋他患。若发生心悸动、水肿、痹病等变证，则各论而治之。

二、辨证论治

1. 毒侵肺卫证

[症状] 初起憎寒发热，继则壮热烦渴，咽喉红肿疼痛，甚或糜烂，肌肤丹痧隐约，苔薄白或薄黄，或有珠状突起，舌红，脉浮数有力。

[治法] 透表泄热，清咽解毒。

[方药] 银翘散加减。咽喉红肿，尚未糜烂者，可用玉钥匙吹喉；表郁较重者，可酌情加入荆芥、防风；咽喉肿痛明显者，加入挂金灯、橄榄、土牛膝根；颈部淋巴结肿大者，可加入夏枯草、浙贝母、紫花地丁。

2. 毒壅气分证

[症状] 壮热，口渴，烦躁，咽喉红肿糜烂，肌肤丹痧显露，舌红赤有芒刺，苔黄燥，脉洪数。

[治法] 清气解毒。

[方药] 余氏清心凉膈散加减。咽喉肿痛又有破溃糜烂者，用锡类散吹喉；若兼大便秘结，酌加大黄、芒硝；邪热结于颈项，肿痛坚硬者，加川贝母、蒲公英、赤芍；气分热毒极盛者，加入金银花、大青叶、连翘；邪热较盛、发热较重者，可加入鱼腥草注射液、双黄连粉针剂，或用穿琥宁注射液静脉点滴；咽喉红肿糜烂者，可加用六神丸；如见口大渴、烦躁、舌干红，属热邪伤阴较甚者，应及时补充水分，必要时给予补液。

3. 毒燔气营（血）证

［症状］咽喉红肿糜烂白腐，甚则气道阻塞，声哑气急，丹痧由颈、胸开始，继而弥漫全身，压之褪色，红晕如斑，赤紫成片，壮热，口渴，烦躁，舌绛或紫绛干燥，遍起芒刺，状如草莓，脉数有力。

［治法］清气凉血（营），泻火解毒。

［方药］凉营清气汤加减。痰多者，加竹沥冲服；咽喉红肿腐烂者，可加用六神丸口服；兼热毒内陷心包，症见灼热昏谵，遍身紫赤，肢凉脉沉等，冲服安宫牛黄丸、紫雪丹以清心开窍；如在热闭心包时，见丹痧突然隐没，沉昏如迷，肢体厥冷，气息微弱，脉沉伏，为内闭外脱，宜先用参附龙牡汤救逆固脱、安宫牛黄丸清心开窍；若治疗后闭脱之危得救而热毒复盛，仍当投用清泄热毒之剂进行治疗。本证外用吹药也可用锡类散。

4. 余毒伤阴证

［症状］咽喉腐烂渐减，咽喉疼痛减轻，丹痧渐退，壮热已除，唯午后仍低热，口干唇燥，皮肤干燥脱屑、蜕皮，舌红少津，苔剥脱，脉象细数。

［治法］滋阴生津，兼清余热。

［方药］沙参麦冬汤加减。余毒较著、低热不退者，加地骨皮、银柴胡；纳差者，加鸡内金、谷芽、麦芽；兼腰痛、尿血，加女贞子、墨旱莲、白茅根、小蓟、栀子仁；兼四肢酸痛，甚则关节难于屈伸者，宜加丝瓜络、川牛膝、赤芍、桃仁；咽喉糜烂未愈者，仍可用锡类散、珠黄散等外吹患处。本病后期如遗毒流于关节、心、肾而发生痹证、心悸、水肿者，可按相关疾病治疗。

【西医治疗】

一、一般治疗

急性期卧床休息，呼吸道隔离。若发生感染及中毒性休克，要积极补充血容量，纠正酸中毒，给血管活性药等。对易化脓的病灶，必要时给予切开引流或手术治疗。

二、病原治疗

早期病原治疗可缩短病程，减少并发症。青霉素为首选药物，根据病情选择肌注或静脉给药途径，中毒型或脓毒型成人可加大剂量。用青霉素治疗后，80% 的患者 24 小时后可退热，皮疹也随之逐渐消退。近年对青霉素耐药菌株有所增多，值得关注。对青霉素过敏者可选用红霉素，也可选用第一代头孢菌素等。

三、中毒型伴有休克治疗

在静脉给予足量青霉素的同时，依据治疗中毒性休克的原则积极进行补充血容量、纠正酸中毒、给氧、输新鲜血浆等。

【简方治疗经验与其他疗法】

一、单方验方疗法

（1）锡类散、冰硼散、珠黄散：以上三药任选一种治疗咽喉红肿糜烂，每日 3 ～ 4 次，喷咽喉。

（2）玉枢丹：加醋调匀，外敷肿处，治疗丹痧有效。

（3）土牛膝根洗净，捣烂取汁，重汤炖后待温，频频漱喉；或用射干不拘多少，开水浸泡绞汁，加醋少许，噙漱。治疗咽喉肿痛明显者。

二、针刺治疗

1. 体针疗法

早期、中期宜用泻法泄除热毒，取穴内关、合谷、尺泽、鱼际、厉兑；后期用平补平泻法，取穴太溪、太冲、三阴交、复溜、照海、天突。

2. 针刺放血

宜在早期、中期热毒盛时用，取少商、商阳，高热加委中，点刺出血；或用三棱针点刺耳垂，挤出鲜血 10 滴，根据病情可重复进行。

三、外科治疗

1. 吹喉治疗

陈无择《三因极一病证方论》记载王钥匙处方，对于烂喉痧患者，在咽喉红肿、尚未糜烂时，可用其吹喉做局部治疗。

玉钥匙处方：焰硝 45g，硼砂 15g，冰脑 1g，白僵蚕 3g，共研为极细末和匀。每次以竹管吹 1 ～ 1.5g 入喉中，每日 3 ～ 4 次。具有清热消肿的功能。

也可用双料喉风散代用，每日数次喷喉。

2. 漱喉治疗

用土牛膝根 300 ~ 500g（鲜者）洗净，捣烂绞取自然汁，重汤炖后待温，频频噙漱喉，具有消炎止痛、祛腐生肌的作用。

也可用射干泡开水绞汁，加少许醋拌匀，每日数次噙漱喉，具有同样效果。

【预防】

一、管理传染源

对本病患者应尽早治疗并行呼吸道隔离，至少 7 日以上。住院或家庭隔离至咽拭子培养 3 次阴性，且无化脓性并发症出现，可解除隔离（自治疗日起不少于 7 天）。咽拭子培养阴性且无化脓性并发症者即可解除隔离，持续阳性者应延长隔离。对带菌者亦可用青霉素治疗。托幼单位及小学校如有病例发生则应做好接触者的检查及处理，认真进行晨间检查，争取做咽拭子培养，疑似本病者应给予治疗及隔离。

二、切断传播途径

对接触者医学观察 7 天，并可用苄星青霉素 120 万 U 肌注一次进行预防。儿童机构内有本病流行时，对咽峡炎或扁桃体炎患者，也应按猩红热隔离治疗。接触患者时应戴口罩，患者的分泌物或污染物应随时消毒。流行期间应避免到人群密集的公共场所。

三、保护易感人群

本病目前尚无供临床使用的疫苗。对已接触患者者，可用下方预防：板蓝根 15g，金银花 15g，蒲公英 15g，甘草 6g。水煎 2 次，合在一起，分 3 次服，连服 3 至 5 日。

参考文献

[1] 陈艳成 . 感染病学 [M]. 重庆：重庆大学出版社，2016
[2] 马融 . 中医儿科学 [M]. 北京：中国中医药出版社，2016.
[3] 张赞臣 . 中医喉科集成［M］. 北京：人民卫生出版社，1995.

第十节　肺结核

肺结核是由结核分枝杆菌感染所致的肺部感染，临床表现形式多样，多呈慢性过程。肺结核扩散可引起肺外结核。临床常有低热、乏力、盗汗、消瘦等全身症状和咳嗽、咯血等呼吸系统表现。世界各地均有本病发生，主要通过飞沫及尘埃传播，发病无明显季节性。人群普遍易感。

本病属中医“肺痨”“痨瘵”等范畴。中医认为本病为感染痨虫所致，且与人体正气虚弱密切相关。病位以肺为主，累及脾、肾，亦可涉及心、肝，甚至传遍五脏。病理性质以阴虚为主。

【流行病学】

一、传染源

本病主要是来自原发感染者的继发性非结核患者，其中长期排菌的开放性肺结核患者是主要传染源，患结核病的牛通过带菌牛奶亦可传播本病。儿童肺结核以原发为主，传染性小。

二、传播途径

本病主要经飞沫及尘埃通过呼吸道传播。消化道传播较少见，进食结核杆菌污染的食物或饮用未经消毒或消毒不彻底的牛型结核杆菌污染的牛奶也可引起感染。罕见经皮肤伤口接触及母婴垂直传播感染。

三、人群易感性

人群普遍易感。人体感染结核杆菌后是否发病取决于感染结核杆菌的数量和毒力，以及人体对结核杆菌的特异性和非特异性免疫，免疫力低下时易患本病，接种过卡介苗或自然感染后可获得特异性免疫。

四、流行特征

近十余年来，由于合并 HIV 病毒感染、多重耐药结核菌株传播以及流动人口增多等因素影响，结核病疫情回升。全球约有 1/3 的人感染结核杆菌，每年有 800 万新发病例，300 万患者死亡。95% 的结核病例及 98% 的结核病死亡发生在发展中国家。结核病已成为传染病中引起死亡的最主要疾病之一。近十年我国结核病流行表现为高感染率、高患病率、高病死率及高耐药率的特点。由于卡介苗的广泛使用，本病的发病年龄后移，60岁以上老年患者数量增加。发病无明显季节性。

【病因病理】

一、中医病因病机

肺痨致病主要因内伤体虚、气血不足、阴精耗损之时，“痨虫”侵入人体而为害。本病病位主要在肺，病理性质以阴虚为主。具体言之，由于病情有轻重之分，病变发展阶段不同，涉及脏器不一，其病理转化演变亦有区别。一般说来，本病初起肺体受损，肺阴受耗，肺失滋养，表现为干咳无痰、口燥咽干等肺阴亏损之候，病位在肺；继而肺虚则肾失滋生之源，肺病及肾，肺肾两虚，水亏火旺，出现潮热、骨蒸、盗汗，虚火上炎，灼伤肺络出现咯血、胸痛等症；肺肾两虚，不能滋养心肝之阴，导致心、肝之火失制而偏旺，表现为胁痛、易怒等；或因肺痨日久，子盗母气，脾气亦虚，后期出现肺脾同病，气阴两虚，出现疲乏、食少、便溏、潮热、盗汗、大骨枯槁、大肉尽脱、肌肤甲错等；终则肺脾肾三脏交亏，出现动则气促、不能平卧、面色青晦、颜面浮肿、双足浮肿等阴损及阳、元气耗损、趋于阴阳两虚的严重局面。

二、西医病因病理

吸入肺泡的结核杆菌被肺泡巨噬细胞吞噬，可被巨噬细胞非特异杀菌活性所杀灭。而在细菌数量多、毒力强时，细菌繁殖并致巨噬细胞死亡，释放出结核杆菌，再感染其他巨噬细胞。在这一过程中，机体将产生细胞介导免疫反应和迟发型变态反应，引起病理变化。

肺结核是一种慢性炎症，病变过程复杂，具有渗出、变质和增生三种基本病理变化，结核结节和干酪样坏死是其特征改变。其中，渗出性病变表现为小血管充血、水肿和白细胞浸润，渗出物以浆液及细胞成分为主，病变可坏死，进而液化。若免疫力强，病变也可完全吸收或演变为增生性病变。变质性病变表现为干酪样坏死，干酪样坏死病变中结核杆菌很少，坏死灶可多年不变；若局部组织变态反应剧烈，干酪样坏死组织发生液化，经支气管排出形成空洞，其内壁含大量结核杆菌。当病灶内菌量少而致敏淋巴细胞数量多时，则形成结核病的特征性病变，即结核结节。结核结节可以互相融合形成融合型结节。变质为主的病变，常同时伴有程度不同的渗出与结核结节的形成。增生型表现为结核结节的形成，为结核病的特征性病变；另一种表现是结核性肉芽肿。以上三种基本病变可以互相转化，交错存在，很少单一病变独立存在，而是以某一种病变为主。

【临床表现】

1998年中华医学会结核病分会将结核病分为五类：原发型肺结核（Ⅰ型）、血行播散型肺结核（Ⅱ型）、继发型肺结核（Ⅲ型）、结核性胸膜炎（Ⅳ型）及肺外结核（Ⅴ型）。

一、原发型肺结核（Ⅰ型）

原发型肺结核是指人体初次感染结核杆菌而发生的肺结核，又称初染结核。结核杆菌经支气管到达肺组织，最先引起的病灶称原发病灶。多位于两肺上叶的下部或下叶的上部，靠近胸膜，由于第一次感染，机体尚未形成特异性免疫，结核杆菌沿着淋巴管到达肺门淋巴结，引起结核性淋巴管炎和淋巴结炎，此时淋巴结迅速肿大，发生干酪样坏死，并可出现早期菌血症。原发病灶、淋巴管炎和肺门淋巴结病变，三者合称原发综合征。大多数原发感染临床症状不明显，只呈结核菌素反应阳性，少数病例有低热、轻咳、食欲减退、消瘦、盗汗、乏力、疱疹性角膜结膜炎、皮肤结节红斑等。少见的严重原发结核可有高热，持续时间较长。以后转为长期低热、倦怠、乏力、厌食、性情烦躁等。大多数原发综合征由于免疫力不断增强，病灶可被吸收，或呈纤维化和钙化；有时肺内原发病灶已愈合，而肺门淋巴结病变仍持续存在与发展，临床称为支气管淋巴结结核或肺门淋巴结结核。少数病例由于机体抵抗力低下和对结核的敏感性增高，病变可进展恶化，引起原发空洞形成及干酪性肺炎，易发生血行播散或结核性脑膜炎。

原发型肺结核的X线片典型表现为哑铃状病灶，由肺内原发灶、淋巴管炎和肿大的肺门或纵隔淋巴结组成。肺内原发灶以上叶下部或下叶上部近胸膜处居多。早期呈渗出性絮状模糊阴影。干酪性病变时则阴影密度增大，常伴明显的病灶周围炎，使边缘常较模糊。肿大淋巴结多见于同侧肺门或纵隔，偶可累及对侧，可见结节型和炎症型，前者边缘光整，后者边缘模糊。

二、血行播散型肺结核（Ⅱ型）

在机体抵抗力弱的情况下，肺部原发病灶或肺门淋巴结干酪样坏死灶进行性扩大，侵蚀肺动脉或肺静脉，引起肺结核血行播散，多见于儿童。若大量结核杆菌一次进入肺循环，可在肺内形成许多散在均匀一致的、如粟粒大小的结核病灶，称为急性粟粒性肺结核。若一次进入体循环，则可在全身许多器官如肝、脾、肾、脑膜等器官引起前述同样的病理改变，则称为急性全身性粟粒性肺结核。如结核菌少量多次进入肺循环，可在肺及其他某些脏器内形成大小不等、新老不一的病灶，称亚急性及慢性血行播散性肺结核。急性粟粒性结核有严重的毒血症症状，高热、寒战、虚弱、脉搏细速、呼吸困难，甚至可有发绀，而咳嗽常不明显。有些病例可有周身浅表淋巴结肿大，皮肤可有皮疹（结核疹）。胸部常无阳性体征，有的肺部叩诊稍浊，听诊呼吸音减弱、粗糙，晚期可有少量啰音。不少患者有肝脾肿大。常伴有血液方面的异常，如各类血细胞减少或类白血病样反应。有时伴发结核性脑膜炎。亚急性及慢性血行播散型肺结核症状可轻可重，视播散细菌量的多少和免疫力高低的不同而异。亚急性患者可有反复、阶段性畏寒、发热，常有盗汗、疲乏、食欲不振、消瘦、咳嗽、咳少量痰或血痰等症状。慢性患者常无明显症状，易伴发肺外结核，如骨与关节结核、肾结核、腹腔结核等，可疑时应进行有关检查。眼底检查约有20% ~ 47% 的患者在脉络膜上发现粟粒结节或结节性脉络膜炎，多与肺粟粒阴影同时出现。

急性血行播散型肺结核的 X 线表现为两肺野可见分布较均匀、密度和大小相近的粟粒状阴影。病程的 3 ~ 4 周前不易发现，需摄取高质量 X 线片，如运用计算机 X 线摄影技术可提高胸部 X 线片质量。亚急性和慢性血行播散型肺结核粟粒大小和密度不一，多趋于增生型，范围较局限，一般位于两上肺。

三、继发型肺结核（Ⅲ型）

肺结核的主要类型，指原发感染过程中肺内遗留下的潜在病灶重新复燃（内源性）或结核杆菌再次感染（外源性）所引起的肺结核，多见于成年人。内源性发病是主要途径。

继发性肺结核可分为渗出型浸润性肺结核、增生型肺结核、纤维干酪性肺炎、空洞性肺结核、结核球（瘤）及慢性纤维空洞性肺结核等，但这些表现形式很少单一存在，常是多种形态并存而以某一种形式为主。继发性肺结核好发于两肺上叶尖后段或下叶尖段，肺门淋巴结很少肿大，病灶趋于局限，但易有干酪坏死和空洞形成，排菌较多，在流行学上更具重要性。本型多数患者起病缓慢，只有少数干酪型肺炎的患者发病急剧。其临床表现多样，通常与病灶性质、范围、机体反应性等因素有关。常见症状有两类：一是全身中毒症状，如午后低热、盗汗、乏力、食欲不振、消瘦、失眠、心悸和月经不调等；二是结核病灶引起的胸部症状，如咳嗽、咳痰、咯血及胸痛等。如病灶广泛或并发肺不张、胸膜炎等，可有气短、呼吸困难、胸痛等相应症状。慢性纤维空洞性肺结核患者可呈慢性面容，营养状态低下，消瘦，有气短或发绀。胸廓两侧多不对称，患侧胸部凹陷，肋间隙变窄，呼吸运动减弱，胸部肌肉萎缩，气管移向患侧，病变处叩诊呈浊音或实音，其余部位因代偿性肺气肿而呈过清音，听诊呼吸音减弱、粗糙，或可闻及气管呼吸音、干湿啰音、空瓮音。可有杵状指（趾），痰中易找到结核杆菌。

继发型肺结核的X线片表现复杂多样，或云絮片状，或斑点（片）结节状，干酪性病变密度偏高而不均匀，常有透亮区或空洞形成。肺结核空洞又有“无壁”空洞（急性空洞）、厚壁空洞、薄壁空洞、张力性空洞、慢性纤维空洞等不同形态，一般说其洞壁比较光整，液平少见或仅有浅液平。病期稍长同时出现纤维化或钙化病灶。慢性继发型肺结核的特征性X线片征象是多形态病灶的混合存在。好发于上叶尖后段和下叶尖段，具有诊断意义。

四、结核性胸膜炎（Ⅳ型）

结核性胸膜炎是由结核杆菌及其代谢产物进入正处于高度过敏状态的胸膜腔中所引起的炎症。结核杆菌可以通过病变直接蔓延、淋巴播散和血行播散三种途径达到胸膜腔。此时若机体处于高度变态反应状态，则引起渗出性胸膜炎；若机体对结核杆菌反应较低，则只形成局限性纤维素性胸膜炎（干性胸膜炎）。少数患者由干性胸膜炎进展为渗出性胸膜炎。

1. 干性胸膜炎

症状轻重不一，部分患者很少或完全没有症状，而且可以自愈。有的起病较急，有畏寒、轻度或中度发热，主要症状是局限性针刺样胸痛，深呼吸和咳嗽时胸痛加剧。查体可见患侧呼吸运动受限，局部有压痛，呼吸音减低。触到或听到摩擦音，呼气或吸气时均可听到，咳嗽后性质不变。

2. 渗出性胸膜炎

病变多为单侧，胸腔内有数量不等的渗出液，一般为浆液性，呈淡黄色，偶见血性，继发非特异感染时可为化脓性。典型渗出性胸膜炎起病较急，有中度或高度发热、乏力、盗汗等结核中毒症状，发病初期有胸痛，多为刺激性剧痛，随胸水出现和增多，胸痛反而减轻或消失。可出现不同程度的气短和呼吸困难，病初多有刺激性咳嗽，痰量通常较少，体位变化因渗出液刺激胸膜可引起反射性干咳。出现少量积液时查体可无明显体征；如果出现急性大量积液，患者可出现呼吸困难、端坐呼吸和发绀。患侧胸廓饱满，肋间隙增宽，呼吸运动减弱，气管、纵隔向健侧移位；叩诊积液部位呈浊音或实音，听诊呼吸音减弱或消失。

五、并发症

1. 继发性肺部非特异性感染

这类感染是肺结核常见并发症之一。常使患者发热、咳嗽及咳痰，或者原有的肺结核症状加重。需与肺结核本身症状和体征鉴别。感染可导致结核病灶的引流支气管阻塞，使空洞填塞、扩大，加速肺纤维化、肺气肿的形成。严重者可以诱发呼吸衰竭或多脏器功能衰竭。

2. 自发性气胸

自发性气胸发生率约为 1.2% ~ 1.8%。其发生可能与结核病灶所致肺气肿性大泡破裂、肺结核空洞或干酪病灶直接破溃入胸膜腔有关。单纯性气胸危害较小，交通性气胸愈合较慢，张力性气胸则需紧急处理，否则有可能严重影响呼吸及心血管功能，甚至致死。

3. 支气管扩张

肺结核并发支气管扩张症多与结核病灶存在的部位一致，并多呈柱状扩张。肺结核并发支气管扩张症的临床症状多为结核病的固有症状，支气管扩张的症状往往被结核病症状掩盖。X 线片除结核病变阴影外，可见肺纹理紊乱、增粗、网状纹理增加，以及多与气管走行一致的条带状阴影。还可见到大小不同的囊状透光区，似蜂窝状。有继发感染时可见多数小液平面及斑片状影像。

4. 肺不张

肺不张可发生在一侧肺、一叶肺或一段肺。早期大部分是可逆的，治疗及时肺可以复张。若持续时间较长，大量纤维组织增长，广泛的纤维化，使肺体积缩小，形成肺萎陷则呈不可逆性。

【实验室检查】

一、血象

外周血白细胞总数正常或稍高。血行播散型肺结核患者可出现白细胞增高，核左移，有中毒颗粒，甚至出现类白血病反应。病程长者常有不同程度的贫血。

二、血沉

多数活动性肺结核患者血沉增快。

三、结核菌素试验

结核菌素试验是应用结核菌素进行皮肤试验来测定机体对结核杆菌是否能引起超敏反应的一种试验，是证实结核杆菌感染与否的确切检查方法。现在多采用的是纯蛋白衍生物（PPD）进行皮肤试验。一般用5单位结核菌素做皮内注射，48～96小时（通常72小时）后观察反应。采用以下的反应分级：①阴性反应：无硬结，或硬结直径在1～4mm之间。表明未感染结核杆菌。但应考虑以下情况：结核杆菌感染需4周以上才能出现超敏反应；老年人免疫功能自然消减，假阴性率较高；严重结核患者或患有其他传染病（如麻疹）导致细胞免疫功能低下；获得性免疫功能低下者；无反应结核病者（约5%已证实为活动性结核病的患者结核菌素试验为阴性）。②阳性反应：5mm≤硬结直径＜20mm，说明曾感染过结核或已接种卡介苗；3岁以内儿童且未接种卡介苗，表示体内有活动性结核病灶；新近阳转表示患病可能。③强阳性反应：硬结直径≥20mm，或＜20mm但有水疱丘疹、坏死或出现双圈者，表示体内受到结核杆菌感染严重，可作为诊断结核病的特异指征；成人则提示体内有活动性病变，对于儿童即使未发现明确病灶也应给予治疗。

四、酶联免疫吸附试验（ELISA）

检测血、痰、浆膜腔渗液等标本中的结核抗体、抗原。

1. 结核抗原检测

结核抗原检测现常用匀化方法，灵敏性和特异性均可达100%。

2. 结核抗体检测

常用ELISA技术，多用纯化分枝杆菌抗原和PPD等，敏感性高，但因不是单一特异性抗原，特异性欠佳。对结核的诊断有辅助意义，尤其是对菌阴肺结核。近年又发展了一种Dot-ELISA技术，灵敏性高，技术简单，价格便宜。

五、痰结核菌检查

结核病的症状和体征往往不典型，虽可借助X线片诊断，但确诊仍有赖于细菌学检查。细菌学检查有多种方法，临床拟诊肺结核者应先作痰涂片或集菌法查抗酸菌，同时进行痰液结核菌培养和菌型鉴定。痰涂片或细菌培养阳性者可明确诊断。

痰细菌学检查的方法还有BACTEC快速分离培养法、聚合酶链反应、基因探针、色谱法等。

【诊断与鉴别诊断】

一、诊断要点

肺结核的诊断须结合流行性学资料、临床表现，与实验室、影像学辅助检查综合分析，主要的诊断依据为胸部X线片、CT检查以及痰菌检查。

1. 症状

咳嗽、咳痰≥2周，或咯血，为肺结核可疑症状；多数起病缓慢，部分患者早期可无明显症状，随着病变进展，患者可表现为咳嗽、咳痰、咳血痰或咯血，盗汗，疲乏，间断或持续午后低热，背部酸痛，食欲不振，体重减轻，女性患者可伴月经失调或闭经，部分患者可有反复发作的上呼吸道症状，儿童还可表现为发育迟缓等；少数患者起病急剧，特别是在急性血行播散型肺结核、干酪样肺炎以及结核性胸膜炎时，多有中、高度发热，胸痛和不同程度的呼吸困难等。少数患者还伴有结核变态反应引起的过敏表现，包括结节性红斑、疱疹性结膜炎和结核风湿症等；患者可以一个或多个症状为主要表现，有少部分患者即使肺内已形成空洞也无自觉症状，仅靠胸部影像学检查时发现。

2. 体征

早期肺部体征不明显，当病变为大叶性干酪样肺炎时，局部叩诊呈浊音，听诊可闻及管状呼吸音，有空洞合并感染或合并支气管扩张时，可闻及干或湿性啰音，少部分患者延误诊治时间较长，或合并一侧肺不张时，可表现为气管向患侧移位，患侧胸廓塌陷，肋间隙变窄，叩诊为浊音或实音，听诊呼吸音减弱或消失。健侧胸廓饱满、肋间隙增宽、叩诊为过清音等；当病情严重时，患者除呼吸系统体征外，还可表现为面色萎黄，结膜、甲床和皮肤苍白以及消瘦等相应部位体征。当肺结核合并结核性胸膜炎时，早期于患侧可闻及胸膜摩擦音，随着胸腔积液的增加，患侧胸廓饱满，肋间隙增宽，器官向健侧移位，患侧叩诊呈浊音至实音，听诊呼吸音减弱或消失。当积液吸收后，若有胸膜增厚、粘连，则器官向患侧移位，患侧胸廓可塌陷，肋间隙变窄、呼吸运动受限，叩诊为浊音，听诊呼吸音减弱。

3. 肺结核检查

痰结核菌检查不仅是诊断肺结核的主要依据，也是考核疗效以及病情随访的重要指标。痰检应反复多次进行，以提高检测阳性率。X 线片检查是诊断肺结核的必要手段，对早期诊断，确定病变部位、范围、性质，了解演变过程和选择治疗等均有重要意义。胸部 CT 诊断肺结核的依据与普通 X 线片相同，且更精确。

肺结核一经确诊，肺结核诊断的记录须按病变范围及部位、分类类型、痰菌情况、化疗史程序书写。如：右中原发型肺结核，涂（–），初治；双上继发型肺结核，涂（+），复治；左侧结核性胸膜炎，涂（–），培（–），初治。如认为必要，可在类型后注明空洞或干酪性肺炎等。有并发症（如自发性气胸、肺不张等）、并存病（如硅沉着病、糖尿病等）及手术（如肺切除术后、胸廓成形术后等）者，可在化疗史后按并发症、并存病、手术等顺序书写。

4. 菌阴肺结核的诊断

菌阴肺结核是指三次痰涂片及一次培养阴性的肺结核，其诊断标准为：①典型肺结核临床症状和胸部 X 线表现；②抗结核治疗有效；③临床可排除其他非结核肺部疾患；④ PPD（5IU）强阳性，血清抗结核抗体阳性；⑤痰结核菌 PCR+ 探针检测呈阳性；⑥肺外组织病理证实结核病变；⑦ BALF 检出抗酸分枝杆菌；⑧支气管或肺部组织病理证实结核病变。具备①～⑥项中 3 项或⑦～⑧项中任何 1 项即可确诊。

二、鉴别诊断

1. 淋巴瘤

淋巴瘤包括霍奇金病和淋巴肉瘤等全身性疾病，病变可累及肺和全身脏器。肺部 X 线片表现为气管纵隔淋巴结肿大，呈两侧性，不对称。亦可侵犯胸膜，并发胸腔积液。肝脾肿大，全身症状如发热、盗汗、胸痛、体重减轻、衰弱等较显著。病情严重，常迅速恶化。应与支气管淋巴结核鉴别。

2. 中央型肺癌

中央型肺癌肿瘤本身或经淋巴转移，X 线片表现肺门或纵隔呈现圆形或半圆形阴影，与支气管淋巴结结核容易混淆。但中央型肺癌多发生于中年以上，常有呼吸道症状，如干咳、局限性哮鸣和血痰等。痰脱落细胞或经支气管肺活检的痰脱落细胞检查常为阳性。周围型肺癌多见于中年人，有反复血痰。肿块呈圆形分叶状，外缘加粗细不均匀毛刺。

3. 肺炎球菌肺炎

发病急剧，有高热、寒战、胸痛、咳铁锈色痰。病灶呈大叶分布者，X 线片为大片致密均匀阴影，但无病变的散播。白细胞计数及中性粒细胞数增加。干酪样肺炎，也可呈大叶分布，病灶亦呈大片致密、但密度不一致的阴影，其中可见多个虫蚀样无壁空洞，同侧下肺野常有播散病灶。病程呈慢性经过，有反复发热、咳痰、咯血史。痰结核菌检查阳性。

4. 肺脓肿

急性发病，有高热、咳嗽和大量带臭的黄脓痰。痰静置可分三层，内有化脓菌或厌氧菌和坏死组织等。X 线片呈大片均匀的模糊阴影，中有大型空洞和液平面。余肺未见播散灶。血白细胞总数和中性粒细胞数增多。抗生素治疗有效。

5. 支气管扩张

患者有反复咳嗽、咳脓痰和咳血史。其病史长，可追溯到幼年患麻疹、百日咳或肺炎等感染史。咳血时一般不发热，未见播散病灶。X 线片见卷发影或双轨征。

6. 其他

原发型肺结核中的支气管淋巴结结核还须与结节病、组织细胞增生症及各种恶性肿瘤引起的肺门及纵隔淋巴结转移相鉴别。早期血行播散型肺结核须与伤寒、败血症等急性发热性疾病相鉴别；X 线粟粒状改变须与弥漫性细支气管肺泡癌、弥散性肺间质纤维化、粟粒型金黄色葡萄球菌肺炎、肺粟粒转移癌、急性血吸虫病肺损害等相鉴别。继发型肺结核中的浸润型肺结核还应与金黄色葡萄球菌肺炎、肺炎杆菌肺炎、肺炎支原体肺炎等相鉴别；肺结核空洞还应与肺真菌病、肺寄生虫病及肺囊肿相鉴别，对痰及支气管冲洗液进行结核杆菌及各种细胞学检查是明确诊断的关键之一。结核性胸膜炎还应与由严重的肝脏、肾脏、心脏疾病及肺部恶性肿瘤等引起的胸腔积液相鉴别。

【中医辨治】

一、治疗原则

肺结核的辨证一是要区别阴虚、阴虚火旺、气虚的不同，掌握肺与脾、肾的关系。临床上总以肺阴亏损为多见，继而出现阴虚火旺或气阴两虚，甚至阴阳两虚。二是详察主症特点，临床上以咳嗽、咯血、潮热、盗汗、胸痛、消瘦六大症状的主次轻重结合病理特点来辨证治疗。

二、辨证论治

1. 肺阴亏损证

[症状]起病缓慢，干咳无痰或少痰，痰中带血丝或胸部隐痛。午后潮热，手足心热，盗汗，消瘦，皮肤干灼，颧赤唇红，鼻咽干燥。舌边尖红，苔薄，脉细数。

[治法]滋阴杀虫，润肺清热。

[方药]月华丸加减。若痰中有血丝，可加仙鹤草、藕节、白茅根；低热可酌加银柴胡、功劳叶、地骨皮、青蒿。

2. 虚火灼金证

[症状]口咽干燥，干咳声嘶或咳呛气急，痰少而黏，时时咯血，血色鲜红，骨蒸潮热，五心烦热，两颧潮红，盗汗量多，腰膝酸软。头晕耳鸣，虚烦失眠，性急善怒，胸胁掣痛，男子可见遗精，女子月经不调，形体日渐消瘦。舌质红，苔薄黄少津，或无苔，脉细数。

[治法]补益肺肾，滋阴降火。

[方药]百合固金汤合秦艽鳖甲散加减。若咳嗽痰黏或色黄量多者，酌加桑白皮、鱼腥草；咳血不止者，加牡丹皮、栀子、紫珠草、大黄炭；血出紫暗成块、伴胸痛，可加三七、血余炭、花蕊石、广郁金；盗汗甚者，可加用麻黄根、浮小麦；失声或声音嘶哑，可加诃子、胡桃肉、白蜜。

3. 气阴两伤证

[症状]咳嗽无力，气短声低，痰中偶或夹血，血色淡红，午后潮热，热势不剧。恶风，畏冷，自汗与盗汗并见，腹胀便溏，神疲，面白无华，颧红。舌淡，边有齿痕，脉细弱。

［治法］益气养阴，补肺健脾。

［方药］保真汤加减。若咳嗽痰稀，可加紫菀、款冬花、苏子；夹有痰湿症状者，可配法半夏、陈皮、茯苓；骨蒸盗汗者，可加鳖甲、牡蛎、银柴胡；脾虚症状明显者，可加白扁豆、薏苡仁。

4. 阴阳两虚证

［症状］咳逆喘息少气，痰中或见夹血，形寒肢冷，自汗盗汗，潮热不止，声嘶失音，面浮肢肿。心慌气怯，口唇紫暗，五更腹泻，大肉尽脱，男子滑精、阳痿，女子经少、经闭。舌淡或紫暗，无苔少津，脉微细数或虚大。

［治法］温养精气，培补阴阳。

［方药］补天大造丸加减。若肾虚气逆喘息，可加冬虫夏草、诃子；心慌，可加紫石英、丹参；五更腹泻者，可配入肉豆蔻、补骨脂。

四、西医治疗

（一）治疗原则

结核的治疗包括抗结核化疗、对症治疗、免疫调节治疗及手术治疗等，其中化疗对控制结核病起到决定性作用，合理化疗可消灭病灶内细菌，最终达到痊愈，但必须坚持早期、联合、适量、规律、全程使用敏感药物的化疗原则。为规范化疗方案，减少耐药株的产生，2001 年中华医学会结核病学分会制定了《肺结核诊断和治疗指南》。

（二）一般治疗

清净环境，空气流通，避免烟尘污染；予营养丰富食品，忌食辛辣之品；咯血者宜卧床休息，取侧卧位或头低脚高位，加强看护；注意观察体温、呼吸、脉搏、血压及出血情况。

（三）化学药物治疗

结核病治疗要遵循早期、规律、全程、适量和联合五项原则。整个化疗方案分为强化和巩固两个阶段。由于临床上患者对抗结核药物耐受性不一样，且肝肾功能情况不同和存在耐多药结核患者，治疗时也要注意化疗方案的个体化，以确保化疗顺利完成及提高耐药结核痰菌阴转率。同时需对治疗中的患者采取有效管理措施，以保证患者在治疗过程中坚持规律用药、完成规定疗程。提倡在医务人员直接面视下督导化疗。

1. 初治肺结核的治疗

有下列情况之一者为初治：尚未开始抗结核治疗的患者，正进行标准化化疗方案用药而未满疗程的患者，不规则化疗未满 1 个月的患者。

初治方案：强化期 2 个月 / 巩固期 4 个月。药名前数字表示用药月数，药名右下方数字表示每周用药次数。

常用方案：2S（E）HRZ / 4HR；2S（E）HRZ / 4H3R3；2S3（E3）H3R3Z3 / 4H3R3；2S（E）HRZ / 4HRE；2RIFATER / 4RIFINAH（RIFATER：卫非特；RIFINAH：卫非宁）。

初治强化期第 2 个月末痰涂片仍阳性，强化方案可延长 1 个月，总疗程 6 个月不变（巩固期缩短 1 个月）。若第 5 个月痰涂片仍阳性，第 6 个月阴性，巩固期延长 2 个月，总疗程 8 个月。对粟粒性肺结核（无结核性脑膜炎者）上述方案可适当延长，不采用间歇治疗方案，强化期为 3 个月，巩固期为 HR 方案 6 ~ 9 个月，总疗程 9 ~ 12 个月。菌阴肺结核患者可在上述方案的强化期中删除链霉素或乙胺丁醇。

2. 复治肺结核的治疗

有下列情况之一者为复治：初治失败的患者、规则用药满疗程后痰菌又复阳的患者、不规律化疗超过 1 个月的患者、慢性排菌患者。

复治方案：强化期 3 个月 / 巩固期 5 个月。

常用方案：2SHRZE / 1HRZE / 5HRE；2SHRZE / 1HRZE / 5H3R3E3；2S3H3R3Z3E3 / 1H3R3Z3E3 / 5H3R3E3。

复治患者应做药敏试验，对于上述方案化疗无效的复治排菌病例可参考耐多药肺结核化疗方案，并根据药敏试验加以调整，慢性排菌者一般认为用上述方案疗效不理想，具备手术条件时可行手术治疗。对久治不愈的排菌者要警惕非结核分枝杆菌感染的可能性。

3. 耐多药肺结核（MDR-TB）的治疗

对至少包括 INH 和 RFP 两种或两种以上药物产生耐药的结核病为 MDR-TB，因此耐多药肺结核必须要有痰结核菌药敏试验结果才能确诊。

耐多药肺结核化疗方案：主张每日用药，疗程要延长至 21 个月为宜，世界卫生组织（WHO）推荐一线和二线抗结核药物，可以混合用于治疗，一线药物中除 INH 和 REP 已耐药外，仍可根据敏感情况选用一些结核杆菌耐药频率较低的药物：① SM：标准化疗方案中，只在强化期的 2 个月使用，儿童、老年人因注射不方便常以 EMB 替代；② PZA：多在标准短程化疗方案强化期使用；③ EMB：抗菌作用与 SM 相近。二线抗结核药物是耐多药肺结核治疗的主药，包括氨基糖苷类、硫胺类、氟喹诺酮类、环丝氨酸、对氨基水杨酸钠、利福布丁、异烟肼对氨基水杨酸盐。未获得（或缺乏）药敏试验结果但临床考虑 MDR-TB 时，WHO 推荐的化疗方案为强化期使用 AMK（或 CPM）+TH+PZA+OFLX 联合，巩固期使用 TH+OFLX 联合。强化期至少 3 个月，巩固期至少 18 个月。若化疗前或化疗中已获得药敏试验结果，可在上述药物基础上调整，保证敏感药物在 3 种以上。对病变范围局限，化疗 4 个月痰菌不阴转，或只对 2 ～ 3 种效果较差药物敏感，有手术适应证者可进行外科治疗。见表 1。

表 1　常用抗结核药物剂量、不良反应

药名	每日剂量			间歇疗法		主要不良反应	用法
	成人（g）		儿童（mg/kg）	成人（g）			
	≤ 50kg	＞ 50kg		≤ 50kg	＞ 50kg		
异烟肼（INH，H）	0.3	0.3	10 ～ 15	0.5	0.6	肝毒性	每日 1 次顿服
链霉素（SM，S）	0.75	0.75	15 ～ 30	0.75	0.75	听力障碍、眩晕、肾功能障碍、过敏	每日 1 次肌注
利福平（REP，R）	0.45	0.6	10 ～ 20	0.6	0.6	肝毒性、胃肠反应、过敏	每日1次，饭前 2h 顿服
利福喷丁（RFT，L）				0.45	0.6	同利福平	每日1次，饭前或饭后顿服
吡嗪酰胺（PZA，Z）	1.5	1.5	20 ～ 30	2.0	2.0	肝毒性、胃肠反应、过敏、高尿酸血症	每日 1 次顿服，或 2 ～ 3 次服用
乙胺丁醇（EMB，E）	0.75	1.0	15 ～ 25	1.0	1.2	视力障碍、视野缩小	每日 1 次顿服
丙硫异烟胺（PTH，TH）	0.75	1.0	10 ～ 20			胃肠反应、口感金属味	每日 3 次服用
对氨基水杨酸钠（PAS，P）	8.0	8.0	150 ～ 250	10	12	肝毒性、胃肠反应、过敏	每日 3 次服用
阿米卡星（AMK，丁胺卡那霉素）	0.4	0.4	10 ～ 20	0.4	0.4	同链霉素	每日 1 次肌注

下篇　各论篇

续表

药名	每日剂量			间歇疗法		主要不良反应	用法
	成人（g）		儿童（mg/kg）	成人（g）			
	≤ 50kg	＞ 50kg		≤ 50kg	＞ 50kg		
卷曲霉素（CPM）	0.75	0.75		0.75	0.75	同链霉素，电解质紊乱	每日 1 次肌注
氧氟沙星（OFLX，O）	0.4	0.6				肝肾毒性、胃肠反应、过敏、光敏反应、中枢神经系统反应、肌腱反应	每日 1 次或 2 ~ 3 次
左氧氟沙星（LVFX，V）	0.3	0.3				同氧氟沙星	每日 1 次或 2 ~ 3 次
异烟肼对氨基水杨酸（帕星肼，PSNZ）	0.6	0.9				同异烟肼	每日 2 ~ 3 次

（四）对症治疗

包括降温、止咳、祛痰，如合并感染要及时使用有效抗生素。

1. 自发性气胸

对于气胸可采用胸腔抽气、闭式引流术抽气及胸腔镜治疗等措施。

2. 高热

急性粟粒性肺结核和浆膜渗出性结核伴有高热等严重毒血症状时，可在充分有效抗结核药物保护下早期应用激素，一般用强的松。其他类型结核伴高热而抗结核药物短期难于控制者可应用非类固醇类退热剂。

3. 咯血

咯血者应进行抗结核治疗。中、大量咯血应积极止血，保持气道通畅，注意防止窒息和出血性休克发生。一般改善凝血机制的止血药对肺结核大咯血疗效不理想。脑垂体后叶素是治疗肺结核大咯血最有效的止血药，对脑垂体后叶素有禁忌的患者可采用酚妥拉明，必要时输血。以中下肺野病变为主引起大咯血的肺结核，无膈肌粘连者可采用人工气腹萎陷疗法止血。近年支气管动脉栓塞术介入疗法治疗肺结核大咯血疗效较好。药物难以控制而肺结核病变本身具有手术指征、心肺功能胜任者可行手术治疗。不能手术者，可采用经纤支镜止血、支气管动脉栓塞等方法治疗。

4. 窒息

大咯血的致命性威胁是窒息。发生窒息时，畅通气道和生命支持是主要措施。应及时进行体位引流、气管插管及支气管镜检查。

（五）手术治疗和萎陷治疗

对药物失效或疾病危及生命的单侧特别是局限性病变，外科治疗仍是可选择的重要治疗方法。其指征是：①化疗，尤其是经过规则的强有力化疗药物治疗 9 ~ 12 个月，痰菌仍阳性的干酪性病灶、厚壁空洞、阻塞性空洞；②一侧毁损肺、支气管结核管腔狭窄伴远端肺不张或肺化脓症；③结核性肺脓胸或伴支气管胸膜瘘；④不能控制的大咯血；⑤疑似肺癌或并发肺癌可能。是否手术治疗尚需参考心肺功能、播散灶控制与否、手术效果、风险程度及康复方面全面衡量。药物治疗无效的大咯血，尚可选择人工气腹萎陷治疗，但厚壁空洞、慢性纤维空洞，以及伴有支气管结核或胸膜粘连者不宜。

（六）其他治疗

1. 单方验方

（1）葎草合剂：葎草 1500g，百部、白及各 500g，夏枯草 250g，红糖 2000g。反复加水蒸馏浓缩至 100% 浓度，每天 60mL，分 3 次服。适用于各型肺结核。

（2）壁虎粉胶囊：壁虎放瓦上焙干，研细粉，装胶囊，每服 3 ~ 4 粒，小儿 1 ~ 2 粒，每日 3 次。适用于肺结核及肺外结核。

（3）抗痨散：黄芪、冬虫夏草、蜈蚣、百部、白及、牡蛎、玄参、百合、川贝母、龟甲、丹参、五味子、紫河车等份研末。每粒胶囊含生药 0.5g，成人每服 2g，每天 2 次，饭后约 1 小时温开水送服；儿童 5 岁以下每服 0.5g，6 ~ 10 岁每服 1g，10 ~ 15 岁每服 1.5g。

（4）净灵脂、白芥子各 15g，生甘草 6g。研末，大蒜泥 15g 同捣匀，入醋少量，摊纱布上，敷颈椎至腰椎夹脊旁开 1 寸半，约 1 ~ 2 小时皮肤有灼热感时去之，每 7 日 1 次。

（5）大蒜 30 ~ 35g 捣碎，放入装置器内，通过雾化吸入，每周 2 次，每次 30 ~ 60 分钟。3 个月为一疗程。

2. 对症治疗

（1）咯血：云南白药 0.4g，口服，每日 3 次。

（2）盗汗：五倍子 10g，研粉，醋调敷脐部，每日一换。

（3）咳嗽：蜜炼川贝枇杷膏 10mL，口服，每日 3 次。

【预防】

一、建立健全各级防治系统

坚持“预防为主，防治结合”的原则，发现并治愈结核患者是预防与控制结核病的最有效措施。

二、管理传染源

早期发现和治疗结核患者是控制传染源最重要的措施。就诊检查是目前发现结核的主要方法，防止漏诊或误诊。诊断明确后立即给予正确治疗。化疗不仅是治疗肺结核患者、更重要是预防肺结核的手段。

三、保护易感人群

1. 卡介苗接种

卡介苗接种预防肺结核的效果在不同人群中有很大差异。预防婴儿和儿童肺外血源播散性结核（如结核性脑膜炎、粟粒性结核）效果可达80%，而预防成人肺结核效果则差。故目前认为卡介苗不足以预防感染，但可显著降低儿童发病及其严重性，并可减少内源性恶化的可能。因此，仍应推行接种卡介苗，并应早期接种。应尽可能在婴儿出生时或1岁以内接种，对已接种过卡介苗者，不提倡复种。对已具有AIDS症状的儿童不能接种卡介苗。已患结核或急性传染病愈后不满1个月或患有慢性疾病者禁忌接种。国内常用的卡介苗接种方法有皮内注射法与皮上划痕法两种。积极推广皮内注射法是提高接种质量的一种途径。

2. 化学药物预防

对有结核高发危险的结核菌素试验阳性者（排菌的肺结核患者家庭成员及密切接触者、HIV感染者及怀疑HIV感染者、结核菌素试验阳性及结核菌素试验近期转阳者、某些职业的35岁以下结核菌素试验15mm以上阳性人群），可采用6 ~ 12个月的异烟肼药物预防。疗程中应定期检测肝功能。

3. 中医药预防

加强锻炼，适当进行气功、太极拳、保健操等运动。平素保养元气、增强正气；接触患者时，饮食适宜，不可饥饿。体虚者可服用补药，身佩安息香，或用雄黄擦鼻有一定预防效果。

【预后】

本病一般预后良好，免疫功能低下，并发张力性气胸、大咯血者预后较差，有结核性脑膜炎、艾滋病、心肺等脏器功能衰竭者预后差。

第十一节　流行性脑脊髓膜炎

流行性脑脊髓膜炎（epidemic cerebrospinal meningitis）简称流脑，是由脑膜炎奈瑟菌（Neisseria meningitis. Nm）引起的急性化脓性脑膜炎。其主要临床表现是突发高热、剧烈头痛、频繁呕吐，有皮肤黏膜瘀点、瘀斑及脑膜刺激征。严重者可有败血症休克和脑实质损害，常可危及生命。部分患者暴发起病，可迅速致死，发病急、变化快是流脑的特征。带菌者和患者是本病的传染源，通过咳嗽、打喷嚏经空气飞沫传播给他人，人群普遍易感，发病多见青少年、儿童。本病好发于冬春季节，以小儿和青少年患病为主。病情较轻且及时治疗者，预后较好；发病急暴、病情严重者（如反复惊厥、深度昏迷、广泛淤斑等），预后不良，或可造成后遗症。

本病属于中医的“春温”“风温”“温疫”“温毒”等温病范畴，因本病为疫疠之邪兼夹温热之气侵犯人体所致。疫疠热邪首先侵入人体，多从口鼻而入，致卫气郁阻，皮毛开合不利，肺失宣降，出现发热、恶寒、咳嗽等肺卫征象，邪犯太阳经脉，则出现颈项强直。若失治、误治或感邪较重，或年老体弱、抗病能力差，外邪则可由表入里，出现卫气营血的演变过程。

【流行病学】

一、传染源

带菌者和流脑患者是本病的传染源。本病隐性感染率高，流行期间人群带菌率高达50%，感染后细菌寄生于正常人鼻咽部，无症状不易被发现，而患者经治疗后细菌很快消失。因此，带菌者作为传染源的意义更重要。

二、传播途径

病原菌主要经咳嗽、打喷嚏借飞沫由呼吸道直接传播。因本菌在外界生活力极弱，故间接传播的机会较少，但密切接触如同睡、怀抱、接吻等对2岁以下婴幼儿的发病有重要意义。

三、人群易感性

人群普遍易感，本病隐性感染率高。人群感染后仅约1%出现典型临床表现。新生儿自母体获得杀菌抗体而很少发病，在6个月至2岁时抗体降到最低水平，以后因隐性感染而逐渐获得免疫力。因此以5岁以下儿童，尤其是6个月至2岁的婴幼儿中发生率最高。人感染后产生持久免疫力，各群间有交叉免疫，但不持久。

四、流行特征

本病遍布全球，在温带地区可出现地方性流行。全年经常有散发病例出现，但在冬、春季节会出现发病高峰。我国曾先后发生多次全国性大流行，流行菌株以A群为主，自1985年开展A群疫苗接种之后，发病率持续下降，未再出现全国性大流行。近几年有上升趋势，尤其是B群和C群有增多的趋势，在个别省份先后发生了C群引起的局部流行。

【中医病因病机】

一、病因

本病外因主要为感受温疫邪毒，若人体正气不足，不能抗御温邪，即可发病。小儿脏腑娇嫩，气血未充，更易传染。

二、病机

温热疫病之邪首先侵入人体，多从口鼻而入，故称“温邪上受，首先犯肺”，致卫气郁阻，皮毛开合不利，肺失宣降，出现发热、恶寒、咳嗽等肺卫症状；邪犯太阳经脉，则出现颈项强直。但本病卫分症状极短且不显，迅速传入气分，临床多见卫气同病。如发病即见高热、烦渴、有汗不解，多属于伏寒化热的伏气温病。卫气分邪热不解，热邪化火，入于营分、血分，出现气营同病，营血同病，气营有热，心神被扰则壮热，神昏谵语，咽燥口渴。热亦化火犯胃，火性上炎，则头疼、呕吐频频，甚则呈喷射性呕吐。邪入营血，热毒炽盛，里气壅闭，毒气不得外透，而出现发斑，或吐血、便血，本病热象偏重，极易化火、化燥、伤阴，病初即见肺胃津伤的口渴、唇燥、颈强。病的末期往往消灼肝肾之阴，出现抽搐、瘛疭、惊厥甚至角弓反张。

重症流脑多起病急骤，热毒直迫营血，迅速出现“逆传心包”，出现神昏谵语，惊厥抽搐，或全身瘀斑迅速扩大及出血等。因邪热疫毒炽盛，病情进展急剧，邪毒蒙闭清窍，阳气不过四末，出现壮热、剧烈头痛、频繁抽搐、四肢厥冷、胸腹灼热、面赤气粗、牙关紧闭等热甚厥深的窍闭证。或正气不足，邪毒深陷，致阳气暴脱，出现面色青灰，大汗出，血压下降，呼吸衰微，肢冷脉厥，甚至气不摄血、全身瘀斑迅速增多或出血、衄血。

【西医病因病理】

脑膜炎奈瑟菌，又称为脑膜炎双球菌，革兰氏染色阴性，呈卵圆形，常成对排列，直径为 0.6 ～ 0.8μm。该菌仅存在于人体，可从带菌者鼻咽部及患者皮肤瘀点、血液和脑脊液（CSF）中检出。

病原体自鼻咽部侵入人体，从鼻咽部黏膜进入血液，细菌释放的内毒素是本病致病的重要因素。内毒素引起全身的施瓦茨曼反应，激活补体，血清炎症介质明显增加，产生循环障碍和休克，严重则发展为败血症，继而侵犯脑膜，进入脑脊液，释放内毒素等，引起脑膜和脊髓膜化脓性炎症及颅内压升高，出现惊厥、昏迷等症状；严重脑水肿时形成脑疝，可迅速致死。脑膜炎球菌内毒素较其他内毒素更易激活凝血系统，因此休克早期便出现弥散性血管内凝血（disseminated intravaseular coagulation，DIC）及继发性纤溶亢进，进一步加重微循环障碍、出血和休克，最终造成多器官功能衰竭。

【临床表现】

潜伏期一般为 2 ～ 3 天，最短 1 天，最长 7 天。按病情可分为以下各型：

一、普通型（约占发病者的 90%）

1. 前驱期（上呼吸道感染期）

患者主要表现为上呼吸道感染症状，如低热、鼻塞、咽痛等，持续 1 ～ 2 天，但因发病急，进展快，此期常被忽视。

2. 败血症期

多数患者起病后迅速出现此期表现，高热、寒战，体温迅速升高达 40℃以上，伴明显的全身中毒症状，头痛及全身疼痛，精神极度萎靡。幼儿常表现哭闹、拒食、烦躁不安、皮肤感觉过敏和惊厥。70% 以上的患者皮肤黏膜出现瘀点，初呈鲜红色且迅速增多、扩大，常见于四肢、软腭、眼结膜及臀等部位。本期持续 1 ～ 2 天后进入脑膜炎期。

3. 脑膜炎期

除败血症期高热及中毒症状外，患者同时伴有剧烈头痛、喷射性呕吐、烦躁不安以及颈项强直、克氏征和布氏征阳性等脑膜刺激征，重者谵妄、抽搐及意识障碍。有些婴儿脑膜刺激征缺如，前囟未闭者可隆起，对诊断有很大意义，应注意因呕吐、失水等可造成前囟下陷。本期经治疗通常在 2 ～ 5 天内进入恢复期。

4. 恢复期

经治疗后，患者体温逐渐下降至正常，意识及精神状态改善，皮肤瘀点、瘀斑吸收或结痂愈合。神经系统检查均恢复正常。病程中约有 10% 的患者可出现口周疱疹，患者一般在 1 ～ 3 周内痊愈。

由免疫复合物反应引起的表现，多见于病后 7 ～ 14 天，以关节炎较明显，可同时出现发热，亦可伴有心包炎。

二、暴发型

少数患者起病急骤，病情变化迅速，病势凶险，如不及时治疗可于 24 小时内危及生命，病死率高。儿童多见。又可分为以下三型：

1. 休克型

严重中毒症状，急起寒战、高热、严重者体温不升，伴头痛、呕吐，短时间内出现瘀点、瘀斑，可迅速增多融合成片。随后出现面色苍白、唇周与肢端发绀，皮肤发花、四肢厥冷、脉搏细速、呼吸急促若抢救不及时。病情可急速恶化，周围循环衰竭症状加重，血压显著下降，尿量减少，昏迷。

2. 脑膜脑炎型

主要表现为脑膜及脑实质损伤，常于 1 ～ 2 天内出现严重的神经系统症状，患者高热、头痛呕吐、意识障碍，可迅速出现昏迷。颅内压增高，脑膜刺激征阳性，可有惊厥，锥体束征阳性，严重者可发生脑痛。

3. 混合型

可先后或同时出现休克型和脑膜脑炎型的症状。

三、轻型

多见于流脑流行后期，病变轻微，临床表现为低热、轻微头痛及咽痛等上呼吸道症状，可见少数出血点。脑脊液多无明显变化。咽拭子培养可有脑膜炎奈瑟菌生长。

四、慢性型

不多见，成人患者较多，病程可迁延数周甚至数月。常表现为间歇性发冷、发热，每次发热历时 12 小时后缓解。相隔 1 ~ 4 天再次发作。每次发作常成批出现皮疹，亦可出现瘀点。常伴关节痛、脾大。血液白细胞增多，血液培养可为阳性。

五、并发症

并发症包括继发感染，败血症期播散至其他脏器而造成的化脓性病变，以及脑膜炎本身对脑及其周围组织造成的损害。

1. 继发感染

以肺炎多见，尤多见于老年与婴幼儿。其他有褥疮、角膜溃疡及因小便潴留而引起的尿道感染等。

2. 化脓性迁徙性病变

有中耳炎、化脓性关节炎、脓胸、心内膜炎、心肌炎、全眼炎、睾丸炎及附件炎等。

3. 脑及其他组织损害

脑及其周围组织因炎症或粘连而引起的损害有动眼神经麻痹、视神经炎、听神经及面神经损害、肢体运动障碍、失语、大脑功能不全、癫痫、脑脓肿等。慢性患者，尤其是婴幼儿，因脑室孔或蛛网膜下腔粘连以及间脑膜间的桥梁静脉发生栓塞性静脉炎，可分别发生脑积水和硬膜下积液。

4. 后遗症

可由任何并发症引起，其中常见为耳聋（小儿发展为聋哑）、失明、动眼神经麻痹、瘫痪、智力或性情改变、精神异常等。

【实验室检查】

一、血象

白细胞总数明显增加，一般在（10 ~ 20）$\times 10^9$/L 以上，中性粒细胞升高在 80% ~ 90% 以上，并发 DIC 者血小板减少。

二、脑脊液检查

脑脊液检查是确诊的重要方法。病初或休克型患者，脑脊液多无改变，应 12 ~ 24 小时后复查。典型脑膜炎期，脑脊液压力增高，外观呈浑浊米汤样甚或脓样；白细胞数明显增高至 1000×10^6/L 以上，以多核细胞为主；糖及氯化物明显减少，蛋白含量升高。须强调临床表现为脑膜炎时，脑脊液检查应是影像学检查之前的选择。

三、细菌学检查

细菌学检查是确诊的重要手段。应注意标本及时送检、保暖、及时检查。

1. 涂片

皮肤瘀点处的组织液或离心沉淀后的脑脊液做涂片染色，阳性率约 60% ~ 80%。瘀点涂片简便易行，应用抗生素早期亦可获得阳性结果，是早期诊断的重要方法。

2. 细菌培养

取瘀斑组织液、血或脑脊液进行培养，应在使用抗菌药物前收集标本。如有脑膜炎奈瑟菌生长，应做药物敏感性试验。

四、血清免疫学检查

常用对流免疫电泳法、乳胶凝集试验、反向间接血凝试验、ELISA 法等进行脑膜炎奈瑟菌抗原检测，主要用于早期诊断，阳性率在 90% 以上。

五、其他

脑膜炎奈瑟菌的 DNA 特异性片段检测、鲎试验等。

【诊断与鉴别诊断】

一、诊断要点

1. 疑似病例

（1）有流脑流行病学史，冬、春季节发病（2 ~ 4 月为流行高峰），1 周内有流脑患者密切接触史，或当地有本病发生或流行；既往未接种过流脑菌苗。

（2）临床表现及脑脊液检查符合化脓性脑膜炎的表现。

2. 临床诊断病例

（1）有流脑流行病学史。

（2）临床表现及脑脊液检查符合化脓性脑膜炎表现，伴有皮肤黏膜瘀点、瘀斑。或虽无化脓性脑膜炎表现，但在感染中毒性休克表现的同时伴有迅速增多的皮肤黏膜瘀点、瘀斑。

3. 确诊病例

在临床诊断病例的基础上，细菌学或流脑特异性血清免疫学检查阳性。

二、鉴别诊断

从国内发表的流脑误诊病例报告来看，流脑误诊为其他疾病者，前 3 位分别为上呼吸道感染、其他原因的败血症、各种原因的紫癜。而其他疾病误诊为流脑者，前 3 位分别为：其他细菌所致的化脓性脑膜炎、结核性脑膜炎、脑脓肿，还应与流行性乙型脑炎、其他病毒性脑膜炎和脑炎鉴别。

1. 其他化脓性脑膜炎

依侵入途径可初步区别。肺炎球菌脑膜炎多继发于肺炎、中耳炎基础上，葡萄球菌脑膜炎大多发生在葡萄球菌败血症过程中，革兰阴性杆菌脑膜炎大多发生于颅脑手术后，流感杆菌脑膜炎多发生于婴幼儿，大肠杆菌脑膜炎多发生于新生儿，绿脓杆菌脑膜炎常继发于腰穿、麻醉、造影或手术后。CSF 和血培养出病原菌即可明确诊断。

此外，上述细菌感染均无明显季节性，以散发为主，无皮肤瘀点瘀斑。确诊有赖于细菌学检查。

2. 流行性乙型脑炎

发病季节多在 7 ～ 9 月，脑实质损害严重，昏迷、惊厥多见，皮肤一般无瘀点，CSF 多澄清，细胞数大多在 $0.5 \times 10^9/L$ 以下，糖及蛋白定量正常或稍偏高，氯化物正常。血清和 CSF 特异性 IgM 检测可作早期诊断。

3. 中毒性菌痢

发病季节在夏秋季，主要见于儿童。起病急骤，有高热、惊厥、嗜睡、昏迷、迅速发生休克和呼吸衰竭。肠道症状轻，甚至无腹泻。无瘀点和疱疹，多无脑膜刺激征，CSF 检查正常。冷盐水灌肠排出物可见黏液，镜检有成堆脓细胞和红细胞，培养有痢疾杆菌生长。

4. 虚性脑膜炎

败血症、伤寒、大叶性肺炎、恶性疟疾等急性感染患者有毒血症时，可出现脑膜刺激征，但 CSF 除压力稍高外，余均正常。

5. 结核性脑膜炎

多有结核病史或密切接触史，起病缓慢，病程较长，有低热、盗汗、消瘦等症状，神经系统症状出现晚，无瘀点、瘀斑，脑脊液以单核细胞为主，蛋白质增加，糖和氯化物减少；脑脊液涂片可检查抗酸染色阳性杆菌。

【中医辨治】

一、治疗原则

由于春季风气当令，天气转暖，其气已温，或冬季应寒反温，皆易酿致风热病邪。体有虚实，病有兼挟，症有轻重的不同，必须根据不同的病情进行辨证施治。本病的病位为卫气同病，宜解表清里，使病邪从汗解；病邪在气营同病，治以清气凉营；若病邪深入营分证，则应治以清营泻热；若是出现伤及阴液的情况，应予以滋阴养血。

二、辨证论治

（一）急性期

1. 卫气同病证

［症状］发热恶寒，有汗或无汗，头痛，咽干口渴，心烦，溲赤，舌尖红，苔薄黄，脉滑数。

［治法］解表清里。

［方药］银翘散合白虎汤加减。热盛者，加葱白、淡豆豉、连翘；心烦者，加栀子、黄芩、桔梗；尿赤者，加竹叶、石膏、生甘草。

2. 气营两燔证

［症状］壮热烦躁，头痛如劈，颈项强直，频繁呕吐，口渴唇干，或神昏谵语，四肢抽搐，斑疹色红，尿黄而少，大便干结，舌红而绛，苔黄燥，脉弦数。

［治法］泄热解毒，清气凉营。

［方药］清营汤加减。壮热者，加生石膏、黄连、黄芩；血分热者，加水牛角、生地黄、赤芍、丹皮；尿赤者，加竹叶、芦根。

3. 热陷营血证

［症状］壮热不退，肌肤灼热，神识昏迷，躁扰谵语，抽搐频频，角弓反

张，皮肤大片瘀斑，色紫暗，或鼻衄吐血，唇燥口干，舌绛，苔少，脉数而弦细。

［治法］清营泄热，凉血解毒。

［方药］犀角地黄汤加减。血分热者，加生地黄、玄参、水牛角、知母、丹皮；出血者，加生蒲黄、仙鹤草、白茅根。

4. 内闭心肝证

［症状］起病急暴，高热烦躁，剧烈头痛，谵妄神昏，频繁抽搐，持续不止，肢体强硬挛急，牙关紧闭，喉间痰鸣，两目窜视，手足厥冷，舌红绛，苔黄而燥，脉弦数有力。

［治法］清热解毒，开窍息风。

［方药］羚羊钩藤汤加减。热盛动风者，加羚羊角粉、钩藤、黄芩；高热者，加黄连、山栀、菖蒲；谵妄者，加郁金、茯神。

5. 阳气暴脱证

［症状］高热突然下降，或体温不升，全身冷汗，面色苍白，四肢厥冷，神志模糊或昏迷不醒，呼吸微弱不匀，全身大片瘀斑，迅速融合扩大，唇甲青紫，舌绛或暗红，苔灰褐，脉微细欲绝。

［治法］养气固脱，回阳救逆。

［方药］参附龙牡汤加减。气虚者，加人参；汗多者，加炙附子、龙骨、牡蛎、桂枝、白芍。

6. 气阴两虚证

［症状］热势已退或有低热，或夜热早凉，神倦气弱，肌肉疼痛，甚则肢体筋脉拘急，心烦易怒，口干津少，尿黄便干，舌红绛少津或光剥无苔，脉细数。

［治法］养阴益气，佐以清热。

［方药］生脉散加减。气阴两虚者，加西洋参、麦冬、五味子；热盛者，加知母、生地黄、龟甲、黄柏、秦艽。

（二）后遗症期

1. 阴虚风动证

［症状］偏瘫拘急，无力，皮肤干燥，或有低热，或角弓反张，或失语失音，目睛直视，舌謇而缩，或吐弄舌，舌绛少津，舌苔光剥，脉弦细而数。

［治法］滋阴养血，柔筋息风。

［方药］大定风珠加减。阴虚者，加熟地黄、白芍、麦冬、阿胶、龟甲、

牡蛎、鳖甲。

2. 风痰阻络证

[症状]喉中痰鸣，舌謇失语，肢体不利或偏瘫，或神识失清，舌苔厚腻，脉濡。

[治法]搜风通络，化痰开窍。

[方药]涤痰汤加减。痰多者，加胆南星、枳实、陈皮、半夏、茯苓；失语者，加菖蒲、郁金。

3. 气血虚弱证

[症状]半身不遂，面色少华，四肢不利，舌淡有瘀斑，脉细涩。

[治法]益气养血，活血通络。

[方药]补阳还五汤加减。气虚者，黄芪、人参、党参；四肢不利者，加桑枝、地龙、木瓜；瘀血者，加川芎、桃仁、红花。

【西医治疗】

一、普通型

病原治疗。一旦高度怀疑为流脑，应在30分钟内给予抗菌治疗。尽早、足量应用细菌敏感并能透过血脑屏障的抗菌药物。

（一）一般对症治疗

强调早期诊断，就地住院隔离治疗，密切监护，是本病治疗的基础。做好护理，预防并发症。保证足够液体量、热量及电解质。高热时可用物理降温和药物降温；颅内高压时予20%甘露醇，应用过程中应注意对肾脏的损害。

（二）药物治疗

1. 青霉素

目前青霉素对脑膜炎奈瑟菌仍为一种高度敏感的杀菌药物，国内偶有耐药报道。虽然青霉素不易透过血脑屏障，即使在脑膜炎时也仅为血中的10% ~ 30%，但加大剂量能在脑脊液中达到治疗有效浓度。

2. 头孢菌素

第三代头孢菌素对脑膜炎奈瑟菌抗菌活性强，易透过血脑屏障，且毒性低。

3. 氯霉素

较易透过血脑屏障。脑脊液浓度为血浓度的30% ~ 50%，除对脑膜炎奈瑟菌有良好的抗菌活性外，对肺炎球菌和流感杆菌也敏感，但需警惕其对骨髓造血功能的抑制，故用于不能使用青霉素的患者。近年来脑膜炎奈瑟菌已出现耐药菌株，应引起注意。疑耐药菌存在，应在体温正常后 3 ~ 5 天，症状、体征消失，复查脑脊液正常后停药。

二、暴发型流脑的治疗

（一）休克型的治疗

（1）尽早应用抗菌药物：可联合用药，用法同前。

（2）迅速纠正休克：①扩充血容量及纠正酸中毒治疗：最初 1 小时内成年人 100mL，儿童 10 ~ 20mL/kg，快速静脉滴注。输注液体为 5% 碳酸氢钠液 5mL/kg 和低分子右旋糖酐液，此后酌情使用晶体液和胶体液。24 小时输入液量 2000 ~ 3000mL 之间，儿童为 50 ~ 80mL/kg，其中含钠液体应占 1/2 左右，补液量应视具体情况，原则为“先盐后糖，先快后慢”，用 5% 碳酸氢钠液纠正酸中毒。②血管活性药物应用：在扩充血容量和纠正酸中毒基础上，使用血管活性药物。常用药物为莨菪类，首选不良反应较小的山莨菪碱（654–2），见面色转红、四肢温暖、血压上升后，减少剂量，延长给药时间而逐渐停药，阿托品可替代山莨菪碱。

（3）DIC 的治疗：高度怀疑有 DIC 宜尽早应用肝素。应用肝素时，用凝血时间监测，要求凝血时间维持在正常值的 2.5 ~ 3 倍为宜。多数患者应用 1 ~ 2 次即可见效而停用。高凝状态纠正后，应输入新鲜血液、血浆及应用维生素 K，以补充被消耗的凝血因子。

（4）肾上腺皮质激素的使用：适应证为毒血症症状明显的患者。

（5）保护重要脏器功能：注意心、肾功能，根据情况对症治疗。

（二）脑膜脑炎型的治疗

（1）抗菌药物的应用：用法同前。

（2）防治脑水肿、脑疝：治疗关键是及早发现脑水肿，积极脱水治疗，预防脑疝。可用甘露醇治疗，用法同前，此外还可使用白蛋白、甘油果糖、呋塞米、激素等药物治疗。

（3）防治呼吸衰竭：在积极治疗脑水肿的同时，保持呼吸道通畅，必要时气管插管，使用呼吸机治疗。

（三）混合型的治疗

此型患者病情复杂严重，应积极治疗休克，又要注重脑水肿的治疗。因此应在积极抗感染治疗的同时，针对具体病情，既要有所侧重，又要多项兼顾。

【简方治疗经验与其他疗法】

一、单方验方疗法

（1）贯众30g，大青叶30g，大蒜30g，生石膏30g，龙胆草15g，钩藤15g，连翘15g，知母15g，明雄黄3g，甘草6g。上药加水1200mL，煎煮2次，药液对匀，分2次服。一般于治疗后1～2天症状显著减轻，至第七天症状完全消失或大部分消失，不留后遗症。

（2）生石膏12g，生地黄12g，玄参12g，天冬12g，麦冬12g，金银花12g，连翘9g，赤芍6g，丹皮4.5g，生栀子6g，淡豆豉9g，生甘草6g。上药加水450mL，煎至200mL，每次服60mL，每日3次。昏迷、剧烈头痛、呕吐者，先服至宝丹1/2粒（不能口服者用鼻饲）；体温下降后，去石膏。

（3）黄柏15g，栀子15g，金银花15g，黄连12g，大黄（后下）12g，黄芩9g。水煎取汁100～150mL，内服，如有昏迷可改为鼻饲。每隔8小时服1剂或1/3剂，直至体征、症状消失。

二、针灸疗法

（一）毫针疗法

（1）卫气同病

取穴：曲池、合谷、大椎、列缺、少商、尺泽。

配穴：项强头痛者，配风池、风府、太阳；恶心呕吐者，配内关。

（2）气营（血）两燔

取穴：大椎、曲池、曲泽、委中、十二井穴。

配穴：神昏谵语者，配人中、涌泉、百会；四肢抽搐者，配印堂、太冲；角弓反张者，配身柱、陶道；烦躁不安者，配劳宫、少府；喉间痰鸣者，配丰隆。

（3）脱证

取穴：百会、气海、关元、内关、足三里。

配穴：气息微弱者，配素髎、会阴；大汗淋漓、四肢厥冷者，配中脘、神阙。

（二）耳穴疗法

取穴：神门、皮质下、心、脑、耳尖。

配穴：高热者，配上屏尖；四肢抽搐、角弓反张者，配枕；恶心呕吐者，配贲门，气息微弱者，配下屏尖。

操作方法：耳尖点刺放血，其余穴均用强刺激，留针15～20分钟，每日

1 ~ 2 次。

（三）灸法

取穴：神阙、会阴、涌泉、百会、关元。

操作方法：灸法多用于脱证。采用艾条悬灸。每次 20 ~ 30 分钟，以局部皮肤微红灼烫为度。每日 2 次。

（四）皮肤针疗法

取颈部和背部督脉与膀胱经，重度叩刺，以微出血为度。叩刺之后再拔以闪火罐，每日 1 ~ 2 次。

【预防】

一、管理传染源

早期发现患者就地隔离治疗，隔离至症状消失后 3 天，一般不少于病后 7 天。密切观察接触者，应医学观察 7 天。

二、切断传播途径

搞好环境卫生，保持室内通风。流行期间加强卫生宣教，应避免大型集会或集体活动，不要携带婴儿到公共场所，外出应戴口罩。

三、保护易感人群

疫苗预防以 15 岁以下儿童为主要对象，新兵入伍及免疫缺陷者均应注射。国内多年来应用脑膜炎奈瑟菌 A 群流脑多糖疫苗，保护率达 90% 以上。近年由于 C 群流行，我国已开始接种 A+C 群流脑多糖疫苗，也有很高的保护率。

药物预防：对密切接触者，除作医学观察外，可用磺胺甲噁唑进行药物预防，剂量均为每天 2g，儿童 50 ~ 100mg/kg，连用 3 天。另外，头孢曲松、氧氟沙星等也能起到良好的预防作用。

参考文献

[1] 马亦林，李兰娟 . 传染病学 [M]. 上海：上海科学技术出版社，2011.
[2] 彭文伟 . 现代感染性疾病与传染病学 [M]. 北京：科学出版社，2000.
[3] 中华人民共和国国家卫生部：卫生部关于印发《流行性脑脊髓膜炎诊疗要点》的通知 [R].(2005-02-24).
[4] 胡绪敬 . 流行性脑脊髓膜炎的流行病学监测与预防 [J]. 中国计划免疫，2001 (5): 54-57.

第十二节　百日咳

百日咳是由百日咳杆菌引起的急性呼吸道传染病。其临床表现以阵发性痉挛性咳嗽（简称痉咳）和咳嗽终止时伴高音调鸡鸣样吸气性吼声为特征。多发生于婴幼儿，病程较长，咳嗽症状可持续 2 ~ 3 个月之久，故名“百日咳”。本病主要通过呼吸道飞沫传播，人群普遍易感，多为散发，没有明显季节性，但多见于冬春季。

中医称本病为“顿咳”“鹭鸶咳”“鸡咳”“疫咳”“顿呛”“天哮咳”等。在中医历代儿科著作中有颇多有关本病的记载，如《诸病源候论·咳嗽候》中就有类似百日咳症状的记载：“肺咳，咳而引颈项而唾涎沫是也……厥阴咳，咳而引舌本是也。”中医认为本病由时行疫毒引起，主要侵袭肺系，易影响厥阴；并在病程中易酿液成痰而形成相关证候。疾病后期，久咳伤气，多见肺脾气虚表现。

【流行病学】

一、传染源

患者和隐性感染者为传染源。传染源主要是从潜伏期末至发病后 3 周，尤以第 1 周卡他期传染性最强。

二、传播途径

主要通过呼吸道飞沫传播。

三、人群易感性

人群普遍易感。各年龄阶段均可发病，6 个月以下婴幼儿发病率很高。无论是菌苗接种，或是自然感染，皆不能获得终身保护，故少年和成人仍可感染百日咳。

四、流行特征

百日咳是全球性疾病，多见于温带或寒带。推广计划免疫后，本病发病率明显降低，但未能在全球得到控制。女性发病率高于男性。发病无明显季节性，较多见于冬春季和春夏之交。多散发，但传染性很强，可在托幼机构或条件较差的居民区暴发流行。

【中医病因病机】

一、病因

中医认为本病的病因，在内责之于素体不足，内隐伏痰；在外责之于时行疫毒侵犯。时行疫疠毒邪从口鼻而入，夹痰交结气道，阻滞肺系，导致肺失清肃，肺气上逆发为痉咳。小儿肺常不足，易感时邪，年龄愈小，肺脏愈娇，感邪之机更甚。

二、病机

百日咳以肺为病变中心，继则可由肺及胃、大肠、膀胱，重者还可内陷厥阴（心包、肝）。

病之初起，疫邪侵犯肺卫可见肺卫表证。继之肺气不宣，炼液成痰，痰阻气逆，痉咳阵作，必待痰涎吐出，气机得畅，咳嗽方可暂时缓解。痉咳发作时，气机失调致肺气受损且影响他脏。邪犯于胃，胃气上逆则可见呕吐；邪犯于肝，肝失调达而横逆，则两胁作痛；邪气逆于上，致血络受伤，可见衄血、目睛出血、痰中带血等。肺为水之上源，又与大肠相表里，肺气宣降失常，则易令大肠、膀胱失约，故痉咳时可见二便失禁、面目浮肿。疾病后期，久咳伤气，多见肺脾气虚表现。久咳不已，耗伤肺阴。病程中若邪热内窜厥阴，可并发抽风、惊厥、神昏等。

【西医病因病理】

百日咳杆菌不侵入血液循环，只在局部释放各类毒素，损害局部组织并影响全身。百日咳的发病机制尚未彻底阐明。但其所表现的一系列症状，是由百日咳杆菌的各类抗原组分及毒素与机体相互作用的结果。百日咳杆菌侵入易感者呼吸道后，即附在呼吸道上皮细胞上，在该处繁殖，释放内毒素，引起黏膜发炎。由炎症所产生的黏稠分泌物排出障碍，不断刺激呼吸道神经末梢，兴奋咳嗽神经中枢，引起反复、剧烈、痉挛性咳嗽直至排出部分分泌物，咳嗽暂时缓解，随后分泌物再度积聚，诱发咳嗽，如此反复。长期咳嗽使中枢神经系统形成了兴奋灶，因此当患者受到非特异性刺激时，亦可诱发痉咳。

百日咳的病理改变为自鼻咽部至细支气管黏膜上皮细胞的基底部及肺泡

间质可见炎症细胞浸润，胞浆内空泡形成，上皮细胞坏死、脱落，但极少波及肺泡。分泌物阻塞小支气管时，局部有肺不张或支气管扩张。百日咳脑病患者有脑组织水肿、充血或播散性出血点、神经细胞变性等。此外，偶可见肝脏脂肪变性。

【临床表现】

潜伏期一般为 2 ~ 21 日，平均 7 ~ 10 日，典型临床过程可分为三期。大龄儿童及成人病情较轻，常仅表现为支气管炎，可长达数周甚至数月。

一、卡他期

从发病开始至出现痉咳，病期约 7 ~ 10 日。初始症状类似感冒，出现咳嗽、流涕、喷嚏等卡他症状，伴轻、中度发热和全身不适等，此期也可只有干咳。起病初期为单声咳嗽，其他症状逐渐消失时，咳嗽日益加重，日轻夜重，渐呈痉咳状，此期大量细菌通过咳嗽飞沫喷出，传染性最强。

二、痉咳期

一般见于发病 7 ~ 14 日，持续 2 ~ 6 周或更长。此时已不发热，阵发性、痉挛性咳嗽为本期特点。发作时为连续 10 ~ 30 次短促痉挛性咳嗽，继以一次深长吸气，发出“鸡鸣样”哮吼声。痉咳反复多轮直至黏稠痰液咳出，痉咳终止时，呼吸道排出的痰液刺激咽部及舌后部，可引起反射性呕吐。痉咳时，患者处于持续呼气状态，面红耳赤，两目圆睁，结膜充血，涕泪交流，张口露舌，嘴唇发绀，弯腰曲背，表情痛苦；严重时可有大、小便失禁。每日发作 3 ~ 5 次至 10 余次不等，日轻夜重。痉咳发作频繁者，可致颈静脉怒张、眼睑及颜面浮肿、鼻黏膜出血、球结膜下出血、舌系带溃烂等。痉咳常因进食、冷空气刺激、注射疼痛、咽部检查等非特异性刺激诱发。痉咳发作前有喉痒、胸闷等不适，患儿可预感痉咳来临而恐惧不安。

新生儿和幼婴常缺乏典型痉咳发作表现。但因其声门狭小，常表现为呼吸暂停，面部和嘴唇发绀，甚至因脑部缺氧而发生惊厥、抽搐，称为窒息性发作。此类发作常出现在夜间，若不及时抢救可导致窒息死亡。

成人及年长儿童可无典型的痉挛性咳嗽和鸡鸣样吼声。

三、恢复期

恢复期约 2 ～ 3 周。阵发性痉咳次数减少，症状减轻以至完全消失，精神及食欲逐渐恢复。但数月内若呼吸道发生其他病原体的感染，又能诱发痉咳。有并发症者时常迁延不愈，可持续数周至数月之久。

四、并发症及后遗症

（一）并发症

1. 支气管肺炎

最常见的严重并发症，多见于痉咳期，为继发感染所致。患者痉咳可变得不典型，表现为持续高热、呼吸急促、咳喘及发绀，肺部出现中细湿啰音。白细胞计数较百日咳更高，中性粒细胞比例增加。胸部 X 线片示肺纹理增多，夹杂片状阴影，或出现“心缘毛糙征”。

2. 肺不张

多见于肺中叶和下叶，由支气管分泌物排出不畅、或黏稠分泌物堵塞小支气管或细支气管所致。可因黏稠分泌物排出而恢复。

3. 肺气肿和皮下气肿

痉咳所致的肺内高压可导致肺局部肺气肿或支气管扩张。另外，痉咳时肺泡内压力急剧升高，肺泡或细支气管破裂，可引起颈部、面部及胸部皮下气肿，严重者可致纵隔气肿或气胸。

4. 百日咳脑病

为最严重的并发症，主要发生于痉咳后期，发生率约为 2% ～ 3%。表现为惊厥、反复抽搐、不同程度的意识障碍，病理反射阳性，可伴有中枢性发热或脑水肿，亦可见偏瘫或全瘫、耳聋、失眠、失语、共济失调等其他神经系统损害。脑脊液检查多无异常，有时淋巴细胞轻度升高。百日咳脑病预后差，约 1/3 患者死亡，约 1/3 患者可能留有终身后遗症，包括痴呆、行为异常、局部麻痹等。

（二）后遗症

约 1/3 的百日咳脑病患者可能留有痴呆、行为异常、局部麻痹等终身后遗症。

【实验室检查】

一、血象

发病第1周末，外周白细胞计数及淋巴细胞分类计数开始升高，至痉咳期达高峰，多数为（20 ~ 50）$\times 10^9$/L以上。淋巴细胞可占60% ~ 80%。继发细菌感染时，中性粒细胞分类上升，淋巴细胞比例相应下降。

二、病原学检查

（一）细菌学检查

目前常用拭子取鼻咽部分泌物作细菌培养。在阵咳后采样或采样时阵咳，培养阳性率较高。应尽量在病程早期采样，培养越早则阳性率越高。卡他期培养阳性率可达90%。病程3周以后，阳性率急剧下降。

（二）血清学检查

1.ELISA法或免疫印迹法进行血清抗体检查

由于抗体出现较迟，且与副百日咳杆菌感染和流感嗜血杆菌感染有部分交叉反应，而百日咳患者就诊时常常已进入痉咳期，难以获得急性期血清和恢复期血清进行抗体比较，故一般仅作为回顾性诊断或流行病学研究。

2. 直接免疫荧光抗体试验

鼻咽拭子作涂片与带荧光的特异性抗体作用后，在荧光显微镜下查找病原体。阳性率高，但常有假阳性。目前仅用于培养菌落的鉴定和鼻咽分泌物中百日咳杆菌组分的检测。此外，培养阴性的百日咳患者，检测特异的分泌性IgA有助于诊断。

三、基因诊断

1. 聚合酶链式反应

检测鼻咽析出物或鼻咽拭子标本中的百日咳杆菌DNA，敏感性和特异性都很高。

2. 分子杂交检查

应用百日咳杆菌的克隆基因片段作探针，与百日咳患者的鼻咽吸出物标本作斑点杂交，特异性和敏感性均很高，有助于诊断。

【诊断与鉴别诊断】

一、诊断要点

①冬春季节或春夏之交，2 周内与百日咳患儿有接触史。百日咳菌苗接种不能成为排除诊断的依据。②病初类似感冒，有呼吸道症状，退热后咳嗽加重，呈昼轻夜重，肺部常缺乏阳性体征。③发病第 2 周后白细胞总数及淋巴细胞比例均有明显升高。④有条件的地区可开展 PCR 检测。

二、鉴别诊断

1. 百日咳综合征

副百日咳杆菌、支气管败血症杆菌，腺病毒 1、2、3 及 5 型等，以及呼吸道合胞病毒等均可引起类似百日咳的咳嗽，称“百日咳综合征”。临床症状类似百日咳，但较轻，极少致死；淋巴细胞增高也不如百日咳明显，主要依靠细菌培养、病毒分离和血清学检测进行鉴别。

2. 急性支气管炎和肺炎

由乙型流感杆菌、腺病毒、呼吸道合胞病毒、副流感病毒等引起的支气管炎，咳嗽较剧烈，常有痉咳。但剧烈咳嗽在起病数日内即出现，痉咳后无鸡鸣样回声，夜间不一定加重，急性期全身感染中毒症状如喘咳、气促较重，肺部常有固定的干湿啰音，白细胞计数正常或偏高。经适当治疗后，症状在短期内减轻或消失。

3. 支气管旁或肺门淋巴结结核

婴幼儿的气管、支气管可以因此受压，引起类似百日咳卡他期的阵发性咳嗽；但结核病起病较缓，血沉快，病程中始终无典型痉咳发作。胸部 X 线片及细菌培养有助于鉴别诊断。

4. 其他

传染性单核细胞增多症、气管异物及胸腺肥大症等亦可引起阵咳，须注意与百日咳鉴别。

【中医辨治】

一、治疗原则

本病病位中心在肺，故中医治疗以肃肺化痰、降逆止咳为原则，并实行分期分证论治。初咳期以宣肺化痰、疏风散邪为主；痉咳期重在泻肺涤痰降逆，痰热者清热化痰，痰湿者温化痰湿，同时根据所犯诸脏分别予以降胃、平肝、泻火、凉血、利尿等治法；恢复期则健脾补肺益气或润肺养阴为主，兼以肃肺化痰。变证者，痰热内陷心肝则宜清热化痰、开窍息风。

二、辨证论治

1. 风寒外束证（初咳期）

[**症状**] 恶寒微热，鼻涕清稀，阵咳声浊或声如鸡鸣，痰白清稀，舌淡苔白，脉浮紧或指纹青淡。

[**治法**] 疏风散寒，降逆化痰止咳。

[**方药**] 金沸草散加减。咳剧而喘者，加紫菀、葶苈子；咳剧而呕者，加苏叶、陈皮、茯苓；咳嗽痰多者，加白芥子、射干。

2. 风热袭肺证（初咳期）

[**症状**] 发热恶风，鼻塞流涕，阵咳痰稠，咳声高亢，常伴呕恶，面赤咽红，舌边尖红，苔薄黄或黄白相间，脉浮数或指纹浮红或浮紫。

[**治法**] 疏风清热，宣肺化痰止咳。

[**方药**] 桑菊饮加味。咳喘声如鸡鸣者，加紫菀、葶苈子、浙贝母；呕恶者，加法半夏、陈皮、茯苓；痰难咯出者，加瓜蒌、胆南星；口干咽痛者，加玄参、岗梅根。

3. 寒痰凝肺证（痉咳期）

[**症状**] 阵咳，咳后有高亢的鸡鸣样吸气声，痰清稀，涕泪交加，颜面水肿，舌淡红，苔白腻，脉紧。

[**治法**] 温肺化痰，降逆止咳。

[**方药**] 小青龙汤加味。咳后呕恶者，加杏仁、苏叶、陈皮、茯苓；喉中鸡鸣样声明显者，加射干、紫菀、款冬花。

4. 痰热阻肺证（痉咳期）

[**症状**] 咳嗽阵作，发作时咳嗽连声不断，并呈面红目赤、握拳弯腰之状，剧咳之后，喉间发出鸡鸣样喉声，必待咳吐大量痰涎后咳嗽方得暂止，口渴欲饮，舌红，苔黄腻，脉滑数。

[**治法**] 清肺泄热，祛痰止咳。

[**方药**] 桑白皮汤加减。喘咳痰多者，加葶苈子；发热者，加生石膏、麻黄；痰中带血者，加白茅根、侧柏叶；痰黏咯出不爽者，加瓜蒌仁、胆南星；

声嘶喉干者，加木蝴蝶、胖大海、桔梗。

5. 湿痰闭肺证（痉咳期）

［症状］痉咳喘促，痰涎壅盛，痰液白黏，纳呆神疲，舌质淡胖，苔白厚腻，脉濡数或滑数。

［治法］清化痰湿，止咳平喘。

［方药］二陈汤加味。呕恶者，加苍术、石菖蒲；夜间咳甚者，加莱菔子、山楂；胸胁满闷者，加白芥子、旋覆花。

6. 肝火犯肺证（痉咳期）

［症状］咳嗽气逆，咳则连声，胸胁窜痛，性急易怒，烦热口苦，咽喉干燥，目红耳赤，舌质红，苔薄黄，脉弦数。

［治法］清肝泻肺。

［方药］黛蛤散合泻白散加减。咳吐鲜血或痰带血丝者，加白茅根、藕节、仙鹤草；咽痛明显者，加玄参、马勃、射干；咳剧者，加钩藤、僵蚕。

7. 心阳虚衰证（痉咳期）

［症状］喘急痰鸣，鼻翼扇动，气闭而面颊、口唇发绀，汗出不止，肢冷肤凉，舌质紫黯，脉微而弱。

［治法］温阳益气固脱。

［方药］参附汤加味。大汗淋漓者，加龙骨、牡蛎；发绀者，加丹参；脉虚数者，加麦冬、五味子；面目水肿者，加葶苈子、海蛤壳；呕恶者，加陈皮、法半夏、茯苓。

8. 肺脾两虚，余邪未尽证（恢复期）

［症状］阵咳已解，但咳嗽未止，咳而无力，痰稀而白，面色苍白，神疲乏力，纳呆，舌体胖，色淡红，苔白，脉虚。

［治法］益气健脾，养肺止咳。

［方药］人参五味子汤加减。自汗气短者，加黄芪、浮小麦、煅牡蛎；纳呆者，加砂仁、麦芽、怀山药、法半夏；便溏者，加薏苡仁、白扁豆；痰多者，加陈皮、法半夏、白芥子。

9. 肺阴亏虚证（恢复期）

［症状］干咳少痰，手足心热，两颧发红，形体虚弱，夜卧不安，唇燥咽干，盗汗，舌红少苔，脉细数，指纹淡紫。

［治法］滋补肺阴。

［方药］沙参麦冬汤加减。盗汗者，加地骨皮、山茱萸；形瘦气短者，加

西洋参。

【西医治疗】

一、一般治疗

按呼吸道传染病隔离，保持室内安静、空气新鲜和适当温度、湿度。注意休息，多饮开水，饮食宜清淡，少量多餐。婴幼儿常突然发生窒息，需专人看护。痉咳严重时及时吸痰、吸氧。

二、抗菌治疗

百日咳治疗的关键是消灭病原菌，抗菌治疗宜早采用。百日咳杆菌对大环内酯类抗生素较为敏感。抗菌药物首选红霉素，不能耐受红霉素不良反应者，可应用复方磺胺甲基异噁唑，用药期间注意检测血象。此外，氨苄西林等药亦可视情况选用。新一代大环内酯类抗生素如罗红霉素、阿奇霉素也有明显疗效。

三、对症治疗及支持治疗

发现窒息时应及时做人工呼吸、吸痰及吸氧。惊厥时给予镇静止痉剂，如苯巴比妥，每次 2 ~ 3mg/（kg·次），可防止大脑缺氧所引起的损害。痰液黏稠者可用氯化铵、痰易净等祛痰剂或做雾化吸痰。病情严重的婴幼儿，可给予肾上腺皮质激素。并发脑病时，使用山莨胆碱可缓解症状，有脑水肿时予脱水疗法，还可使用百日咳免疫球蛋白（P-IVIG）。

四、并发症治疗

1. 肺不张合并感染

给予抗生素治疗。单纯肺不张可采取体位引流，恢复期仍有肺不张者可应用胸部理疗，必要时用支气管镜排除局部阻塞的分泌物。

2. 百日咳脑病

抗惊厥可用苯巴比妥钠，若仍不能控制惊厥者，可用异戊巴比妥钠，惊厥缓解后即停止注射。出现脑水肿者，应用甘露醇静注，亦可用地塞米松静注。

【简方治疗经验与其他疗法】

一、单方验方疗法

（1）百部：有止咳、抑制百日咳杆菌的功效。单味百部每次 3g，每日 3 次，加水煎服，7 ～ 10 日为 1 疗程。

（2）四味百部饮：百部 10g，浙贝母 10g，沙参 15g，前胡 10g。每日 1 剂，水煎服，适用于百日咳痉咳期。

（3）紫菀散方：紫菀 10g，款冬花 10g，百部 10g。每日 1 剂，水煎服。治疗百日咳寒热不明显者。

（4）新鲜鸡苦胆：将新鲜鸡苦胆用针刺破，胆汁滴入杯内加白糖调成糊状蒸熟后服用。1 ～ 5 个月婴儿每 3 日服 1 个，5 个月至 2 岁每 2 日服 1 个，5 ～ 7 岁每日 2 个（若以羊或猪胆代替时，胆汁剂量加倍）。多用于痉咳期，直至痉愈。

（5）白屈菜：为治疗百日咳较为有效的药物。取其干品制成含生药 100% 的糖浆，半岁以内患儿每次 5 ～ 8mL，半岁至 1 岁每次服 8 ～ 10mL，1 ～ 3 岁每次服 10 ～ 15mL，3 ～ 6 岁每次服 15 ～ 20mL，6 岁以上者每次服 20 ～ 30mL，每日 3 次，8 ～ 10 日为 1 疗程。重症者可酌情加量。

（6）大蒜：以紫皮蒜为佳，可制成 50% 的糖浆，每次 10mL，5 岁以上者每次 20mL，每日 3 次，连用 7 天，对百日咳疗效甚佳。

（7）润肺止咳汤：麦冬 9g，生地黄 9g，丹皮 9g，白茅根 9g，诃子肉 2g，甘草 2g。每日 1 剂，水煎服。适用于百日咳恢复期。

二、外治法

（1）将鲜生姜或大蒜切破，蘸蜗牛液或鸡蛋清，在胸骨部由上而下涂擦，每日 2 次，每次数分钟。

（2）紫菀 15g，椒目 10g，乌梅 10g，钩藤 15g。共研细末，用鸡胆汁调成糊状，贴敷于天突、肺俞、身柱、膻中等穴，每日 1 次。

三、针灸、推拿疗法

（1）针刺治疗：取穴尺泽、合谷，每日针刺 1 次，7 日为 1 疗程，有止咳化痰之功。

（2）梅花针：用以刺激颈椎、骶椎旁 3 ~ 4cm 区域，每日 1 次。

（3）火罐：于身柱穴处拔火罐，每日 1 次。

（4）推拿：运八卦，掐合谷，推肺经，掐揉二扇门，掐揉五指节，推脾胃，掐合谷，揉鱼际，揉太渊，掐尺泽，每日 1 次。

【预防】

一、管理传染源

早期患者呼吸道隔离4周，自痉咳期开始隔离3周。密切接触者观察2 ~ 3周，同时注射百日咳免疫球蛋白，或用抗生素等药物预防。

二、切断传播途径

保持室内空气清新，充分利用日光照射。病室内每日行紫外线照射。对患者呼吸道分泌物及时消毒处理。流行期间儿童宜尽量减少去公共场所。

三、保护易感人群

（一）药物预防

常用红霉素，婴幼儿也可用复方磺胺异噁唑乳剂，有助于降低百日咳的感染率。服用对象为没有免疫力而有百日咳接触史的婴幼儿，或流行期间的其他高危人群。

（二）人工主动免疫

我国目前应用的是三联菌苗（百日咳菌苗、白喉类毒素、破伤风类毒素）。婴儿出生后 3 个月开始接种，若百日咳流行时，可提前 1 个月接种。注射后保护作用约 3 ~ 4 年。对青少年和与婴幼儿密切接触的成人应进行持续强化免疫接种，间隔 5 ~ 10 年。因应用的百日咳菌苗仍是百日咳杆菌的全细胞菌苗，接种后不良反应较重、发生率高。第 1 次接种后短期内出现高热、持续性哭闹、精神神经症状或不能解释的其他异常表现者，均应停止接种。此菌苗接种要严格掌握禁忌证，因此目前正在努力研制百日咳新菌苗，主要是无细胞菌苗和基因重组菌苗。

（三）中草药预防

鱼腥草或杠板归全草 30g，水煎服，每日 1 次，连服 1 周。或用大蒜液，适量口服或滴鼻，每日 3 次，连用 1 周。

第十三节　传染性非典型肺炎

传染性非典型肺炎，又称严重急性呼吸综合征（severe acute respiratory syndrome，SARS），是由 SARS 病毒引起的急性传染病。其临床表现以发热、头痛、肌肉酸痛、乏力、干咳、腹泻、呼吸困难和低氧血症为特征。本病传染性强，主要通过短距离飞沫、接触患者呼吸道分泌物及密切接触传播。流行多发生在冬春季节，人群普遍易感。

SARS 发病急，以发热为基本表现，因此属于中医“温病”范围。其传染性强，易引起流行，则可称为“瘟疫”。中医认为其发病是疫疠之气自口鼻而入，首先犯肺，并可累及其他脏腑。在病变过程中，疫疠之邪严重耗伤气阴，且虚实变化尤为迅速与突出。

【流行病学】

一、传染源

SARS 患者是主要传染源。急性期患者体内病毒含量高，且症状明显，容易经呼吸道分泌物排出病毒。少数患者腹泻排泄物含有病毒，部分重症患者因为频繁咳嗽或需要气管插管、呼吸机辅助等，呼吸道分泌物多，传染性强。另外，潜伏期内已经具有传染性。

二、传播途径

病原体经短距离飞沫传播为主要传播途径。近距离接触患者、经空气飞沫和气溶胶的呼吸道传播。通过直接接触患者的呼吸道分泌物、消化道排泄物或其他体液，或者间接接触被污染的物品，均可导致感染。病毒污染过的水或排气系统也可能造成传染。患者粪便中可检测出病毒 RNA，通过消化道传播可能是另一个传播途径，尚未得到证实。

三、人群易感性

人群普遍易感。发病者以青壮年居多，儿童和老人少见。男女比例 1∶0.87。患者家庭成员和医护人员属于高危人群。SARS 患者病后可获得一定程度的免疫力。

四、流行特征

本病自 2002 年 11 月才被发现，目前该病的季节分布和地理分布特点尚不能确定。从目前发病情况来看，冬春季可确认为流行季节，夏秋季流行情况还有待进一步观察。从地区分布来看，虽然我国病例主要集中在广东省和香港地区，但从北京、山西等地迅速增加的病例来看，南方与北方分布差异似不明显，该病曾播散到热带地区国家和温带地区国家，疫情若不能得到有效控制，将有呈全球流行的可能。

【中医病因病机】

一、病因

本病所感为疫疠之气，且疫疠之气具有湿热性质。本病发病为疫疠之气从口鼻而入，直接犯肺，肺主表，受邪而寒热身痛；肺主气、司呼吸，因疫毒之邪郁闭肺气而致干咳、呼吸困难、气促胸闷、喘息憋气。疫毒之邪严重耗伤气阴而致极度乏力。在病变过程中，虚实变化尤为迅速与突出。

二、病机

其基本病机有以下几方面：

1. 疫毒壅肺

疫毒之邪从口鼻而入犯肺，正邪交争于肺表，见发热、身痛等表证；疫毒壅肺，肺失宣降，故高热、汗出不解、干咳、喘憋。正邪交争，热邪深入，易见湿热郁肺，并可发展至气营同病，部分患者可见邪入心包。疫毒壅肺，邪热炽盛，高热持续不退，则病情严重，易发生变证。另外，湿遏热阻，肺卫之邪可逆传心包，热陷心包重者可出现内闭外脱。

2. 肺气闭郁

本病所感疫疠之气具有湿热性质，邪从口鼻而入，湿热病邪犯肺，使肺气郁闭，肺失宣肃，出现咳嗽、胸闷、喘憋。湿热之邪蕴结成痰，痰瘀闭阻于肺，肺络郁痹，失于宣降，则喘憋、呼吸困难，严重者化源欲绝，危及生命。同时，湿热蕴肺，肺失宣降，可进一步出现三焦通调不利、湿浊阻于脾胃、肺热移肠或湿热迫肠以及湿热上蒙清窍等病变。

3. 湿痰瘀阻

疫毒之邪犯肺，肺气闭郁，气不布津，则津变为湿，湿蕴为痰；气不行则血不行而为瘀，故形成湿痰瘀阻于肺，肺络不展，表现为干咳、痰难咳出或痰中有血丝等，严重者呼吸困难、憋气、喘息明显，干咳少痰，舌绛红或绛紫，口唇紫黯。湿痰阻肺日久可发展为肺痹，或犯心脉，或停滞于胸胁，或阻于三焦，而出现相应症状。日久可耗伤肝肾气血，损伤筋骨。

4. 气阴亏虚

疫毒之邪耗气伤阴，肺之气阴亏虚在发病之初就可出现，临床可见乏力、倦怠、懒言、口干、自汗等症，且气阴损伤越早出现，病情越重。病程早中期以肺气闭郁为主，中后期则以气阴亏虚为主。随着病程进展，肺之气阴进一步损伤，则肺病及心、气病及血，肺病及肾、肾不纳气，可见不同程度心悸心慌、喘憋欲脱，严重者可致心阳暴脱。

【西医病因病理】

引起 SARS 的病毒为变异冠状病毒，WHO 将此病毒命名为 SARS 病毒。关于 SARS 的发病病理机制尚不清楚。发病早期可出现病毒血症。病理解剖和电子显微镜发现 SARS 病毒对肺组织细胞和淋巴细胞有直接的侵犯作用。临床上发现，患者发病期间淋巴细胞减少，$CD4^+$ 和 CD_8^+ 的 T 淋巴细胞均明显下降。免疫损伤可能是本病发病的主要原因。

肺部的病理改变最为突出，双肺明显肿胀，镜下可见弥漫性肺泡病变，肺水肿及透明膜形成。病程 3 周后可见肺间质纤维化，造成肺泡纤维闭塞。显微镜下还可见小血管内微血栓和肺出血、散在的小叶性肺炎，以及肺泡上皮脱落、增生等病理改变。肺门淋巴结多充血、出血及淋巴组织减少。

【临床表现】

潜伏期 1 ~ 16 日，常见为 3 ~ 5 日。香港观察潜伏期为 2 ~ 16 日，WHO 将最长的潜伏期定为 10 日。本病的严重程度不等，从轻微的症状到伴有呼吸衰竭的重症和死亡。一般在发病 7 ~ 10 天之后临床症状开始恶化，血氧饱和度降低，需加强护理和呼吸机支持。

一、高热期

1 ~ 7 天为高热期。发热，晨起略低，午后及夜间升高。不恶寒、反恶热或偶有畏寒，全身酸痛、肌肉酸痛、头痛，口干渴，但不欲饮，纳差，或恶心，或有呕吐，或有腹泻或便干，气短无力，呼吸急促加重，憋气喘息，胸闷心慌，偶有干咳少痰。面色暗红、有浊垢；舌红或绛红，舌苔以黄腻为主。体格检查肺部可闻及少许干或湿啰音或管性呼吸音，偶有哮鸣音。个别病例可出现皮疹，淋巴结不肿大。

二、喘憋期

8 ~ 14 天为喘憋期。高热开始减退，呼吸急促加重，憋气喘息明显，气短，甚者无力说话，烦躁明显，或有痰中带血，在此期间患者极易喘脱，口唇紫黯，舌绛红或紫绛，舌苔黄腻垢浊，面色为紫红垢浊，纳差不欲饮食，或恶心，反酸或有呕吐，脘腹胀满，或有便稀或便干。体格检查基本同高热期，此期病情严重者有肺实变体征。

三、恢复期

14 ~ 16 天后为恢复期。热退后憋气喘息明显好转，手脚心热，心中烦热，咽喉干燥，气短疲乏，口干口渴，唇齿干燥，舌红或舌嫩红，舌苔或黄或稍腻。

四、并发症

因部分患者病情较重，恢复缓慢，病程较长，抵抗力更低，且在呼吸道黏膜已损伤的基础上极易继发其他病原体感染。少数患者此次病前已有的疾病也可发作或加重。

【实验室检查】

一、血象

外周血白细胞计数一般不升高，或降低；常有淋巴细胞计数减少、血小板减少，少数患者可见反应性淋巴细胞。

二、生化检查

多数患者有乳酸脱氢酶升高，部分患者可见丙氨酸转氨酶升高、肌酸激酶升高、低钠血症或低钾血症。

三、胸部影像学检查

在发热的前驱症状期和整个病程中都可能正常，但大多数患者胸部X线片有实变性改变。胸片最初出现典型的小面积、单侧的片状阴影，经过1～2天发展为双侧和广泛病变，有间质或融合性浸润。下肺及外带易受累，病变进展时，以多肺野受累为主。早期或极期均以渗出病变为主，表现为不同程度的片状、斑片状的浸润影或呈网状改变，病变可迅速进展，呈大片状阴影。早期密度较为浅淡或呈现毛玻璃影，以后病变密度可以增高。病变密度较为均匀，边界模糊。阴影吸收、消散较慢，少数可表现为某一部位病灶吸收而另一部位病变加重。在疾病发展过程中，患者胸片中可出现气腔不透明阴影。有突出的肺外围部分的改变。无胸腔积液、空洞和肺门淋巴结病变。呼吸症状和听诊表现轻微，与胸部X线片的改变不成比例。10岁以下儿童X线片改变较轻且吸收较快。

CT诊断对于早期胸部X线片无阳性发现的病例具有重要价值。CT扫描最初的异常表现是胸膜下灶性实变，伴有支气管充气影和毛玻璃样不透明阴影，通常出现在下叶的后区。未见胸膜渗出、纵隔结节和中央肺栓塞。

四、特异性检测

目前已经建立的特异性实验室检测手段主要包括PCR技术、免疫荧光和ELISA技术。采用PCR技术，可检测出发病后7天内患者体液SARS冠状病毒的RNA；采用免疫荧光或ELISA技术，可检测出血清抗SARS冠状病毒的IgM、IgG，特别是发病2周后IgG的检出率较高。

【诊断与鉴别诊断】

一、诊断要点

①与发病者有密切接触史，或属受传染的群体发病者之一，或有明确传染他人的证据。②发病前2周内曾到过或居住于报告有SARS患者并出现继发感染疫情的区域。③起病急，以发热为首发症状，体温一般＞38℃，偶有畏寒；可伴有头痛、关节酸痛、肌肉酸痛、乏力、腹泻；常无上呼吸道卡他症状；可有咳嗽，多为干咳、少痰，偶有血丝痰；可有胸闷，严重者出现呼吸加速，气促，或明显呼吸窘迫。肺部体征不明显，部分患者可闻及少许湿啰音，

或有肺实变体征。应注意少数患者不以发热为首发症状，尤其是有近期手术史或有基础疾病的患者。④实验室检查外周血白细胞计数一般不升高，或降低；常有淋巴细胞计数减少。⑤肺部有不同程度的片状、斑片状浸润性阴影或呈网状改变，部分患者进展迅速，呈大片状阴影；常为多叶或双侧改变，阴影吸收消散较慢；肺部阴影与症状体征可不一致。若检查结果阴性，1 ~ 2 日后应予复查。⑥抗菌药物治疗无明显效果。

疑似诊断标准：符合上述① + ③ + ④条或② + ③ + ⑤条或③ + ④ + ⑤条。

临床诊断标准：符合上述① + ② + ⑤条及以上，或① + ③ + ⑤ + ⑥条，或② + ③ + ④ + ⑤条。

医学观察诊断标准：符合上述② + ③ + ④条。

重症 SARS 的诊断标准：确诊 SARS 患者符合下述一条者，可诊断为重症 SARS。①呼吸困难，呼吸频率大于每分钟 30 次。②低氧血症，在吸氧 3 ~ 5 升 / 分条件下，动脉血氧分压＜ 9.3kPa（70mmHg），或脉搏容积血氧饱和度＜ 93%；或已可诊为急性肺损伤（ALI）或急性呼吸窘迫综合征（ARDS）。③多叶病变且病变范围超过 1/3 或胸部 X 线片显示 48 小时内病灶进展＞ 50%。④休克或多器官功能障碍综合征（MODS）。⑤具有严重基础性疾病或合并其他感染或年龄＞ 50 岁。

二、鉴别诊断

1. 流行性感冒

一般不会出现气急、呼吸困难等表现，肺部 X 线检查一般无异常改变。实验室检查：中性粒细胞减少或正常，淋巴细胞增多或正常。

2. 细菌性肺炎

无传染性及流行性。X 线片检查：肺部可见淡片状或大片状阴影，变化进展比较慢。实验室检查：血白细胞计数升高。血气分析血氧一般正常或稍降低，痰培养一般可以检测到病原菌。

3. 支原体肺炎

一般起病缓慢，多为中度发热，头痛，咽痛，全身不适，干咳，可有少量黏痰或脓性痰。X 线片检查：肺部可见斑点、斑片或均匀模糊阴影。实验室检查：血白细胞计数正常，中性粒细胞升高。血气分析血氧一般正常，痰培养可分离出肺炎支原体。

4. 肺结核

发病多为慢性过程，咳嗽时间长，多伴咳痰，进展慢，发热，以低热为主。粟粒结核与结核性胸膜炎可表现为高热。X线片检查：肺部可见密度不均形态多样的阴影，部位多为中上叶。粟粒结核为弥漫性点状阴影。结核性胸膜炎为反抛物线状阴影。实验室检查：结核菌素试验（PPD）阳性，痰或胸水中可检到抗酸杆菌，血气分析血氧一般正常。

5. 其他

临床上还要注意排除上呼吸道感染、真菌性肺炎、艾滋病合并肺部感染、军团病、流行性出血热、肺部肿瘤、非感染性间质性疾病、肺水肿、肺不张、肺栓塞、肺嗜酸性粒细胞浸润症、肺血管炎等临床表现类似的呼吸系统疾患。儿童应与腺病毒和呼吸道合胞病毒、流感嗜血杆菌及其他肺部感染鉴别。

【中医辨治】

一、治疗原则

本病病因为湿热疫毒，因此首先要辨明湿与热的孰轻孰重。一般以湿热并重或热重于湿为主，湿重于热者少见。其次要辨病在气分还是病在营分，病在气分者舌质红，病在营分者舌质绛。第三要辨肺气郁闭的轻重，肺气郁闭轻者身痛，汗出不畅；肺气郁闭重者喘憋胸闷。早期以祛邪为主，后期正气未复，余邪未尽，则以扶正为主，适当祛邪。

二、辨证论治

1. 卫气同病证

［症状］起病即高热，不恶寒或短暂恶寒，头痛，周身疼痛，面色晦滞，汗出不畅，口渴不欲饮，小便黄，干咳少痰，舌红苔腻，或黄或白，脉洪数或滑数。

［治法］清热化湿，宣肺止咳。

［方药］三仁汤合麻杏石甘汤加减。表证明显者，加荆芥、青蒿；湿重者，加厚朴、佩兰；热重者，加黄芩、栀子；有痰者，加全瓜蒌、川贝母；便干者，加大黄；痰中带血者，加桑叶、仙鹤草。

2. 气营同病证

［症状］高热恶热，入夜尤甚，烦躁，面色晦滞，汗出不畅，口渴不欲饮，

尿黄，咳嗽，舌红绛，苔黄腻，脉弦数。

[治法] 清营泄热，宣肺化湿。

[方药] 清营汤合麻杏石甘汤加减。气短乏力重者，加西洋参；恶心呕吐者，加制半夏；便秘者，加全瓜蒌、生大黄；便溏不爽者，加槟榔、木香。

3. 湿热化毒，肺气郁闭证

[症状] 高热减退，呼吸困难，憋气胸闷，或胸痛，喘息气促，咳嗽痰滞，或痰中带血，气短乏力，烦躁，纳差，脘腹胀满，胸脘痞闷，口唇紫黯，舌红或黯红，苔黄腻，脉滑缓。

[治法] 清热解毒，化湿开闭。

[方药] 麻杏石甘汤合菖蒲郁金汤加减。气短疲乏喘重者，加西洋参、山萸肉；脘腹胀满，纳差，苔腻，加厚朴、麦芽；口唇发绀，加三七、益母草。

4. 湿热阻络，痰浊蒙窍证

[症状] 神昏，或清或昧，高热或有潮热，喉间痰鸣，呼吸喘促，喘憋重，面色发绀，血氧饱和度下降，舌绛紫，苔黄腻，脉滑数。

[治法] 化湿通络，豁痰开窍。

[方药] 菖蒲郁金汤送服安宫牛黄丸加减。高热，加水牛角、羚羊角粉；肢冷如冰者，加桂枝、干姜；喉间痰鸣者，加用猴枣散。

5. 内闭外脱证

[症状] 神昏，或时清时昧，呼吸喘促，喘憋重，面色发绀，呼多吸少，血氧饱和度下降，冷汗，四肢厥冷，热势骤降，或大汗淋漓，血压下降，面色青灰，舌黯紫，脉细数。

[治法] 固脱救逆，通闭开窍。

[方药] 参附汤或生脉散送服安宫牛黄丸。冷汗淋漓，加煅龙骨、牡蛎；喉间痰鸣者，加用猴枣散。

6. 湿热阻滞证

[症状] 低热，身热不扬，头身重痛，无汗或汗出不畅，口干不欲饮，干咳少痰，胁痛腹胀，胸脘痞闷，便秘或溏泄臭秽，或有小便黄少、水肿，舌红苔厚腻或色黄。

[治法] 苦辛通降，化湿清热。

[方药] 王氏连朴饮加减。便秘者，加全瓜蒌、生大黄；咳嗽者，加紫菀、款冬花；肝功能受损、转氨酶升高者，加柴胡、五味子；小便黄少、水肿，加旱莲草、穿心莲。

7. 痰瘀阻络证

[症状] 胸闷，短气，或胸疼，动则气喘，疲乏无力，口干，或有咳嗽，舌质黯，苔腻。

[治法] 通络活血，宽胸畅肺。

[方药] 旋覆花汤加减。疲乏无力、气短气喘较重者，加西洋参、黄芪；舌下有瘀点，舌质黯，加川芎、三七粉；舌苔厚腻，加浙贝母。

8. 气阴两亏证

[症状] 低热，或入夜体温升高，汗出，干咳，口干，气短乏力，食少，或有脱发，舌红少苔，脉弦细。

[治法] 清涤余邪，益气养阴。

[方药] 沙参麦冬汤加减。五心烦热，舌黯，加牡丹皮、鳖甲；纳差食少，加焦三仙；心烦失眠，加炒枣仁、远志。

9. 肝郁脾虚证

[症状] 焦虑不安，心烦失眠，气短乏力，倦怠懒言，纳差纳少，胸闷腹满，或有便稀便溏，舌质黯，边有齿痕，苔白或白腻。

[治法] 健脾除湿。

[方药] 加味逍遥丸加减。大便溏泄重者，加党参、车前子；胸闷腹满甚者，加枳实、厚朴；焦虑不安者，加香附、合欢皮。

10. 肝肾两虚，筋骨损伤证

[症状] 关节疼痛或酸沉坠胀，腰酸腿软，气短乏力，舌淡黯或有瘀斑，脉细或少力。磁共振成像检查可有骨质 1、2、3 期改变。

[治法] 滋补肝肾，化瘀通络。

[方药] 阳和汤加减。舌有瘀斑者，加制乳没、血竭、土鳖虫；下肢冷凉，加制附片、桂枝、威灵仙。

【西医治疗】

一、一般治疗

在病原刚被发现且尚无特效治疗药物的情况下，发病早期应进行综合治疗，争取阻止病情发展。对接触后发病早者（潜伏期短者）和老、幼、弱患者，或伴随有其他疾病的患者，更要特别重视。中国内地和香港地区总结出救治 SARS 的重要经验是早期给氧和联合病毒唑 / 糖皮质激素治疗，但国外有学者对此有疑义，认为病毒唑和糖皮质激素不良反应大，病毒唑目前无明确抗SARS冠状病毒作用，加拿大卫生部已宣布停止使用病毒唑治疗SARS。此外，糖皮质激素可引起免疫抑制等一系列不良反应。另一方面，早期中医介入治疗，首先有利于病毒排泄，减轻炎症反应，退热效果明显，作用持续稳定；其次，可以促进肺部炎症的吸收，有效改善呼吸急促、干咳、气短、乏力等主要临床症状；另外，还能改善机体缺氧状况，保护脏器功能。

卧床休息，适当补充液体及维生素，避免用力和剧烈咳嗽。密切观察病情变化（多数患者在发病后14日内都可能属于进展期）。定期复查胸部X线片（早期复查间隔时间不超过3日）及心、肝、肾功能和血气分析等。每天检测体表血氧饱和度，减轻患者心理恐慌和精神压力。

二、抗病毒治疗

目前尚无特效抗病毒药物，可经验性应用抗病毒药物，如病毒唑、达菲等或干扰素滴鼻，其疗效还有待评价。

三、对症治疗及支持治疗

1. 对症治疗

发热超过38.5℃，全身酸痛明显者，可使用解热镇痛药。高热者给予冰敷、酒精擦浴等物理降温措施。咳嗽、咳痰者给予镇咳、祛痰药。有研究发现醋酸锌可减轻咳嗽、头痛、肌痛、流涕、鼻塞等上呼吸道感染症状，故可用于减轻SARS症状。有心、肝、肾等器官功能损害，应该作相应处理。气促明显、轻度低氧血症者应早给予持续鼻导管吸氧。

2. 抗生素治疗

针对其他引起非典型肺炎的病原，早期选用大环内酯类、氟喹诺酮类、β-内酰胺类、四环素类等，如果痰培养或临床上提示有耐药球菌感染，可选用（去甲）万古霉素等治疗继发感染。

3. 糖皮质激素的应用

糖皮质激素有抗炎、抗渗出、抗高热及抗纤维化作用。对高热或有发展成重型趋向（包括ARDS）的患者可采用。建议应用激素的指征为：有严重中毒症状；达到重症病例标准者。应规律使用，一般不宜长时间应用，以防继发感染。具体剂量根据病情调整，儿童慎用。过早使用糖皮质激素使机体处于免疫抑制状态，导致机体免疫系统不能有效清除病毒，延长排毒期。轻至中度患者可试用具有类皮质激素功能的药物，如复方甘草甜素制剂类药品。

4. 免疫调节药物的应用

目前应用的免疫增强药物包括胸腺素 $-\alpha_1$（日达仙）、胸腺五肽及 IFN-α 等，其效果还有待进一步评价，特别是 SARS 病理研究提示有免疫损伤的证据，故应慎用。有地方对严重 SARS 患者采用 IgM 疗法，初步试验证明效果良好，但费用昂贵。用 SARS 感染者恢复期血清治疗也有明显效果，但推广有困难。

5. 重症患者的处理和治疗

要进行监护。可使用无创正压通气（首选鼻罩 CPAP）的方法。常用的压力水平为 4 ～ 10cmH_2O。应选择适当的鼻罩，并应持续应用（包括睡眠时间），暂停时间不超过 30 分钟，直到病情缓解。

严重呼吸困难和低氧血症患者，吸氧 5L/min 条件下 $SaO_2 < 90\%$ 或氧合指数 $<$ 26.7KPa（200mmHg），经过无创正压通气治疗后无改善，或不能耐受无创正压通气治疗者，应该及时考虑进行有创正压通气治疗。一旦出现休克或 MODS，应及时作相应的处理。

【简方治疗经验与其他疗法】

一、单方验方疗法

（1）邓铁涛推荐预防方：金银花 10g，白茅根 20g，菊花 10g，桑叶 10g，蒲公英 10g，甘草 5g，北杏仁 10g，薄荷叶（后下）5g。用法：煮水喝，每日 1 次，连服 3 日，儿童减半。

（2）关幼波推荐预防方：藿香 6g，佩兰 6g，金银花 6g，赤芍 6g，甘草 6g。

（3）方和谦、陈文伯、梁贻俊、李惠治、王应麟、王肃季、张淑瑛等推荐预防方：金银花 15g，连翘 15g，柴胡 15g，黄芩 15g，青蒿 10g，大青叶 20g，桔梗 10g，芦根 20g，白茅根 20g，荆芥穗 15g。

（4）姜良铎、周平安推荐预防方：苍术 12g，藿香 12g，金银花 20g，贯众 12g，黄芪 15g，沙参 15g，防风 10g，白术 15g（此方曾被国家中医药管理局、北京市中医药管理局确定为预防“非典”有效处方）。

（5）路志正、焦树德、孔光一、晁恩祥、周平安、张贻芳、杨明会、仝小林等推荐预防方：生黄芪 15g，金银花 15g，柴胡 10g，黄芩 10g，板蓝根 15g，贯众 15g，苍术 10g，生薏苡仁 15g，防风 10g，生甘草 5g，藿香 10g。用法：水煎，每日 2 次，饭后服用，应服 3 ～ 5 日。

【预防】

一、管理传染源

尽早隔离治疗 SARS 患者，对 SARS 疑似病例或可能病例的可能密切接触者进行检疫或医学观察。

二、切断传播途径

流行期间，暂停一切集会和集体娱乐活动，进入公共场所应戴口罩。避免长时间在人群密集的“高危地带”逗留，外出回家必须洗手。室内注意通风，病房内及不便通风的场所、地面、墙壁和门窗注意消毒。疑似本病流行地区避免探视发热、咳嗽、胸闷等有严重呼吸道感染症状的患者。医护人员是感染 SARS 的高危人群，戴口罩和手套、穿防护衣和洗手是预防医护人员院内感染的重要保护性措施，其中戴口罩尤为关键。另外，医院应做好医护人员防护及防止交叉感染的各项措施。

三、保护易感人群

（一）增强体质

积极开展体育锻炼，提高抵抗力。

（二）应用预防药物

有关媒体和专家提出的预防药物种类很多，但绝对有效者几乎没有。预防药物大致分三大类：第一类抗病毒药物如干扰素（包括喷鼻用制剂）、病毒唑、达菲等，但抗病毒药物对多种病毒感染的预防作用一直未肯定，且注射 IFN-α 常引起发热等流感症状，病毒唑偶见溶血反应和胎儿致畸作用；第二类是免疫增强剂，如胸腺素 $-\alpha_1$（日达仙）、胸腺五肽、小牛胸腺素及丙种球蛋白等，但免疫增强剂中胸腺素制剂仅对免疫功能（主要是细胞免疫）低下者有一定作用，且有自身免疫疾病者用免疫增强剂后可能加重病情；第三类是营养制剂，包括氨基酸制剂、维生素及微量元素制剂及细胞 / 黏膜保护剂，相比前两类，一定量营养制剂的补充有利无弊，而除了高危人群如 SARS 接触者外，不必过多使用药物。

（三）国家中医药管理局专家推荐防治处方

（1）1 号方：生黄芪 10g，败酱草 15g，薏苡仁 15g，桔梗 6g，生甘草 3g。

水煎服，日服1剂。

（2）2号方：鱼腥草15g，野菊花6g，茵陈15g，佩兰10g，草果3g。水煎服，日服1剂。

（3）3号方：蒲公英15g，金莲花6g，大青叶10g，葛根10g，苏叶6g。水煎服，日服1剂。

（4）4号方：芦根15g，金银花10g，连翘10g，薄荷6g，生甘草5g。水煎服，日服1剂。

（5）5号方：生黄芪10g，白术6g，防风10g，苍术6g，藿香10g，沙参10g，金银花10g，贯众6g。水煎服，日服1剂。

（6）6号方：太子参15g，贯众6g，金银花10g，连翘10g，大青叶10g，苏叶6g，葛根10g，藿香10g，苍术6g，佩兰10g。水煎服，日服1剂。

（四）中国中医科学院防治处方

（1）1号方：连翘10g，桑叶10g，菊花10g，佩兰10g，桔梗10g，柴胡10g，芦根10g，生黄芪15g，麦冬5g，甘草5g。适应于年轻力壮、身体素质较好之人，中医辨证属阴阳平衡、年龄在18 ~ 45岁之间人群。

（2）2号方：生黄芪15g，炒白术10g，防风5g，太子参10g，连翘10g，牛蒡子6g，柴胡10g，赤芍10g，玄参10g，甘草5g。适应年老体弱、体质较差之人，中医辨证属正气不足，年龄在18岁以下，45岁以上之人群。

（3）3号方：重楼15g，连翘10g，板蓝根15g，牛蒡子5g，鱼腥草15g，僵蚕6g，柴胡10g，淡豆豉10g，佩兰10g，赤芍10g，太子参10g，甘草5g。适应于流动、多接触或易感高危人群。

第十四节　人感染高致病性禽流感

人感染高致病性禽流感，简称人禽流感，是禽甲型流感病毒某些亚型中的一些毒株（如H5N1、H7N7、H7N9、H9N2等）引起的人类急性呼吸道传染病。其临床表现以明显的肺炎表现为特征。本病主要通过呼吸道传播，也可通过密切接触感染的家禽分泌物和排泄物、受病毒污染的物品和水或直接接触病毒毒株被感染。目前尚无人与人之间传播的确切证据，但有聚集性发病的病例。由于种属的差异，人类对禽流感病毒并不易感，但人类缺乏该病毒的相关抗体，因此任何年龄均可被感染，但在已发现的H5N1感染病例中，12岁以下儿童所占比例较高，病情较重。本病流行无明显季节特点，四季均可发生。

本病根据其临床表现、发病特点、流行性强等特征，可归属于中医“温疫”等范畴。中医学认为本病的发生为温热或疫疠之邪从口鼻而入，侵袭肺卫，肺气失宣，病变初起见发热、恶寒、咽痛、咳嗽等肺卫证候；兼夹湿邪者，湿困中焦，运化失常，可见恶心、腹痛、腹泻等症。疾病演变过程可分为初起期、进展期、极期。初期以毒犯肺卫或毒犯肺胃为主；进展期表现为毒邪壅肺；极期表现为内闭外脱。

【流行病学】

一、传染源

患禽流感或携带禽流感病毒的鸡、鸭、鹅等禽类。

二、传播途径

主要经呼吸道传播，也可通过密切接触被感染的禽类及其分泌物、排泄物，受病毒污染的物品和水，以及直接接触病毒毒株被感染。目前尚无人与人之间传播的确凿证据。

三、人群易感性

由于物种种属差异的原因，人类对禽流感病毒多不易感。但对禽流感病毒普遍缺乏抗体，无特异性抵抗力。因此任何年龄均具有被感染的可能性，但一般来说 13 岁以下儿童发病率较高，病情较重。与不明原因病死禽类或感染、疑似感染禽流感的禽类密切接触的人员为高危人群。

四、流行特征

多发生于冬春季，通常伴随着禽类（尤其是家禽）中禽流感暴发，呈零星分布的。禽流感是禽类的常见病和多发病，常可发生大面积、跨区域流行。一般情况下，禽流感较难传染给人，但近几年禽流感特别是 H5N1 亚型禽流感感染人的情况屡有发生，值得关注。人群的发病与人和禽类接触的密切程度、流行的病毒亚型及其变异情况相关。

【中医病因病机】

一、病因

（1）外感温热或疫疠之邪。

（2）正虚邪凑，“正气存内，邪不可干”“邪之所凑，其气必虚”，机体素体正气不足，或饮食劳倦伤及脾胃，致中气亏虚，卫阳不足，不能固护机体，易被外邪所感而发病。

二、病机

温热或疫疠之邪从口鼻而入，侵袭肺卫，肺气失宣，病变初起可见发热、恶寒、咽痛、咳嗽等肺卫症状；若兼夹湿邪者，湿困中焦，运化失常，可见恶心、腹痛、腹泻等症。

【西医病因病理】

禽流感病毒亚型感染人体发病机制与流行性感冒的发病机制基本一致。禽流感病毒经呼吸道传播进入人体，病毒首先侵袭呼吸道黏膜，病毒包膜上的血凝素与黏膜上皮细胞的特殊受体糖蛋白结合进入细胞，在细胞内进行复制。在血凝素的协助下，新的病毒颗粒被释放并继续侵犯相邻上皮细胞，被感染的宿主细胞则发生变性、坏死、溶解或脱落，产生炎症反应。从而引起机体出现全身症状。病理解剖显示，支气管黏膜严重坏死；肺泡内大量淋巴细胞浸润，可见散在的出血灶和肺不张；肺透明膜形成。

【临床表现】

一、潜伏期

潜伏期一般为 1 ～ 7 日，通常为 2 ～ 4 日。

二、临床症状

不同亚型的禽流感病毒感染人类后可引起不同的临床症状。感染 H9N2 亚型的患者通常仅有轻微的上呼吸道感染症状；感染 H7N7 亚型的患者主要表现为结膜炎；重症患者一般均为 H5N1 亚型病毒感染。患者呈急性起病，早期表现类似普通型流感，主要为发热，体温大多持续在39℃以上，热程1～7日，多为3～4日。可伴有流涕、鼻塞、咳嗽、咽痛、头痛、肌肉酸痛和全身不适。常在发病1～5日后出现呼吸急促及明显的肺炎表现。部分患者可有恶心、腹痛、腹泻、稀水样便等消化道症状。少数重症患者可出现头痛、谵语、躁动等神经精神异常。

重症患者病情发展迅速，发病一周内出现急性呼吸窘迫综合征（ARDS）、肺出血、胸腔积液、全血细胞减少、多脏器功能衰竭、休克及瑞氏（Reye）综合征等多种并发症。

【实验室检查】

一、一般检查

外周血象：白细胞总数一般正常或降低，重症患者多有白细胞总数及淋巴细胞减少，可能伴有血小板降低。

二、病毒抗原及基因检测

取患者呼吸道标本，检测甲型流感病毒核蛋白（NP）抗原或基质蛋白（M1）及禽流感病毒H亚型抗原。还可用RT-PCR法检测禽流感病毒亚型相应核酸。

三、病毒分离

从患者呼吸道标本中（如鼻咽分泌物、口腔含漱液、气管吸出物或呼吸道上皮细胞）分离禽流感病毒。

四、血清学检查

发病初期和恢复期采集双份血清，检测禽流感病毒亚型病毒抗体滴度，前后升高4倍或以上，可以作为回顾性诊断参考指标。

【诊断与鉴别诊断】

一、诊断要点

在禽流感流行时，发病一周内曾到过疫区，有明确的病禽、死禽及其分泌物、排泄物接触史者。结合临床表现、实验室检查、病毒分离和血清学抗体检测易于诊断。

二、鉴别诊断

应与流感、普通感冒、细菌性肺炎、传染性非典型肺炎（SARS）、传染性单核细胞增多症、巨细胞病毒感染、衣原体肺炎、支原体肺炎等疾病进行鉴别诊断，其鉴别诊断依据主要依靠病原学检查。

【中医辨治】

一、治疗原则

强调辨证施治，在中成药应用上要注意辨证使用口服中成药或注射剂，可与中药汤剂配合使用。

二、辨证论治[1]

1. 热毒犯肺，肺失宣降证（疑似病例或确诊病例病情轻者）。

[症状] 发热，咳嗽，甚者喘促，少痰，或头痛，或肌肉关节疼痛。舌红苔薄，脉数滑。

[治法]：清热解毒，宣肺止咳。

[方药] 银翘散、白虎汤、宣白承气汤加减。金银花 30g，连翘 15g，炒杏仁 15g，生石膏 30g，知母 10g，桑白皮 15g，全瓜蒌 30g，青蒿 15g，黄芩 15g，麻黄 6g，生甘草 6g。咳嗽甚者，加枇杷叶、浙贝母。

2. 毒犯肺胃证

[症状] 发热，或恶寒，头痛，肌肉关节酸痛，恶心，呕吐，腹泻，腹痛，舌苔白腻，脉浮滑。

[治法] 清热解毒，祛湿和胃。

[方药] 葛根芩连汤加减。葛根 20g，黄芩 10g，黄连 6g，鱼腥草 30g，苍术 10g，藿香 10g，姜半夏 10g，厚朴 6g，连翘 15g，白芷 10g，白茅根 20g。

1 诊疗方案参考国家卫生和计划生育委员会（现国家卫生健康委员会）《人感染 H7N9 禽流感诊疗方案（2017 年第 1 版）》及国家卫生部（现国家卫生健康委员会）《人禽流感诊疗方案（2005 版修订版）》。

腹痛甚者，加炒白芍、炙甘草；咳嗽重者，加炒杏仁、蝉蜕。

3. 毒邪壅肺证

[症状] 高热，咳嗽少痰，胸闷憋气，气短喘促，或心悸，躁扰不安，甚则神昏谵语，口唇紫暗，舌暗红，苔黄腻或灰腻，脉细数。

[治法] 清热泻肺，解毒化瘀。

[方药] 麻杏石甘汤加减。炙麻黄 9g，生石膏（先煎）30g，炒杏仁 10g，黄芩 10g，知母 10g，浙贝母 10g，葶苈子 15g，桑白皮 15g，蒲公英 15g，草河车 10g，赤芍 10g，牡丹皮 10g。高热，神志恍惚，甚则神昏谵语者，加用安宫牛黄丸，也可选用清开灵注射液、痰热清注射液；口唇发绀者，加黄芪、三七、当归尾；大便秘结者，加生大黄，芒硝。

4. 内闭外脱证

[主症] 高热或低热，咳嗽，憋气喘促，手足不温或肢冷，冷汗，唇甲发绀，脉沉细或脉微欲绝。

[治法] 扶正固脱。

[方药] 基本方及参考剂量（卫生部《人禽流感诊疗方案（2005 版修订版）》）：生晒参 15g，麦冬 15g，五味子 10g，炮附子（先煎）10g，干姜 10g，山茱萸 30g，炙甘草 6g。汗出甚多者，加煅龙牡；痰多，喉中痰鸣，舌苔腻者，加金荞麦、苏合香丸、猴枣散。注射剂可选用醒脑静注射液、生脉注射液、参麦注射液、参附注射液、血必净注射液等。

5. 热毒壅肺，内闭外脱证

[症状] 高热，咳嗽，痰少难咯，憋气，喘促，咯血，或见痰中带血，伴四末不温，四肢厥逆，躁扰不安，甚则神昏谵语。舌暗红，脉沉细数或脉微欲绝。

[治法] 解毒泻肺，益气固脱。

[方药] 宣白承气汤、参萸汤、参附汤加减。生大黄 10g，全瓜蒌 30g，炒葶苈子 30g，人参 15g，生石膏 30g，栀子 10g，虎杖 15g，制附子 10g，山萸肉 15g。高热、神志恍惚，甚至神昏谵语者，上方送服安宫牛黄丸；肢冷、汗出淋漓者，加煅龙骨、煅牡蛎；注射剂可选择参麦注射液、参附注射液、痰热清注射液、血必净注射液、喜炎平注射液、热毒宁注射液。

【西医治疗】

一、一般治疗

注意休息，多饮水，注意补充营养，给易于消化的饮食。保持室内安静，室内注意通风。密切观察和监测并发症。

二、抗病毒治疗

应在发热 48 小时内使用抗流感病毒药物。

（1）神经氨酸酶抑制剂：奥司他韦（Oseltamivir，达菲）能特异性抑制甲型、乙型流感病毒的神经氨酸酶，从而抑制病毒的释放，减少病毒传播。实验室研究表明其对禽流感病毒 H5N1 和 H9N2 有抑制作用。应及早服用。帕拉米韦（Peramivir）氯化钠注射液用于重症病例或无法口服者可用帕拉米韦，行静脉滴注，剂量可根据临床需要调整。扎那米韦（Zanamivir）适用于 7 岁以上人群，不建议用于重症或有并发症的患者。

（2）离子通道阻滞剂：金刚烷胺（Amantadine）和金刚乙胺（Rimantadine）可阻断病毒吸附于宿主细胞，抑制禽流感病毒的复制，早期应用可能有助于阻止病情发展，减轻病情，改善预后。该药易产生耐药性，并产生头晕、失眠、共济失调等神经精神症状。

三、对症治疗及支持治疗

可应用解热药、缓解鼻黏膜充血药、止咳祛痰药等。儿童忌用阿司匹林或含阿司匹林以及其他水杨酸制剂的药物，避免引起儿童瑞氏（Reye）综合征。对继发细菌感染者可选用抗生素治疗。重症患者应当送入 ICU 病房进行救治。严重呼吸衰竭的患者应按照 ARDS 的治疗原则进行机械通气治疗，应加强呼吸道的管理和患者的护理。

【简方治疗经验与其他疗法】

一、单方验方疗法

（1）连花清瘟颗粒：功能清瘟解毒、宣肺泄热，用于热毒袭肺。口服，每天 3 次。

（2）清热解毒口服液：功能清热解毒，用于热毒壅盛。口服，每天 3 次。

（3）葛根芩连微丸：功能解肌透表、清热解毒、利湿止泻，用于湿热蕴结。口服，每日 3 次，或遵医嘱。

（4）苦甘冲剂：功能疏风清热、宣肺化痰、止咳平喘，用于风温肺热。口服，每天 3 次。

（5）安宫牛黄丸：功能清热解毒、镇惊开窍，适宜于热入心包、高热惊厥、神昏谵语等。口服或鼻饲，每次 1 丸，每日 1 次，或遵医嘱。

二、外治法

（1）咳嗽：将白附子 16%，洋金花 48%，川椒 33%，樟脑 3% 制作成粉剂。将药粉外敷在肺俞、定喘、风门、膻中、丰隆等穴位上，用胶布贴敷，每 3 ~ 4 天更换一次。或选用白芥子、甘遂、细辛、丁香、苍术、川芎等量，研成细粉，加入基质，调成糊状，制成直径 1cm 圆饼，贴敷在穴位上，胶布固定，每 3 日更换 1 次。选定喘、大杼、风门、肺俞。用维生素 B_1 注射液或胎盘注射液，每次以 1 ~ 2 穴位，每穴位注射 0.5mL，选穴由上而下依次轮换，隔日 1 次。本法适用于慢性咳嗽。

（2）喘促：选肺俞、膏肓、膻中、定喘。用白芥子 30g、甘遂 15g，细辛 15g 共为末，生姜汁调药粉制成糊状，制成药饼如蚕豆大，上放少许丁桂散，敷于穴位上，用胶布固定。贴 3 个小时左右可取掉，局部可有红晕微痛为度。若起疱，消毒后挑破，涂上龙胆紫。也可采用斑蝥膏贴敷发疱，操作方法基本同上。

三、针灸疗法

（1）体针疗法

头痛：取穴百会、太阳、风池、风府、列缺、阿是穴。

恶寒发热：取穴列缺、合谷、大椎、太阳、风池。

咳嗽：取穴列缺、合谷、肺俞。

实喘：取穴列缺、尺泽、膻中、肺俞、定喘。

虚喘：取穴肺俞、膏肓、肾俞、定喘、太渊、太溪、足三里。

（2）耳针疗法：取穴肺、内鼻、屏尖、额。毫针刺，用中、强度刺激。咽痛者加咽喉、扁桃体。

（3）拔罐法：取穴大椎、身柱、肺俞。拔罐后留罐 15 分钟起罐，或用闪罐法。本法适用于风寒型外感。

（4）刺络拔罐法：取穴大椎、风门、身柱、肺俞。常规消毒后，用三棱针点刺，使其自然出血，待出血颜色转淡后，加火罐于穴位上，留罐 10 分钟后起罐，清洁局部并再次消毒针眼。本法适用于风热型外感。

【预防】

一、控制传染源

加强禽流感疾病的监测，一旦发现禽流感疫情，立即封锁疫区，将高致病性禽流感疫点周围半径 3km 范围划为疫区，捕杀疫区内的全部家禽，并对疫区 5km 范围内的易感禽类进行强制性疫苗紧急接种。加强对密切接触禽类人员的检疫。

二、切断传播途径

发生禽流感疫情后，彻底消毒禽类养殖场、市售禽类摊档以及屠宰场，销毁或深埋死禽及禽类废弃物；彻底消毒患者排泄物、用于患者的医疗用品及诊室；医护人员做好个人防护。检测患者标本和禽流感病毒分离严格按照生物安全标准进行。保持病室内空气清新流通；保持手部卫生，杜绝院内感染。

三、保护易感人群

目前，尚无人用 H5N1 疫苗。对密切接触者试用抗流感病毒药物或按中医药辨证施治。

第九章
消化道传染疫病

第一节　病毒性肝炎

病毒性肝炎（viral hepatitis）是由多种不同肝炎病毒引起的一组以肝脏损害为主的全身性传染病。按病原学分类，目前已确定的有甲型肝炎（hepatitis A）、乙型肝炎（hepatitis B）、丙型肝炎（hepatitis C）、丁型肝炎 (hepatitis D) 及戊型肝炎（hepatitis E）, 通过实验诊断排除上述类型肝炎者称为非甲至非戊型肝炎。最近发现的庚型肝炎病毒（hepatitis G virus）和输血传播病毒（transfusion transmitted virus）是否引起肝炎未有定论。其临床表现主要是食欲减退、疲乏无力，厌油，肝脏肿大及肝功能损害为特征, 部分病例出现发热及黄疸。甲型和戊型通过粪 – 口途径传播，乙型、丙型和丁型主要通过血液、体液途径传播，流行无明显季节特点。甲肝抗体（抗 –HAV）阴性者为易感人群；乙肝表面抗体（抗 –HBs）阴性者为易感人群；丙肝无有效抗体，人群普遍易感；丁肝无特殊抗体并与乙肝有重叠感染特点。因此乙肝患者易感染，戊肝抗体（抗 –HEV）阴性者为易感人群。

根据本病的临床特征，本病属中医“黄疸”“胁痛”“郁证”“鼓胀”“积聚”等范畴。现代中医称急性肝炎为“肝热病”，慢性肝炎为“肝着”，重型肝炎为“肝瘟”，肝硬化为“肝积”。

【流行病学】

一、传染源

甲型肝炎的主要传染源是患者和亚临床感染者。病毒主要通过粪便排出体外，自发病前 2 周至发病后 2 ～ 4 周内的粪便具有传染性，而以发病前 5 天至发病后 1 周最强，潜伏后期及发病早期的血液中亦存在病毒。唾液、胆汁及十二指肠液亦均有传染性。本病无慢性 HAV 携带者。

乙型肝炎的传染源是有 HBV-DNA 复制的急、慢性患者及病毒携带者。病毒存在于患者的血液及各种体液（汗、唾液、泪乳汁、羊水、阴道分泌物、精液等）中。急性患者自发病前 2 ～ 3 个月即开始具有传染性，并持续于整个急性期。

丙型肝炎的传染源是急、慢性患者和无症状病毒携带者。病毒存在于患者的血液及体液中。

丁型肝炎的传染源是急、慢性患者和病毒携带者。

戊型肝炎的传染源是急性及亚临床型患者。以潜伏末期和发病初期粪便的传染性最高。

二、传播途径

甲型肝炎主要经粪 - 口途径传播。粪便中排出的病毒通过污染的手、水、苍蝇和食物等经口感染，以日常生活接触为主要方式，通常引起散发性发病，如水源被污染或生食污染的水产品（贝类动物），可导致局部地区暴发流行。通过注射或输血传播的机会很少。

乙型肝炎的传播途径包括：①输血及血制品以及使用污染的注射器或针刺等；②母婴垂直传播（主要通过分娩时吸入羊水，产道血液，哺乳及密切接触，胎盘感染）；③生活上的密切接触；④性接触传播。研究认为，蚊子叮咬时吸血与注入实系互不相通的两个部分，故已否定了此种传播途径。

丙型肝炎的传播途径与乙型肝炎相同而以输血及血制品传播为主，且母婴传播不如乙型肝炎多见。

丁型肝炎的传播途径与乙型肝炎相同。

戊型肝炎通过粪 - 口途径传播，水源或食物被污染可引起暴发流行；也可经日常生活接触传播。

三、人群易感性

人类对各型肝炎普遍易感，各种年龄均可发病。甲型肝炎感染后机体可产生较为持久的免疫力。在本病的高发地区，成年人血液中普遍存在甲型肝炎抗体，发病者以儿童居多。乙型肝炎在高发地区新感染者及急性发病者主要为儿童，成人患者则多为慢性肝炎；在低发地区，由于易感者较多，可发生流行或暴发。丙型肝炎的发病以成人多见，常与输血与血制品、药瘾注射、血液透析等有关。丁型肝炎的易感者为 HBsAg 阳性的急、慢性肝炎及或无症状携带者。戊型肝炎各年龄普遍易感，感染后具有一定的免疫力。各型肝炎之间无交叉免疫，可重叠感染或先后感染。

四、流行特征

病毒性肝炎的分布遍及全世界，但在不同地区各型肝炎的感染率有较大差别。我国属于甲型及乙型肝炎的高发地区，但各地区人群感染率差别较大。

甲型肝炎全年均可发病，而以秋冬季为发病高峰，通常为散发；发病年龄多在 14 岁以下，在托幼机构、小学校及部队中发病率较高，且可发生大的流行，如水源被污染或生吃污染水中养殖的贝壳类动物食品，可在人群中引起暴发流行。

乙型肝炎见于世界各地，人群中 HBsAg 携带率以西欧、北美及大洋洲最低（0.5% 以下），而以亚洲与非洲最高（6% ~ 10%），东南亚地区达 10% ~ 20%。我国人群 HBsAg 携带率约 10%，其中北方各省较低，西南方各省较高，农村高于城市。乙型肝炎的发病无明显季节性。患者及 HBsAg 携带者男多于女，发病年龄在低发区主要为成人，在高发区主要为儿童而成人患者多为慢性肝炎。一般为散发，但常见家庭集聚现象。

丙型肝炎见于世界各国，主要为散发，多见于成人，尤其是输血与血制品者、药瘾者、血液透析者、肾移植受者、同性恋者等。发病无明显季节性，易转为慢性。

丁型肝炎在世界各地均有发现，但主要聚集于意大利南部，在我国各省市亦有存在。

戊型肝炎的发病与饮水习惯及粪便管理有关，常以水媒流行形式出现，多发生于雨季或洪水泛滥之后，由水源一次污染者流行期较短（约持续数周），如水源长期污染，或通过污染环境或直接接触传播则持续时间较长。发病者以青壮年为多，儿童多为亚临床型。

【中医病因病机】

一、病因

中医学认为本病多因脾湿内郁，复感湿热疫邪所致。多因平素饮食不节，过食油腻或嗜好饮酒，损伤脾胃，以致脾胃运化功能失常，湿浊内生，郁而化热；加上外感湿热疫邪，蕴结脾胃，内外合邪，上而宣散不畅，下而利泄不及，湿热交阻，脾湿肝郁而发病。正邪相搏，或隐而不发，或发而无黄疸或有黄疸。如湿热疫毒蕴结不解，深伏血分，日久则导致脏腑、阴阳、气血失调和亏虚。这一过程与现代医学病理学急性肝炎演变为慢性或肝硬化的病理过程较为相似。或为病毒携带，或为急性，或为慢性，或为轻症，或为重症，与病毒与机体防御机能的情况密切相关。

二、病机

湿热疫毒作用脾胃，引起中焦转输、生化及升降功能障碍，毒气内泛侵犯于肝，致使肝气郁滞，复横逆脾胃，故出现乏力、食欲不振、胃脘胀满，胁肋胀痛，肝脾轻度肿大，ALT升高，肝炎病毒标志阳性等。如肝郁不解，气机痹塞，经络阻滞，气滞血瘀，则症见胁肋积块固着不移，久渐气血凝结，积块硬痛，面色黯、瘀痣（蜘蛛痣）、舌紫、脉弦细。此时，疾病已由慢性肝炎演变成肝硬化，肝脾进行性肿大，肝功能反复或持久失常，肝脏及全身微循环障碍。

如脾气不升，胃气不降，肝气不能疏泄，则胆液不循常道而入血，溢于肌肤而发黄。热甚者，鲜黄如橘，可见乏力、饮食减少，恶心呕吐，胁痛，苔黄腻，脉弦滑，属于“阳黄”；其中少数热毒炽盛，邪入营血，内陷心包，神志昏迷，出血，全身金黄者，属“急黄”或“瘟黄”；尚有少数“阳黄”没有得到及时治疗，迁延日久，寒湿为患，黄色晦暗，神疲畏寒，腹胀便溏，舌淡苔腻，脉沉细者，称为“阴黄”。黄疸的轻重一般与肝细胞坏死和肝内胆汁淤积的程度相关，坏死严重者，多黄重而预后较差。而以毛细胆管炎症为主，肝内胆汁淤积者，则病程相对漫长，有时迁延日久，甚或演变成胆汁性肝硬化。故而中医也认为急黄险恶；而阴黄或兼瘀湿胶着血分者，其黄难治。

【西医病因病理】

甲型肝炎病毒在肝细胞内复制的过程中仅引起肝细胞轻微损害，在机体出现一系列免疫应答（包括细胞免疫及体液免疫）后，肝脏出现明显病变，表现为肝细胞坏死和炎症反应。HAV 被机体的免疫反应所清除，因此，一般不发展为慢性肝炎、肝硬化或病毒性携带状态。

乙型肝炎病毒感染肝细胞并在其中复制，一般认为并不直接引起肝细胞病变，但 HBV 基因整合于宿主的肝细胞染色体中，可能产生远期后果。乙型肝炎的肝细胞损伤主要是通过机体一系列免疫应答所造成，其中以细胞免疫为主。表达在肝细胞膜上的 HBV 核心抗原（HBcAg）和肝特异性脂蛋白是主要的靶抗原，致敏 T 淋巴细胞的细胞毒效应是肝细胞损伤的主要机制，而抗体依赖的细胞毒作用及淋巴因子、单核因子等的综合效应也十分重要，尤其在慢性活动型肝炎的病理损伤机制中，特异性 T 辅助性细胞发生持续性损伤。特异性抗体与循环中的相应抗原及病毒颗粒结合成免疫复合物，并经吞噬细胞吞噬清除。循环中的某些免疫复合物可沉积于小血管基底膜、关节腔内以及各脏器的小血管壁，而引起皮疹、关节炎肾小球肾炎、结节性多发性动脉炎等肝外病变。受感染肝细胞被破坏以及 HBV 被保护性抗体（抗 -HBs，尤其是抗 - 前 S2）所清除可导致感染终止。机体免疫反应的强弱及免疫调节机能是否正常与乙型肝炎临床类型及转归有密切关系。在免疫应答和免疫调节机能正常的机体，受感染肝细胞被效应细胞攻击而破坏，使感染终止，临床表现为经过顺利的急性肝炎，且由于病毒数量的多寡及毒力强弱所致肝细胞受损的程度不同而表现为急性黄疸型或急性无黄疸型肝炎。若机体针对 HBV 的特异性体液免疫及细胞免疫功能严重缺损，或呈免疫耐受或免疫麻痹，受感染肝细胞未遭受免疫性损伤或仅轻微损伤，病毒未能清除，则表现为无症状慢性带毒者。若机体免疫功能（主要是清除功能）低下，病毒未得彻底清除，肝细胞不断受到轻度损害，则表现为慢性迁延型肝炎或慢性活动型肝炎。慢性活动型肝炎的发病机制较复杂，机体由于特异性免疫功能低下，不能充分清除循环中以及受染肝细胞内的病毒，病毒持续在肝细胞内复制，使肝细胞不断受到免疫损伤，且由于抑制性 T 细胞的数量或功能不足，以及肝细胞代谢失常所致肝内形成的免疫调节分子发生质与量改变，导致免疫调节功能紊乱，以致 T-B 细胞之间及 T 细胞各亚群之间的协调功能失常，自身抗体产生增多，通过抗体依赖细胞毒效应或抗体介导补体依赖的细胞溶解作用，造成自身免疫性肝损伤；或大量抗原 -

抗体复合物的形成，导致肝细胞和其他器官更严重持久的损害。重型肝炎的病理的损伤机制主要是由于机体的免疫功能严重失调，特异性免疫反应增强，自身免疫反应明显，通过肝内免疫复合物反应和抗体依赖细胞毒作用造成肝细胞大块坏死。近年来认为内毒素血症所致肿瘤坏死因子 -α（TNFα）大量释出，引起局部微循环障碍，可导致肝脏急性出血性坏死及大块坏死，且发现自由基变化对肝损伤及肝性脑病等的发生有关。

对丙型及戊型肝炎的发病机制目前了解很少。一些研究提示，丙型和戊型肝炎的发病机制有免疫系统的参与，肝细胞损伤主要是由免疫介导的。对丁型肝炎的动物实验研究表明，HDV 与 HBV 重叠感染导致 HDV 大量复制，明显多于 HDV 与 HBV 联合感染者。HDV 对肝细胞具有直接致病性，乙型肝炎伴有 HDV 感染，尤其以二者重叠感染者，肝细胞损伤明显加重。

急性轻型肝炎，主要病变位于小叶内，表现为肝细胞肿胀（水肿），嗜酸性变、脂肪变（主要见于丙型肝炎）以及点状、灶状坏死，嗜酸小体，肝窦内单个核细胞浸润，窦壁细胞增生（丙型肝炎常较明显）。有的可见某种程度的小叶内胆汁淤积，肝毛细胆管内含胆栓，坏死灶及窦内有小团含色素吞噬细胞聚集。临床具黄疸者，这种改变比较明显，有时可持续较久。汇管区炎症在乙型肝炎时常不显著，而其他各型比较明显，甲型、戊型肝炎时汇管区常见较多的浆细胞浸润，甲肝时常可见到淋巴细胞、浆细胞浸润于肝小叶周边，甚至出现肝细胞脱落，类似碎屑样坏死。丙肝汇管区炎症较明显，有时呈滤泡样淋巴细胞聚集，小胆管上皮细胞损伤。伴桥形坏死的急性肝炎，或称为较重型的急性肝炎，组织学改变除见有中央带状坏死外，余改变同急性轻型肝炎。预后较好，坏死病变可逐渐恢复，很少转为慢性。

轻度慢性肝炎，有肝细胞变性，点、灶状坏死，嗜酸小体，汇管区有 / 无炎症细胞浸润，扩大，可见轻度碎屑样坏死，小叶结构完整；中度慢性肝炎，汇管区炎症明显，伴中度碎屑样坏死，小叶内炎症重，伴桥形坏死，纤维间隔形成，小叶结构大部分保存；重度慢性肝炎，汇管区炎症重或伴重度碎屑样坏死，桥形坏死范围广泛，累及多数小叶，多数纤维间隔，致小叶结构紊乱，或形成早期肝硬变。

急性重型肝炎，临床表现为重型肝炎，肝细胞呈大块性（坏死面积≥肝实质的 2/3）或亚大块性坏死，或大灶性的肝坏死伴肝细胞的重度水肿；亚急性重型肝炎，病理学形态表现为肝细胞新旧不等的亚大块坏死（坏死面积≤ 50%），小叶周边出现团块状肝细胞再生，小胆管增生，并常与增生的肝细胞移行，重度淤胆，尤其是小叶周边增生的小胆管及小叶间胆管较为显著；慢性重型肝炎，病变特点表现为在慢性肝病（慢性肝炎或肝硬变）的病变背景上，出现大块性（全小叶性）或亚大块新鲜的肝实质坏死。

【临床表现】

各型肝炎的潜伏期长短不一。甲型肝炎为 2 ～ 6 周（平均 4 周）；乙型肝炎为 1 ～ 6 个月（平均约 3 个月）；丙型肝炎为 2 周至 6 个月，平均 40 天；丁型肝炎未定，可能与乙型肝炎相同；戊型肝炎 2 ～ 9 周，平均 6 周。

一、急性肝炎

（一）急性黄疸型肝炎

病程可分为 3 个阶段：

1. 黄疸前期

多以发热起病，伴以全身乏力，食欲不振，厌油，恶心，甚或呕吐，常有上腹部不适、腹胀、便秘或腹泻；少数病例可出现上呼吸道症状，或皮疹，关节痛等症状。尿色逐渐加深，至本期末尿色呈红茶样。肝脏可轻度肿大，伴有触痛及叩击痛。尿胆红素及尿胆原阳性，血清丙氨酸转氨酶（ALT）明显升高。一般持续 1 ～ 21 天，平均 5 ～ 7 天。

2. 黄疸期

尿色加深，巩膜及皮肤出现黄染，且逐日加深，多于数日至 2 周内达高峰，然后逐渐下降。在黄疸出现后发热很快消退，而胃肠道症状及全身乏力逐渐增重，但至黄疸即将减轻前即迅速改善。在黄疸明显时可出现皮肤瘙痒、大便颜色变浅、心动过缓等症状。儿童患者黄疸较轻，且持续时间较短。本期肝肿大达肋缘下 1 ～ 3cm，有明显触痛及叩击痛，部分病例且有轻度脾肿大。肝功能改变明显。持续约 2 ～ 6 周。

3. 恢复期

黄疸消退，精神及食欲好转。肿大的肝脏逐渐回缩，触痛及叩击痛消失。肝功能恢复正常。约持续 2 周至 4 个月，平均 1 个月。

（二）急性无黄疸型肝炎

起病大多徐缓，临床症状较轻，仅有乏力、食欲不振、恶心、肝区痛和腹胀、溏便等症状，多无发热，亦不出现黄疸。肝常肿大伴触痛及叩击痛，少数有脾肿大，肝功能改变主要是 ALT 升高。不少病例并无明显症状，仅在普查时被发现。多于 3 个月内逐渐恢复，部分乙型及丙型肝炎病例可发展为慢性肝炎。

二、慢性肝炎

急性肝炎病程超过半年，或原有乙型、丙型、丁型肝炎或 HBsAg 携带史而因同一病原再次出现肝炎症状、体征及肝功能异常者。慢性肝炎仅见于乙、丙、丁三型肝炎。

轻度：病情较轻，可反复出现乏力，头晕，食欲减退，厌油，尿黄，肝区不适，睡眠不佳，肝稍大有轻压痛，可有轻度脾大。

中度：症状、体征、实验室检查居于轻度和重度之间。

重度：有明显或持续的肝炎症状，如乏力、纳差、腹胀、尿黄、便溏等，伴肝病面容、肝掌、蜘蛛痣、脾大，ALT 和（或）天门冬氨酸转氨酶（AST）反复或持续升高，白蛋白降低或 A/G 比值异常，丙种球蛋白明显升高。凡白蛋白≤ 32g/L，胆红素（TBil）＞正常上限 5 倍，凝血酶原活动度（PTA）在 40% ~ 60%，胆碱酯酶（CHE）＜ 2500U/L，四项中有一项者，可诊断为重度慢性肝炎。

三、重型肝炎

（一）急性重型肝炎

急性重型肝炎亦称暴发型肝炎。特点是起病急，病情发展迅猛，病程短（一般不超过 10 天）。患者常有高热，消化道症状严重（厌食、恶心、频繁呕吐、鼓肠等），极度乏力。在起病数日内出现神经、精神症状（如性格改变，行为反常、嗜睡、烦躁不安等）。体检有扑翼样震颤、肝臭等，可迅速发展为肝昏迷，黄疸出现后迅速加深。出血倾向明显（鼻衄、瘀斑、呕血、便血等），肝脏迅速缩小，亦可出现浮肿、腹水及肾功能不全。实验室检查：外周血白细胞计数及中性粒细胞增高，血小板减少；凝血酶原时间延长，凝血酶原活动度＜ 40%，纤维蛋白原减少；血糖下降；血氨升高；血清胆红素上升，ALT 升高，但肝细胞广泛坏死后 ALT 可迅速下降，形成“酶胆分离”现象。尿常规检查见蛋白及管型，尿胆红素强阳性。本型病死率高。病程不超过 3 周。

（二）亚急性重型肝炎

起病初期类似一般急性黄疸型肝炎，但病情进行性加重，出现高度乏力，厌食、频繁呕吐、黄疸迅速加深，血清胆红素超过 171.0μmol/L（10mg/dL），常有肝臭、顽固性腹胀及腹水（易并发腹膜炎），出血倾向明显，常有神经、精神症状，晚期可出现肝肾综合征，死前多发生消化道出血，肝性昏迷等并发症。肝脏缩小或无明显缩小。病程可达数周至数月，经救治存活者大多发展为坏死后肝硬化。实验室检查示肝功能严重损害，血清胆红素迅速升高，ALT 明显升高，或 ALT 下降与胆红素升高呈“酶胆分离”；血清白蛋白降低，球蛋白升高，A/G 比值倒置，丙种球蛋白增高；凝血酶原时间明显延长，凝血酶原活动度下降；胆固醇酯及胆碱脂明显降低。

（三）慢性重型肝炎

在慢性活动性肝炎或肝硬化的病程中病情恶化出现亚急性重型肝炎的临床表现。

四、淤胆型肝炎

淤胆型肝炎亦称毛细胆管型肝炎或胆汁淤积型肝炎。起病及临床表现类似急性黄疸型肝炎，但乏力及食欲减退等症状较轻而黄疸重且持久，有皮肤瘙痒等梗阻性黄疸的表现。肝脏肿大，大便色浅，肝功能检查血清胆红素明显升高，以直接胆红素为主，PTA $> 60\%$，γ- 谷氨酸转肽酶、碱性磷酸酶、总胆汁酸、胆固醇等升高，ALT 多为中度升高，尿中胆红素强阳性而尿胆原阴性。在慢性肝炎或肝硬化基础上发生上述表现者，为慢性淤胆型肝炎，其发生率较急性者多，预后较差。

五、肝炎肝硬化

根据肝脏炎症情况分为活动性与静止性两型。①活动性肝硬化：有慢性肝炎活动的表现，ALT 升高，乏力及消化道症状明显，黄疸，白蛋白下降，伴有腹壁、食道静脉曲张、腹水、肝缩小、质地变硬、脾进行性增大、门静脉、脾静脉增宽等门脉高压表现。②静止性肝硬化：无肝脏炎症活动的表现，症状轻或无特异性，可有上述体征。

六、并发症与后遗症

（1）神经、精神系统：颅神经受累、脑膜脑炎、急性多发性神经根炎，一过性精神改变等。

（2）心脏损害：心律失常、心肌炎、心包炎等。

（3）血液系统：全血细胞减少、再生障碍性贫血、急性溶血性贫血、肝炎后高胆红素血症等。

（4）消化系统：胆管炎、胆囊炎、肝炎后脂肪肝等。

（5）原发性肝细胞性肝癌：HBV 及（或）HCV 慢性感染是发生原发性肝细胞性肝癌的重要因素之一。

【实验室检查】

一、血象

急性肝炎初期白细胞总数正常或略高，一般不超过 $10 \times 10^9/L$，黄疸期白细胞总数正常或稍低，淋巴细胞相对增多，偶有异常淋巴细胞出现。重症肝炎患者的白细胞总数及中性粒细胞均可增高，红细胞下降，血红蛋白下降。肝炎肝硬化伴脾功能亢进者可有血小板、红细胞、白细胞减少的“三少现象”。

二、尿常规

尿胆红素和尿胆原的检测是早期发现肝炎的简易有效的方法，同时有助于黄疸的鉴别诊断。

三、肝功能试验

（一）血清酶测定

（1）丙氨酸转氨酶（ALT）：是目前临床上反映肝细胞功能的最常用指标。急性肝炎时 ALT 明显升高，AST/ALT 常小于 1。慢性肝炎和肝硬化时 ALT 轻度或中度升高或反复异常，AST/ALT 常大于 1，比值增高，则预后愈差。

（2）天门冬氨酸转氨酶（AST）：肝病时血清 AST 升高与肝病严重程度呈正相关。急性肝炎时如果 AST 呈持续高水平，有转为慢性肝炎的可能；心肌及其他脏器细胞受损时，AST 亦升高。

（3）γ-谷氨酰转肽酶（γ-GT）：肝炎和肝癌患者可显著升高，在胆管阻塞的情况下更明显，γ-GT 活性变化与肝脏病理改变有良好的一致性。

（4）血清碱性磷酸酶（ALP 或 AKP）：ALP 测定主要用于肝病和骨病的临床诊断。当肝内或肝外胆汁排泄受阻时，肝组织表达的 ALP 不能排出体外而回流入血，导致血清 ALP 活性升高。

（二）血清蛋白

主要由白蛋白（A），球蛋白（G）、α_1、α_2、β 及 γ 组成。前 4 种主要由肝

细胞合成，γ 球蛋白主要由浆细胞合成。在急性肝炎时，血清蛋白质数量可在正常范围内。慢性肝炎中度以上、肝硬化、重型肝炎时出现白蛋白下降，γ 球蛋白升高，A/G 比值下降甚至倒置。

（三）胆红素

急性或慢性黄疸型肝炎时血清胆红素升高，活动性肝硬化时亦可升高且消退缓慢，重型肝炎常超过 171μmol/L。一般情况下，肝损害程度与胆红素含量呈正相关。直接胆红素在胆红素中的比例尚可反映胆汁淤积的程度。

（四）凝血酶原活动度（PTA）

PTA 高低与肝损害程度成反比。PTA ＜ 40%是诊断重型肝炎的重要依据，亦是判断重型肝炎预后的敏感指标。

（五）甲胎蛋白（AFP）

AFP 含量的检测是筛选早期诊断肝细胞癌（HCC）的常规方法。肝炎活动和肝细胞修复时 AFP 有不同程度的升高，应进行动态观察。急性重型肝炎 AFP 升高时，提示肝细胞再生，为预后良好的标志。

（六）异常凝血酶原（PIVKA- Ⅱ）

PIVKA- Ⅱ含量的检测可作为肝硬化后肝癌早期诊断的方法，在部分肝硬化后肝癌患者中 PIVKA- Ⅱ诊断灵敏度高于 AFP。因此临床诊断早期肝癌可以用 PIVKA- Ⅱ与 AFP 相互补充参考。

（七）胆汁酸

血清中胆汁酸含量很低，当肝炎活动时胆汁酸升高，检测胆汁酸有助于鉴别胆汁淤积和高胆红素血症。

四、病原学检查

（一）甲型肝炎

（1）抗 HAV-IgM：抗 HAV-IgM 在发病后数天即可呈阳性，是早期诊断甲型肝炎最简便而可靠的血清学标志，在流行病学上是新近感染的证据。

（2）抗 HAV-IgG：出现稍晚，于 2 ～ 3 个月达到高峰，持续多年或终身。在急性后期和恢复期可有抗 HAV-IgM 和 HAV-IgG 同时阳性。

（二）乙型肝炎

（1）HBsAg 与抗 HBs：HBsAg 在感染 HBV 两周后即可阳性。只要 HBsAg 阳性就可诊断 HBV 感染，HBsAg 阴性不能排除 HBV 感染。抗 HBs 为保护性抗体，阳性对 HBV 有免疫力，见于乙型肝炎恢复期、过去感染及乙肝疫苗接种后。HBV感染后可出现HBsAg和抗HBs同时阴性，即所谓窗口期，此时HBsAg未消失，抗HBs仍未产生。HBsAg和抗HBs同时阳性可出现在HBV感染恢复期，此时HBsAg未消失，抗HBs已产生；另一情形是S基因区发生变异，原型抗HBs不能将其清除，或抗HBs阳性者感染了免疫逃避株。

（2）HBeAg与抗HBe：急性HBV感染时HBeAg的出现时间略晚于HBsAg，在病程极期后消失。HBeAg的存在表示病毒复制活跃且有较强的传染性。长期抗HBe阳性者并不代表病毒复制停止或无传染性，可能由于前C区基因或C基因启动子（CP）变异，导致不能形成HBeAg或合成HBeAg水平降低。

（3）HBcAg与抗HBc：HBcAg阳性表示HBV处于复制状态，有传染性。抗HBc-IgM是HBV感染后较早出现的抗体，持续时间差异较大，多数在6个月内消失。高滴度的抗HBc-IgM对诊断急性乙型肝炎或慢性乙型肝炎急性发作有帮助。抗HBc-IgG在血清中可长期存在，高滴度的抗HBc-IgG表示现症感染，常与HBsAg并存；低滴度的抗HBc-IgG提示过去感染，常与抗HBs并存。单一抗HBc-IgG阳性者可以是过去感染，因其可长期存在，亦可以是低水平感染，特别是高滴度者。

（4）HBV-DNA：是病毒复制和具有传染性的直接标志。HBV-DNA定量对于判断病毒复制程度，传染性大小，抗病毒药物疗效等有重要意义。

（三）丙型肝炎

（1）抗HCV-IgM和HCV-IgG：HCV抗体不是保护性抗体，是HCV感染的标志。抗HCV-IgM阳性提示现症HCV感染，抗HCV-IgG阳性提示现症或过去感染。

（2）HCV-RNA：HCV-RNA阳性是病毒感染和复制的直接标志。HCV-RNA尚可进行基因分型，基因分型在流行病学和抗病毒治疗等方面有一定意义。

（四）丁型肝炎

（1）HDAg、抗HDV-IgM及抗HDV-IgG：HDAg阳性是诊断急性HDV感染的直接证据。抗HDV-IgM阳性是现症感染的标志。当感染处于HDAg和抗HDV-IgG之间的窗口期时，可仅有抗HDV-IgM阳性。高滴度抗HDV-IgG提示感染的持续存在，低滴度提示感染静止或终止。

（2）HDV-RNA：血清或肝组织中HDV-RNA是诊断HDV感染最直接的依据。

（五）戊型肝炎

（1）抗 HEV-IgM 和抗 HEV-IgG：抗 HEV-IgM 阳性是近期 HEV 感染的标志。急性肝炎患者抗 HEV-IgM 阳性，可诊断为戊型肝炎。抗 HEV-IgG 在急性期滴度较高，恢复期则明显下降。

（2）HEV-RNA：采用 RT-PCR 法在粪便和血液标本中检测到 HEV-RNA 可明确诊断。

五、影像学检查

1. B 型超声

B 超有助于鉴别阻塞性黄疸、脂肪肝及肝内占位性病变，对肝硬化有较高的诊断价值。

2. 肝脏瞬时弹性成像技术

该检测技术采用可控低频剪切波，对肝组织实施瞬时主动激励，并利用高频信号对瞬时剪切波在肝组织中的传播过程进行跟踪和采集，再结合肝脏组织学模型，快速给出定量的肝脏纤维化程度测定结果，为慢性肝病肝纤维化程度的诊断和治疗效果评估提供了科学依据。该检测无创，简单便捷，相对于肝纤维化程度的组织穿刺病理检测更有优势。

六、肝组织病理检查

肝组织病理检查是明确诊断、衡量炎症活动、纤维化程度及评估疗效的金标准。还可在肝组织中原位检测病毒抗原或核酸，以助确定病毒复制状态。

【诊断与鉴别诊断】

一、诊断要点

（一）流行病学资料

1. 甲型肝炎

病前是否去过流行区，有无进食未煮熟海产品及饮用污染水史。多发生于冬春季，儿童多见。

2. 乙型肝炎

患者是否有输血、不洁注射史，是否有与 HBV 感染者接触史，家庭成员有无 HBV 感染者，特别是婴儿母亲是否 HBsAg 阳性等，有助于乙型肝炎的诊断。

3. 丙型肝炎

有输血及血制品、静脉注射毒品、血液透析、多个性伴侣、母亲为HCV感染等情况的肝炎患者应怀疑丙型肝炎。

4. 丁型肝炎

与乙型肝炎基本相同，我国以西南部感染率较高。

5. 戊型肝炎

与甲型肝炎基本相同，暴发以水传播为多见，多累及成年人。

（二）临床诊断

1. 急性肝炎

起病较急，常有畏寒、发热、乏力、头痛、纳差、恶心、呕吐等急性感染或黄疸前期症状，肝大，质偏软，ALT显著升高。黄疸型肝炎血清胆红素＜17μmol/L，尿胆红素阳性。黄疸型肝炎黄疸前期、黄疸期、恢复期三期经过明显，病程6个月以内。

2. 慢性肝炎

病程超过半年或发病日期不明确而有慢性肝炎症状、体征、实验室检查改变者。常有乏力、厌油、肝区不适等症状，可有肝病面容、肝掌、蜘蛛痣、胸前毛细血管扩张、肝大质偏硬、脾大等体征。

3. 重型肝炎

极度疲乏；严重消化道症状如频繁呕吐、呃逆；黄疸迅速加深，出现酶胆分离现象；肝脏进行性缩小；出血倾向；PTA＜40%；皮肤、黏膜出血；出现肝性脑病、肝肾综合征、腹水等严重并发症。急性黄疸型肝炎病情迅速恶化，2周内出现Ⅱ度以上肝性脑病或其他重型肝炎表现者，为急性重型肝炎；15天至24周出现上述表现者，为亚急性重型肝炎；在慢性肝炎或肝硬化基础上出现的重型肝炎为慢性重型肝炎。

4. 淤胆型肝炎

起病类似急性黄疸型肝炎，黄疸持续时间长，症状轻，有肝内梗阻的表现，注意排除其他原因引起的肝内梗阻。

5. 肝炎肝硬化

多有慢性肝炎病史。有乏力，腹胀，尿少，肝掌，蜘蛛痣，脾大，腹水，下肢水肿，胃底、食管下段静脉曲张，白蛋白下降，A/G倒置等肝功能受损和门静脉高压表现。

（三）病原学诊断

1. 甲型肝炎

有急性肝炎临床表现，并具备下列任何一项均可确诊为甲型肝炎：①抗HAV-IgM阳性；②抗HAV-IgG急性期阴性，恢复期阳性；③粪便中检出HAV颗粒、抗原或HAVRNA。

2. 乙型肝炎

有以下任何一项阳性，可诊断为现症HBV感染：①血清HBsAg；②血清HBV-DNA；③血清HBc-IgM；④肝组织HBcAg和（或）HBsAg，或HBV-DNA。

3. 丙型肝炎

抗HCV阳性或HCV-RNA阳性，可诊断为丙型肝炎。无任何症状和体征，肝功能和肝组织学正常者，为无症状HCV携带者。

4. 丁型肝炎

具备急、慢性肝炎临床表现，有现症HBV感染，同时血清HDAg或抗HDV-IgM或高滴度抗HDV-IgG或HDV-RNA阳性，或肝内HDAg或HDV-RNA阳性，可诊断为丁型肝炎。低滴度抗HDV-IgG有可能为过去感染。不具备临床表现，仅血清HBsAg和HDV血清标记物阳性时，可诊断为无症状HDV携带者。

5. 戊型肝炎

具备急性肝炎临床表现，同时血HEV-RNA阳性，或粪便HEV-RNA阳性或检出HEV颗粒，可确诊为戊型肝炎。抗HEV-IgG高滴度，或由阴性转为阳性，或由低滴度到高滴度，或由高滴度到低滴度甚至阴转，均可诊断为HEV感染。抗HEV-IgM阳性，可作为诊断参考，但需排除假阳性。

二、鉴别诊断

（一）其他原因引起的黄疸

1. 溶血性黄疸

常有药物或感染等诱因，表现为贫血、腰痛、发热、血红蛋白尿、网织红细胞升高，黄疸大多较轻，主要为间接胆红素升高。

2. 肝外梗阻性黄疸

常见病因有胆囊炎、胆石症、胰头癌、壶腹周围癌、肝癌、胆管癌、阿米巴肝脓肿等。有原发病症状、体征，肝功能损害轻，以直接胆红素为主。影像学证实有肝内外胆管扩张。

（二）其他原因引起的肝炎

1. 其他病毒所致的肝炎

如巨细胞病毒感染、传染性单核性细胞增多症。应根据原发病的临床特点和病原学、血清学检查结果进行鉴别。

2. 感染中毒性肝炎

如流行性出血热、恙虫病、伤寒、钩端螺旋体病、阿米巴肝病、急性血吸虫病、华支睾吸虫病等。主要根据原发病的临床特点和实验室检查加以鉴别。

3. 药物性肝损害

有使用肝损害药物的历史，停药后肝功能可逐渐恢复。肝炎病毒标志物阴性。

4. 酒精性肝病

有长期大量饮酒的历史，肝炎病毒标志物阴性。

5. 自身免疫性肝炎

主要有原发性胆汁性肝硬化（PBC）和自身免疫性慢性活动性肝炎（ACAH）。PBC 主要累及肝内胆管，ACAH 主要破坏肝细胞。诊断主要依靠自身抗体的检测。

6. 脂肪肝及妊娠期急性脂肪肝

脂肪肝大多继发于肝炎后或身体肥胖者。血中甘油三酯多增高，B 超有较特异的表现。妊娠急性脂肪肝多以急性腹痛起病或并发急性胰腺炎，黄疸深，有严重低血糖及低蛋白血症，尿胆红素阴性。

【中医辨治】

一、治疗原则

病毒性肝炎目前尚无可靠而满意的抗病毒药物治疗。一般采用综合疗法，以适当休息和合理营养为主，根据不同病情给予适当的药物辅助治疗，同时避免饮酒、使用肝毒性药物及其他对肝脏不利的因素。中医药治疗病毒性肝炎有较好的疗效，中西医结合理论及临床研究也取得了一定的成果。

二、辨证论治

本病为外感湿热疫毒，病位主要在肝，然而肝藏血，性如风木，主筋，肝肾同源，有赖于肾阴濡养；肝胆表里相关，肝木乘脾，肝病日久，自然损及全身其他脏腑、阴阳与气血。重症毒入营血，久病或肝肾阴虚，或脾肾阳虚，或气滞血瘀，迁延反复，年深月累还可形成积聚或鼓胀。

（一）肝热病（黄疸型）

1. 阳黄证

[症状]尿黄，身目俱黄，色泽鲜明，恶心，厌油，纳呆，口干苦，头身困重，胸脘痞满，乏力，大便干，小便黄赤，苔黄腻，脉弦滑数。

[治法]清热解毒，利湿退黄。

[方药]茵陈蒿汤合甘露消毒丹加减。肝区疼痛者，加柴胡、延胡索；大便黏滞不爽或有黏冻者，加全瓜蒌；恶心欲呕，可加橘皮、竹茹；心中懊侬者，可加黄连、豆豉。

用药时，还要注意区别湿重于热或热重于湿。湿重于热可用茵陈五苓散加减，热重于湿用以茵陈蒿汤加减。

2. 阴黄证

[症状]身目发黄，色泽晦暗，形寒肢冷，大便溏薄，舌质淡，舌体胖，苔白滑，脉沉缓无力。

[治法]健脾和胃，温化寒湿。

[方药]茵陈术附汤加减。胁痛者，可加郁金、川朴；身痒者，可加赤芍、丹皮、白鲜皮；舌质瘀斑者，加丹参、赤芍；头身困重，下肢酸软者，加苍术、茯苓、怀牛膝、黄柏；腹胀者，加枳壳、薏苡仁；大便秘结，嗳腐恶食，舌垢浊者，可去干姜、肉桂，加生大黄、枳实。

（二）肝热病（无黄疸型）

1. 湿阻脾胃证

[症状]脘闷不饥，肢体困重，怠惰嗜卧，或见浮肿，口中黏腻，大便溏泄，苔腻，脉濡缓。

[治法]清热利湿，健脾和胃。

[方药]茵陈五苓散加减。若脾虚明显者，加党参、砂仁；纳呆，可加麦芽、神曲；舌苔厚腻，腹胀明显者，加厚朴、藿香、紫苏梗。

2. 肝郁气滞证

[症状]胁肋胀痛，胸闷不舒，善太息，情志抑郁，不欲饮食，或口苦喜呕，头晕目眩，苔白滑。妇女月经不调，痛经，或经期乳房作胀。

[治法]疏肝理气。

［方药］柴胡疏肝散加减。胁痛重者，酌加青皮、川楝子、郁金；若气郁化火，见胁肋掣痛，心急烦躁，口干苦，尿黄便秘者，可去川芎，加丹皮、山栀、黄连、川楝子、延胡索等；若见阴伤而舌红少苔无津者，可去川芎，加当归，何首乌、枸杞、菊花；若为脾虚而见肠鸣腹泻，加白术、茯苓、薏苡仁等；若为胃失和降，见恶心呕吐者，加半夏、藿香、砂仁、生姜。

（三）肝着

1. 湿热中阻证

［症状］右胁胀痛，脘腹满闷，恶心厌油，身目黄或无黄，小便黄赤，大便黏滞臭秽，舌苔黄腻，脉弦滑数。

［治法］清热利湿，凉血解毒。

［方药］茵陈蒿汤合甘露消毒丹加减。口苦而黏，小便黄赤者，加车前子、泽泻、竹叶等；发热，口干口臭，舌苔黄厚者，加黄连、金银花、虎杖、白花蛇舌草等；皮肤瘙痒或有皮疹渗液，口中黏腻，腹满，便溏者，加炒薏苡仁、土茯苓、炒白术等；齿龈红肿渗血或鼻衄者，加丹皮、青黛、小蓟等。

2. 肝郁脾虚证

［症状］胁肋胀满，精神抑郁，性急，面色萎黄，纳食减少，口淡乏味，脘腹痞胀，大便溏薄，舌淡苔白，脉沉弦。

［治法］疏肝解郁，健脾和中。

［方药］逍遥散加减。胁痛明显，妇女月经延期等，加香附、川芎、延胡索等；疲乏无力，肢倦嗜卧，食入不化，苔白质淡，边有齿痕者，加党参、山药、黄芪、莲子肉等。

3. 肝肾阴虚证

［症状］头晕耳鸣，两目干涩，咽干，失眠多梦，五心烦热，腰膝酸软，女子经少经闭，舌红体瘦少津或有裂纹，脉细数。

［治法］养血柔肝，滋阴补肾。

［方药］一贯煎加减。眩晕耳鸣较甚者，加天麻、钩藤、磁石；腰膝酸软较甚者，加桑寄生、牛膝、杜仲、川断；如属气阴两虚而兼见面黄无华、全身乏力、气促、心悸者，加入黄芪、党参、山药、白术等益气之品。

4. 脾肾阳虚证

［症状］畏寒喜暖，少腹腰膝冷痛，食少便溏，食谷不化，甚至滑泄失禁，下肢浮肿，舌质淡胖，脉沉无力或迟。

［治法］健脾益气，温肾扶阳。

[方药]附子理中汤合五苓散或四君子汤合肾气丸加减。兼有畏寒、四肢不温或男子阳痿、女子经少或闭者，加巴戟天、淫羊藿、补骨脂等。

5. 瘀血阻络证

[症状]面色晦暗或见赤缕红斑，肝脾肿大，质地较硬，或有蜘蛛痣、肝掌，女子经行腹痛，经水色暗有块，舌质暗紫或有瘀斑，脉沉细或细涩。

[治法]活血化瘀，散结通络。

[方药]膈下逐瘀汤加减。兼有气滞者，加陈皮、木香、川朴等；舌质光红无苔为阴液大伤，可加生地黄、北沙参、麦冬、五味子；有齿衄、鼻衄等出血倾向者，加青黛、仙鹤草、旱莲草、茜草等；女子痛经，经水色暗有块者，可加失笑散、鸡血藤、小茴香等。

（四）肝瘟

1. 毒热炽盛证

[症状]病势凶险，肝热烦渴，或渴不欲饮，胸腹胀满，黄疸迅速加深，烦躁不安，神昏谵语，皮肤瘀斑，舌红绛，苔黄腻，脉弦数。

[治法]清热解毒，凉血救阴。

[方药]神犀丹加减。阳明腑实时，加大黄、厚朴、枳实、芒硝等；痰热蒙蔽心包而见神志昏迷时，可用安宫牛黄丸，或以生大黄、生槐花等保留灌肠；黄疸色深重者，加茵陈、赤芍、山栀、大黄等。

2. 脾肾阳虚，痰湿蒙蔽证

[症状]黄疸色不鲜，面色㿠白，神疲倦怠，口中黏腻，喉中有痰声，腰膝冷痛，腹胀尿少，便溏，舌淡胖，脉细小。

[治法]健脾温肾，行气利水，化痰开窍。

[方药]茵陈四逆汤合菖蒲郁金汤加减。如阴寒重，嗜睡，或表情淡漠者，加用苏合香丸；患者陷入深度昏迷，色败脉微，呼之不应，宜急用生脉注射液点滴；四肢逆冷者，用大剂量参附汤，从胃管灌入；伴有消化道出血者，可用白及、生大黄、生地炭、白茅根煎汤，加入三七粉或云南白药 2g，从胃管灌服。

3. 气阴两虚，脉络瘀阻证

[症状]极度乏力，面色黧黑，黄疸晦暗，皮肤花纹瘀斑，两胁胀痛，尿少甚至无尿，舌质暗红或绛，苔少或薄白，脉弦细涩。

[治法]益气救阴，活血化瘀。

[方药]生脉饮合桃红四物汤加减。尿少甚或无尿、昏迷者，取生大黄 30g，芒硝 30g，地榆 15g，槐米 15g，水煎 150 ~ 200mL，加 10mL 食醋，保

留灌肠，每日1～2次。出血重者，可加地榆、茜草根、仙鹤草、白茅根、三七粉等。

【西医治疗】

一、一般治疗

（一）急性肝炎

多为自限性疾病。若能在早期得到及时休息，合理给予营养及一般支持疗法，大多数病例能在3～6个月内临床治愈。发病早期必须卧床休息，至症状明显减轻、黄疸消退、肝功能明显好转后，可逐渐增加活动量，以不引起疲劳及肝功能波动为度。在症状消失、肝功能正常后，再经1～3个月的休息观察，可逐步恢复工作。但仍应定期复查1～2年。发病早期宜给易消化、适合患者口味的清淡饮食，但应注意含有适量的热量、蛋白质和维生素，并补充B族维生素及维生素C等。若患者食欲不振，进食过少，可由静脉补充葡萄糖液及维生素C。食欲好转后，可以给含有足够蛋白质、碳水化合物及适量脂肪的饮食，不推荐高糖低脂饮食，不宜摄食过多。

（二）慢性肝炎

根据患者具体情况采用综合性治疗方案，包括合理的休息和营养，心理平衡，改善和恢复肝功能，调节机体免疫，抗病毒、抗纤维化等治疗。一般治疗包括：

（1）适当休息：症状明显或病情较重者应卧床休息，卧床可增加肝脏血流量，有助于恢复。病情轻者以活动后不觉疲乏为度。

（2）合理饮食：适当的高蛋白、高热量、高维生素、易消化食物有利肝脏修复，不必过分强调高营养，以防发生脂肪肝。避免饮酒。

（3）心理平衡：嘱患者要有正确的疾病观，对肝炎治疗应有信心和耐心。切勿乱投医，以免延误治疗。

（三）重型肝炎

应及早采取合理的综合措施，加强护理，密切观察病情变化，及时纠正各种严重紊乱，防止病情进一步恶化。一般支持疗法包括：

（1）严格卧床休息、精心护理，密切观察病情，防止继发感染。

（2）每日摄入热量维持在67～134kJ/kg。饮食中的蛋白质含量应严格限制（低于20g/d），昏迷者禁食蛋白质。给予足量的维生素（E、C、K及B族），并予高渗葡萄糖溶液静脉滴注，其中可添加能量合剂和胰岛素。入液量及糖量不可过多，以防发生低血钾及脑水肿。有条件可输入新鲜血浆、白蛋白或新鲜血液。注意液体出入量平衡。

（3）维持电解质和酸碱平衡。根据临床和血液化验以确定电解质的补充量，低钾者每日应补钾 3g 以上，低钠可酌予生理盐水，不宜用高渗盐水纠正，使用利尿剂时注意防止发生低钾血症及碱中毒。禁用对肝、肾损害的药物。

（四）淤胆型肝炎

急性病例用一般护肝疗法多能恢复。慢性病例可选用肾上腺皮质激素疗法，或小剂量泼尼松加硫唑嘌呤联合疗法。苯巴比妥可诱导葡萄糖醛酸转移酶活性，促进胆红素代谢，也可选用肝内胆汁淤积的发生与疏水性胆汁酸的有害作用有关，用亲水性胆汁酸制剂 – 熊去氧胆酸口服，对淤胆型肝炎有一定疗效。腺苷蛋氨酸为治疗肝内胆汁淤积的静脉滴注药物，临床应用较多。

（五）肝炎肝硬化

可参照慢性肝炎和重型肝炎的治疗，有脾功能亢进或门静脉高压明显时可选用手术或介入治疗。

（六）慢性乙型和丙型肝炎病毒携带者

可照常工作，但应定期检查，随访观察，并动员其做肝穿刺活检，以便进一步确诊和做相应治疗。

二、抗病毒治疗

（一）急性肝炎

一般不采用抗病毒治疗。急性丙型肝炎则例外，早期应用抗病毒药可减少转慢率。可选用干扰素或长效干扰素，疗程至少 26 周，应同时加用利巴韦林治疗。

（二）慢性肝炎

目的是抑制病毒复制，减少传染性；改善肝功能，减轻肝组织病变；提高生活质量，减少或延缓肝硬化和肝细胞肝癌的发生。符合适应证者应尽可能进行抗病毒治疗。

1. 干扰素（IFN）

可用于慢性乙型肝炎和丙型肝炎抗病毒治疗，它主要通过诱导宿主产生细胞因子起作用，在多个环节抗病毒，包括阻止病毒进入细胞，降解病毒 mRNA，抑制病毒蛋白转录，抑制病毒增强因子活性，抑制病毒包装等。干扰素疗效与病例选择有明显关系，以下是有利于提高干扰素疗效的因素：肝炎处于活动期，ALT 升高；病程短；女性；HBV–DNA 滴度低；HCV 非 1b 基因型；组织病理有活动性炎症存在等。

（1）IFN–α 治疗慢性乙型肝炎：适用于有 HBV 复制（HBeAg 阳性及 HBV–DNA 阳性）同时 ALT 异常者。有下列情况之一者不宜用 IFN–α：①血清胆红素高于正常值上限 2 倍；②失代偿性肝硬化；③有自身免疫性疾病；④有重要器官病变（严重心肾疾患、糖尿病、甲状腺功能亢进或低下以及神经、精神异常等）。

不良反应：①类流感综合征，通常在注射后 2 ~ 4 小时发生，可给予解热镇痛剂等对症处理，不必停药。②骨髓抑制，表现为粒细胞及血小板计数减少，一般停药后可自行恢复。当白细胞计数＜ 3.0×10^9/L 或中性粒细胞＜ 1.5×10^9/L 或血小板＜ 40×10^9/L 时，应停药。血象恢复后可重新恢复治疗，但需密切观察。③失眠、轻度皮疹、脱发，视情况可不停药。④诱发自身免疫性疾病，如甲状腺炎、血小板减少性紫癜、溶血性贫血、风湿性关节炎、1 型糖尿病等，亦应停药。

（2）IFN–α 治疗丙型肝炎：适合血清 HCV–RNA 阳性，伴 ALT 升高者。联合利巴韦林可提高疗效。用药期间少数病例可发生溶血性贫血。孕妇禁用，用药期间及结束后至少 6 个月应避孕。

2. 拉米呋啶（Lamivudine）

是一种逆转录酶抑制剂，具有较强的抑制 HBV 复制的作用，可使 HBV–DNA 水平下降或阴转，ALT 复常，改善肝组织病变。其作用机制是竞争性抑制 HBV–DNA 聚合酶，参与到 HBV–DNA 合成过程中，阻止新链合成。拉米呋啶虽然可抑制病毒复制，但与其他抗病毒药一样，不能清除细胞核内共价闭合环 DNA（cccDNA），停药后 cccDNA 又启动病毒复制循环。拉米呋啶有两个主要缺陷，第一是 HBV 易对其产生耐药性，耐药的产生是 HBV 的 YMDD 基序变异所致，随着治疗时间的延长，耐药率明显增加；第二是停药后 ALT 反跳，尤其是未发生 HBeAg 血清转换者，多发生在停药后 1 年内（平均 4 个月内），少数发生在 HBeAg 血清转换者中，停药后出现 ALT 反跳。适合治疗对象：慢性乙型肝炎患者，年龄大于 12 岁，ALT 高于正常，胆红素低于 50μmol/L，并有 HBV 活动性复制，考虑有前 C 区变异情况也适于治疗。疗程至少两年，然后根据疗效来决定继续服药或停药。

3. 阿德福韦（Adefovir）

阿德福韦可与腺苷酸竞争性掺入病毒DNA链，作为DNA链的终止物抑制DNA聚合酶，终止DNA链的合成，而使病毒的复制受到抑制，还可以诱导内生性α-干扰素，增加自然杀伤细胞（NK）的活力和刺激机体的免疫反应，有较强的抗HIV、HBV及疱疹病毒的作用。疗程一年。

4. 恩替卡韦（Entecavir Tablets）

恩替卡韦为鸟嘌呤核苷类似物，对乙肝病毒（HBV）多聚酶具有抑制作用。它能够通过磷酸化成为具有活性的三磷酸盐，三磷酸盐在细胞内的半衰期为15小时。通过与HBV多聚酶的天然底物三磷酸脱氧鸟嘌呤核苷竞争，恩替卡韦三磷酸盐能抑制病毒多聚酶（逆转录酶）所有的三种活性：① HBV多聚酶的启动；②前基因组mRNA逆转录负链的形成；③ HBV-DNA正链的合成。恩替卡韦三磷酸盐对HBV-DNA多聚酶的抑制常数（Ki）为0.0012μm。恩替卡韦三磷酸盐对细胞的α、β、δ DNA多聚酶和线粒体γDNA多聚酶抑制作用较弱，Ki值为18 ~ 160μm。治疗时间不确定，停药后可能出现病情恶化，应慎重停药。

5. 替诺福韦（Tenofovirdisoproxil，Viread）

本品是一种核苷酸类逆转录酶抑制剂，以与核苷类逆转录替诺福韦酶抑制剂类似的方法抑制逆转录酶，从而具有潜在的抗HIV-1的活性。本品的活性成分替诺福韦双磷酸盐可通过直接竞争性地与天然脱氧核糖底物相结合而抑制病毒聚合酶，及通过插入DNA中终止DNA链。在体外，本品可有效对抗多种病毒，包括那些对核苷类逆转录酶抑制剂耐药的毒株。在体外，本品对野生型HIV-1的IC50为1.6μmol，对HIV-2为4.9μmol，对HBV为1.1μmol。

6. 鳞甲酸（fascarnet）

可抑制HBV-DNA多聚酶活性，使部分患者HBV复制受抑制。不良反应少，主要有可逆性肾功能损害。

（三）免疫调节

如胸腺肽或胸腺素、转移因子、特异性免疫核糖核酸等。

三、对症治疗及支持治疗

以药物对症及恢复肝功能为主，药物不宜太多，以免加重肝脏负担。

1. 抗肝纤维化

主要有丹参、冬虫夏草、桃仁提取物、γ干扰素等。丹参抗纤维化作用有较一致共识，研究显示其能提高肝胶原酶活性，抑制Ⅰ、Ⅲ、Ⅳ型胶原合成。γ 干扰素在体外试验中抗纤维化作用明显。

2. 对症治疗

①非特异性护肝药：维生素类（B 族、C）、还原型谷胱甘肽、肝泰乐、肌苷、氨基酸等；②降酶药：甘草提取物（甘草甜素、甘草酸苷等）、五味子类（联苯双酯等）、山豆根类（苦参碱等）、垂盆草、齐敦果酸等有降转氨酶作用；③退黄药物：临床上认为有退黄作用的药物包括丹参注射液、茵栀黄注射液、门冬氨酸钾镁、前列腺素 E_1、腺苷蛋氨酸、苯巴比妥、皮质激素等。应用皮质激素须慎重，肝内胆汁淤积严重，症状较轻，其他退黄药物无效，无禁忌证时可选用。

3. 阻止肝细胞坏死，促使肝细胞再生

（1）胰高糖素 – 胰岛素（GI）疗法：胰高糖素 1mg 及普通胰岛素 10U，加于 10% 葡萄糖液 500mL 内缓慢静脉滴注，每日 1 次，疗程 14 天。滴注期间应观察有无呕吐、心悸、低血糖等不良反应，并及时处理。

（2）肝细胞生长因子（HGF）：静脉滴注 160 ~ 200mg/d，疗程为一个月或更长，可能有一定疗效。

4. 改善微循环

莨菪类药物有改善微循环障碍的作用，可将东莨菪碱或山莨菪碱加于葡萄糖液内静脉滴注。丹参、低分子右旋糖苷亦有改善微循环的作用。

5. 防治并发症

（1）肝性脑病的防治：低蛋白饮食；保持大便通畅，可口服乳果糖；用口服诺氟沙星抑制肠道细菌等措施减少氨的产生和吸收。静脉用雅博司、乙酰谷酰胺、谷氨酸钠、精氨酸、门冬氨酸钾镁，有一定的降血氨作用。纠正假性神经递质，从而促进苏醒。维持支链 / 芳香氨基酸平衡可用氨基酸制剂。出现脑水肿表现者，可用 20% 甘露醇和呋塞米快速滴注，必要时可两者合用，但需注意水电解质平衡。治疗肝性脑病的同时，应积极消除其诱因。

（2）上消化道出血：出血是其他严重并发症的常见诱因。预防出血可使用组胺 H_2 受体拮抗剂，如雷尼替丁、法莫替丁、西米替丁，有消化道溃疡者可用奥美拉唑；补充维生素 K、C；输注凝血酶原复合物、新鲜血液或血浆、浓缩血小板、纤维蛋白原等；降低门静脉压力，如应用心得安等。出血时可口服凝血酶或去甲肾上腺素或云南白药，应用垂体后叶素、Reptilase、生长抑素、安络血。必要时在内镜下直接止血（血管套扎、电凝止血、注射硬化剂等）。肝硬化门静脉高压引起的出血还可采用手术治疗。出血抢救时应消除患者紧张情绪。

（3）继发感染：重型肝炎患者极易合并感染，部分来自院内感染，因此必须加强护理，严格消毒隔离。感染多发生于胆道、腹膜及呼吸系统、泌尿系等。一旦出现，应及早应用抗菌药物，根据细菌培养结果及临床经验选择抗生素。胆系及腹膜感染以革兰氏阴性菌多见，常选用头孢菌素类，或喹诺酮类；腹膜感染者尚可试用腹腔内注射抗生素；肺部怀疑革兰氏阳性菌感染可选用去甲万古霉素；厌氧菌可用甲硝唑；严重感染可选用强效广谱抗生素如头孢拉啶、头孢曲松，或联合用药，但要警惕二重感染的发生；有真菌感染时，可选用氟康唑。

（4）肝肾综合征：避免肾损药物，避免引起血容量降低的各种因素。目前对肝肾综合征尚无有效治疗方法，可试用多巴胺、立其丁、呋塞米等，大多不宜透析治疗。

6. 人工肝支持系统

非生物型人工肝支持系统已应用于临床，主要作用是清除患者血液中的毒性物质及补充生物活性物质，治疗后可使胆红素明显下降，凝血酶原活动度升高，但部分病例几天后恢复到原水平。非生物型人工肝支持系统对早期重型肝炎有较好疗效，对于晚期重型肝炎亦有助于争取时间让肝细胞再生，或为肝移植作准备。由于肝细胞培养不易，生物型人工肝研究进展缓慢。

7. 肝移植

已在我国多家医疗单位开展，并已取得可喜的成效，为重型肝炎终末期患者带来希望。核苷类似物抗病毒药的应用，可明显降低肝移植后的 HBV 再感染。肝移植是末期丙型肝炎患者的主要治疗手段，术后 5 年生存率可达 30% ~ 40%。由于肝移植价格昂贵，获供肝困难，有排斥反应，常继发感染（巨细胞病毒）等，阻碍了其广泛应用。

【简方治疗经验与其他疗法】

一、单方验方疗法

（1）茵栀黄口服液：每天 3 次。用于急慢性黄疸型肝炎。

（2）乙肝清热解毒颗粒：每日 2 次。用于急慢性乙型肝炎。

（3）疏肝活血健脾汤（谌宁生治肝着验方）：柴胡、炒白术、郁金、鸡内金、法半夏、虎杖、夏枯草各 10g，太子参（或党参）、赤芍、炒麦芽、山楂、茯苓各 15g，陈皮、甘草各 6g。上药煎 2 次，第 1 次加水 800mL 煎至约 250mL，上午 9 时服；第 2 次加水 400mL，煎至约 200mL，下午 3 时服。每天 1 剂，1 ~ 2 月为 1 疗程。辨证加减：若肝功能异常，转氨酶及胆红素增高，为肝胆湿热证，加茵陈、栀子、金钱草；大便燥结，腑气不通，加生大黄（后下）、龙胆草；有瘀血内结、肝脾肿大者，加桃仁、红花、鳖甲、地龙；腹胀甚者，加炒莱菔子、枳实、厚朴。主治病证：慢性病毒性肝炎各型（主要为乙型和丙型）、早期肝硬化、脂肪肝、酒精肝以及血吸虫肝病。症见：头晕，疲乏，纳差，腹胀，便溏，两胁疼痛不适，肝脾肿大，舌苔薄白，脉弦滑或弦细。辨证属肝郁脾虚、肝胃不和、肝郁气滞或气滞血瘀证。治疗期间注意合理饮食，多吃高蛋白质、低脂肪、少胆固醇、富含维生素等食物，严禁饮酒，忌食公鸡、鲤鱼、牛、羊、狗肉等发物，少食辛辣、油炸等刺激性食品。应注意休息、勿劳累，生活有规律。

（4）慢肝六味饮（邓铁涛）：太子参 30g，茯苓 15g，白术 15g，甘草 5g，萆薢 10g，黄皮树叶 15g。每日 1 剂，水煎服，分两次服。功效为健脾补气，扶土抑木。

（5）田鸡黄汤（朱良春）：豨莶草 45g，田鸡黄 30g，丹参 30g，芒硝 3g（分冲），石见穿 30g，炒枳壳 9g，糯稻根 30g，甘草 5g。每日 1 剂，水煎服，分两次服。功效清热利湿，解毒退黄，活血破瘀，主治急性黄疸性乙型肝炎湿热夹瘀。

（6）解毒化瘀汤（湖南中医学院治疗肝瘟验方）：白花蛇舌草、绵茵陈、赤芍、丹参各 30g，田基黄 15g，生山栀、广郁金、石菖蒲、木通各 10g，生枳壳 6g，生甘草 5g，生大黄 10 ~ 15g（后下）。强调重用赤芍、大黄。

二、外治法

（1）大黄 10 ~ 20g，水煎取汁，加醋 20 ~ 30mL，保留灌肠，以清泻肠道。

（2）大黄灌肠液（大黄、木香、槟榔、萹蓄、瞿麦、黄连）1000mL，保留灌肠，保留 2 ~ 3 小时，每天 1 次，连续 7 天。用于慢性病毒性肝炎。

三、针灸疗法

1. 体针

湿热郁蒸证：取穴大椎、阳陵泉、太冲、阴陵泉、阳纲、内庭等。热重配曲池，湿重配至阳。泻法，毫针刺。

毒陷心肝证：取穴劳宫、涌泉、十二井、委中等。神昏配人中、百会，衄血配鱼际、血海。毫针刺劳宫、涌泉，直刺 0.5 ~ 1.0 寸，行提插泻法；十二井用三棱针点刺出血；委中刺络放血。

肝脾不和证：取穴肝俞、阳陵泉、脾俞、足三里。呕恶配内关，纳呆配中脘。毫针刺，用平补平泻法。

寒湿困脾证：取穴胆俞、阳纲、脾俞、三阴交、阴陵泉。畏寒者配大椎、至阳，腹胀者配气海，脘痞者配中脘、内关。毫针刺，用补法。

邪热伤阴证：取穴肝俞、太溪、大椎、间使。肝脏肿大而质硬者配痞根、章门，多寐配神门。毫针刺，肝俞、太溪用补法，大椎、间使用泻法。

2. 灸法

取穴期门、支沟、肝俞、太冲、三阴交。胸闷胁胀配膻中、内关，肝脏肿大配膈俞、阳陵泉。每次选用 3 ~ 5 穴，用艾条悬灸，每穴灸 3 ~ 5 壮，每日施灸 1 ~ 2 次。

【预防】

一、管理传染源

对疑似、确诊、住院、出院、死亡的肝炎病例均应分别按病原学进行传染病报告，专册登记和统计。急性甲型及戊型肝炎自发病日算起隔离 3 周，乙型及丙型肝炎隔离至病情稳定后可以出院。各型肝炎宜分室住院治疗，对患者的分泌物、排泄物、血液以及污染的医疗器械及物品均应进行消毒处理。对急性甲型或戊型肝炎患者的儿童接触者应进行医学观察 45 天。肝功能异常、HBsAg、抗 -HVC 阳性者不得献血。HBsAg 携带者应注意个人卫生和经期卫生，以及行业卫生，以防其唾液、血液及其他分泌物污染周围环境，感染他人；个人食具、刮刀修面用具、漱洗用品等应与健康人分开。HBeAg 阳性者不可从事饮食行业，饮用水卫生管理及托幼工作。HBsAg 阳性的婴幼儿在托幼机构中应与 HBsAg 阴性者适当隔离，HBeAg 阳性婴幼儿不应入托。

二、切断传播途径

加强饮食卫生管理、水源保护、环境卫生管理以及粪便无害化处理，提高个人卫生水平。加强各种医疗器械的消毒处理，注射实行一人一管，或使用一次性注射器，医疗器械实行一人一用一消毒。加强对血液及血液制品的管理，做好制品的 HBsAg 检测工作，阳性者不得出售和使用。非必要时不输血或血液制品。漱洗用品及食具专用。接触患者后肥皂和流动水洗手。保护婴儿切断母婴传播是预防重点，对于 HBsAg 阳性（尤其是 HBeAg 亦呈阳性）的产妇所产婴儿，出生后须立即注射乙型肝炎特异免疫球蛋白及（或）乙型肝炎疫苗。

三、保护易感人群

（一）疫苗预防

1. 甲型肝炎

抗 HAV–IgG 阴性者均可接种甲型肝炎减毒活疫苗，以获得主动免疫，主要用于幼儿、学龄前儿童及其他高危人群。接种后免疫期至少 5 年。

2. 乙型肝炎

易感者均可接种乙型肝炎疫苗，新生儿应进行普种。现普遍采用的 0、1、6 月的接种程序证实是有效的，抗 HBs 阳转率可达 90% 以上。接种后随着时间的推移，部分人抗 HBs 水平会逐渐下降，如果少于 10mIU/mL 时，最好加强注射一次。HBV 慢性感染母亲的新生儿出生后立即注射一次，生后 1 个月和 6 个月时再分别注射一次，采用此方案保护率亦可达 80% 以上；如果采用 30μg/次，并加用乙型肝炎免疫球蛋白（HBIG），保护率可达 95% 以上。如母亲为 HBsAg 和 HBeAg 双阳性的新生儿，采用此方案保护率亦可达 90% 以上。

目前对丙、丁、戊型肝炎尚缺乏特异性免疫预防措施。

（二）药物预防

1. 西药

对近期有与甲型肝炎患者密切接触的易感者，可用人丙种球蛋白进行预防注射，以获得被动免疫，时间越早越好，免疫期 2 ~ 3 个月。HBIG 主要用于新生儿及暴露于 HBV 的易感者，应及早注射，保护期约 3 个月，必要时可在此期后重复注射。

2. 中药

对于有密切接触史的易感者可用中药预防，如茵陈、车前草、蒲公英、虎杖、鸭跖草等，任选 1 种，以 9 ~ 15g 水煎服，连服 7 天。

第二节　脊髓灰质炎

脊髓灰质炎（poliomyelitis）又称“小儿麻痹症”，是脊髓灰质炎病毒引起的急性消化道传染病。其临床表现以发热、上呼吸道症状、肢体疼痛，出现肢体不对称的无感觉障碍的弛缓性瘫痪为特征。本病主要通过粪－口感染传播，也可通过空气飞沫传播。流行多发生在夏、秋二季，人群普遍易感。

在我国明、清的医籍中有类似本病症状的描述，并称此病为“小儿惊瘫”。从临床表现看，相当于中医学中的“痿疫”“软脚瘟”范畴。

【流行病学】

一、传染源

人类是脊髓灰质炎唯一的传染源，患者自潜伏期末可以从鼻咽分泌物中排毒，粪便的排毒期自发病前10日至病后4周，少数可达4个月。由于无症状感染者可以50～500倍于有症状者，因而无症状带病毒者是最重要的传染源。

二、传播途径

主要通过粪－口途径传播，而日常生活接触是主要传播方式，被污染的手、食物、用品、衣物、玩具都可传播本病，少数情况下可通过空气飞沫传播。

三、人群易感性

4个月以下婴儿很少得病，1～5岁小儿发病者最多。近年来，小儿普遍服用疫苗，故发病年龄有增高趋势。机体感染脊髓灰质炎病毒后，血清中最早出现特异性IgM，2周后出现IgG和IgA。保护性中和抗体可维持终身。病后对同型病毒有持久免疫力，二次发病者罕见。

四、流行特征

本病遍及全世界，多见于温带。散发式流行，夏秋季发病率最高，热带和亚热带和发病率在各季节无显著差别。过去流行以Ⅰ型病毒为主，Ⅲ型最少。大规模服用疫苗后，Ⅰ型病毒减少，Ⅱ、Ⅲ型相对增多。原有3～5年流行一次的规律亦已消失。

【中医病因病机】

本病属中医暑湿类温病，是由暑湿热毒之邪侵袭所致。病初邪从口鼻而入，侵犯肺胃，故而表现发热、头痛、咽痛、呕吐、恶心等呼吸道及消化道症状。若正能胜邪，病解；如不能抗邪外出，则湿热交蒸，发热多汗，头痛身痛，神志不宁，相当于病毒血症及脑膜炎症病变阶段；如湿热浸淫，阻滞筋脉，而致肢体麻痹，即运动神经受损，出现弛缓性瘫痪。轻者逐渐康复，重者气血肝肾亏损，渐成痿证，后遗肢体畸形。如邪毒深重、痰阻气机、邪陷心包、肺气欲竭、脉微欲绝，则类同脑干型，表现为中枢呼吸循环衰竭险证。

【西医病因病理】

脊髓灰质炎病毒经口进入人体后，即侵入咽部和肠道的淋巴组织，包括扁桃体、回肠集合淋巴结、颈部深层淋巴及肠系膜淋巴结，并在其中繁殖，如此时人体产生特异性抗体，局部感染得到控制，则形成隐性感染；抗体低下病毒则进入血循环，引起病毒血症。病毒通过血流到达全身网状内皮系统，在其中进一步增殖，然后再度进入血循环，导致第二次病毒血症，如数日内血循环中的特异性抗体足以将病毒中和，则疾病发展至此停止，此阶段在临床上相当于本病的前驱期；若机体缺乏免疫力，病毒随血流经血脑屏障侵入中枢神经系统，并沿神经纤维扩散，引起无瘫痪期症状；如果运动神经元受损严重，则导致肌肉瘫痪，引起瘫痪期症状。人体感染后依病毒毒力强弱与机体免疫力高低，可表现为隐性感染（无症状型）、顿挫型（轻型）、无瘫痪型及瘫痪型等不同临床类型。此外，受凉、疲劳、局部损伤、扁桃体摘除、注射刺激、免疫缺陷、怀孕、遗传因素等对瘫痪的发生、发展均有一定影响。

病变累及整个中枢神经系统，而以脊髓损害为主，脑干次之，除脊髓前角最显著外，尚可波及脊髓灰质、后角和脊根神经节。病变以颈段和腰段受损较剧，尤其是腰段受损导致下肢瘫痪。病变可累及大脑、中脑、延髓、小脑及脑干，网状结构、前庭核、小脑蚓突和小脑核也可受损，大脑皮层运动区病变轻微。交感神经节和周围神经节偶有病变。病理变化包括神经细胞损害和炎症反应两方面。神经细胞损害表现为胞质的尼氏小体和染色质的溶解，直至细胞完全坏死消失。炎症反应包括局灶性和血管周围的炎症细胞浸润，以淋巴细胞为主，伴有中性粒细胞，导致功能暂时丧失。恢复期，炎症消退，大量神经细胞坏死区形成空洞和胶质纤维增生。受损神经所支配的肌纤维萎缩，在正常肌纤维中呈岛形分布。其他病变可有局灶性心肌炎、间质性肺炎、肝及其他脏器充血和浑浊肿胀、淋巴结增生肿胀等。

【临床表现】

本病潜伏期 3 ～ 35 日，一般为 7 ～ 14 日。临床症状差别悬殊，有非麻痹型和麻痹型，后者仅占 1/100 ～ 1/1000，麻痹程度和范围亦有轻重之分，其中瘫痪型为本病的典型表现。依病程发展可分为五期。

一、前驱期

本期为病毒血症的表现，多数有低热或中度发热，伴有咽痛、咳嗽等上呼吸道症状，或有恶心、呕吐、腹泻、腹痛等消化道症状。部分患者无神经系统症状。上述症状持续 1 ～ 4 天，体温下降，症状消失而痊愈（称为顿挫型）。

二、瘫痪前期

为病毒继续侵入人体全身网状内皮系统并繁殖，进而侵犯中枢神经系统所致。患者体温再度升高（双峰热），可达 38 ～ 40℃，全身肌肉疼痛，头痛，或有嗜睡、烦躁不安及颈背强直、尿潴留或失禁。此时脑脊液细胞数和蛋白质均增加，感觉过敏。本期持续约 3 ～ 5 天。

三、瘫痪期

热渐退，特有的脊神经支配肌群麻痹。瘫痪可突然发生，表现为迟缓性麻痹，不对称，腱反射减弱或消失，无感觉障碍，经 5 ～ 10 天可相继出现不同部位瘫痪，并逐渐加重。一般体温正常后，瘫痪不再发展。临床麻痹部位和程度有很大差异，瘫痪可表现为以下几种类型：

1. 脊髓型

瘫痪多为下运动元性，多表现为弛缓性瘫痪，其特点：①发生于一肢或数肢，以下肢为多见。②近端大肌群如三角肌，胫骨前肌瘫痪较远端小肌群出现早而重。③瘫痪肌群分布不均匀、不对称，同侧上下肢均瘫者少见。④不伴有感觉障碍。⑤发生上行性瘫痪者，即由下肢向上蔓延至腹、背、颈部而达延髓者，则预后严重。⑥瘫痪出现后，腱反射随之减弱或消失。当脊髓的颈膨大受累时，可出现颈肌、肩部肌肉、上肢肌肉及膈肌瘫痪。当脊髓的胸段受累时，可出现颈部肌肉、肋间肌、上腹部肌肉及脊椎肌肉瘫痪。两种情况皆可出现呼吸困难。当脊髓的腰段膨大受累时，可出现下肢、下腹部及下背部肌肉瘫痪，下肢瘫痪者可伴有膀胱麻痹。部分患者由于自主神经受累，可有便秘或腹部痉挛，不完全肠梗阻及鼓肠。严重者可有速脉、高血压、多汗、肢体发绀及发凉。

2. 脑干型

脑神经麻痹多见于第Ⅶ、Ⅸ、Ⅹ、Ⅻ对脑神经损害，呼吸中枢麻痹，血管运动中枢麻痹也可见到。表现为口角歪斜、吞咽困难、饮水易呛、声音嘶哑等。

3. 脑型

个别灰髓炎病例可单纯表现为脑炎，也可与延髓型或脊髓型同时存在。弥漫性脑炎表现为意识模糊、过高热、谵妄、震颤、惊厥、昏迷、强直性瘫痪等。局限性脑炎表现为大脑定位症状，恢复后可长期出现阅读不能症、阵挛或癫痫样大发作等。

4. 混合型

兼有脊髓型麻痹和脑干型麻痹的临床表现，可出现肢体瘫痪、脑神经瘫痪、呼吸中枢损害、血管运动中枢损害等。

四、恢复期

急性期过后 1 ~ 2 周瘫痪肢体逐渐恢复，肌力逐步增强，一般自肢体远端开始，腱反射也渐趋正常。轻者经 1 ~ 3 个月即已恢复，重症常需 6 ~ 18 个月，甚或更久的时间才能恢复。

五、后遗症期

本期指起病满 2 年以后，有些受损肌群由于神经损伤过甚而致功能恢复慢，出现持久性瘫痪和肌肉挛缩，并可导致肢体或躯干畸形，骨骼发育也受到阻碍，因而严重影响小儿生长发育。

【实验室检查】

一、血象

白细胞总数及中性粒细胞百分比大多正常，少数患者白细胞及中性粒细胞轻度增多。约 30% ~ 50%患者血沉增速。

二、脑脊液检查

至瘫痪前期开始异常，细胞数（0.05 ~ 0.5）$\times 10^9$/L 之间，偶可达到 1×10^9/L。早期中性粒细胞增高，以后以淋巴细胞为主。蛋白早期可以正常，以后逐渐增加，常在 0.3 ~ 0.5g/L 之间，1 周后升至 1.0 ~ 1.5g/L。氯化物正常，糖正常或轻度增高。至瘫痪出现后第 2 周，细胞数迅速降低，蛋白量则继续增高，形成蛋白 – 细胞分离现象。

三、病毒分离

起病 1 周内可从咽部及粪便内分离出病毒，可用咽拭子及肛门拭子采集标本分离出病毒，粪便可持续 2 ~ 3 周。早期从血液或脑脊液中分离出病毒的意义更大。近年采用 PCR 法，检测肠道病毒 RNA，较组织培养快速敏感。

四、血清学检查

特异性抗体第 1 周末可达高峰，尤以特异性 IgM 上升为快，阳性者可做出早期诊断。中和抗体在起病时开始出现，持续时间长，并可保持终身，双份血清效价 4 倍以上增长者可确诊。补体结合抗体持续时间较短，平均保持 2 年。本试验操作简单，但特异性低，恢复期阴性可排除本病。如补体结合试验阴性而中和试验阳性常表明既往感染，两者均阳性表明近期感染。近年来采用已知抗原的免疫荧光法检测抗原及特异性 IgM 单克隆抗体酶标法，有快速诊断价值。

【诊断与鉴别诊断】

一、诊断要点

①与脊髓灰质炎患者有接触史，且未应用脊髓灰质炎疫苗的小儿。②临床上出现发热，烦躁不安，多汗，颈背强直及腓肠肌触痛等，热退后出现躯体或四肢肌张力减弱，腱反射减弱或消失，并出现不对称（或双侧）性迟缓性麻痹，无感觉障碍，后期有肌萎缩。③粪便、脑脊液、咽部分离到脊髓灰质炎病毒。④从脑脊液或血液中查到特异性 IgM 抗体。

二、鉴别诊断

本病的前驱期与一般上呼吸道感染、流行性感冒或肠道炎症不易鉴别，只能依靠流行病学资料及仔细观察神经系统症状的出现。

（一）瘫痪前期的鉴别

肢体疼痛常被误诊为风湿热。有头痛、呕吐、颈背强直和脑脊液改变，应与各种病毒性脑炎、乙型脑炎等相鉴别。

（二）瘫痪期的鉴别

1. 感染性多发性神经根炎（格林 – 巴利综合征）

本病好发于年长儿或青壮年，常不发热，亦无上呼吸道感染症状。弛缓性瘫痪逐渐发生，呈对称性，由远端向近端蔓延，呈对称的袜子或手套式分布的感觉障碍，常伴有神经瘫痪，且可影响呼吸。恢复迅速而完全，少见后遗症。脑脊液早期即出现蛋白 – 细胞分离现象。肌电图有鉴别意义。

2. 家族性周期性麻痹

呈周期性发作的四肢软瘫，近端较重、左右对称，全瘫或轻瘫，1 ~ 2 小时内达高峰。本病好发于成年男性，不发热，脑脊液正常，常因受凉、外伤、感染等而诱发，发作时血钾降低，补钾后迅速恢复。

3. 假性瘫痪

由于骨折、骨髓炎、关节炎、骨膜下血肿等所致肢体活动障碍，但无神经受损者，称为假性瘫痪。根据病史、查体及 X 线片检查可鉴别。

4. 周围神经炎

可由白喉后神经炎、肌内注射损伤、铅中毒、维生素 B_1 缺乏、带状病毒感染等引起。病史、体检可资鉴别，脑脊液无变化。

5. 流行性乙型脑炎

应与本病脑型鉴别。流行性乙型脑炎多发于夏秋季，起病急，常伴神智障碍，瘫痪多为强直性。周围血液和脑脊液中均以中性粒细胞增多为主。

6. 引起轻瘫的其他病毒感染

如柯萨奇、埃可病毒感染等，临床不易鉴别，如伴胸痛、皮疹等典型症状者，有助于鉴别。确诊有赖于病毒分离及血清学检查。

【中医辨治】

一、治疗原则

本病初起多实，治宜祛邪为主。后期本虚标实，宜扶正祛邪。

二、辨证论治

1. 邪犯肺胃证

[症状]发热，咳嗽，流鼻涕，全身不适，或有呕吐，腹痛，腹泻或便秘，伴有精神不振或烦躁不安，舌苔薄白，舌质红，脉濡而数。

[治法]清泻肺胃。

[方药]葛根芩连汤加减。烦躁者，加栀子、豆豉；嗜睡、苔腻者，加天南星、远志、茯苓；高热有汗者，加石膏、知母。

2. 湿热阻络证

[症状]发热，肢体疼痛，转侧不利，患儿拒绝抚抱，继则下肢瘫痪，或伴有口眼歪斜，或小便失禁或癃闭，或呼吸微弱，或抽风，舌红，苔黄腻，脉滑数或濡数。

[治法]清热利湿，通经活络。

[方药]四妙丸加味。上肢瘫痪者，加桑枝；下肢瘫痪者，加杜仲、牛膝；项强筋惕者，加全蝎、蜈蚣；肢痛者，加桃仁；呼吸不利者，加葶苈子、青礞石或用凉开三宝（至宝丹、紫雪、安宫牛黄丸）。

3. 气阴两虚证

[症状]肢体瘫软无力，口干喜饮，大便干结，面色萎黄，舌淡少苔，脉沉细而涩。

[治法]益气养阴，活血通络。

[方药]补阳还五汤合增液汤加减。无力者，加人参，黄芪，党参；口干者，加西洋参、玉竹、石斛；大便干者，加生地黄、大黄。

4. 肝肾阴虚证

[症状]肢体瘫痪日久，肌肉挛缩，腰膝酸软，头晕耳鸣，苔薄黄，脉沉细数。

[治法]滋补肝肾，强筋壮骨。

[方药]虎潜丸或加味金刚丸加减。肢体挛缩、麻木不仁者，加地龙、白花蛇、僵蚕；畏寒者，加肉桂、附子、肉苁蓉；肌肉萎缩者，加紫河车。

【西医治疗】

一、一般治疗

卧床休息至少至热退后 1 周，避免不必要的手术及注射。肌痛和四肢、项背强直者局部给予湿热敷，以增进血液循环，口服镇静剂，必要时服盐酸哌替啶及可待因，减轻疼痛和减少肌痉挛。静脉注射 50% 葡萄糖液加维生素 C 1 ~ 3g，每日 1 ~ 2 次连续数日，以减轻神经水肿。对发热较高、病情进展迅速者，可采用丙种球蛋白肌注，以中和血液内可能存在的病毒。初量为 9 ~ 12mL 或更大，隔 2 ~ 3 日，每日 1 次，每次 3 ~ 5mL。肾上腺皮质激素，如强的松、地塞米松等有降温、减轻炎症和水肿等作用。可应用于严重病例，疗程 3 ~ 5 日。

二、抗病毒治疗

目前脊髓灰质炎无特效抗病毒治疗药物和方法，以对症处理为主。

三、对症治疗及支持治疗

1. 瘫痪期

患者应躺在有床垫的硬板床上，注意瘫痪肢体的护理，避免外伤受压，置于舒适的功能位置，以防产生垂腕、垂足现象。有便秘和尿潴留时，要适当给予灌肠和导尿。可使用促进神经传导功能恢复的药物，如地巴唑，可舒张血管，兴奋脊髓；加兰他敏，有抗胆碱酯酶的作用。但效果不显，目前很少应用。呼吸肌麻痹可采用人工呼吸器，必要时采用气管插管正压给氧或加压面罩给氧。呼吸中枢损害，可用膈神经电刺激方法治疗。呼吸中枢麻痹者可用中枢性呼吸兴奋剂，如山梗菜碱。咽肌麻痹致分泌物积聚咽部时，应予体位引流，并用吸引器吸出咽部积液，上气道阻塞时可行气管切开术。注意维持水电解质平衡，采用有效抗生素，控制继发感染。

2. 恢复期及后遗症期

加强功能锻炼，给予大量 B 族维生素（维生素 B_1、B_6、B_{12}）、维生素 C 等，并选用神经营养因子，进行为期 1 ~ 3 个月的康复治疗。

3. 手术治疗

对顽固性后遗症及畸形肢体可使用夹板、矫形鞋等进行矫治，严重影响生活工作的畸形，可根据病情进行必要的矫治手术。

【简方治疗经验与其他疗法】

一、单方验方疗法

（1）病初发热期，用野菊花、忍冬藤、鲜扁豆花各30g，水煎服；后遗症期用牛膝10g，地鳖虫7只，马钱子0.5g（油炸黄），共研细末，分为7包，每晚睡前用黄酒冲服1包。

（2）桑枝、丝瓜络各15g。水煎，代茶饮，每日1剂。适用于前驱期。

（3）黄芪、淫羊藿各15g，桂枝、钩藤、甘草各5g，白芍、当归、桑寄生各9g，生姜3g，大枣5枚。肢体肿胀加苍术9g，黄柏、木瓜各6g。水煎，不拘时服，每日1剂。用于瘫痪期及恢复期。

（4）龟甲、当归、牛膝、萆薢、木防己、苍术、黄柏、肉苁蓉、枸杞子、葛根、地龙、蛇，肌肉萎缩严重加马钱子、鹿角膏，每日1剂，水煎服。用于后遗症期。

（5）小儿回春丸：用于急性期邪注经络，高热不退。

（6）苏合香丸：用于急性期邪陷心肝，神志昏迷，痰涎壅盛。

（7）金刚丸：用于后遗症期肝肾亏损。

（8）壮骨丸：用于后遗症期肝肾亏虚，肢体瘫痪。

（9）六味地黄丸：用于后遗症期肝肾阴虚。每日3次，每次3g，口服，连用2 ~ 3个月。

（10）健步虎潜丸：用于后遗症期肝肾亏损，血脉痹阻。每日2次，每次3 ~ 6g，口服。

二、外治法

（1）生草乌、干姜各20g，桂枝、伸筋草、川芎、丹参各15g，络石藤、鸡血藤各50g。煎煮药液后稍凉，加白酒100 ~ 200mL，浸浴患肢。

（2）桑枝15g，川芎、当归、桑寄生、土牛膝各10g. 水煎去渣，加黄酒1盅（200mL），洗擦瘫痪部位，每日2 ~ 3次。用于瘫痪期及恢复期。

（3）生川乌、生草乌、牛膝、乳香、没药各20g，马钱子、麻黄各15g，樟脑10g，四季葱120g。加水煎成1500mL，倒入盆中，让患儿仰卧，用布遮盖，先熏腰部，每次20分钟，再洗患肢，至皮肤红晕、充血、发热为止。每日1次。用于瘫痪期。

（4）透骨草、麻黄、当归、地肤子、炒甲珠、桂枝、红花、牛膝、露蜂房各 10 ~ 15g，煎水，洗擦患肢。用于瘫痪期及后遗症期。

（5）推拿疗法：在瘫痪肢体上以㨰法来回㨰 8 ~ 10 分钟，按揉、松弛关节 3 ~ 5 分钟，搓相关脊柱段及肢体 5 ~ 6 遍，并在局部以擦法擦热，每日或隔日 1 次，可教家属在家进行。

（6）功能锻炼：瘫痪严重、不能活动的肢体，可先按摩、推拿，促进患肢血液循环，改善肌肉营养及神经调节，增强肌力。患肢能做轻微动作而肌力极差者，可助其做伸屈、外展、内收等被动动作。肢体已能活动而肌力仍差时，鼓励患者做自动运动，进行体育疗法，借助体疗工具锻炼肌力和矫正畸形。

（7）理疗：可采用水疗、电疗、蜡疗、光疗等促使病肌松弛，增进局部血流和炎症吸收。

三、针灸疗法

适用于年龄小、病程短、肢体萎缩不明显者。可根据瘫痪部位取穴，上肢常取颈部夹脊穴、肩贞、大椎、手三里、少海、内关、合谷、后溪，每次选 2 ~ 3 穴。下肢常选腰脊旁开 1 寸处，环跳、秩边、跳跃、玉枢、髀关、阴廉、四强、伏兔、承扶、殷门、委中、阳陵泉、足三里、解溪、太溪、悬钟、风市、承山、落地等，根据瘫痪肢体所涉及的主要肌群，选有关穴位 3 ~ 4 个，每次可更换轮流进行，每天 1 次，10 ~ 15 次为一疗程，两疗程之间相隔 3 ~ 5 天。开始治疗时用强刺激取得疗效后改中刺激，巩固疗效用弱刺激。可用电针或水针，每次选 1 ~ 2 穴位注射维生素 B_1、γ 氨酪酸或活血化瘀中药复方当归液（当归、红花、川芎制剂），每穴 0.5 ~ 1.0mL。

【预防】

本病曾是世界卫生组织列为 20 世纪末要消灭的 6 种传染病之一，其预防措施主要是普遍使用疫苗预防。

一、管理传染源

早期发现患者，及时隔离治疗，一般自发病之日起至少隔离 40 日，最初 1 周应同时强调呼吸道和消化道隔离，1 周后单独采用消化道隔离。密切接触者应接受医学观察 20 日。健康带病毒者被检出之后，应按患者要求隔离。

二、切断传播途径

患者的粪便和呼吸道分泌物，以及污染的物品必须彻底消毒。搞好卫生，消灭苍蝇，加强饮食、饮水的粪便管理。

三、保护易感人群

（一）主动免疫

（1）口服减毒活疫苗我国现行的口服疫苗分为两种：一种是三型单价糖丸，另一种为混合多价糖丸。糖丸服法是：首次服Ⅰ型（红色）1 粒，间隔 1 月后再同时服Ⅱ型（黄色）、Ⅲ型（绿色）各 1 粒，或Ⅱ、Ⅲ型双价糖丸（兰色）1 粒。亦可按Ⅰ型、Ⅲ型、Ⅱ型的顺序服用，每次间隔 1 个月。对 2 个月至 7 岁的儿童，每年冬季 12 月至次年 1 月常规施行接种，要求咀嚼后，以凉开水送服；切忌用热水，以免将病毒杀死而失败。1、2、7 足岁时各加服Ⅰ、Ⅱ、Ⅲ型三价糖丸（白色）1 粒，以加强免疫。服完后，免疫力基本可维持终生。

（2）灭活疫苗：用甲醛处理脊髓灰质炎病毒，使其失去传染性而保持免疫原性。此疫苗含有全部 3 个血清型，用于肌肉注射，于 3 ~ 6 个月内注射 3 次。首次注射后 1 个月，血清中和抗体达到高峰，2 年后下降 20%，因此应于 2 ~ 3 年后加强注射 1 次。灭活疫苗的优点为：①可与白喉、百日咳、破伤风等疫苗混合注射。②排除活病毒突变恢复毒力的可能性。③先天性免疫缺陷者和免疫受抑制者皆可使用。④不受肠道内其他病毒干扰。⑤接种后保护率可达 70% ~ 90%，发病率显著下降。其缺点为：①价格昂贵。②抗体产生较慢，免疫期较短，需反复加强注射。③肠道内无局部抗体产生，接种后只能防止发病而不能防止感染及携带病毒。④灭活不完全时，可引起受接种者发病。

（二）被动免疫

未接种过疫苗或先天性免疫缺损儿童的密切接触者，应立即肌注人血丙种球蛋白或胎盘丙种球蛋白（剂量加倍）。注射后 1 周内发病者可减轻症状，2 ~ 5 周后不发病者可认为已获得保护。

第三节　伤　寒

伤寒（typhoid fever）是由伤寒杆菌引起的急性肠道传染病。其临床表现以持续性高热、全身中毒症状、相对缓脉、肝脾肿大、玫瑰疹及白细胞减少等为特征。本病传染性强，主要通过消化道传播。流行多发生在夏秋二季，未患过伤寒或未接种过伤寒菌疫苗的人群普遍易感。

“伤寒”这一病名，我国古代医书中早有记载，但中医学记载的“伤寒”常为多种热性病的总称。如《素问·热论》曰：“今夫热病者，皆伤寒之类也。”《难经·五十八难》云：“伤寒有五：有中风，有伤寒，有湿温，有热病，有温病。”东汉张仲景《伤寒论》等均有“伤寒”这一病名，其含义是多种外感热病的总称，和现代医学中的伤寒是病名同而实异。从伤寒的临床表现、病理演变规律及发病季节来看，它与中医温病学中的“湿温”颇为相似，故大多应属于中医外感热病中“湿温”的范畴。

【流行病学】

一、传染源

传染源为患者及带菌者。全病程均有传染性，以病程第 2 ~ 4 周传染性最大。少数患者可成为长期或终身带菌者，是我国近年来伤寒持续散发的主要原因，流行病学意义更大。

二、传播途径

病菌随患者或带菌者的粪便排出，污染水和食物，或经手及苍蝇、蟑螂等间接污染水和食物而传播。水源污染是传播本病的重要途径，常酿成流行。

三、人群易感性

人对伤寒普遍易感，病后可获得持久性免疫力，再次患病者极少。免疫水平与血清中“O”“H”“Vi”抗体效价无关。伤寒与副伤寒之间无交叉免疫力。

四、流行特征

伤寒遍布于世界各地，以热带及亚热带地区居多，主要发生于非洲、东南亚、中南美洲等地的发展中国家。本病终年可见，但以夏秋季最多。年龄一般以儿童及青壮年居多。流行形式为：①散发性：多由于与轻型患者或慢性带菌者经常接触而引起。②流行性：多见于水型或食物型。

【中医病因病机】

一、病因

其发生主要是由于外感湿热之邪。薛生白在《湿热病篇》中说："太阴内伤，湿饮停聚，客邪再至，内外相引，故病湿热。"夏秋之季，暑湿既胜，湿热相合侵入人体而为病，或因脾气素虚，或饮食不节伤及脾胃，中焦失运，水湿内停，枢机不利而为病。

二、病机

湿热交蒸于中焦，伤及脾胃；湿热熏蒸，充斥三焦，内伤脾胃而致食欲减少，腹胀胸闷；外损卫表而致发热恶寒，有汗而不解。湿热郁蒸不解则化燥化火，燔灼气血，耗津伤液，内则因热甚而肠腑燥实，传导失司，便秘或腹泻；外则熏灼肌肤致皮肤灼热而干燥。若火热阳邪日盛，气营两燔，内闭心包，蒙蔽神明则见谵妄、昏睡和昏迷；热犯营血伤及血络则外发斑疹。火热之邪伤及肠道血络，腐化肠壁则发生便血；便血不止，阴血亏虚，气失所附，则可出现气随血脱之变证。

【西医病因病理】

伤寒杆菌随污染的水或食物进入小肠后，侵入肠黏膜，部分病菌被巨噬细胞吞噬并在其胞浆内繁殖；部分经淋巴管进入回肠集合淋巴结，孤立淋巴滤泡及肠系膜淋巴结中繁殖，然后由胸导管进入血流引起短暂的菌血症。此阶段相当于临床上的潜伏期。伤寒杆菌随血流进入肝、脾和其他网状内皮系统继续大量繁殖，再次进入血流，引起第二次严重菌血症，并释放强烈的内毒素，引起临床发病。造成发热等症状的机理仍不完全清楚，多认为系菌体裂解后的内毒素作用于局部单核－巨噬细胞释放内致热原所致。还可能与巨噬细胞产生单核细胞活素、花生四烯酸等物质有关。病程的第 1 ～ 2 周，血培养常为阳性，骨髓属网状内皮系统，细菌繁殖多，持续时间长，培养阳性率最高。病程第 2 ～ 3 周，经胆管进入肠道的伤寒杆菌，部分再度侵入肠壁淋巴组织，在原已致敏的肠壁淋巴组织中产生严重的炎症反应，引起肿胀、坏死、溃疡。若病变波及血管则可引起出血，若溃疡深达浆膜则致肠穿孔。病程第 4 ～ 5 周，人体免疫力增强，伤寒杆菌从体内逐渐清除，组织修复而痊愈，但约 3% 可成为慢性带菌者，少数患者由于免疫功能不足等原因引起复发。

伤寒的主要病理特点是全身网状内皮系统中大单核细胞（巨噬细胞）的增生性反应，以回肠末端集合淋巴结和孤立淋巴结最为显著。此病变镜检的最显著特征是以巨噬细胞为主的细胞浸润，巨噬细胞有强大吞噬能力，可见胞质内含有吞噬的淋巴细胞、红细胞、伤寒杆菌及坏死组织碎屑，称为“伤寒细胞”，是本病的特征性病变。若伤寒细胞聚积成团，则称为“伤寒小结”。除肠道病变外，肝、脾也非常显著。胆囊呈轻度炎症病变。少数患者痊愈后伤寒杆菌仍可在胆囊中继续繁殖而成为慢性带菌者。心、肾等脏器也有轻重不一的中毒性病变。

【临床表现】

潜伏期 3 ~ 60 天，平均 1 ~ 2 周。起病多徐缓，可有乏力、食欲不振、全身不适、头痛以及腰酸背痛等前驱症状。少数病例起病急骤。

一、典型伤寒

典型患者临床表现可分为 4 期：

（一）初期

相当于病程第 1 周。病多缓起，体温呈阶梯状上升，于 5 ~ 7 日达 39.5℃或以上，伴有全身不适、食欲不振、咳嗽等。部分患者出现便秘或腹泻。

（二）极期

相当于病程第 2 ~ 3 周，其主要表现如下：

1. 高热

体温转为稽留高热，一般持续约半个月，但免疫功能低下者可长达 1 ~ 2 月。近年来，由于早期不规律使用抗生素或激素，使得弛张热及不规则热型增多。

2. 神经系统中毒症状

患者表情淡漠、反应迟钝、耳鸣、听力减退。重者可有谵妄、抓空、昏迷。合并虚性脑膜炎时，可出现脑膜刺激症。

3. 皮疹

约半数患者在病程第一周末于前胸、腹部出现淡红色丘疹（玫瑰疹），直径达 2 ~ 4mm，压之退色，散在分布，量少，一般仅数个至十数个，多在 2 ~ 4 日内消退。

4. 相对缓脉

20% ～ 73% 的患者体温高而脉率相对缓慢，部分患者尚可出现重脉。并发中毒性心肌炎时，相对缓脉不明显。

5. 肝脾肿大

半数以上患者于起病 1 周前后脾脏肿大，质软；部分患者肝脏亦肿大，且可伴 ALT 升高，个别患者出现黄疸。

6. 消化系统症状

腹胀、腹部不适、右下腹压痛、便秘或腹泻等。

（三）缓解期

相当于病程第 3 ～ 4 周。体温开始波动下降，各种症状逐渐减轻，脾脏开始回缩。但本期内有发生肠出血及肠穿孔的危险，需特别提高警惕。

（四）恢复期

相当于病程第 4 周末开始。体温恢复正常，食欲常旺盛，但体质虚弱，一般约需 1 个月方全康复。

二、非典型伤寒

除典型伤寒外，临床偶可见到轻型、暴发型、迁延型、逍遥型及顿挫型等其他临床类型的伤寒。

1. 轻型

患者一般症状较轻，体温多在 38℃左右，病程短，1 ～ 2 周即可痊愈。多见于儿童，或发病后早期接受抗菌药物治疗，或已接受过伤寒菌苗注射者。由于轻型患者的病情轻，症状颇不典型，目前又较多见，临床上容易漏诊或误诊。

2. 暴发型

起病急，中毒症状重，患者可出现超高热或体温不升，血压降低，或出现中毒性心肌炎、肠麻痹、休克与出血倾向等。预后凶险。

3. 迁延型

起病与典型伤寒相似，但由于人体免疫功能低下，发热持续不退，热程可达 5 周以上。伴有慢性血吸虫病的患者，热程可长达数月之久。

4. 逍遥型

起病时毒血症状较微，患者可照常工作。部分患者可因突然性肠出血或肠穿孔而就医，始被发现。

5. 顿挫型

起病较急，开始症状典型，但病程极短，于1周左右发热等症状迅速消退而痊愈。

三、伤寒的再燃与复发

1. 再燃

当伤寒患者进入缓解期，体温波动下降，但尚未达到正常时，热度又再次升高，持续5 ~ 7天后退热，常无固定症状。

2. 复发

患者热退进入恢复期1 ~ 3周后，发热等临床表现重新出现，但较初发为轻，病程较短（1 ~ 3周）。

四、并发症

1. 肠出血

多见于病程第2 ~ 3周，可以大便潜血阳性至大量血便。少量出血可无症状或仅有轻度头晕、脉快；大量出血时热度骤降，脉搏细速，体温与脉搏呈现交叉现象，并有头晕、面色苍白、烦躁、出冷汗、血压下降等休克表现。

2. 肠穿孔

为最严重的并发症，多见于病程第2 ~ 3周。表现为突然右下腹剧痛，伴有恶心、呕吐、出冷汗、脉搏细数、体温暂时下降等，但不久体温又迅速上升并出现腹膜炎征象，肝浊音界减少或消失，X线检查膈下有游离气体，白细胞计数升高。

3. 中毒性心肌炎

多见于重型伤寒患者，心电图可见低电压、心律失常、传导异常、S–T及T波改变等。儿童多表现为心动过速，成人则有心音低钝、脉细弱、单音律等。偶有心脏扩大、心力衰竭。一般预后良好。

4. 呼吸系统并发症

近年来，伤寒患者的呼吸系统并发症呈增多趋势，男性较多见。病程早期多表现为急性支气管炎和急性扁桃体炎，而病程后期（尤其是极期）以肺炎多见。儿童并发肺炎较多，而青年人以并发急性支气管炎为主。肺炎多为继发感染，极少由伤寒沙门菌引起。

5. 溶血－尿毒综合征

多发生于病程第 1 ～ 3 周，约半数发生于第 1 周。以急性溶血性贫血、急性肾功能衰竭和血红蛋白尿为主要临床表现，并有纤维蛋白降解产物增加、血小板减少及红细胞碎裂现象，其发生可能与伤寒沙门菌内毒素诱使肾小球微血管内凝血有关。

6. 肾炎

伤寒患者蛋白尿发生率＞ 40%，管型尿较少见。肾脏损害主要由于内毒素作用或免疫复合物沉积所致的肾小球肾炎。

7. 其他

其他较少见的并发症还包括急性胆囊炎、急性胰腺炎、感染性心内膜炎、心包炎、脑膜炎、脑炎、虚性脑膜炎、感染性精神病、贫血、中耳炎、化脓性骨髓炎、乳腺炎、睾丸炎、肛周脓肿及视神经炎等。

【实验室检查】

一、血象

外周血白细胞计数大多为（3 ～ 5）$\times 10^9$/L；中性粒细胞可减少；嗜酸粒细胞减少或消失，其消长情况可作为判断病情与疗效指征之一。高热时可有蛋白尿，粪便潜血试验阳性。

二、细菌学检查

（1）血培养：是确诊伤寒的依据。发病第 1 周采血阳性率可达 80% 以上，以后阳性率下降，第 3 周为 30% ～ 40%，第 4 周后不易检出。对已用氯霉素的患者，可取血凝块做培养，以除去血清中所含的氯霉素及其他杀菌因子。

（2）骨髓培养：全病程均可获较高的阳性率，第 1 周可高达 90%，且较少受抗菌药物的影响。

（3）粪培养：在第 3 ～ 5 周时阳性率较高，但在判断结果时，要注意排除慢性胆道带菌者。

三、免疫学检查

伤寒血清凝集试验（肥达反应）所用的抗原有伤寒杆菌菌体（O）抗原，鞭毛（H）抗原，副伤寒 A、B、C 鞭毛抗原 5 种。目的在于测定患者血清中各种相应抗体的凝集效价。一般从病程第2周开始阳性率逐渐增加，至第4周可达90%，病愈后阳性反应可持续数月之久。分析肥达反应结果时应注意以下几点：①正常人血清中可能有低效价凝集抗体存在，故通常“O”的效价在1∶80以上，“H”效价在1∶160以上，才有诊断价值。②必须多次重复检查，一般每周检查1次，如凝集效价逐次递增，则其诊断意义更大。③接受伤寒、副伤寒菌苗预防接种后，在患其他发热性疾病时，可出现回忆反应，仅有“H”抗体效价增高，而“O”抗体效价不高。④沙门菌D群与A群有部分共同抗原，后者的感染可以产生“O”和“H”抗体的交叉反应。⑤某些非伤寒性疾病肥达反应也可呈假阳性结果，如急性血吸虫病、败血症、结核病、风湿热、肿瘤和溃疡性结肠炎等。⑥有少数伤寒患者肥达反应始终呈阴性，其原因可能有：感染轻，特异性抗体形成少；早期应用有效抗菌药物或同时接受皮质激素治疗者，特异性抗体的形成受到影响；患者过于衰弱，免疫反应低下，或患丙种球蛋白缺乏症，不能形成特异性抗体。因此，若患者肥达反应阴性，不能据此排除伤寒。

近年来采用酶联免疫吸附试验（ELISA）检测伤寒抗原和抗体，具有特异性强、快速、简便等特点，应予以推广。采用DNA探针或PCR技术检测伤寒杆菌的方法日趋成熟。

【诊断与鉴别诊断】

一、诊断要点

1. 临床诊断标准

在有伤寒流行的地区，发热5日以上、白细胞减少且嗜酸性粒细胞减少者，应疑诊伤寒。在伤寒流行季节和地区有高热持续1～2周以上，并出现特殊中毒面容、相对缓脉、皮肤玫瑰疹、肝脾肿大、外周血白细胞减少、嗜酸性粒细胞消失者，可作出临床诊断。

2. 确诊标准

疑诊病例如有以下情况之一者可确诊：①血、骨髓、尿、粪便或玫瑰疹刮取物中，任一种标本分离到伤寒沙门菌；②肥达反应O抗体凝集效价≥1∶80，H抗体凝集效价≥1∶160，恢复期效价增高达4倍以上。

3. 其他

饮食行业从业人员血清Vi抗体效价≥1∶20即可疑诊，粪、尿或胆汁培养阳性可确诊。

二、鉴别诊断

1. 病毒感染

上呼吸道或肠道病毒感染均可有持续发热，白细胞数减少，与伤寒相似。但此类患者起病较急，多伴有上呼吸道症状，常无缓脉、脾大或玫瑰疹，伤寒的病原与血清学检查均为阴性，常在 1 ～ 2 周内不药而愈。

2. 斑疹伤寒

流行性斑疹伤寒多见于冬春，地方性斑疹伤寒多见夏秋。一般起病较急，脉搏较速，多有明显头痛。第5 ~ 6病日出现皮疹，数量多且可有出血性皮疹。外斐氏反应阳性。治疗后退热比伤寒为快。

3. 钩端螺旋体病

本病的流感伤寒型在夏秋季流行期间常见，起病急，伴畏寒发热，发热与伤寒相似。但此病有疫水接触史，临床表现有眼结膜充血，全身酸痛，尤以腓肠肌疼痛与压痛为著，以及腹股沟淋巴结肿大等；血象白细胞数增高。进行有关病原、血清学检查即确诊。

4. 布氏杆菌病

患者有与病畜（牛、羊、猪）接触史，或有饮用未消毒的乳制品史。本病起病缓慢，发热多为波浪型，退热时伴盛汗，并有关节痛或肌痛等症状。病程迁延，易于复发。确诊须有血液或骨髓培养出病原体、布氏杆菌凝集试验阳性。

5. 急性粟粒性肺结核

有时可与伤寒相似，但患者多有结核病史或与结核病患者密切接触史。发热不规则，常伴盗汗、脉搏增快、呼吸急促等。发病 2 周后胸部 X 线片检查可见双肺有弥漫的细小粟粒状病灶。

6. 败血症

少部分败血症患者的白细胞计数不增高，可与伤寒混淆。败血症多有原发病灶，热型多不规则，常呈弛张热，伴寒战，无相对缓脉。白细胞总数虽可减少，但中性粒细胞升高，血培养可分离出致病菌。

7. 疟疾

各型疟疾（尤其是恶性疟疾症状）与伤寒相似。但疟疾每天体温波动较大，发热前有明显畏寒、剧烈寒战，退热时大汗，脾大明显且质地较硬，病程后期有明显贫血。外周血及骨髓涂片可查到疟原虫，抗疟药物治疗有效。

8. 恶性组织细胞病（MH）

本病可见持续发热、肝脾肿大、白细胞减少等，但病情进展快而凶险，贫血进行性加重，后期有出血倾向。骨髓中可见异形性组织细胞，并有红细胞吞噬现象。

【中医辨治】

一、治疗原则

中医治疗初期治宜祛邪为主，清热化湿；后期扶正祛邪，养阴清热，益气化瘀。

二、辨证论治

本病为湿热病邪所引起，湿为阴邪，热为阳邪，湿与热相互胶结，所致证候复杂多端，对其辨证总治以分解湿热，使湿去热孤为原则。“徒清热则湿不退，徒祛湿则热愈炽”。辨证时应注意辨析湿与热孰轻孰重，病位之上、中、下所偏，证候的虚实转化。

1. 湿遏卫气证

[症状] 发热恶寒，身重头痛，体倦纳呆，胸闷腹胀，便秘或便溏，舌淡红，苔白腻，脉濡缓。

[治法] 清热透表，芳香化湿。

[方药] 藿朴夏苓汤加减。如恶心呕吐者，加陈皮、生姜、竹茹；大便溏泄者，加苍术、葛根、黄连。

2. 湿热中阻证

[症状] 身热不退，有汗不解，脘腹胀满，渴不多饮，神情呆滞，耳聋重听，便溏不爽，舌红，苔黄腻，脉濡数。

[治法] 清热化湿，理气和中。

[方药] 王氏连朴饮加减。若高热不退者，加青蒿（后下）、生石膏（先煎）；若身目发黄者，加茵陈、滑石；若便秘者，加大黄（后下）。

3. 热重湿轻证

[症状] 壮热汗出，心烦口渴，渴喜多饮，呕吐纳呆，大便秘结，小便短赤，舌红，苔黄腻而干，脉洪数或滑数。

[治法]清热解毒，佐以化湿。

[方药]白虎加苍术汤加减。高热抽搐者，加羚羊角粉（冲）、钩藤、地龙；耳聋重听、神昏者，加菖蒲、郁金。

4. 湿热蒙蔽心包证

[症状]身热不退，神情淡漠。耳鸣重听，甚至谵语神昏，舌红赤，苔黄浊腻，脉滑数。

[治法]清热化湿，芳香开窍。

[方药]菖蒲郁金汤加减。高热神昏者，加安宫牛黄丸。

5. 湿热化燥，伤络便血证

[症状]身体灼热，神情烦躁，大便下血，小便短赤，舌红苔黄，脉细数。

[治法]清热解毒，凉血止血。

[方药]犀角地黄汤加减。若便血不止、面白肢冷者，加高丽参、麦冬、五味子。

6. 余邪留恋，气阴两伤证

[症状]低热不退，胸腹痞满，食少倦怠，舌红少苔，脉细数。

[治法]益气养阴，驱除余邪。

[方药]竹叶石膏汤加减。如有便秘者，加生地黄、玄参、麻仁。切忌攻逐通下。

【西医治疗】

一、一般治疗

给予消化道隔离，临床症状消失后连续两次粪便培养阴性方可解除隔离。发热期患者必须卧床休息。注意皮肤及口腔的护理，注意观察体温、脉搏、血压、腹部、大便等变化。高热者适当应用物理降温，不宜用发汗退热药，以免虚脱；便秘者用开塞露或用生理盐水低压灌肠，禁用泻剂；腹泻者可用收敛药，忌用鸦片制剂；腹胀者可用松节油腹部热敷及肛管排气，禁用新斯的明类药物。饮食上给予高热量、高维生素、易消化的无渣饮食。退热后，食欲增强时，仍应继续进食一段时间无渣饮食，以免诱发肠出血和肠穿孔。毒血症状明显时，在应用足量、有效抗菌药物的同时加用肾上腺皮质激素，以减轻毒血症状，如地塞米松5mg，每日1次，疗程1～3天，有肠穿孔、肠出血者忌用。

二、抗病毒治疗

以往曾将氯霉素作为治疗伤寒的首选药物，但近年来我国各地出现耐氯霉素的病例较多，感染的病原体为噬菌体M1型菌株，系多重耐药伤寒沙门菌。由于伤寒沙门菌对氯霉素已产生较广泛的耐药性，且该药物不良反应较常见，临床上已少用。目前常用以下药物治疗伤寒，一般疗程 10 ~ 14 天，或体温正常后继续用药 1 周，以减少复发或再燃。

1. 氟喹诺酮类

其抗菌谱广，杀菌作用强，能抑制细菌 DNA 旋转酶，阻碍 DNA 复制，是目前伤寒的治疗首选。常用药物包括：氧氟沙星、环丙沙星、左氧氟沙星、司帕沙星等。鉴于该类药物在动物实验中可引起未成年动物关节及软组织病变，故孕妇忌用，16 岁以下儿童及青少年慎用，哺乳期妇女应用本品时应暂停哺乳。

2. 氯霉素

少数患者在治疗过程中可发生粒细胞减少，严重者可发生再生障碍性贫血，因此在疗程中应经常检查血象，如白细胞计数低于 2.0×10^9/L，应停药，更换其他抗菌药物。伴有 G-6-PD 缺陷的患者，用药后可发生溶血。个别患者可出现中毒性精神病，但停药后可恢复。

3. 头孢菌素

第三代头孢菌素疗效较好，有效率在 90% 以上。常用药物包括头孢他定、头孢曲松、头孢噻肟等。其价格较昂贵，一般不作首选药物。

4. 其他

对耐药菌株引起的伤寒尚可选用阿米卡星、萘替米星、复方新诺明以及利福平等药物。

对于慢性带菌者，一般选用氟喹诺酮类药物口服，疗程 6 周。

三、对症治疗及支持治疗

1. 肠出血

绝对卧床休息，严密观察血压、脉搏、神志变化及便血情况；禁食或进少量流质；注意水、电解质的补充并加用维生素 K、巴曲亭，口服凝血酶及安络血等止血药；根据出血情况酌量输血；如患者烦躁不安可给予镇静剂；经积极治疗仍出血不止者，应考虑手术治疗。

2. 肠穿孔

对已局限者采取禁食、胃肠减压，加强支持疗法，加强抗感染治疗。肠穿孔尤其伴发腹膜炎的患者应及早手术治疗，同时加用足量有效的抗生素。

3. 中毒性心肌炎

应严格卧床休息，加用糖皮质激素、大剂量维生素 C、维生素 B_1、1，6-二磷酸果糖（FDP）等治疗。如出现心功能不全，除采用上述支持治疗外，可使用洋地黄类强心药物。

4. 溶血－尿毒综合征

按急性溶血和急性肾功能衰竭治疗。加强抗感染治疗，忌用磺胺药，输血、补液，维持有效循环血容量，给予大剂量糖皮质激素，对缓解病情有效，可予小剂量肝素或右旋糖酐抗凝治疗，必要时可采用血液或腹膜透析治疗。

【简方治疗经验与其他疗法】

一、单方验方疗法

（1）金银花 30g，连翘 15g。水煎，每日 2 次口服。用于伤寒高热不退，对伤寒初起也可应用。

（2）金银花、连翘、黄芩、黄柏、板蓝根、生地黄、地锦草、丹皮各 12g。水煎，分 2 次服，每日 1 剂。用于邪在气分，热甚湿微。

（3）祛暑化湿汤：藿香 9g，佩兰 9g，苍术 6g，陈皮 6g，厚朴 5g，车前草 20g。水煎 2 次，分 2 次服，每日 2 剂。

（4）杏仁滑石汤：杏仁 12g，滑石 18g，黄芩 12g，橘红 3g，黄连 6g，郁金 9g，通草 9g，厚朴 6g，法半夏 6g。水煎 2 次，分 2 次服，每日 2 剂。

（5）白花蛇舌草 50g，水煎服，每日 1 剂。适用于伤寒气分湿热及人体抗病能力低下者。

（6）地锦草 20g，水煎，日服 1 剂。适用于伤寒的早、中期，尤对肠出血倾向者为宜。

（7）黄连 12g，连翘 15g，水煎，每日 2 次，口服。适用于伤寒早、中期湿热并重者。

（8）清开灵注射液：用于高热时。

（9）醒脑静注射液：用于湿蒙神昏者。

（10）金银花 25g，连翘 10g，黄柏 10g，炒栀子 6g，苦参 10g，知母 12g，

龙胆草 4g，服用 1 ~ 2 周，用于病后带菌者。

（11）紫地宁血散，每日 2 次；或云南白药，每次 2 ~ 3g 冲服，每日 3 次。它们均适用于伤寒肠出血者。

二、外治法

（1）湿温病，腹胀脘痞，于神阙穴拔火罐，15 分钟后起罐。

（2）伤寒病，脘痞胸闷欲呕，用酒浸泡葱白（15g）及灯心草（10g）后，文火炖热，取葱白及灯心草于脘腹揉摩，冷后炖热再揉，一般 10 ~ 20 分钟，诸症可除。

（3）伤寒病持续发热，将清水一盆煮沸后，加入柴胡、荆芥、紫苏、薄荷各 25g，再煮 5 分钟，待水温适中，进行全身擦浴，微汗而热退。

三、针灸疗法

（1）体针：腹胀者，针足三里、气海、关元；发热者，针大椎、外关、合谷、少商，留针 20 ~ 30 分钟。

（2）耳针：选胃、肠、交感、压痛点，用毫针浅刺不留针，每日 1 次。

【预防】

一、管理传染源

1. 患者

应及早隔离治疗，其排泄物及衣物等应彻底消毒。隔离期应自发病日起至临床症状完全消失、体温恢复正常后 15 日为止；有条件者应作粪便培养，如连续 2 次阴性，可解除隔离。

2. 带菌者

早期发现，严格登记，认真处理。对幼儿园、食堂、饮食行业、自来水厂、牛奶厂等工作人员以及伤寒恢复期患者均应作定期检查（“Vi”凝集试验、粪便培养等），如发现带菌者，应调离工作，并给予彻底治疗。

3. 接触者

对密切接触者应进行检疫。对有发热可疑者，应及早隔离观察。

二、切断传播途径

这是预防和降低伤寒发病率的关键性措施。因此，应深入开展群众性爱国卫生运动，做好卫生宣传工作，搞好“三管一灭”（粪便管理、水源管理、饮食卫生管理和消灭苍蝇）。养成良好卫生与饮食习惯，坚持饭前、便后洗手，不饮生水、不吃不洁食物等。

三、保护易感人群

1. 菌苗预防

易感人群可进行预防接种。以往使用的伤寒、副伤寒甲、副伤寒乙三联菌苗，不良反应较大，保护效果不佳，实际应用较少。口服伤寒菌苗研究有较大发展，如口服灭毒菌苗 Ty21a 株的疫苗，保护效果可达 50% ~ 96%，副反应也较低。

2. 中药预防

在流行地区的发病季节里，对易感人群给予中药肠热散（黄连、金银花、沙参、连翘、白芍、香薷、地骨皮、柴胡、荆芥、陈皮、甘草）定期煎服，提高人体的抗病能力。

第四节　副伤寒

副伤寒（Paratyphoid fever）是由副伤寒杆菌引起的急性肠道传染病。副伤寒的临床表现与伤寒相似，但一般病情较轻，病程较短，病死率较低。副伤寒丙尚可表现为急性胃肠炎或脓毒血症。

副伤寒的病原体有 3 种，副伤寒甲杆菌、副伤寒乙杆菌及副伤寒丙杆菌。各种副伤寒杆菌均有“O”和“H”抗原，在自然条件下，副伤寒杆菌一般只能感染人类，仅偶尔感染动物。传染源为患者和带菌者。副伤寒传播方式与伤寒大致相同，但以食物传播较为常见，因副伤寒杆菌可在食物中较长时间存在。我国副伤寒的发病率较伤寒为低。成年人中以副伤寒甲为多，儿童易患副伤寒乙，但可因地区、年代等而不同。

副伤寒甲、乙的发病机理与病理变化大致与伤寒相同，副伤寒丙的肠道病变较轻，肠壁可无溃疡形成，但体内其他脏器常有局限性化脓病变，可见于关节、软骨、胸膜、心包等处。

副伤寒的潜伏期较伤寒短，一般为 8 ~ 10 天，有时可短至 3 ~ 6 天。副伤寒甲、乙的症状与伤寒类似，但副伤寒丙的症状较特殊。副伤寒甲、乙起病徐缓，但骤起者不少见，尤以副伤寒乙为多。开始时可先有急性胃肠炎症状如腹痛、呕吐、腹泻等，约 2 ~ 3 天后症状减轻，继而体温升高，伤寒样症状出现。发热常于 3 ~ 4 天内达高峰，波动较大，极少稽留。热程较伤寒短，毒血症状较轻，但肠道症状则较显著。皮疹出现较早，且数量多，直径大。复发与再燃多见，而肠出血、肠穿孔少见。副伤寒丙临床症状复杂，常见有以下三种类型：①伤寒型症状与副伤寒甲、乙大致相似，但较易出现肝功能异常。②胃肠炎型以胃肠炎症状为主，表现为发热、恶心、呕吐、腹痛、腹泻，病程短。③脓毒血症型常见于体弱儿童和慢性消耗疾病患者。发病急、寒战、高热、热型不规则，热程 1 ~ 3 周不等。常有皮疹、肝脾肿大，并可出现黄疸。半数以上患者可出现胸膜炎、脓胸、关节及骨的局限性脓肿、脑膜炎、心包炎、心内膜炎、肾盂肾炎等迁徙性化脓性并发症，此类并发症极顽固，治疗期长且困难。

副伤寒甲、乙、丙的中西医诊断、治疗及预防等与伤寒大致相同。对并发化脓性病灶者，一旦脓肿形成，可行外科手术治疗，并加强抗菌药物的使用。

第五节　细菌性食物中毒

细菌性食物中毒系指由于进食被细菌或其细菌素所污染的食物而引起的急性中毒性疾病。其中前者亦称感染性食物中毒，病原体有沙门氏菌、副溶血性弧菌（嗜盐菌）、大肠杆菌、变形杆菌等；后者则称毒素性食物中毒，由进食含有葡萄球菌、产气荚膜杆菌及肉毒杆菌等细菌毒素的食物所致。细菌性食物中毒的特征为：①在集体用膳单位常呈暴发起病，发病者与食入同一污染食物有明显关系。②潜伏期短，突然发病，临床表现以急性胃肠炎为主，肉毒中毒则以眼肌、咽肌瘫痪为主。③病程较短，多数在 2 ~ 3 日内自愈。④多发生于夏秋季。根据临床表现的不同，分为胃肠型食物中毒和神经型食物中毒。

中医学无细菌性食物中毒名称，但根据胃肠型食物中毒的临床表现，当属中医“呕吐”“泄泻”等范畴，病情严重者属“霍乱”范畴。神经型食物中毒属中医“痿证”等范畴。本病胃肠型食物中毒较常见，其特点为多发生于夏秋季，集体发病，潜伏期短，以恶心、呕吐、腹痛、腹泻等急性胃肠炎表现为主要临床特征。

【流行病学】

一、传染源

带菌的动物如家畜、家禽及其蛋品、鱼类及野生动物为本病主要传染源，患者带菌时间较短，作为传染源意义不大。

二、传播途径

被细菌及其毒素污染的食物经口进入消化道而得病。食品本身带菌，或在加工、贮存过程中污染。苍蝇、蟑螂亦可作为沙门氏菌、大肠杆菌污染食物的媒介。

三、人群易感性

普遍易感，病后无明显免疫力。

四、流行特征

本病在 5 ~ 10 月较多，7 ~ 9 月尤易发生，此与夏季气温高、细菌易于大量繁殖密切相关。常因食物采购疏忽（食物不新鲜、或病死性畜肉）、保存不好（各类食品混合存放，或贮藏条件差）、烹调不当（肉块过大，加热不够，或凉烂菜）、生熟刀板不分或剩余物处理不当而引起。节日会餐时、饮食卫生监督不严，尤易发生食物中毒。

【中医病因病机】

本病是由于疫毒兼湿热、暑湿、寒湿等随饮食而侵入中焦，致脾胃受邪，运化失职，升降失常，胃不降浊而上逆，脾不升清而下泄，致吐泻交作。严重者可耗伤津气，致阳气虚脱或阴阳俱损。

【西医病因病理】

病原菌在污染的食物中大量繁殖，并产生肠毒素类物质，或菌体裂解时释放内毒素。进入体内的细菌和毒素，可引起人体剧烈的胃肠道反应。

一、肠毒素

上述细菌中大多数能产生肠毒素或类似的毒素，尽管其分子量、结构和生物学性状不尽相同，但致病作用基本相似。由于肠毒素刺激肠壁上皮细胞，激活其腺苷酸环化酶，在活性腺苷酸环化酶的催化下，使细胞浆中的三磷酸腺苷脱去两个磷酸，而成为环磷酸腺苷（cAMP），cAMP 浓度增高可促进胞浆内蛋白质磷酸化过程，并激活细胞有关酶系统，促进液体及氯离子的分泌，抑制肠壁上皮细胞对钠和水分的吸收，导致腹泻。耐热肠毒素是通过激活肠黏膜细胞的鸟苷酸环化酶，提高环磷酸鸟苷（cGMP）水平，引起肠隐窝细胞分泌增强和绒毛顶部细胞吸收能力降低而引起腹泻。

二、侵袭性损害

沙门氏菌、副溶血弧菌、变形杆菌等，能侵袭肠黏膜上皮细胞，引起黏膜充血、水肿，上皮细胞变性、坏死、脱落并形成溃疡。侵袭性细菌性食物中毒的潜伏期较毒素引起者稍长，大便可见黏液和脓血。

三、内毒素

除鼠伤寒沙门氏菌可产生肠毒素外，沙门氏菌菌体裂解后释放的内毒素致病性较强，能引起发热、胃肠黏膜炎症、消化道蠕动并产生呕吐、腹泻等症状。

四、过敏反应

某些细菌如变形杆菌能使蛋白质中的组氨酸脱羧而成组织胺，引起过敏反应。其病理改变轻微，由于细菌不侵入组织，故可无炎症改变。

病理改变主要是胃肠黏膜充血、水肿，重者可出现胃肠黏膜糜烂、出血，肝、肾、肺等脏器出现中毒性改变。

【临床表现】

潜伏期短，超过 72 小时的病例可基本排除食物中毒。金黄色葡萄球菌食物中毒由积蓄在食物中的肠毒素引起，潜伏期 1 ～ 6 小时。产气荚膜杆菌进入人体后产生不耐热肠毒素，潜伏期 8 ～ 16 小时。侵袭性细菌如沙门氏菌、副溶血弧菌、变形杆菌等引起的食物中毒，潜伏期一般为 16 ～ 48 小时。

临床表现以急性胃肠炎为主，如恶心、呕吐、腹痛、腹泻等。葡萄球菌食物中毒呕吐较明显，呕吐物含胆汁，有时带血和黏液。腹痛以上腹部及脐周多见。腹泻频繁，多为黄色稀便和水样便。侵袭性细菌引起的食物中毒，可有发热、腹部阵发性绞痛和黏液脓血便。副溶血弧菌食物中毒的部分病例大便呈血水样。产气荚膜杆菌 A 型菌病情较轻，少数 C 型和 F 型可引起出血性坏死性肠炎。某些变形杆菌还可发生颜面潮红、头痛、荨麻疹等过敏症状。腹泻严重者可导致脱水、酸中毒，甚至休克。

主要并发症与后遗症有：①溶血 – 尿毒综合征，常于疾病高峰期发生，现认为是一种细菌外毒素（VTx）引起。主要表现为急性溶血、血小板减少及肾功能障碍。②血栓性血小板减少性紫癜。③格林 – 巴利综合征，常于腹泻起病 1 ～ 2 周后出现，肢体迟缓性麻痹，常由下肢开始，很快向上发展，进而呼吸肌麻痹，需人工呼吸机辅助呼吸，病死率较高。④瑞特综合征，表现为周期性关节炎、无菌性尿道炎及眼结膜炎，常与 HLA–B27 有关。

【实验室检查】

（1）用患者的呕吐物、粪便及可疑食物作细菌培养，可分离出相同的病原菌。

（2）免疫学检测患者相应抗体，如急性期和恢复期血清抗体效价呈 4 倍以上增长者有诊断意义。

【诊断与鉴别诊断】

一、诊断要点

根据集体伙食单位短期内出现大批急性胃肠炎患者，结合季节及饮食情况（厨房卫生情况、食物质量、保管及烹调方法的缺点）即可作出临床诊断。有条件时，应取患者吐泻物及可疑的残存食物进行细菌培养，重症患者血培养，留取早期及病后两周的双份血清与培养分离所得可疑细菌进行血清凝集试验，双份血清凝集效价递增者有诊断价值。可疑时，尤其是怀疑细菌毒素中毒者，可做动物试验（葡萄球菌与条件致病菌培养阳性者，可取纯培养滤液加热后喂猴或小猫，或行腹腔注射；副溶血型弧菌可用鼠或猫作试验，观察是否发病），以检测细菌毒素的存在。近年来采用琼脂扩散沉淀试验检测污染食物中毒的肠毒素，效果良好。

二、鉴别诊断

1. 非细菌性食物中毒

食用发芽马铃薯、苍耳子、苦杏仁、河豚鱼或毒蕈等中毒者，潜伏期仅数分钟至数小时，一般不发热，以多次呕吐为主，腹痛、腹泻较少，但神经症状较明显，病死率较高。汞砷中毒者有咽痛、充血，吐泻物中含血，经化学分析可确定病因。

2. 霍乱及副霍乱

为无痛性泻吐，先泻后吐为多，且不发热，大便呈米泔水样，因潜伏期可长达 6 天，故罕见短期内大批患者。大便涂片荧光抗体染色镜检及培养找到霍乱弧菌或爱尔托弧菌，可确定诊断。

3. 急性菌痢

偶见食物中毒型暴发。一般呕吐较少，常有发热、里急后重，粪便多混有脓血，下腹部及左下腹明显压痛，大便镜检有红细胞、脓细胞及巨噬细胞，大便培养约半数有痢疾杆菌生长。

4. 病毒性胃肠炎

是由多种病毒引起，以急性小肠炎为特征，潜伏期 24 ~ 72 小时，主要表现有发热、恶心、呕吐，腹胀、腹痛及腹泻，排水样便或稀便，吐泻严重者可发生水、电解质及酸碱平衡紊乱。

【中医辨治】

一、治疗原则

胃肠型细菌性食物中毒的病原菌或毒素常随着剧烈的吐泻很快排出体外，如未造成严重后果，不应止吐、止泻，但要补充吐泻所致的水盐丢失。本病轻重差异很大，应特别强调不同病情不同对待。配合中医辨证治疗可减轻症状，缩短病程。

二、辨证论治

因为本病是由于疫毒兼湿热、暑湿、寒湿等随饮食而侵入中焦，故辨证时应明确是何种病因及病性，做相应的施治。津亏及阳脱者须益气生津，回阳固脱。

1. 湿热内蕴证

[症状]起病急，腹痛、吐泻交作，泻下急迫，或泻而不爽，粪便黄褐，或夹脓血，气味臭秽，肛门灼热，脘闷食少，烦热口渴，小便短赤，舌苔黄腻，脉滑数。

[治法]清热利湿，和胃降逆。

[方药]葛根芩连汤加减。食滞者，加神曲、山楂、麦芽；伴发热、头痛、脉浮者，加连翘、薄荷；湿重者，加厚朴、薏苡仁；暑季感邪者，加藿香、香薷、扁豆花。

2. 寒湿内困证

[症状]腹痛拘急，呕吐清水，泻下清稀，甚则如水，或夹黏液，头身困重，脘闷食少，口淡不渴，小便清少，舌苔白腻，脉濡缓。

[治法]温中化湿和胃。

[方药]藿香正气散加减。表邪重者，加荆芥、防风；湿重者，加苍术。

3. 食积胃肠证

[症状]恶心呕吐，嗳腐吞酸，脘腹痞满，腹痛，腹泻，泻下不爽，泻后痛减，粪臭如败卵，舌苔垢腻，脉滑。

[治法]消食和中。

[方药]保和丸加减。

4. 津液亏虚证

[症状]吐泻频繁，口渴引饮，烦躁不安，皮肤干燥，眼眶凹陷，舌红苔干，脉细数无力。

[治法]益气生津。

[方药]生脉散加减。湿热重者，加黄连、黄芩、藿香；呕吐不止者，加法半夏、石斛、竹茹；阴虚甚者，加石斛、山药、乌梅。

5. 阳脱

[症状]大便稀薄，滑脱不禁，面色苍白，四末不温，冷汗淋漓，或神昏，舌淡暗，脉微欲绝。

[治法]回阳固脱。

[方药]参附龙牡汤加减。阴虚甚者，加麦冬、石斛等。

【西医治疗】

一、一般治疗

细菌性食物中毒暴发流行时，应做好思想工作和组织工作，将患者进行分类，轻者在原单位集中治疗，重症患者送往医院等医疗机构治疗，即时收集资料，进行流行病学调查及细菌学的检验工作，以明确病因。严重者应收住院，休息数日。对侵袭性细菌食物中毒应予消化道隔离。卧床休息，流食或半流食，宜清淡，多饮盐糖水。吐泻、腹痛剧者暂禁食，给复方颠茄片口服或注射654–2，腹部放热水袋。

二、补液治疗

凡有液体丢失，不管有无脱水表现，均给予口服补液，以口渴解除为度。恶心、呕吐不一定是口服补液的禁忌证。有时口服补液后很快又吐出，却因毒素排除而能减轻上腹不适及恶心、呕吐。严重呕吐时可给予静脉补液，乳酸钠林格液是适合的液体，或林格液，或 2 份林格液加 1 份 1/6mol/L 乳酸钠液。静脉补液同时尽可能口服补液以减少费用。严重呕吐及腹泻可造成一过性低血容量性血压下降甚至休克，此时口服补液及静脉补液相结合尤为合适。

三、对症治疗

及时纠正水与电解质紊乱及酸中毒。血压下降者予升压药。高热者用物理降温或退热药。变形杆菌食物中毒过敏型以抗组织胺药物治疗为主，如苯海拉明等，必要时加用肾上腺皮质激素。精神紧张不安时应给镇静剂。

四、病原治疗

通常毋须应用抗菌药物，可以经对症疗法治愈。症状较重考虑为感染性食物中毒或侵袭性腹泻者，应及时选用抗菌药物。如第三代头孢菌素、氟喹诺酮类均有良效。口服氨基糖苷类抗生素，特别是口服其注射制剂有更好效果。对感染后肠毒素引起的食物中毒，病情较重的患者可酌情选用上述抗菌药物。

【简方治疗经验及其他治疗】

一、单方验方疗法

（1）炒麦芽、大枣（切细）各 10g，炒山楂 3g。共入砂锅内水煎 20 分钟，取汁代茶饮，每日数次。

（2）炒麦芽 10g，炒山楂片 3g，红糖适量。同入砂锅内水煎，取汁代茶饮，每日数次。功能消食化滞，和胃止呕。适用于细菌性食物中毒引起的饮食停滞、呕吐酸腐、脘腹胀满、嗳气厌食或腹痛拒按等。

（3）莱菔子 15g。研成细末，用温开水调服，每日数次。功效消食理气宽中。适用于细菌性食物中毒引起的小儿食积证，症见胃纳减退，恶心呕吐，腹胀而硬，大便酸臭。

（4）陈仓米 60g，柿饼霜 30g。先把陈仓米洗净放锅内，以小火微炒香黄，加水煮沸后倒入碗内，放入柿饼霜，调化澄清（伺时也可以细细咀嚼焦米），随意食用，每日数次。功效补脾胃，消积滞，开胃提神。适用于细菌性食物中毒后引起的脾胃不和、消化不良、脘痞虚胀等症。

（5）六神曲、丁香各 15g。沸水冲泡，代茶饮，每日数次。功效暖胃，消积，止呕。适用于细菌性食物中毒引起的呕吐、呃逆等症。

（6）诃子 30g。洗净、去核，以水 500mL 烧 2 ~ 3 沸后，下诃子煎 3 ~ 5 沸，入盐少许，取汁代茶饮，每日数次。功效下气消食。适用于细菌性食物中毒泄泻不止、饮食不化等症。

二、针灸疗法

（1）体针：取中脘、天枢、足三里、阴陵泉等穴，偏寒者可留针，并用艾条灸或隔姜灸，偏热者针刺多用泻法。

（2）耳针：取小肠、大肠、胃、脾、肝、肾、交感、神门。每次酌取 3 ~ 5 穴，留针 5 ~ 10 分钟，每日 1 ~ 2 次。

三、推拿疗法

按摩腹部 5 分钟，揉脐 5 分钟，揉足三里 10 次，椎七节（向上）50 次，捏脊 3 ~ 5 遍，擦脊柱以热为度，揉龟尾 30 次，推脾土、三关各 300 次，每日 1 次。

【预防】

做好饮食卫生监督，对炊事人员定期进行健康检查及卫生宣传教育，认真贯彻《中华人民共和国食品安全法》，应特别加强节日会餐的饮食卫生监督。禁止食用病死禽畜，因伤致死、经检验肉质良好者，食用时应注意：弃去内脏，彻底洗净，肉块要小，煮熟、煮透；刀板用后洗净消毒。已变质的肉坚决不食用。肉类、乳类在食用前应注意冷藏（6℃以下）。肉要煮透，接触熟食的一切用品要事先用流水洗净，切生鱼生肉的刀板要经清洗消毒才能切熟食。蒸煮螃蟹要在沸水中充分煮透，吃剩的螃蟹存放超过6小时者应再煮一次才能吃。醉蟹、腌蟹的细菌不能被杀灭，最好不吃；必要时加醋拌浸，可以杀菌。生鱼生肉和蔬菜应分开存放。剩余饭、菜、粥等要摊开存放在通风清凉处，以防变馊，下餐食前须彻底加热。售卖食品时，切实做到货款分开，以免食物污染。饭菜按就餐人数做好计划，现做现吃，避免剩饭剩菜。消灭苍蝇、鼠类、蟑螂和蚊类，不在食堂附近饲养家畜家禽。沙门氏菌、葡萄球菌感染者及带菌者，应暂时调离饮食工作单位，并予适当治疗。

第六节　霍乱与副霍乱

霍乱是由霍乱弧菌引起的烈性肠道传染病，属国际检疫传染病，在《中华人民共和国传染病防治法》中列为甲类传染病，发病机制主要是霍乱肠毒素引起的分泌性腹泻。本病以起病急骤、猝然发作、上吐下泻、腹痛或不痛为特点。临床表现轻重不一，轻者仅有轻度腹泻；重者剧烈吐泻大量米泔水样排泄物，并引起严重脱水、酸碱失衡、周围循环衰竭及急性肾功能衰竭。

本病因病变起于顷刻之间，挥霍撩乱，故名霍乱。《黄帝内经》中曾有“清气在阴，浊气在阳，清浊相干，乱于肠胃，则为霍乱”的记述，但其所言霍乱与现在医学所称霍乱不是同一疾病。中医霍乱的范围较广，包括西医的霍乱、副霍乱、急性胃肠炎及细菌性食物中毒等疾病。为了加以区别，有人将霍乱、副霍乱称为“真霍乱”，将急性胃肠炎、细菌性食物中毒等称为“类霍乱”。本病多发生于夏秋季节，患者又大多有贪凉和进食腐馊食物等情况，故认为主要由于感受暑湿、寒湿秽浊之气及饮食不洁所致。如《丹溪心法·霍乱》篇所说：“内有所积，外有所感，致成吐泻。”

【流行病学】

霍乱自古以来即在印度恒河三角洲呈地方性流行，1817—1923年百余年间发生过六次世界大流行。于1883年第五次大流行中，Koch从埃及患者粪便中首次发现了霍乱弧菌。1905年Cotschlich在埃及西奈半岛EL-Tor检疫站从麦加朝圣者尸体分离出类似霍乱弧菌菌株，命名为EL-Tor弧菌，后将EL-Tor弧菌所致疾病称为副霍乱。由于两种弧菌的形态和血清学特性基本一样，临床表现及防治也完全相同，故1962年5月第十五届世界卫生大会决定将两者所致的疾病统称为霍乱。1820年该病传入我国，1949年以前每次世界大流行均波及我国，曾引起上百次大小流行。新中国成立后几乎绝迹，但近年与国外交往频繁，极易从国外再度传入。1991年美洲即报告了近40万霍乱病例，同年全球病例达60万，是第7次霍乱大流行中病例报告最多的一年。1992年在印度、孟加拉等地由O_{139}血清型引起霍乱的暴发流行，并逐渐波及周边国家和地区。专家警告O_{139}血清型有可能引起新的世界大流行，应予高度重视。

一、传染源

患者和带菌者是霍乱的传染源。重症患者吐泻物带菌较多，极易污染环境，是重要传染源。轻型患者和无症状感染者作为传染源的意义更大。近来已有动物（含水生动物）作为传染源的报道，值得重视。

二、传播途径

本病主要通过水、食物、生活密切接触和苍蝇媒介而传播，以经水传播最为重要。患者吐泻物和带菌者粪便污染水源后易引起局部暴发流行。通常先发生于边疆地区、沿海港口、江河沿岸及水网地区，然后再借水路、陆路、空中交通传播。

三、人群易感性

人群普遍易感。新疫区成人发病多，而老疫区儿童发病率高。感染霍乱弧菌后是否发病取决于机体特异和非特异的免疫力，如胃酸的pH值、肠道的SIgA以及血清中特异性凝集抗体、杀菌抗体及抗毒素抗体等的杀菌作用。病后可获一定的免疫力。

四、流行特征

本病自 1817 年古典型弧菌引起世界大流行以来，已先后波及一百多个国家和地区。特别是 1991 年初发生在南美洲的大流行，至今仍未根除。

（1）地区分布：两型弧菌引起的霍乱均有地方性疫源地，印度素有“人类霍乱的故乡”之称，印度尼西亚的苏拉威西岛则是 EL–Tor 弧菌的疫源地，每次世界大流行都是从上述地区扩散而来。我国是外源性，历次世界大流行均受其害。

（2）季节分布：我国发病季节一般在5 ~ 11月，而流行高峰多在7 ~ 10月。

（3）流行方式：有暴发及迁延散发两种形式，前者常为经水或食物传播引起暴发流行，多见于新疫区，而后者多发生在老疫区。

【中医病因病机】

一、病因

霍乱的病因为秽浊疫疠邪气，往往与六淫邪气相兼为病。夏秋季节暑湿之气较盛，易形成暑湿秽浊疫疠邪气；若贪凉露宿，易致寒湿疫秽之气侵犯中焦。另外，饮食不洁，进食馊腐变质之物，或恣食生冷瓜果，或暴饮暴食，导致脾胃功能受损，也是霍乱发生的重要病因。《时病论》指出：“霍乱之证，在夏秋为多，得之于风、寒、暑、热、饮食生冷之邪，杂糅交病于中，正不能堪，一任邪之挥霍撩乱，故三焦混淆，清浊相干，乱于肠胃也。”《丹溪心法》亦说：“入于夏月，多食瓜果，多饮冷乘风，以致食留不化，因食成痞，隔绝上下，遂成霍乱。”

二、病机

外来秽浊、疫疠之邪直犯中焦，起病急骤，病位在脾胃、大小肠。脾胃受损，气机升降失常，气逆于上则为呕吐，湿浊下趋，清气不升则为泄泻，即所谓清浊相干，升降逆乱，发为霍乱。此为霍乱的基本病机。其证有寒热之分，如为湿热疫毒之邪壅滞中焦，或者阳盛之体，邪从热化，成为热霍乱；如为寒湿疫毒伤及脾胃，或者阴寒之体，邪从寒化，则成寒霍乱。剧烈吐泻，伤津脱液，阴液耗竭，可出现目眶下陷，皮肤松皱，甚至螺纹干瘪，少尿、无尿等一系列阴津耗竭征象，危及生命。津液大量丢失，筋脉失去濡养而拘急，可引起腿部肌肉痉挛，即民间所谓的“绞肠痧”或“吊脚痧”。进而发展为阴损及阳，阴竭阳脱，见躁扰不安或神呆、喘促不宁、四肢逆冷、脉微、心动悸等心肾两衰证候。

本病发病初期阶段，邪气乱于肠胃，清浊相干，升降失常，以邪实为主。但若秽浊疫疠之气过重，邪浊阻滞中焦，气机升降窒塞，上下不通，见猝然腹中绞痛，欲泻不泻，则为“干霍乱”，病情尤为深重。到中后期阶段，由于剧烈吐泻，大量阴津耗竭，常常出现邪气未去，而津液耗损，甚至出现阴液亡失，阳气虚脱的虚实夹杂的局面，则以正虚为主。

【西医病因病理】

霍乱弧菌属于弧菌科弧菌属，依其生物学性状可分为古典生物型和埃尔托生物型。霍乱弧菌经口进入人体胃部，当胃酸缺乏或被稀释或入侵菌量较多时，弧菌即进入小肠，依其黏附因子紧贴于小肠上皮细胞表面，在小肠的碱性环境中大量繁殖，并产生大量的肠毒素，细菌崩解还可释出内毒素。霍乱肠毒素为分子量 84kd 的蛋白质，由亚单位 a 和 b 组成，不耐酸，不耐热。肠毒素借助于亚单位 b 与细胞膜表面的单盐酸神经节苷脂结合，使活性亚单位 a 进入细胞膜，a 单位中具二磷酸腺苷（GDP）– 核糖基转移酶活性，刺激 ADP– 核糖，使其转移到具有控制腺苷环化酶（AC）活性的三磷酸鸟嘌呤核苷（GTP）结合蛋白中，使 GTP 酶活性受到抑制，GTP 不能水解成 GDP，使 AC 活性相对增强，促使细胞内三磷酸腺苷转变为环磷酸腺苷（cAMP）。cAMP 浓度的急剧升高，抑制肠黏膜细胞对钠的正常吸收，并刺激隐窝细胞分泌氯化物和水，导致肠腔水分与电解质大量聚集，因而出现剧烈的水样腹泻和呕吐。

大量吐泻引起水和电解质严重丢失是本病的主要病理生理改变。重症患者每日大便排出量可达 18000mL，临床上呈现重度脱水、低血容量休克、低钾和代谢性酸中毒，并进而造成急性肾功能衰竭。本病病理改变不显著，仅见脱水、皮肤干燥、紫绀。皮下组织和肌肉极度干瘪，内脏浆膜呈深红色、无光泽，死后尸体迅速僵硬，肠腔内充满“米泔水”样液体，偶见血水样内容物。胆囊充满黏稠胆汁。心、肝、脾等脏器多见缩小，肾小球及肾间质毛细血管扩张，肾小管浊肿、变性及坏死。

【临床表现】

一、临床分期

潜伏期：约为 1 ～ 3 天，短者数小时，长者 5 ～ 6 天。典型患者多急骤起病，少数病例病前 1 ～ 2 天有头昏、倦怠、腹胀及轻度腹泻等前驱症状。

泻吐期：多数患者无前驱症状，突然发生剧烈腹泻，继之呕吐，少数先吐后泻，多无腹痛，亦无里急后重，少数有轻度腹痛，个别有阵发性腹部绞痛。腹泻每日十余次至数十次，甚至大便从肛门直流而出，难以计数。大便初为黄色稀便，迅速变为“米泔水”样或无色透明水样，少数重症患者可有洗肉水样便。呕吐一般为喷射性、连续性，呕吐物初为胃内食物残渣，继之呈“米泔水”样或清水样。一般无发热，或低热，共持续数小时或 1 ～ 2 天进入脱水期。

脱水期：由于剧烈吐泻，患者迅速呈现脱水和周围循环衰竭。轻度脱水仅有皮肤和口舌干燥，眼窝稍陷，神志无改变。重度脱水则出现“霍乱面容”，眼眶下陷，两颊深凹，口唇干燥，神志淡漠甚至不清。皮肤皱缩湿冷，弹性消失；手指干瘪似洗衣妇，腹部凹陷如舟。当大量钠盐丢失体内碱储备下降时，可引起肌肉痛性痉挛，以腓肠肌、腹直肌最为突出。钾盐大量丧失时主要表现为肌张力减低，反射消失，腹胀鼓肠，心律不齐等。脱水严重者有效循环血量不足，脉搏细数或不能触及，血压下降，心音低弱，呼吸浅促，尿量减少或无尿，血尿素氮升高，出现明显尿毒症和酸中毒。

反应恢复期：患者脱水纠正后，大多数症状消失，逐渐恢复正常。约 1/3 患者因循环改善，残存于肠腔的毒素被吸收，又出现发热反应，体温约 38 ～ 39℃，持续 1 ～ 3 天自行消退。

整个病程平均 3 ～ 7 天，也有长达 10 余天者。

二、临床分型

根据病情可分为轻、中、重三型（见下表）。极少数患者尚未出现吐泻症状即发生循环衰竭而死亡，称为“暴发型”或“干性霍乱”。见表 2。

表 2　各型霍乱患者的临床表现

临床表现	轻型	中型	重型
脱水（体重 %）	5% 以下	5% ～ 10%	10% 以上
精神状态	尚好	呆滞或不安	极度烦躁或静卧不动
音哑	无	轻度	音哑失声
皮肤	稍干，弹性略差	干燥，乏弹性易抓起	弹性消失，抓起后久不恢复
发绀	无	存在	明显
口唇	稍干	干燥	极度干裂
眼窝、卤门凹陷	稍陷	明显下陷	深凹，目闭不紧，眼窝发青
指纹皱缩	不皱	皱瘪	干瘪
腓肠肌痉挛	无	痉挛	明显痉挛
脉搏	正常	细速	微弱而速或无
血压（收缩压）	正常	70 ～ 90mmHg	70mmHg 以下或测不清
尿量	稍减少	很少， 500mL 以下 /24 小时	少尿或无尿
血浆比重	1.025 ～ 1.030	1.030 ～ 1.040	1.040 以上

【实验室检查】

一、血常规及生化检查

失水引起血液浓缩，红细胞及血红蛋白增高。白细胞可达 10×10^9/L 以上，分类计数中性粒细胞和单核细胞增多。病初血清钾、钠、氯正常或降低。碳酸氢钠下降（< 15mmoL/L）。

二、尿常规

尿液检查可见少量蛋白，镜检有少许白细胞和管型。

三、粪便检查

大便常规：可见黏液和少许红、白细胞。

涂片染色：粪便涂片并做革兰氏染色，显微镜下可见革兰氏染色阴性的弧菌，呈鱼群样排列。

动力试验和制动试验：将新鲜粪便做悬滴或暗视野显微镜检，可见穿梭状运动的弧菌，即为动力试验阳性。随后加上一滴 O_1 群抗血清，细菌如停止活动，证明标本中有 O_1 霍乱弧菌；如细菌仍活动，再加入一滴 O_{139} 血清，细菌活动消失，则证明 O_{139} 霍乱弧菌。当标本中细菌数少，动力试验不明显，亦不能排除本病的可能。以上三项粪便检查可作为霍乱流行期间的快速诊断方法。

细菌培养：所有怀疑为霍乱患者的粪便除做显微镜检查外，均应进行细菌培养。用1%碱性胨水（pH 8.4 ～ 8.6）增菌 6 ～ 8 小时后，转种到霍乱弧菌能生长的选择性培养基，如庆大霉素培养基、亚碲酸盐琼脂培养基等，数小时后菌落生长，再与特异性的抗血清做玻片凝集试验、确定致病菌型。

四、血清学检查

霍乱弧菌的感染者，能产生抗菌抗体和抗肠毒素抗体。抗菌抗体中的抗凝集抗体，一般在发病第 5 天出现，病程 8 ～ 21 天达高峰。血清免疫学检查主要用于流行病学的追溯诊断和粪便培养阴性可疑患者的诊断。若抗凝集抗体双份血清滴度 4 倍以上升高，有诊断意义。

五、分子生物学检查

采用 PCR 技术，从患者泻吐物或已初步增菌的标本中检出霍乱弧菌编码肠毒素的基因序列。本法快速，敏感性与特异性均较高。

【诊断与鉴别诊断】

一、诊断要点

在霍乱流行地区、流行季节，任何有腹泻和呕吐的患者均应疑及霍乱可能，因此均需做排除霍乱的粪便细菌学检查。凡有典型症状者，应先按霍乱处理。

（一）诊断标准

具有下列之一者，可诊断为霍乱：

（1）有腹泻症状，粪便培养霍乱弧菌阳性。

（2）霍乱流行期间，在疫区内发现典型的霍乱腹泻和呕吐症状，并迅速出现严重脱水、循环衰竭和肌肉痉挛者。虽然粪便培养未发现霍乱弧菌，但无其他原因可查者。如有条件可做双份血清凝集试验，滴度 4 倍上升者可诊断。

（3）疫源检索中发现粪便培养阳性前 5 天内，有腹泻症状者，可诊断为轻型霍乱。

（二）疑似诊断

具有以下之一者：

（1）具有典型霍乱症状的首发病例，病原学检查尚未肯定前。

（2）霍乱流行期间与霍乱患者有明确接触史，并发生泻、吐症状，而无其他原因可查者。

疑似患者应进行隔离、消毒，并每日做粪便培养，若连续 2 次粪便培养阴性，可作否定诊断，并作疫情订正报告。

（三）带菌者

无霍乱临床表现，但粪便、呕吐物或肛拭子细菌培养分离到霍乱弧菌者。

二、鉴别诊断

1. 非 O_1 群霍乱弧菌性腹泻

非 O_1 群霍乱弧菌指的是 O_{139} 弧菌以外的不凝集弧菌，常在近海水域居民中引起轻度腹泻，弧菌的生化反应与霍乱相同，而凝集反应阴性，一般不致严重腹泻，不引起大流行。运用非 O_1 群诊断血清可对分离出的弧菌分型。

2. 产肠毒素性大肠埃希菌感染

这种感染在腹泻患者中占相当多的数量，它的病原体可产生不耐热及耐热两种肠毒性（LT 及 ST），前者性质与霍乱肠毒素很相似（有共同抗原关系）。临床上也类似霍乱，但一般病程短，病原体形态及生化反应可与霍乱区别开来。

3. 急性菌痢

有里急后重、明显腹痛及大便量少，为黏液脓血便，易培养出痢疾杆菌。

4. 细菌性食物中毒

均有明显食物型暴发特点，常先吐后泻伴有腹痛，可以从食物及吐泻物中分离出相应的细菌。其中副溶血弧菌食物中毒主要由海产食物引起，特点是剧烈腹痛与血水便。

5. 胃肠型恶性疟疾

血中可找到疟原虫，大便中无霍乱弧菌检出。

6. 婴幼儿消化不良

无米泔水样大便，有不合理喂养史，大便中查不出霍乱弧菌。

7. 急性化学中毒

常见于砷中毒，多可查到服毒史，腹痛剧烈，血水便中无致病菌。

【中医辨治】

一、治疗原则

严格隔离，迅速补充水及电解质，纠正酸中毒，辅以抗菌治疗及对症处理。

二、辨证论治

宜首辨类霍乱与真霍乱，再辨寒热真假，其次辨干霍乱与湿霍乱，辨正气受损的程度；最后辨亡阴亡阳。

1. 寒霍乱

[症状] 暴起呕吐下利，初起时所下带有稀粪，继则下利清稀，或如米泔水，不甚臭秽，胸膈痞闷，腹痛或不痛，四肢清冷，舌苔白腻，脉象濡弱，甚则面色转白，倦怠乏力，吐泻频繁。或有筋脉挛急，或见眼眶凹陷，指螺皱瘪，头汗自出，最后可出现大汗淋漓，四肢冰冷，声音嘶哑，拘急转筋，脉沉细欲绝。

[治法] 轻证芳香化湿或温中祛寒；重症回阳固脱，补虚益阴。

[方药] 病证初起，可用藿香正气散。如寒伤中阳，四肢清冷，吐泻频作，倦怠无力，宜温中祛寒，可用理中汤。甚则头汗自出，面色苍白，可加重温中祛寒作用，以附子理中汤、四逆汤、丁附理中汤治之。阳伤转筋，治亦宜温中祛寒，上述方剂皆可应用。

2. 热霍乱

[症状] 吐泻骤作，发热口渴，心烦脘闷，吐泻有腐臭味，腹中绞痛，小溲黄赤，舌苔黄腻，脉象濡数，甚则四肢酸楚，筋脉拘急，严重者可出现唇、面、爪甲皆青，身热自汗，手足厥逆，脉象沉伏。

[治法] 清热化湿，辟秽泄浊。

[方药] 燃照汤为主方。热甚者，可用苓桂甘露饮、白虎汤、竹叶石膏汤，以清其暑热；若四肢酸楚，筋脉拘急者，可用蚕矢汤以清热化湿，舒筋通络；如热深厥深，四肢厥逆，可用白虎汤合紫雪、碧雪、绛雪等。

3. 干霍乱

[**症状**]卒然腹中绞痛，欲吐不得吐，欲泻不得泻，烦躁闷乱，甚则面色青惨，四肢厥冷，头汗出，脉象沉伏。

[**治法**]辟浊解秽，利气宣壅。

[**方药**]玉枢丹为主方，亦可用飞龙夺命丹、行军散等，凉开水调下，以辟浊解秽，利气宣壅。还可用探吐法，可用瓜蒂散、三圣散。

【西医治疗】

一、一般治疗

《中华人民共和国传染病防治法》将本病列为甲类传染病，故对患者应严密隔离，至症状消失6天后，粪便培养致病菌连续3次阴性为止。对患者吐泻物及食具等均须彻底消毒。可给予流质饮食，但剧烈呕吐者禁食，恢复期逐渐增加饮食，重症者应注意保暖、给氧、监测生命体征。

二、补液疗法

合理的补液是治疗本病的关键，补液的原则是：早期、快速、足量；先盐后糖，先快后慢，纠酸补钙，见尿补钾。

1. 静脉补液法

静脉补液可采用5∶4∶1溶液，即每升液体含氯化钠5g，碳酸氢钠4g和氯化钾1g，另加50%葡萄糖20mL；或用3∶2∶1溶液，即5%葡萄糖3份、生理盐水2份、1.4%碳酸氢钠液1份或1/6mol/L乳酸钠液1份。输液量与速度应根据患者失水程度、血压、脉搏、尿量和血细胞比容而定。小儿补液量按年龄、体重计算，一般轻、中度脱水以每24小时100～180mL/kg计。快速输液过程中应防止发生心功能不全和肺水肿。

2. 口服补液法

霍乱患者肠道对氯化钠的吸收较差，但对钾、碳酸氢盐仍可吸收，对葡萄糖吸收亦无影响，而且葡萄糖的吸收能促进水和钠的吸收，因此对轻、中型脱水的患者可予口服补液。口服液配方有：①每升水含葡萄糖20g、氯化钠3.5g、碳酸氢钠2.5g和氯化钾1.5g；②每升水含葡萄糖24g、氯化钠4g、碳酸氢钠3.5g、柠檬酸钾2.5g。成人轻、中型脱水初4～6小时每小时服750mL，体重不足25kg的儿童每小时250mL，经后依泻吐量增减，一般按排出1份大便给予 1.5 份液体计算，也可采取能喝多少就给多少的办法。重型、婴幼儿及老年患者则先行静脉补液，待病情好转或呕吐缓解后再改为口服补液。

三、抗菌疗法

抗菌疗法是治疗霍乱的重要辅助手段，可减少液体损失和缩短病程，但不能替代补液措施。常用的有效药物是四环素，不能口服者经静脉给药。多西环素用量是 300mg 一次服用。已报道有耐四环素的霍乱菌株，故药物敏感试验对选择抗菌药物是必要的，喹诺酮类广谱抗菌药如诺氟沙星和氧氟沙星等也有效。O_{139} 弧菌对复方新诺明及链霉素耐药，需加注意。

四、针对发病机制进行治疗

这方面的尝试主要有：①外源性特异性受体 GM_1 制剂和炭剂，能与肠腔内游离的肠毒素结合，从而减轻腹泻；②纯化 B 亚单位可用来封闭肠道细胞膜受体 GM1；③阻止 cAMP 的形成，可口服或肌注氯丙嗪，能使重症霍乱患者大便量迅速减少 65%，患者得到镇静、主观感觉改善。黄连素也是安全有效的抗分泌药物，在孟加拉国用日服 400mg 及 1200mg 的方法，效果良好。其他如消炎痛、肾上腺皮质激素等在动物实验中也显示有阻碍 cAMP、抑制霍乱液分泌的作用。

五、对症治疗

有心功能不全者，给予快速洋地黄制剂。肌肉痉挛者可静脉注射 10% 葡萄糖酸钙 10 ~ 20mL。若肾功能衰竭在纠正脱水后仍不能好转者，可考虑人工肾或腹膜透析。

【简方治疗经验及其他疗法】

一、简方单方疗法

（1）急救回生丹（《医学衷中参西录》方）：朱砂 4.5g，冰片 0.9g，薄荷冰 0.6g，甘草 3g。研细末，每半小时服 1 次。

（2）红灵丹（上海中医药大学验方）：朱砂、麝香、朴硝、硼砂、冰片、雄黄、礞石。每次 0.3g，凉开水送服。

（3）通关散（《丹溪心法附余》方）：猪牙皂角、细辛各等份，研成粉剂。

用时取少许吹鼻，用于霍乱清窍闭塞，口噤昏迷。

（4）卫生防疫宝丹（《医学衷中参西录》方）：甘草 300g，细辛 45g，白芷 30g，薄荷冰 12g，冰片 6g，朱砂 90g，为丸如桐子大，每服 80 丸。

二、中医外科疗法

（1）针灸治疗霍乱吐泻频繁：取委中、曲泽、十宣等穴，用三棱针急刺疾出，放出紫血，或用毫针行泻法。若为寒霍乱，加用神阙隔盐灸 20 ~ 40 壮，并用艾条灸关元、百会等穴。

（2）针灸治疗霍乱转筋：针刺承山、委中、阳陵泉、曲池、尺泽等穴。

（3）按摩治疗霍乱转筋：白酒 200mL，化入樟脑 15g，用手醮酒用力摩擦患者转筋处。

【预防】

本病为《中华人民共和国传染病防治法》中所列甲类传染病，必须加强和健全各级防疫组织，建立群众性报告网；加强饮水和粪便卫生，早期发现患者及隐性感染者，就地处置。

一、控制传染源

普遍建立肠道门诊，发现患者立即隔离治疗，对疑似患者行隔离检疫，接触者应检疫 5 天，对发现的带菌者，在隔离检疫期间可应用四环素预防感染发生。认真做好国境检疫及国内交通检疫工作，特别应重视国际航空检疫。

二、切断传播途径

改善环境卫生，加强饮水和食品的消毒管理，对患者和带菌者的粪便，其他排泄物和用具衣被等，均应严格消毒。消灭苍蝇，不喝生水，做到饭前便后洗手。

三、保护易感人群

提高人群免疫力，霍乱灭活菌苗保护率为 50% ~ 70%，保护时间 3 ~ 6 个月，仅对同血清型菌株有效，不能防止隐性感染及带菌者，易使人们产生一种虚幻的安全感，未广泛应用。B 亚单位毒素菌苗，近年证明可获 50% 的保护率。目前正在研制抗原性强、效力高的菌苗，如佐剂菌苗、口服低毒活菌苗、类毒素菌苗及基因工程菌苗等。

第七节　细菌性痢疾

细菌性痢疾（bacilly dysentery）简称菌痢，是由痢疾杆菌引起的常见肠道传染病。临床上以发热、腹痛、腹泻、里急后重感及黏液脓血便为特征，可伴有感染性休克和中毒性脑病。其基本病理损害为结肠黏膜的充血、水肿、出血等渗出性炎症改变。因各型痢疾杆菌毒力不同，临床表现轻重各异，依病程可分为急性、慢性两期。

本病中医在《黄帝内经》中早有记载，称本病为“肠澼”。唐代《千金要方》称本病为“滞下”。宋代《济生方》首先提出“痢疾”病名。新中国成立以来采用中西医结合方法治疗本病取得很大进展。

【流行病学】

一、传染源

痢疾杆菌为肠杆菌科志贺菌属，革兰氏阴性杆菌，无鞭毛及荚膜，不形成芽孢，有菌毛。依据抗原结构不同，分为 A、B、C、D 四群，即志贺痢疾杆菌、福氏痢疾杆菌、鲍氏痢疾杆菌及宋内痢疾杆菌，以及 42 个血清型（含亚型）。本病传染源包括患者和带菌者，患者中以非急性典型菌痢与慢性隐匿型菌痢为重要传染源。

二、传播途径

痢疾杆菌随患者或带菌者的粪便排出，通过污染的手、食品、水源或生活接触，或苍蝇、蟑螂等间接方式传播，最终均经口入消化道使易感者受感染。

三、人群易感性

人群对痢疾杆菌普遍易感，学龄前儿童患病多，与不良卫生习惯有关，成人患者同机体抵抗力降低、接触感染机会多有关，加之患同型菌痢后无巩固免疫力，不同菌群间以及不同血清型痢疾杆菌之间无交叉免疫，故造成重复感染或再感染而反复多次发病。

四、流行特征

细菌性痢疾呈全年散发，以夏秋两季多见，主要原因一是气温条件适合痢菌生长繁殖，在 20 ~ 30℃左右痢菌在主食及肉类食品中 4 小时可增殖 100 ~ 800 倍，12 小时超过 50000 倍，在瓜果蔬菜中 8 ~ 24 小时可增殖 20 ~ 800 倍。二是苍蝇多，传播媒介多。三是易感者在气候炎热时喜冷饮及生食瓜果蔬菜等食品。四是胃肠道防御功能降低，如大量饮水后胃酸等消化液被稀释，抵御痢菌能力下降。部队因流动性大，卫生条件及设施差易致流行。本病以中青年及儿童多见。

【中医病因病机】

一、病因

中医学认为痢疾多由外受湿热，疫毒之气，内伤饮食生冷，损及脾胃与肠形成。人体中气的强弱与所感病邪有密切关系。素体阳虚者，易感受寒湿，或感受浊邪后，湿易化热。暑湿、疫毒之邪，侵及肠胃，湿热郁蒸，气血阻滞，气血与暑湿、疫毒相搏结，化为脓血，而成湿热痢或疫毒痢。饮食所伤或误食不洁之物，如平素好食肥甘厚味，酿生湿热，湿热内蒸，腑气阻滞，气血凝滞，化为脓血，则成湿热痢。若平素过食生冷瓜果，有伤脾胃，脾胃不运，水湿内停，中阳不足，湿从寒化，寒湿内蕴，如再饮食不慎，寒湿壅塞肠中，大肠气机受阻，气滞血瘀，气血与肠中秽浊之气相搏结，化为脓血，则成寒湿痢。脾胃素弱之人，感受寒湿之气，或湿热痢过服寒凉之品克伐中阳，易成虚寒痢。

二、病机

本病病位虽然在肠，但肠与胃密切相连，如湿热、疫毒之气，上攻于胃，或久痢伤正，胃虚气逆，则胃不纳食，成为噤口痢；如痢疾迁延，正虚邪恋，则成久痢或时愈时发的休息痢；痢久不愈反复发作，不但损伤脾胃，而且影响及肾，导致脾肾亏虚，而致痢下不止。

【西医病因病理】

痢疾杆菌进入胃，易被胃酸杀灭，未被杀灭的细菌到达肠道，正常人肠道菌群对外来菌有拮抗作用；肠黏膜表面可分泌特异性 IgA，阻止细菌吸附侵袭。当机体抵抗力下降，或病原菌数量多时，痢菌借助于菌毛贴附并侵入结肠黏膜上皮细胞，在细胞内繁殖，随之侵入邻近上皮细胞，然后通过基底膜进入固有层内继续增殖、裂解，释放内毒素、外毒素，引起局部炎症反应和全身毒血症。大部分细菌在固有层被单核－巨噬细胞吞噬杀灭，少量可达肠系膜淋巴结，也很快被网状内皮系统消灭，因此痢疾杆菌菌血症实属少见。当肠黏膜固有层下小血管循环障碍，水肿、渗出，上皮细胞变性、坏死，形成浅表性溃疡等炎性病变时，刺激肠壁神经丛使肠蠕动增加，临床上表现为腹痛、腹泻、里急后重、黏脓血便等。感染 A 群菌可释放外毒素，由于外毒素的特性，肠黏膜细胞坏死，如水样腹泻及神经系统症状明显。

中毒型菌痢是机体对大量病原菌毒素产生的异常强烈反应。表现为急性微循环障碍和细胞代谢功能紊乱。病程中出现感染性休克、DIC、脑水肿及中枢性呼吸衰竭，甚至多脏器功能衰竭（MOF）。慢性菌痢发生机理尚不明了，可能与急性期治疗不及时、不彻底，或者机体抵抗力下降，尤其胃肠道的原有疾患或营养不良等因素有关。研究表明：志贺菌致病过程涉及多个毒力因子，毒力基因广泛分布于染色体和 180 ～ 220kd 大质粒上，其表达调控机理非常复杂，各种毒力因子在致病中的作用还待进一步阐明。

其病理变化：①急性期菌痢急性病变可累及整个结肠，尤其以乙状结肠与直肠为显著，呈弥漫性纤维蛋白渗出性炎症。结肠充血、水肿，有出血点，外露或黏膜下斑片状出血，肠腔充满黏脓血性渗出液，黏膜坏死脱落形成表浅溃疡，重症病例可见溃疡修复过程中呈干涸的烂泥坑样改变；②慢性期菌痢可有轻度充血和水肿，黏膜苍白增厚感或呈颗粒状，血管纹理不清，溃疡修复过程中呈凹陷性瘢痕，周围黏膜呈息肉状，但肠壁因瘢痕组织收缩呈肠腔狭窄者属少见。

【临床表现】

潜伏期一般为 1 ～ 3 天（数小时至 7 天）。病前多有不洁饮食史。临床上依据其病程及病情分为急性与慢性两期以及六种临床类型。

一、急性菌痢

（一）普通型（急性典型）

起病急，畏寒、发热，多为 38 ～ 39℃以上，伴头昏、头痛、恶心等全身中毒症状及腹痛、腹泻，粪便开始呈稀泥糊状或稀水样，量多，继则呈黏液或黏液脓血便，量不多，每日排便十次至数十次不等，伴里急后重。左下腹压痛明显，可触及痉挛的肠索。病程约一周左右。少数患者可因呕吐严重，补液不及时脱水、酸中毒，电解质紊乱，发生继发性休克。尤其原有心血管疾病的老年患者和抵抗力薄弱的幼儿，可有生命危险。极少数患者病情加重可能转成中毒型菌痢。

（二）轻型（急性非典型）

一般不发热或有低热，腹痛轻，腹泻次数少，每日 3 ~ 5 次，黏液多，一般无肉眼脓血便，无里急后重。病程一般为 4 ~ 5 日。

（三）急性中毒型

此型多见于 2 ~ 7 岁健壮儿童，起病急骤，进展迅速，病情危重，病死率高。突然高热起病，肠道症状不明显，依其临床表现分为 3 种临床类型。

1. 休克型（周围循环衰竭型）

较为常见的一种类型，以感染性休克为主要表现：①面色苍白，口唇或指甲紫绀，上肢湿冷，皮肤呈花纹状，皮肤指压阳性（压迫皮肤后再充盈时间 ＞ 2 秒）。②血压下降，通常 ＜ 10.7kPa（80mmHg），脉压差变小，＜ 2.7kPa（20mmHg）。③脉搏细数，心率快（＞ 100 次 /min），小儿多达 150 ~ 160 次 /min，心音弱。④尿少（＜ 30mL/h）或无尿。⑤出现意识障碍。以上五项亦为判断病情是否好转的指标。重症病例休克不易逆转，并发 DIC、肺水肿等，可致外周呼吸衰竭或多脏器功能衰竭（MOF），而危及生命。肺水肿时，胸部 X 线片提示肺门附近点片状密度增高阴影，伴支气管纹理增加。个别病例起病呈现急性典型，可于 24 ~ 48 小时内转化为中毒型菌痢，应予以重视。中毒型菌痢临床特征为全身性中毒症状及痢疾症状均严重，腹泻频繁，多为血水便，甚至大便失禁。由于失水和酸中毒，常于短期内发生休克。

2. 脑型（呼吸衰竭型）

为一种严重临床类型。早期可有剧烈头痛、频繁呕吐，典型呈喷射状呕吐；面色苍白、口唇发灰；血压可略升高，呼吸与脉搏可略减慢；伴嗜睡或烦躁等不同程度意识障碍，为颅内压增高、脑水肿早期临床表现。晚期表现为反复惊厥、血压下降、脉细数，以及呼吸节律不齐、深浅不匀等中枢性呼吸衰竭；瞳孔不等大，可不等圆，或忽大忽小，对光反应迟钝或消失；肌张力增高，腱反射亢进，可出现病理反射；意识障碍明显加深，直至昏迷。进入昏迷后一切反射消失。

3. 混合型

以上两型同时或先后存在，是最为严重的一种临床类型，病死率极高（90% 以上）。该型实质上包括循环系统、呼吸系统及中枢神经系统等 MOF。

二、慢性菌痢

病情迁延不愈超过2个月以上者称作慢性菌痢，多与急性期治疗不及时或不彻底，细菌耐药或机体抵抗力下降有关，也常因饮食不当、受凉、过劳或精神因素等诱发。依据临床表现分为以下3型：

1. 急性发作型

此型约占5%，其主要临床表现同急性典型菌痢，但程度轻，恢复不完全，一般是半年内有痢疾病史或复发史，而除外同群痢菌再感染，或异群痢菌或其他致腹泻细菌的感染。

2. 迁延型

发生率约10%，常有腹部不适或隐痛，腹胀、腹泻、黏脓血便等消化道症状时轻时重，迁延不愈，亦可腹泻与便秘交替出现，病程久之可有失眠、多梦、健忘等神经衰弱症状，以及乏力、消瘦、食欲下降、贫血等表现。左下腹压痛，可扪及乙状结肠，呈条索状。

3. 隐匿型

此型发生率约2% ~ 3%，一年内有菌痢史，临床症状消失2个月以上，但粪培养可检出痢菌，乙状结肠镜检查可见肠黏膜病变。此型在流行病学上具有重要意义。

三、并发症

1. 痢疾杆菌败血症

主要见于营养不良儿童或免疫功能低下患者的早期，临床症状重，病死率高（可达46%），及时应用有效抗生素可降低病死率。

2. 溶血－尿毒综合征

此为严重的一种并发症。原因不明，可能与内毒血症、细胞毒素、免疫复合物沉积等因素有关。常因突然出现血红蛋白尿（尿呈酱油色）而被发现，表现为进行性溶血性贫血；高氮质血症或急性肾功能衰竭；出血倾向及血小板减少等。皮质激素治疗有效。

3. 关节炎

菌痢并发关节炎较少见。主要在病程2周左右，累及大关节引起红肿和渗出。关节液培养无菌生长，而志贺菌凝集抗体可为阳性，血清抗O试验正常。可视为一种变态反应所致，激素治疗可缓解。

【实验室检查】

一、血象

急性菌痢白细胞总数和中性粒细胞多增加，中毒型菌痢的白细胞总数可达（15～30）$\times 10^9$/L 以上，有时可见核左移。慢性菌痢常有轻度贫血象。

二、粪便检查

镜检：可见较多白细胞或成堆脓细胞，少量红细胞和巨噬细胞。血水便者红细胞可满视野。

培养：检出痢菌即可确诊。应取早期、新鲜、未与尿液混合、含黏脓血的粪便，多次送检，可提高检出阳性率。

三、血清学检查

对菌痢的诊断帮助不大，因为患者恢复前相应抗体尚未产生，不利于早期诊断，可作为流行病学调查工具，以确定已受感染过的人群范围；再由于粪便中抗原成分复杂，易出现假阳性反应，故目前临床上尚未广泛应用。

四、志贺菌核酸的检测

用基因探针或 PCR 法检测，不仅能缩短检测时间，且能检出已用抗生素治疗患者标本中死亡的志贺菌 DNA，尤其用于细菌培养阴性的患者是较好方法，根据报告 PCR 法能提高 45%志贺菌的检出率。

五、乙状结肠镜检查

急性期可见肠黏膜明显充血、高度水肿、点片状出血、糜烂、溃疡，大量黏液脓性分泌物附着以及肠管痉挛等改变。慢性期的肠黏膜多呈颗粒状，血管纹理不清，呈苍白、肥厚状，有时可见息肉或瘢痕等改变。

【诊断与鉴别诊断】

一、诊断要点

流行病学资料：夏秋季有进食不洁食物史或有与菌痢患者接触史。

临床症状及体征：有发热、腹痛、脓血便及里急后重，左下腹压痛明显。中毒型起病急骤，伴意识障碍及循环或呼吸衰竭，而胃肠道症状早期表现不明显，应及时用直肠拭子或高渗冷盐水灌肠取便送检。病程超过两个月者为慢性痢疾。

实验室检查：粪常规镜检可见脓细胞、红细胞，确诊有赖于粪培养有痢疾杆菌。

二、鉴别诊断

（一）急性菌痢的鉴别诊断

1. 阿米巴痢疾

阿米巴痢疾起病较缓，毒血症状常不明显，常无里急后重，腹泻次数少，粪质量多，典型者呈暗红色果酱样，有腥臭。粪检白细胞少，红细胞多，常有夏科－莱登结晶体，可找到溶组织阿米巴滋养体。乙状结肠镜可见散在深溃疡，周围有红晕。

2. 沙门菌肠炎

鼠伤寒杆菌、肠炎杆菌等常为其病原，其胃肠型主要临床症状同急性非典型菌痢相似，但粪便多样化，一般抗菌药物疗效差，粪便培养可分离出沙门菌，或从该病的败血症型患者血中培养出致病菌。

3. 副溶血性弧菌肠炎

此种肠炎由副溶血性弧菌（嗜盐杆菌）引起。为细菌性食物中毒中常见的一种类型。其临床特征：有进食海产品或腌渍食品史；同餐者同时或先后迅速发病；主要症状为阵发性腹部绞痛、恶心、呕吐，多无里急后重；粪便呈黏液血性、血水或洗肉水样，有特殊臭味；取患者吐泻物或可疑食物进行细菌培养有确诊价值。

4. 霍乱与副霍乱

病前一周来自疫区，或者与本病患者及其污染物有接触史。突然起病，先泻后吐，常无恶心腹痛等症状，粪呈米泔样或黄水样。重症病例可致外周循环衰竭。粪便或呕吐物中检出霍乱弧菌或埃尔托弧菌。

5. 空肠弯曲菌肠炎

该病于发达国家发病率高，甚至超过菌痢，主要临床表现与菌痢类似，尚伴咽痛、肌痛、关节痛、背痛等症状。粪便在微需氧或厌氧环境中培养可检出该菌，或者双份血清特异性抗体效价增长 4 倍以上，有诊断价值。

6. 病毒性肠炎

多由轮状病毒、诺沃克病毒所致急性肠道感染，有其自限性，消化道症状轻，粪便镜检无特殊，电镜或免疫学方法查及病毒或病毒颗粒可确诊，双份血清特异性抗体效价4倍以上增长有诊断意义。

此外急性菌痢应同肠套叠、耶尔森菌病、产肠毒性大肠杆菌肠炎、类志贺毗邻单胞菌腹泻、亲水单胞菌腹泻等疾患相鉴别。

（二）慢性菌痢的鉴别诊断

1. 慢性阿米巴痢疾

其鉴别要点与急性期大致相同。

2. 慢性非特异性溃疡性结肠炎

此病患者一般状况较差，症状迁延不愈，抗生素治疗无效。粪便培养多次均无致病菌。肠黏膜出血点、质脆，接触易出血。钡灌肠或全消化道钡透检查，肠黏膜皱纹消失，晚期结肠袋消失，结肠变短，管腔狭窄为其特征。

3. 肠结核

多继发于肺结核，痰抗酸染色或24小时痰浓集法可查见结核杆菌，肠道病变多在回盲部，故右下腹压痛或扪及肿块，钡剂灌肠X线检查有助于诊断。

4. 直肠癌和结肠癌

多见于中老年人，并发局部感染时与菌痢非常相似，需依据肛门直肠指诊、肠镜及肠黏膜活检等手段确诊。

5. 肠道菌群失调

由于滥用抗生素或者广谱抗生素使用时间较长，引起菌群失调。主要为肠道杆菌减少或消失，代之为金黄色葡萄球菌、真菌（主要为白色念珠菌）及某些革兰氏阴性菌或厌氧菌感染，表现为腹泻不愈，大便性状可因病原不同而异，以乳幼儿、年老体弱者多见。

（三）中毒型菌痢的鉴别诊断

1. 高热惊厥

此症多见于婴幼儿，既往多有高热惊厥且反复发作的病史，常可寻找出引起高热惊厥的病因及诱发因素。一经退热处理后惊厥随即消退。

2. 中毒性肺炎

此种肺炎病前多有受凉史，多伴感染性休克肺炎症状与体征，且出现较早，胸部X光片提示肺部感染证据。无典型肠道感染的临床表现。粪便（包括肛拭）检查无特殊发现。

3. 流行性乙型脑炎

夏秋季节发生的中毒型菌痢需同流行性乙型脑炎相鉴别。流行性乙型脑炎的中枢神经系统症状出现需要时间过程，其极重型亦需2～3天，较中毒型菌痢为晚。粪便（包括肛拭与灌肠）镜检无异常；细菌培养阴性。脑脊液检查呈病毒性脑膜炎改变；流行性乙型脑炎病毒特异性抗体 IgM 阳性有诊断价值。

4. 脑型疟疾

需与脑型毒痢相鉴别。来自疫区，结合发病季节，以间歇性突发性发冷、发热、出汗后退热为临床特征，血片或骨髓片中找到疟原虫可确诊。

5. 脱水性休克

主要因频繁吐泻所致低血容量性休克。先有脱水，后发生休克。脱水一旦被纠正，休克随即被纠正。

6. 重度中暑

有高温接触史。肛温超高热，皮肤灼热无汗，可伴抽搐、昏迷等神经系统症状，但无定位体征。将患者移至阴凉通风处，病情可迅速缓解。外周血象、粪便与脑脊液检查无异常。

【中医辨治】

一、治疗原则

急性期以抗菌治疗为主，慢性期除抗菌治疗外还应改善肠道功能，辅以中药治疗，中毒型痢疾应针对威胁生命的各种病理变化予以及时抢救。

二、辨证论治

本病首辨虚实。实证多为新病，起病暴急，病程短，多见腹痛、里急后重明显，脓血多而大便少，体壮而脉实有力等表现；虚证多久病，发病缓，病程较长，多见腹痛、里急后重较轻，大便多而脓血少，乏力而脉虚无力。其次辨寒热。下痢大便血色鲜红，甚至紫黑，稠厚臭秽，肛门灼热，伴见身热、口渴、舌红苔黄腻、脉数，为热证；下痢大便呈黏白冻状，血色晦黯或紫黑清淡，味腥臭，无肛门灼热感，伴见畏寒、不渴、舌淡、脉沉迟，为寒证。其中热证中又当辨别卫气营血不同阶段。湿热痢初起多为卫气同病，继而入里成气血同病，甚则热陷手足厥阴，呈营血分危重症。最后应辨累及脏腑，菌痢病位在大肠，若伴见腹胀呕逆，神疲体倦，病及于脾。下痢无度、滑脱不禁者，累及于肾。若见神昏痉厥，病及手厥阴心包经和足厥阴肝经。

1. 湿热痢

[症状] 身热，腹痛，里急后重，下痢赤白黏冻，肛门灼热，舌苔腻微黄，

脉滑数。

[**治法**] 清热利湿，调气行血。

[**方药**] 芍药汤加减。热毒重者，加白头翁、苦参等。

2. 疫毒痢

[**症状**] 发病急骤，寒战壮热，口渴，汗出喘息，头痛烦躁，甚则神昏抽搐，精神萎靡，面色青灰，四肢厥冷，伴有下痢脓血，舌质红绛，苔黄，脉滑数或沉伏。

[**治法**] 清热解毒，凉血理气。

[**方药**] 白头翁汤加减。元气欲脱者，加用生脉散或独参汤；神昏抽搐者，加用紫雪散。

3. 寒湿痢

[**症状**] 腹痛，下痢赤白黏冻，白多赤少，状如鼻涕，里急后重，口淡无味，舌苔白，脉迟。

[**治法**] 散寒除湿，调气和血。

[**方药**] 平胃散加减。腹痛者，加白芍、木香、青皮；里急后重者，加枳实、苍术、厚朴。

4. 阴虚痢

[**症状**] 腹痛，下痢赤白脓血，色鲜红，质黏稠，里急后重，心烦口渴，舌质红绛少苔，或舌光乏津，脉细数。

[**治法**] 养阴清肠。

[**方药**] 驻车丸加减。下痢赤白重者，加苦参、白头翁。

5. 虚寒痢

[**症状**] 腹部隐痛，下痢稀薄白冻，甚或滑脱不禁，食少神疲，畏寒肢冷，舌淡苔薄，脉细弱。

[**治法**] 补虚温中，涩肠固脱。

[**方药**] 真人养脏汤加减。腹痛者，加木香、白芍；纳差者，加神曲、山楂；畏寒者，加桂枝、补骨脂、仙茅。

6. 休息痢

[**症状**] 下痢间歇发作，可因食生冷或劳倦又发作，发作时腹痛伴里急后重，下痢赤白脓血，不发时如常人，或有纳呆腹胀，舌苔腻，脉弦或濡。

[**治法**] 温中清肠，调气化滞。

[**方药**] 四君子汤合香连丸加减。腹胀者，加厚朴、木香；纳差者加神曲、

山楂、麦芽。

【西医治疗】

一、一般治疗

卧床休息、消化道隔离至症状消失，粪便培养连续2次阴性。给予易消化、高热量、高维生素饮食。对于高热、腹痛、失水者给予退热、止痉、口服含盐米汤或给予口服补液盐（ORS），呕吐者需静脉补液，每日1500 ~ 3000mL。小儿每日按（150 ~ 200）mL/kg，以5%葡萄糖盐水为主。中毒症状严重时可用小剂量肾上腺皮质激素，腹痛剧烈者可应用解痉剂如阿托品等。

二、急性菌痢

病原治疗：应根据当地流行菌株或患者大便培养的药敏结果，选择敏感的抗菌药物，疗程应大于5日以减少恢复期带菌。选择易被肠道吸收的口服药物，必要时加用肌内注射或静脉注射药物。

（1）喹诺酮类：为人工合成的广谱抗菌药物，作用于细菌DNA旋转酶，阻止DNA合成，有杀菌效果。此外组织渗透性强，少有耐药产生，为成人菌痢首选的药物。儿童、孕妇及哺乳期妇女不宜选用。

（2）磺胺类：磺胺甲基异噁唑（SMZ）加甲氧苄氨嘧啶（TMP），即复方新诺明（SMZco）。对磺胺过敏、严重肝肾疾患及白细胞减少者忌用。

（3）其他抗生素：上述药物疗效不佳时可改用庆大霉素，肌肉注射。

三、慢性菌痢

（1）寻找诱因，对症处置。避免过度劳累，勿使腹部受凉，勿食生冷饮食。体质虚弱者应及时使用免疫增强剂。当出现肠道菌群失衡时，切忌滥用抗菌药物，立即停止耐药抗菌药物使用，改用乳酶生或乳酸杆菌，以利肠道厌氧菌生长。加用B族维生素及维生素C、叶酸等，或者口服左旋咪唑，或肌注转移因子等免疫调节剂，以加强疗效。

（2）对于肠道黏膜病变经久不愈者，同时采用保留灌肠疗法，应用0.5%卡拉霉素、0.3%黄连素或5% ~ 10%大蒜溶液150mL加强地松20mg及0.25%普鲁卡因10mL，保留灌肠，每晚1次，10 ~ 14日为一疗程。

四、中毒型菌痢

本型来势迅猛，应积极采取有针对性的综合措施予以抢救。

1. 病原治疗

选择敏感抗菌药物，联合用药，静脉给药，待病情好转后改口服。具体抗菌药物同上，或左氧氟沙星静脉滴注。

2. 控制高热与惊厥

（1）退热可用物理降温，加1%温盐水1000mL流动灌肠，或酌加退热剂。

（2）躁动不安或反复惊厥者，采用冬眠疗法，氯丙嗪和异丙嗪，必要时加苯巴比妥钠盐；或水合氯醛灌肠；或肌注或缓慢静推地西泮。

3. 循环衰竭的治疗

基本同感染性休克的治疗。主要有：①扩充有效血容量；②纠正酸中毒；③强心治疗；④解除血管痉挛；⑤维持酸碱平衡；⑥应用糖皮质激素。

4. 防治脑水肿与呼吸衰竭

（1）东莨菪碱或山莨菪碱的应用，既能改善微循环，又有镇静作用。

（2）脱水剂：20%甘露醇或25%山梨醇，可与50%葡萄糖交替使用。

（3）地塞米松：加入莫菲滴管中静滴，必要时4～6小时重复一次。

（4）吸氧，1～2L/min，慎用呼吸中枢兴奋剂，必要时气管内插管与气管切开，用人工呼吸器。

5. 中药注射液

生脉注射液或枳实注射液，静脉滴注或肌肉注射，以升高血压，改善微循环，抗休克。

【简方治疗经验及其他疗法】

（1）葛根芩连片：每次4片，每日3次，治疗湿热痢。

（2）双黄连粉针：加入液体中静滴，每天1次，治疗湿热痢。

（3）穿心莲片：每次3～4片，每天3次，治疗湿热痢。

（4）穿琥宁注射液：静滴，治疗湿热痢。

（5）紫雪丹：每次1丸，每天2次，治疗疫毒痢。

（6）清开灵注射液：静滴，治疗疫毒痢。

（7）理中丸：每次1丸，每天2～3次，治疗寒湿痢。

（8）玉枢丹：磨水冲服，每次1～1.5g，治疗噤口痢。

（9）香连丸：每次6g，烊化阿胶10g，同服，一天2～3次，治疗阴虚痢。

（10）马齿苋、鸡眼草、刺苋头、地锦草、凤尾草等选用 1 ~ 2 味，各 30 ~ 60g 水煎服，每日 1 ~ 2 剂。

（11）生大蒜：嚼服，每次 6 ~ 8 瓣，每日 3 次。或用其 5% ~ 10%水浸液 100mL 保留灌肠，每日 1 次，每周为 1 疗程。

（12）番石榴叶：番石榴叶（嫩叶为佳）30g，水煎服，每日 1 ~ 2 剂。

【预防】

一、管理传染源

早期发现患者和带菌者，早期隔离，粪便培养隔日 1 次，直到连续 2 ~ 3 次阴性方可解除隔离。早治疗，彻底治疗。对于托幼、饮食行业、供水等单位人员，定期进行查体、做粪便培养等，以便及时发现带菌者。对于慢性菌痢带菌者，应调离工作岗位，彻底治愈后方可恢复原工作。

二、切断传播途径

对于菌痢等消化道传染病来说，切断传播途径是最重要的环节。认真贯彻执行“三管一灭”（即管好水源、食物和粪便，消灭苍蝇），注意个人卫生，养成饭前便后洗手的良好卫生习惯。严格贯彻、执行各种卫生制度。

三、保护易感人群

痢疾菌苗疗效一般不够肯定。近年来主要采用口服活菌苗。有人创用志贺菌依链株减毒活菌苗口服，可产生 IgA，以防止痢菌菌毛贴附于肠上皮细胞，从而防止其侵袭和肠毒素的致泻作用，保护作用仅有 6 个月。国内有的采用 X 线照射及氯霉素或亚硝胍诱变等不同方式获得减毒变异株，用于主动免疫，已获初步效果。

第八节　阿米巴痢疾

阿米巴痢疾，又称肠阿米巴病，是由致病性溶组织阿米巴原虫侵入结肠壁后所致的以痢疾症状为主的消化道传染病。典型表现是腹泻、黏液血便等痢疾样症状，非典型表现有阿米巴肠炎、阿米巴瘤、阿米巴性阑尾炎、暴发性结肠炎等。多数情况下，受感染的人处于无症状的病原体携带状态。病变多在回盲部结肠，易复发变为慢性。原虫亦可由肠壁经血流－淋巴或直接迁徙至肝、肺、脑等脏器成为肠外阿米巴病，尤以阿米巴肝脓肿最为多见。

本病属中医“痢疾”范畴。

【流行病学】

一、传染源

人是溶组织内阿米巴的主要宿主。无症状排包囊者、慢性感染者与恢复期患者是本病的传染源。据估计，一位排包囊者，每日可随粪便排出包囊近5000万枚之多。主要排出大滋养体的急性期患者，不是重要传染源。多种哺乳动物也是溶组织内阿米巴的宿主，但其流行病学意义未明。

二、传播途径

主要是通过进食被成熟包囊污染的食品（尤其是生食被包囊污染的蔬菜、瓜果）与饮水传播。污染的人手、蝇类、蜚蠊等可机械携带。至于滋养体直接侵入皮肤、黏膜传播本病者，只是少见的传播方式。

三、人群易感性

人群普遍易感，孕妇的易感性较高，而10岁以下儿童很少表现为有症状的阿米巴病。营养不良、免疫功能低下和男性同性恋者的感染率较高。病后虽可产生IgM、IgG型抗体，却无保护作用，更谈不上持久免疫，故重复感染较常见。感染后在肠壁上的分泌型IgA，具有一定的防止复发的作用。

四、流行特征

全球均有本病，而热带和亚热带地区为高发区，其中有若干地方性流行区。农村患者通常比城市多。夏秋季发病者较多，多呈散发性。影响发病率的因素有：社会经济状况不良、公共卫生设施差，粪便无害化处理未全面落实，公共用水体系被粪便污染以及个人卫生习惯不佳等。流动人群发病率较高，旅游者亦易患病。

【中医病因病机】

中医认为本病为外受湿热、寒湿、疫毒之邪，或饮食不节损伤脾胃、肠腑所致。湿热、疫毒郁蒸，气血阻滞，壅结大肠，血腐肉败，脂膜血络受伤，化为脓血，而发为湿热痢；或饮食不节，损伤中气，腑气壅塞，湿秽内蕴，而为寒湿痢；疫毒伤及气血，扰乱神明，则为壮热神昏之疫毒痢；若久痢不愈，脾气受损，邪气内滞，转为时作时止之休息痢。

【西医病因病理】

阿米巴包囊进入消化道后，于小肠下段被胰蛋白酶等消化液消化，虫体脱囊逸出，并反复分裂形成多数小滋养体，寄居于回盲肠、肠、结肠等部位。健康宿主中小滋养体随粪便下移，至乙状结肠以下则变为包囊排出体外，并不致病。在适宜条件下，如机体胃肠功能降低，某些细菌提供游离基因样因子，增强滋养的毒力。滋养体释放溶酶体酶、透明质酸酶、蛋白水解酶等并依靠其伪足的机械活动，侵入肠黏膜，破坏组织，形成小脓肿及潜形（烧杯状）溃疡，造成广泛组织破坏，可深达肌层。大滋养体随坏死物质及血液由肠道排出，呈现痢疾样症状。在慢性病变中，黏膜上皮增生，溃疡底部形成肉芽组织，溃疡周围见纤维组织增生肥大，形成肠阿米巴病。滋养体亦可进入肠壁静脉，经门脉或淋巴管进入肝脏，引起肝内小静脉栓塞及其周围炎，肝实质坏死、形成肝内脓肿，以右叶为多。并可以栓子形式流入肺、脑等，形成迁徙性脓肿。肠道滋养体亦可直接蔓延及周围组织，形成直肠阴道瘘，或皮肤与黏膜溃疡等各种病变。个别病例可造成肠出血、肠穿孔或者并发腹膜炎、阑尾炎。显微镜下可见组织坏死为其主要病变，淋巴细胞及少量中性粒细胞浸润。若细菌感染严重，可呈急性弥漫性炎症改变，更多炎症细胞浸润及水肿、坏死改变。病损部位可见多个阿米巴滋养体，大多聚集在溃疡的边缘部位。

【临床表现】

潜伏期从数日至数月不等，平均 1 ~ 2 周，临床表现有不同类型。

一、无症状型（包囊携带者）

此型临床常不出现症状，多次粪检时发现阿米巴包囊。

二、普通型

起病多缓慢，全身中毒症状轻，常无发热，腹痛轻微，腹泻，每日便次多在10次左右，量中等，带血和黏液。血与坏死组织混合均匀呈果酱样，具有腐败腥臭味，含痢疾阿米巴滋养体与大量红细胞成堆，为其特征之一。病变部位低，可有里急后重感，腹部压痛以右侧为主。以上症状可自行缓解，亦可因治疗不彻底而复发。

三、轻型

见于体质较强者，症状轻微，每日排稀糊或稀水便 3 ～ 5 次以内，或腹泻与便秘交替出现，或无腹泻，仅感下腹不适或隐痛，粪便偶见黏液或少量血液，可查及本病包囊和滋养体。无并发症，预后佳。

四、暴发型

极少见，因本病原感染严重，或并发肠道细菌感染以及体质虚弱，可呈暴发型。起病急骤，有明显中毒症状，恶寒、高热、谵妄、中毒性肠麻痹等。剧烈腹痛与里急后重，腹泻频繁，每日数十次，甚至失禁，粪呈血水、洗肉水或稀水样，颇似急性菌痢，但粪便奇臭，含大量活动阿米巴滋养体为其特征。腹部压痛明显。常因脱水至外周循环障碍，或伴意识障碍，甚至出现肠出血、肠穿孔、腹膜炎等并发症，预后差。

五、慢性型

常因急性期治疗不当所致腹泻与便秘交替出现，使临床症状反复发作，迁延 2 月以上或数年不愈。常因受凉、劳累、饮食不慎等而发作。患者常觉下腹部胀痛，久之乏力、贫血及营养不良。右下腹可及增厚结肠，轻度压痛；肝脏可肿大伴有压痛等。粪便内可混有脓血、滋养体，有时有包囊。

六、并发症

1. 肠内并发症

当肠黏膜溃疡深达肌层并侵及血管，可引起不同程度肠出血及肠穿孔，急性穿孔可发生弥漫性腹膜炎或腹腔脓肿。慢性穿孔较急性穿孔多见。腹部 X 线片检查见膈下游离气体可确诊，亦可引起阑尾炎。阿米巴瘤（结肠肉芽肿）不多见，为结肠壁慢性炎性增生反应，形成肉芽肿，可致肠套叠或肠梗阻。活检有助于诊断。

2. 肠外并发症

阿米巴滋养体可自肠道经血流 – 淋巴蔓延到远处器官，引起各种肠外并发症，其中以肝脓肿为最常见，其次如肺、胸膜、心包、脑、腹膜、胃、胆囊、皮肤以及泌尿系统、女性生殖系统等均可侵及。

【实验室检查】

一、血象

周围血中白细胞总数和分类正常，重型和普通型继发细菌感染时，白细胞总数及中性粒细胞比例增高。慢性患者有轻度贫血。

二、粪便检查

粪便检查是确诊肠阿米巴病的重要依据。粪便呈暗红色果酱状，有特殊腥臭，粪质多，含黏液及血液。镜检见大量聚集成团的红细胞，少量白细胞和夏科－莱登结晶体。找到伸展伪足活动的、吞噬红细胞的阿米巴滋养体有确诊价值。慢性患者的成形粪便中可查到包囊。如涂片法阴性可用浓集法，浓集后再用碘染色检查包囊，可提高阳性检出率。

三、血清学检查

酶联免疫吸附试验（ELISA）、间接荧光抗体试验、间接血凝试验等检测阳性率约 80% ~ 90%；单克隆抗体、DNA 探针杂交技术、多聚酶链反应可用于检测或鉴定患者粪便、血液中病原物质和虫体。

四、纤维肠镜检查

半数以上有症状的病例镜检中见有大小不等散在溃疡，中心区有渗出，边缘整齐，周围可见一圈红晕，溃疡间黏膜正常。取边缘部分涂片及活检可查见阿米巴滋养体。

【诊断与鉴别诊断】

一、诊断要点

典型的肠阿米巴病起病缓慢，有黏液脓血便，并有反复发作倾向，粪便镜检中找到吞噬红细胞的溶组织内阿米巴滋养体可确诊。对慢性腹泻或肠功能紊乱的患者，均应疑及本病的可能，可借助血清学检查或纤维结肠镜检，或使用特效、窄谱杀阿米巴药物作诊断性治疗，如有效可作出临床诊断。

二、鉴别诊断

1. 细菌性痢疾

见细菌性痢疾部分。

2. 血吸虫病

有疫水接触史，肝脾肿大，腹痛，腹泻，粪便稀薄，呈黏液血性。血中白细胞总数及嗜酸性粒细胞增高。大便或肠黏膜活检找到虫卵或孵出毛蚴，或酶联免疫吸附试验呈阳性。

3. 结肠癌

患者年龄较大。左侧结肠癌常有大便习惯改变，粪便变细带血；右侧结肠癌有进行性贫血，消瘦，不规则发热，排便不畅，隐血试验阳性。晚期可触及腹部包块。钡剂灌肠及纤维结肠镜检查有助于鉴别。

4. 慢性非特异性溃疡性结肠炎

临床表现与慢性肠阿米巴病极相似，多次病原体检查阴性，血清阿米巴抗体阴性，特效治疗无效时常支持本病诊断。纤维肠镜检查有助本病的诊断。

【中医辨治】

一、治疗原则

以抗阿米巴治疗、中医辨证论治为主，辅以对症治疗，注意并发症的治疗。

二、辨证论治

本病属痢疾范畴。本病初期，症见腹痛腹泻，血性黏液样便呈果酱样，苔黄腻，脉弦滑而实者，热证、实证居多，属“湿热痢”或“疫毒痢”，治宜清热化湿解毒，兼以调气行血导滞，忌用收涩止泻之品。而患者如过量使用寒凉伤及中阳，或素体中阳不足，湿热从阴化寒化湿，则成“寒湿痢”。如果病程较长，下痢日久，多为虚证，若属脾阳不振，寒湿停滞于中焦，治宜温中理脾；若久痢不止、关门不固者，则为脾肾虚寒，当温补固涩。而下痢时发时止，虚实相兼，属“休息痢”，为正虚邪恋，治宜扶正祛邪。

1. 湿热痢

[症状] 腹痛，里急后重，下痢赤白脓血，腥臭，肛门灼热，小便短赤，苔黄腻，脉滑数。

[治法] 清肠化湿，调气行血。

［**方药**］芍药汤加减。下痢口渴，赤多白少，加白头翁、秦皮、丹皮；便血鲜紫，加地榆炭、藕节。

2. 疫毒痢

［**症状**］起病急骤，高热口渴，头痛烦躁，腹痛剧烈，下痢脓血，甚或神昏谵语、惊厥，舌质红绛，苔黄少津，脉滑数。

［**治法**］清热解毒，凉血除积。

［**方药**］白头翁汤加减。若伴高热，加连翘；神昏惊厥者，可用清开灵注射液静脉滴注，每日 1 次；脉微欲绝者，可用参附注射液静脉滴注。

3. 寒湿痢

［**症状**］痢下脓血或黏液，腹痛，里急后重，脘腹痞闷，舌质淡，苔白腻，脉濡缓。

［**治法**］温中燥湿，调气活血。

［**方药**］藿香正气散合香连丸加减。腹痛者，加木香、青皮；腹胀者，加木香、厚朴。

4. 虚寒痢

［**症状**］下痢稀薄，带有黏液，腹部隐痛，四肢欠温，神疲体倦，纳食减少，形寒怕冷，舌质淡，苔薄白，脉沉细弱。

［**治法**］温补脾肾，涩肠固脱。

［**方药**］真人养脏汤加减。腹痛便少伴积滞者，加枳实、麦芽、山楂；脱肛下垂，加党参、升麻、柴胡以升提中气。

【西医治疗】

一、一般治疗

急性期应卧床休息，肠道隔离至症状消失、大便连续 3 次（隔日 1 次）查不到滋养体和包囊，加强营养，必要时输液或输血，腹泻严重时纠正水、电解质紊乱；慢性患者应加强营养，避免进食刺激性食物。

二、病原治疗

（一）抗阿米巴药物

①硝咪唑类：对肠内和组织内阿米巴滋养体均有杀灭作用，如甲硝唑、替硝唑、氯硝唑、二甲硝咪唑等。②组织内杀阿米巴药：对侵入组织的阿米巴

滋养体有杀灭作用，如依米丁、去氢依米丁、氯喹。③肠内杀阿米巴药：对肠腔内阿米巴有作用，对包囊有杀灭作用，如双碘喹啉、安痢平、二氯尼特等。

（二）常用治疗方案

（1）普通型：首选硝咪唑类，如甲硝唑 0.4g，口服，每日 3 次，10 天为一个疗程。或替硝唑每日 2g，1 次口服，5 天为一疗程。

（2）重型：甲硝唑静脉滴注，同时与广谱抗生素联合应用。急性阿米巴病治疗应采用组织内杀阿米巴药，同时加用肠腔内抗阿米巴药。用甲硝唑或替硝唑治疗后，为防止复发，亦需加用一种肠腔内杀包囊药。对急性或危重症患者需紧急控制病情，亦可选用依米丁，但该药对肠腔内原虫无杀灭作用，对心肌毒性较大，应严密监测。抗阿米巴治疗疗程结束后，应连续 3 个月定期作粪便检查，以彻底清除病原。

（3）慢性阿米巴病及无症状携带者：可选用双碘喹啉，或喹碘仿。应注意对碘过敏或患有甲状腺疾病、严重肝病、视神经病变者及孕妇等禁用。亦可用二氯尼特。

三、并发症治疗

在应用抗阿米巴药物时，配合使用广谱抗生素。对肠出血者给予及时输血、补液。肠穿孔、腹膜炎时应在使用抗阿米巴药物及抗菌药物后尽快进行手术治疗。

【简方治疗经验及其他疗法】

现代药理研究表明，能抑制和杀灭阿米巴原虫的中草药较多，常见的有鸦胆子、白头翁、黄连、黄芩、汉防己、苦参、秦皮、百部、马齿苋等，但其作用强弱不等。

（1）鸦胆子：药理研究表明，去油鸦胆子水浸液和乙醚浸膏加入感染粪便，均能杀灭阿米巴原虫。大多采用口服法与灌肠法并用，7 ~ 10 天为一疗程。成人每次用鸦胆子 10 ~ 20 粒，小儿每岁 1 ~ 2 粒，装胶囊吞服，每日 3 次。灌肠用鸦胆子 15 ~ 20 粒，打碎后浸入 1%碳酸氢钠溶液 200mL 中 2 小时，然后行保留灌肠，每日 1 次或隔日 1 次，与口服同时进行，或口服 4 天后单独进行。

（2）白头翁 15 ~ 30g，水煎，分 3 次服，连用 10 天。

（3）白头翁、秦皮、黄连、黄芩、黄柏、党参、白芍、肉桂、木香各

15g，干姜、甘草、陈皮各5g。加水煎沸15分钟，滤出药液，再加水煎20分钟，去渣，两煎所得药液兑匀，分服，日1剂。

（4）阿米巴痢疾便脓血1号方：白头翁、苦参各15g。加水煎沸15分钟，滤出药液，再加水煎20分钟，去渣，两煎所得药液兑匀，分服，每日1～2剂。

（5）阿米巴痢疾便脓血2号方：白头翁60g，山药30g，共煮成粥，去渣，加入适量白糖，送服三七粉1g和鸦胆子仁30粒（装入胶囊内），每日1～2剂。

【预防】

对排包囊者，不应从事与饮食有关的工作，也不宜在公共供水系统有关部门工作；有条件的社区，可定期对包囊携带者和感染者进行抗病原治疗。避免食用可能被污染的食物与饮水，生食的蔬菜最好先用沸水浸烫。

第九节　手足口病

手足口病（hand-foot-mouth disease, HFMD）是由感受手足口病时邪（肠道柯萨奇病毒A组、B组及新肠道病毒71型）引起的急性发疹性传染病，以手掌、足跖、口腔及臀等部位斑丘疹、疱疹，或伴发热为特征。本病一年四季可发病，夏秋季多见。好发于学龄儿童，以3岁以下发病率最高。本病传染性强，易暴发流行。患者和隐性感染者主要经呼吸道、消化道和密切接触等途径传播病毒。预后一般良好，多在一周内痊愈，少数重证可出现脑炎、脑膜炎、肺水肿、心肌炎、呼吸和循环障碍等疾病，甚至危及生命。

【流行病学】

手足口病传染性强，分布极为广泛，无严格地区性，已在全球范围造成广泛流行。2007年以前，新肠道病毒71型（EV71）相关HFMD以散发为主。2007—2010年，手足口病在中国大陆大范围流行。除西藏外，全国各地均有病例报告，多个地区有大规模流行暴发，患病人数呈逐年上升趋势。2008年5月，卫生部将HFMD纳入法定报告的丙类传染病。根据国家疾病预防控制中心（CDC）统计，2008—2015年，我国共报告HFMD约1380万例，平均年发病率为147/10万，报告重症病例约13万例，死亡3300多人。

一、传染源

有明显症状的患者和无明显症状的隐性感染者都是重要的传染源，尤其是轻症患者和隐性感染者作为传染源的意义更大。

二、传播途径

主要传播途径为呼吸道及接触传染，可在幼托机构中造成局部暴发流行。

三、人群易感性

主要发生在5岁以下儿童，占总病例数的90%。6月龄以下婴儿因母传抗体保护和暴露机会较少，其发病水平相对较低，但6月龄以下婴儿病情最重。

四、流行特征

1. 季节性和周期性

手足口病有明显的季节性。在我国，春夏季是主要流行季节，部分地区在秋季可出现疫情回升。我国多数地区的流行间隔多为1年，部分省份也观察到2 ~ 3年周期性流行的特征。

2. 地区分布

我国31个省（自治区、直辖市）均有发病。南部、东部省份年平均发病率高于其他省份。2008—2015年报告年平均发病率高于全国平均水平的省份为海南、广西、广东、浙江、上海、湖南、福建、北京、安徽和天津，年平均发病率在129/10万 ~ 423/10万之间；其他省份年平均发病率在31/10万 ~ 126/10万之间。

【中医病因病机】

本病为感受手足口病时邪，病位在肺脾两经。病机为邪蕴肺脾，外透肌表。小儿肺脏娇嫩，不耐邪扰；脾常不足，易受损伤。时热邪毒从口鼻入侵，致肺卫失宣，故病初见发热、流涕、咳嗽、口痛等风热外侵之证；邪毒进一步蕴结肺脾，脾失健运，内湿与邪毒相搏，湿热蒸盛，外透肌表，故手、足、口及臀部等部位出现疱疹，发为手足口病。感邪轻者，疱疹仅见于手足肌肤及口咽部，分布稀疏，全身症状轻浅；感邪重者，疱疹稠密，波及四肢、臀部，根盘红晕显著，伴高热不退、烦躁口渴、口痛拒食、溲赤便结等湿热蒸盛之象，全身症状较重。若邪毒随疹发外透肌表，则疱疹结痂向愈，后期因邪毒耗伤气津，则见气阴两伤之证；亦有少数体弱患儿，邪盛正虚，邪毒枭张，内陷厥阴，出现心悸气短、胸闷、乏力，甚至神昏、抽搐等变症，危及生命。

【西医病因病理】

手足口病由肠道病毒引起，引发手足口病的肠道病毒有20多种（型），主要为柯萨奇病毒A组16、4、5、7、9、10型，B组2、5、13型以及埃可病毒和肠道病毒71型（EV71）。其中以EV71及柯萨奇病毒A16型（Cox A16）最为常见，有报道EV71感染约占实验室检测的61.43%，重症病例的88%，死亡病例的95%以上。EV71感染与Cox A16感染可在手足口病流行期间交替出现，或共同存在，成为手足口病的主要病原体。

EV71和Cox A16在遗传学上同属人类肠道病毒A组。EV71是近年来手足口病的主要致病因子之一，主要感染儿童，引起手足口病的同时可发生更严重的中枢神经系统疾病，包括急性运动神经疾病和脑干脑炎的发生。1974年，Schmidt等首次报道从美国加利福尼亚暴发的表现为神经系统症状的患者中分离到EV71病毒。20世纪70年代中期，保加利亚、匈牙利相继暴发以中枢神经系统为主要临床特征的EV71流行。20世纪90年代后期，EV71开始在东亚地区流行。EV71是遗传学上不断进化的病毒，最近有研究表明，日本福岛1983—2003年与手足口病有关的EV71存在众多的基因亚型，不同基因亚型和不同年份的流行有关。正是由于具有基因异质性的病毒在全球的传播导致EV71感染引起的手足口病不断流行。

Cox A16是手足口病的另一个主要病原。该病毒于1958年首先被分离出。血清学数据显示在1963年之前，Cox A16病毒流行范围并不广泛，在1963年之后才成为遍及世界的再发性疾病。WHO对1967—1970年肠道病毒感染进行回顾分析，发现几乎一半以上的皮肤、黏膜感染与Cox A16病毒相关。1994年英国发生一起由Cox A16引起的手足口病暴发，患者大多为1～4岁婴幼儿，大部分患者症状较轻。我国于1983年天津发生Cox A16引起的手足口病暴发，5～10月份发生了7000余例。经过2年低水平散发后，1986年再次暴发。

肠道病毒适合在湿热的环境下生存与传播，对乙醚、去氧胆酸盐等不敏感，75%酒精和5%甲酚皂也不能将其灭活，但对紫外线及干燥敏感。各种氧化剂（高锰酸钾、含氯石灰等）、甲醛、碘酒都能灭活病毒。病毒在50℃可被迅速灭活，但1mol浓度二价阳离子环境可提高病毒对热灭活的抵抗力，病毒在 4℃可存活 1 年，在 –20℃可长期保存，在外环境中病毒可长期存活。

人类感染 EV 后，在小肠远端形成原发感染灶，病毒侵入肠壁固有层集合淋巴结后大量复制。约第 3 日即有少量病毒逸入血流，播散遍及网状内皮系统和其他靶组织，大多数患者由于宿主的防御机制，感染可被控制而停止发展，成为无症状感染；少数感染者则病毒在网状内皮组织继续复制，约第 5 日出现持续性重度病毒血症，大量病毒播散至脑膜、脑、脊髓、心脏、皮肤、黏膜等靶组织，并继续复制，而引发炎症性病变。然而，大多数患者宿主的防御机制亦可迅速终止病毒在靶器官复制，而临床表现为轻症疾病；仅极少数患者病毒在靶器官广泛复制，成为重症感染。

【临床表现】

潜伏期：多为 2 ～ 10 日，平均 3 ～ 5 日。

一、普通病例

发热伴手掌、足跖、口腔、臀部疱疹。起病急，发热多在 38℃左右，伴头痛、咳嗽、流涕、口痛、纳差、恶心、呕吐等症。发热同时口腔黏膜出现疱疹，继而手足、臀部出现斑丘疹、疱疹。口腔疱疹以硬腭、颊部、齿龈、舌部为多，破溃后形成小溃疡，幼儿常因口痛而烦躁哭闹、流涎拒食等。口腔疱疹后 1 ～ 2 天皮肤出现斑丘疹，很快变为疱疹，疱疹为圆形或椭圆形，如米粒至豌豆大小不等，壁厚较硬，不易破溃，疱浆少而浑浊，周围有红晕。疱疹手足部多见，部分患儿腿、臀等部位也可见疱疹，呈离心性分布，躯干及颜面部极少。疱疹一般 7 ～ 10 天消退，疹退后无瘢痕及色素沉着。少数患者病后有“脱甲症”表现。部分病例可无发热，伴头痛、咳嗽、流涕、口痛、纳差、恶心、泄泻等症状。

二、重症病例

可见高热不退，头痛烦躁，嗜睡易惊，肢体抖动，甚至出现喘憋紫绀、昏迷抽搐、汗出肢冷、脉微欲绝等症。手足口病患儿临床要密切观察呼吸、心率、血糖等变化，以便对重症病例及早识别，进行救治。重症病例常见有神经系统受累，呼吸和循环功能障碍等表现，主要并发有神经系统疾病、神经源性肺水肿等疾病。

【实验室检查】

1. 血常规

白细胞计数正常或降低，病情危重者白细胞计数可明显升高。

2. 血生化检查

部分病例可有轻度丙氨酸氨基转移酶（ALT）、天门冬氨酸氨基转移酶（AST）、肌酸激酶同工酶（CK-MB）升高，病情危重者可有肌钙蛋白（cTnI）、血糖升高。C 反应蛋白（CRP）一般不升高。乳酸水平升高。

3. 血气分析

呼吸系统受累时可有动脉血氧分压降低，血氧饱和度下降，二氧化碳分压升高，酸中毒。

4. 脑脊液检查

神经系统受累时可表现为外观清亮，压力增高，白细胞计数增多，多以单核细胞为主，蛋白正常或轻度增多，糖和氯化物正常。

5. 病原学检查

Cox A16、EV71 等肠道病毒特异性核酸阳性，或分离到肠道病毒。咽、气道分泌物、疱疹液、粪便阳性率较高。

6. 血清学检查

急性期与恢复期血清 Cox A16、EV71 等肠道病毒中和抗体有 4 倍以上的升高。

7. 物理学检查

（1）胸部 X 线检查：可表现为双肺纹理增多，网格状、斑片状阴影，部分病例以单侧为显著。

（2）磁共振：神经系统受累者可有异常改变，以脑干、脊髓灰质损害为主。

（3）脑电图：可表现为弥漫性慢波，少数可出现棘（尖）慢波。

（4）心电图：无特异性改变。少数病例可见窦性心动过速或过缓，QT 间期延长，ST-T 改变。

【诊断与鉴别诊断】

一、诊断要点

（一）临床诊断病例

（1）在流行季节发病，常见于学龄前儿童，婴幼儿多见。

（2）发热伴手、足、口、臀部皮疹，部分病例可无发热。极少数重症病例皮疹不典型，临床诊断困难，需结合病原学或血清学检查做出诊断。

（3）无皮疹病例，临床不宜诊断为手足口病。

（二）确诊病例

临床诊断病例具有下列之一者即可确诊。

（1）肠道病毒（Cox A16、EV71 等）特异性核酸检测阳性。

（2）分离出肠道病毒，并鉴定为 Cox A16、EV71 或其他可引起手足口病的肠道病毒。

（3）急性期与恢复期血清 Cox A16、EV71 或其他可引起手足口病的肠道病毒中和抗体有 4 倍以上的升高。

（三）临床分类

1. 普通病例

手、足、口、臀部皮疹，伴或不伴发热。

2. 重症病例

（1）重型：出现神经系统受累表现，如精神差，嗜睡，易惊，谵妄；头痛，呕吐；肢体抖动、肌阵挛、眼球震颤、共济失调；无力或急性弛缓性麻痹；惊厥。体征可见脑膜刺激征，腱反射减弱或消失。

（2）危重型：出现下列情况之一者：①频繁抽搐，昏迷，脑疝。②呼吸困难，发绀，血性泡沫痰，肺部干、湿性啰音等。③休克等循环功能不全表现。

二、鉴别诊断

1. 其他儿童发疹性疾病

手足口病普通病例需要与丘疹性荨麻疹、水痘、不典型麻疹、幼儿急疹、带状疱疹以及风疹等相鉴别。可根据流行病学特点、皮疹形态、部位、出疹时间、有无淋巴结肿大以及伴随症状等进行鉴别，以皮疹形态及部位最为重要。最终可依据病原学和血清学检测进行鉴别。

（1）水痘：由水痘病毒感染所致。疱疹呈向心性分布，躯干、头面多，四肢少，疱疹呈椭圆形，较手足口病疱疹大，且壁薄、易破，瘙痒，疱浆清亮，且在同一时期、同一皮损区斑丘疹、疱疹、结痂并见为其特点。

（2）疱疹性咽峡炎：由柯萨奇病毒感染所致，5 岁以下多见，起病较急，常突发高热、流涕、口腔疼痛甚或拒食，口腔以软腭、悬雍垂、舌腭弓、扁桃体、咽后壁等部位出现灰白色小疱疹多见，1 ~ 2 天内疱疹破溃形成溃疡，很少累及颊黏膜、舌、眼、手足以及口腔以外部位皮肤，可资鉴别。

2. 其他病毒所致脑炎或脑膜炎

由其他病毒引起的脑炎或脑膜炎如单纯疱疹病毒、巨细胞病毒（CMV）、EB 病毒、呼吸道病毒等，临床表现与手足口病合并中枢神经系统损害的重症病例表现相似，对皮疹不典型者，应根据流行病学史尽快留取标本进行肠道病毒，尤其是 EV71 的病毒学检查，结合病原学或血清学检查做出诊断。

3. 脊髓灰质炎

重症手足口病合并急性弛缓性瘫痪（AFP）时需与脊髓灰质炎相鉴别。后者主要表现为双峰热，病程第 2 周退热前或退热过程中出现弛缓性瘫痪，病情多在热退后到达顶点，无皮疹。

4. 肺炎

重症手足口病可发生神经源性肺水肿，应与肺炎相鉴别。肺炎主要表现为发热、咳嗽、呼吸急促等呼吸道症状，一般无皮疹，无粉红色或血性泡沫痰；胸部 X 线片检查提示病情加重或减轻均呈逐渐演变，可见肺实变病灶、肺不张及胸腔积液等。

5. 暴发性心肌炎

以循环障碍为主要表现的重症手足口病病例需与暴发性心肌炎相鉴别。暴发性心肌炎无皮疹，有严重心律失常、心源性休克、阿斯综合征发作表现；心肌酶谱多有明显升高；胸部 X 线片或心脏彩超提示心脏扩大，心功能异常恢复较慢。最终可依据病原学和血清学检测进行鉴别。

【中医辨治】

一、治疗原则

本病治疗以清热祛湿解毒为原则。风热外侵证，治以宣肺解表，清热化湿。湿热蒸盛证，根据湿与热之偏重不同论治，偏湿盛者，治以利湿化湿为主，佐以清热解毒；偏热重者，治以清热解毒为主，佐以利湿化湿。有变证者，治以息风开窍，或温阳扶正，或泻肺逐水，必要时须配合中西医结合抢救治疗。病至后期，疹透而湿毒清解，气津两伤，宜益气养阴，扶助正气为主。

二、辨证论治

（一）常证

1. 风热外侵证

［症状］发热轻微，或无发热，或流涕咳嗽、纳差恶心、呕吐泄泻，疱疹分布于口腔、手掌、足跖部，分布稀疏，疹色红润，根盘红晕不著，疱液清亮，舌质红，苔薄黄腻，脉浮数。

［治法］宣肺解表，清热化湿。

［主方］甘露消毒丹（《医效秘传》）加减。恶心呕吐者，加苏梗、竹茹；泄泻者，加泽泻、薏苡仁；高热者，加葛根、柴胡；肌肤痒甚者，加蝉蜕、白鲜皮；咳嗽者，加炙紫菀、前胡；口腔黏膜红肿、疱疹显著者，加蒲公英、桑叶、菊花。

2. 湿热蒸盛证

［症状］身热持续，烦躁口渴，小便黄赤，大便秘结，疱疹分布于手掌、足跖、口腔黏膜及四肢、臀部，痛痒剧烈，甚或拒食，疱疹色泽紫暗，分布稠密，或成簇出现，根盘红晕显著，疱液浑浊，舌质红绛，苔黄厚腻或黄燥，脉滑数。严重者伴嗜睡易惊、肢体抖动、昏迷抽搐，或喘憋紫绀、汗出肢冷、脉微欲绝等危证。

［治法］清热凉营，解毒祛湿。

［主方］清瘟败毒饮（《疫疹一得》）加减。大便秘结者，加大黄、玄明粉；口渴喜饮者，加天花粉、麦冬、芦根；烦躁不安者，加淡豆豉、莲子心；疱疹溃烂不愈者，加儿茶、五倍子；高热者，加柴胡、葛根；湿重者，去知母、地黄，加藿香、滑石、竹叶。病之后期，热退疹消，气阴耗伤，症见纳呆神疲、唇干口燥者，以生脉散加味。

（二）变证

湿热蒸盛阶段，患儿体弱，邪毒枭张，邪盛正虚，邪毒极易内陷，易发生变证。若出现壮热、神昏、抽搐者，为邪毒内陷厥阴心肝，治以解毒清热，息风开窍，宜送服安宫牛黄丸或紫雪丹；若见心悸、胸闷、气短者，可参考“病毒性心肌炎”节辨治；若见胸闷心悸，咳频气急，口唇紫绀，咯吐粉红色泡沫痰者，当泻肺逐水，温阳扶正，可予己椒苈黄丸合参附汤加减。变证须配合西医抢救治疗。

【西医治疗】

一、普通病例

（1）一般治疗：注意隔离，避免交叉感染。适当休息，清淡饮食，做好口腔和皮肤护理。

（2）对症治疗：发热等症状酌情采用中西医结合治疗。

二、重症病例

1. 神经系统受累治疗

（1）控制颅内高压，限制入量，积极给予甘露醇降颅压治疗，快速静脉注射。根据病情调整给药间隔时间及剂量，必要时加用呋塞米。

（2）酌情应用糖皮质激素治疗，病情稳定后，尽早减量或停用。个别病例进展快、病情凶险可考虑加大剂量。

（3）酌情应用静脉注射免疫球蛋白。

（4）其他对症治疗，包括降温、镇静、止惊。

2. 呼吸、循环衰竭治疗

（1）保持呼吸道通畅，吸氧。

（2）确保两条静脉通道通畅，监测呼吸、心率、血压和血氧饱和度。

（3）呼吸功能障碍时，及时气管插管，使用正压机械通气。根据血气、胸部X线片结果随时调整呼吸机参数，适当给予镇静、镇痛。

（4）在维持血压稳定的情况下，限制液体入量（有条件者根据中心静脉压、心功能、有创动脉压监测调整液量）。

（5）头肩抬高15° ~ 30° ，保持中立位；留置胃管、导尿管。

（6）根据血压、循环的变化，可选用米力农、多巴胺、多巴酚丁胺等药物；酌情应用利尿药物治疗。

（7）保护重要脏器功能，维持内环境的稳定。

（8）监测血糖变化，严重高血糖时可应用胰岛素。

（9）抑制胃酸分泌，可应用胃黏膜保护剂及抑酸剂等。

（10）继发感染时给予抗生素治疗。

3. 恢复期治疗

（1）促进各脏器功能恢复。

（2）功能康复治疗。

（3）中西医结合治疗。

【简方治疗经验与其他疗法】

一、中成药

（1）清热解毒口服液：用于风热外侵证。

（2）清胃黄连丸：用于湿热蒸盛证。

二、外治疗法

（1）冰硼散、珠黄散：任选1种，涂搽口腔患处，每日2次。

（2）金黄散、青黛散：任选1种，麻油调和，敷于手足疱疹患处，每日2次。

【预防】

（1）本病流行期间，勿带孩子去公共场所，发现疑似患者，应及时进行隔离，对密切接触者应隔离观察7 ~ 10天。

（2）注意搞好个人卫生，养成饭前便后洗手的习惯。

（3）处理好感染患儿的粪便及其他排泄物，可用3%漂白粉澄清液浸泡，衣物置阳光下暴晒，室内保持通风换气。对被其污染的日常用品、食具等应及时消毒处理。

（4）注意饮食起居，合理供给营养，保持充足睡眠，避免阳光暴晒，防止过度疲劳而降低机体抵抗力。

（5）患病期间，宜清淡流质或软食，多饮开水，进食前后可用生理盐水或温开水漱口，以减轻食物对口腔的刺激。

（6）注意保持皮肤清洁，对疱疹切勿挠抓，以防溃破感染。对已有破溃感染者，可用金黄散或青黛散麻油调后敷患处，以收敛燥湿，助其痊愈。

（7）密切观察患儿病情变化，对其精神状态、呼吸、心率、血糖、外周血白细胞变化等注意监测，及早发现重症病例。

第十章
虫媒传染疫病

第一节　流行性乙型脑炎

流行性乙型脑炎，简称乙脑，在国际上称日本脑炎，是由乙型脑炎病毒引起的以脑实质炎症为主要病变的急性传染病。蚊虫是本病的主要传播媒介。人群普遍易感，但感染后仅少数发病，多隐性感染，故多散在发生，主要分布在亚洲地区，多为夏秋季流行。临床上以高热、意识障碍、抽搐、病理反射及脑膜刺微征为特征。重症者伴中枢性呼吸衰竭，病死率高达20%～50%，可有后遗症。本病具有稳定的免疫力，再次患病者甚少。

中医学中并没有该病名的记载，但究其发病季节、发病特点及证候表现，与中医学的“温病”“暑温”“伏暑”“暑风”“暑厥”等相似。按《素问·热论》“先夏至日者为病温，后夏至日者为病暑”之说，因其多发于夏季，故相当于暑温，发于秋者则相当于伏暑。根据其临床表现命名者，如以突然高热、神志不清、抽搐为主者，名曰暑风或暑痉、暑痫；以神志昏迷、手足厥冷为主者，名曰暑厥。但由于本病的临床证候有时表现出湿热郁蒸的特点，所以也可将其归属于“湿温”范畴。至清代随着温病学说的兴起和发展，出现了更多类似本病的论述，如《温病条辨》云：“暑温，身热卒然痉厥。”《临证指南医案》云：“暑风乘虚袭人，最虑风动中厥。”

【流行病学】

一、传染源

本病主要传染者是家畜、家禽。人被感染后仅发生短期病毒血症且血中病毒数量较少，故患者及隐性感染者作为传染源的意义不大。猪是我国数量最多的家畜，由于它对乙脑病毒的自然感染率高，而且每年因屠宰而种群更新快。因此，自然界总保持着大量的易感猪，构成猪、蚊、猪的传播环节。在流行期间，猪的感染率为100%，马为90%以上，为本病重要动物传染源。蚊虫感染后，病毒在蚊体内增殖，可终生带毒，甚至病毒随蚊越冬或经卵传代。因此蚊虫除作为传播媒介外，也是病毒的储存宿主。此外蝙蝠也可作为储存宿主。

二、传播途径

本病系经过蚊虫叮咬而传播。能传播本病的蚊虫很多，现已被证实者为库蚊、伊蚊、按蚊的某些种，国内的主要传播媒介为三带喙库蚊。此外，从福建、广东的蠛蠓、云南和四川的蝙蝠中已分离到乙脑病毒，故也可能成为本病的传播媒介。

三、人群易感性

对乙脑病毒普遍易感，但感染后出现典型乙脑症状的只占少数，多数人通过临床上难以辨别的轻型感染获得免疫力。成人多因隐性感染而免疫。通常流行区以10岁以下的儿童发病较多，但因儿童计划免疫的实施，近来报道发病年龄有增高趋势。病后免疫力强而持久，罕有二次发病者。

四、流行特征

乙脑仅分布在亚洲。在我国疫区分布在兰州、长春连线以南的广大的地区内，仅东北地区北部以及青海、新疆、西藏等地未见本病报告。本病有严格的季节性，80% ~ 90%的病例都集中在7、8、9三个月内。但随地理环境的不同，流行季节略有上下，华南地区的流行高峰在6 ~ 7月，华北地区为7 ~ 8月，而东北地区则为8 ~ 9月，均与蚊虫密度曲线相一致。气温和雨量与本病的流行也有密切关系。乙脑呈高度散发性，同一家庭同时有两个患者罕见。

【中医病因病机】

一、病因

本病发病有严格的季节性，发生于夏暑当令之时。

（1）感受夏季的暑热病邪，而人体正气不足是导致暑热内侵的重要原因。正如王安道所说："暑热者夏之令也，人或劳倦或饥饿，元气亏乏，不足以御天令亢极，于是受伤而为病。"

（2）感受暑邪疫毒所致，暑温邪毒伤人，且常兼挟风邪、湿邪侵袭人体而发病。

（3）正气内虚、饮食起居失节，再触感暑热病毒方可致病，特别是小儿脏腑娇嫩、气血未充、卫外力弱，暑热疫毒，常兼有湿邪，乘虚而入。朱丹溪云："暑乃夏月炎暑也，盛热之气火也。"雷少逸曰："其时天暑地热，人在其中，感之皆称暑病。"

二、病机

暑为火热之气，其性酷烈，传变迅速，故病邪径入阳明气分而无卫分过程，初期即见壮热、多汗、口渴、脉洪等气分热盛症状。由于暑性酷烈，易伤津耗液，所以在病变过程中出现津气耗伤，甚或津气欲脱等危重征象。又因暑性炎热，易入厥阴而致闭窍动风。暑热之邪内迫血分则致咳血、衄血或斑疹。暑易夹湿，故临床表现除有暑热见症外，多伴有湿邪内阻的症状。

本病后期常呈正虚邪恋之候，或为气阴亏损，或为虚风内动，或为包络痰热未净，或为风痰瘀滞经络等。若积极治疗，一般可渐恢复。若病势严重，神昏、痉厥持续时间较长者，则可遗留神呆、失明、失语、瘫痪等病症。

【西医病因病理】

当人体被带病毒的蚊虫叮咬后，病毒即进入血液循环中。发病与否，一方面取决于病毒的毒力与数量，另一方面取决于机体的反应性及防御机能。当人体抗病能力强时，病毒即被消灭。如人体抵抗力降低，而感染病毒量大、毒力强时，病毒经血液循环可突破血脑屏障侵入中枢神经系统，并在神经细胞内复制增殖，导致中枢神经系统广泛病变。不同的神经细胞对病毒感受不同，以及脑组织在高度炎症时引起的缺氧、缺血、营养障碍等，造成中枢病变部位不平衡，如脑膜病变较轻，脑实质病变较重；间脑、中脑病变重，脊髓病变轻。

注射百日咳菌苗或患脑囊虫病者乙脑发病率明显提高，可能系血脑屏障被破坏之故。

病变广泛存在于大脑及脊髓，但主要位于脑部，且一般以间脑、中脑等处病变为著。肉眼观察可见软脑膜大小血管高度扩张与充血，脑的切面上可见灰质与白质中的血管高度充血、水肿，有时见粟粒或米粒大小的软化坏死灶。显微镜下可见以下病变。

1. 血管病变

脑内血管扩张、充血、小血管内皮细胞肿胀、坏死、脱落。血管周围环状出血，重者有小动脉血栓形成及纤维蛋白沉着。血管周围有淋巴细胞和单核细胞浸润，可形成“血管套”。

2. 神经细胞变性、肿胀与坏死

神经细胞变性，胞核溶解，细胞浆虎斑消失，重者呈大小不等的点、片状，神经细胞溶解坏死，形成软化灶。坏死细胞周围常有小胶质细胞围绕，并有中性粒细胞浸润，形成噬神经细胞现象（neuronophagia）。脑实质肿胀，软化灶形成后可发生钙化或形成空洞。

3. 胶质细胞增生

主要是小胶质细胞增生，呈弥漫性或灶性分布在血管旁或坏死崩解的神经细胞附近。

由于以上病变的程度及分布各不相同，故在临床上神经症状表现极不一致。

【临床表现】

潜伏期 4 ~ 21 天，一般为 10 ~ 14 天。病毒初在单核巨噬细胞内繁殖，再释放入血，多数人在感染后并不出现症状，但血液中抗体可升高，称之为隐性感染。部分人出现轻度的呼吸道症状；极少数患者，病毒通过血脑屏障造成中枢神经系统病变，出现脑炎症状。典型患者的病程可分四个阶段：

一、初热期

病程第 1 ~ 3 天，体温在 1 ~ 2 日内升高到 38 ~ 39℃，伴头痛、神情倦怠和嗜睡、恶心、呕吐。小儿可有呼吸道症状或腹泻。

二、极期

病程第 4 ~ 10 天，进入极期后，突出表现为全身毒血症状及脑部损害症状。

1. 高热

是乙脑必有的表现。体温高达 39 ~ 40℃以上。轻者持续 3 ~ 5 天，一般 7 ~ 10 天，重者可达数周。热度越高，热程越长则病情越重。

2. 意识障碍

大多数人在起病后 1 ~ 3 天出现不同程度的意识障碍，如嗜睡、昏迷。嗜睡常为乙脑早期特异性的表现。一般在 7 ~ 10 天左右恢复正常，重者持续 1 月以上。

3. 惊厥或抽搐

是乙脑严重症状之一。由于脑部病变部位与程度不同，可表现轻度的手、足、面部抽搐或惊厥，也可为全身性阵发性抽搐或全身强直性痉挛，持续数分钟至数十分钟不等。

4. 呼吸衰竭

是乙脑最为严重的症状，也是重要的死亡原因。主要是中枢性的呼吸衰竭，可由呼吸中枢损害、脑水肿、脑疝、低钠性脑病等原因引起。表现为呼吸表浅，节律不整，双吸气，叹息样呼吸，呼吸暂停，潮氏呼吸，以及呼吸停止。中枢性呼吸衰竭可与外周性呼吸衰竭同时存在。外周性呼吸衰竭主要表现为呼吸困难、呼吸频率改变、呼吸动度减弱、发绀，但节律始终整齐。

高热、抽搐及呼吸衰竭是乙脑急性期的三联症，常互为因果，相互影响，加重病情。

5. 脑膜刺激征

较大儿童及成人均有不同程度的脑膜刺激征。婴儿多无此表现，但常有前囟隆起。

6. 其他

若锥体束受损，常出现肢体痉挛性瘫痪、肌张力增强，巴宾斯基征阳性。少数人可呈软瘫。小脑及动眼神经受累时，可发生眼球震颤，瞳孔扩大或可缩小、不等大，对光反应迟钝等；自主神经受损常有尿潴留、大小便失禁；浅反射减弱或消失，深反射亢进或消失。

7. 其他部分

乙脑患者可发生循环衰竭，表现为血压下降，脉搏细速。偶有消化道出血。多数患者在本期末体温下降，病情改善，进入恢复期。少数患者因严重并发症或脑部损害重而死于本期。

三、恢复期

极期过后体温在 2 ~ 5 天降至正常，昏迷转为清醒，有的患者有一短期精神“呆滞阶段”，以后言语、表情、运动及神经反射逐渐恢复正常。部分患者恢复较慢，需 1 ~ 3 个月以上。个别重症患者表现为低热、多汗、失语、瘫痪等。但经积极治疗，常可在 6 个月内恢复。

四、后遗症期

虽经积极治疗，部分患者在发病 6 个月后仍留有神经、精神症状，称为后遗症。发生率 5% ~ 20%。以失语、瘫痪及精神失常最为多见。如继续积极治疗，仍可望有一定程度的恢复。

五、并发症

并发症的发生率约 10%，以支气管肺炎最常见，多因昏迷患者呼吸道分泌物不易咳出，应用人工呼吸器后引起。其次为肺不张、败血症、尿路感染、褥疮等。重型患者要警惕应激性溃疡致上消化道大出血。

六、分型

根据病情轻重，乙脑可分为 4 型：

（1）轻型：患者神志始终清晰，有不同程度嗜睡，一般无抽搐，脑膜刺激征不明显。体温通常在 38 ~ 39℃之间，多在一周内恢复，无恢复期症状。

（2）中型：有意识障碍，如昏睡或浅昏迷。腹壁反射和提睾反射消失。偶有抽搐。体温常在 40℃左右，病程约为 10 天，多无恢复期症状。

（3）重型：神志昏迷，体温在 40℃以上，有反射或持续性抽搐。深反射先消失后亢进，浅反射消失，病理反射强阳性，常有定位病变，可出现呼吸衰竭。病程多在 2 周以上，恢复期常有不同程度的精神异常及瘫痪表现，部分患者可有后遗症。

（4）暴发型：少见。起病急骤，有高热或超高热，1 ~ 2 天后迅速出现深昏迷并有反复强烈抽搐。如不积极抢救，可在短期内因中枢性呼吸衰竭而死亡。幸存者也常有严重后遗症。

乙脑临床症状以轻型居多，约占总病例数的 2/3。流行初期重型多见，流行后期轻型多见。

【实验室检查】

一、血象

白细胞计数一般在（10 ~ 30）$\times 10^9/L$，中性粒细胞增至80%以上，核左移，嗜酸粒细胞可减少。部分患者血象始终正常。

二、脑脊液检查

外观澄清或微混，白细胞计数增加，多数在（0.05 ~ 0.5）$\times 10^9/L$之间，个别患者可达$1\times 10^9/L$以上，或始终正常；在病初以中性粒细胞占多数，以后逐渐以淋巴细胞为多。蛋白稍增加，糖定量正常或偏高，氯化物正常。脑脊液中免疫球蛋白的测定对鉴别诊断有帮助。化脓性脑膜炎患者脑脊液中的IgM明显升高，结核性脑膜炎患者则IgA、IgG升高显著，而病毒性脑膜炎患者在后期时IgG可有升高。

三、血清学检查

1. 血凝抑制试验

可测定IgM抗体及IgG抗体，敏感性高，方法简便快速，但试验要求严格，偶见假阳性反应。双份血清效价增长4倍以上可确诊，单份血清抗体效价1∶100为可疑，1∶320可作诊断、1∶640可确诊。

2. 二巯基乙醇（2–ME）耐性试验

检测IgM抗体，患者血清标本在2–ME处理前、后分别作血凝抑制试验，如处理后血凝抑制抗体效价下降1/2 ~ 3/4，表示特异性IgM已被2–ME裂解，即为试验阳性。本法可在起病第4 ~ 8天即呈阳性，且由于单份血清即有辅助价值，故可对乙脑进行早期诊断。

3. 补体结合试验

特异性较高，但其阳性大都出现在第4 ~ 7周，双份血清抗体效价有4倍或以上的增长即可诊断。若仅单份血清，1∶2为可疑，1∶4以上有助诊断。

4. 中和试验

病后一周血中出现中和抗体，效价增长4倍以上可确诊。早期为IgM，后期为IgG。此法特异性及敏感性均较高，抗体持续终生。一般用于流行病学调查。

5. 免疫荧光试验

发病初 1 ～ 2 天的血液或发热第 2 ～ 4 天的脑脊液及发热全程的脑室内的脑脊液，均可采用本法检测乙脑病毒抗原，方法快速，阳性率高，有早期诊断价值。

6. 酶联免疫吸附试验（ELISA）

一般用于测定血清中的乙脑抗体，比较灵敏、特异。

四、病毒分离

病初可取血清或脑脊液接种乳鼠以分离病毒，但阳性率较低。通常仅于死后尸检或以延髓穿刺取脑组织制成悬液，离心后取上清液接种乳鼠脑内，传代后作鉴定，可作回顾性诊断。

【诊断与鉴别诊断】

一、诊断要点

①乙脑有明显的季节性，主要在 7 月份至 9 月份三个月内。起病前 1 ～ 3 周内，在流行地区有蚊虫叮咬史。患者多为儿童及青少年。大多近期内无乙脑疫苗接种史。②突然发热、头痛、呕吐、意识障碍，且在 2 ～ 3 天内逐渐加重；早期常无明显体征，2 ～ 3 天后常见脑膜刺激征，幼儿出现前囟膨隆；查体腹壁反射、提睾反射消失；病理反射巴宾斯基征阳性；四肢肌张力增高等。重症患者可迅速出现昏迷、抽搐、吞咽困难及呼吸衰竭等表现；小儿常见凝视与惊厥。③血白细胞及中性粒细胞增高；脑脊液细胞数轻度增高，压力和蛋白增高；血清学检查，尤其是特异性 IgM 抗体测定可助诊断。

二、鉴别诊断

1. 中毒型菌痢

本病亦多见于夏秋季，儿童多发，病初胃肠症状出现前即可有高热及神经症状（昏迷、惊厥），故易与乙脑混淆。但本病早期即有休克，一般无脑膜刺激征，脑脊液无改变，大便或灌肠液可查见红细胞，脓细胞及吞噬细胞，培养有痢疾杆菌生长，可与乙脑相区别。

2. 化脓性脑膜炎

症状类似乙脑，但冬春季节多见，病情发展较速，重者病后 1 ～ 2 天内即可进入昏迷。流脑早期即可见瘀点。肺炎双球菌脑膜炎、链球菌脑膜炎以及其他化脓性脑膜炎多见于幼儿，常先有或同时伴有肺炎、中耳炎、乳突炎、鼻窦炎或皮肤化脓病灶，而乙脑则无原发病灶。必要时可查脑脊液鉴别。

3. 结核性脑膜炎

少数结核性脑膜炎患者发病急，早期脑脊液糖及氯化物含量可不低，在乙脑流行季节易误诊，但结核性脑膜炎病程长，有结核病灶或结核病接触史，结核菌素试验大多阳性。结核性脑膜炎脑脊液外观呈毛玻璃样，白细胞分类以淋巴细胞为主，糖及氯化物含量减低，蛋白可增加；放置后脑脊液出现薄膜，涂片可找到结核杆菌。

4. 流行性腮腺炎、脊髓灰质炎、柯萨奇及埃可病毒等所致中枢神经系统感染

这类患者脑脊液白细胞可在（0.05 ~ 0.5）$\times 10^9$/L之间，但分类以淋巴细胞为主。部分流行性腮腺炎患者可先出现脑膜脑炎的症状，以后发生腮腺肿胀，鉴别时应注意询问流腮接触史。少数乙脑患者可有弛缓性瘫痪，易误诊为脊髓灰质炎，但后者并无意识障碍。柯萨奇病毒、埃可病毒、单纯疱疹病毒、水痘病毒等也可引起类似症状。应根据流行病学资料，临床特征及血清学检查加以区别。

5. 钩端螺旋体病

本病的脑膜炎型易与乙脑混淆，但多有疫水接触史，乏力、腓肠肌痛、结膜充血、腋下或腹股沟淋巴结肿大，脑脊液变化轻微。可用血清学试验加以证实。

6. 脑型疟疾

发病季节、地区及临床表现均与乙脑相似。但脑型疟疾热型较不规则。病初先有发冷、发热及出汗然后出现脑症状。还可有脾肿大及贫血。血片查找疟原虫可确诊。

7. 其他

新型隐球菌性脑膜炎、中暑、脑血管意外、蛛网膜下腔出血、急性脑型血吸虫病、斑疹伤寒及败血症等所致脑病，亦应根据发病地区、临床表现以及实验室检查，加以鉴别。

【中医辨治】

一、治疗原则

本病的辨证，首先要辨明病邪性质及是否有湿邪、寒邪之兼夹，以判断暑温本病、暑温兼湿、暑湿兼寒等病证。其次当辨明热势高低及病情轻重，热势愈盛，持续越久，越易发生变证，病情亦越重。另外，由于病情发展迅速，传变较快，还应当辨清疾病的病理特点和传变趋势，判断疾病的预后。

二、辨证论治

1. 暑犯卫气证（轻型）

[症状]发热，热势较高，或微有恶寒，头痛呕吐，口渴，倦怠及嗜睡，颈项强直，舌质红，苔微黄，脉浮数。

[治法]辛泄暑热，清气解毒。

[方药]银翘散加减。若夹湿邪，表现为壮热烦渴，汗多溺短，脘痞身重，苔黄腻，脉洪大或滑数，可用白虎加苍术汤；若头痛甚剧者，可加钩藤、僵蚕、蔓荆子；若呕吐不止，可加竹茹、制半夏；若伴腹泻，可加葛根、黄芩、黄连、滑石；若伴便秘者，可加生大黄（后下）。

2. 暑入阳明证（普通型）

[症状]高热，心烦，头痛头晕，面赤气粗，口渴汗多，或背微恶寒，苔黄燥，脉洪数或洪大。

[治法]清暑泄热，益气生津。

[方药]白虎加人参汤加减，常酌加金银花、连翘、竹叶、荷叶、西瓜翠衣等清暑透热之品。伴抽搐者，可加钩藤、僵蚕、地龙等凉肝息风；伴神志异常者，可灌服安宫牛黄丸或紫雪丹。

3. 气营两燔证（普通型）

[症状]高热持续，汗多烦渴，头痛呕吐，烦躁不安，嗜睡或昏迷，时有谵语，甚至抽搐痉挛，舌红绛，苔黄燥而干，脉滑数。

[治法]清气泄热，凉营解毒。

[方药]凉营清气汤加减。若嗜睡、昏迷、谵语者，可加远志、石菖蒲、郁金以开窍化痰，严重者给予安宫牛黄丸化服；若痉厥抽搐者，可加羚羊角粉、钩藤、全蝎、蜈蚣以息风止痉；若大便秘结，兼有阳明腑实者，可用生大

黄（后下）以通下泄热。

4. 暑入心营证（重型）

［症状］灼热烦躁，夜寐不安，时有谵语，甚或昏迷不语，舌红绛，脉细数；或猝然昏倒，不知人事，身热肢厥，气粗如喘，牙关微紧或口开，舌绛，脉数。

［治法］凉营泄热，清心开窍。

［方药］清营汤加减。邪热内陷心包，出现神志不清者，可予安宫牛黄丸、紫雪丹等清心开窍之品；热入血分，出现衄血、吐血、神志不清，甚至四肢抽搐、角弓反张者，可予神犀丹凉血解毒、清心开窍。

5. 暑热动风证

［症状］身灼热，四肢抽搐，甚或角弓反张，牙关紧闭，神志不清，或喉有痰壅，脉弦数。

［治法］凉肝息风，舒筋增液。

［方药］羚角钩藤汤加减。腑实燥结者，可加大黄、芒硝通腑泄热；心营热盛者，可加水牛角、玄参、丹皮以清营泄热；痰壅抽搐者，可加至宝丹化水服，以涤痰开窍止痉；抽搐频繁，难以控制者，可加全蝎、蜈蚣、地龙、僵蚕等以助熄风定痉之效；热甚神昏谵语，甚或昏愦者，宜加服安宫牛黄丸以清心开窍；若痰涎壅盛者，宜加入胆南星、竹沥以清热化痰。

6. 正气外脱证（极重型）

［症状］高热骤降，时见抽搐，突然喘咳欲脱，呼吸不规则，或双吸气样呼吸，甚则出现面色苍白，四肢厥逆，冷汗淋漓，舌红少津，脉细数或微细欲绝。

［治法］益气养阴，敛肺固脱。

［方药］生脉散合参附汤加减。若喘咳不止，可加用乌梅、罂粟壳等以敛肺定喘；若大汗淋漓，加煅龙骨、煅牡蛎等以收敛止汗；若阳气外脱严重者，可酌加干姜、肉桂以回阳固脱。本证病情危笃，需中西医结合抢救，必要时做气管切开或应用人工呼吸机。

7. 正虚邪恋证（恢复期）

［症状］低热不退，午后为甚，面赤，口干咽燥，心烦寐差，舌红少津，脉虚数。

［治法］滋养肝肾，养阴清热。

［方药］加减复脉汤。若夜热早凉，热退无汗，可加青蒿、鳖甲、牡蛎等

以退虚热；若肢体抽搐，则应去知母、丹皮之凉滞，酌加僵蚕、地龙、全蝎、鸡血藤以搜风化痰，活血通窍；若面色少华，心悸气短，又当配伍黄芪、党参、黄精、茯苓等以益气健脾。

8. 痰瘀阻络证（后遗症期）

［症状］神志呆钝，失语，精神异常，肢体瘫痪（强直性或迟缓性），面色苍白，舌淡或紫，脉细涩。

［治法］益气活血，化痰通络。

［方药］补阳还五汤合菖蒲郁金汤加减。若以气血不足为主，配党参、白术、茯苓、熟地黄、白芍等以加强益气养血之功；若血瘀之象明显者，加乳香、没药、三棱、莪术以加强行气破瘀之功；若以痰闭心窍为主者，重用菖蒲、郁金、远志以增强化痰开窍之效；若痰浊内蒙而致神昏或痴呆，可加服苏合香丸；若以脉络痹阻为主者，加络石藤、鸡血藤、桑寄生、地龙、全蝎、蜈蚣以搜风化痰通络。本证还可配合针灸、推拿及功能锻炼综合治疗，有利于康复。

【西医治疗】

一、一般治疗

患者应住院隔离，病室应有防蚊和降温设备，控制室温在30℃以下。昏迷患者要注意口腔清洁。定时翻身、拍背、吸痰，以防止继发肺部感染。保持皮肤清洁，防止褥疮发生。注意保护角膜。昏迷抽搐患者应设床栏以防坠床，并防止舌头被咬伤。注意水及电解质平衡。重症患者应输液，酌情补充钾盐，纠正酸中毒，但输液量不宜过多，以防止脑水肿。昏迷者可予鼻饲。

二、抗病毒治疗

目前在病原学治疗方面尚无特效的抗病毒药物，但可试用利巴韦林、干扰素等。

三、对症治疗及支持治疗

（一）降温

使室温控制在30℃以下，可采用室内放冰块、电风扇、空调等。物理降温可用30%酒精擦浴，在腹股沟、腋下、颈部放置冰袋，或可用降温床或冷褥，也可用牛黄清心丸、柴胡注射液等中药。上述方法效果不显时，可采用亚冬眠疗法，肌肉注射氯丙嗪及异丙嗪，同时加用物理降温，使体温降至 38℃左右。

（二）惊厥或抽搐

应根据惊厥、抽搐原因采取针对性的措施。①多数抽搐者，降温后即可止痉。②呼吸道分泌物阻塞所致缺氧者，应及时吸痰、保持呼吸道通畅。③脑水肿或脑疝者，应立即采用脱水剂治疗。一般可用 20% 甘露醇静脉注射或快速静滴。必要时作气管切开。④脑实质炎症引起的抽风可用中药、针灸治疗。给予镇静剂或亚冬眠疗法。频繁抽风可同时加用氢化可的松治疗。⑤低血钙引起的抽搐应及时补充钙剂。⑥由脑性低血钠引起的抽风可用 3% 盐水滴注。

镇静剂应用原则：①宜早用，在有抽搐先兆、高热、烦躁，惊厥及肌张力增加时，即予应用；②肌肉松弛后即停；③掌握剂量，注意给药时间。常用药物如安定、水合氯醛、异戊巴比妥钠（阿米妥钠）、苯妥英钠、苯巴比妥钠、副醛、冬眠合剂等可酌情选用。

（三）呼吸衰竭的治疗

（1）保持呼吸道畅通：定时翻身拍背、吸痰，给予雾化吸入以稀释分泌物。

（2）给氧：一般用鼻导管低流量给氧。

（3）气管切开：凡有昏迷、反复抽搐、呼吸道分泌物堵塞而致发绀，肺部呼吸音减弱或消失，反复吸痰无效者，应及早气管切开。

（4）应用呼吸兴奋剂：在自主呼吸未完全停止时使用效果较佳。可用洛贝林、可拉明、利他林等。

（5）应用血管扩张剂：近年报道认为用东莨菪碱、山莨菪碱有一定效果。

（6）脱水剂：脑水肿所致颅内高压是乙脑常见的征象，亦为昏迷、抽搐及中枢性呼吸衰竭的原因，并可形成脑疝，故应及时处理。采用 20% 甘露醇或 25% 山梨醇，应用脱水疗法注意水与电解质平衡。

（7）必要时应用人工呼吸机。

（四）皮质激素

多用于中、重型患者，有抗炎、减轻脑水肿、解毒、退热等作用。氢化可的松或地塞米松，儿童酌减。

（五）能量合剂

细胞色素 C、辅酶 A、ATP 等药物有助脑组织代谢，可酌情应用。

（六）应用免疫增强剂

乙脑患者细胞免疫功能低下，近年虽有使用转移因子、免疫核糖核酸、乙脑疫苗、胸腺素等治疗者，但疗效尚不能肯定。干扰素亦可试用。

（七）恢复期及后遗症的处理

1. 药物治疗

（1）28.75% 谷氨酸钠注射液、谷氨酸片、烟酸等促进血管神经功能恢复。

（2）兴奋不安者可用安定、利眠宁或氯丙嗪。

（3）有震颤或肌张力高者，可用安坦、东莨菪碱或左旋多巴，亦可使用盐酸金刚烷胺。

（4）肌张力低者，可用新斯的明。

2. 超声波疗法

应用超声波机每天治疗 15 ~ 20 分钟，双侧交替，疗程 2 周，休息 3 天，可反复数疗程，亦有一定疗效。

【简方治疗经验与其他疗法】

一、单方验方疗法

（1）乙脑复方 1 号：金银花、大青叶、重楼、丹参各 30g，连翘、生大黄（后下）、葛根、藿香、佩兰各 15g，六一散 18g，生石膏（先煎）60g。用于高热、邪在卫气分阶段。

（2）乙脑复方 2 号：金银花、大青叶、丹参、钩藤各 30g，连翘、生大黄（后下）、葛根、竹沥、半夏、郁金各 15g，芒硝、藿香、佩兰、胆南星、厚朴、全蝎各 12g，六一散 18g（包），蜈蚣 5 条。用于高热，昏迷，喉间有痰声，舌苔厚腻或垢腻，属痰浊内蒙心窍者。

（3）乙脑复方 3 号：金银花、大青叶、生地黄、白茅根各 30g，连翘、黄芩、生大黄（后下）各 15g，黄连、黄柏、栀子、芒硝（冲）、赤芍、丹皮各 12g，知母 10g，石膏 90g，龙胆草 6g，甘草 3g。用于神志错乱，时有谵语，躁狂不安，痰火内盛，气营两燔，以营分偏重者。

（4）乙脑复方 4 号：金银花、大青叶、生地黄、丹参各 30g，连翘、生大黄（后下）、芒硝、黄芩各 15g，栀子、赤芍、全蝎、地龙、僵蚕各 12g，龙胆草 10g，生石膏 90g，蜈蚣 5 条。用于高热，昏迷不醒，抽搐反复发作，两眼斜视，病入营血，热盛动风者。

以上4方，每剂均浓煎为200mL。一般3岁以下每次服30mL，3 ~ 6岁每次40mL，6岁以上每次50mL，成人每次100mL。每日4次，口服困难者，经鼻饲给药。

二、外治法

（1）灌肠法：紫雪丹2g，鲜生地黄、大青叶、生石膏各30g，石菖蒲9g。上方煎汤，肛门给药，分3次将药液灌完，2周为1个疗程。

（2）薄贴法：控涎丹、生栀子各25g，研末，加面粉100g，水适量，做饼状，贴敷胸部，每日3 ~ 5次，病愈止。主治乙脑之痰热壅盛、呼吸困难者。

（3）葱姜热敷法：葱白、生姜各适量，捣烂，加热，敷关元穴，每日3 ~ 5次。主治乙脑尿闭者。

（4）敷药法：活蟾蜍1只，朱砂3g，雄黄24g。将蟾蜍剖腹、去内脏，放入朱砂、雄黄，加酒适量，即刻将其敷于患者脐部，包扎固定2小时，每日1 ~ 2次。适用于昏迷、痉厥患者。

三、针灸疗法

（1）神志不清、抽搐、躁动不安者，取穴大椎、安眠、水沟、合谷、足三里。

（2）上肢瘫痪者，取穴安眠，曲池透少海，合谷透劳宫；下肢瘫痪者，取穴大椎、环跳，阳陵泉透阴陵泉。

（3）失语者，取穴大椎、哑门、增音。

（4）震颤者，取穴大椎、手三里、间使、合谷、阳陵泉。

【预防】

一、管理传染源

隔离患者和疑似患者至体温正常，同时应加强对家畜的管理。本病主要传染源是家畜，尤其是幼猪，要搞好饲养场所的环境卫生，人畜居地分开。流行季节前给幼猪进行疫苗接种，减少猪群的病毒血症，能有效控制人群乙脑的流行。

二、切断传播途径

三带喙库蚊是一种野生蚊种，主要孳生于稻田和其他浅地面积水中。成蚊活动范围较广，在野外栖息，偏嗜畜血。因此，灭蚊时应根据三带喙库蚊的生态学特点采取相应的措施。如农业生产，可采取稻田养鱼或洒药等措施，重点控制稻田蚊虫孳生；或在畜圈内喷洒杀虫剂等。

三、保护易感人群

目前国际上主要使用的乙脑疫苗有两种，即日本的鼠脑提纯灭活疫苗和中国的地鼠肾细胞灭活疫苗。减毒活疫苗在我国正在试用中，该疫苗系选用20世纪60年代SA14株，经地鼠肾细胞连续传代、紫外线照射等措施后获得的三个减毒活疫苗株，远较国外的减毒株毒力低，而免疫原性好。疫苗注射的对象主要为流行区6个月以上10岁以下的儿童。在流行前1个月开始，首次皮下注射，间隔7～10天复种1次，以后每年加强注射1次。预防接种后2～3周体内产生保护性抗体，一般能维持4～6个月。

也可用中药预防，如牛筋草60g，煎水代茶饮服；大青叶30g，板蓝根30g，甘草3g，煎水代茶饮服。

第二节　登革热

登革热（dengue fever，DF）是由登革病毒（DV）引起、伊蚊传播的一种急性传染病。临床特征为起病急骤，高热，全身疼痛，极度疲乏，部分患者可有皮疹、出血倾向和淋巴结肿大。重症病例可并发严重出血及（或）休克，称登革出血热及（或）登革休克综合征。本病于1779年在埃及开罗、印度尼西亚雅加达及美国费城发现，并据症状命名为关节热和骨折热。1869年由英国伦敦皇家内科学会命名为登革热。20世纪，登革热在世界各地发生过多次大流行，病例数百万计，在东南亚一直呈地方性流行。我国于1978年在广东有登革热疫情流行，并分离出第Ⅳ型登革热病毒。此后，于1979、1980、1985年小流行中分离出Ⅰ、Ⅱ、Ⅲ型病毒。

该病属中医“伏暑”“疫疹”等温热病范畴。

【流行病学】

一、传染源

患者和隐性感染者为主要传染源，未发现健康带病毒者。患者在发病前

6 ~ 8 小时至病程第 6 天，具有明显的病毒血症，可使叮咬伊蚊受染。流行期间，轻型患者数量为典型患者的 10 倍，隐性感染者为人群的 1/3，可能是重要传染源。丛林山区的猴子和城市中某些家畜虽然有感染登革病毒的血清学证据，但作为传染源，尚未能确定。

二、传播媒介

已知 12 种伊蚊可传播本病，但最主要的是埃及伊蚊和白洗衣液伊蚊。广东、广西多为白纹伊蚊传播，而雷州半岛、广西沿海、海南省和东南亚地区以埃及伊蚊为主。伊蚊只要与有传染性的液体接触一次，即可获得感染，病毒在蚊体内复制 8 ~ 14 天后即具有传染性，传染期长者可达 174 日。具有传染性的伊蚊叮咬人体时，即将病毒传播给人。因在捕获伊蚊的卵巢中检出登革病毒颗粒，推测伊蚊可能是病毒的储存宿主。

三、人群易感性

在新疫区普遍易感。1980 年在广东流行的疫情中，患者最小年龄 3 个月，最大 86 岁，但以青壮年发病率最高。在地方性流行区，20 岁以上的居民，100% 在血清中能检出抗登革病毒的中和抗体，因而发病者多为儿童。感染后对同型病毒有免疫力，并可维持多年，对异型病毒也有 1 年以上免疫力。同时感染登革病毒后，对其他 B 组虫媒病毒，也产生一定程度的交叉免疫，如登革热流行后，乙型脑炎发病率随之降低。

四、流行特征

1. 地方性

凡有伊蚊孳生的自然条件及人口密度高的地区，均可发生地方性流行，在城市中流行一段时间之后，可逐渐向周围的城镇及农村传播，在同一地区，城镇的发病率高于农村。

2. 季节性

发病季节与伊蚊密度、雨量相关。在气温高而潮湿的热带地区，蚊媒常年繁殖，全年均可发病。我国广东、广西为 5 ~ 10 月，海南为 3 ~ 10 月。

3. 突然性

流行多突然发生，不少国家在本病消匿十余年之后突然发生流行，我国 40 年代在东南沿海曾有散发流行，至 1978 年在广东佛山突然流行。

4. 传播迅速，发病率高，病死率低

疫情常由一地向四周蔓延。如 1978 年 5 月广东省佛山市石湾镇首先发生登革热，迅速波及几个市、县。1980 年 3 月海南省开始流行，很快席卷全岛，波及广东以及内陆几十个省、市，病死率 0.016% ～ 0.13%。本病可通过现代化交通工具远距离传播，故多发生在交通沿线及对外开放的城镇。

【中医病因病机】

一、病因

（1）感受暑湿疫毒之邪，暑邪入侵是引起湿疫、热疫的主要原因。《素问・至真要大论》曰："夫百病之生也，皆生于风寒暑湿燥火，以之化之变也。"《素问・六元正纪大论》曰："炎暑至……雨乃涯，民病热中。"《素问・生气通天论》曰"因于暑，汗，烦则喘喝，静则多言，体若燔炭，汗出而散。因于湿，首如裹，湿热不攘，大筋软短，小筋弛长，软短为拘，驰长为痿……夏伤于暑，秋必痃疟；秋伤于湿，冬生咳嗽……四时之气，更伤五脏。"《素问・热论》曰："凡病伤寒而成温者，先夏至日者为病温，后夏至日者为病暑。"《温疫论・原病》曰："病疫之由，昔以为非其时有其气，春应温而反大寒，夏应热而反大凉，秋应凉而反大热，冬应寒而反大温……风雨阴晴，稍为损益，假令秋热必多晴，春寒因多雨，较之亦天地之常事，未必多疫也。伤寒与中暑，感天地之常气，疫者感天地之疠气，在岁有多寡，在方隅有浓薄，在四时有盛衰。此气之来，无论老少强弱，触之者即病。"并强调季节和温湿度与暑病的发病有着密切的联系。

（2）正气损伤是引起本病的主要发病条件。《素问・刺法论》说："不相染者，正气存内，邪不可干，避其毒气。"如果人体禀赋薄弱，正气亏虚，或饮食劳倦伤及脾胃，致脾肺气虚；中虚卫弱，不能输精于肺，肺气虚则不能输精于皮毛，致表卫不固，腠理疏松；亦有素体阳虚、阴虚或病后、产后调摄不慎，阴血亏损，暑湿疫毒便可乘虚而入，引发登革热。如《灵枢・百病始生》云："风雨寒热，不得虚，邪不能独伤人……此必因虚邪之风，与其身形，两虚相得，乃客其形。"可见，正气是发病的决定因素，正气不足时邪气才发挥致病作用。

二、病机

疫疠毒邪从肌肤入侵后，多先侵犯卫气，或侵犯膜原。疫毒邪气进一步化燥化火，内传营血，灼伤血络，则出现斑疹及各种出血。若疫毒亢盛侵犯心包，则神昏、谵妄，引动肝风而见痉厥。疫毒迫血妄行，血不循经，瘀滞脉络而致毒瘀交结。若出血过多，气随血脱，出现厥脱，类似于登革休克综合征。病变后期即恢复期，疫毒渐退，多表现为余邪留恋。

登革热是由湿热疫毒引起的一种温疫，在夏秋季节广泛播散。疫毒犯人的 3 条途径：其一，邪由上受，侵卫犯肺。其二，直犯营血，逆传心包，神明受累，脑髓不利，机窍受阻。其三，邪虽由上受，但直趋中道，伏于膜原，内见脾胃呆滞，外见卫气受困。而邪之袭人是否发病，全在乎正气之盛衰、疫毒之多寡及毒气之强弱。

【西医病因病理】

登革病毒通过伊蚊叮咬进入人体，在网状内皮系统增殖至一定数量后，即进入血循环（第 1 次病毒血症），然后再定位于网状内皮系统和淋巴组织之中，在外周血液中的大单核细胞、组织中的巨噬细胞、组织细胞和肝脏的 Kupffer 氏细胞内再复制至一定程度，释出于血流中，引起第 2 次病毒血症。体液中的抗登革病毒抗体，可促进病毒在上述细胞内复制，并可与登革病毒形成免疫复合物，激活补体系统，导致血管通透性增加，同时抑制骨髓中的白细胞和血小板系统，导致白细胞、血小板减少和出血倾向。

登革出血热的发病原理有三种假说：一是病毒株的毒力不同。Ⅱ型病毒引起登革出血热，其他型病毒引起登革热。二是病毒变异，认为病毒基因变异后导致毒力增强，但目前病毒变异的证据尚不充分。三是二次感染学说，认为第一次感染任何登革病毒，只发生轻型或典型登革热，而当第二次感染后，不论哪一型病毒，即表现为登革出血热。有人报告 55 例登革出血热患者，其中 51 例均为二次感染。其机理是，当第二次感染时，机体出现回忆反应，产生高滴度的 IgG，与抗原形成免疫复合物。和大单核细胞或巨噬细胞表面 Fc 受体结合，激活这些细胞释放可裂解补体 C_3 的蛋白酶、凝血活酶和血管通透因子。这些酶和因子再激活补体系统和凝血系统，导致血管通透性增加、血浆蛋白及血液有形成分渗出，引起血液浓缩、出血和休克等病理生理改变。

病理变化有肝、肾、心和脑的退行性变；心内膜、心包、胸膜、胃肠黏膜、肌肉、皮肤及中枢神经系统不同程度的出血；皮疹内小血管内皮肿胀，血管周围水肿及单核细胞浸润。重症患者可有肝小叶中央坏死及胆汁淤积、小叶性肺炎、肺小脓肿形成等。登革出血热病理变化为全身微血管损害，导致血浆蛋白渗出及出血。消化道、心内膜下、皮下、肝包膜下、肺及软组织均有渗出和出血，内脏小血管及微血管周围水肿、出血和淋巴细胞浸润。脑型患者尸检可见蛛网膜下腔及脑实质灶性出血，脑水肿及脑软化。

【临床表现】

潜伏期 5 ~ 8 天。按世界卫生组织标准分为典型登革热、登革出血热和登革休克综合征 3 型。

我国近年来所见的登革热可分为典型登革热、轻型登革热和重型登革热。

一、登革热

（一）典型登革热

1. 发热

所有患者均发热。起病急，先寒战，随之体温迅速升高，24 小时内可达 40℃。一般持续 5 ~ 7 天，然后骤降至正常，热型多不规则，部分病例于第 3 ~ 5 天体温降至正常，1 日后又再升高，称为双峰热或鞍型热。儿童病例起病较缓、热度也较低。

2. 全身毒血症状

发热时伴全身症状，如头痛、腰痛，尤其骨关节疼痛剧烈，似骨折样或碎骨样，严重者影响活动，但外观无红肿。消化道症状可有食欲下降，恶心、呕吐、腹痛、腹泻。脉搏早期加快，后期变缓。严重者疲乏无力呈衰竭状态。

3. 皮疹

于病程 3 ~ 6 日出现，为斑丘疹或麻疹样皮疹，也有猩红热样皮疹，红色斑疹，重者变为出血性皮疹。皮疹分布于全身、四肢、躯干和头面部，多有痒感，皮疹持续 5 ~ 7 日。疹退后无脱屑及色素沉着。

4. 出血

25% ~ 50% 病例有不同程度出血，如牙龈出血、鼻衄、消化道出血、咯血、血尿等。

5. 其他

多有浅表淋巴结肿大。约 1/4 病例有肝脏肿大及 ALT 升高，个别病例可出现黄疸，束臂试验阳性。

（二）轻型登革热

表现类似流行性感冒，短期发热，全身疼痛较轻，皮疹稀少或无疹，常有表浅淋巴结肿大。因症状不典型，容易误诊或漏诊。

（三）重型登革热

早期具有典型登革热的所有表现，但于 3 ~ 5 病日突然加重，出现剧烈头痛、呕吐、谵妄、昏迷、抽搐、大汗、血压骤降、颈强直、瞳孔散大等脑膜脑炎表现。有些病例表现为消化道大出血和出血性休克。

二、登革出血热

分为两型，即较轻的登革出血热型和较重的登革休克综合征型。

（一）登革出血热型

开始表现为典型登革热。发热、肌痛、腰痛，但骨、关节痛不显著，而出血倾向严重，如鼻衄、呕血、咯血、尿血、便血等。常有两个以上器官大量出血，出血量大于 100mL。血浓缩，红细胞压积增加 20% 以上，血小板计数 $< 100 \times 10^9/L$。有的病例出血量虽小，但出血部位位于脑、心脏、肾上腺等重要脏器而危及生命。

（二）登革休克综合征型

具有典型登革热的表现；在病程中或退热后，病情突然加重，有明显出血倾向伴周围循环衰竭。表现皮肤湿冷，脉快而弱，脉压差进行性缩小，血压下降甚至测不到，烦躁、昏睡、昏迷等。病情凶险，如不及时抢险，可于 4 ~ 6 小时内死亡。

三、并发症

登革热的并发症以急性血管内溶血为常见，多发生于 6– 磷酸葡萄糖脱氢酶（G–6PD）缺乏的患者，无论是否使用解热镇痛药，均可出现溶血性黄疸和血红蛋白尿，发生率约为 1%。其他并发症有精神异常、心肌炎、尿毒症、肝肾综合征、格林 – 巴利综合征和眼部病变等，但发生率低。

【实验室检查】

一、血常规

白细胞减少，第 4 ~ 5 天降至低点（$2 \times 10^9/L$），退热后 1 周恢复正常，分类中性粒细胞减少，淋巴细胞相对增高。可见中毒颗粒及核左移。1/4 ~ 3/4病例血小板减少，最低可达 $13 \times 10^9/L$。部分病例尿及脑脊液可轻度异常。

二、血清学检查

常用者有补体结合试验、红细胞凝集抑制试验和中和试验。单份血清补体结合试验效价超过 1∶32，红细胞凝集抑制试验效价超过 1∶1280 者有诊断意义。双份血清恢复期抗体效价比急性期高 4 倍以上者可以确诊。中和试验特异性高，但操作困难，中和指数超过 50 者为阳性。

三、病毒分类

将急性期患者血清接种于新生（1 ~ 3 日龄）小白鼠脑内、猴肾细胞株或白纹伊蚊胸肌内分离病毒，第 1 病日阳性率可达 40%，以后逐渐减低，在病程第 12 天仍可分离出病毒。最近采用白纹伊蚊细胞株 C6/36 进行病毒分离，阳性率高达 70%。用 C6/36 细胞培养第 2 代分离材料作为病毒红细胞凝集素进行病毒分型的红细胞凝集抑制试验，或作为补体结合抗原作补体结合试验分型，可达到快速诊断的目的。

【诊断与鉴别诊断】

一、诊断要点

1. 流行病学资料

在登革热流行季节中，凡是疫区或有外地传入可能的港口和旅游地区发生大量高热病例时，应想到本病。

2. 临床表现

凡遇发热、皮疹、骨及关节剧痛和淋巴结肿大者应考虑本病；有明显出血倾向，如出血点，紫斑、鼻衄、便血等，束臂试验阳性，血液浓缩，血小板减少者应考虑登革出血热；在本病过程中或退热后，病情加重，明显出血倾向，同时伴周围循环衰竭者应考虑登革休克综合征。但首例或首批患者确诊和新疫区的确定，必须结合实验室检查。

二、鉴别诊断

1. 流行性感冒

部分登革热不易与流行性感冒区别。后者无皮疹，无浅表淋巴结肿大，无出血倾向，束臂试验阴性，血小板正常，热程多在 5 日以内，可区别于登革热。

2. 钩端螺旋体病

两病可在同一季节、同一地区存在，应加以鉴别。钩端螺旋体病患者常有疫水接触史，发热时有腓肠肌酸痛与触痛，有肾脏、肝脏或肺部损害的表现，无皮疹，白细胞总数、中性粒细胞增加及血沉加快等，在临床上能与登革热区分，但最终确诊需依靠血清学试验。

3. 斑疹伤寒

本病常在夏秋季发生，具有发热与皮疹，但热程较长，可达 9 ~ 14 日，少有骨与关节疼痛，常无浅表淋巴结肿大，皮疹很少呈血性，外斐试验 OX_{19} 阳性有助于本病的诊断。

4. 流行性出血热

此病多见于冬春季，青壮年发病多。发热 3 ~ 5 日可出现低血压休克，球结膜水肿、充血、出血，肾区有叩击痛，出血现象多发生于休克后，随即出现肾功能不全表现。病程长，恢复缓慢，种种表现均与登革热不同。血清学试验有助于诊断。

5. 败血症与感染性休克

病初的表现与登革热相似，但白细胞总数、中性粒细胞均增加，并有中毒颗粒，血培养阳性。病情严重、热程长等特点均有助于鉴别。

此外，儿童病例尚应与麻疹、猩红热等发热出疹性疾病鉴别。

【中医辨治】

一、治疗原则

本病主要通过辨别发热、周身肌肉和关节疼痛及斑疹、出血等情况来判断症候的属性。本病初期，或为卫气同病，或为邪遏膜原。本病发展期则多表现为气营（血）两燔，毒瘀交结，邪陷心包，引动肝风，甚则正气暴脱。本病后期多属余邪未净。

二、辨证论治

1. 卫气同病证

[**症状**] 发热恶寒，无汗或少汗，头痛，身骨疼痛，颜面潮红，四肢倦怠，口微渴，舌边尖红，苔白或黄，脉浮数或濡数。

[**治法**] 清暑化湿，透表解肌。

[**方药**] 新加香薷饮合柴葛解肌汤加减。若见关节、肌肉疼痛较甚者，可酌加秦艽、桑枝、薏苡仁；若热盛，汗多，口渴者，宜去香薷，加生石膏、知母、天花粉；便秘者，加大黄、芒硝通腑泄热。

2. 邪遏膜原证

[**症状**] 憎寒（或寒战）壮热，继而但热不恶寒，头痛而重，面目红赤，肢体沉重酸楚，纳呆，胸脘满闷，呃逆或呕吐，秽气喷人，腹满胀痛，腹泻或便秘，小便短赤，舌赤，苔白厚腻或白如积粉，脉濡数。

[**治法**] 疏利透达，避秽化浊。

[**方药**] 达原饮加减。若大便秘结者，加大黄；呕吐甚，加藿香、竹茹、生姜。

3. 气营（血）两燔证

[**症状**] 壮热，头痛如劈，周身肌肉、骨节疼痛如被杖，口渴，恶心呕吐，烦躁不安，甚或神昏谵语，肌肤斑疹，衄血、吐血、便血、尿血、崩漏，舌红绛，苔黄，脉数。

[**治法**] 清气凉血解毒。

[**方药**] 清瘟败毒饮加减。若热盛动风者，加钩藤、地龙；若出血严重者，加白茅根、侧柏叶。

4. 瘀毒交结证

[**症状**] 发热或身热已退，头晕乏力，纳呆欲呕，腹痛拒按，肌肤瘀斑，便下脓血或并见其他出血证，舌黯红，苔少，脉细涩。

[**治法**] 凉血化瘀解毒。

[**方药**] 血府逐瘀汤加减。若腹痛甚者，加川楝子、三七、延胡索；呕吐者，加竹茹，法半夏。

5. 邪陷心包，引动肝风证

[**症状**] 身灼热，肢厥，神昏谵语，颈项强直，牙关紧闭，两目上视，手足抽搐，呕吐频作，舌绛，脉细数。

［治法］清心开窍，镇痉息风。

［方药］清宫汤加味送服安宫牛黄丸或紫雪丹。若热盛动风明显者，加菊花、地龙；呕吐不止者，加黄连、竹茹。

6. 正气暴脱证

［症状］身热骤降，面色苍白，气短息微，大汗不止，四肢湿冷，烦躁不安或神昏谵语，肌肤斑疹或见各种出血，舌质淡红，脉微欲绝。

［治法］益气固脱，回阳救逆。

［方药］生脉散合四逆汤加减。若冷汗淋漓者，加龙骨、牡蛎、山萸肉固表敛汗；若脉急疾，躁扰不宁，内闭外脱者，可送服安宫牛黄丸清热解毒，豁痰开窍。

7. 余邪未净证

［症状］低热，头目不清，疲倦乏力，脘痞纳呆，小便短少，舌苔未净，脉细略数而弱。

［治法］清涤余邪。

［方药］偏于余热未清，气津两伤，方用竹叶石膏汤。若低热不退，可加白薇、地骨皮；口渴甚者，可去半夏，加花粉、石斛、沙参、玉竹；偏于湿浊未净，胃气不和，方用薛氏五叶芦根汤；若纳呆者，可加山楂、麦芽；脘闷苔腻者，可加茯苓、半夏、通草。

【西医治疗】

一、一般治疗及护理

急性期应卧床休息，给予流质或半流质饮食，在有防蚊设备的病室中隔离到完全退热为止，不宜过早下地活动，防止病情加重。保持皮肤和口腔清洁。恢复期注意休息和饮食调养。

二、对症治疗

（1）高热以物理降温为主。对出血症状明显的患者，应避免酒精擦浴。解热镇痛剂对本病退热不理想，且可诱发 G–6–PD 缺乏的患者发生溶血，应谨慎使用。对中毒症状严重的患者，可短期使用小剂量肾上腺皮质激素，如口服强的松。

（2）维持水电平衡。对于大汗或腹泻者应鼓励患者口服补液，对频繁呕吐、不能进食或有脱水、血容量不足的患者，应及时静脉输液，但应高度警惕输液反应，避免病情加重及导致脑膜脑炎型的病例发生。

（3）有出血倾向者，可选用安络血、止血敏、维生素 C 及 K 等止血药物。对大出血病例，应输入新鲜全血或血小板，大剂量维生素 K_1 静脉滴注，口服云南白药等，严重上消化道出血者可口服西咪替丁。

（4）脑型病例应及时选用 20% 甘露醇，快速静脉注入，同时静脉滴注地塞米松，以降低颅内压，防止脑疝发生。

（5）对烦躁不安者，可给予苯巴比妥、安定等药物，儿童可使用水合氯醛灌肠。

（6）对全身疼痛较重的患者，每次可给予颅通定，口服或肌内注射。腹痛者可给予阿托品或 654–2。

三、登革出血热（DHF）或登革休克综合征（DSS）的治疗

DHF/DSS 预后较差，一般病死率达 5% ~ 10%，休克者病死率达 10% ~ 40%。治疗以支持疗法为主，注意维持水电解质平衡，纠正酸中毒。儿童补液 100mL/（kg·d），总量的 1/3 ~ 1/2 用生理盐水，余为 5%葡萄糖水。休克者尽快输液、扩容，加用血浆或血浆代用品，但不宜输全血，以免加重血液浓缩。可适当用肾上腺皮质激素，以减轻中毒症状，改善休克。严重出血者，除用止血药外，应输新鲜全血或血小板。有 DIC 证据者按 DIC 治疗。有学者指出对危重患者用血制品是很必要的，包括白蛋白的使用。在扩容时要防止出现心力衰竭和肺水肿，静脉输液过程中要进行必要的监测。

【简方治疗经验与其他疗法】

一、单方验方疗法

（1）登革汤（《新中医》，1994 年 6 期）：组成为金银花、连翘、牛蒡子、板蓝根、葛根、赤芍、白茅根、甘草。若畏寒重、头痛甚时，可加白芷、羌活；热盛口渴、汗出、舌红、苔黄、脉洪数，可加石膏且重用，酌加知母；若热不退，头重身乏，渴不欲饮，舌苔腻，可加滑石、薏苡仁；疹未透可加紫草；出血者可加水牛角、黄芩、仙鹤草、茜根、生地黄。

（2）登革清 1 号（《中医杂志》，1998 年 6 期）：大黄、青蒿、柴胡、石膏、知母、茵陈、白花蛇舌草、栀子、金银花。伴有出血倾向，宜加生地黄、

丹皮、赤芍；湿重可加苍术，腹痛甚可加四逆散、木香、槟榔；恶心呕吐加半夏、竹茹。

（3）青蒿煎剂：青蒿 25 ～ 30g，加水煎沸时间不超过 3 分钟，每剂仅煮 1 次，每日 3 剂，连服 5 ～ 6 天。

（4）复方丹参注射液：20 ～ 40mL/d，加于 5% 葡萄糖注射液 500 ～ 1000mL 中静脉滴注。

（5）对症治疗：①高热：安宫牛黄丸，每次半丸，每日 1 ～ 3 次，适用于高热伴神昏者；紫雪丹，每次 1 ～ 1.5g，每日 2 ～ 3 次，适用于高热伴痉厥；柴胡注射液，或板蓝根注射液，或大青叶注射液，每次 2 ～ 4mL 肌内注射，每日 2 ～ 3 次；清开灵 20 ～ 40mL，加入 5% 葡萄糖注射液 500mL 静脉滴注。②出血：云南白药，每次 0.15 ～ 0.5g，口服，每 4 ～ 6 小时 1 次；大黄粉 3g，每日 2 ～ 4 次；还可以鲜藕榨汁加田七末冲服，即每日以鲜藕 500g，洗净榨汁加田七末 3g，分 2 ～ 3 次饮服。

二、针灸疗法

（1）体针：取穴大椎、合谷、曲池、足三里。行泻法，留针 15min，每日 1 次。

（2）拔罐：选取大椎穴，隔日 1 次。拔罐疗法可与针刺疗法或点刺疗法配合使用。

【预防】

一、管理传染源

应做好疫情监测，以便及时采取措施控制扩散。患者发病最初 5 天应防止其受蚊类叮咬，以免传播。典型患者只占传染源的一小部分，所以单纯隔离患者不足以制止流行。进行血清学检测和病毒分离，识别轻型和隐性感染者，鉴别流行的病毒型别，并加强国境卫生检疫。

二、切断传播途径

重点在于防蚊和灭蚊。应动员群众实行翻盆倒罐，填堵竹、树洞。对饮用水缸要加盖防蚊，勤换水，并在缸内放养食蚊鱼。室内成蚊可用敌敌畏喷洒消灭，室外成蚊可用 50% 马拉硫磷、灭螟松等作超低容量喷雾，或在重点区域进行广泛的药物喷洒。

三、保护易感人群

目前登革Ⅰ、Ⅳ型减毒疫苗安全有效，用于人群的预防接种，已取得良效。

【预后】

登革热为一良性过程，病死率仅3/万。1980年我国登革热流行时，病死率为1.6/万。绝大多数死亡者为重型登革热，其中脑膜炎型病死率高达30%以上，主要死因为中枢性呼衰。1985—1986年我国海南省登革病毒2型（DV2）大流行时，病死率高达24.97/万，这与患者中DHF/DSS病例较多有关。

第三节　回归热

回归热（relapsing fever）是由回归热螺旋体经虫媒传播引起的急性传染病，临床特点为周期性高热伴全身疼痛、肝脾肿大，重症可有黄疸和出血倾向。其短期热退呈无热间歇，数日后又反复发热，发热期与间歇期交替反复出现，故称回归热。根据传播媒介不同，可分为虱传回归热（流行性回归热）和蜱传回归热（地方性回归热）两种类型，我国流行的主要是虱传回归热。

中医学并无此病名记载，但有类似临床表现的记录，其可归属“湿温”范畴。湿温是感受湿热病邪所致，发于夏末秋初，且以脾胃为病变中心的急性外感热病。其临床特点是：发病较缓，病势缠绵，病程较长；初起以恶寒少汗，身热不扬，头重如裹，身重肢倦，胸闷脘痞，苔腻脉缓为主要表现；虽具有卫气营血浅深层次的病理演变过程，但常以三焦辨证为主，以脾胃为病变中心而留恋气分，易蒙上流下，弥漫三焦；后期可有湿热化燥伤阴或湿盛伤阳两种不同转归。本病多发于夏末秋初，雨湿较盛，气候炎热之时。

【流行病学】

一、传染源

虱传回归热的唯一传染源是患者，以人－体虱－人的方式传播。蜱传回归热为一种自然疫源性传染病，借蜱叮咬人时将螺旋体带入人体而感染。鼠类等啮齿动物既是传染源又是贮存宿主。牛、羊、马、驴等家畜及狗、狼、蝙蝠等均可成为传染源。患者亦可为蜱传回归热的传染源，但作为传染源的意义不大。

二、传播途径

体虱是虱传回归热的主要媒介，虱吸患者血后，回归热包柔体穿过虱的肠壁进入体腔繁殖增生，经 4 ~ 5 天成熟，在虱体腔中，包柔体可终生（约 30 天）存活，但不能进入胃肠道和唾液腺，故虫叮咬及虱黄不是传播本病的途径。人被虱叮咬后因抓痒将虱体压碎，螺旋体自体腔内逸出，随皮肤创面进入人体，也可因污染手指接触眼结膜或鼻黏膜而感染。

蜱传回归热因蜱叮咬人时将螺旋体带入人体而感染。蜱的体腔、唾腺和粪便内均含有病原体，当蜱吸血时可直接将病原体从皮肤创口注入人体，其粪便和体腔内（压碎后）的病原体也可经皮肤破损处侵入体内，亦可经眼结膜、胎盘或输血感染。

发作间歇期患者的血液中含有病原体，故输血亦可传播本病。

三、人群易感性

人群普遍易感，两种回归热之间无交叉免疫力，病后免疫力均不持久。虱传回归热病后免疫力持续 2 ~ 6 个月，最长 2 年，蜱传回归热感染后第 1 周即可出现 IgM 型抗体，1 个月后逐渐下降，随之出现 IgG 型抗体，持续约 1 年。

四、流行特征

虱传回归热分布于世界各地，冬、春季流行。在贫困、灾荒、战争和居住拥挤、卫生条件差的情况下容易流行。新中国成立后，我国已很少有本病报道。蜱传回归热散发于世界各国的局部地区，以热带、亚热带地区为多，发病以春、夏季（4 ~ 8 月）为多，国内主要见于新疆、山西等地。

【中医病因病机】

一、病因

中医学认为，本病的主要致病因素是湿热病邪，同时还与脾胃功能状态密切相关。外邪的形成与气候因素有着密切的关系。虽土旺四时，湿热之邪四季均有，但长夏初秋，湿土主令，气候炎热，雨水较多，在湿热蒸腾的客观条件下，最易形成湿热病邪，中人以病。

二、病机

湿为阴邪，其性重浊黏腻，与热相合，蕴蒸不化，胶着难解，故本病传变较慢，病势缠绵，病程较长。初起湿热病邪侵犯卫气，继之气分湿热渐重，留恋于中焦脾胃，久而不解，最终导致弥漫三焦。

本病的感邪途径，薛生白《湿热病篇》指出："湿热之邪，从表伤者，十之一二，由口鼻而入者，十之八九。"本病的发生，除外感湿热病邪外，还与脾胃功能状态密切相关。湿热偏盛季节，脾胃运化功能亦受其影响而呆滞，若再饮食不节，恣食生冷，或劳倦过度，或脾胃素虚，运化功能更易受损，导致湿邪内困，则"同类相召"，外感湿热病邪乘机侵袭，内外相合而发为湿温。正如吴鞠通《湿病条辨》中说"内不能运水谷之湿，外复感时令之湿"为湿温的两大主要发病因素。由于湿热病邪为阴阳合邪，湿热相合，如油入面，蕴郁胶结，难以速化。故本病不仅起病滞缓，而且传变亦慢，缠绵难愈。其病机演变虽有卫气营血传变，但留恋气分日久，且因脾为湿土之脏，胃为水谷之海，故多以脾胃为病变中心。正如章虚谷《医门棒喝》所说："湿土之气同类相召，故湿热之邪始虽外受，终归脾胃"。由于湿性黏滞，所以湿热病邪阻滞气机是其病的一个重要病理特点，往往随湿热弥漫留着部位不同，引起不同部位气机阻滞，而以阻滞脾胃气机最常见。

本病初期，随感邪的轻重而出现不同的病理变化，感邪轻者，邪遏卫气；感邪重者，邪阻膜原。本病是湿热合邪为患，因湿为阴邪，化热较慢，故本病起病较缓，不论感邪轻重初起皆热势不盛，湿象偏重。随着卫分之邪内传或膜原之邪渐趋脾胃，出现湿热留恋气分，从而形成中焦脾胃为病变中心的气分证。在传变过程中，脾胃功能的状态、中气的盛衰决定着湿热的转化和本病的发展趋势。一般而言，此阶段可有湿偏重、热偏重、湿热并重三种类型。中气虚者，中阳不足，邪从湿化，病变偏于太阴脾，证为湿重热轻；中气实者，中阳偏旺，邪从热化，病变偏于阳明胃，证为热重湿轻；湿热并重，则介于两者之间。因中焦脾胃为三焦气化之枢纽，且湿邪为弥漫性浊气，故病程中可见蒙上流下、弥漫三焦的病理变化，而出现如湿热蕴毒，上壅咽喉，横犯肝胆；湿热酿痰，蒙蔽心包；湿热下流，阻滞大肠；湿热下注小肠，蕴结膀胱等证候类型。

本病的发展过程，有湿困日久伤阳及湿热化燥伤阴两种转归。本病极期，则气分湿热不仅耗伤阴液，或引动肝风，而且损伤肠络，出现闭窍、动风、动血等证。此与温热类温病病机相类，但以肠络损伤而致大便下血为特征。

本病的预后转归既有别于温热类温病，又不同于其他湿热类温病。若正能胜邪，病变从气分直接进入恢复阶段，邪热渐退，湿邪渐化；因脾胃久病，其气受损，可出现余邪未净，胃气未醒，脾虚不运，脾胃功能未复，适当调治，正气渐复则逐步痊愈。若久治不愈，其从热化者，可进一步化燥化火，深入营血，迫血动血，甚则因出血过多而致气随血脱的危象；其从湿化者，可进一步湿从寒化，甚则耗伤肾阳，水湿内停，则出现“湿胜阳微”之变证。由于湿性黏腻难解，故本病每有因余邪复燃而出现复发者。

总之，本病以发病起病滞缓，传变慢，易滞留气分，病程缠绵；以脾胃为病变中心，易阻滞气机为其发病特点。

【西医病因病理】

回归热的中毒症状与螺旋体血症有关。其发作及间歇之“回归”表现与机体免疫应答和螺旋体体表抗原变异有关。螺旋体侵入人体后进入血流繁殖，产生大量代谢产物，导致发热和毒血症症状。机体对侵入的螺旋体产生特异性抗体，如溶解素、凝集素、制动素等，单核－巨噬细胞系统可吞噬和溶解螺旋体，当螺旋体从周围血流中消失，高热骤退，转入间歇期。但血流中病原体并未完全被杀灭，故此期仍具传染性。少数未被杀灭的螺旋体通过螺旋体表面蛋白抗原结构发生变异，其变异类似于基因重组或基因重排的机制进行，以逃避机体的免疫清除。抗原性发生变异的螺旋体隐匿于肝、脾、骨髓、脑及肾等脏器中，经繁殖达一定数量再次入血流，引起发热等临床症状，但较前次为轻。每次“回归”发作，螺旋体的抗原蛋白发生一次新的变异，导致新的免疫应答，如此反复抗原蛋白变异和新的免疫应答，引起发热间歇表现的回归热。复发次数愈多，产生特异性免疫范围愈广，病原体抗原变异范围愈加有限，直至其抗原变异不能超越特异免疫作用的范围时，终将螺旋体消灭，疾病不再复发。

螺旋体产生的代谢产物能破坏红细胞和损伤小血管内皮细胞，以及激活补体、活化凝血因子等，导致溶血性黄疸、贫血、出血性皮疹及严重的腔道出血，甚或发生 DIC。

病变主要见于脾、肝、肾、心、脑、骨髓等，以脾的变化最为显著。脾大，质软，有散在的梗死、坏死灶及小脓肿，镜检可见巨噬细胞、浆细胞浸润和单核－巨噬细胞系统增生；肝细胞可见变性、坏死、充血和浊肿；心脏有时呈弥漫性心肌炎；肾浑浊肿胀、充血；肺出血；脑充血水肿，有时出血，上述脏器中均可检出回归热螺旋体。

【临床表现】

一、虱传型回归热

潜伏期为 7 ~ 8 天（1 ~ 14 天），个别可长达 3 周。

1. 前驱期

1 ~ 2 天，可有畏寒、头痛、关节肌肉疼痛及乏力等前驱症状。

2. 发热期

多数患者起病急骤，最初有畏寒、寒战，数小时后体温达 38℃左右，伴有剧烈头痛及四肢、背部肌肉疼痛。1 ~ 2 天内迅速高达 40℃左右，多呈稽留热，少数为弛张型或间歇型。剧烈头痛及全身肌肉骨骼疼痛为本病突出症状，尤以腓肠肌为著。部分患者可有鼻出血。高热可伴谵妄、抽搐、神志不清等症状。严重者可有呕血、黑便等出血症状。面部及眼结膜充血、呼吸次数增加、肺底闻及啰音、脉快，可有奔马律及室性期前收缩，心脏扩大及心力衰竭也非罕见。半数以上的病例脾脏明显增大，约 2/3 的病例肝大伴压痛，重症病例可出现黄疸。淋巴结可肿大。皮肤有时出现一过性点状出血性皮疹。少数病例可发生 DIC，高热一般持续 6 ~ 7 天。后体温下降，并伴有大量出汗，呈虚脱状态。

3. 间歇期

高热一般持续 6 ~ 7 天后体温骤降，伴大量出汗，呈虚脱状态，随着体温下降，症状逐渐消失，肝、脾大及黄疸随之消退。仍感乏力、食欲及精神差。

4. 复发期

经 7 ~ 9 天的无热间歇期后，体温再次上升，各种症状又重复出现。如此每次发作，发热期逐渐缩短而间歇期则愈见延长。一般在重复发作前血中即可查到螺旋体，但数量常较初发期为少。虱传回归热病例发作 1 ~ 2 次者为最多。

二、蜱传型回归热

潜伏期 4 ～ 9 天（2 ～ 15 天）。临床表现与虱传型相似，但较轻，热型不规则，蜱咬部位多呈紫红色隆起的炎症反应，局部淋巴结肿大。肝脾肿大、黄疸、神经症状均较虱传型为少，但皮疹较多。随发作次数增加，发作期渐短，间歇期延长，症状减轻或不规则。

三、并发症

易并发支气管肺炎。少数病例可发生 DIC，偶见脾破裂及大出血。此外有中耳炎、心内膜炎、多发性关节炎等。蜱传型复发病例后期常有眼并发症，如虹膜炎、虹膜睫状体炎和脉络膜炎；以及中枢神经系统并发症，如脑膜炎及颅神经损害等，并可留有视力障碍和神经麻痹等后遗症。

【实验室检查】

一、血常规

多数患者白细胞总数增高，可达（10 ～ 20）$\times 10^{10}$/L，中性粒细胞增加，间歇期恢复正常或偏低。蜱传型白细胞可在正常范围。多次发作后可有贫血。血小板及出凝血时间大多正常，但重症者可有异常。

二、尿常规

发热期可有微量蛋白及红细胞管型。

三、脑脊液检查

压力及蛋白可略高，细胞数增多，以淋巴细胞为主。

四、血生化试验

血清中丙氨酸氨基转移酶（ALT）升高，严重者血清胆红素上升，可达 170mol/L 以上。

五、病原学检查

1. 暗视野检查

在发热期采血暗视野检查可查到螺旋体，在滚动的红细胞附近很容易发现活动的螺旋体，尿和脑脊液亦可查到螺旋体。

2. 涂片染色检查

血液、骨髓或脑脊液同时涂厚片或薄片，吉姆萨或瑞特染色可查到红色或紫色螺旋体。

3. 动物接种

取血 1 ~ 2mL 接种小鼠腹腔，逐日尾静脉采血，1 ~ 3 天内即可检出螺旋体。

【诊断与鉴别诊断】

一、诊断要点

根据典型临床表现，结合有否体虱或野外作业和蜱叮咬史等流行病学资料，应考虑本病诊断。凡在流行地区和流行季节，有体虱或蜱叮咬，又有不规则间歇发热者，均应考虑有本病之可能。确诊有赖于查获病原螺旋体。国内已多年清灭本病，应警惕首发病例被忽略。

二、鉴别诊断

回归热应与布鲁氏菌病、斑疹伤寒、钩端螺旋体病、疟疾、伤寒、登革热和流行性出血热等疾病相鉴别。疾病反复“回归”发作，是本病鉴别诊断的要点，最终鉴别诊断依赖于病原学检查。

【中医辨治】

一、治疗原则

本病主要是在彻底灭虱的基础上，进行病原学治疗和对症治疗。中医治疗针对其病因以清热化湿为主。

首先，辨清湿热偏盛程度是本病辨证论治的关键。本病有湿重于热、湿热并重、热重于湿三种病理转化，其分辨的着眼点主要在发热、出汗、口渴、二便及舌苔脉象的具体表现，还应结合患者体质及病程阶段来辨析。初起湿未化热，一般表现湿象重，热象轻。邪遏卫气者，多见恶寒少汗、身热缠绵、头重肢困、胸闷脘痞、苔赋脉缓等；邪遏膜原者，多见寒热往来、呕逆胀满、苔白厚腻浊如积粉、脉缓等。邪入气分后，湿热变化复杂。热重者，则见热势较高、汗出、口渴、苔黄腻、脉滑数等热象；湿重者，则见热势不显而食少口淡无味、渴不欲饮或不渴、苔白腻、脉濡缓等湿象；湿热并重者，则见身热、汗出垢腻、脘痞呕恶、口渴不欲多饮、大便溏黄、苔黄腻、脉濡数等湿热之象。

其次，要辨别病位上下浅深。湿温虽以脾胃为病变中心，常见胸闷脘痞、纳呆腹胀、恶心呕吐等表现，但湿有蒙上流下的特点，湿热不仅入气，还可化燥、入营动血。湿热酿痰、蒙蔽心包者，可见神志昏蒙，似清似昧，或时清时昧，以及身热不退、朝轻暮重等；湿热蕴毒，上壅咽喉，横犯肝胆者，则咽喉肿痛、身目发黄等；湿热下流，阻滞大肠，则便溏不爽或大便胶闭；湿热下注小肠，蕴结膀胱，则小便不利，甚或尿闭；化燥入血，伤及肠络则便血，伤及其他部位血络，则发斑或上下失血；湿热内蕴，外蒸肌腠则发白㾦。

再次，要审证情虚实转化。根据本病的发病特点，整个病程中都有脾胃功能低下表现，但除后期邪退正虚时，以脘中微闷、知饥不食等脾胃不醒表现为主外，初期的卫气同病，气分阶段及湿热化燥入血，均以邪实为主。但临床亦有由实骤然转虚的情况，如化燥入血，便血不止，可致骤然热退身凉、汗出肢冷、脉细欲绝的气随血脱证；湿热寒化，损伤阳气而致身冷汗泄、胸痞、苔白腻、脉细缓的湿盛阳微证等。

本病的治疗，总以分解湿热、湿去热孤为原则。吴鞠通《温病条辨》认为：“徒清热则湿不退，徒祛湿则热愈炽。”故对祛湿和清热要两者兼顾，合理使用。所谓分解湿热，即为祛湿与清热二法合一，据湿热多少、病变部位，尽快为病邪寻求出路。湿热之邪由外感受，始于卫表，稽留气分，然后化燥化火，入营动血。营血之治，法同温热类温病，以清营凉血为主。故分解湿热法，主要适合于本病卫气分阶段，尤其是气分阶段的治疗。初起卫气同病、湿邪偏盛者，宜芳香宣透表里之湿；气分阶段病位以中焦脾胃为主，同时湿热之邪可弥漫三焦，故应治以宣上、畅中、渗下的三焦分解法。祛湿与清热的主次选定，可据湿热偏重的具体情况辨别分析。若湿重热轻者，病变偏于太阴脾，以苦温芳化、燥湿运脾为主，辅以苦寒清热；热重湿轻者，病变偏于阳明胃，以清泄胃热为主，兼以苦温燥湿；湿热并重者，当辛开苦降、清热祛湿并进。病程中出现动血则凉血止血，出现阳气衰脱则温阳益气。恢复期多为湿热余邪未净，分解湿热当宜轻宣芳化淡渗之法，涤除余邪。

本病初起治疗禁用辛温发汗、苦寒攻下和滋养阴液，所谓禁汗、禁下、禁润。初期若邪遏卫气见有恶寒少汗、头痛身重，误作伤寒而予辛温发汗，因湿为阴邪，黏滞难化，猛烈发汗，不但湿不能祛，反易助热动湿，湿随辛温发表药蒸腾上逆，蒙蔽清窍，而致神昏耳聋之重证；若湿遏气机见有胸闷脘痞，误以积滞而予苦寒攻下，则易损伤脾阳，导致脾气下陷而成泄利不止；若湿热交蒸而见午后热增，误为阴虚而予滋润腻补，则滋腻助湿，反使湿热胶着难解。正如吴鞠通《温病条辨》所说："汗之则神昏耳聋，甚则目瞑不欲言，下之则洞泄，润之则病深不解。"此指一般情况而言，但若证情有变，则不可固守执言。如湿热郁于肌表而无汗时，可予辛凉微汗之剂，以透邪外出；如湿热化火，内结阳明及湿热夹滞有可下之证时，则不可不下；如湿热化燥损伤阴液者，则又不可不用滋润，据其变化，灵活变通。

二、辨证论治

1. 邪在卫分证

[症状] 发热，恶寒或有寒战，汗出，口渴，头痛身疼，小腿疼痛，小便微黄，舌苔黄白，脉浮数。

[治法] 清暑解表，泄热渗湿。

[方药] 银翘散加减。发热者，加防风、白芷；汗出者，加黄芪、五味子。

2. 湿热弥漫三焦证

[症状] 高热口渴，腰酸肢痛，尿短少而黄，大便秘结或下利，舌质红，苔黄腻，脉滑数。

[治法] 清热解毒，利湿。

[方药] 三石汤加减。高热者，加石膏、知母；腰酸者，加杜仲、川牛膝。

3. 湿热郁蒸证

[症状] 高热，烦躁，头痛，全身酸痛，面目肌肤黄染，腿痛乏力，常伴衄血、便血、尿血、皮肤斑疹，甚则神昏谵语，舌红或绛，苔黄而干，脉数。

[治法] 清热凉血，解毒利湿。

[方药] 清瘟败毒饮加减。高热者，加石膏、知母；头痛者，如白芷、羌活；尿血者，加小蓟、白茅根。

4. 热入心包，肝风内动证

[症状] 高热，头痛剧烈，颈项强直，烦躁不安，恶心呕吐，四肢拘急抽搐，神志不清，舌红绛，少苔或无苔，脉弦数。

［治法］清营开窍，息风安神。

［方药］清营汤加减。

5. 气阴两伤，余热未尽证

［症状］面色苍白，形体消瘦，神疲懒言，或低热不退，脉细弱，舌嫩红，苔黄而干或光剥无苔。

［治法］益气生津，清解余热。

［方药］竹叶石膏汤加减。

6. 湿遏卫气证

［症状］恶寒少汗，身热不扬，午后热甚，头痛如裹，身重肢倦，胸闷不饥，面色淡黄，口不渴，苔白薄，脉濡缓。

［治法］宣化表里。

［方药］藿朴夏苓汤或三仁汤加减。

7. 邪阻膜原证

［症状］寒热往来如疟状，寒甚热微，身痛有汗，手足沉重，呕逆胀满，舌苔白厚腻浊，或如积粉，脉缓。

［治法］和中化湿，透达膜原。

［方药］达原饮或雷氏宣透膜达原饮、柴胡达原饮。寒热往来者，加柴胡；手足沉重者，加法半夏。

8. 湿困中焦证

［症状］身热不扬，脘闷腹胀，大便不爽或溏泄，恶心呕吐，口不渴或渴不引饮，或身痛，苔白腻，脉象濡缓或模糊。

［治法］温运化湿，佐以淡渗利湿。

［方药］一加减正气散或二加减正气散。若有湿郁化热之象者，方选三加减正气散。

9. 湿浊蒙上流下证

［症状］神识如蒙，头胀、呕逆，渴不多饮，小便不通，苔白腻、脉濡；或少腹硬满，大便不通、苔垢腻。

［治法］以小便不通为主者，淡渗利湿；以大便不通为主者，宣通气机，清化湿浊。

［方药］茯苓皮汤或宣清导浊汤。如见神识如蒙，当配服苏合香丸或安宫牛黄丸以开窍。

10. 湿热困阻中焦证

[症状]发热汗出不解，口渴不欲多饮，脘痞呕恶，心中烦闷，便溏色黄，小便短赤，苔黄腻，脉濡数。

[治法]辛开苦降，清化湿热。

[方药]王氏连朴饮加减。

11. 湿热蕴毒证

[症状]发热口渴，胸闷腹胀，肢酸倦怠，咽喉肿痛，小便黄赤，或身目发黄，苔黄腻，脉滑数。

[治法]利湿化浊，清热解毒。

[方药]甘露消毒丹加减。

12. 湿热酿痰、蒙闭心包证

[症状]身热不退，朝轻暮重，神识昏蒙、似清似昧，或时清时昧、时或谵语，舌苔黄腻，脉濡滑而数。

[治法]清热化湿，豁痰开闭。

[方药]菖蒲郁金汤加减。若湿浊偏重者，送服苏合香丸；热偏重者，送服至宝丹。

13. 热炽阳明，湿困太阴证

[症状]气粗，高热汗出，面赤，口渴欲饮，脘痞身重，苔黄微腻，脉滑数。

[治法]辛寒清泄阳明，佐以苦温燥化太阴。

[方药]白虎加苍术汤加减。热重者，加黄芩、栀子；湿气重者，加陈皮、茯苓。

14. 湿热化燥，深入营血证

[症状]身灼热，心烦躁扰，甚或神昏谵语，斑疹显现，或上下出血，便下鲜血，舌红绛或干绛。

[治法]清营解毒，凉血散瘀。

[方药]犀角地黄汤加减。若神昏谵语者，送服安宫牛黄丸；若气随血脱者，改用益气固脱，方选独参汤；若气脱阳亡者，改用固阳复阴，方选四逆加人参汤；虚脱控制后，仍有少量便血，脾胃虚寒，阴血亏虚者，可改用扶阳益阴、养血止血，方选黄土汤。本证必要时，可中西医结合救治。

15. 湿从寒化证

[症状]脘腹胀满，大便不爽，或溏泄，食少无味，苔白腻，或白腻而滑，

脉缓或右缓。

[治法]温运脾阳，燥湿理气。

[方药]四加减正气散或五加减正气散加减。

16. 湿胜阳微证

[症状]身冷，汗泄，胸痞，口渴，苔白腻，脉沉细。

[治法]补气扶阳逐湿。

[方药]薛氏扶阳逐湿汤加减。若肾阳衰微，水湿内盛者，宜改用温阳利水，方选真武汤。

17. 余邪未净

[症状]身热已退，脘中微闷，知饥不食，苔薄腻，脉濡。

[治法]轻清芳化，涤除余邪。

[方药]薛氏五叶芦根汤加减。

【西医治疗】

一、一般治疗

彻底灭虱，卧床休息，高热护理，流质饮食，维持水电解质平衡。毒血症状严重者可酌用激素。有出血倾向时可用安络血、维生素 K 等。并发神经精神症状时，可予镇静剂。高热骤退时易发生虚脱及循环衰竭，应注意观察，及时处理。

二、病原治疗

首选四环素类抗生素。常用四环素，亦可用强力霉素顿服。氯霉素、链霉素、红霉素及青霉素（后者对虱传型有效，蜱传型有耐药株且不能杀灭脑内螺旋体）亦可应用，但疗效不及四环素族。在应用抗生素治疗过程中，可能发生赫氏反应，需及时用肾上腺皮质激素治疗。

【预防】

一、管理传染源

虱传型回归热的预防应注意隔离患者，并彻底灭虱。热退后需继续观察 15 日，接触者灭虱后观察 14 天。

二、切断传播途径

虱传回归热以灭虱为主，可采用煮烫30分钟、干热65℃～80℃ 30～60分钟、冷冻-20℃ 9小时等杀死成虱和虱卵。亦可采用熨烫及药物灭虱，常用药物有敌敌畏、马拉硫磷。蜱传回归热以防鼠灭鼠、防蜱为主。

三、保护易感人群

除搞好个人卫生、消灭体虱、野外作业做好个人防护外，对进入疫区而确被疫蜱叮咬者予以多西环素0.1g口服。

【预后】

预后取决于治疗的早晚、年龄及有无严重并发病等。儿童预后良好，但年老体弱者、孕妇及1岁以下幼儿的预后不良。并发严重黄疸、支气管肺炎、心内膜炎、脑膜脑炎等的患者病情险恶。及时应用四环素治疗，病死率介于2%～6%之间；未治者虱传型和蜱传型的病死率分别为40%和20%以上。未经特效治疗的蜱传型，其眼和神经系统后遗症较多见。

第四节　疟　疾

疟疾（malaria）是由疟原虫经按蚊叮咬传播的传染病。临床上以周期性定时性发作的寒战、高热、出汗退热，以及贫血和脾大为特点。因原虫株、感染程度、免疫状况和机体反应性等差异，临床症状和发作规律表现不一。疟疾广泛流行于世界各地，据世界卫生组织统计，目前仍有92个国家和地区处于高度和中度流行，每年发病人数为1.5亿，死于疟疾者约200万人。我国在1949年以前疟疾连年流行，尤其是在南方，由于流行猖獗，病死率很高。新中国成立后，全国建立了疟疾防治机构，广泛开展了疟疾的防治和科研工作，疟疾的发病率已显著下降。

我国对疟疾的认识久远，殷商时代甲骨文中就有“疟”的象形字。《黄帝内经》中有“疟论”“刺疟论”等篇，专论疟疾病因、病机、症状及针刺治疗等，同时，提出寒疟、温疟、瘴疟、风疟、间日发疟、间二日发疟等各种疟名。《金匮要略·疟病脉证并治》中阐述了疟疾的辨证论治，载有用蜀漆（常山）治疗疟疾。晋代《肘后备急方·治寒疟诸疟》记载用“青蒿一握，以水一升，渍，绞取汁尽服之”以治疗疟疾的方法。此后许多医家对疟疾有了更为详细的认识，进行各种分类辨治，总结出运用常山、柴胡、青蒿等药物组成的截疟方剂，至今仍在指导临床。尤其是青蒿素的研发，为防治疟疾起到了重要的作用。疟疾在两千多年前的中医古籍里已有记载，但中医所述“疟疾”含义较广，除了主要指本病外，可能包括其他一些传染病。

【流行病学】

一、传染源

疟疾患者及带疟原虫者是疟疾的传染源。且只有末梢血中存在成熟的雌雄配子体时才具传染性。配子体在末梢血液中的出现时间、存在时间及人群的配子体携带率，随虫种不同而异。如间日疟在无性体出现 2 ～ 3 天之后出现配子体，而恶性疟则在无性体出现 7 ～ 10 天后，复发者出现症状时血中即有成熟的配子体。疟区的轻症患者及带虫者没有明显临床症状，血中也有配子体。这类人员也可成为传染源。关于传染期，间日疟 1 ～ 3 年；恶性疟 1 年以内；三日疟 3 年以上，偶达数十年；卵形疟 2 ～ 5 年。猴疟偶可感染人类，成为动物传染源。

二、传播途径

疟疾的自然传播媒介是雌性按蚊，经叮咬人体传播。少数病例可因输入带有疟原虫的血液或经母婴传播。母婴传播疟疾被称为先天性疟疾或经胎盘传播的疟疾。

按蚊的种类很多，可传播人疟的有 60 余种。据其吸血习性、数量、寿命及对疟原虫的感受性，我国公认中华按蚊、巴拉巴蚊、麦赛按蚊、雷氏按蚊、微小按蚊、日月潭按蚊及萨氏按蚊等七种为主要传疟媒介按蚊。人被有传染性的雌性按蚊叮咬后即可受染，偶尔输入带疟原虫的血液或使用含疟原虫的血液污染的注射器也可传播疟疾，罕见通过胎盘感染胎儿。

三、人群易感性

人对疟疾普遍易感。多次发作或重复感染后，再发症状轻微或无症状，表明感染后可产生一定免疫力。高疟区新生儿可从母体获得保护性 IgG，但疟疾的免疫不但具有种和株的特异性，而且还有各发育期的特异性。其抗原性还可连续变异，致宿主不能将疟原虫完全清除。原虫持续存在，免疫反应也不断发生，这种情况称带虫免疫（premunition）或伴随免疫。

人群发病率因流行程度及机体状况而不同。高疟区中的成人发病率较低，儿童和外来人口发病率较高。婴儿血中胎儿血红蛋白不适于疟原虫发育，故先天疟疾和婴儿疟疾少见。某些先天性因素，如地中海贫血、卵形红细胞血症、G-6-P脱氢酶缺乏者等对疟原虫有抗性。关于血型因素，东非人为Duffy血型，西非人则多为Fyfy型，Duffy血型抗原为间日疟原虫的入侵受体，所以西非黑人对间日疟不易感，而东非间日疟一直流行。此外营养好的儿童发生重症疟疾者较瘦弱者多。

四、流行特征

疟疾分布广泛，北纬60° 至南纬30° 之间、海拔2771米高至海平面以下396米的广大区域均有疟疾发生，主要流行于热带和亚热带，其次为温带。我国的疟疾分布除青藏高原外遍及全国。一般认为，北纬32° 以北（长江以北）为低疟区，北纬25° ～32° 间（长江以南，台北、桂林、昆明连线以北）为中疟区，北纬25° 以南为高疟区。但实际北方有高疟区，南方也有低疟区。间日疟分布最广；恶性疟次之，以云贵、两广及海南为主；三日疟散在发生。

本病流行受温度、湿度、雨量以及按蚊生长繁殖情况的影响。温度高于30℃低于16℃则不利于疟原虫在蚊体内发育，适宜的温度、湿度和雨量利于按蚊滋生。因此，北方疟疾有明显季节性，而南方常终年流行。疟疾通常呈地区性流行。然而，战争、灾荒、易感人群介入或新虫株导入，可造成大流行。

目前，疟原虫对各种抗疟药的耐药性在增多、增强，其中包括对青蒿琥酯的耐药性。

【中医病因病机】

一、病因

本病的发生，主要是感受“疟邪”“疟邪”经按蚊传播而感染于人。人受之发病与否，主要取决于人体正气的强弱及外界六淫邪气的轻重。夏秋季节，暑湿当令，蚊虫、疟邪猖獗，若人体正气不足，极易导致发病。另外，饮食、劳倦、情志所伤也是重要的诱发因素。

二、病机

疟邪常兼风、寒、暑、湿等时令之气，《黄帝内经》称“疟气”。疟邪多从皮毛而入，郁伏半表半里卫气之间，其是否引起发病，取决于正气的状态与疟邪的盛衰。当人体正气弱或疟邪较盛时，疟邪出入于表里与营卫相搏发病，出现寒热往来，处于发作期；当正气盛或疟邪较弱时，正气阻遏，疟邪不得出入表里营卫间，即正气与疟邪相离，则疟疾不发作，处于休止期。正邪交争则寒热互作，正盛邪伏则休作定时。故《素问·疟论》说，疟气与“卫气相离，故病得休；卫气集，则复病也”。

由于疟邪伏藏半表半里的部位深浅不同，疟疾发作可有每日发、间日发、三日发等不同，一般伏邪较深者，发作间隔时间较长。疟邪多在半表半里卫气之间郁滞，少数病例亦可内传营血，内陷心肝，出现神昏、惊厥，病情较为凶险。

疟邪由于兼感时令之气不同，常表现不同临床类型。若以寒热往来、休作定时为典型表现者，称为正疟；若素体阳盛，或兼感暑邪，称之为暑疟；疟邪与寒邪兼感，称之为寒疟；疟邪与湿邪兼感，称之为湿疟；若在岭南湿热秽浊之地感受瘴毒，病情较为严重者，称之为瘴疟；若疟疾反复发作，日久不愈，可耗伤气血，致正虚邪恋，每遇劳而发，称之为劳疟；邪郁日久，气血运行不畅，瘀血滞于胁下，形成痞块者，称之为疟母。

【西医病因病理】

疟疾是由疟原虫引起的疾病。由于被寄生的肝细胞周围没有明显炎症反应，推测红外期不引起宿主临床症状。从疟疾症状发作与疟原虫红内期成熟时间一致情况看，认为系疟原虫在红细胞内摄噬血红蛋白产生代谢产物及疟色素，当裂殖体成熟后胀破红细胞，随同裂殖子一起进入血流，作用于体温调节中枢引起发热及其他有关症状。不同种的原虫裂体增殖时间不一致，因而临床发作周期也不一致，一般间日疟和卵形疟为隔日一次，三日疟隔两天一次，恶性疟由于原虫发育不整齐，遂使发作不规律，且恶性疟原虫的红细胞内期裂体增多在内脏微血管内进行，易致内脏损害。

疟疾的发作还与原虫的数量有关，导致发热所需每立方毫米血内最低原虫数目，称为发热阈值。间日疟为 10 ~ 500，恶性疟为 500 ~ 1300，三日疟 140。变化幅度与个体的耐受力与免疫力有关。

研究认为子孢子侵入肝细胞是子孢子内的分泌物起动，并与肝细胞膜的位点特异黏附主动入侵的过程。裂殖子钻入红细胞也是在特异受体介导下完成。机体为清除疟原虫，体液和细胞免疫均参与其过程。尤其是巨噬细胞在疟原虫诱导下产生肿瘤坏死因子（TNF），TNF 增强巨噬细胞活性，使其吞噬疟原虫，吞噬过程中又促进释放活性氧，活性氧再杀灭疟原虫。另一方面 TNF 及活性氧又引起机体组织器官的损伤和典型的临床症状。

凶险型疟疾的发病原理，过去提出的栓塞说、炎症说、DIC 说均属推测。近年来的深入研究认为系寄生疟原虫的 RBC 与宿主、内脏血管内皮细胞特异黏附导致微血管床阻塞、组织缺氧，以及免疫活性细胞释放的 TNF 等细胞活素、活性氧共同作用，造成组织器官严重的病理损害。

疟疾的病理变化主要由单核巨噬细胞增生所致。在脾内大量吞噬细胞吞噬含原虫的红细胞及被原虫破坏的红细胞碎片与疟色素，因而患者脾肿大，肿大的脾脏质硬、包膜厚；切面充血，马氏小体不明显。显微镜下可见大量含疟原虫的红细胞及疟色素；反复发作者网状组织纤维化，因而病愈后脾肿不能缩小。肝脏轻度肿大，肝细胞浑浊肿胀与变性，小叶中心区尤甚。kupffer 细胞大量增生，内含疟原虫及疟色素。高疟区患者有脾脏巨大，血清 IgM 及疟疾抗体升高，但其疟原虫数不多，抗疟治疗有效，称此为热带巨脾综合征（tropical splenomegaly syndrome）。可能是与遗传有关的异常免疫反应。

疟原虫破坏红细胞因虫种差异及疟原虫侵犯红细胞的类型不一而不同。恶性疟原虫繁殖迅速，且侵犯不同年龄的红细胞，所以短期内即有 10% 的红细胞被破坏。因而贫血发生早而显著。间日疟常侵犯网织红细胞，受染红细胞不超过 2%，故贫血较轻。三日疟原虫侵犯衰老的红细胞，破坏不超过 1%，贫血常不显著。事实上红细胞破坏的数量往往几倍于受染红细胞数，这可能是疟原虫的抗原成分沾染了正常红细胞，而导致机体免疫识别有关。恶性疟疾时红细胞大量破坏，发生 DIC，可出现溶血性黄疸。

凶险发作可致脑组织充血、水肿；大脑白质内散在出血点、充血；软脑膜显著充血水肿，重者沟回变浅。显微镜下毛细血管充血，内含大量含疟原虫的红细胞及不含虫而聚集的红细胞，还可见环形出血灶、局灶性脱鞘和退行性病变。

其他器官如骨髓、肾、胃肠、肺、心、肾上腺等亦有不同程度的吞噬细胞增生，并可见吞噬有含疟原虫的红细胞和疟色素，毛细血管内有含疟原虫的红细胞，甚者微血管阻塞、内皮脱落、变性坏死等。

【临床表现】

从人体感染疟原虫到发病（口腔温度超过 37.8℃），称潜伏期。潜伏期包括整个红外期和红内期的第一个繁殖周期。一般间日疟、卵形疟 14 天，恶性疟 12 天，三日疟 30 天。感染原虫量、株的不一，人体免疫力的差异，感染方式的不同，均可造成不同的潜伏期。温带地区有所谓长潜伏期虫株，可长达 8 ~ 14 个月。输血感染潜伏期 7 ~ 10 天。胎传疟疾，潜伏期就更短。有一定免疫力的人或服过预防药的人，潜伏期可延长。

一、间日疟（tertian malaria）

多急起，复发者尤然。初次感染者常有前驱症状，如乏力、倦怠、打呵欠；头痛，四肢酸痛；食欲不振，腹部不适或腹泻；不规则低热。一般持续 2 ~ 3 天，长者 1 周。随后转为典型发作，分为三期。

1. 发冷期

骤感畏寒，先为四肢末端发凉，迅觉背部、全身发冷，皮肤起鸡皮疙瘩，口唇、指甲发绀，颜面苍白，全身肌肉关节酸痛，进而全身发抖，牙齿打战，即使盖被仍不能制止，持续约 10 分钟，乃至 1 小时许，寒战自然停止，体温上升，此期患者常有重病感。

2. 发热期

冷感消失以后，面色转红，紫绀消失，体温迅速上升，通常发冷越显著，则体温就愈高，可达 40℃以上，高热患者痛苦难忍，有的辗转不安，呻吟不止；有的谵妄，撮空，甚至抽搐或不省人事；有的剧烈头痛，顽固呕吐。患者面赤、气促；结膜充血；皮肤灼热而干燥；脉洪而速；尿短而色深。多诉说心悸，口渴，欲冷饮。持续 2 ~ 6 小时，个别达十余小时。发作数次后唇鼻常见疱疹。

3. 出汗期

高热后期，颜面手心微汗，随后遍及全身，大汗淋漓，衣服湿透，约 2 ~ 3 小时体温降低，常至 35.5℃。患者感觉舒适，但十分困倦，常安然入睡。一觉醒来，精神轻快，食欲恢复，又可照常工作。此刻进入间歇期。

整个发作过程约 6 ~ 12 小时，典型者间歇 48 小时又重复上述过程。一般发作 5 ~ 10 次，因体内产生免疫力而自然终止。多数病例早期发热不规律，可能系血内有几批先后发育成熟的疟原虫所致。部分患者在几次发作后，由于某些疟原虫被自然淘汰而变得同步，数次发作以后患者常有体弱、贫血、肝脾肿大。发作次数愈多，脾大、贫血愈著。由于免疫力的差异或治疗得不彻底，有的患者可成慢性病程。

二、三日疟（quartan malaria）

发作与间日疟相似，但为三日发作一次，发作多在早晨，持续4～6小时。脾大贫血较轻，但复发率高，且常有蛋白尿，尤其儿童感染，可形成疟疾肾病。三日疟易混合感染，此刻病情较重，很难自愈。

三、卵形疟（ovale malaria）

与间日疟相似，我国仅云南及海南有个别报道。

四、恶性疟（subtertian malaria）

起病缓急不一，临床表现多变，其特点：①起病后多数仅有冷感而无寒战；②体温高，热型不规则。初起经常呈间歇发热，或不规则，后期持续高热，长达二十余小时，甚至一次刚结束，接着另一次又发作，不能完全退热；③退热出汗不明显或不出汗；④脾大、贫血严重；⑤可致凶险发作；⑥前驱期血中即可检出疟原虫，无复发。

五、凶险型疟疾

88%～100%由恶性疟疾引起，偶可因间日疟或三日疟发生。在暴发流行时5岁以下的幼儿，外来无免疫力的人群发生率可呈20倍的增长；即便当地人群，治疗不及时也可发生。临床上可观察患者原虫数量作为监测项目，若厚片每视野达300～500个原虫，就可能发生；如每视野600个以上则极易发生。临床上主要有下列几种类型。

1. 脑型

最常见。其特点：①常在一般寒热发作2～5天后出现，少数突然晕倒起病。②剧烈头痛，恶心呕吐。③意识障碍，可烦躁不安，进而嗜睡，昏迷。④抽搐，半数患者可发生，儿童更多。⑤如治疗不及时，发展成脑水肿，致呼吸、心功能或肾功能衰竭。⑥查体有脾大，2/3的患者在出现昏迷时肝脾已肿大；贫血、黄疸、皮肤出血点均可见；神经系统检查，脑膜刺激征阳性，可出现病理反射。⑦实验室检查：血涂片可查见疟原虫；腰椎穿刺脑脊液压力增高，细胞数常在$50\times10^6/L$以下，以淋巴细胞为主；生化检查正常。

2. 胃肠型

除发冷发热外，尚有恶心呕吐、腹痛腹泻，泻水样便或血便，可似痢疾伴里急后重。有的仅有剧烈腹痛，而无腹泻，常被误为急腹症。吐泻重者可发生休克、肾衰而死。

3. 过高热型

疟疾发作时，体温迅速上升达 42℃或更高。患者气迫，谵妄、抽搐，昏迷，常于数小时后死亡。

4. 黑尿热

是一种急性血管溶血，并引起血红蛋白和溶血性黄疸，重者发生急性肾功能不全。其原因可能是自身免疫反应，还可能与 G-6-P 脱氢酶缺乏有关。临床以骤起、寒战高热、腰痛、酱油色尿、排尿刺痛感，以及严重贫血、黄疸、蛋白尿、管型尿为特点。本病地理分布与恶性疟疾一致，国内除西南和沿海个别地区外，其他地区少见。

六、其他疟疾

1. 输血疟疾

潜伏期 7 ~ 10 日，临床症状与蚊传者相似。只有红细胞内期，故治疗后无复发。

2. 婴幼儿疟疾

临床多不典型，或低热，或弛张热，或高热稽留，或不发热。热前常无寒战，退热也无大汗，多有吐泻、抽搐或微循环障碍，病死率高。检查有脾大、贫血、血中有大量疟原虫。

3. 孕妇疟疾

易致流产、早产、死产，即便生下婴儿也可形成先天疟疾，成活率极低，所以妊娠疟疾应及时治疗。

七、再燃和复发

疟疾发作数次后，由于机体产生的免疫力或经彻底治疗而停发作，血中原虫也被彻底消灭，但迟发性子孢子经过一段休眠期的原虫增殖后再入血流并侵入红细胞，引起发作，称为复发。而复发主要见于间日疟和三日疟。再燃指经治疗后临床症状受到控制，但血中仍有疟原虫残存，当抵抗力下降时，疟原虫增裂临床症状出现。再燃多在初发后 3 个月内。复发则不一，间日疟复发多在 1 年内；三日疟在 2 年内，个别达几十年还可复发。

【实验室检查】

一、血液的厚、薄涂片

经吉姆萨染色后用显微镜油镜检查、寻找疟原虫，是目前最常用的方法，具有确定诊断及判断疟原虫密度的重要意义。薄血涂片中疟原虫形态完整、典型，容易辨识和鉴别虫种，但原虫密度低时易漏检。厚血涂片由于原虫比较集中，易检获，但染色过程中红细胞溶解，原虫形态有所改变，虫种鉴别较困难。因此，最好同时制作厚、薄两种血涂片。评价是否为恶性疟疾或同时伴恶性疟疾，对治疗方案的选择具有重要意义。恶性疟疾患者的疟原虫密度常较高，在一个红细胞内常同时有一个以上的恶性疟原虫寄生。于寒战早期患者的血涂片中，较常发现环状体。发作数次后可发现配子体。间日疟原虫的环状体、大滋养体和裂殖体都较恶性疟原虫大，而且红细胞胀大、疟色素较明显。骨髓涂片的阳性率较高于外周血液涂片。

二、吖啶橙荧光染色法

具有检出速度快、检出率较高的优点，但需要荧光显微镜检查，检测特异性 DNA 的聚合酶链反应灵敏度高，每毫升血液中含 10 个以上疟原虫即可检出。

三、免疫学检查

抗疟抗体一般在感染后 2 ~ 3 周出现，4 ~ 8 周达高峰，以后逐渐下降。现已应用的有间接免疫荧光法、间接血凝与酶联免疫吸附试验等，阳性率可达 90%。如酶联免疫吸附试验、放射免疫测定等，检测血液中疟原虫的特异性抗原与特异性抗体，具有方便、快速、敏捷的特点。鉴于患者常于感染后 3 ~ 4 周才有特异性抗体出现，因而特异性抗体的检测临床应用价值较小，仅用于流行病学调查。

【诊断与鉴别诊断】

一、诊断要点

1. 流行病学

有在疟疾流行区居住或旅行史，近年有疟疾发作史或近期曾接受过输血的发热患者都应被怀疑。

2. 临床表现

典型的周期性寒战、发热、出汗可初步诊断。不规律发热，而伴脾、肝肿大及贫血，应想到疟疾的可能。凶险型多发生在流行期中，多急起，高热寒战，昏迷与抽搐等。流行区婴幼儿突然高热、寒战、昏迷，也应考虑本病。

3. 实验室检查

主要是查找疟原虫，通常找到即可确诊。血片找疟原虫应当在寒战发作时采血，此时原虫数多、易找。需要时应多次重复查找，并一定要做厚血片寻找。如临床高度怀疑而血片多次阴性，可做骨髓穿刺涂片查找疟原虫。

4. 治疗性诊断

临床表现很像疟疾，但经多次检查未找到疟原虫。可试用杀灭红内期原虫的药物（如氯喹），治疗 48 小时发热控制者，可能为疟疾。但注意耐氯喹虫株。

二、鉴别诊断

（一）一般非典型疟疾的鉴别诊断

1. 败血症

疟疾急起高热，热型稽留或弛张者，类似败血症。但败血症全身中毒症状重，有局灶性炎症或转移性化脓病灶，白细胞总数及中性粒细胞增高，血培养可有病原菌生长。

2. 钩端螺旋体病

本病流行多在秋收季节，与参加秋收接触疫水有密切关系。临床典型症状为“寒热酸痛一身乏，眼红腿痛淋巴大”，可供鉴别。

3. 丝虫病

急性丝虫病有时需与疟疾鉴别，鉴别主要依据出现离心性淋巴管炎，血片中找到微丝蚴。

4. 伤寒、副伤寒

一般起病不急，持续高热，常无寒战及大汗，有听力减退，相对缓脉，玫瑰疹，白细胞减少，嗜酸性粒细胞消失，肥达反应阳性，血或骨髓培养阳性等特点，不难鉴别。

5. 急性血吸虫病

来自流行区，近期接触过疫水，有皮疹，嗜酸性粒细胞明显增高，血吸虫皮试阳性，大便孵化阳性，即可确诊为血吸虫病。

6. 其他

如粟粒性结核、胆道感染引起的长热程发热也要注意鉴别。

（二）脑型疟疾的鉴别诊断

1. 中毒型菌痢

多见于小儿，突起高热、昏迷、抽搐，甚至休克。白细胞总数和中性粒细胞增高，肛拭子或灌肠粪便检查可见红、白细胞，培养可发现痢疾杆菌。

2. 流行性乙型脑炎

持续高热，大汗，昏迷，抽搐，呼吸衰竭，无脾大，无贫血，脑脊液呈浆液性炎症改变，白细胞增高。

【中医辨治】

一、治疗原则

祛邪截疟为本病的治疗原则。疟疾发作时多属正虚邪实，治当扶正祛邪，标本兼顾。如发作已止，多属正气虚衰，应主以扶正补虚，以复正气。截疟是在疟发前 2 小时用药，以截断疟疾的发作。针对风、寒、暑、湿等不同疟疾原因，选择相应不同治法。如温疟兼清，寒疟兼温，瘴疟宜解毒除瘴；劳疟则以扶正为主，佐以截疟。如属疟母，又当祛瘀化痰软坚。

二、辨证论治

辨证要点为：①辨寒热盛衰：寒热的偏盛，决定疟疾的类型，如寒战、高热较典型时，为正疟。热甚于寒，以热为主者，为温疟、暑疟。寒甚于热，以寒为主者为寒疟。②辨邪正盛衰：宜根据病情的轻重、病程的长短来辨别邪正盛衰。一般病程短、间日发作者，病情较轻，为正气未大衰；若疟疾每日发作，或间一日发作，体温或过高或过低，伴有神志昏迷或谵狂、头痛呕吐者，为疟邪较甚，病情较重。若病程较长，反复发作，为邪势渐衰而正气亦虚，多见于劳疟。

疟邪入侵人体，多伏于膜原，邪正相持于半表半里，反复交争，证候定时而发，多为正疟表现，可用和解少阳，祛邪截疟；疟邪四时皆有，若兼暑而发的暑疟，则治以清暑化湿，祛痰截疟；若兼湿而发的湿疟，治以燥湿化浊，祛邪截疟；若兼寒而发的寒疟，则治以散寒截疟；若兼夹山峦瘴气而发的瘴疟，则用解毒辟浊，清瘴截疟；疟疾久发不愈，一可化痰化瘀，郁结胁下，成为疟母，则可用涤痰散瘀，截疟散癖；久之损伤气津，成为劳疟，治以扶正祛邪。

1. 正疟

[**症状**] 初起头身疼痛，呵欠，乏力，继则畏寒战栗，寒罢则发热，面赤头痛，口渴心烦，终则汗出淋漓，热退身凉，诸症减或稍感神疲倦怠，多间日一发，少数一日或三日一发，舌红，苔薄白或微黄，脉弦数。

[**治法**] 祛邪截疟，和解表里。

[**方药**] 小柴胡汤加截疟之品，如槟榔、常山、草果等，或小柴胡汤合除疟胜金丸加减。热势较高，加栀豉汤，或石膏、知母；恶寒明显，无汗，加桂枝、防风等；兼湿，胸闷恶心者，加藿香、蔻仁、竹茹等。

2. 暑疟

[**症状**] 寒热定时而作，热多寒少，或但热不寒，口渴引饮，汗多，头身疼痛，或伴胸闷恶心，舌红，苔黄或苔黄腻，脉数。

[**治法**] 清暑利湿，化痰截疟。

[**方药**] 白虎加桂枝汤或蒿芩清胆汤加减。但热不寒去桂枝，加重石膏用量；口渴引饮，加生地黄、麦冬、玉竹；大便秘结，加大黄；兼夹湿邪，可用蒿芩清胆汤；感受岭南湿热秽浊之瘴毒，病情较为严重者，应积极采取综合治疗措施。

3. 湿疟

[**症状**] 寒热休作有时，寒战热炽，汗出不畅，胸脘痞闷，身体困重，恶心，纳呆，口渴不欲饮，便溏，舌苔厚腻，质绛，脉濡数。

[**治法**] 祛湿截疟。

[**方药**] 达原饮或厚朴草果汤加减。身目发黄，小便黄赤，加茵陈、车前草、茯苓、生薏苡仁、猪苓；恶心，加竹茹、生姜；胁下肿大明显，加丹参、赤芍。

4. 寒疟

[**症状**] 寒热时作，寒多热少，头痛，肢体疼痛，口不渴或喜热饮，胸胁痞闷，神倦欲吐，舌淡红，苔薄白，脉弦紧。

[**治法**] 散寒截疟。

[**方药**] 柴胡桂姜汤或苏姜达表汤加减。素体阳虚，出现但寒不热，倦怠泛恶者，可用附子理中汤，均可加槟榔、常山、草果。

5. 劳疟

[**症状**] 疟疾反复发作，日久不愈，寒热时作，面色无华，倦怠嗜卧，或

胁下痞块，胀闷不舒，舌淡红，苔薄白，脉细缓。

[**治法**] 益气截疟。

[**方药**] 祛劳汤合何人饮加减。自汗、气短者，可加黄芪、浮小麦；津伤较甚，口干，咽干，手足心热，舌红少津，去当归，加玄参、麦冬、白芍等。

6. 疟母

[**症状**] 疟疾反复发作，日久不愈，面色晦暗，胁下痞块，舌暗红或有瘀斑，苔薄白，脉弦紧。

[**治法**] 活血软坚。

[**方药**] 鳖甲煎丸加减。若兼气血不足，神倦乏力，面白无华，加服八珍汤；兼阴液亏损，见低热颧红、手足心热、舌红少津者，加服加减复脉汤。

7. 瘴疟

（1）热瘴

[**症状**] 寒微热甚，或壮热不寒，头痛，肢体烦疼，面红目赤，胸闷呕吐，烦渴饮冷，大便秘结，小便热赤，甚至神昏谵语。舌质红绛，苔黄腻或垢黑，脉洪数或弦数。

[**治法**] 清热解毒，辟秽化浊。

[**方药**] 清瘴汤加减。若壮热不寒，加生石膏清热泻火；口渴心烦，舌红少津，为热甚津伤，加生地黄、玄参、石斛、玉竹清热养阴生津；神昏谵语，为热毒蒙蔽心神，急加安宫牛黄丸或紫雪丹清心开窍；如大便干结，舌苔垢黑，加生大黄、玄明粉通腑泄热；如见痉厥，加羚羊角粉以凉肝息风。

（2）冷瘴

[**症状**] 寒甚热微，或但寒不热，或呕吐腹泻，甚则神昏不语，苔白厚腻，脉弦。

[**治法**] 散寒辟秽，解毒除瘴。

[**方药**] 不换金正气散。神昏谵语者，加苏合香丸芳香开窍；但寒不热，四肢厥冷，脉弱无力，为阳虚气脱，加人参、附子、干姜等益气温阳固脱。

【西医治疗】

一、一般治疗

发作期及退热后 24 小时应卧床休息。注意补足水分，对食欲不佳者给予流质或半流质饮食，至恢复期予高蛋白饮食；吐泻不能进食者，则适当补液；

贫血者可辅以铁剂。寒战时注意保暖；大汗应及时用毛巾擦干，并随时更换汗湿的衣被，以免受凉；高热时采用物理降温，过高热患者可药物降温；凶险发作者应严密观察生命征，记录出入量，做好基础护理。按虫媒传染病做好隔离在疟疾的治疗中，最重要的是杀灭红细胞内的疟原虫。

二、抗疟原虫治疗

根据诊断是否为恶性疟疾，血中原虫密度大小，病情轻重，是否来自耐药流行当地疟原虫的耐药类型，当地药物的可及性来选择药物。在全球大多数地区，恶性疟原虫已对氯喹周效磺胺－乙胺嘧啶和单独使用的其他抗疟疾药物等传统治疗产生耐药性。世界卫生组织建议使用青蒿素衍生物与另一种有效抗疟疾药物的联合方案，这是目前最有效，并且可以避免疟原虫产生耐药性的方法。

1. 杀灭红细胞内疟原虫的药物

（1）青蒿素及其衍生物：以青蒿素为基础的联合药物治疗在所有流行区的疟疾均有效，是近年来全球疟疾控制取得成功的重要因素。可根据病情轻重或急缓选用口服、肌注或静脉注射。

（2）氯喹：用于对氯喹敏感的疟原虫感染治疗，具有高效、耐受性好、不良反应轻的优点。

（3）盐酸甲氟喹：该药的血液半衰期较长，约为 14 天，对耐氯喹的恶性疟原虫感染亦有较好的疗效。然而，近年来已有耐药株较广泛存在的报道。

（4）磷酸咯萘啶（pyronaridine phosphate）：是我国 20 世纪 70 年代研制的抗疟新药，能有效地杀灭红细胞内裂体增殖的疟原虫。

（5）哌喹（piperaquine）：本品作用类似氯喹，半衰期为 9 天，是长效抗疟药。耐氯喹的虫株对本品仍敏感。

（6）盐酸氨酚喹啉（amodiaquine dihydrochloridum）：作用与氯喹相似，不良反应较氯喹少。

（7）其他：新近研制或目前国内临床上较少应用的抗疟药物，包括奎宁、喹宁麦克斯（quitman）、苯芴醇（benflumetol）、柏鲁捷特（valujet）、常山素（arteflene）、阿托华君（atovaquone）、磷酸萘酚喹（naphthoquine phosphate）等。

2. 杀灭红细胞内疟原虫配子体和肝细胞内迟发型子孢子的药物

这类药物可防止疟疾的传播与复发。

（1）磷酸伯氨喹：成人每次口服磷酸伯氨喹 13.2mg（7.5mg 基质），每天服 3 次，连服 8 天。虽然恶性疟和三日疟无复发问题，但是为了杀灭其配子体，防止传播，亦应服用伯氨喹 2 ～ 4 天。由于伯氨喹可使红细胞内 6- 磷酸葡萄糖脱氢酶（G-6PD）缺陷的患者发生急性血管内溶血（acute intravascular henalysis），严重者可因发生急性肾衰竭而致命，因此，于应用前应常规做 G-6PD 活性检测，确定无缺陷后才给予服药治疗。

（2）特芬喹（tafenoquine）：是美国研制的 8- 氨基喹啉类杀灭红细胞内疟原虫配子体和迟发型子孢子的药物。临床试验显示，成人每天口服 300mg，连服 7 天，预防疟疾复发效果良好。

3. 特殊情况的抗疟治疗

（1）耐药的疟原虫感染者抗疟治疗：因青蒿琥酯和甲氟喹杀灭耐氯喹疟原虫效果好、不良反应轻、价格便宜，用于妊娠妇女及儿童安全性高。前者为我国首选，后者为欧美无青蒿琥酯国家治疗耐氯喹疟疾的首选药物。应采用联合用药，如甲氟喹加周效磺胺、蒿甲醚加苯芴醇、青蒿琥酯加苯芴醇、乙胺嘧啶加周效磺胺、咯萘啶加乙胺嘧啶等。对于耐氯喹恶性疟疾，可选用不同类型的青蒿素类联合治疗，如甲氟喹联合青蒿琥酯、奎宁联合多西环素或克林霉素。

（2）妊娠妇女疟疾的治疗：与非妊娠妇女比较，妊娠妇女对疟疾易感，并易发展为重症，可导致流产或胎儿先天性感染。妊娠早期，氯喹敏感者选用氯喹，耐氯喹或恶性疟感染者可选用奎宁联合克林霉素；妊娠中晚期，青蒿琥酯联合克林霉素，或奎宁联合克林霉素。

（3）脑型疟疾的治疗：可选用以下四种杀灭红细胞内裂体增殖疟原虫的药物。①青蒿琥酯：国内最常应用的是青蒿琥酯静脉注射剂型。成人用 60mg 加入 5% 碳酸氢钠 0.6mL，摇匀 2 分钟至完全溶解，再加 5% 葡萄糖注射液 5.4mL，使最终为 10mg/mL 青蒿琥酯溶液，作缓慢静脉注射。或按 1.2mg/kg 计算每次用量。首剂注射后 4、24、48 小时分别再注射 1 次。若患者的神志恢复正常，可改为口服，每天服 100mg，连服 2 ～ 3 天。②氯喹：可用于敏感疟原虫株感染的治疗，每天总用量不宜超过 35mg/kg。③奎宁：用于耐氯喹疟原虫株感染患者，静脉滴注的速度不宜过快，否则可导致心律失常、低血压，甚至死亡，清醒后可改为口服。④磷酸咯萘啶：按 3 ～ 6mg/kg 计算，用生理盐水或等渗葡萄糖注射液 250 ～ 500mL 稀释后作静脉滴注，12 小时后可重复应用，神志清醒后可改为口服。

三、对症及支持治疗

脑型疟常出现脑水肿与昏迷，应及时给予脱水治疗。监测血糖，以及时发现和纠正低血糖。应用低分子右旋糖酐，有利于改善微血管堵塞。或加用血管扩张剂己酮可可碱（pentoxifyline）治疗，可提高对于脑型疟疾患者的疗效。高热者可加醋氨酚（acetaminophen）、布洛芬（ibuprofen）等解热镇痛药治疗，可加快退热速度。对超高热患者可短期应用肾上腺皮质激素。

【简方治疗经验与其他疗法】

一、单方验方疗法

（1）青蒿鲜草120g，或干草30 ~ 50g，水煎15分钟，疟发前3小时服下，过迟则效果不佳。

（2）马鞭草30 ~ 60g，水煎，分2次，于疟疾发作前2小时、4小时各服1次，疟止后连服3日。

（3）常山、槟榔、半夏、乌梅各9g，水煎服，连服3日。

（4）徐长卿5 ~ 7株，加水300mL，煎沸150 ~ 200mL，在疟发前2 ~ 4小时间服，儿童减量。

（5）何首乌20 ~ 25g，甘草1.5 ~ 3g，小儿酌减，浓煎2小时后，分3次食前服用。

（6）鸦胆子去壳取仁（切勿将仁敲破），用胶囊或桂圆肉、馒头皮包裹。每次饭后吞服10 ~ 15粒，每日服3次，连服7日。

（7）常山、草果、知母、贝母各10g，水煎，在发作前1小时服用。愈后再服1剂。

（8）炙龟甲12g，炙鳖甲、女贞子各19g，柴胡3g，生白芍、常山各6g，佩兰叶、知母、川黄柏、甜茶、玉竹各5g，水煎服，本方主治劳疟。

【预防】

一、管理传染源

及时发现疟疾患者，并进行登记，管理和追踪观察。对现症者要尽快控制，并予根治；对带虫者进行休止期治疗或抗复发治疗。通常在春季或流行高峰前一个月进行。凡两年内有疟疾病史、血中查到疟原虫或脾大者均应进行治疗，在发病率较高的疫区，可考虑对15岁以下儿童或全体居民进行治疗。

二、切断传播途径

在有蚊季节正确使用蚊帐，户外执勤时使用防蚊剂及防蚊设备。灭蚊措施除大面积应用灭蚊剂外，最重要的是消除积水、根除蚊子孳生场所。

三、保护易感人群

服药预防进入疟区，特别是流行季节，在高疟区必须服药预防。一般自进入疟区前2周开始服药，持续到离开疟区6 ~ 8周。氯喹0.3g，每周1次；在耐氯喹疟疾流行区，可选乙胺嘧啶25mg，每周1次。服用预防药物可出现一些不良反应，如头晕、头昏、恶心、呕吐等，所以重症肝、心、肾疾病及孕妇应慎用或忌用。为防止耐药株产生，每3个月调换1次药物。

疟疾疫苗是控制疟疾最为有效的途径。目前，我国自主研制的“重组疟疾疫苗”已获得国家药品监督管理局及世界卫生组织的批准，进入临床试验，有望成为预防疟疾的有效疫苗。

【预后】

间日疟只要治疗及时，预后良好。恶性疟获得及时治疗，无凶险发作，亦无严重并发症者预后尚好；反之，则预后甚差，病死率颇高，患者年龄过小（婴幼儿）、孕妇，尤其是初次妊娠者或年老者，预后较差。脑型疟疾患者昏迷程度越深，时间越长，则预后恶劣。外周血含疟原虫越多，预后越差。影响恶性疟凶险发作的预后因素还有患者患病后确诊与接受抗疟治疗时间的长短有关。早期诊断并及时治疗，预后良好。

第五节　黑热病

黑热病（Kala-azar）又称内脏利什曼病（visceral leishmaniasis），是杜氏利什曼原虫（Leishmaniadonovani）感染引起的慢性地方性传染病，经白蛉（sandfly）叮咬传播。临床上以长期不规则发热、消瘦、肝脾肿大（尤以脾大更为显著）、全血细胞减少及血清球蛋白增多为特征，此外，可出现面部、手足及腹部皮肤色素沉着，即因发热及皮肤色素沉着而得名。黑热病在世界流行，主要分布于中国、印度北部和中东地区。近几年，本病在我省西部地区（新疆维吾尔自治区、甘肃省、内蒙古自治区、陕西省、山西省和四川省）呈散发态势，每年新发生的病例数在 400 例左右，其中新疆维吾尔自治区、甘肃省和四川省三地的新发病例占 90% 以上。

根据本病的临床特点，目前多将其归属于中医之“湿温”或“湿热”痹证的范畴。

【流行病学】

一、传染源

患者与病犬为主要传染源。皖北和豫东以北平原地区以患者为主（人源型），患者包括现症、轻型、耐药性患者以及黑热病后皮肤利什曼病患者；西北高原山区以病犬为主（犬源型），以散发病例为主，此地区病犬与黑热病患者发病较为密切。受感染的啮齿类动物、野生动物（如狼、狐）也可成为传染源。新疆、内蒙古等荒漠地区以野生动物为主要传染源（自然疫源型或野生动物型）。

二、传播途径

主要通过雌性白蛉叮咬传播，偶可经口腔黏膜、破损皮肤、胎盘或输血传播。中华白蛉是我国黑热病主要传播媒介。

三、人群易感性

人群普遍易感，病后有持久免疫力。健康人也可具有不同程度的自然免疫性。

四、流行特点征

本病分布较广，中国、印度、孟加拉以及西亚、东非、拉丁美洲、地中海地区有发现。我国流行于长江以北的地区。因起病缓慢，发病无明显季节性。10 岁以内儿童多见，男性较女性多见。农村较城市多发。

【中医病因病机】

一、病因

中医学认为，本病主要由外感疫邪，加之素有情志、饮食、劳倦等内伤，二者合而为病，久则导致脏腑亏虚而引起。

二、病机

脏腑功能失调，气血阴精亏虚，发生内伤发热，病久气虚无力运血，出现血瘀。临床肺卫气虚，血虚失养、瘀血阻滞交杂，引起发热。气虚、血虚所致者属虚，血瘀而致者属实，部分患者可由两种病机同时引起发热。从病机的转化来说，久病往往由实转虚，由轻转重，其中以瘀血日久，损及气、血、阴、阳，兼见气虚、血虚等，而成为虚实错杂之证多见。

人体正气内虚，则易感邪而致病。初起湿遏卫气，故见发热恶寒，头痛不适。脾胃最易受累，故初起即见中焦运化失司，气机受阻，清阳不升，肌腠开泄，故见汗出。湿热蕴蒸，留恋气分，内迫营血，故可见斑疹，甚则咳血、衄血、便血、尿血。湿性重浊黏滞，湿热胶结，更难速除，久之可乘虚入络，循经伤及诸脏及关节。心气受损，气血瘀滞，则见心悸；肺气受伤，肺失肃降则咳嗽；流注关节，脉络失和则红肿疼痛；上干清窍，则头痛；流注下焦，男子则阴囊肿痛，女子则带下、少腹胀痛；乘及肝脾，气血凝滞结于胁下而成积证。

【西医病因病理】

当受染白蛉叮咬人时，将前鞭毛体注入皮下组织，原虫少部分被中性粒细胞破坏，大部分被网状内皮系统的巨噬细胞所吞噬，转变为利–杜体，并在其中繁殖、增生，随血流至全身，破坏巨噬细胞，又被其他单核–巨噬细胞所吞噬，如此反复，导致机体单核巨噬细胞大量增生，以肝、脾、骨髓、淋巴结的损害为主。细胞增生和继发的阻塞性充血是肝、脾、淋巴结肿大的基本原因。由于脾功能亢进及细胞毒性变态反应所致免疫性溶血，可引起全血细胞减少，血小板显著降低；患者易发生鼻衄、齿龈出血。由于粒细胞及免疫活性细胞的减少，所致机体免疫功能低下，易引起继发感染。因网状内皮系统不断增生，浆细胞大量增加，所致血浆球蛋白增高，加之肝脏受损合成白蛋白减少，致使血浆白球蛋白比值倒置。若肾脏受损可产生蛋白尿。

病变见于以下脏器：脾脏显著肿大，重量可达4 ~ 5kg，被膜增厚，增生的巨噬细胞内含大量利－杜体，浆细胞增生，可因脾内血流受阻充血、小动脉受压，出现脾梗塞与脾功能亢进。后期因纤维组织增生而使脾肿变硬。肝脏呈轻、中度肿大，被膜增厚，汇管区、肝窦内及枯否细胞内充满大量利－杜体以及浆细胞、淋巴细胞。肝小叶中心肝细胞受压而萎缩，周围肝细胞浊肿，或因缺血发生肝脂肪变性，或因结缔组织增生导致肝硬化。骨髓组织极度增生呈暗红色，脂肪组织明显减少；巨噬细胞明显增生，其中可见大量利－杜体；中幼粒细胞异常增多，晚幼粒及分叶核粒细胞、嗜酸性粒细胞明显减少；有核红细胞增加；巨核细胞正常或减少，而血小板显著减少。淋巴结肿大，皮质、髓质与窦道内可找到含利－杜体的巨噬细胞，浆细胞增多。此外，扁桃体、肺、肾、胰腺、睾丸等组织内亦有巨噬细胞增生，并可找到利－杜体。肾小球血管基底膜上可见免疫复合物（IgG、IgM 和 C_3）沉积，提示可致免疫复合物性肾病。

【临床表现】

潜伏期长短不一，平均3 ~ 6个月（可达10日至9年）。早期发热为主要症状，起病缓慢，症状轻而不典型，长期不规则发热，约1/2 ~ 1/3病例呈双峰热型，即1日内有2次体温升高（升降幅度超过1℃）。其他热型可类似伤寒、结核、疟疾或波浪热（即布鲁氏杆菌病）。发热早期多持续3 ~ 5周后消退，数周后可再度升高，如此复发与间歇相交替，可持续1年以上。发热时可伴畏寒、盗汗、食欲不振、乏力、头昏等症状。发热虽持续较久，但仍能坚持一般劳动，是本病特征。

一、典型症状和体征

1. 发热

病后3 ~ 6个月典型症状逐渐明显，长期不规则发热、乏力、纳差、消瘦和咳嗽等。发热期逐渐延长，间歇期缩短，典型热型为双峰热，发热期间全身中毒症状不明显，部分患者仍可从事劳动。

2. 脾、肝及淋巴结肿大

脾脏呈进行性肿大，自2 ~ 3病周即可触及，质地柔软，以后随病期延长脾肿逐渐明显且变硬，半年可平脐，年余可达盆腔，若脾内栓塞或出血，则可引起脾区疼痛和压痛，有时可闻及摩擦音。肝脏肿大稍晚，较脾肿轻，偶见黄疸和腹水，淋巴结呈轻、中度肿大，无明显压痛。

3. 贫血及营养不良

晚期患者（发病1～2年后）可因长期发热、营养不良，极度消瘦，致使患儿发育障碍。病情加重后皮肤有色素沉着，偶致肝硬化。亦可因脾功能亢进，抵抗力降低，常并发肺炎、粒细胞缺乏症、败血症等。可因贫血而出现心悸、气短及贫血貌，重症可出现心脏扩大和心力衰竭。因血小板减少等因素可有鼻衄、牙龈出血等出血倾向。

4. 病程呈反复发作

在病程中症状缓解和加重可交替出现，一般病后一个月进入缓解期，体温下降，症状减轻，脾脏缩小，血象好转，持续数周，可反复发生，病程迁延数月。

二、特殊临床类型

1. 皮肤型黑热病

成人多见，大多数患者有黑热病病史与锑剂治疗史，皮肤损害主要表现为皮肤结节和斑疹。结节型皮损初为紫红色、表面光滑、有弹性、不溃破、无疼痛的斑丘疹，结节大小不等，不易自愈而融合，类似瘤型麻风。皮损多发生在面颊部位，也可见于躯干和四肢，皮损处可找到利－杜体。患者一般情况较好，能从事正常工作和劳动，病程可长达十年以上。

2. 淋巴结型黑热病

较少见，婴幼儿发病为主，患者大多有其他黑热病病史，主要表现为局部淋巴结肿大，以腹股沟及股部淋巴结肿大多见，如花生米粒或融合成块状，局部无红肿热痛。可有嗜酸性粒细胞增多。患者一般情况良好，肝、脾多不肿大，在肿大的淋巴结内可找到利－杜体。

三、并发症

并发症多出现于疾病晚期。最常见的并发症是各种细菌感染，常见感染部位为皮肤、呼吸道及中耳。坏死性口腔炎（走马疳）多见于营养不良的患儿，多发生于口腔。局部病灶迅速恶化，数日内即可使颊部烂穿，病情危重，常可致命。另外可并发脾功能亢进、出血（如鼻出血、瘀斑等）、急性粒细胞缺乏症、重度贫血、营养不良和肝硬化等。国内有用锑剂治疗后并发上消化道出血的报道。

【实验室检查】

一、血常规及血清蛋白

全血细胞减少，白细胞多在（1.5 ~ 3.0）$\times 10^9$/L 间，严重者可少于 1 $\times 10^9$/L，主要为中性粒细胞减少，嗜酸性粒细胞可同时减少，严重时可发生粒细胞缺乏症。贫血多为中度，常为正常红细胞、正常或低血红蛋白性贫血。血小板减少多于发病 2 个月后显著，一般为（40 ~ 80）$\times 10^9$/L。血清蛋白减少，球蛋白显著增加，A/G 可倒置，球蛋白沉淀试验阳性。

二、血浆蛋白

血浆蛋白常有明显变化，其中白蛋白常减少，球蛋白常明显增加，可出现白球比值下降或倒置。

三、病原学检查

是确诊黑热病最可靠的方法。病原体检查可做脾、骨髓、淋巴结等穿刺作涂片，利－杜体检出率较高，但脾脏穿刺有一定的危险性。如原虫量较少，涂片检查阴性者，可将穿刺物培养或作动物接种，都可找到病原体，但所需时间都比较长。

四、血清免疫学检查

用间接免疫荧光抗体试验、间接血凝试验、酶联免疫吸附试验等方法检测特异功能性抗体，阳性率较高但可有假阳性。目前可以采用单克隆抗体抗原斑点试验和单克隆抗体斑点 ELISA 法检测循环抗原，其特异性及敏感性均很高，特别适用于早期诊断。由于治愈后 3 个月阴转，可用于疗效观察。

五、分子生物学检测

属于病原学诊断方法。用 PCR 技术从血液或骨髓穿刺标本中检测利什曼原虫 DNA 的敏感性高，尤其对无症状感染者具有诊断价值，实时 PCR 可定量检测原虫用于早期疗效评价，检测 DNA 可鉴别原虫种类。

【诊断与鉴别诊断】

一、诊断要点

1. 流行病学资料

流行区居住或逗留史，是否为白蛉活动季节。

2. 临床表现

起病缓慢，长期、反复不规则发热，进行性脾肿、贫血、消瘦、白细胞减少等，而全身中毒症状相对较轻。晚期有鼻出血、牙龈出血、贫血、消瘦或营养不良。

3. 实验室资料

全血细胞减少，白细胞减少明显。血浆蛋白白 / 球比值下降或倒置。确诊有赖于病原体的检出，骨髓涂片是最常用的检测利 – 杜体的方法。免疫学检测有助于本病的诊断，找到病原虫体是确诊的主要依据。检测利什曼原虫核酸可确诊并评估疗效。

4. 治疗性诊断

对于高度疑似病例，当病原体检测为阴性时，可采用葡萄糖酸锑钠做诊断性治疗，如有显著疗效，有助于本病的诊断。

二、鉴别诊断

本病应与一些具有长期发热、肝脾肿大、白细胞减少的疾病进行鉴别。

1. 伤寒

持续发热 1 周以上，伴全身中毒症状，表情淡漠呈无欲状，腹胀，便秘或腹泻，相对缓脉，肝脾肿大及玫瑰疹，血白细胞和嗜酸粒细胞减少，血肥达反应阳性，可临床诊断，确诊有赖于血液或骨髓培养伤寒杆菌阳性。

2. 疟疾

发病急，以间歇性寒战、高热与大量出汗后缓解为特点，发热呈规律性的间日或三日发作，反复发作后可出现贫血、脾肿大、黄疸等，外周血或骨髓涂片查到疟原虫可确定诊断。

3. 其他

还应与布氏杆菌病、白血病、血吸虫病、结核病、恶性组织细胞病、再生障碍性贫血等疾病鉴别。

【中医辨治】

一、治疗原则

黑热病的治疗应以西医治疗为主，中医治疗为辅。使用抗原虫药物锑剂治疗后，病死率显著降低，在此基础上如能根据中医辨证论治理论进行治疗，对减轻症状、加快疾病的恢复有很大帮助。

二、辨证论治

辨证要点在于分清初期的气虚与血虚及后期的虚实夹杂。

本病多为湿热病邪所致。初起湿热遏阻卫气，可用芳香化湿、清热透邪法治疗；湿热蕴蒸气分者，用清气泄热、燥湿止痛法治疗；若湿热阻滞筋脉，出现周身关节烦痛者、可用清利湿热、化瘀通络法治疗；湿热化燥化火，燔灼气营（血），则用清气凉营（血）法治疗：神昏谵语者，可加安宫牛黄丸清心开窍；若见胁肋胀痛，肝脾肿大，或睾丸肿痛，或妇人带下黄稠而臭者，为气滞肝郁所致，宜用疏肝理气、活血止痛法治疗；若邪热久留、损伤气阴者，用补益气阴、柔肝宁心法治疗。

1. 卫表不固证

[症状] 发热或高或低，头晕，乏力，无风寒，汗出，纳差，舌质淡，苔白，脉细弱。

[治法] 益气解表。

[方药] 玉屏风散合补中益气汤加减。汗多者，加浮小麦；恶风甚者，加桂枝、白芍。

2. 气血亏虚证

[症状] 长期不规则发热，头晕眼花，身倦乏力，心悸不宁，面色无华，唇甲色淡，舌淡苔白，脉细弱。

[治法] 益气养血。

[方药] 归脾汤加减。寒湿困脾，食少腹胀，便溏，加苍术、厚朴、大腹皮；气滞湿阻，胁肋胀痛，嗳气不舒，苔白腻，去黄芪，加苍术、枳壳、香附、车前子。

3. 肝脾血瘀证

[症状] 午后或夜晚发热，躯干及四肢有固定痛处或肿块，腹部积块明显，硬痛不移，舌质紫暗或有瘀斑，脉涩。

［治法］活血化瘀。

［方药］血府逐瘀汤加减。热甚者，加白薇、丹皮清热凉血；腹大坚满，脉络暴露，面色黑暗，加川芎、大黄、当归、槟榔、泽泻；伴瘀水内停者，症见下肢浮肿，小便短少，可加五苓散。

4. 湿热遏阻卫证

［症状］身热不扬或间歇发热，恶寒或汗出恶风，头痛，身痛，胸脘痞闷，或见腹痛，纳呆，恶心呕吐，舌边尖红，白腻脉濡或弦滑。

［治法］芳香化浊，清热透邪。

［方药］三仁汤加减。身热不扬者，加藿香、佩兰；头痛者，加白芷。

5. 湿热蕴蒸气分证

［症状］高热，汗多，口渴，肌肉酸痛，或见关节红肿疼痛，舌红苔黄，脉数。

［治法］清气泄热，燥湿止痛。

［方药］白虎加苍术汤合三妙散。高热者，加黄芩、栀子；关节痛者，加独活。

6. 湿热阻滞筋脉证

［症状］身热，汗出，头痛，烦躁，周身骨节烦痛，舌苔黄腻，脉弦数。

［治法］清利湿热，化瘀通络。

［方药］宣痹汤加减。身热者，加藿香；头痛者，白芷。

7. 气营（血）两燔证

［症状］高热，汗出，口渴，咳嗽，甚则咯血，鼻衄，便血，肢节烦疼，舌红赤，苔黄，脉数。

［治法］清气凉营（血）。

［方药］玉女煎加减。咯血者，加侧柏叶；便血者，加地榆。

8. 肝郁气滞证

［症状］往来寒热或低热不退，胁肋疼痛，肝脾肿大，或少腹胀痛，睾丸肿痛或妇人带下黄稠而臭，舌边红，苔黄白相兼，脉弦。

［治法］疏肝理气，活血止痛。

［方药］柴胡疏肝散加减。胁肋痛者，加川楝子、木香；少腹胀痛者，加青皮。

9. 邪热久留，气阴两伤证

［症状］低热或无热，疲乏，盗汗。心烦失眠，筋脉拘急钝痛，舌红少苔，脉细数。

［治法］补益气液，柔肝宁心。

［方药］生脉散合阿胶鸡子黄汤加减。盗汗者，加生地黄、黄柏；失眠者，加枣仁、茯神。

【西医治疗】

一、一般治疗

卧床休息，进高热量、高蛋白、高维生素饮食。应加强口腔卫生及护理，严重患者特别是合并急性粒细胞缺乏或走马疳者，预防和治疗继发感染。一般情况差者可予输血或输注粒细胞、抗感染治疗等。

二、病原治疗

首选 5 价锑制剂葡萄糖酸锑钠（sodium stibogluconate），一般成人每次 6mL（1 支，含五价锑 0.6g），每日 1 次，连用 6 ~ 10 天；或总剂量按体重 90 ~ 130mg/kg（以 50kg 为限）计算，等分 6 ~ 10 次使用，每天 1 次。小儿总剂量按体重 150 ~ 200mg/kg，分为 6 次，每天 1 次。对敏感性较差的虫株感染，可重复 1 ~ 2 个疗程，间隔 10 ~ 14 天。对全身情况较差者，可每周注射 2 次，疗程 3 周或更长。对新近曾接受锑剂治疗者，可减少剂量。5 价锑制剂对杜氏利什曼原虫有很强的杀虫作用。疗效迅速而显著，不良反应少，病原体消除率 93% ~ 99%，2 年复发率低于 10%。复发病例可再用本品治疗。病情危重或有心脏、肝脏疾病患者慎用或改用 3 周疗法。

锑剂治疗无效或有禁忌证者可选下列非锑剂药物：

米替福新（miltefosine）：是近年来合成的一种口服治疗内脏利什曼病的新药，疗效好而且安全。其疗效优于肌内注射葡萄糖酸锑钠，近期治愈率可达 100%，但复发率较高（2% ~ 10%）。目前认为口服米替福新可作为肌内注射葡萄糖酸锑钠的替代治疗。

两性霉素 B 脂质体（L-AMB）：对于本病具有良好的疗效，但价格过高阻止了其在低收入国家的广泛应用，新提出的短疗程、大剂量方案有望改善这一现状。有研究显示单剂量 10mg/kg 的 LAMB 与传统的两性霉素 B 方案（每次剂量为 1mg/kg，每 2 天用药一次，15 次为 1 个疗程）在疗效上无明显差异，且不良反应较轻。

巴龙霉素（paromomycin）：在印度及一些国家经过三期临床试验，已经被批准用于黑热病的治疗，可达到与葡萄糖酸锑钠剂相似的效果，且安全、便宜。

为了进一步缩短疗程，增强难治性病例的临床治愈率，有研究者提出联合治疗方案。一项联合治疗的效价比研究显示米替福新联合巴龙霉素优于两性霉素 B 脂质体与巴龙霉素。两性霉素 B 脂质体与巴龙霉素、两性霉素 B 脂质体与米替福新或米替福新联合巴龙霉素均可达到 97% 的治愈率。

治愈标准：体温正常，症状消失，一般情况改善；增大的肝脾回缩；血象恢复正常；原虫消失；治疗结束随访半年以上无复发。患者经特效药物治疗后，痊愈率较高，一般不会再次感染，可获得终生免疫。

三、脾切除

巨脾或伴脾功能亢进，或多种治疗无效时应考虑脾切除。术后再给予病原治疗，治疗 1 年后无复发者视为治愈。

【简方治疗经验与其他疗法】

在药物治疗无效，脾脏明显肿大伴脾功能亢进者，可考虑脾脏切除以改善体质和血象，术后继续病原治疗可根治。

1. 针灸与穴位注射

针刺或维生素 B、当归注射液等穴位注射。穴位可选用：上肢取肩髃、曲池，下肢取阳陵泉、阴陵泉，肩背取肩中俞、肩外俞、阿是穴，腰部取肾俞、阿是穴。

2. 耳针

关节及神经痛可取相应部位加内分泌、肾上腺、皮质下、肾、神门等，每天 1 次。其他尚可配合理疗、药溶等，对治疗均有帮助。

【预防】

应以管理传染源和消灭白蛉的综合措施为主，以达到消灭黑热病。

一、管理传染源

包括普查和根治患者，捕杀并掩埋病犬。

二、消灭传播媒介

在白蛉活动季节喷洒敌敌畏、马拉硫磷、敌百虫或溴氢氯酯等药物，对白蛉藏匿处进行喷洒以杀灭白蛉，防止其滋生。

三、保护易感人群

室内有窗纱、蚊帐，保持良好的卫生环境，避免赤身裸体。

【预后】

患者如治疗不及时，常于 1 ～ 2 年内死于并发症。最常见的死亡原因是细菌性肺炎、脓毒血症、结核病或出血，无严重并发症的病例，病程可迁延数十年，个别病例治疗后又可远期复发（间隔 20 年，期间无感染、发病）。国内病程最长 1 例达 35 年。

第六节　恙虫病

恙虫病（tsutsugamushi disease）又名丛林斑疹伤寒（scrub typhus），是由恙虫病立克次体引起的自然疫源性疾病。临床特征为突然起病、发热、叮咬处有焦痂或溃疡、淋巴结肿大及皮疹。早在公元 313 年，我国晋代医学家葛洪曾有“人行经草丛、沙地，被一种红色微小沙虱叮咬，即发生红疹，三日后发热，叮咬局部溃疡结痂”的描述，颇似现代恙虫病。但直到 1948 年才于广州分离出恙虫病立克次体。

本病类似中医文献中记载的“沙虱热”。中医认为是感受暑热、湿热病邪所致，属于“暑温”“伏暑”“湿温”范畴。

【流行病学】

本病分布很广，横跨太平洋、印度洋的热带及亚热带地区，但以澳大利亚及东南亚、远东地区常见。我国主要发生于浙江、福建、台湾、广东、云南、四川、贵州，江西、新疆、西藏等省、自治区，以沿海岛屿为多发。近年江苏、山东、安徽和某些地区也有小流行或散发。

一、传染源

鼠类是主要传染源和贮存宿主，如沟鼠、黄胸鼠、家鼠、田鼠等，野兔、家兔、家禽及某些鸟类也能感染本病。鼠类感染后多隐性感染，但体内保存立克次体时间很长，故传染期较长。人患本病后，血中虽有立克次体，但由于恙螨刺螫人类仅属偶然现象，所以患者作为传染源的意义不大。

二、传播途径

恙螨幼虫是本病传播媒介。恙螨种类近3000多种，但能传播本病者主要为地里恙螨、红恙螨与高湖恙螨，其生长史包括卵、幼虫、稚虫、蛹和成虫。仅幼虫营寄生生活需吸吮动物的体液，其余发育段皆为自营生活。由于幼虫一生中仅叮咬动物或人一次，所以由感染鼠类获得立克次体的恙螨幼虫，在当代无传播机会，经稚虫、蛹发育为成虫产卵。立克次体经卵传至下一代（第二代）幼虫，当第二代幼虫叮刺动物或人时，立克次体随唾液传入新的宿主，故称为隔代传播。

三、人群易感性

人群对本病均易感，但患者以青壮年居多。感染后免疫期仅持续数月，最长达10个月。且只能获得对原株病原体的免疫力，故可再次感染不同株而发病。

四、流行特征

由于鼠类及恙虫的孳生、繁殖受气候与地理因素影响较大，本病流行有明显季节性与地区性。北方10、11月份为高发季节，南方则以6～8月份为流行高峰，11月明显减少；而台湾、海南、云南因气候温暖，全年均可发病。本病多为散发，偶见局部流行。恙螨多生活在温暖、潮湿的灌木丛边缘、草莽平坦地带及江湖两岸。

【中医病因病机】

一、病因

中医认为，本病是被携带疫毒邪气的沙虱幼虫叮咬而引起，是感受暑湿或湿热病邪而成。

二、病机

沙虱毒邪乘虚入侵人体，则见恶寒、发热、头痛、咳嗽；毒邪留滞局部，腐肌败血，则皮肤出疹生疮；壅滞肺胃，阻滞中焦，则见食欲不振、恶心呕吐；内入营血，扰乱心神，则见神昏谵语等病理变化。

夏秋季节，气候炎热，雨水较多，天暑下迫，地湿上蒸，暑湿及湿热病邪易形成并侵犯人体。正气虚弱，尤其是脾胃虚弱，元气不足，是本病发生的内在因素，正如《湿热病篇》指出："太阴内伤，湿饮停聚，客邪再至，内外相引，故病湿热。"在湿热偏盛的季节，脾胃运化功能呆滞，容易导致内湿留困。如恣食生冷，饮食不节，或劳倦过度，损伤脾胃，均可使运化失常，湿饮内聚。一旦脾胃失调，内湿留滞，外来之暑湿、湿热病邪与脾胃内湿"同类相召"而侵入人体，发为本病。初起遏阻卫气，卫阳被遏，卫气不得宣泄，故见发热恶寒；湿热客于肌腠，故身痛不适；湿阻中焦，气机升降不畅，故纳呆疲乏等。继而湿热郁阻少阳，枢机不利，则可见寒热往来、脘痞心烦等。湿热蕴蒸气分不解，可见持续发热不退。湿热弥漫三焦，上蒸头面，蒙蔽清窍，则见面赤、耳聋；阻于中焦，气机升降失调，故脘腹痞闷而不甚渴饮；蕴结下焦，小肠泌别失职，大肠传导失司，则小便短赤而大便溏臭。若湿邪化热化火，亦可入侵营血分，出现烦躁、出血等症；或者邪热内闭心包而见神昏谵妄，甚则昏迷不醒；热盛动风亦可出现抽搐等症。

【西医病因病理】

病原体从恙螨幼虫叮咬处侵入人体，先在叮咬局部组织细胞内繁殖，引起局部的皮肤损害，继而直接或经淋巴系统进入血流，形成恙虫病东方体血症。恙虫病东方体死亡后所释放的毒素是引起全身毒血症状和多脏器病变的主要因素。

本病的基本病理变化为全身小血管炎、血管周围炎及单核巨噬细胞增生。被恙螨叮咬的局部皮肤先有充血、水肿，形成小丘疹，继成小水疱，水疱中央坏死、出血，形成圆形或椭圆形的黑色痂皮，称为焦痂。痂皮脱落可呈溃疡。焦痂或溃疡附近的淋巴结显著肿大，并可伴全身淋巴结肿大。肝脾因充血及单核巨噬细胞增生而肿大，可出现局灶性或弥漫性心肌炎、出血性肺炎、间质性肾炎及淋巴细胞性脑膜炎等。

【临床表现】

潜伏期 4 ~ 21 天，常为 10 ~ 14 天。一般无前驱症状，起病急骤，体温迅速上升，1 ~ 2 天内达 39 ~ 41℃，多呈弛张热型，亦可呈持续热型或不规则热型，持续 1 ~ 3 周。常伴有寒战、剧烈头痛、全身酸痛、疲乏、嗜睡、食欲下降、恶心、呕吐等，体征可有面及颈胸部潮红、结膜充血、焦痂或溃疡、淋巴结肿大、皮疹、肝脾肿大等。病程进入第 2 周后，病情常加重，可出现神经系统、心血管系统、呼吸系统的症状。少数患者可有广泛的出血现象，如鼻出血、胃肠道出血等。危重病例呈严重的多器官损害，出现心、肝、肾衰竭及循环衰竭，还可发生弥散性血管内凝血。第 3 周后，患者体温渐降至正常，症状减轻至消失，并逐渐康复。但如未及时得到有效的病原治疗，部分患者可病重死亡。落虫病具有一些特征性体征，对于诊断有重要价值，分述如下：

一、焦痂与溃疡

焦痂与溃疡为本病之特征，对临床诊断最具意义，可见于 70% 以上的患者。焦痂呈圆形或椭圆形，大小不等，直径可为 2 ~ 15mm，多为 4 ~ 10mm。其边缘突起，如堤围状，周围有红晕，如无继发感染，则不痛不痒，也无渗液。痂皮脱落后即成溃疡，其基底部为淡红色肉芽创面，起初常有血清样渗出液，而后逐渐减少，形成一个光洁的凹陷面，偶有继发性化脓现象。多数患者仅有 1 个焦痂或溃疡，偶见 2 ~ 3 个，亦有多至 11 个的报道。焦痂可见于体表任何部位，但由于恙螨幼虫喜好叮咬人体湿润气味较浓以及被压迫的部位，故焦痂多见于腋窝、外生殖器、腹股沟、会阴、肛周和腰背等处。患者发病时通常已有焦痂，因此体查时应细致，以免遗漏。

二、淋巴结肿大

焦痂附近的局部淋巴结常明显肿大（可借此寻找焦痂），大者如核桃，小者如蚕豆，可移动，常伴疼痛和压痛，不化脓，多见于腹股沟、腋下、耳后等处，消退较慢，在疾病的恢复期仍可扪及。全身浅表淋巴结常轻度肿大。

三、皮疹

皮疹多出现于病程的第 4 ~ 6 天，少数病例可于发病时即出现，或迟至第 14 天才出现。发生率各地报道差别较大（35% ~ 100%），可能与就诊时病期不同及病情轻重程度不同有关。皮疹常为暗红色充血性斑丘疹，少数呈出血性，不痒，大小不一，直径为 2 ~ 5mm，压之不退色，多散在分布于躯干和四肢，面部少见，手掌和脚底部更少，极少数可融合成麻疹样皮疹。皮疹持续 3 ~ 7 天后消退，不脱屑，可遗留少许色素沉着。有些患者于病程第 7 ~ 10 天可在口腔软硬及颊部黏膜上发现黏膜疹或出血点。

四、肝脾肿大

肝大占10% ~ 30%，脾大占30% ~ 50%，质软，表面平滑，可有轻微触痛。

【实验室检查】

一、血象

周围血白细胞数多减少或正常，重型患者或有并发症时可增多，分类常有中性粒细胞核左移、淋巴细胞数相对增多。

二、血清学检查

1. 变形杆菌 OX 凝集试验（外斐反应）

患者血清中的特异性抗体能与变形杆菌 OX_k 抗原起凝集反应，为诊断提供依据。外斐反应最早可于发病第 4 日出现阳性，到病程第 1 周末约 30% 阳性，第 2 周末约为 75%，第 3 周可达 90% 左右，效价自 1∶160 ~ 1∶1280 不等。第 4 周阳性率开始下降，至第 8 ~ 9 周多转为阴性。效价在 1∶160 或以上有诊断意义。若在病程中隔周进行检查，如效价升高 4 倍以上，则诊断意义更大。本试验的特异性较低，其他疾病如钩端螺旋体病也可出现阳性。

2. 补体结合试验

阳性率较高，特异性较强。补体结合抗体在体内的持续时间可达 5 年左右，最好选用当地流行株做抗原或采用多价抗原，这样可提高检测的阳性率。

3. 免疫荧光试验

用间接免疫荧光试验检测血清中特异性抗体 IgM 或 IgG，在病程的第 1 周末开始出现阳性，第 2 ~ 3 周末达高峰，2 个月后效价逐渐下降，但可持续数年。

4. 斑点免疫测定（dotimmunoassay）

用于检测患者血清中的特异性 lgM 或 IgG 抗体，其中特异性 IgM 抗体的检测有早期诊断价值。该法敏感性高，特异性强，可区分各种血清型。

5. 酶联免疫吸附试验（ELISA）与酶免疫测定（EIA）

可做各种血清型恙虫病东方体的特性 lgM 或 IgG 抗体检测，敏感度和特异性与斑点免疫测定相仿，亦可用于血清分型，但操作更简便。

三、病原学检查

1. 病原体分离

可采用动物实验、鸡胚卵黄囊接种或 Hela 细胞培养等方法分离恙虫病东方体。

2. 生物学检查

采用 PCR 技术可检测细胞、血液等标本中的恙虫病东方体基因，具有敏感度高、特异性强的特点，对于本病诊断及血清型的鉴定有一定价值。

【诊断与鉴别诊断】

一、诊断要点

1. 流行病学资料

注意流行季节、疫区居住史及职业等。发病前 3 周内曾否到过流行区，有无户外工作、露天野营或在林地草丛上坐卧休息等。

2. 临床表现

急性起病，有发热、寒战、焦痂或特异性溃疡、淋巴结肿痛、皮疹、肝脾肿大等表现，发现焦痂或特异性溃疡对诊断有重要意义。

3. 实验室检查

外斐反应阳性有辅助诊断价值，必要时进行动物接种分离病原体。

二、鉴别诊断

应与伤寒、斑疹伤寒、炭疽、腺鼠疫、钩端螺旋体病等相鉴别。

1. 伤寒

起病徐缓，表情淡漠，有少数玫瑰疹，无焦痂溃疡，血培养有伤寒杆菌生长，肥达氏反应阳性，外斐反应阴性。

2. 斑疹伤寒

多见于冬春季节，无焦痂和局部淋巴结肿大，外斐反应 OX_{19} 阳性，OX_k 阴性，普氏或摩氏立克次体为抗原作补体结合试验阳性。

3. 钩端螺旋体病

腓肠肌疼痛明显，无焦痂、溃疡及皮疹；血片中可找到钩端螺旋体；钩端螺旋体补体结合试验阳性和乳胶凝集试验阳性。

4. 皮肤炭疽

有牲畜接触史，病变多见于外露部位，毒血症状轻，无皮疹，血象白细胞总数多增高，取分泌物可查及炭疽杆菌，外斐氏反应阴性。

【中医辨治】

一、治疗原则

主要以抗生素和中医治疗，辅以对症治疗。本病治疗原则以祛湿清热为主，吴鞠通认为："徒清热则湿不退，徒祛湿则热愈炽。"在临床上，必须根据病机合理运用治法。若临床表现为湿重于热者，应以祛湿为主，兼以清热；若热重于湿者，应以清热为主，佐以祛湿；湿热并重者，则祛湿清热并举。湿热化燥化火、入心营者，治以清营泄热，清心开窍；热盛动风者，治以清热息风。

二、辨证论治

本病是感受暑湿或湿热病邪所致，辨证时应辨析湿与热之孰轻孰重。湿重于热者，多身热不扬，头重身痛，渴不引饮或口淡不渴，胸闷不饥，脘腹胀满，大便溏，小便浑浊不清，苔白腻或白滑；热重于湿者，多热势较高，汗出不解，头痛较剧或眩痛，口苦，渴不多饮，胸腹灼热，大便秘结或下利黏垢，小便短赤，苔黄厚腻等。

只有辨明湿与热轻重程度，方能确定化湿与清热方药的配伍原则。本病病变部位以气分为主，初起可遏阻卫气，则可见发热恶寒、头痛、纳呆、苔白腻等症；继则暑湿或湿热蕴蒸气分，可见邪郁少阳、湿热蕴蒸、弥漫三焦等证，若湿邪化热化火，亦可侵入营血分，出现热入心营、内闭心包、引动肝风等重证。

1. 温毒袭表证

[症状] 突然寒战，高热，全身不适，头痛，肌肉酸痛，面赤口干，苔黄腻，脉数。

[治法] 利湿解表，清热解毒。

[方药] 五味消毒饮合白虎汤加减。高热者，加石膏、知母；头痛者，加羌活、白芷。

2. 热入营血证

[症状] 持续高热，皮肤出疹生疮，神昏烦躁，谵语，苔黄而干，脉数。

[治法]清营凉血解毒。

[方药]犀角地黄汤合五味消毒饮加减。

3. 邪滞中焦证

[症状]发热，恶心呕吐，乏力，肌肉酸痛，纳差，舌红，苔黄厚腻，脉滑。

[治法]清热利湿。

[方药]三仁汤加减。发热者，加柴胡；肌肉痛者，加白芍。

4. 湿邪遏卫证

[症状]发热恶寒，头身疼痛，纳呆疲乏，胸闷咳嗽，舌边尖红，苔白腻，脉濡缓。

[治法]芳香化湿，透表清热。

[方药]三仁汤加减。

5. 邪郁少阳证

[症状]寒热往来，心烦口渴，脘痞，恶心呕吐，小便短赤，舌质红、苔黄腻，脉弦数。

[治法]清泄少阳，分消湿热。

[方药]蒿芩清胆汤加减。心烦者，加砂仁；脘痞者，加陈皮、茯苓。

6. 湿热蕴蒸证

[症状]发热口渴，胸闷腹胀，肢酸倦怠，咽喉肿痛，眼红流泪，皮疹，舌红、苔黄腻，脉滑数。

[治法]清热解毒，祛湿化浊。

[方药]甘露消毒丹加减。肢酸者，加藿香、佩兰；咽喉痛者，加连翘。

7. 湿热弥漫三焦证

[症状]身热持续不退，面赤，耳聋或重听，胸痞，咳嗽或咳痰带血，恶心呕吐，大便溏臭，小便短赤，舌红赤，苔黄腻，脉滑数。

[治法]清利湿热，宣通三焦。

[方药]三石汤加减。小便不利者，加滑石、薏苡仁。

8. 热入心营证

[症状]灼热烦躁，皮疹，剧烈头痛，时有谵妄，甚或昏迷，舌红绛、少苔，脉细数。

[治法]清营泄热，清心开窍。

[方药]清营汤加减。烦躁者，加莲子心；舌红者，加丹皮、赤芍。

9. 热盛动风证

[症状] 高热，四肢抽搐，甚则角弓反张，神志不清，或喉中痰壅，舌红赤、苔黄，脉弦数。

[治法] 清热解毒，息风定痉。

[方药] 羚角钩藤汤加减。高热者，加石膏、知母；角弓反张者，加地龙。

【西医治疗】

一、一般治疗

宜卧床休息，进食易于消化的食物，加强护理，注意口腔卫生，定时翻身。重症患者应加强观察，及时发现各种并发症和合并症，采取适当的治疗措施。高热可用冰敷、乙醇拭浴等物理降温，酌情使用解热药物，但慎用大量发汗的解热药。烦躁不安时可适量应用镇静药物。重症患者可给予糖皮质激素，以减轻毒血症状。

二、病原治疗

多西环素有特效，氯霉素（chloramphenicol）、四环素和红霉素对本病有良好疗效，用药后大多在1～3天内退热，口服困难者可静脉滴注给药。热退后剂量减半，再用7～10天，以防复发。四环素的剂量与氯霉素相同，但四环素对儿童的不良反应较多，宜慎用。

此外，罗红霉素（roxithromycin）、阿奇霉素（azithromycin）、诺氟沙星（norfloxacin）、甲氧苄啶（TMP）等，对本病亦有疗效。然而，青霉素类、头孢菌素类和氨基糖苷类抗生素对本病无治疗作用。

少数患者可出现复发，用相同的抗生素治疗同样有效。

【简方治疗经验与其他疗法】

一、验方

（1）白花蛇舌草20g，白茅根30g，车前草30g，积雪草30g。水煎服，每日1剂。

（2）大青叶15g，积雪草15g，狗肝菜15g，白花蛇舌草30g。水煎服，每日1剂。

二、针灸疗法

（1）针刺：对高热、头痛、身痛者，取大椎、合谷、曲池等穴，用强刺激，每日 2 次；或十宣放血。

（2）穴位注射：对高热烦躁、四肢抽搐者，取双侧合谷、曲池，两侧各取一穴位，注射柴胡注射液、非那根注射液各 1mL。

【预防】

一、管理传染源

主要是灭鼠。应发动群众，采用各种灭鼠器械与药物相结合的综合措施灭鼠。

二、切断传播途径

铲除杂草、改造环境、消灭恙螨孳生地是最根本措施。流行区野外作业时，应铲除或焚烧住地周围 50 米以内的杂草，然后喷洒 1% ~ 2%敌敌畏，亦可用 40%乐果乳剂或 5% 马拉硫磷乳剂配成 1‰溶液以（20 ~ 25）mL/m^2 的程度喷洒地面。

三、保护易感人群

避免在溪边草地上坐卧，避免在杂草、灌木丛上晾晒衣服。在流行区野外军事训练、生产劳动、工作活动时，应扎紧袖口、领口及裤脚口，身体外露部位涂擦 5% 的邻苯二甲酸二甲酯（即避蚊剂）、邻苯二甲酸二苯酯、苯甲酸苄酯或硫化钾溶液，以防恙螨幼虫叮咬。回营区后及时沐浴、更衣，如发现恙螨幼虫叮咬，可立即用针挑去，涂以酒精或其他消毒剂。目前尚无可供使用的有效疫苗，进入重疫区的人员，可服强力霉素 0.1 ~ 0.2g 或氯霉素 1g，隔日 1 次，连用 4 周。

【预后】

病程第 3 周体温逐渐趋向正常，症状逐渐消失，1 ~ 2 周内可康复。并发心力衰竭者，须继续卧床休息数周。老年人、孕妇及有心血管疾病等慢性病者预后较差。

第十一章 动物源性传染疫病

第一节　流行性出血热

流行性出血热（epidemic hemorrhagic fever），又称流行性出血热（hemorrhagic fever with renal syndrome, HFRS），是由汉坦病毒（Hantan viruses）属的各型病毒引起的，以鼠类为主要传染源的一种自然疫源性疾病。本病的主要病理变化是全身性小血管和毛细血管广泛性损害，临床上以发热、低血压休克、充血出血和肾损害为主要表现。典型病例病程呈5期经过。本病广泛流行于亚欧等国，我国是该病的高发区。

本病属中医的“瘟疫”“疫疹”“伏气温病”等范畴。

【流行病学】

一、传染源

据国内外不完全统计，有170多种脊椎动物能自然感染汉坦病毒，我国发现53种动物携带本病毒，主要宿主动物是啮齿类动物，其他动物包括猫、猪、犬和兔等。在我国以黑线姬鼠、褐家鼠为主要宿主动物和传染源。林区则以大林姬鼠为主。由于流行性出血热患者早期的血液和尿液中携带病毒，虽然有接触后发病的个别病例报道，但人不是主要传染源。

二、传播途径

1. 呼吸道传播

鼠类携带病毒的排泄物（如尿、粪、唾液等）污染尘埃后形成气溶胶，能通过呼吸道而感染人体。

2. 消化道传播

进食被鼠类携带病毒的排泄物所污染的食物，可经口腔或胃肠道黏膜感染。

3. 接触传播

被鼠咬伤或破损伤口接触带病毒的鼠类排泄物或血液后亦可导致感染。

4. 垂直传播

孕妇感染本病后，病毒可以经胎盘感染胎儿，曾从感染流行性出血热孕妇的流产儿脏器中分离到汉坦病毒。

5. 虫媒传播

尽管我国从恙螨和柏次禽刺螨中分离到汉坦病毒，但其传播作用尚有待进一步证实。

三、人群易感性

人群对本病普遍易感，以男性青壮年为主。

四、流行特征

1. 地区性

主要分布在亚洲，其次为欧洲和非洲，美洲病例较少。我国疫情最重，除青海和新疆外，各地均有病例报告。目前我国的流行趋势是老疫区病例逐渐减少，新疫区则不断增加。

2. 季节性和周期性

本病虽四季均能发病，但有较明显的高峰季节，其中姬鼠传播者以11 ~ 1月份为高峰，5 ~ 7月份为小高峰；家鼠传播者以3 ~ 5月份为高峰；林区姬鼠传播者以夏季为流行高峰。本病非高峰季节发病较过去明显增多，并呈现出老疫区轻患者较多，新疫区重患者较多的特点。

本病发病率有一定周期性波动，以姬鼠为主要传染源的疫区，一般相隔数年有一次较大流行，以家鼠、黄鼠为传染源的疫区周期性尚不明确。实验用老鼠也有感染实验人员的疫情发生，不受季节的影响。

3. 人群分布

以男性青壮年农民和工人发病率较高，其他人群亦可发病。不同人群发病的多少与接触传染源的机会多少有关。

【中医病因病机】

邪毒由肌肤或口鼻侵入人体，伤及肺卫后发病。大体上按照卫气营血的传变规律而来，但也有自己的特色。一是传变迅速，该病往往在卫气分阶段时间较短，病情易于传变至营血的阶段。患者表现出一派热毒壅盛、血热妄行的表现；二是容易炼液为痰，痰火扰心，且容易上蒙清窍；三是伤津耗液严重；四是下焦受损严重，导致肾气统摄无权，尿液异常。

【西医病因病理】

一、发病机制

流行性出血热的发病机制至今仍未完全阐明，汉坦病毒进入人体后随血液到达全身，通过位于血小板、内皮细胞和巨噬细胞表面的 β_3 整合素介导进入血管内皮细胞内以及骨髓、肝、脾、肺、肾和淋巴结等组织，进一步增殖后再释放入血引起病毒血症。一方面病毒能直接破坏感染细胞功能和结构，另一方面病毒感染诱发人体的免疫应答和各种细胞因子的释放，导致机体组织损伤。由于汉坦病毒对人体呈泛嗜性感染，因而能引起多器官损害。

二、病理生理

1. 休克

本病病程的 3 ~ 7 天常出现低血压休克，称为原发性休克；少尿期以后发生的休克，称为继发性休克。原发性休克发生的原因主要是由于病毒及免疫反应广泛损伤全身小血管与毛细血管，加上血管活性物质的作用，导致血管扩张、血管通透性增加，血浆外渗使血容量下降。此外，由于血浆外渗使血液浓缩，血液黏稠度升高，促进 DIC 的发生，导致血液循环淤滞，血流受阻，因而使有效循环血量进一步降低。继发性休克的原因主要是大出血、继发感染和多尿期水与电解质补充不足，导致有效循环血量不足。

2. 出血

血管壁的损伤，血小板减少和功能异常，肝素类物质增加，DIC 导致的凝血机制异常，均可导致出血。

3. 急性肾衰竭

主要是由于有效循环血量减少、肾血流量不足，导致肾小球滤过率下降所致；肾素－血管紧张素增加、肾小球微血栓形成和抗原抗体复合物引起的基底膜损伤，也是肾小球滤过率下降的重要原因。肾小管变性坏死、肾间质出血、水肿压迫和肾小管腔被肾脱落细胞和蛋白凝块阻塞等可进一步加重少尿。

三、病理解剖

本病的基本病理改变为全身小血管和毛细血管广泛损害、血管内皮细胞肿胀变性，重者管壁可发生纤维蛋白样坏死和破裂崩解。内脏毛细血管高度扩张，充血淤血，管腔内可见血栓形成，引起各组织器官充血、出血、变性甚至坏死。上述病变在肾脏、腺垂体、肾上腺皮质、右心房内膜下和皮肤黏膜等部位尤为显著。各脏器和体腔都有不同程度的水肿和积液，以后腹膜、肺及其他组织疏松部最严重；少尿期可并发肺水肿和脑水肿。炎性细胞浸润以淋巴细胞、单核细胞和浆细胞为主，但不明显。

【临床表现】

潜伏期 4 ~ 46 天，一般为 7 ~ 14 天，以 2 周多见。典型病例病程中有发热期、低血压休克期、少尿期、多尿期和恢复期的五期经过，但非典型病例明显增加。如轻型病例可出现越期现象，而重症患者则可出现发热期、休克期和少尿期之间的互相重叠。

一、发热期

主要表现为发热、全身中毒症状、毛细血管损伤和肾损害。患者多起病急，畏寒，体温常在 39 ~ 40℃之间，热型以弛张型为多，少数呈稽留型或不规则型。热程多数为 3 ~ 7 天，少数达 10 天以上。一般体温越高，热程越长，则病情越重。少数患者起病时以低热、胃肠不适和呼吸道前驱症状开始。轻型患者热退后症状缓解，重症患者热退后反而加重。

全身中毒症状表现为全身酸痛、头痛、腰痛和眼眶痛。头痛、腰痛、眼眶痛一般称为“三痛”。头痛为脑血管扩张充血所致，腰痛与肾周围组织充血、水肿以及腹膜后水肿有关，眼眶痛是眼球周围组织水肿所致，重者可伴有眼压升高和视力模糊。多数患者可以出现胃肠中毒症状，如食欲减退、恶心、呕吐或腹痛、腹泻，腹痛剧烈者，腹部有压痛、反跳痛，易误诊为急腹症而手术。此类患者多为肠系膜局部极度充血和水肿所致。腹泻时可带黏液和血，易误诊为肠炎或痢疾。部分患者可出现嗜睡、烦躁、谵妄或抽搐等神经精神症状，此类患者多数发展为重型。

毛细血管损害征主要表现为充血、出血和渗出水肿征。皮肤充血潮红主要见于颜面、颈、胸部等部位，重者呈酒醉貌。黏膜充血见于眼结膜、软腭和咽部。皮肤出血多见于腋下及胸背部，常呈搔抓样、条索点状瘀点。黏膜出血常见于软腭，呈针尖样出血点，眼结膜呈片状出血。少数患者有鼻出血、咯血、黑便或血尿。如在病程 4 ~ 6 天，腰、臀部或注射部位出现大片瘀斑和腔道大出血可能为 DIC 所致，是重症表现。渗出水肿征主要表现在球结膜水肿，轻者眼球转动时球结膜有涟漪波，重者球结膜呈水泡样，甚至突出睑裂。部分患者出现眼睑和面部水肿，亦可出现腹水，一般渗出水肿越重，病情越重。

肾损害主要表现在蛋白尿和镜检可发现管型等。重症患者尿中可排出膜状物，镜检可见透明管型、颗粒管型或蜡样管型。

部分患者尤其是家鼠型 HFRS 疫区的患者，可出现黄疸、肝脾肿大和肝功能异常。

二、低血压休克期

一般发生于第 4 ~ 6 病日，迟者 8 ~ 9 病日出现。多数患者在发热末期或热退的同时出现血压下降，少数在热退后发生。轻型患者可不发生低血压或休克。本期持续时间，短者数小时，长者可达 6 天以上，一般为 1 ~ 3 天。其持续时间的长短与病情轻重、治疗措施是否及时和正确有关。一般血压开始下降时四肢尚温暖，当血容量继续下降则出现面色苍白、四肢厥冷、脉搏细弱或不能触及、尿量减少等。当大脑供血不足时，可出现烦躁、谵妄、神志恍惚。少数顽固性休克患者，由于长期组织血流灌注不良，而出现发绀，并促使 DIC，并发心、肝、脑、肺和肾等重要脏器衰竭或功能障碍，预后不良。低血压休克期多不超过 24 小时。一般认为休克出现越早，持续时间越长，病情越重。

三、少尿期

常继低血压休克期而出现，亦可与低血压休克期重叠或由发热期直接进入本期。与低血压休克期重叠的少尿应和肾前性少尿相鉴别。一般认为 24 小时尿量少于 400mL 为少尿，少于 50mL 为无尿，少数患者无明显少尿而存在氮质血症，称为无少尿型肾功能不全，这是肾小球受损而肾小管受损不严重所致。

少尿期一般发生于第 5 ~ 8 病日，持续时间短者 1 天，长者 10 余天，一般为 2 ~ 5 天。少尿期的主要表现为尿毒症、酸中毒和水、电解质紊乱，严重患者可出现高血容量综合征和肺水肿。临床表现为厌食、恶心、呕吐、腹胀和腹泻等，常有顽固性呃逆，可出现头晕、头痛、烦躁、嗜睡、谵妄，甚至昏迷和抽搐等症状。一些患者出血现象加重，表现为皮肤瘀斑增加、鼻出血、便血、呕吐、咯血、血尿或阴道出血，少数患者可出现颅内出血或其他内脏出血。酸中毒表现为呼吸增快或库氏深大呼吸。水钠潴留，使组织水肿加重，可出现腹水和高血容量综合征，后者表现为体表静脉充盈、收缩压增高、脉压增大而使脉搏洪大、面部胀满和心率增快。电解质紊乱主要表现为高血钾、低血钠和低血钙，少数亦可发生低血钾和高血镁，高血钾和低血钾均能引起心律失常，低血钠表现为头晕、倦怠。严重者可有视力模糊和脑水肿。低血钙可引起手足搐搦。本期病情轻重与少尿持续时间和氮质血症的高低相平行。

四、多尿期

此期为新生的肾小管重吸收功能尚未完善，加上尿素氮等潴留物质引起高渗性利尿作用，使尿量明显增加。多数患者少尿期后进入此期，少数患者可由发热期或低血压期转入此期。多尿期一般出现在病程第 9 ~ 14 天，持续时间短者 1 天，长者可达数月之久。根据尿量和氮质血症情况可分以下三期：

1. 移行期

每天尿量由 400mL 增至 2000mL，此期虽尿量增加，但血尿素氮（BUN）和肌酐等反而升高，症状加重，不少患者因并发症而死于此期，宜特别注意观察病情。

2. 多尿早期

每天尿量超过 2000mL，氮质血症未见改善，症状仍重。

3. 多尿后期

尿量每天超过 3000mL，并逐日增加，氮质血症逐步下降，精神食欲逐日好转，此期每天尿量可达 4000 ~ 8000mL，少数可达 15000mL 以上。此期若水和电解质补充不足或继发感染，可发生继发性休克，亦可发生低血钠、低血钾等症状。

五、恢复期

经多尿期后，尿量恢复为2000mL以下，精神食欲基本恢复，一般尚需1～3个月体力才能完全恢复。少数患者可遗留高血压、肾功能障碍、心肌劳损和垂体功能减退等症状。

临床分型：根据发热高低、中毒症状轻重和出血、休克、肾功能损害严重程度的不同，临床上可分为五型：①轻型：体温39℃以下，中毒症状轻，除出血点外无其他出血现象，肾损害轻，无休克和少尿；②中型：体温39～40℃，中毒症状较重，有明显球结膜水肿，病程中收缩压低于90mmHg或脉压小于30mmHg，有明显出血和少尿期，尿蛋白（+++）；③重型：体温高于40℃，中毒症状及渗出体征严重，可出现中毒性精神症状，并出现休克，有皮肤瘀斑和腔道出血，休克和肾损害严重，少尿持续5天以内或无尿2天以内；④危重型：在重型基础上并出现以下情况之一者：难治性休克；有重要脏器出血；少尿超出5天或无尿2天以上，BUN超出42.84mmol/L（120mg/dL）；出现心力衰竭、肺水肿；出现脑水肿、脑出血或脑疝等中枢神经合并症；严重继发感染；⑤非典型：发热38℃以下，皮肤黏膜可有散在出血点，尿蛋白（±），血、尿特异性抗原或抗体阳性者。

【实验室检查】

一、血常规

病程1～2天白细胞计数多属正常，第3病日后逐渐升高，可达（15～30）×10^9/L，少数重型患者可达（50～100）×10^9/L，早期中性粒细胞增多，核左移，有中毒颗粒，重症患者可见幼稚细胞呈类白血病反应。第4～5病日后，淋巴细胞增多，并出现较多的异型淋巴细胞。由于血浆外渗，血液浓缩，所以从发热后期开始至低血压休克期，血红蛋白和红细胞数均升高，血小板从第2病日起开始减少，并可见异型血小板。

二、尿常规

病程第2天可出现尿蛋白，第4～6病日尿蛋白常达（+++）～（++++），突然出现大量尿蛋白对诊断很有帮助。部分病例尿中出现膜状物，这是大量尿蛋白与红细胞和脱落上皮细胞相混合的凝聚物。镜检可见红细胞、白细胞和管型，此外尿沉渣中可发现巨大的融合细胞，这是汉坦病毒的包膜糖蛋白在酸性条件下引起泌尿系脱落细胞的融合，这些融合细胞中能检出汉坦病毒抗原。

三、血液生化检查

在低血压休克期（少数患者在发热后期）BUN 及肌酐开始升高，移行期末达高峰，多尿后期开始下降。发热期血气分析以呼吸性碱中毒多见，休克期和少尿期以代谢性酸中毒为主。血钠、氯、钙在本病各期中多数降低，而磷、镁等则增高。血钾在少尿期升高，但亦有少数患者少尿期仍出现低血钾。肝功能检查可见转氨酶升高、胆红素升高。

四、凝血功能检查

发热期开始血小板减少，其黏附、凝聚和释放功能降低，若出现 DIC，血小板常减少至 50×10^9/L 以下，DIC 的高凝期出现凝血时间缩短，消耗性低凝血期则纤维蛋白原降低，凝血酶原时间延长和凝血酶时间延长，进入纤溶亢进期则出现纤维蛋白降解物（FDP）升高。

五、免疫学检查

特异性抗体检测

在第2病日即能检出特异性IgM抗体，1:20为阳性。IgG抗体1:40为阳性，1 周后滴度上升 4 倍或以上有诊断价值。常用的检测方法有间接免疫荧光法和 IgM 抗体捕获 ELISA 法，近年已发展了胶体金技术用于汉坦病毒 IgM 和 IgG 抗体检测，据报道采用 IgM 捕获胶体金标记试纸条快速检测法 5 分钟即可判读结果，灵敏度与 ELISA 相当，但特异性略差。

细胞免疫方面，外周血淋巴细胞亚群 CD_4^+/CD_8^+ 比值下降或倒置。体液免疫方面，血清 IgM、IgG、IgA 和 IgE 普遍增高，总补体和分补体 C_3 和 C_4 下降，可检出特异性循环免疫复合物。

六、分子生物学方法

应用巢式 RT–PCR 方法可以检出汉坦病毒的 RNA，敏感性较高，具有诊断价值。

七、病毒分离

将发热期患者的血清、血细胞和尿液等接种 Vero-E6 细胞或 A549 细胞中可分离汉坦病毒。

八、其他检查

心电图可出现窦性心动过缓、传导阻滞等心律失常和心肌受损表现，此外高血钾时出现 T 波高尖，低血钾时出现 U 波等。部分患者眼压增高，若明显增高者常为重症。脑水肿患者可见视盘水肿。胸部 X 线片示约 30% 患者有肺水肿表现，约 20% 患者出现胸腔积液和胸膜反应。

【诊断与鉴别诊断】

一、诊断要点

①根据发病季节，病前 2 个月内进入疫区并有与鼠类或其他宿主动物接触史。②早期三种主要表现和病程的五期经过，前者为发热中毒症状，充血、出血、外渗征，肾损害。患者热退后症状反而加重。典型病例有发热期、低血压休克期、少尿期、多尿期和恢复期。不典型者可越期或前三期之间重叠。③实验室检查：血液浓缩、血红蛋白和红细胞增高、白细胞计数增高、血小板减少。大量出现尿蛋白和尿中带膜状物有助于诊断。血清、血细胞和尿中检出流行性出血热病毒抗原，以及血清中检出特异性 IgM 抗体可以明确诊断。特异性 IgG 抗体需双份血清效价升高 4 倍以上者才有诊断意义。RT-PCR 检测汉坦病毒的 RNA 有助于早期和非典型患者的诊断。

二、鉴别诊断

典型病例诊断并不困难，不典型病例应注意鉴别诊断。

（1）发热期应与上呼吸道感染 / 流行性感冒、流行性脑脊髓膜炎、流行性斑疹伤寒、伤寒、钩端螺旋体病、败血症等疾病鉴别。

（2）低血压休克期。应与急性中毒性菌痢、休克型肺炎等疾病鉴别。

（3）出血倾向严重者，应与急性白血病、过敏性紫癜、血小板减少性紫癜等进行鉴别。

（4）以肾损害为主症者，应与肾小球性肾炎、急性肾盂肾炎及其他原因的肾功能不全相鉴别。

（5）少数有剧烈腹痛伴明显腹膜刺激征者，应排除外科急腹症。

【中医辨治】

一、治疗原则

本病乃邪毒侵袭而致，解毒非常重要。早期以祛邪为主，中期治以扶正祛邪，后期以扶正为主。“善治者，治皮毛”“治未病”，重视先安未受邪之地，不必待邪气已到再祛邪；重视预防性治疗，见卫思气，治营虑血，从而达到截断病邪的目的，以扭转病势。

二、辨证论治

（一）发热期

1. 邪袭卫表证

[症状] 发热重，微恶寒，面红目赤，眼眶痛，关节疼痛。舌红苔薄黄或白，脉浮数。

[治法] 清热解毒，透表散邪。

[方药] 银翘散加减。腰痛，加知母、杜仲；目赤，加桑叶，菊花；斑疹隐隐，加生地黄、丹参等。

2. 邪入气分证

[症状] 壮热，多汗，口渴，全身酸痛，可见瘀点瘀斑，舌红，苔白或黄，脉洪大且数。

[治法] 清热解毒。

[方药] 白虎汤合银翘散加减。伴出血者，加生地黄、丹皮、紫草；腹痛者，加桃仁、当归等；大汗者，加麦冬、人参；痰壅盛于肺者，加瓜蒌。

3. 邪毒入血，气血两燔证

[症状] 发热，口渴，烦躁，衄血，吐血，黑便，舌红绛，苔黄燥，脉细数。

[治法] 清热凉血。

[方药] 清瘟败毒饮加减。热盛者，可口服牛黄解毒丸；神昏者，可含服安宫牛黄丸。

（二）低血压休克期

1. 热厥证

［症状］颈胸潮红，四肢厥冷，口唇发绀，烦躁不安，身现斑疹，舌红绛，苔黄，脉细无力或数。

［治法］清热凉血，益气养阴。

［方药］生脉散合清营汤加减。可用参麦注射液静滴，也可用丹参注射液加入平衡盐液中静滴。

2. 寒厥证

［症状］面色苍白，四肢厥冷，冷汗大出，烦躁不安，斑疹隐隐，舌淡，苔黄，脉微欲绝。

［治法］回阳救逆。

［方药］生脉散合参附汤加减。冷汗不止者，加龙骨、牡蛎。可用参麦注射液静滴，也可用丹参注射液加入平衡盐液中静滴。

（三）少尿期

1. 肾阴枯竭证

［症状］神昏谵语，斑疹多见，尿少尿闭，衄血便血，舌红，苔黄燥，脉细数或涩。

［治法］滋阴生津，凉血解毒。

［方药］犀角地黄汤合增液汤加减。出血甚者，加生地黄、赤芍、紫草等。另也可用灌肠法给药。

2. 阴虚热结证

［症状］尿少尿闭，腰痛，精神不振，大便秘结，舌红绛，苔黄燥，脉细数。

［治法］清热散结，滋阴利水。

［方药］导赤散合知柏地黄丸加减。尿少者加茯苓、猪苓、滑石；血尿者，加白茅根、灯心草、琥珀；肺热者，加地骨皮、桑白皮；便秘者，加大黄；痰多者，加天竺黄、瓜蒌。

（四）多尿期

［症状］体倦乏力，多尿，恶心，舌红，苔白，脉大。

［治法］益气生津。

［方药］左归丸合生脉散加减。

（五）恢复期

［症状］口干，乏力，头昏，低热，舌微红，苔薄或少，脉弱。

［治法］益气生津。

［方药］竹叶石膏汤加减。低热者，加青蒿、鳖甲；畏寒者，加桂枝、黄芪；气血不足者，可考虑合用归脾丸。

【西医治疗】

本病治疗以综合疗法为主，早期应用抗病毒治疗，中晚期则针对病理生理进行对症治疗。“三早一就”仍然是本病治疗原则，即早发现、早期休息、早期治疗和就近治疗。治疗中要注意防治休克、肾衰竭和出血。

一、发热期

治疗原则：抗病毒、减轻外渗、改善中毒症状和预防 DIC。

1. 抗病毒

可早期给予利巴韦林（病毒唑），也可选用 α 干扰素。抗病毒治疗宜早期进行，最好在起病 3 ～ 5 天内用药；进入少尿期后病毒血症多已消退，抗病毒治疗为时已晚。

2. 减轻外渗

应早期卧床休息，为降低血管通透性可给予路丁、维生素 C 等，每天输注平衡盐溶液或葡萄糖盐水 1000mL 左右。高热、大汗或呕吐、腹泻者可适当增加。

3. 改善中毒症状

高热以物理降温为主，忌用强烈发汗退热药，以防大汗而进一步丧失血容量，中毒症状重者可给予地塞米松静脉滴注，呕吐频繁者给予甲氧氯普胺（灭吐灵）肌内注射。

4. 预防 DIC

适当给予低分子右旋糖酐或丹参注射液静脉滴注，以降低血液黏滞性。高热、中毒症状和渗出征严重者，应定期检查凝血时间，处于高凝状态时可给予小剂量肝素抗凝。

5. 一般治疗

卧床休息，给予营养丰富、易于消化的饮食。高热者可予物理降温，慎用退热药物。每日静脉补入 1000 ～ 1500mL 平衡盐和葡萄糖等液体，发热期末输液量可增至1500 ~ 2500mL/d，并及时根据体温、血压、尿量及血液浓缩情况予以调整。

二、低血压休克期

治疗原则：积极补充血容量、注意纠正酸中毒和改善微循环。

1. 补充血容量

宜早期、快速和适量，争取4小时内血压稳定。液体应晶胶结合，以平衡盐为主，切忌单纯输入葡萄糖液。平衡盐液所含电解质、酸碱度和渗透压与人体细胞外液相似。临床上对休克较重患者，常用双渗平衡盐液（即每升各种电解质含量加一倍）能达到快速补充血容量的目的。这是由于输入高渗液体后能使外渗于组织的体液回流血管内达到快速扩容作用。胶体溶液常用低分子右旋糖酐、甘露醇、血浆和白蛋白。10%低分子右旋糖酐每天输入量不宜超过1000mL，否则易引起出血。由于本期存在血液浓缩，因而不宜应用全血。补充血容量期间应密切观察血压变化，血压正常后输液仍需维持24小时以上。

2. 纠正酸中毒

主要用5%碳酸氢钠溶液，可根据二氧化碳结合力结果分次补充或每次60 ~ 100mL，根据病情每天给予1 ~ 4次，5%碳酸氢钠溶液渗透压为血浆的4倍，既能纠酸亦有扩容作用。

3. 血管活性药和肾上腺糖皮质激素的应用

经补液、纠酸后，血红蛋白已恢复正常，但血压仍不稳定者可应用血管活性药物如多巴胺100 ~ 200mg/L静脉滴注。山莨菪碱（654-2）具有扩张微血管、解除血管痉挛的作用，可酌情应用。也可同时用地塞米松10 ~ 20mg静脉滴注。

三、少尿期

治疗原则为“稳、促、导、透”，即稳定机体内环境、促进利尿、导泻和透析治疗。

1. 稳定内环境

由于部分患者少尿期与休克期重叠，因此少尿早期需与休克所致肾前性少尿相鉴别，若尿比重＞1.20，尿钠＜40mmol/L，尿素氮与血尿素氮之比＞10∶1，应考虑肾前性少尿。可输注电解质溶液，并观察尿量是否增加，亦可用20%甘露醇静脉注射，观察3小时，若尿量不超过100mL，则为肾实质损害所致少尿，此时宜严格控制输入量。每天补液量为前一天尿量和呕吐量再加500 ~ 700mL。纠正酸中毒应根据 CO_2CP 检测结果，用5%碳酸氢钠溶液纠正。减少蛋白分解，控制氮质血症，可给予高碳水化合物、高维生素和低蛋白饮食，不能进食者每天输入葡萄糖200 ~ 300g。必要时可加入适量胰岛素。

2. 促进利尿

本病少尿原因之一是肾间质水肿压迫肾小管，因此少尿初期可应用20%甘露醇静脉注射，以减轻肾间质水肿，用后若利尿效果明显者可重复应用1次，若效果不明显，应停止应用。常用利尿药物为呋塞米（速尿），可从小量开始，逐步加大剂量至100 ~ 300mg/次，静脉注射。效果不明显时可适当加大剂量，4 ~ 6小时重复一次。亦可应用血管扩张剂如酚妥拉明或山莨菪碱静脉滴注。

3. 透析疗法

可应用血液透析、持续性肾脏替代治疗（continuous renal replacement therapy，CRRT）或腹膜透析。透析疗法的适应证：少尿持续4天以上或无尿24小时以上，或出现下列情况者：①明显氮质血症，血BUN > 28.56mmol/L，有严重尿毒症表现者；②高分解状态，每天BUN升高 > 7.14mmol/L；③血钾 > 6mmol/L，心电图有高耸T波的高钾表现；④高血容量综合征经保守治疗无效，伴肺水肿、脑水肿及肠道大出血者，可与药物治疗同时进行。由于本病水肿主要由于血管损伤、血浆外渗所致，与慢性肾炎肾功能不全所致水肿机制不同。若在透析治疗中进行超滤，应注意超滤总量与超滤速度不宜过大过快，以免在透析过程中发生低血压。对于血压或血流动力学不稳定、心力衰竭或呼吸衰竭等不宜搬动的重危患者，CRRT应为首选。为避免和减少因透析时血液肝素化导致的出血，应尽量选用无肝素透析或应用小分子量肝素。

4. 导泻

为预防高血容量综合征和高血钾，可以进行导泻，但必须是无消化道出血者。常用甘露醇25g，亦可用50%硫酸镁40mL或大黄10 ~ 30g煎水，每天2 ~ 3次口服。

四、多尿期

治疗原则：移行期和多尿早期的治疗同少尿期，多尿后期主要是维持水和电解质平衡，防治继发感染。

1. 维持水与电解质平衡

给予半流质和含钾食物，水分补充以口服为主，不能进食者可以静脉注射。

2. 防治继发感染

由于免疫功能下降，易发生呼吸道和泌尿系感染，若发生感染应及时诊断和治疗，忌用对肾脏有毒性作用的抗生素。

五、恢复期

治疗原则为补充营养，逐步恢复工作，出院后应休息 1 ～ 2 个月，定期复查肾功能、血压和垂体功能，如有异常应及时治疗。

六、并发症治疗

1. 消化道出血

应注意病因治疗，如为 DIC 消耗性低凝血期，宜补充凝血因子和血小板。如为 DIC 纤溶亢进期，可应用 6– 氨基己酸或对羧基苄胺静脉滴注。肝素类物质增高所致出血，则用鱼精蛋白或甲苯胺蓝静脉注射。

2. 中枢神经系统并发症

出现抽搐时应用地西泮或戊巴比妥钠静脉注射，脑水肿或颅内出血所致颅内高压应用甘露醇静脉注射。

3. ARDS

可应用大剂量肾上腺皮质激素地塞米松 20 ～ 30mg 每 8 小时 1 次静脉注射，此外应限制入水量和进行高频通气，或用呼吸机进行人工终末正压呼吸。

4. 心力衰竭、肺水肿

应控制输液或停止输液，并用强心药毛花苷 C、镇静药地西泮及扩张血管和利尿药物，还可进行导泻或透析治疗。

5. 自发性肾破裂

进行手术缝合。

【简方治疗经验与其他疗法】

一、单方验方疗法

（1）大黄、芒硝各 60 克。水煎去渣，每日 1 剂，分 4 ～ 6 次服。同时用上述剂量，水煎去渣，保留灌肠。适用于流行性出血热少尿或无尿期。

（2）熟地黄、山药各 30 克，益智、桑螵蛸各 15 克，乌药 10 克。水浓煎至 300mL，每日 1 剂，分 2 次服。适用于流行性出血热多尿期。

二、针灸疗法

1. 针刺疗法

发热期刺耳穴肾上腺、皮质下、肾穴；低血压期刺耳穴心、肾、肾上腺穴，针刺腧穴涌泉、内关、足三里、人中、合谷；少尿期刺耳穴，交感、内分泌穴；多尿期刺耳穴，肾、膀胱、内分泌穴。

2. 耳穴压豆法

选穴同针刺疗法的耳穴。在选定的穴位上压置油菜籽或王不留行籽，用 0.5cm × 0.5cm 大小的胶布粘贴固定，并经常按压刺激压豆穴位。

【预防】

一、疫情监测

由于新疫区不断扩大，因此应做好鼠密度、鼠带病毒率、易感人群监测工作。

二、防鼠灭鼠

应用药物、机械等方法灭鼠，一般认为灭鼠后Ⅱ型病毒的发病率能较好地控制和下降。

三、作好食品卫生和个人卫生

防止鼠类排泄物污染食品，不用手接触鼠类及其排泄物，动物实验时要防止被实验鼠咬伤。

四、疫苗注射

目前我国研制的疫苗有沙鼠肾细胞灭活疫苗（Ⅰ型）、金地鼠肾细胞灭活疫苗（Ⅱ型）和乳鼠脑纯化汉坦病毒灭活疫苗（Ⅰ型），这些单价疫苗已在流行区使用，88% ~ 94% 能产生中和抗体，但持续 3 ~ 6 个月后明显下降，1 年后需加强注射。有发热、严重疾病和过敏者禁用。近年研制的由沙鼠肾原代细胞、金地鼠肾细胞和Vero-E6细胞制备的纯化精制双价（含Ⅰ型和Ⅱ型）也在应用中，不仅不良反应轻，且仅需注射2针即可取得良好的保护效果。其他的新型疫苗如减毒活疫苗、重组痘苗疫苗（VACV）、基因工程疫苗和DNA疗苗等国内外正在研究中。

第二节　狂犬病

狂犬病（rabies）是由狂犬病毒（rabies virus）引起的一种侵犯中枢神经系统为主的急性人兽共患传染病。狂犬病毒通常由病兽通过唾液以咬伤方式传给人。临床表现有狂躁型和麻痹型，狂躁型症状为特有的恐水、怕风、恐惧不安、咽肌痉挛、进行性瘫痪等，狂躁型因有典型的恐水症状又名恐水症（hydrophobia）。至今该病尚无特效药物治疗，一旦发病，病死率达100%。法国学者巴斯德在1885年发明了狂犬病减毒活疫苗并应用于该病的预防。

中医称本病为“疯狗病”“颠狗伤”等。

【流行病学】

一、传染源

带狂犬病毒的动物是本病的传染源，我国狂犬病的主要传染源是病犬，其次为猫、猪、牛、马等家畜。在发达国家地区由于对流浪狗控制及对家养狗的强制免疫，蝙蝠、浣熊、臭鼬、狼、狐狸等野生动物成为主要传染源。

一般来说，狂犬病患者不是传染源，不形成人与人之间的传染，因其唾液中所含病毒量较少。一些貌似健康的犬或其他动物的唾液中也可带病毒，也能传播狂犬病。

二、传播途径

病毒主要通过咬伤传播，也可由带病毒犬的唾液，经各种伤口和抓伤、舔伤的黏膜和皮肤入侵，少数可在宰杀病犬、剥皮、切割等过程中被感染。蝙蝠群居洞穴中的含病毒气溶胶也可经呼吸道传播。器官移植也可传播狂犬病。

三、人群易感性

人群普遍易感，兽医与动物饲养员尤其易感。人被病犬咬伤后发病率为

15% ~ 20%。被病兽咬伤后是否发病与下列因素有关：①咬伤部位：头、面、颈、手指处被咬伤后发病机会多；②咬伤的严重性：创口深而大者发病率高；③局部处理情况：咬伤后迅速彻底清洗者发病机会较少；④及时、全程、足量注射狂犬疫苗和免疫球蛋白者发病率低；⑤被咬伤者免疫功能低下或免疫缺陷者发病机会多。

【中医病因病机】

人被感染非时之气、五脏受毒的狂犬所咬而发病是狂犬病的病因。病毒侵入皮肤，由表及里，内攻脏腑，疯毒攻心，使人躁动、惊恐；肝脉拘急，项背强直；肺受邪则声音撕裂，呼吸麻痹；脾受之则肌肉松动，四肢瘫痪；最后导致五脏气绝而亡。

【西医病因病理】

狂犬病毒自皮肤或黏膜破损处入侵人体后，对神经组织有强大的亲和力，致病过程可分三阶段：①组织内病毒小量增殖期：病毒先在伤口附近的肌细胞小量增殖，在局部可停留 3 天或更久，然后入侵人体近处的末梢神经；②侵入中枢神经期：病毒以较快的速度沿神经的轴突向中枢神经作向心性扩展，至脊髓的背根神经节大量繁殖，入侵脊髓并很快到达脑部，主要侵犯脑干、小脑等处的神经细胞；③向各器官扩散期：病毒从中枢神经向周围神经扩散，侵入各器官组织，尤以唾液腺、舌部味蕾、嗅神经上皮等处病毒量较多。由于迷走、舌咽及舌下脑神经核受损，致吞咽肌及呼吸肌痉挛，出现恐水、吞咽和呼吸困难等症状。交感神经受累时出现唾液分泌和出汗增多。迷走神经节、交感神经节和心脏神经节受损时，可引起患者心血管功能紊乱或者猝死。

狂犬病毒侵犯神经系统的原因：病毒侵犯的神经细胞的凋亡被抑制，被病毒感染的细胞继续存活，病毒得以不断传递到下一个神经细胞。特异性免疫 T 细胞虽可进入中枢神经系统但被破坏，使抗病毒免疫不能有效控制病毒，因此病毒不断被传递到新的神经元，并沿脊髓传到中枢神经系统。

病理变化主要为急性弥漫性脑脊髓膜炎，以大脑基底面海马回和脑干部位（中脑、脑桥和延髓）及小脑损害最为明显。外观有充血、水肿、微小出血等。镜下脑实质有非特异的神经细胞变性与炎性细胞浸润。具有特征性的病变是嗜酸性包涵体，称内基小体，为狂犬病毒的集落，最常见于海马以及小脑浦肯野细胞中。该小体位于细胞质内，呈圆形或椭圆形，直径 3 ~ 10μm，HE

染色后呈樱桃红色，具有诊断意义。

【临床表现】

潜伏期长短不一，大多在3个月内发病，潜伏期可长达10年以上，潜伏期长短与年龄、伤口部位、伤口深浅、入侵病毒数量和毒力等因素相关。典型临床经过分为3期。

一、前驱期

常有低热、倦怠、头痛、恶心、全身不适，继而恐惧不安，烦躁失眠，对声、光、风等刺激敏感而有喉头紧缩感。具有诊断意义的早期症状是在愈合的伤口及其神经支配区有痒、痛、麻及蚁走等异样感觉，发生于50% ~ 80%的病例。本期持续2 ~ 4天。

二、兴奋期

表现为高度兴奋、恐惧不安、恐水、恐风。体温常升高（38 ~ 40℃甚至超过40℃）。恐水为本病的特征，但不一定每例都有。典型患者虽渴极而不敢饮，见水、闻流水声、饮水，或仅提及饮水时均可引起咽喉肌严重痉挛。外界多种刺激，如风、光、声也可引起咽肌痉挛。常因声带痉挛伴声嘶、说话吐词不清，严重发作时可出现全身肌肉阵发性抽搐，因呼吸肌痉挛致呼吸困难和发绀。患者常出现流涎、多汗、心率快、血压增高等交感神经功能亢进表现。因同时有吞咽困难和过度流涎而出现“泡沫嘴”。患者神志多清晰，可出现精神失常、幻视、幻听等。本期大约1 ~ 3天。

三、麻痹期

患者肌肉痉挛停止，进入全身弛缓性瘫痪，患者由安静进入昏迷状态。最后因呼吸、循环衰竭死亡。该期持续时间较短，一般6 ~ 18小时。

本病全程一般不超过6天。除上述狂躁型表现外，尚有以脊髓或延髓受损为主的麻痹型（静型）。该型患者无兴奋期和典型的恐水表现，常见高热、头痛、呕吐、腱反射消失、肢体软弱无力，共济失调和大、小便失禁，呈横断性脊髓炎或上行性麻痹等症状，最终因全身弛缓性瘫痪死亡。

【实验室检查】

一、血、尿常规及脑脊液

外周血白细胞总数轻至中度增多，中性粒细胞一般占 80% 以上。尿常规可发现轻度蛋白尿，偶有透明管型。脑脊液压力稍增高，细胞数轻度增高，一般不超过 $200 \times 10^6/L$，以淋巴细胞为主，蛋白轻度增高，糖及氯化物正常。

二、病原学检查

1. 抗原检查

可取患者的脑脊液或唾液直接涂片、角膜印片或咬伤部位皮肤组织或脑组织通过免疫荧光法检测抗原，阳性率可达 98%。此外，还可使用快速狂犬病酶联免疫吸附法检测抗原。

2. 病毒分离

取患者的唾液、脑脊液、皮肤或脑组织进行细胞培养或用乳小白鼠接种法分离病毒。

3. 内基小体检查

动物或死者的脑组织做切片染色，镜检找内基小体阳性率 70% ~ 80%。

4. 核酸测定

取新鲜唾液和皮肤活检组织行 RT–PCR 法测定狂犬病毒 RNA。

5. 抗体检查

存活 1 周以上者做血清中和试验或补体结合试验检测抗体、效价上升者有诊断意义。此外，中和抗体还是评价疫苗免疫力的指标。国内多采用酶联免疫吸附试验（ELISA）检测血清中特异性抗体，该抗体仅在疾病晚期出现。

【诊断与鉴别诊断】

依据有被狂犬（或病兽）咬伤或抓伤史。出现典型症状如恐水、怕风、咽喉痉挛，或怕光、怕声、多汗、流涎和咬伤处出现麻木、感觉异常等，即可作出临床诊断。确诊有赖于检查病毒抗原，病毒核酸或尸检脑组织中的内基小体。

本病需与破伤风、病毒性脑膜脑炎、脊髓灰质炎等鉴别。

【中医辨治】

一、治疗原则

中医认为，疯犬毒气先着肌腠、经络，引起营卫不调，经脉瘀滞，然为时尚短，继而毒攻脏腑，致生变症。阻于经络，宜祛风通络解毒；毒邪入里，化痰生风，与肝风相引，宜化痰息风止痉；后期损伤阴液，虚风内动，宜养阴息风止痉；最后，五脏气绝，阴阳分离，宜回阳救逆。

二、辨证论治

1. 瘀毒阻络证

[症状] 头痛，项背强直，发热，畏寒，腹泻，四肢困重，表情怪异，流涎，舌淡，苔厚腻，脉浮紧。

[治法] 祛风解毒。

[方药] 羌活胜湿汤加减。腹胀严重者，可加黑白丑、大黄等。

2. 毒邪壅盛证

[症状] 发热，胸闷，怕水，怕风，咬牙，项背强直，甚至角弓反张，吞咽困难，手足挛急，心烦急躁，甚至昏厥，或谵语，苔黄腻，脉数紧。

[治法] 解毒，息风，缓痉。

[方药] 羚角钩藤汤或玉真散加减。狂乱者，可加麝香、雄黄；抽搐者，可加蜈蚣等虫类药。

3. 阴血亏虚证

[症状] 项背强直，抽搐，或瘫痪无力，舌红体瘦，脉细。

[治法] 滋阴养血，息风止痉。

[方药] 三甲复脉汤或大定风珠加减。

4. 阴阳离决证

[症状] 昏迷不语，气息微弱，脉微欲绝。

[治法] 回阳救逆。

[方药] 参附汤加减。

【西医治疗】

狂犬病发病后，以对症支持等综合治疗为主。

一、隔离患者

单室严格隔离患者，防止唾液污染，尽量保持患者安静，减少光、风、声等刺激。

二、对症治疗

包括加强监护，镇静，解除痉挛，给氧，必要时气管切开，纠正酸中毒，补液，维持水、电解质平衡，纠正心律失常，稳定血压，出现脑水肿时给予脱水剂等。

三、抗病毒治疗

临床曾应用干扰素、阿糖腺苷、大剂量人抗狂犬病免疫球蛋白治疗，均未获成功。还需进一步研究有效的抗病毒治疗药物。

【简方治疗经验与其他疗法】

一、单方验方疗法

（1）万年青根打烂，捣汁，灌服，每日数次。

（2）败毒散、紫竹根各 30g，羌活、独活、柴胡、前胡、川芎、黄芩、枳壳各 10g，桔梗、陈皮、薄荷、炙甘草各 8g。水煎服。

（3）万年青 40g，地骨皮 40g，马鞭草 25g。每日 1 剂，水煎服。服至大便出血。

（4）生大黄 15g，桃仁 7 粒，酒或酒水各半。共煎至 40mL，连渣服。轻者每日 1 剂，重者每日 2 剂，每剂分 2 次服。服药后大、小便排出粉红色水粪，一直服到大便清为止。

（5）蜈蚣 2 条，焙黄研末，烧酒少许调服。

二、外治法

（1）甘遂、甘草各等量，共为细末，加葱适量共捣和，外敷伤口。

（2）杏仁捣烂，敷伤口。

以上疗法皆需结合狂犬病疫苗或免疫球蛋白接种。

【预防】

一、管理传染源

以犬的管理为主。捕杀野犬，管理和免疫家犬，并实行进出口动物检疫等措施。病死动物应予焚毁或深埋处理。

二、伤口处理

应用20%肥皂水或0.1%苯扎溴铵（新洁尔灭）彻底冲洗伤口至少半小时，力求去除狗涎，挤出污血。彻底冲洗后用2%碘酒或75%酒精涂擦伤口，伤口一般不予缝合或包扎，以便排血引流。如有抗狂犬病免疫球蛋白或免疫血清，则应在伤口底部和周围行局部浸润注射。此外，尚需注意预防破伤风及细菌感染。

三、预防接种

1. 疫苗接种

可用于暴露后预防，也可用于暴露前预防。我国为狂犬病流行地区，凡被犬咬伤者，或被其他可疑动物咬伤、抓伤者，或医务人员的皮肤破损处被狂犬病患者唾液沾污时均需做暴露后预防接种。暴露前预防主要用于高危人群，即兽医、山洞探险者，从事狂犬病毒研究人员和动物管理人员。WHO推荐使用的疫苗有：①人二倍体细胞疫苗，价格昂贵；②原代细胞培养疫苗，包括地鼠肾细胞疫苗、狗肾细胞疫苗和鸡胚细胞疫苗等；③传代细胞系疫苗，包括Vero细胞（非洲绿猴肾传代细胞）疫苗和BHK细胞（baby hamster kidney cell，即幼仓鼠肾细胞）疫苗。

我国批准的有地鼠肾细胞疫苗、鸡胚细胞疫苗和Vero细胞疫苗。暴露前预防：接种3次，每次1mL，肌内注射，于0、7、28天进行；1 ~ 3年加强注射一次。暴露后预防：接种5次，每次2mL，肌内注射，于0、3、7、14和28天完成，如严重咬伤，可全程注射10针，于当天至第6天每天一针，随后于10、14、30、90天各注射一针。部分Vero细胞疫苗可应用2-1-1免疫程序：于0天在左右上臂三角肌肌内各注射1剂（共2剂），幼儿可在左右大腿前外侧区肌内各注射1剂（共2剂），7天、21天各注射本疫苗1剂，全程免疫共注射4剂，儿童用量相同。

对下列情形之一者，建议首剂狂犬病疫苗剂量加倍给予：①注射疫苗前 1 个月内注射过免疫球蛋白或抗血清者；②先天性或获得性免疫缺陷患者；③接受免疫抑制剂（包括抗疟疾药物）治疗的患者；④老年人及患慢性病者；⑤暴露后 48 小时或更长时间后才注射狂犬病疫苗的人员。

2. 免疫球蛋白注射

常用的制品有人抗狂犬病毒免疫球蛋白（human anti-rabies immunoglobulin，HRIG）和抗狂犬病马血清两种，以人抗狂犬病免疫球蛋白为佳。抗狂犬病马血清使用前应做皮肤过敏试验。

第三节　布鲁氏菌病

布鲁氏菌病（brucellosis）又称波状热，是布鲁氏菌（brucella）引起的自然疫源性疾病，临床上以长期发热、多汗、乏力、肌肉和关节疼痛、肝脾及淋巴结肿大为主要特点。

本病归属于中医学的“湿温”“湿痹”等范畴。

【流行病学】

一、传染源

目前已知有 60 多种家畜、家禽、野生动物是布鲁氏菌的宿主。与人类有关的传染源主要是羊、牛及猪，其次是犬、鹿、马、骆驼等。布鲁氏菌病首先在染菌动物间传播，造成带菌或发病，然后波及人类。

二、传染途径

1. 经皮肤及黏膜接触传染

直接接触病畜或其排泄物、阴道分泌物、娩出物；在饲养、挤奶、剪毛、屠宰以及加工皮、毛、肉等过程中没有注意防护，可经受损的皮肤或眼结膜感染；也可间接接触病畜污染的环境及物品而感染。

2. 经消化道传染

食用含菌的乳类、水和食物而受到感染。

3. 经呼吸道传染

病菌污染环境后形成气溶胶，可经呼吸道感染。

4. 其他

如苍蝇携带、蜱叮咬也可传播本病。人与人之间罕有传播。

三、人群易感性

人群普遍易感，病后可获较强免疫力。因不同种布鲁氏菌之间存在交叉免疫，因此再次感染者很少。疫区居民可因隐性感染而获免疫。

四、流行特征

该病为全球性疾病，来自100多个国家每年上报WHO的布鲁氏菌病超过50万例，实际发病数远高于上报数。我国于20世纪60年代到70年代曾进行大规模的动物布鲁氏菌感染防治，使发病率显著降低，但自20世纪90年代中期起疫情持续快速上升，布鲁氏菌病成为报告发病率上升速度最快的传染病之一。2016年报告47139例，主要流行于西北、东北、青藏高原及内蒙古等牧区。变化趋势体现为由牧区向半牧半农区甚至农区转变，聚集暴发向散在发病转变。每年该病高峰位于春夏之间，与动物产仔季节有关。我国以牛种菌和羊种菌为主要的病原体。

【中医病因病机】

本病的病因是人体外感湿热毒邪，病邪由表及里，深入中焦，潜入血液，随血遍布全身。若热毒壅盛，则可导致患者阴液亏虚，发热烦渴；湿为盛者，则头痛身重，四肢酸痛。湿热浸淫，则导致患者多汗；病程一久，易导致气阴两虚，则气短，乏力，体倦。湿热郁阻关节，则致关节舒展不利，疼痛。如兼加外邪，可导致各类痹证。病机早期在于湿热毒盛，晚期主要是气血亏虚，导致风湿痹阻。本病的病位主要在肝、脾、胃。

【西医病因病理】

本病的发病机制较为复杂，细菌、毒素以及变态反应均不同程度地参与疾病的发生和发展过程。

布鲁氏菌自皮肤或黏膜侵入人体，随淋巴液到达淋巴结，细菌在细胞内生长繁殖，形成局部原发病灶。细菌在吞噬细胞内大量繁殖，导致吞噬细胞破裂，随之大量细菌进入淋巴液和血液循环形成菌血症。在血液里细菌又被血流中的单核细胞吞噬，并随血流带至全身，在肝、脾、淋巴结、骨髓等处的单核－吞噬细胞系统内繁殖，形成多发性病灶。在机体各因素的作用下，病原菌释放出内毒素及菌体其他成分，可造成临床上的菌血症、毒血症和败血症。内毒素在病理损伤、临床症状方面起着重要作用。机体免疫功能正常，通过细胞免疫及体液免疫清除病菌而获痊愈。如果免疫功能不健全，或感染的菌量大、毒力强，则部分细菌被吞噬细胞吞噬带入各组织器官形成新感染灶，感染灶的细菌生长繁殖再次入血，导致疾病复发，如此反复成为慢性感染。此外，变态反应可引起病理损伤。

本病的病理变化极为广泛，几乎所有组织器官均可被侵犯，其中以单核－吞噬细胞系统最为常见。在急性期常有弥漫性细胞增生，慢性期则可出现由上皮细胞、巨噬细胞、浆细胞及淋巴细胞组成的肉芽肿。其他如心血管系统、运动系统、生殖系统、神经系统等均常有轻重不等的病变。

【临床表现】

潜伏期一般 1 ～ 3 周，平均 2 周，也可长至数月甚至 1 年以上。临床上可分为急性感染和慢性感染，病程 6 个月以内为急性感染，超过 6 个月则为慢性感染。

一、急性感染

多缓慢起病，主要症状为发热、多汗、乏力、肌肉和关节疼痛、睾丸肿痛等。发热多为不规则热，仅 5% ～ 20% 出现典型波状热。波状热热型特点为：发热 2 ～ 3 周后，间歇数天至 2 周，发热再起，反复多次，故本病又曾被称为“波状热”。多汗亦为本病突出的症状之一，常于夜间或凌晨热退时大汗淋漓。几乎全部病例都有乏力症状。肌肉和关节痛常较剧烈，为全身肌肉和多发性、游走性大关节疼痛，也可表现为滑膜炎、腱鞘炎、关节周围炎。部分患者脊柱受累，腰椎为主，主要表现为腰痛。另外，布鲁氏菌病可累及泌尿生殖系统，男性表现为睾丸炎及附睾炎，女性可为卵巢炎。睾丸肿痛具特征性，占男性患者的 20% ～ 40%，多为单侧。肝、脾、淋巴结肿大常见。其他尚可有头痛、神经痛、皮疹等。

二、慢性感染

可由急性期发展而来，也可无急性期病史而直接表现为慢性。本期表现更是多种多样，基本上可分两类：一类是全身性非特异性症状，类似神经症和慢性疲劳综合征；另一类是器质性损害，其中以骨骼－肌肉系统最为常见，如大关节损害、肌腱挛缩等。神经系统病变也较常见，如周围神经炎、脑膜炎等。泌尿生殖系统病变也可见到，如睾丸炎、附睾炎、卵巢炎等。此外，布鲁氏菌病可以局限在几乎所有的器官，最常局限在骨、关节以及中枢神经系统，表现为相应临床症状和体征，如脊柱炎、肝脓肿、脾脓肿、肺炎、肾小球肾炎、胸膜炎等均有报道，胸腔积液的改变类似结核性胸膜炎。

【实验室检查】

一、外周血象

白细胞计数正常或偏低。淋巴细胞相对或绝对增加，可出现少数异型淋巴细胞。红细胞沉降率在急性期加快，慢性期则正常或偏高，持续增高提示有活动性。

二、病原学检查

取血液、骨髓、组织、脑脊液等做细菌培养，急性期培养阳性率高。

三、免疫学检查

1. 平板凝集试验

虎红平板（RBPT）或平板凝集试验（PAT）结果为阳性，用于初筛。

2. 试管凝集试验（SAT）

滴度为 1∶100（++）及以上；或病程 1 年以上滴度 1∶50（++）及以上；或半年内有布鲁氏菌疫苗接种史，滴度达 1∶100（++）及以上者。

3. 补体结合试验（CFT）

滴度 1∶10（++）及以上。

4. 布鲁氏菌病抗－人免疫球蛋白试验（Coomb）

滴度 1∶400（++）及以上。

5. 酶联免疫吸附试验（ELISA）

1∶320 为阳性，可分别定量检测特异性 IgG、IgM 和 IgA 型抗体水平，灵敏性和特异性均较好。

四、特殊检查

并发骨关节损害者可行X线、CT、MRI等影像学检查。有心脏损害可查心电图和心肌酶。有肝损伤做肝功能检查。对于肿大的淋巴结必要时可做淋巴结活检。有脑膜或脑实质病变者可做脑脊液及脑电图检查。脑膜炎时脑脊液的变化类似结核性脑膜炎：脑脊液中淋巴细胞增多，蛋白质增多，葡萄糖轻度减少，细菌培养及抗体检测均可出现阳性。

【诊断与鉴别诊断】

一、诊断要点

急性感染可通过流行病学史、临床表现和实验室检查诊断：①流行病学接触史：有传染源密切接触史或疫区生活接触史；②具有该病临床症状和体征并排除其他疑似疾病；③实验室检查：病原分离、试管凝集试验、ELISA等检查阳性。凡具备①②项和第③项中的任何一项检查阳性即可确诊为布鲁氏菌病。慢性感染者和局灶性感染者诊断有时相当困难，获得细菌培养结果最为可靠。

二、鉴别诊断

本病急性感染应与长期发热性疾病进行鉴别，特别是同时有多汗、关节疼痛、肝脾肿大者，如伤寒、结核、类风湿关节炎、淋巴瘤、胶原病等。慢性感染则需与慢性骨关节病、神经症、慢性疲劳综合征等进行鉴别。

【中医辨治】

一、治疗原则

急性期治疗以清热化湿解毒为主，慢性期治疗以益气养血、活血通络为主。

二、辨证论治

1. 湿热蕴结证

[症状]患者发热，午后为甚，汗多，纳差，关节疼痛，苔腻，脉濡。

[治法]清热利湿解毒。

[方药]甘露消毒丹加减。热盛者，可加金银花、黄连；湿甚者，可加厚

朴、泽泻等。

2. 湿热伤营证

［症状］反复发热，肝脾肿大，睾丸疼痛，烦躁，汗出，苔黄腻，脉数。

［治法］清热解毒。

［方药］清营汤合用三仁汤。热盛者，加紫花地丁、野菊花、天葵子；出血者，加大小蓟、紫草等。

3. 正虚邪恋证

［症状］体倦乏力，精神不振，心烦，夜寐不安，纳呆，苔白腻，脉沉细。

［治法］益气安神，养血除邪。

［方药］人参养荣汤加减。

4. 正气亏虚，关节痹阻证

［症状］关节疼痛，甚至畸形，体倦乏力，口干，纳呆，舌淡苔腻，脉沉或涩。

［治法］通经活血，消风祛湿。

［方药］独活寄生汤加减。寒痹者，加川乌、桂枝；风痹者，加威灵仙、防己；关节畸形者，加地龙等。

【西医治疗】

一、急性感染

（一）对症和一般治疗

注意休息，在补充营养的基础上，给予对症治疗。高热者可用物理方法降温，持续不退者可用退热剂；合并睾丸炎者，可短期加用小剂量糖皮质激素；合并脑膜炎者需给予脱水治疗。

（二）病原治疗

应选择能进入细胞内的抗菌药物，并且治疗原则为早期、联合、规律、适量、全程，必要时延长疗程，防止复发和慢性化，减少并发症的发生。

（1）成人及 8 岁以上儿童：WHO 首选多西环素（又称强力霉素）联合利福平，或多西环素联合链霉素。如果不能使用上述药物或效果不佳，可采用多西环素联合复方新诺明或利福平联合氟喹诺酮类药物。

（2）8 岁以下儿童：可采用利福平联合复方新诺明治疗，也可采用利福平联合氨基糖苷类药物治疗。

（3）孕妇：可采用利福平联合复方新诺明治疗。如果在妊娠 12 周内发生布鲁氏菌病，可选用三代头孢菌素类药物联合复方新诺明治疗，可减少妊娠中断的发生；药物治疗对孕妇存有潜在的危险，应权衡利弊使用。

（4）并发症：存在合并症者，一般可考虑应用三联或三联以上药物治疗，并需适当延长疗程。合并中枢神经系统并发症，需采用易于透过血－脑屏障的药物，可应用多西环素、利福平联合复方新诺明或头孢曲松；合并心内膜炎，也可采用上述治疗方案，但常需同时采取瓣膜置换术，疗程也应适当延长；合并脊柱炎，可采用多西环素、利福平联合链霉素（2 ~ 3 周）或庆大霉素（1 周），总疗程至少 3 个月或以上，必要时外科手术治疗。

二、慢性感染

治疗较为复杂，包括病原治疗、脱敏治疗及对症治疗。

【简方治疗经验与其他疗法】

一、单方验方疗法

穿山龙 2mL（含生药 1g），每日肌肉注射 1 次，15 次 1 疗程。

雄黄 30g，研为细末，大蒜 60 瓣捣成泥状，作成 60 丸，每日 3 次，每次 1 丸，连服 20 天为 1 疗程。

二、针灸疗法

（1）毫针疗法：取穴大椎、足三里、合谷、风门。邪在卫分，加曲池、内关、太冲；邪在气分，加三阴交、气海、中脘；肘关节疼痛，加曲池、手三里、尺泽；指关节疼痛，加外关、八邪；髋关节疼痛，加秩边、环跳；膝关节疼痛，加膝眼、阳陵泉等；并发睾丸炎，加三阴交、行间、侠溪等。毫针刺，均用泻法，留针 15 分钟。

（2）电针疗法：取穴大椎、足三里、合谷、风门。用毫针刺入得气后，接通电针仪，行中强刺激，通电 15 ~ 20 分钟，每日 1 次。

（3）穴位注射疗法：取穴足三里、曲池。用黄连素、奴夫卡因注射液每穴注入 3mL，均双侧取穴。每日选用 1 穴，4 个穴轮换，8 天为 1 疗程，间隔 3 ~ 5 天再进行第 2 疗程。

【预防】

对疫区的传染源进行检疫，治疗或捕杀病畜，加强畜产品的消毒和卫生监督，做好高危职业人群的劳动防护和菌苗接种。对流行区家畜普遍进行菌苗接种可防止本病流行。必要时可用药物预防。

第四节　鼠　疫

鼠疫（plague）是鼠疫耶尔森菌（Yersinia pestis）引起的烈性传染病，主要流行于鼠类、旱獭及其他啮齿动物，属于自然疫源性疾病。临床主要表现为高热、淋巴结肿痛、出血倾向、肺部特殊炎症等。人间主要通过带菌的鼠蚤为媒介，经人的皮肤传入引起腺鼠疫；经呼吸道传入发生肺鼠疫，均可发展为败血症。传染性强，病死率高，属国际检疫传染病和我国法定的甲类传染病。我国有 12 种类型鼠疫自然疫源地，分布于 19 个省区，近十年人间鼠疫病例数逐年增多，以腺鼠疫为主，需引起高度重视。

中医也称该病为鼠疫。

【流行病学】

一、传染源

鼠疫为典型的自然疫源性疾病，自然感染鼠疫的动物都可作为鼠疫的传染源，主要是鼠类和其他啮齿动物。黄鼠属和旱獭属为主要储存宿主。褐家鼠、黄胸鼠是次要储存宿主，但却是人间鼠疫的主要传染源。其他如猫、羊、兔、骆驼、狼、狐等也可能成为传染源。

各型患者均为传染源，以肺型鼠疫最为重要。败血症型鼠疫早期的血液有传染性。腺鼠疫仅在脓肿破溃后或被蚤叮咬时才起传染源作用。

二、传染途径

1. 动物和人间鼠疫的传播

主要以鼠蚤为媒介，构成“啮齿动物 – 鼠蚤 – 人”的传播方式。鼠蚤叮咬是主要传播途径。

2. 经皮肤传播

少数可因直接接触患者的痰液、脓液或病兽的皮、血、肉经破损皮肤或黏膜受染。

3. 呼吸道飞沫传播

肺鼠疫患者痰中的鼠疫耶尔森菌可借飞沫构成人－人之间的传播，造成人间的大流行。

三、人群易感性

人群对鼠疫普遍易感，无性别年龄差别，存在一定数量的隐性感染。病后可获持久免疫力。预防接种可获一定免疫力，可降低易感性。

四、流行特征

1. 流行情况

人间鼠疫耶尔森菌感染以非洲、亚洲、美洲发病最多。亚洲主要在越南、尼泊尔、缅甸、印度、俄罗斯和蒙古有流行或病例发生。我国近年有 19 个省区发生鼠疫疫情，发病最多的是滇西黄胸鼠疫源地和青藏高原喜马拉雅旱獭疫源地。

2. 流行性

本病多由疫区通过交通工具向外传播，形成外源性鼠疫，引起流行。

3. 人间鼠疫与鼠间鼠疫的关系

人间鼠疫流行，均发生于动物间鼠疫之后。人间鼠疫多由野鼠传至家鼠，由家鼠传染于人引起。

4. 季节性

与鼠类活动和鼠蚤繁殖情况有关。人间鼠疫多在 6 ~ 9 月份流行。肺鼠疫多在 10 月份以后流行。

5. 隐性感染

职业感染性差异与接触传染源的机会和频次有关。

【中医病因病机】

疫毒从肌肤或肺卫侵入人体，正邪剧烈相争，故可见患者在发病早期可有高热、寒战等症状。随着病情的进一步发展，疫毒进一步侵入体内，并循经走行，故可见患者有身起疫核的表现，并不能活动而且疼痛剧烈。若邪毒瘀积在腹股沟处并溃破成脓，即现代医学之腺鼠疫；邪毒伤及肺经，患者咳嗽气促、咳血痰，即“肺型鼠疫”。若正退邪进，邪毒深陷，则可见神昏等一派疫毒蒙蔽心包之症。若抢救不及时则很快死亡。

【西医病因病理】

鼠疫耶尔森菌经皮肤侵入后，首先在局部被中性粒细胞和单核–巨噬细胞吞噬，迅速经由淋巴管至局部淋巴结繁殖，引起原发性淋巴结炎（腺鼠疫）。鼠疫耶尔森菌的组织破坏性和抗吞噬作用使其易进入血液循环，形成败血症。鼠疫耶尔森菌可经血液循环进入肺组织，引起“继发性肺鼠疫”。由呼吸道排出的鼠疫耶尔森菌通过飞沫传入他人体内，则引起“原发性肺鼠疫”。不同于大多数细菌，鼠疫杆菌通过一系列逃避天然免疫系统成分的作用而致感染。逃逸过程与其 pCD1 质粒编码的Ⅲ型分泌系统 T3SS 和分泌的 6 种毒力蛋白 Yops（YopE、YopJ、YopH、YopO、YopT、YopM）密切相关。这 6 种毒力蛋白分别从破坏细胞骨架、诱导细胞凋亡、抑制细胞因子分泌、抵抗细胞吞噬及破坏肌动蛋白微丝等多方面干扰宿主细胞的正常免疫功能，实现逃逸体内免疫反应而导致持续感染。

鼠疫的基本病理改变为淋巴管、血管内皮细胞损害和急性出血坏死性炎症。腺鼠疫为淋巴结的出血性炎症和凝固性坏死。肺鼠疫肺部病变以充血、水肿、出血为主。发生鼠疫败血症时，全身各组织、脏器均可有充血、水肿、出血及坏死改变，多浆膜腔发生血性渗出物。

【临床表现】

潜伏期：腺鼠疫 2 ～ 5 天。原发性肺鼠疫数小时至 3 天。曾经接受预防接种者，可长达 9 ～ 12 天。临床上有腺型、肺型、败血型及轻型等。鼠疫的主要表现为发病急剧，寒战、高热，体温骤升至 39 ～ 41℃，呈稽留热。剧烈头痛，有时出现中枢性呕吐、呼吸急促、心动过速、血压下降。重症患者早期即可出现血压下降、意识不清、谵妄等。

一、腺鼠疫

最为常见，除具有鼠疫的全身表现以外，受侵部位所属淋巴结肿大为其主要特点。好发部位依次为腹股沟、腋下、颈部及颌下淋巴结，多为单侧。淋巴结肿大与发热同时出现，表现为迅速的弥漫性淋巴结肿胀，典型的表现为淋巴结明显触痛而坚硬，与皮下组织粘连，失去移动性，周围组织显著水肿，可有充血和出血。由于疼痛剧烈，患者常呈被动体位。

二、肺鼠疫

根据传播途径不同，肺鼠疫可分为原发性和继发性两种类型。原发肺鼠疫起病急骤，寒战高热，在起病 24 ~ 36 小时内可发生剧烈胸痛、咳嗽、咳大量泡沫粉红色或鲜红色血痰；呼吸急促并呼吸困难；肺部仅可闻及少量散在湿啰音或轻微的胸膜摩擦音，较少的肺部体征与严重的全身症状常不相称。胸部 X 线片检查呈支气管肺炎改变。

继发性肺鼠疫是在腺鼠疫或败血症型鼠疫症状基础上，病情突然加剧，出现原发性肺鼠疫呼吸系统表现。

三、败血症型鼠疫

败血症型鼠疫亦称暴发型鼠疫，为最凶险的一型，病死率极高，亦可分为原发性和继发性两种类型。继发性者病初有肺鼠疫、腺鼠疫或其他类型的相应表现，而病情会进一步加重。主要表现为寒战高热或体温不升、神志不清，谵妄或昏迷，进而发生感染性休克。病情进展异常迅猛，常于 1 ~ 3 天死亡。因皮肤广泛出血、瘀斑、发绀、坏死，故死后尸体呈紫黑色，俗称“黑死病”。原发败血症型鼠疫少见。

四、轻型鼠疫

又称小鼠疫，发热轻，局部淋巴结肿大，轻度压痛，偶见化脓。血培养可阳性。多见于流行初、末期或预防接种者。

五、其他类型鼠疫

如皮肤鼠疫、肠鼠疫、眼鼠疫、脑膜炎型鼠疫、扁桃体鼠疫等，均少见。

【实验室检查】

一、常规检查

1. 血常规

外周血白细胞总数大多升高，常达（20 ~ 30）$\times 10^9$/L 以上。初为淋巴细胞增高，以后中性粒细胞显著增高，红细胞、血红蛋白与血小板减少。

2. 尿常规

有蛋白尿及血尿。尿沉渣中可见红细胞、白细胞和细胞管型。

3. 粪常规

粪便潜血可阳性。

4. 凝血功能

肺鼠疫和败血症型鼠疫患者在短期即可出现弥散性血管内凝血，表现为纤维蛋白原浓度减少（小于 2g/L），凝血酶原时间和部分凝血激酶时间明显延长，D- 二聚体和纤维蛋白原降解产物明显增加。

5. 脑脊液

脑膜炎型病例可表现为压力升高，外观浑浊，白细胞常大于 400×10^9/L，中性粒细胞为主，蛋白明显增加，葡萄糖和氯化物明显下降，脑脊液鲎试验阳性。

二、涂片检查

用血、尿、粪及脑脊液做涂片或印片，革兰氏染色，可找到 G- 两端浓染的短杆菌。阳性率为 50% ~ 80%。

三、细菌培养

动物的脾、肝等脏器或患者的淋巴结穿刺液、脓、痰、血、脑脊液等，接种于普通琼脂或肉汤培养基可分离出鼠疫耶尔森菌。

四、血清学检查

血清学应以恢复期血清抗体滴度升高 4 倍以上为诊断依据。

1. 间接血凝法（IHA）

用 FI 抗原检测患者或动物血清中 FI 抗体。FI 抗体持续 1 ~ 4 年，常用于流行病学调查及回顾性诊断。

2. 酶联免疫吸附试验（ELISA）

较 IHA 更为敏感。适合大规模流行病学调查。

3. 荧光抗体法（FA）

用荧光标记的特异性抗血清检测可疑标本，可快速准确诊断。特异性、灵敏性较高。

五、分子生物学检测

主要有 DNA 探针和 PCR 技术检测鼠疫特异性基因，近来应用较多。环介导等温扩增技术（LAMP）作为一种新型基因检测方法，具有快速、敏感、特异的优点，为鼠疫耶尔森菌的检测提供了新的发展方向。

【诊断与鉴别诊断】

一、诊断要点

对 10 天内到过鼠疫流行区，有与可疑鼠疫动物或患者接触史，起病急骤，病情迅速恶化的高热患者，且具有下列临床表现之一者，应做出鼠疫的疑似诊断。

（1）起病急骤，高热，白细胞剧增，在未用抗菌药物或仅用青霉素族抗菌药物情况下，病情迅速恶化，在 48 小时内进入休克或更严重的状态。

（2）急性淋巴结炎，淋巴结肿胀，剧烈疼痛并出现强迫体位。

（3）出现重度毒血症、休克综合征而无明显淋巴结肿胀。

（4）咳嗽、胸痛、呼吸急促，咳痰带血或咯血。

（5）重症结膜炎伴有严重上、下眼睑水肿。

（6）剧烈头痛、昏睡、颈部强直、谵语妄动、脑压高、脑脊液浑浊。

（7）未接种过鼠疫菌苗，FI 抗体效价在 1∶20 以上者。

本病应先做出疑似诊断，以便早期治疗，提高治愈率。对疑似诊断病例在获得明确病原学诊断依据前或该区域有人间鼠疫流行，亦可对继发病例做出疑似鼠疫的诊断。

二、鉴别诊断

（一）腺鼠疫

1. 急性淋巴结炎

常继发于其他感染病灶，受累区域的淋巴结肿大、压痛，常有淋巴管炎，全身症状较轻。

2. 丝虫病淋巴结肿大

本病急性期，淋巴结炎与淋巴管炎常同时发生，数天后可自行消退，全身症状轻微，夜间血液涂片检查可找到微丝蚴。

（二）肺鼠疫

1. 大叶性肺炎

临床特点为咳铁锈色痰，肺部可有肺实变体征，痰液培养可获相应病原体诊断。

2. 炭疽

发病后多出现低热、疲劳和心前区压迫等，持续 2 ~ 3 天后突然加重。而肺鼠疫病例临床表现重，进展快。

（三）败血症型鼠疫

应及时检测疾病的病原或抗体，并根据流行病学、症状体征与其他原因所致败血症、钩端螺旋体病、流行性出血热、流行性脑脊髓膜炎等相鉴别。

【中医辨治】

一、治疗原则

全程均需注意清热解毒，尤其是早中期。疫毒从肌肤或肺卫侵入人体，留于肌表，蕴结成毒，宜清热解毒，消肿止痛。若邪毒内闭于肺，宜宣肺化痰，清热解毒。若正退邪进，邪毒深陷于营血，宜清营凉血解毒；最后阴阳离决，此时以救阴回阳为主。

二、辨证论治

1. 毒蕴肌表证

［症状］突发疫核，以腹股沟为甚，疫核焮红肿痛，无法活动，患者发热，口渴，面红，舌红苔黄，脉数。

［治法］清热解毒，消肿止痛。

［方药］柴胡清肝汤合五味消毒饮加减。红肿痛者，加金银花、连翘。

2. 热毒闭肺证

［症状］高热不退，心烦，口渴，胸闷胸痛，咳嗽，咳血痰，呼吸急促，舌红苔黄，脉数滑。

［治法］宣肺化痰，清热解毒。

［方药］麻杏石甘汤合苇茎汤加减。高热者，加石膏、知母；咳嗽者，加白前、前胡。

3. 热入营血证

[症状] 身热烦躁，神昏，可见紫黑色斑疹，鼻血，咳血或便血，尿血，舌绛苔少，脉细。

[治法] 清热凉血。

[方药] 清营汤合犀角地黄汤加减。咳血者，加侧柏叶、茜草。

4. 阴阳离决证

[症状] 神昏，呼之不应，面色苍白或黯淡，肢体厥冷，呼吸微弱，脉微欲绝。

[治法] 救阴回阳。

[方药] 生脉散合四逆汤加减。气虚者，加人参、黄芩。阳气不足者，加附子。

【西医治疗】

凡确诊或疑似鼠疫患者，均应迅速组织严密的隔离，就地治疗，不宜转送。

一、一般治疗及护理

1. 严格的隔离

消毒患者病区内必须做到无鼠无蚤。入院时对患者做好卫生处理（更衣、灭蚤及消毒）。病区、室内定期进行消毒，患者排泄物和分泌物应用含氯石灰或甲酚皂液彻底消毒。

2. 饮食与补液

急性期应卧床休息，给予患者流质饮食，或葡萄糖和生理盐水静脉滴注，维持水、电解质平衡。

二、病原治疗

治疗原则是早期、联合、足量、应用敏感的抗菌药物。

1. 腺鼠疫

链霉素成人首次 1g，以后每次 0.5 ~ 0.75g，每 4 小时或 6 小时肌注（2 ~ 4g/d）。治疗过程中可根据体温下降至 37.5℃以下、全身症状和局部症状好转而逐渐减量。患者体温恢复正常，全身症状和局部症状消失，按常规用量继续用药 3 ~ 5 天。疗程一般为 10 ~ 20 天，链霉素使用总量一般不超过 60g。腺体局部按外科常规进行对症治疗。

2. 肺鼠疫和败血症型鼠疫

链霉素成人首次2g，以后每次1g，每4小时或6小时肌注（4 ~ 6g/d）一次。全身症状和呼吸道症状显著好转后逐渐减量。疗程一般为10 ~ 20天，链霉素使用总量一般不超过90g。儿童参考剂量为30mg/（kg・d），每12小时1次。

3. 皮肤鼠疫

按一般外科疗法处置皮肤溃疡，必要时局部滴注链霉素或敷磺胺软膏。

4. 有脑膜炎症状

在特效治疗的同时，辅以氯霉素治疗。成人50mg/（kg・d）；1岁以上的儿童50mg/（kg・d），每6小时1次。静脉滴注，疗程10天，注意氯霉素的骨髓毒性等不良反应。

亦可选用氨基糖苷类、氟喹诺酮类、第三代头孢菌素及四环素等。

三、对症治疗

高热者给予冰敷、酒精擦浴等物理降温措施。发热＞38.5℃，或全身酸痛明显者，可使用解热镇痛药。儿童禁用水杨酸类解热镇痛药。烦躁不安或疼痛者用镇静止痛剂。注意保护重要脏器功能，有心力衰竭或休克者，及时进行强心和抗休克治疗。有DIC者在给予血小板、新鲜冰冻血浆和纤维蛋白原等进行替代治疗的同时给予肝素抗凝治疗。中毒症状严重者可适当使用肾上腺皮质激素。

【简方治疗经验与其他疗法】

单方验方疗法

坎离互根方（《医学衷中参西录》）：生石膏（三两，捣细），知母（八钱），玄参（八钱），野台参（五钱），生怀山药（五钱），甘草（二钱），鸡子黄（三枚），鲜茅根（四两，切碎）。治疗肺炎性鼠疫。

【预防】

一、管理传染源

应灭鼠、灭蚤，监控鼠间鼠疫。加强疫情报告。严格隔离患者，患者和疑似患者应分别隔离。腺鼠疫隔离至淋巴结肿大完全消散后再观察7天。肺鼠疫隔离至痰培养 6 次阴性。接触者医学观察 9 天，曾接受预防接种者应检疫 12 天。患者的分泌物与排泄物应彻底消毒或焚烧。死于鼠疫者的尸体应用尸袋严密包扎后焚化。

二、切断传播途径

加强国际检疫与交通检疫，对来自疫区的车、船、飞机进行严格检疫并灭鼠灭蚤。对可疑旅客应隔离检疫。

三、保护易感人群

（1）加强个人防护：参与治疗或进入疫区的医护人员必须穿防护服和高筒靴、戴面罩、厚口罩、防护眼镜、橡皮手套等。

（2）预防性服药：药物可选用四环素、多西环素、磺胺、环丙沙星等。必要时可肌内注射链霉素进行预防性治疗，疗程均为 7 天。

（3）预防接种：主要对象是疫区及其周围的人群、参加防疫工作人员及进入疫区的医务工作者。非流行区人员应在鼠疫菌苗接种 10 天后方可进入疫区。

第五节　炭　疽

炭疽（anthrax）是由炭疽杆菌引起的动物源性传染病，属于自然疫源性疾病，为乙类传染病。主要发生于草食动物，特别是牛、马和羊。人主要通过接触病畜及其排泄物或食用病畜的肉类而被感染。临床上主要为皮肤炭疽，其次为肺炭疽和肠炭疽，严重时可继发炭疽杆菌败血症和炭疽脑膜炎。

本病属中医的温病，若有局部溃疡则归属于“温毒”，以其有传染而名“疫疔”，按溃疡的形态又喻为“鱼脐疔”。

【流行病学】

炭疽在牧区仍呈地方性流行，发达国家由于动物普遍接种疫苗和广泛动物类医疗工作的施行，动物及人类炭疽病几乎消灭。炭疽杆菌的芽孢抵抗力极强，常被恐怖分子用于制作生物武器，威胁人类健康。在经济欠发达国家，炭疽仍在一定范围内时有流行，WHO 发布每年仍有约 20 万左右病例。我国每年炭疽发病数波动在 40 ～ 1000 人左右，以皮肤炭疽为主，主要集中在贵州、新疆、甘肃、四川、广西和云南等西部地区。

一、传染源

主要为患病的草食动物，如牛、羊、马和骆驼等，其次是猪和狗。动物的皮、毛、肉和骨粉均可携带细菌。炭疽患者的痰、粪便及病灶渗出物中虽然可检出细菌，但人与人之间的传播极少见，因此，炭疽患者作为传染源意义不大。

二、传播途径

（1）直接或间接接触传播：直接或间接接触病畜或其排泄物和有菌的动物皮毛、肉、骨粉等均可引起皮肤炭疽。

（2）吸入传播：吸入带芽孢的粉尘或气溶胶可引起肺炭疽。

（3）消化道传播：进食被炭疽杆菌污染的肉类和乳制品可引起肠炭疽。

三、人群易感性

人群对炭疽杆菌普遍易感，特别是参与动物屠宰、制品加工、动物饲养以及兽医等高危人群更容易感染。大部分炭疽为散发病例，大规模的流行较少见，病后可获得持久的免疫力。

【中医病因病机】

中医认为，炭疽是由接触病畜时，温热毒邪侵入人体所致。病邪或从皮毛而入，或从口鼻而入。从皮毛而入者，毒邪积聚，气滞血凝，以致局部肿胀；热毒燔灼，肌肤腐烂，则成溃疡；死血凝结，其色乃黑。从口鼻而入者，或毒壅于肺，甚而化火，灼伤肺络；或直入中道，化火灼伤肠络。若热毒猖獗，或其人正气不支，则毒邪内陷走散，最为凶险，可导致心窍闭阻、肝风引动、正气外脱等逆证。

【西医病因病理】

炭疽杆菌通过皮肤而侵入人体，细菌一旦侵入皮下组织，炭疽芽孢迅速繁殖，产生并释放外毒素和抗吞噬作用的荚膜物质。炭疽毒素可引起明显的细胞水肿和组织坏死，形成原发性皮肤炭疽。局部吞噬细胞吞噬细菌后使之播散至局部淋巴结，细菌经淋巴管或血管扩散，引起局部淋巴结出血、坏死、水肿，形成淋巴结炎，细菌在血液循环中繁殖引起败血症。

炭疽的特征性病理改变为受侵袭组织和脏器的出血、坏死和水肿。皮肤炭疽呈痈样肿胀、溃疡和出血性焦痂，形成凝固性坏死区，其周围组织呈高度水肿和渗出。肺炭疽为小叶出血性肺炎，常累及胸膜和心包。肠炭疽主要病变在回盲部，表现为出血性炎症伴周围组织高度水肿，以及肠系膜淋巴结炎，腹腔有血性浆液性渗出液，上述病灶内均可检出炭疽杆菌。

【临床表现】

潜伏期因细菌侵入途径不同而不同，皮肤炭疽的潜伏期相对较长，一般为 1 ~ 5 天，也可短至几小时，长至 2 周左右，肺和肠炭疽的潜伏期较短，一般都在几小时之内。

一、皮肤炭疽

皮肤炭疽为最常见的临床类型，约占 90% 以上。病变多见于面、颈、肩、手和脚等裸露部位的皮肤。初期为斑疹或丘疹，次日出现水疱，内含淡黄色液体，周围组织肿胀。第 3 ~ 4 天中心呈现出血性坏死而稍下陷，四周有成群小水疱，水肿区不断扩大，第 5 ~ 7 天坏死区溃破成浅溃疡，血样渗出物结成硬而黑似炭块状焦痂，痂内有肉芽组织（即炭疽痈）。焦痂坏死区直径大小不等，其周围皮肤浸润及水肿范围较大。由于局部末梢神经受压而疼痛不明显，稍有痒感，无脓肿形成。此后水肿消退，黑痂在 1 ~ 2 周内脱落，逐渐愈合成瘢。病程中常有轻至中度发热、头痛和全身不适等中毒症状。

二、肺炭疽

肺炭疽较少见，但病情危重，病死率高，而且诊断较困难。病初有短暂和非特异流感样表现，2 ~ 4 天后出现持续高热、呼吸困难、发绀、咯血、喘鸣、胸痛和出汗。肺部可有少量湿啰音、哮鸣音和胸膜摩擦音。X 线胸部检查可见纵隔影增宽、胸腔积液和支气管肺炎等征象。可发生休克并在 24 小时内死亡，常并发败血症和脑膜炎。

三、肠炭疽

肠炭疽极罕见。主要表现为高热、剧烈腹痛、腹泻、呕血、黑便，并很快出现腹水。腹部可有明显的压痛、反跳痛，甚至腹肌紧张，易并发败血症休克而死亡。

四、炭疽败血症

常继发于肺、肠和严重皮肤炭疽。除原发局部炎症表现加重外，全身毒血症症状更为严重，持续高热、寒战和衰竭。易发生感染性休克、DIC 和脑膜炎等，后者表现为谵妄、抽搐与昏迷，病情迅速恶化而死亡。

【实验室检查】

一、血常规

末梢血白细胞增高，一般为（10 ~ 20）$\times 10^9$/L，甚至达（60 ~ 80）$\times 10^9$/L，中性粒细胞显著增多。

二、病原学检查

分泌物、水疱液、血液、脑脊液细菌培养阳性是确诊依据。涂片染色可见粗大的革兰氏阳性、呈竹节样排列的杆菌，有助于临床诊断。

三、血清学检查

主要用于炭疽的回顾性诊断和流行病学调查。抗荚膜抗体和 PA 外毒素抗体的免疫印迹试验对未及时获得病原学诊断依据的病例是特异和敏感的方法。

四、动物接种

上述标本接种于豚鼠或小白鼠皮下，出现局部肿胀、出血等阳性反应。接种动物多于 48 小时内死亡。

【诊断与鉴别诊断】

一、诊断要点

流行病学资料在诊断中至关重要，特别是对散发病例的诊断更有意义。患者多有与病畜接触史或从事与动物及其产品接触的工作。临床上皮肤出现无痛性非凹陷性水肿、水疱和焦痂溃疡等典型皮肤炭疽改变，即可诊断皮肤炭疽。肺炭疽的特点是肺部 X 线表现为出血性肺炎和纵隔影增宽，肠炭疽的特点为出血性肠炎。实验室检查涂片和培养阳性即可确定诊断，但如果没有明确的流行病学资料，肺炭疽和肠炭疽的诊断异常困难，主要依靠细菌性检查阳性才能确定诊断。

二、鉴别诊断

皮肤炭疽应同痈、蜂窝织炎和恙虫病等鉴别，肺炭疽应与大叶性肺炎、钩端螺旋体病和肺鼠疫等鉴别，肠炭疽须与出血坏死性肠炎、肠套叠等鉴别。

【中医辨治】

一、治疗原则

中医认为本病由温热毒邪侵入人体所致，毒邪积聚，气滞血凝于全身各处。治疗总体上不离清热解毒，再根据毒邪所在的不同部位给予相应的施治，以恢复脏腑功能。

二、辨证论治

1. 毒壅肌肤证（皮肤炭疽）

[症状] 局部肌肤先起红斑，继之变为丘疹、水疱、溃疡，上盖黑焦痂，周边小水疱，伴发热、头痛、关节痛、全身不适，舌质红，苔黄，脉数。

[治法] 清热解毒。

[方药] 五味消毒饮加减。烦渴者，加生石膏、知母；大便秘结者，加生大黄、枳实。

2. 肺热炽盛证（肺炭疽）

[症状] 初起头重鼻塞、干咳、胸闷，继而气促，喘鸣，血痰，胸痛，多汗，寒战高热，口唇紫绀，舌质红，苔黄，脉数。

[治法] 清热宣肺。

[方药] 清热化毒饮加减。若咯血痰者，加水牛角、生地黄、赤芍。

3. 毒蕴肠道证（肠炭疽）

[症状] 呕吐，腹痛，腹泻水样便，甚至剧烈腹痛，腹泻，血样便，高热，寒战，舌质红，苔黄，脉数。

[治法] 清热解毒和中。

[方药] 约营煎加减。便血者，加茜草、白及；腹痛甚加延胡索、木香、

砂仁。

4. 热入营血证（炭疽败血症）

[症状] 高热，多汗，烦躁，尿赤，便秘，或吐血、斑疹，灼热躁扰，甚至肢厥，神昏，谵语，抽搐，舌质红绛，苔黄，脉数。

[治法] 清热解毒凉血。

[方药] 清营汤加减。抽搐者加地龙、石决明；神昏谵语者，加安宫牛黄丸鼻饲或醒脑净注射液静滴；斑疹显露者，加紫草、赤芍。

【西医治疗】

一、一般治疗和对症治疗

患者应严格隔离，卧床休息。多饮水及给予流食或半流食，对呕吐、腹泻或进食不足者给予适量静脉补液。对有出血、休克和神经系统症状者，应给予相应处理。对皮肤恶性水肿和重症患者，可应用肾上腺皮质激素，对控制局部水肿的发展及减轻毒血症有效。皮肤炭疽局部可用 1∶20000 高锰酸钾溶液温敷，切忌挤压和切开引流。重度颈部肿胀导致呼吸困难者，可考虑气管插管或气管切开。

二、病原治疗

青霉素 G 是治疗炭疽的首选药物，尚未发现耐药菌株。还可用头孢菌素和氨基糖苷类抗生素，新近证实喹诺酮类抗菌药物对本病亦有疗效。

【简方治疗经验与其他疗法】

一、单方验方疗法

蟾酥丸，每日 6 粒，分两次吞服，白开水送下。

二、外治疗法

（1）初期，用玉露膏掺蟾酥合剂外敷患处，亦可用五味消毒饮煎水外洗。或用 1：2000 高锰酸钾液湿敷。

（2）后期，腐肉未脱时，用玉露膏掺五五丹外敷，腐肉已脱则掺生肌散外敷。

【预防】

一、管理传染源

皮肤炭疽的患者按照传染病防治法规定的乙类传染病进行管理，其中肺炭疽按照甲类传染病管理，患者严密隔离至痊愈，其分泌物和排泄物应彻底消毒，接触者医学观察 8 天。对疫区草食动物进行包括动物减毒疫苗接种、动物检疫、病畜治疗和焚烧深埋等处理。

二、切断传播途径

对从事可疑污染物接触人群加强劳动保护，染菌的皮毛可用甲醛消毒处理。牧畜收购、调运、屠宰加工要有兽医检疫。防止水源污染，加强饮食、饮水及乳制品的监督。

三、保护易感人群

对从事畜牧业、畜产品收购或加工、屠宰业、兽医等工作人员及疫区的人群注射炭疽杆菌活疫苗。我国使用的是“人用皮上划痕炭疽减毒活疫苗”，接种后 2 天可产生免疫力，可维持 1 年，在发生疫情时应进行应急接种。方法为 0.1mL 皮肤划痕法接种，每年 1 次。在流行区动物的预防接种也十分重要。

第六节　钩端螺旋体病

钩端螺旋体病（Leptospirosis）简称钩体病，是由致病性钩端螺旋体（Leptospira，简称钩体）所引起的急性动物源性传染病。该病几乎遍及世界各地，我国的绝大部分地区有本病散发或流行。鼠和猪是主要传染源，经皮肤和黏膜接触含钩体的疫水而感染。主要临床特征早期为钩端螺旋体血症，中期为各脏器损害和功能障碍，后期为各种变态反应性后发症，重症患者有明显的肝、肾、中枢神经系统损害和肺弥漫性出血，甚至危及生命。

根据本病临床特征，可将其归属为中医暑湿、湿温、伏暑范畴。因农民常在收割时被感染，故民间又习称稻田病、稻热病、打谷黄、秋收热、稻瘟病等。

【流行病学】

一、传染源

钩体的动物宿主相当广泛，鼠类和猪是主要的储存宿主和传染源。鼠类是我国南方稻田型钩体病的主要传染源。鼠类所带菌群主要为黄疸出血群，其次为波摩那群、犬群和流感伤寒群。猪是我国北方钩体病的主要传染源，易引起洪水型或雨水型流行。猪携带钩体主要是波摩那群，其次是犬群和黄疸出血群。犬的带菌率也较高，是造成雨水型流行的重要传染源。犬所带钩体主要是犬群，其毒力较低，所致钩体病较轻。牛、羊、马等亦能长期带菌，但其传染源作用远不如猪和犬重要。人带菌时间短，排菌量小，人尿为酸性不适宜钩体生存，作为传染源的意义不大。

二、传播途径

1. 直接接触传播

此为主要传播途径。带钩体动物排尿污染周围环境，人通过皮肤（尤其是破损的皮肤和黏膜）接触受污染的水是本病的主要感染方式。如南方收割水稻、洪水、暴雨时接触疫水易受感染。在饲养或屠宰家畜过程中，可因接触病畜或带菌牲畜的排泄物、血液和脏器等而受感染。

2. 消化道传播

进食被鼠尿污染的食物和水，经口腔和食管黏膜也可感染。

3. 其他

有报道经鼠、犬咬伤后可感染，也有护理者和实验室工作人员感染的报道。

三、人群易感性

人群普遍易感，感染后可获较强同型免疫力，部分型间或群间也有一定的交叉免疫，可二次感染。新入疫区人口的发病率往往高于疫区居民，病情也较重。

四、流行特征

1. 地区分布

本病分布广泛，几乎遍及世界各地，热带、亚热带地区流行较为严重。但由于对本病缺乏认识，常忽视其存在或低估实际发病率。我国除新疆、甘肃、宁夏、青海外，其他地区均有本病散发或流行，尤以西南和南方各省多见。

2. 季节分布

全年均可发病，主要流行于夏秋季，6 ~ 10 月份发病最多。

3. 年龄、性别及职业分布

青壮年为主，男性高于女性，疫区儿童亦易感染。多发生于农民、渔民、屠宰工人、野外工作者和矿工等。

4. 流行形式

主要为三个类型：稻田型、雨水型和洪水型。

【中医病因病机】

中医学认为，本病常因人体正气不足，感受暑湿、湿热之邪而致。初起病邪从皮毛而入，先犯卫表，旋即迅速传入气分，气分湿热交蒸蕴毒，熏蒸肝胆，胆汁外溢则为黄疸；内传血分，迫血妄行，则见衄血、便血、呕血等；若暑湿化燥化火，火毒伤及肺络，则为痰血、咯血；或热盛化火动风，出现高热痉厥；或暑湿风痰闭窍出现神识昏蒙，时清时昧，或有昏聩不语，舌謇肢厥；病至后期，邪热得以外泄，病情逐渐向愈，或有津气受损之证。亦有少数患者由于暑湿痰邪留恋而出现后发证，如肝火上炎则目赤、目痛、视物不明，或由阴虚邪伏而出现后发热证。

【西医病因病理】

钩体经皮肤与黏膜侵入人体后，经淋巴管或直接进入血流繁殖产生毒素，形成钩端螺旋体血症，引起感染中毒症状。其后，钩体进入内脏器官，使其受到不同程度损害，造成中期多个器官损伤。各脏器损害严重程度因钩体血清型、毒力和人体免疫反应不同而异，表现为相应不同的临床类型。多数患者为单纯败血症，内脏器官损害轻，少数患者有较重的内脏损害，出现肺出血、黄疸、肾衰竭、脑膜脑炎等。起病后数天至数月为恢复期或后发症期，因免疫病理反应，可出现后发热、眼后发症和神经系统后发症等。

钩体病病情轻重与菌型和人体免疫状态有关。毒力强的钩体常引起黄疸、出血或其他严重表现；而毒力弱者很少引起黄疸与出血。但病情轻重更决定于机体的免疫状态，初入疫区而患病者，病情较重；久居疫区者或接受免疫接种者，病情多较轻。同一菌型可引起不同的临床表现，不同菌型也可引起相同的临床表现。本病临床表现复杂，病情轻重不一，临床上因某一器官病变突出，而出现不同临床类型。

钩体病的病变基础是全身毛细血管中毒性损伤。病理改变的突出特点是器官功能障碍较为严重，而组织形态变化轻微。轻症者常无明显组织器官损伤或损伤较轻，重症者则可有下列病理改变：

一、肺脏

常见病变为肺弥漫性点状出血。光镜下可见肺毛细血管广泛充血，支气管腔和肺泡充满红细胞。电镜可观察毛细血管未见裂口，但血管内皮细胞间隙增宽。肺弥漫性出血的机制是非破裂性弥漫性肺毛细血管漏出性出血。钩体及其毒素作用于肺毛细血管导致肺微循环障碍，因凝血机制不正常，形成双肺弥漫性大出血。

二、肝脏

可有肝大，包膜下出血，肝细胞浊肿，脂肪变性、坏死，炎性细胞浸润，胆小管内胆汁淤积。

三、肾脏

间质性肾炎是钩体病肾脏的基本病变，可有肾肿大，肾小管上皮细胞变性坏死，间质水肿，单核细胞、淋巴细胞浸润和小出血。

四、其他

脑膜与脑实质有血管损伤和炎性浸润，表现为脑膜炎和脑炎。心脏包膜有出血点，间质炎症和水肿，心肌坏死及肌纤维溶解。肌肉以腓肠肌病变明显，表现为肿胀、横纹肌消失、出血及炎性细胞浸润。

【临床表现】

潜伏期多为7 ~ 14天，可长至28天，短至2天。典型的临床经过可分为：早期、中期和后期。

一、早期（钩体血症期）

起病后1 ~ 3天内，急性起病，表现为发热和全身感染中毒症状。

1. 发热

急起发热，伴畏寒或寒战，体温 39℃左右，多为稽留热，热程约 7 天，亦可达 10 天。

2. 头痛、身痛

头痛症状有时突出，可至恢复期仍有症状。全身肌肉酸痛明显。

3. 全身乏力

乏力显著，特别是下肢无力明显，甚至不能站立和行走。

4. 眼结膜充血

发病第 1 天即可出现眼结膜充血，以后迅速加重，可发生结膜下出血。

5. 腓肠肌疼痛

第 1 病日即可出现腓肠肌疼痛，轻者仅感小腿发胀，轻度压痛；重者疼痛剧烈，不能行走，甚至拒按，有一定的特征性。

6. 淋巴结肿大

一般病后第 2 天即可出现，以腹股沟淋巴结多见，其次是腋窝淋巴结。一般为黄豆或蚕豆大，个别也可大如鸽蛋。质较软，有压痛，但无红肿和化脓。

其他还可有咽部疼痛和充血，扁桃体肿大，软腭有小出血点，恶心、呕吐、腹泻和肝脾轻度肿大等。

二、中期（器官损伤期）

起病后 3 ~ 10 天，为症状明显阶段，其表现各异，分为以下五型：

（一）流感伤寒型

是早期钩体血症症状的继续，主要表现为感染中毒症状，无明显器官损害，是钩体病的轻型。经治疗热退或自然缓解，病程一般 5 ~ 10 天。此型最多见。

（二）肺出血型

在早期感染中毒表现的基础上，出现咳嗽、血痰或咯血，临床上分为以下两型：

1. 肺出血普通型

痰中带血或咯血，肺部无明显体征或闻及少许啰音，胸部 X 线片仅见肺纹理增多、点状或小片状阴影，经及时而适当治疗较易痊愈。

2. 肺弥漫性出血型

原称肺大出血型，以肺出血缺氧、窒息为特点。本型是在渐进性变化的基础上突然恶化，病情重，进展快，是近年无黄疸型钩体病的常见死因，其进展可分为 3 期：

（1）先兆期：患者气促、心慌、烦躁，呼吸、脉搏进行性增快；肺部呼吸音增粗，双肺可闻及散在而逐渐增多的湿啰音，可有血痰或咯血。胸部 X 线片可见散在点片状阴影或小片融合。此期治疗及时，病情尚可逆转。

（2）出血期：若患者在先兆期未得到及时有效治疗，数小时内出现面色极度苍白或青灰，气促发绀，烦躁迅速加重；有窒息和恐惧感；呼吸、心率显著加快，第一心音减弱或呈奔马律，双肺满布湿啰音，多数有不同程度的咯血。胸部 X 线片双肺广泛点片状阴影或大片融合。救治难度很大。

（3）垂危期：如病情未得到控制，可在 1 ～ 3 小时或稍长时间内迅速加重，表现为极度烦躁、神志模糊或昏迷；呼吸不规则，高度发绀；大量咯血，继而可从口鼻涌出不凝泡沫状血液，迅即窒息死亡。亦有患者咯血不多，而在进行人工呼吸或死后搬动时才从口鼻涌出大量血液。

以上 3 期演变，短则数小时，长则 24 小时，有时 3 期难以截然划分。偶有暴发起病者，可迅速出现肺弥漫性出血而死亡。

（三）黄疸出血型

此型又称外耳病。于病程 4 ～ 8 天出现进行性加重的黄疸、出血和肾损害。

1. 肝损害

患者食欲减退，恶心、呕吐；血清丙氨酸转氨酶升高，黄疸于病程第 10 天左右达到高峰；肝脏轻至中度肿大，触痛；部分患者有轻度脾大。轻症者预后较好；重型者黄疸达正常值 10 倍以上，可出现肝性脑病，多有明显出血倾向和肾衰竭，预后较差。

2. 出血

常见为鼻出血，皮肤黏膜瘀点、瘀斑，咯血，血尿，阴道流血，呕血，严重者有消化道大出血导致休克或死亡。少数患者在黄疸高峰期出现肺弥漫性出血而死亡。

3. 肾脏损害

轻者仅少量蛋白尿，镜下血尿，少量白细胞和管型。重者出现肾衰竭，表现为少尿、大量蛋白尿和肉眼血尿、电解质紊乱、氮质血症与尿毒症。肾衰竭是黄疸出血型的主要死亡原因，占死亡病例的 60% ～ 70%。

（四）肾衰竭型

各型钩体病都可有不同程度肾损害，黄疸出血型的肾损害最为突出。单纯肾衰竭型较少见。

（五）脑膜脑炎型

出现严重头痛，烦躁，颈强直、Kernig 征、Brudzinski 征阳性等脑膜炎表现，以及嗜睡、神志不清、谵妄、瘫痪、抽搐与昏迷等脑炎表现。严重者可发生脑水肿、脑疝及呼吸衰竭。

三、后期（恢复期或后发症期）

多在起病 10 天后，多数患者热退之后各种症状逐渐消失，趋于痊愈。少数患者退热后于恢复期可再次出现症状和体征，称钩体后发症。

1. 后发热

热退后 1 ~ 5 天，再次出现发热，体温 38℃左右，不需抗生素治疗，经 1 ~ 3 天而自行退热。后发热与青霉素剂量、疗程无关，主要与迟发性变态反应有关。

2. 眼后发症

多发生于波摩那群钩体感染，退热后 1 周至 1 个月出现。以葡萄膜炎、虹膜睫状体炎常见，也有虹膜表层炎、球后视神经炎或玻璃体浑浊等。

3. 反应性脑膜炎

少数患者在后发热的同时出现脑膜炎表现，但脑脊液钩体培养阴性，预后良好。

4. 闭塞性脑动脉炎

病后半个月至 5 个月出现偏瘫、失语，多次反复短暂肢体瘫痪。脑血管造影证实有脑基底部多发性动脉狭窄。

【实验室检查】

一、一般检查

血白细胞总数和中性粒细胞轻度增高或正常。重型患者可有外周血中性粒细胞核左移，血小板数量下降。约 2/3 的患者尿常规有轻度蛋白尿，镜检可见红细胞、白细胞及管型。

二、血清学检查

1. 显微凝集试验（microscopic agglutination test，MAT）

检测血清中特异性抗体，一般在病后 1 周出现阳性，15 ～ 20 天达高峰。1 次凝集效价≥ 1∶400，或早、晚期两份血清比较，效价增加 4 倍即有诊断意义。此法是目前国内最常用钩体血清学诊断方法。

2. 酶联免疫吸附试验（ELISA） 近年国外已较广泛应用 ELISA 测定血清钩体 IgM 抗体，其特异性和敏感性均高于显微凝集试验。该法还可用于检测脑脊液中的钩体 IgM 抗体，在鉴定原因不明脑膜炎的病因方面有较高的价值。

三、病原学检查

1. 血培养

发病 1 周内抽血接种于柯氏培养基，28℃培养 1 ～ 8 周，阳性率 20% ～ 70%。由于培养时间长，对急性期患者帮助不大。

2. 分子生物学检查

应用 PCR 技术可特异、敏感、简便、快速检测全血、血清、脑脊液（发病 7 ～ 10 天）或尿液（发病 2 ～ 3 周）中的钩体 DNA。适于钩体病发生血清转换前的早期诊断。

3. 暗视野镜检法

病程第 1 周取血，有脑膜炎者取脑脊液，第 2 周取尿为检材。离心后取沉淀涂片，可直接镜检或经镀银染色后镜检，阳性率 50% 左右，有助于早期诊断。

四、其他检查

约 70% 的脑膜脑炎型钩体病患者脑脊液检查可见压力增高，蛋白增加，白细胞多在 500×10^6/L 以下，淋巴细胞为主，糖正常或稍低，氯化物正常。脑脊液中分离到钩体的阳性率较高。肺出血型胸部 X 线片可见双肺呈毛玻璃状或有弥散性点、片状或融合性片状阴影。

【诊断与鉴别诊断】

一、诊断要点

①流行地区、流行季节，易感者在 28 天内有接触疫水或接触病畜史。②急起发热，全身酸痛，腓肠肌疼痛与压痛，腹股沟淋巴结肿大；或并发有肺

出血、黄疸、肾损害、脑膜脑炎；或在青霉素治疗过程中出现赫氏反应等。③实验室检查：特异性血清学检查或病原学检查阳性，可明确诊断。

二、鉴别诊断

流感伤寒型钩体病需与上呼吸道感冒、流行性感冒、伤寒、败血症等鉴别，肺出血型钩体病应与肺结核咯血和大叶性肺炎鉴别，黄疸出血型钩体病与急性黄疸型病毒性肝炎、流行性出血热、急性溶血性贫血相鉴别，脑膜脑炎型钩体病需与病毒性脑膜脑炎、化脓性脑膜炎、结核性脑膜炎等鉴别，肾衰竭型钩体病与急性肾炎及流行性出血热相鉴别。

【中医辨治】

一、治疗原则

在辨证上，首先要分清邪之性质，其次要分清暑、热、湿之主次。偏于热者，以清热为主；偏于湿者，以祛湿为主；偏于暑者，以清暑为主；至其恢复期，又应当根据其后发症的不同表现，给予不同的施治。

二、辨证论治

1. 暑湿伤卫证（钩端螺旋体败血症）

[症状]发热，微恶风寒，头胀痛目赤，身重肢节酸楚，无汗或微汗，咽痛咳嗽，胸闷脘痞，舌苔薄白腻或微黄腻，脉浮滑数或濡数。

[治法]透邪达表，涤暑化湿。

[方药]银翘散合新加香薷饮加减。热甚口渴者，加黄芩、石膏、知母；眼红者，加千里光、菊花；咽痛者，加青果；头痛者，加蔓荆子。

2. 湿遏卫气证（钩端螺旋体败血症）

[症状]身热不扬，午后为甚，恶寒微汗，肢体困重，全身肌肉酸痛，胸闷脘痞，恶心欲呕，小便短黄，舌苔白腻，脉濡数。

[治法]芳香宣化表里之湿。

[方药]三仁汤加减。口渴甚者，加金银花、连翘；胯间臖核肿大明显者，加土茯苓、夏枯草。

3. 湿热蕴毒证（黄疸出血型）

[症状]身热，汗出不解，身目发黄，小便黄，咽痛，脘痞呕恶，或见衄

血、烦躁、口渴，股间臖核肿大而痛，舌红，苔黄腻。

［治法］清热化湿解毒。

［方药］甘露消毒丹加减。身目黄染甚者，可合茵陈蒿汤；出血明显者，合犀角地黄汤；呕甚而痞者，合枳实生姜方。

4. 暑伤肺络证（肺出血型）

［症状］身热烦渴，目赤，咳嗽，咯痰带血或咯鲜血，胸闷喘促，舌红苔黄干，脉弦数。

［治法］祛暑泄热，凉血止血。

［方药］犀角地黄汤合银翘散加减。无外感表证，可去方中荆芥、豆豉、薄荷等透表之品，另可酌情加入山栀、黄芩、白茅根、侧柏炭、藕节炭等以清热泄火，凉血止血；气分热盛者，可酌加生石膏、知母、黄连等清气之品；若出现气随血脱者，当以独参汤、参附汤等以补气固脱。

5. 暑入心营，闭阻心窍证（脑膜脑炎型）

［症状］高热烦躁，头痛项强，恶心呕吐，或神志昏蒙，时清时昧，或昏聩不语，舌謇肢厥，或见抽搐，舌红绛，脉细数。

［治法］清心开窍，凉营息风。

［方药］清营汤加减。神昏为主者，送服安宫牛黄丸；伴痉厥者，送服紫雪丹或合羚角钩藤汤。

6. 肺胃阴虚证（恢复期）

［症状］高热已退，咳呛少痰，口唇干燥，鼻干咽燥，心烦口渴，舌红，少苔，脉细数。

［治法］滋养肺胃之阴。

［方药］沙参麦冬汤加减。如有低热者，可加知母、地骨皮；口干明显者，可加石斛、芦根；咳甚者，加杏仁、贝母。

7. 风痰瘀阻证（神经系统后发症）

［症状］半身麻木或偏瘫，呈反复发作性，失语，流涎，或有痴呆。

［治法］祛风化瘀涤痰。

［方药］乌龙方加减。痰浊重者，加天竺黄、胆南星、制白附子；神倦，手足心热，舌干绛者，加生地黄、山茱萸、黄芪。

8. 肝火上炎（眼后发症）

［症状］视力下降，目赤目痛，口干苦而渴，舌红苔黄，脉弦。

［治法］清肝明目。

［方药］龙胆泻肝汤加减。若邪热去而视力仍不恢复者，改用杞菊地黄丸。

9. 阴虚邪伏证（后发热）

［症状］热退之后，再度发热，午后热甚，伴口干咽燥，形体消瘦，舌红少苔，脉细数。

［治法］滋阴清热，透络搜邪。

［方药］青蒿鳖甲汤加减。

【西医治疗】

一、一般治疗

早期卧床休息，给予易消化、高热量饮食，补充液体和电解质，高热者可给予物理降温，并加强病情观察与护理。

二、病原治疗

杀灭病原菌是治疗本病的关键和根本措施，因此强调早期应用有效的抗生素。轻症者可应用多西环素、阿莫西林、氨苄西林或阿奇霉素口服；重症者可应用青霉素、头孢曲松或头孢噻肟钠静脉注射，疗程一般为 7 天。其他抗生素可能有潜在治疗作用，如氯霉素、喹诺酮类及大环内酯类等。

青霉素首剂后患者半小时至 4 小时易发生赫氏反应，是一种青霉素治疗后加重反应，由大量钩体被青霉素杀灭后释放毒素所致，当青霉素剂量较大时，容易发生。表现为突然出现寒战、高热，头痛、全身痛、心率和呼吸加快，原有症状加重，部分患者出现体温骤降、四肢厥冷，一般持续 30 分钟至 1 小时。少数可诱发肺弥漫性出血。赫氏反应亦可发生于其他钩体敏感抗菌药物的治疗过程中。

三、对症治疗

对于较重钩体病患者均宜常规给予镇静剂，如地西泮、苯巴比妥、异丙嗪或氯丙嗪，必要时 2 ～ 4 小时可重复 1 次。

（1）赫氏反应：尽快使用镇静剂，并静脉滴注氢化可的松。

（2）肺出血型：尤其是肺弥漫性出血型，应及早使用镇静剂，并给予氢化可的松缓慢静脉注射，严重者每天用量可达 1000 ～ 2000mg。根据心率、心音情况，可给予强心药。应注意慎用升压药和提高血容量的高渗溶液，补液不宜过快过多，以免加重出血。

（3）黄疸出血型：加强护肝、解毒、止血等治疗，可参照病毒性肝炎的治疗。如有肾衰竭，可参照急性肾衰竭治疗。

四、后发症治疗

（1）后发热、反应性脑膜炎：一般采取简单对症治疗，短期即可缓解。

（2）葡萄膜炎：可采用1%阿托品或10%去氧肾上腺素滴眼扩瞳，必要时可用肾上腺糖皮质激素治疗。

（3）闭塞性脑动脉炎：大剂量青霉素联合肾上腺糖皮质激素治疗，辅以血管扩张药物等。

【简方治疗经验与其他疗法】

一、单方验方疗法

（1）金银花30g，连翘30g，苍术20g，黄柏20g，青蒿20g，栀子20g，藿香（后下）30g，生甘草20g。水煎服。方能和卫化湿，清热解毒；主治钩端螺旋体病流感伤寒型。

（2）金银花30g，茵陈30g，青蒿20g，黄连15g，栀子15g，生地黄15g，藿香（后下）30g，生甘草20g。水煎服。方能凉血固肝，清热解毒；主治钩端螺旋体病黄疸出血型。

（3）黄芩30g，金银花30g，白芍30g，藕节30g，丹皮20g，青蒿20g，藿香30g，生甘草20g。水煎服。方功能清肺解毒，凉血止血；主治钩端螺旋体病肺出血型。

【预防】

一、控制传染源

1. 灭鼠

鼠类是钩体病的主要储存宿主，疫区应因地制宜，采取各种有效办法尽力消灭田间鼠类，同时也要消灭家舍鼠类。

2. 猪的管理

开展圈猪积肥，不让畜尿粪直接流入附近的水沟、池塘、稻田，防止雨水冲刷，加强检疫及预防接种等。

3. 犬的管理

消灭野犬，拴养家犬，进行检疫。

二、切断传播途径

1. 改造疫源地

开沟排水，消除死水，在许可的情况下，收割水稻前 1 周放干田中积水。兴修水利，防止洪水泛滥。

2. 环境卫生和消毒

牲畜饲养场所、屠宰场等应搞好环境卫生和消毒工作。

3. 注意防护

流行地区、流行季节，人们不要在池沼、水沟中捕鱼、游泳、嬉戏，减少不必要的疫水接触。工作需要时，可穿长筒橡皮靴，戴胶皮手套。

三、保护易感人群

1. 预防接种

在常年流行地区采用多价钩体菌苗接种，目前常用的钩体疫苗为灭活全菌疫苗。应在钩体病流行前 1 个月对易感人群完成菌苗接种，一般是 4 月底或 5 月初。接种后约 1 个月产生免疫力，该免疫力可保持 1 年左右。

2. 药物预防

对进入疫区短期工作的高危人群，可服用多西环素预防，每日 0.2g，每周 1 次。对高度怀疑已受钩体感染但尚无明显症状者，可每天肌内注射青霉素 80 万 ~ 120 万 U，连续 2 ~ 3 天。

第十二章 蠕虫疫病

第一节　血吸虫病

血吸虫病是由血吸虫在人体寄生而引起的一种严重危害人类健康的疾病。有 19 种血吸虫可引起人类发病，其中 5 种可引起人畜共患血吸虫病，即日本血吸虫、埃及血吸虫、曼氏血吸虫、间插血吸虫、湄公血吸虫五种。日本血吸虫首先在日本发现。除我国外，菲律宾、印度尼西亚、马来西亚、泰国也有流行。因我国只有日本血吸虫（schistosoma japonicum）存在，故本节“血吸虫病”仅指日本血吸虫。中国是日本血吸虫病最大的流行区，其广泛流行于我国长江流域及其以南的省市，如湖南、湖北、江西、安徽、江苏、四川、云南、上海等省市。血吸虫病主要由人接触含尾蚴的疫水感染，临床上急性期主要表现为发热、皮肤瘙痒、咳嗽、肝脾肿大有压痛、腹痛腹泻或者脓血便，血中嗜酸性粒细胞显著增多，慢性期主要表现为腹泻、贫血、消瘦及肝脾大，晚期则以肝硬化、门静脉高压症、巨脾与腹水为临床特点。大便检查见血吸虫卵。

根据本病的病因与临床特征，本病属中医“蛊毒”“水毒病”的范畴。20 世纪 70 年代长沙马王堆出土的西汉女尸中发现了血吸虫卵，说明此病存在至少也有 2000 年的历史。隋代巢元方《诸病源候论》中记载：“江南有射工毒虫，夏时在水中，人行水上及以水洗浴。或因大雨潦时，仍逐水便流入人家。或遇道上牛马等迹内即停住。初得此病如伤寒，或似中毒。”他认为本病由水中的病原生物引起，并描述了本病的流行季节、传播途径和临床表现。本病是蛊毒由皮毛侵入肺部，下涉肠道，淤积肝络，阻碍气血水液运行所致。由于损害部位及人体反应性的不同，各阶段的病理变化不同，以及人体可反复感染血吸虫，故本病临床表现复杂。

【流行病学】

一、传染源

血吸虫患者与保虫宿主为本病的主要传染源。流行区的病畜（如牛、羊、猪、犬等）及各种野生动物（如鼠、兔、虎、狐等）对本病的传播也起一定的作用。

二、传播途径

人通常因皮肤或黏膜接触含有尾蚴的疫水而感染。造成传播必须具备三个条件：含有虫卵的粪便入水，钉螺的存在，接触疫水。

三、人群易感性

人对血吸虫普遍易感。患者以经常接触疫水的农民、渔民为多。男多于女。青壮年感染率高，5 岁以下的儿童感染率低。感染后有部分免疫力，因而大多人群可重复发生感染。

四、流行特征

我国长江流域及以南地区，均有本病流行，尤其是长江中下游（如湖南、湖北、江西、安徽、江苏等省）较为广泛。近年来，由于人口大量流动加剧了血吸虫病的传播，流动的渔民可能是洞庭湖区的重要传染源。

本病全年皆可发生感染，但以夏、秋两季为多，以 7 ~ 9 月份为常见。

【中医病因病机】

一、病因

中医学认为，本病的病因是蛊毒或水毒。隋代巢元方《诸病源候论》中记载“江南有射工毒虫，夏时在水中”，认为本病由水中的病原生物引起。

二、病机

蛊毒或水毒，从皮毛侵入而首先犯及肺卫，卫阳被郁则寒热身痛发疹，肺失清肃可见咳嗽、胸痛、咯血；蛊毒或水毒不解，由表入里，可见高热口渴谵妄，蛊毒或水毒下涉肠道，传导失司，则腹痛便秘或泄泻；蛊毒或水毒损坏肠膜脂膏，可出现下痢脓血。

如未及时治疗，蛊毒或水毒随血脉漂流，藏伏于肝，淤阻肝络，脾胃受损，气机郁滞，经隧阻塞，久之积聚成块，阻碍气血运行，精气营血亏虚，机体失其濡养，而见胁下痞块、腹痛腹泻、消瘦、贫血等症。

蛊毒病或水毒病迁延日久，肝脾郁滞更甚，由气郁血瘀进一步酿成气结血凝，结为痞块；脾气虚衰，运化失司，形成血凝气结水裹的病机，水液停积腹内，影响整个脏腑气机升降与运行，则腹满胀大，二便不利；肝郁日久生热，暗耗肝阴，肝阳偏亢，木不疏土，脾气更为困惫，水谷纳少，精微匮乏，气血无源，以致大肉尽脱，虚羸瘦削。

【西医病因病理】

西医学认为，本病发病主要由尾蚴、童虫、成虫、虫卵、循环抗原、免疫复合物所致。尾蚴侵入皮肤后，患者可有局部毛细血管充血、出血点、红色丘疹。童虫移行经过肺组织时，可使肺组织充血、出血和白细胞浸润，临床上出现干咳，甚至痰中带血等症状。成虫寄居于人体肠系膜下连续产卵，引起肉芽肿和纤维化。成虫和虫卵的代谢产物、分泌物、排泄物和成虫不断更新的表膜排入血流内，成为循环抗原，与相应的抗体结合形成循环免疫复合物，引起迟发性变态反应。

【临床表现】

根据病期的早晚、感染的严重度、虫卵沉积的部位和人体免疫应答的不同，临床上可分为急性血吸虫病、慢性血吸虫病、晚期血吸虫病以及异位损害。

一、急性血吸虫病

潜伏期 23 ~ 73 天，多数 40 天左右，期间可出现疫水接触处皮肤瘙痒、红色小丘疹、咳嗽、胸痛等症状。起病急，常见的临床症状为：

1. 发热

患者均有发热，以间歇热最常见，上午体温大多正常，下午及晚上发热明显，次晨出汗热退。弛张热及不规则热次之。重症患者可见稽留热，相对缓脉，易误诊为伤寒。发热期限大多持续 1 个月左右，短者 2 周，重症患者可达数月，常伴有贫血、消瘦等。

2. 腹部症状

急性期患者约半数有腹痛、腹泻。腹泻次数每天 2 ～ 5 次，粪便稀薄，可带血和黏液，里急后重感不明显。部分患者可有便秘。重症或病程长的患者可出现腹水。

3. 过敏症状

有荨麻疹、血管神经性水肿、全身淋巴结肿大等，以荨麻疹较为多见。血中嗜酸性粒细胞常显著增多。

4. 肝脾肿大

90% 以上患者有肝肿大，并有压痛，黄疸少见，约半数有轻度脾肿大。

5. 肺部表现

因虫卵经血液循环沉积于肺间质，半数以上患者可出现轻微的咳嗽，痰少。体征不明显，可有少许干、湿啰音。但 X 线片可出现肺纹理增加、片状阴影、粟粒样改变等，边缘模糊，以中下肺部为多，胸膜变化亦常见。一般 X 线片改变在 3 ～ 6 个月消失，未见钙化现象。

6. 肾脏损害

少数患者有蛋白尿，管型与细胞则少见。可能与免疫复合物有关。

二、慢性血吸虫病

指感染 5 个月以上，持续有各种不同的症状者。患者多为流行区成年居民，既往有多次的反复感染，但不一定有急性期病史。

1. 无症状患者

无任何症状或体征，仅于粪便普查或因其他病就医时发现。

2. 有症状患者

以腹痛、腹泻为多见，大便每日 2 ～ 3 次，稀薄，偶带血，重者有脓血便，伴里急后重，类似慢性菌痢。常有肝脾肿大。

三、晚期血吸虫病

患者长期反复感染，以肝纤维化、门静脉高压、脾功能亢进为主要特点。一般情况较差，患者常有贫血、消瘦、乏力、劳动力减退等营养不良的症状。根据临床表现，可分为腹水型、巨脾型、侏儒型、结肠增殖型。

1. 巨脾型

本型最为多见。脾脏进行性肿大，可超过脐平线，或横径超过腹中线，质地坚硬，内缘可扪及切迹，但表面光滑，伴有脾功能明显亢进。

2. 腹水型

腹水程度轻重不等，是晚期肝功能显著失代偿的表现。腹水与门静脉高压、低蛋白血症、水钠代谢失常等诸多因素有关，感染、劳累等可诱发，故可反复发作，病程长者可达 10 ～ 20 年。肝脾可肿大。患者腹胀、腹部膨隆。腹水严重者，可导致呼吸困难、脐疝、腹壁静脉曲张、胸水、下肢浮肿等。少数患者于脐周可听到连续性血管杂音，即克–鲍综合征。

3. 结肠增殖型

肠道症状突出，患者腹泻、腹痛、大便变细或不成形多见。可有肠梗阻，左下腹可扪及痞块或条索状硬块。结肠镜检查见黏膜增厚、粗糙、息肉形成及肠腔狭窄。X 线片可显示结肠袋变浅或消失，钡餐充盈缺损，黏膜纹路紊乱。

4. 侏儒型

疫区儿童反复感染，使性腺和垂体前叶功能受抑制，导致生长发育缓慢而呈侏儒。除外晚期血吸虫病的其他表现，患者身材矮小，第二性征缺如，但智力无减退。

四、异位损害

1. 肺血吸虫病

此型最多见，是急性血吸虫病的一种表现。呼吸道症状及体征较轻，“肺部表现”详见急性血吸虫病的部分。

2. 脑血吸虫病

多见于慢性血吸虫病患者。急性期如同脑炎表现，如有意识障碍、脑膜刺激征、瘫痪、锥体束征等。慢性期主要表现为癫痫发作，尤以局限性癫痫为多见。粪便检查可发现虫卵，脑 CT 扫描显示单侧多发性高密度阴影，数厘米大小，周围有水肿。经抗血吸虫治疗后，预后多良好。

3. 其他

可见皮肤、脊髓、生殖器官、肠系膜、阑尾及心包等的损害，但少见。

五、并发症及后遗症

1. 并发症

急性期并发症少见，慢性期和晚期并发症主要有乙型肝炎、上消化道出血、肝性脑病、结肠直肠癌等几种。

2. 后遗症

少见。严重感染者可有身材矮小等后遗症。

【实验室检查】

一、血常规

急性血吸虫患者，白细胞总数增多，多在（10 ~ 30）$\times 10^9$/L，其中嗜酸性粒细胞明显增多，一般占 20% ~ 40%，高者可达 90%，呈类白血病反应，但重症患者反可减少，甚至消失。慢性期可有贫血，多为正型红细胞低血红蛋白性贫血或大型红细胞低血红蛋白性贫血。晚期患者因脾功能亢进，白细胞和血小板减少。

二、病原学检查

1. 粪便检查

直接涂片和沉淀法简单方便，但阳性率低。改良加藤厚涂片法和粪便沉淀后毛蚴孵化法敏感性高，前者可作定量计数指标，后者尚未被认定为定量检测方法。一般认为，毛蚴孵化法连续 3 次（即每天送检 1 次）阴性可排除血吸虫感染。但晚期患者阳性率低。

2. 直肠黏膜活检

本检查方法高度敏感，一般在粪便多次阴性，而临床有高度怀疑血吸虫病时进行。但在活检组织中很少见到活卵，很难区分近期和远期死亡虫卵，故不能作为考核疗效和再次治疗的依据。有严重痔疮或出血倾向、肛裂及极度衰弱的患者不适宜做此项检查。

3. 血清免疫学检查

血清免疫学检查包括皮内试验、环卵沉淀试验、间接血凝试验、酶联免疫吸附试验、尾蚴膜试验、快速胶体染料试纸条法、免疫酶染色法、检测循环抗原等，但迄今为止，没有一项检查结果可作为血吸虫病的确诊工具，只是作为辅助诊断的一种方法。

4. 分子生物学检查

分子生物学基因诊断是采用分子生物学技术在核酸水平对某一基因进行分析，从而对特定疾病进行诊断的方法。与传统的诊断技术相比，基因诊断具有信号放大效应，灵敏度高；同时通过检测病原体自身特异性基因或片段提高诊断的特异性，具有一定的推广应用价值。

另外，可视情况需要，进行肝功能、超声波、心电图、内分泌、CT 等检测。

【诊断与鉴别诊断】

一、诊断要点

①有疫水接触史。②患者有发热、荨麻疹及嗜酸性粒细胞显著增多、肝脾肿大、腹痛、腹泻等临床表现，应考虑急性血吸虫病。慢性血吸虫病患者可有不明原因的腹痛、腹泻或便血和肝脾肿大。巨脾、腹水、腹内痞块、上消化道出血及矮小症等，应考虑晚期血吸虫病。③急性期连续多次从粪便中找到虫卵，血液中白细胞增加，尤其是嗜酸性粒细胞显著增高，具有诊断价值。直肠黏膜活检找到虫卵，适合慢性患者。尚未进行治疗的患者，血清免疫学检查具有较高的诊断价值。

二、鉴别诊断

（1）急性血吸虫病有发热、咳嗽、胸痛、肝肿大、腹痛腹泻等症状，易与伤寒、副伤寒、阿米巴肝脓肿、败血症、结核性腹膜炎及粟粒性肺结核相混淆。

（2）慢性和晚期血吸虫病肝脾肿大，应与慢性病毒性肝炎相鉴别。以腹泻、便血为主要表现的应与细菌性痢疾、阿米巴痢疾、结肠癌相鉴别，大便孵化实验及直肠镜检有助于鉴别。

（3）晚期应与其他原因引起的肝硬化鉴别，多次大便检测和血清免疫学方法方可鉴别。

【中医辨治】

一、治疗原则

早期、合理进行病原学治疗是减少并发症、降低死亡率、改善预后的关键。我国曾先后采用过酒石酸锑钾等锑剂，以及呋喃丙胺、6- 氯对二甲苯（血防 846）、硝硫氰胺等抗血吸虫药，但不良反应较大，现已不用。目前吡喹酮是首选药物。及早采取中医治疗对改善急性期的症状，减轻驱虫药的不良反应以及增强患者的抵抗力有一定的作用。治疗过程中应注意水、电解质的平衡，同时注意加强患者的营养情况。

二、辨证论治

根据病情、临床表现，本病的发展变化是由外感到内伤、由急性转慢性、由无形变有形、由实转虚、虚实夹杂的过程。一般来说，在急性期着重辨明病因，分清表里虚实，以彻底消除病因为首要；在慢性及晚期，着重辨明有形无形、有水无水，分清虚实、孰缓孰急、孰多孰少、是顺是逆，针对主症，善施攻补。

（一）急性期

1. 邪袭肺卫证

[症状]发热恶寒，咳嗽，汗出，身发风疹瘙痒，舌边尖红，苔薄，脉浮数。

[治法]疏风清热，宣肺透邪。

[方药]银翘散加减。淋巴结肿大者，加夏枯草、浙贝母；咳咯血痰者，加白茅根、侧柏叶、茜根；腹痛、腹泻者，加葛根、黄连。

2. 邪郁少阳证

[症状]寒热似疟疾，午后热重，入暮尤剧，天明得汗热减，心烦口渴，胸腹灼热，脘痞恶心，舌边尖红，苔黄腻，脉弦数。

[治法]和解少阳，清利湿热。

[方药]蒿芩清胆汤加减。心烦口渴，胸腹灼热较甚者，加栀子、黄连；脘痞、纳呆，苔腻明显者，加藿香、佩兰、白蔻仁。

3. 邪蕴中焦证

[症状]发热缠绵不解，困倦呆滞，恶心欲吐，脘痞、纳呆，腹痛，便溏，

或便下脓血，苔黄腻，脉滑数。

［治法］清热祛湿，疏理中焦。

［方药］王氏连朴饮加减。便下脓血者，加秦皮、刺苋菜；见黄疸者，加田基黄、金钱草；心烦尿赤者，加车前子、鸭跖草；胁下痞痛者，加柴胡、赤芍、郁金；淋巴结肿大者，加夏枯草、浙贝母。

4. 肝郁脾虚证

［症状］胁肋胀痛，腹痛便溏，疲倦乏力，纳呆，或见往来寒热，舌质淡红，脉弦细。

［治法］疏肝健脾。

［方药］逍遥散加减。胁痛较剧者，加青皮；脾虚疲乏、纳呆、便溏突出者，加党参、黄芪。

（二）慢性期或晚期

1. 湿热滞肠证

［症状］腹痛下痢，时作时止，经久不愈，大便夹有脓血、黏液，形体消瘦，纳呆，神疲，面黄虚浮，舌淡苔腻，脉细弱。

［治法］清肠化浊，和络止痢。

［方药］黄芩汤合香连丸加减。便血甚者，加地榆、槐花；气虚较甚，神疲，纳呆，面色萎黄虚浮，形体消瘦者，加党参、白术。

2. 瘀血内阻证

［症状］黧黑，胸胁胀痛或刺痛，胁下痞块，形体消瘦，舌质有瘀斑，脉细涩。

［治法］化瘀通络，攻积软坚。

［方药］膈下逐瘀汤加减。伴腹水、浮肿者，加泽泻、薏苡仁、猪苓；纳呆、腹胀者，加麦芽、山楂、鸡内金。

3. 水湿内停证

［症状］腹胀如鼓，青筋显露，下肢浮肿，四肢欠温，纳呆，便溏，舌苔白腻，脉濡或滑。

［治法］通阳利水。

［方药］五苓散加减。腹胀较甚者，加大腹皮、厚朴；痞块较大者，加生牡蛎；纳呆、疲乏，肢倦，懒言，气虚较甚者，加黄芪、党参。

4. 肝肾阴虚证

［症状］午后低热或五心烦热，神疲，消瘦，胁痛腹胀，腰酸膝软，头晕

耳鸣眼花，舌质略红，苔少或无苔，脉弦细略数。

[治法]滋养肝肾。

[方药]杞菊地黄汤加减。胁肋胀痛者，加川楝子、延胡索；潮热不退者，加银柴胡、地骨皮；腹水者，加大腹皮、猪苓。

5. 肾阳亏虚证

[症状]形寒肢冷，面色白，胁痛腹胀，腰膝酸软，或形体短小，发育不全，舌胖而淡，脉沉细。

[治法]强壮肾阳，补益精血。

[方药]右归丸加减。倦怠懒言、纳呆者，加党参，严重者加人参（另炖服）；形体短小、发育不全者，加巴戟天、肉苁蓉、紫河车。

【西医治疗】

一、一般治疗

急性期患者发热应卧床休息，忌饮酒、质地粗糙饮食，加强支持疗法。晚期出现腹水时应给予低盐、高蛋白饮食，并酌用利尿剂。巨脾型患者可做脾切除加大网膜腹膜后固定术，为降低门静脉高压，消除脾功能亢进。注意防止感染和肝昏迷。

二、抗虫治疗

首选吡喹酮。吡喹酮对刚进入宿主皮肤期童虫具有杀灭作用，而对虫龄为3～21天的童虫无效，对21天以后的虫体有较好的杀灭作用。吡喹酮治疗各型血吸虫病的剂量和疗程如下：

1. 急性血吸虫病

一般病例可采用10mg/kg，每日3次，连用4天。

2. 慢性血吸虫病

成人总剂量为60mg/kg，儿童为70mg/kg，2天疗法，每日剂量等分2～3次服用，成人以体重60kg为限，儿童以体重30kg为限，体重超过者不再增加剂量。近年来在现场大规模治疗，轻流行区用40mg/kg一剂疗法，重流行区用50mg/kg，每日等分为2次口服，也可取得满意疗效。

3. 晚期血吸虫病

根据药代动力学研究，口服常规吡喹酮剂量后，晚期患者的肝脏首次通过效应差，药物也可由门静脉侧支循环直接进入体循环，故而给药剂量应减少或延长疗程为宜。否则可能会引起中毒反应。

三、对症治疗及支持治疗

急性血吸虫病患者应住院治疗。晚期血吸虫病应按肝硬化治疗，采取内外科结合、病原学治疗与对症治疗结合以及中西医结合的原则。巨脾与脾功能亢进，以及有明显食管、胃底静脉曲张或呕血史的患者，可采用脾切除和分流减压术后再进行病原治疗或先病原治疗再行手术。腹水型患者应给予低盐、高蛋白饮食，使用双氢克尿噻、速尿等利尿剂间歇治疗。对上消化道大出血的患者，应禁食，在输血补充血容量的同时可采用硬化剂注射疗法，或静脉断流术。肠道肉芽肿、癌变者，可采用手术治疗后再进行病原治疗。

【简方治疗经验与其他疗法】

一、单方验方疗法

（1）南瓜子粉，每次 80g，每日 3 次，连服 3 ～ 4 周。

（2）枫杨树叶 60g，水煎 15 分钟，每日 2 ～ 3 次服完，20 日为一疗程。

（3）马鞭草 30 ～ 50g，水煎服，每天 1 剂。

二、针灸疗法

在上述中西医疗法积极治疗的同时，加用针灸疗法、梅花针疗法、拔罐疗法，可改善症状，提高治愈率。

以大椎、膈关、云门、京门为主穴。肝肿大者，配肝俞、痞根；脾肿大者，配脾俞、痞根；腹水者，配水分、气海、中极；下痢者，配天枢、大肠俞；腹胀、食欲不振者，配足三里、三阴交。可间歇用梅花针点刺夹脊及肝、脾大区。晚期肝脾肿大者，取痞头（肝脾肿大上缘及两旁）、痞尾（肝脾肿大下缘及两旁），每次拔罐 10 ～ 30 分钟，每隔 1 ～ 2 日 1 次。

【预防】

一、控制传染源

在流行区进行普查，对患者和病畜进行同步治疗。可采用吡喹酮扩大化治疗，可使患病人数大幅度下降，尤其在湖沼地区和山区经过连续 3 年后有显著成效。目前耕牛粪便中血吸虫卵检出率很高，采用硝硫氰胺或硝硫苯酯混悬液 1.5 ~ 2mg/kg 一次静脉注射的方法对耕牛进行治疗，在防治血吸虫病工作中取得显著疗效。

二、切断传播途径

消灭钉螺是控制血吸虫病的重要有效措施。灭螺前首先查清螺情，建立螺情图，掌握钉螺的分布地带，为提供灭螺的措施提供依据。在水网地区可采取改变钉螺滋生环境的物理灭螺法，如土埋法等。在湖沼地区可采用围垦、种植、筑坝的方法，在居民点周围建立防螺带等。化学灭螺可结合物理灭螺进行，可用氯硝硫胺，并可制成缓释剂，以延长灭螺的效果。该药是世界卫生组织目前推荐的唯一可使用的灭螺药物，以往使用的五氯酚钠因其可造成环境危害，已禁止使用。

三、保护易感人群

关键在于加强卫生宣传教育，改变接触疫水的行为。在流行区尽量避免接触疫水。在湖沼地区收割捕捞、打湖草等必须接触疫水时，应采用个人防护措施，可用 1% 氯硝硫胺碱性溶液浸渍衣裤，对尾蚴有杀灭作用，15% 邻苯二甲酸二酯乳剂、20% 松香酒精等涂抹皮肤，或穿上防尾蚴的衣裤也有一定的作用。对近现场观察，于感染季节对重流行区特定的人群可实施口服药物预防。如使用蒿甲醚，每次 6mg/kg，每半个月 1 次，共 4 次。这对降低血吸虫的感染、减轻感染度有一定的作用。

第二节　蛔虫病

蛔虫病是蛔虫寄生于人体所引起的慢性传染性疾病。蛔虫的幼虫和成虫均可在人体内致病，但成虫是其主要致病阶段。临床多数患者无明显自觉症状。病程早期当幼虫在体内移行时可引起机械性组织损伤或在肺部引起蛔虫性肺炎等，当发生严重感染时，幼虫还可侵入脑、肝、脾、肾等器官引起异位寄生。成虫则具有钻孔和螺旋式扭结的习性，当成虫在小肠内寄生则可引起消化不良、腹痛等胃肠功能紊乱；少数患者可发生严重的并发症，如胆道蛔虫病、蛔虫性肠梗阻、腹膜炎、肠穿孔等，较少见的还有蛔虫性胰腺炎、蛔虫性阑尾炎等。本病在世界各地都有发生，农村发病率明显高于城市。全世界约有1/4的人口感染蛔虫，主要在温带及热带的经济不发达、温暖潮湿、卫生条件差的国家或地区。蛔虫病是我国常见的寄生虫病之一。儿童较成人多见，尤其以学龄期与学龄前期儿童的感染率高。本病四季皆可发病，无明显季节性。蛔虫病以散发多见，但也有时集体感染。

据现有史料记载，我国最早描述蛔虫病的专著是《诸病源候论》。根据本病的临床特征，本病属中医"虫积""蛔虫病"等范畴。是由于蛔虫寄生在小肠内，扰乱脾胃气机，吸食水谷精微而引起。由于蛔虫喜温恶寒怕热，性好窜动，善于钻孔，故当人体脾胃功能失调，或有全身发热时，蛔虫即易在肠中乱窜而引起多种病证。

【流行病学】

一、传染源

人是蛔虫的唯一终宿主。蛔虫病患者和带虫者是本病的传染源。每条雌虫每日排卵量极大，故容易散播，其中的受精蛔虫卵是感染期虫卵的来源。受精卵在人体肠内不能发育，在外界适宜温度、湿度和氧气的环境中，开始发育，约经24日后发育为含胚胎的感染期虫卵。猪蛔虫与人蛔虫为两个不同的虫种，但实验证明，人蛔虫与猪、犬等动物肠道蛔虫可交叉感染，故人也偶可发生猪或犬等蛔虫幼虫病。

二、传播途径

感染期虫卵主要经口侵入人体。目前我国农村仍以人粪为主要肥料，蛔虫感染与环境卫生及个人卫生密切相关。蛔虫卵在外界的抵抗力强，易污染蔬菜、食品和日常用具等。通过人生食未经洗净、带有感染期蛔虫卵的蔬菜、腌菜、泡菜或其他食品而感染，也可随尘土飞扬而被吸入咽部吞下而感染。儿童喜欢在地上爬行，喜欢吸吮手指，加上饭前无洗手的习惯，也极易感染。

三、人群易感性

人对蛔虫普遍易感，农村感染率一般可高达50% ~ 80%。儿童感染率为最高。随着年龄的增长、卫生习惯改变或（和）多次感染后产生一定的免疫力，可能是成人比儿童感染率低的原因之一。

四、流行特征

蛔虫病分布在世界各地，在温带、亚热带及热带均有流行，主要在发展中国家。近年来在我国经过有计划的抽样试点调查，不同试点的蛔虫感染率介于2.7% ~ 98.4%之间，有一半的调查试点在60%以上。估计全国感染蛔虫者有4.9亿人。

吞入感染期虫卵是人感染蛔虫卵的主要方式。吸入附着于尘土上的感染期虫卵，经咽部咽下或饮用含有感染期虫卵的生水皆可引起感染。人群的蛔虫感染率在地区分布上农村高于城市。在年龄分布上儿童高于成人。由于多次感染产生免疫力，随着年龄增长，成人感染率较低。人群感染蛔虫的季节与当地气候、生产和生活活动有密切关系，一般认为感染期虫卵的出现率以7、8月份为最高。社会经济、文化与环境等综合性因素造成蛔虫感染呈高发性地方性流行。由于蛔虫产卵数量很大，同时对外界环境适应能力较强，这也是造成蛔虫病的流行主要原因之一。

【中医病因病机】

一、病因

中医学认为，本病是由于吞食粘有蛔虫卵的不洁食物，或手指、衣被等附着虫卵，虫卵不慎入口所得。

二、病机

因蛔虫卵不慎进入口内，直入胃肠，酿生湿热，孵化成虫，寄生肠道，食人气血而引起各种病证。其病理变化主要有二：一为虫毒移行至肺系，肺络受损，肃降无权，则产生咳嗽咯血，或虫毒生风，发于肌肤而为风疹风团；二为脾胃不和，蛔虫得以繁殖并寄居肠道，使肠胃气机不利，化生湿热，蛔虫耗吸营养，日久脾胃受损，导致气血生化不足，脏腑虚弱。

【西医病因病理】

西医学认为，蛔虫病的病理变化可由蛔虫幼虫、成虫及虫卵引起。幼虫移行可引起组织的损伤和炎症反应，如幼虫移行经过肺时，损伤肺毛细血管可引起出血、水肿和嗜酸性粒细胞浸润，肺泡内有浆性渗出物、支气管有嗜酸性粒细胞浸润，支气管分泌增加，并可引起支气管痉挛；蛔虫移行亦可产生变态反应，蛔虫初次感染后幼虫的代谢分泌物或幼虫死后的分解产物可刺激宿主产生 IgE 和 IgM 抗体，可引起炎症反应或Ⅰ型和Ⅱ型变态反应，可出现荨麻疹、皮肤瘙痒、血管神经性水肿、过敏性紫癜、紫癜性肾炎等；严重感染时，移行的幼虫可通过肺毛细血管、左心进入大循环，侵入淋巴结、甲状胸腺、脾脏、脑、脊髓等处，引起异位病变，也可达到肾脏，经尿排出；或通过胎盘，达到胎儿体内。

成虫寄生在小肠内，以空肠和回肠为主。成虫的致病作用一是消耗宿主营养。成虫寄生于人体小肠以未消化完全的乳糜液为营养，从而部分掠夺了人体摄入的营养物质。二是影响宿主对营养的吸收。成虫以游离方式寄生于肠道，可因虫体较多及活动频繁而机械性损伤宿主肠黏膜，甚至发生炎症，导致人体的消化和吸收功能障碍。虫体分泌消化物质于附着处的肠黏膜，引起局部黏膜上皮细胞脱落或轻度炎症反应。成虫产生的毒素和唇齿的机械性刺激的作用，使肠壁黏膜受损，皱襞变粗，小肠可出现痉挛性收缩和局部缺血。由于肠黏膜受损，可有营养障碍、消化道功能失调和异性蛋白反应，影响对蛋白质、脂肪、糖类及维生素 A、B_2 和 C 的吸收，进一步加重营养不良。重度感染时，蛔虫数量数十条，甚至上千条，小肠内大量虫体相互缠结成团，可引起肠梗阻，严重者可引起肠坏死、肠套叠、肠扭转等并发症。

如果雌蛔虫侵入肝、腹腔或肺等处，可排出虫卵。虫卵在组织内引起肉芽肿病变。有嗜酸性粒细胞、巨噬细胞、成纤维细胞及纤维母细胞所组成，内含受精卵。病变多见于胰腺、肝脏、网膜、肠系膜与腹膜。

【临床表现】

人感染蛔虫后，多数患者无明显症状，称为蛔虫感染。但儿童、体弱或营养不良者出现症状的机会多。蛔虫病的临床表现可由幼虫和成虫引起。

一、幼虫引起的症状

主要见于短期内生食了含大量受精蛔虫卵的蔬菜、瓜果的患者，潜伏期一般 1 周左右。临床上出现全身与肺部症状。全身症状有乏力和低热，也可见高热，甚至体温可高达 40℃；少数患者伴有过敏症状。大量幼虫经过肺部时，可引起蛔虫性哮喘，最突出症状为阵发性咳嗽，呈哮喘样发作，痰少，偶尔痰中带血。部分患者可有白色泡沫痰，痰中可能发现蛔蚴。气喘严重者可出现端坐呼吸或有发绀，肺部听诊有哮鸣音或啰音。胸部 X 线片可见两侧肺门阴影增深，肺纹理增多，肺野有点状、絮状或片状阴影。以上症状与 X 线片改变一般在 7 ~ 10 天可自行消退，称为“暴发性蛔虫哮喘”。

二、成虫引起的症状

主要临床表现为胃肠功能失调、精神神经症状、过敏反应三个方面。儿童患者以腹痛最常见，位于上腹部或脐周，常反复发作。常有食欲减退、恶心、呕吐、腹泻或便秘。亦可有多食者，甚至异食癖。一般无腹肌紧张和压痛。有些患儿可有精神不宁、失眠、磨牙、烦躁不安、惊厥、智力减退、发育迟缓等症状。部分患者出现过敏反应，如荨麻疹、气喘或发热，也可出现肠痉挛、皮肤瘙痒，偶尔有顽固性荨麻疹、血管神经性水肿。

三、并发症及后遗症

1. 并发症

蛔虫有钻孔习性，易产生各种并发症。其中常见的有胆道蛔虫病、蛔虫性肠梗阻、蛔虫性肠穿孔、蛔虫性阑尾炎，也可能发生蛔虫性胰腺炎、蛔虫性肝脓肿、蛔虫性肉芽肿等。个别蛔虫上窜，经咽部钻入气管可导致窒息。

2. 后遗症

一般无后遗症，伴有严重并发症者可留有后遗症，如智力减退、身材矮小等。

【实验室检查】

一、粪便检查

因蛔虫排卵数量较多，采用生理盐水直接涂片法容易查到虫卵。饱和盐水漂浮法能提高虫卵检出率。

二、血常规

一般无明显变化。蛔虫幼虫移行时，血白细胞与嗜酸性粒细胞增多。胆道与肠道并发细菌感染时，血白细胞与中性粒细胞显著增多。成虫感染者嗜酸性粒细胞可轻度增加。

三、B 超检查

胆道蛔虫病患者行腹部 B 超检查，有时可发现蛔虫位于扩张的胆管腔内，并在内活动，但阳性率不高。对疑似病例需进一步做静脉胆管造影证实。

四、内镜逆行胆胰管造影术

内镜检查可发现十二指肠内蛔虫，取出钻入壶腹孔的虫体，可使胆绞痛立即缓解。逆行胆胰管可显示胆管内虫体，并可对胆管阻塞进行减压与引流。

【诊断与鉴别诊断】

一、诊断要点

①有排蛔史或吐蛔史。②大便或呕吐物检查可发现虫卵。③蛔虫幼虫移行症患者有不洁饮食史，有呼吸道症状，特别是哮喘，短暂游走性肺部浸润，血中嗜酸性粒细胞增多。④有腹痛呈脐周阵发性疼痛，无明显压痛，有食欲不振、腹泻等表现可诊断为肠蛔虫病。⑤胆道蛔虫病有典型的胆绞痛发作，胆汁检查发现虫卵可作为佐证。内镜逆行胆胰管造影术也有重要的诊断价值。⑥急腹症应谨慎除外蛔虫性肠梗阻、肠穿孔的可能。

二、鉴别诊断

因腹痛是本病的常见症状，所以应与其他疾病引起的腹痛相鉴别，如胃炎、胃溃疡等，胆道蛔虫病应与胆结石、胆囊炎急性发作相鉴别。蛔虫性肠梗阻、肠穿孔易与其他疾病引起的急腹症相混淆，应予以鉴别。

【中医辨治】

一、治疗原则

主要为驱虫治疗，对营养不良和贫血患者于驱虫前加强支持疗法，给予富有营养的饮食、维生素和铁剂等，待全身情况好转后，再进行驱虫治疗。症状严重及合并并发症时，及早运用中西医结合治疗，可缩短病程，提高疗效。

二、辨证论治

根据病程、临床表现、变证进行辨证论治。本病当分清病位虚实，若虫毒犯肺，治宜宣肺平喘；若虫积肠道，治宜驱蛔杀虫；若见脾虚虫积，则要健脾杀虫。另外，要注意有无并发症，蛔虫妄动，窜入胆道，发生胁腹卒痛，而为蛔厥，治要缓急止痛安蛔；若蛔虫集结成团，阻塞肠道，升降悖逆，阴阳气痞，发生呕吐便秘，而为关格，治要通里攻下。

1. 虫毒犯肺证

[症状]咳逆气促，咯痰带血丝，或喘息痰鸣，伴发热，咽痒，或皮肤有风疹团块，舌红，苔黄，脉滑数。

[治法]宣肺平喘，清热杀虫。

[方药]麻杏石甘汤加减。皮肤起风团者，加乌梅、蝉蜕、僵蚕等；咯痰带血丝者，加浙贝母、白茅根、仙鹤草。

2. 虫积肠道证

[症状]脐周腹痛，时作时止，发无定时，嘈杂易饥，恶心欲吐，流清涎，或呕蛔、便蛔，寐中磨牙，鼻中作痒，巩膜、面颊有虫斑，苔薄白或黄，脉沉弦。

[治法]驱蛔杀虫。

[方药]化虫丸加减。腹痛阵作，加乌梅、细辛、黄连；腹胀、便秘者，加大黄、玄明粉；恶心呕吐者，加制半夏、竹茹。

3. 脾虚虫积证

[症状]面色萎黄，体瘦腹大，饥不欲食，腹中时痛，精神不振，烦躁不安，或呕蛔、便蛔，舌淡，苔白，脉细弱。

[治法]健脾杀虫。

[方药]布袋丸加减。肢冷、腹痛者，加细辛、川椒、干姜；神疲、食少者，加山药、扁豆、黄芪；烦躁、口苦者，加胡黄连、知母、黄柏。

4. 蛔厥证（胆道蛔虫症）

[症状]猝然胁腹剧痛阵作，痛引肩背，恶心呕吐，甚则吐蛔，汗出肢冷。脉沉弦或沉伏。

[治法]缓急止痛安蛔。

[方药]乌梅丸加减。腹痛喜按，面色苍白，形寒肢冷，唇淡苔白，偏寒者，重用干姜、桂枝；唇红舌红，偏热者，重用黄连、黄柏；疼痛剧烈者，酌加大黄、玄明粉、枳壳；疼痛缓解后，给予驱虫；憎寒化热，甚有黄疸者，去

附子、桂枝、干姜，重用黄连、黄柏，加黄芩、茵陈。

5. 关格证（蛔虫引起肠梗阻）

［症状］腹痛腹胀，呕吐，便秘，无矢气，腹部攻撑，并有虫瘕，舌苔黄腻，脉弦。

［治法］通里攻下。

［方药］复方大承气汤加减。病情较轻者，可用生豆油以润肠，使虫结易于松解；呕吐频繁者，药物难以下咽者，可先用推拿等治疗方法。

【西医治疗】

一、一般治疗

强调早期驱虫治疗。注意营养以及水、电解质的平衡，并发急腹症应禁食，并防止感染，内科治疗无效，应及时进行手术治疗。

二、驱虫治疗

1. 阿苯达唑

商品名为肠虫清，是一种安全有效的广谱抗蠕虫药。抑制蛔虫摄取葡萄糖，导致糖原耗竭和三磷酸腺苷减少，起到对虫体各生命周期的杀灭作用。具有杀灭成虫、幼虫及虫卵的作用。由于苯咪唑类药物可致畸形，2 岁以下的儿童、孕妇、哺乳者不宜服用，急性疾病、肾脏病、化脓性或弥漫性皮炎及有癫痫病史者不宜服用。

2. 甲苯达唑和复方甲苯达唑

甲苯达唑的杀虫原理、不良反应和注意事项同阿苯达唑，对蛔虫作用缓慢。复方甲苯达唑又称速效肠虫净，是甲苯达唑和左旋咪唑的复合制剂。两药合用后，可使排虫时间集中、提前，克服了单用甲苯达唑作用慢、偶有吐虫的不良反应，以及单用左旋咪唑剂量较大等缺点。

3. 噻嘧啶

本品是广谱驱虫药，能使蛔虫肌肉剧烈收缩，并引起痉挛性麻痹。其作用快，不良反应轻微，有头晕、恶心、腹痛等。孕妇以及肝、肾、心脏等疾病患者暂缓给药。

4. 哌嗪枸橼酸盐

商品名为驱蛔灵，是低毒高效驱蛔药。本品具有抗胆碱能的作用，在蛔虫肌肉神经接头处阻止乙酰胆碱的释放，使虫体肌肉麻痹，其作用温和缓慢。不良反应轻而少，偶有恶心、腹部不适及腹泻。有肝、肾疾患与癫痫患者禁忌。

5. 左旋咪唑

本品是广谱驱虫药，具有抑制蛔虫肌肉中琥珀酸脱氢酶的作用，导致肌肉能量产生减少，使虫体麻痹而被排出。驱虫作用较哌嗪强，也可用于胆道蛔虫病和蛔虫所致的不完全肠梗阻的驱虫治疗。可有轻度胃肠道反应，少数患者服药后出现轻度肝功能损害，在早期妊娠及肝、肾疾患时应慎用或不用。

6. 伊维菌素

本品是新型的广谱、高效、低毒抗生素类抗寄生虫药，是由阿维链霉菌发酵产生的半合成大环内酯类多组分抗生素。对线虫及节肢动物有驱杀作用，其作用机制在于增加虫体的抑制性递质 γ- 氨基丁酸的释放，以及打开谷氨酸控制的 Cl 离子通道，增强神经膜对 Cl 的通透性，从而阻断神经信号的传递，最终引起神经麻痹，使寄生虫肌肉细胞失去收缩能力，从而导致虫体死亡。超剂量可引起中毒，无特效解毒药。肌内注射会产生严重的局部反应。

三、并发症治疗

1. 胆道蛔虫病

以内科治疗为主。治疗效果良好，达到 95% 以上，治疗原则为解痉止痛。早期驱虫与抗炎，注意水、电解质平衡。少数患者须手术治疗，其手术指征是：合并肝胆系统严重感染，并发胆管大出血、腹膜炎、中毒性休克，疼痛持续存在并伴有感染症状 1 周以上，或经胆管造影证明蛔虫已完全钻进胆道而死虫长期不能排出者。

2. 蛔虫性肠梗阻

应及早治疗。如果是不完全性肠梗阻可用内科治疗，包括禁食、胃肠减压、解痉止痛、静脉补液，注意水与电解质平衡。腹痛缓解后进行驱虫治疗。服用豆油或花生油等有松解蛔虫团的作用，如经内科治疗无效，症状加重，出现完全性肠梗阻或腹膜刺激症状时，应及时进行手术治疗。

3. 蛔虫性肠穿孔和蛔虫性阑尾炎

明确诊断后应尽早手术治疗，特别是有腹膜炎的症状或体征时。

【简方治疗经验与其他疗法】

一、单方验方疗法

（1）苦楝根皮30 ~ 40g，水煎，加红糖适量，早晨空腹顿服，儿童酌减。

（2）热醋60g，加川椒少许，一次内服，可用于胆道蛔虫引起的腹痛。

（3）使君子炒香，儿童每岁1g，成人每次10g，早晨空腹嚼服，连服3次。忌饮茶。

（4）生紫苏子，4 ~ 10岁每次服20 ~ 50g，成人每次50 ~ 70g，每日2 ~ 3次，捣烂空腹服。

（5）小麦秆200g，加水800mL，煎至400mL，上午9时、下午4时各服200mL。药渣于腹部热敷，冷时再加温，约1小时左右。适用于蛔虫引起的肠梗阻。

二、外治法

腹部热敷法：食盐500g，加入食醋50 ~ 100mL，放锅内炒热，用两层纱布包好，令患者仰卧屈膝，放于腹部热敷，冷时又加温，约1小时左右。适用于蛔虫引起的关格证。

三、针灸疗法

腹痛不止时，可选足三里、中脘、天枢、内关等穴。

【预防】

一、控制传染源

有计划地进行普查、普治。在感染重的地区，例如居民感染率在50%以上，可采用集体驱虫治疗，消除传染源，以减少虫卵污染土壤的密度，减少传播机会。治疗时间选择在感染高峰的2 ~ 3个月后进行。由于蛔虫病可重复感染，所以，在集体驱虫以后，需要间隔一段时间，对粪检虫卵阴性者进行再驱虫，反复进行，再配合其他预防措施，以达到控制一个地区的蛔虫病的目的。

二、切断传播途径

开展卫生宣传教育，广泛宣传蛔虫病的危害。培养良好的个人卫生习惯。教育儿童饭前饭后要洗手。不吃生菜、未洗净的瓜果，不随地大便。改善环境卫生，搞好粪便管理，对粪便进行无害化处理，减少传播。

第三节　蛲虫病

蛲虫病是由蛲虫寄生于人体肠道而引起的传染病。其临床表现以肛门周围和会阴部瘙痒、烦躁不安为特征。本病在世界各地都有流行，包括发达国家，寒带、温带或热带普遍存在，城市高于农村。任何年龄均可感染，但儿童感染率远远高于成人。

中医将本病命名为蛲虫候、谷道虫，根据本病的临床特征，本病属中医“虫积”“蛲虫病”的范畴。是因为蛲虫寄生在肠内，影响脾胃功能，及雌虫移行肛门产卵而引起各种临床症状。

【流行病学】

一、传染源

人是唯一的传染源，尤以自身感染多见。虫卵在体外排出时即具有传染性。

二、传播途径

（1）自身感染：患者用手抓肛门，手指被虫卵污染，再经手污染食物，或吸吮手指，引起感染。

（2）间接接触感染：接触了被感染性虫卵污染的内衣裤、被褥、玩具、地板、桌面等而感染。

（3）经呼吸道感染：虫卵通过空气中尘土飞扬，从口鼻吸入而咽下，从而引起感染；另外在肛门附近产卵，幼虫进入肠内，引起逆行感染。

三、人群易感性

蛲虫以儿童感染最多见，其中年龄 5 ～ 12 岁的儿童感染率最高，达 40%

左右。成人感染率低，可能因成人卫生习惯相对良好，或已有一定的免疫力。儿童在托儿机构感染后也可在家庭中传播，呈家庭聚集性。男女之间感染无差异。

四、流行特征

蛲虫病是世界广泛分布的寄生虫病。温带、寒带地区感染率高于热带。城市高于农村。我国蛲虫病感染率随地区不同而不同。由于蛲虫的生活史受外界条件的影响很小，产卵量大，虫卵对外界抵抗力很强，因而在人群居住拥挤、卫生条件差的场所（如托儿所、幼儿园、小学）的儿童易发生传播和流行。根据我国各地调查，托儿机构儿童感染率在 30% ~ 40% 或以上。

【中医病因病机】

中医学认为，在胃弱体虚的情况下，吞食蛲虫卵后，致蛲虫寄生于肠道下端，袭扰大肠、肛门。虫毒刺激肛门皮肤，故肛门周围瘙痒，脾胃失健，则食欲不振，腹部隐痛。蛲虫吸取营养，可致气血亏虚，而见体瘦神疲，面唇色淡。

【西医病因病理】

西医学认为，雌蛲虫在肛门周围、会阴部移行产卵，刺激局部皮肤，可引起局部皮肤出现炎症反应、湿疹或皮肤角化。若皮肤抓破，可继发感染。雌虫在会阴处游动，可误入邻近器官，如女性尿道、阴道等，甚至经输卵管进入腹腔，引起局部炎症，继发感染，形成小脓肿等。蛲虫寄生于肠道，在其不同发育阶段，可对肠壁产生机械性和化学性刺激，引起肠黏膜受损、失血、发炎，也可刺激肠壁神经末梢，导致神经性和胃肠功能紊乱。有时出现嗜酸性粒细胞浸润。合并感染，可产生黏膜下脓肿，易误诊为肠壁肿瘤。

蛲虫虽然是肠道寄生虫，但有时可侵入肠壁组织、阑尾组织，甚至肠外的一些组织与器官寄生，引起局部炎症，形成肉芽肿病变。

【临床表现】

一、主要临床表现

蛲虫病最突出的症状是肛门周围、会阴部瘙痒，尤以夜间熟睡后最显著，常扰乱患者睡眠。因患者熟睡后时常不自觉地瘙痒，从而抓破皮肤、出血及继发细菌感染。由于局部瘙痒、刺痛，儿童常半夜惊哭，睡不安宁，反复吵闹。常因睡眠不足而心情烦躁、食欲减退、形体消瘦，也可出现注意力不集中，好咬指甲、性情怪癖等心理行为偏异，甚至发生癔病，严重影响患儿的身心健康。由于胃肠功能紊乱，亦可出现食欲不振、腹痛、消化不良、恶心及呕吐的消化道症状。

蛲虫在回盲部寄生可引起局部刺激，导致卡他性炎症或微小的溃疡。重度感染时可伴有腹泻，粪便中黏液增多或带血丝。蛲虫寄生于阑尾中可引起急、慢性阑尾炎，甚至穿孔，发生腹膜炎。雌虫侵入女性尿道，可引起泌尿系统的炎症，出现尿频、尿急、尿痛等膀胱刺激症状，偶尔男性尿道中也可发现雌蛲虫，引起尿频。蛲虫侵入女性阴道、子宫颈、子宫及输卵管，可引起该器官的炎症。进入腹腔可引起腹膜炎或肠系膜脓肿。偶可发生肠梗阻。侵入肺部、外耳道、鼻腔引起过敏反应的也有报道，但少见。

二、并发症及后遗症

1. 并发症

一般少见。重度感染者，可并发阑尾炎穿孔、腹膜炎、肠系膜脓肿、肠梗阻等。

2. 后遗症

一般无后遗症。

【实验室检查】

一、成虫的检查

儿童入睡 1 ~ 3 小时，检查者拨开肛门，检查是否有蛲虫成虫。若第一次没发现，须连续检查几次。因随着检查次数的增加，检出阳性率增加。若发现成虫，将其保存于乙醇内留作鉴定。这种方法简单易行，不需特殊设备。

二、虫卵的检查

雌虫几乎不在肠道内产卵，使用粪便检查出阳性率仅 50% 左右，故一般不采用。主要采用肛门拭子检查，阳性率高。具体方法如下：①透明胶拭子法：即将 1 条 6 ~ 7cm 的透明胶纸折叠在木质舌板末端，有黏性的一面向外，紧压肛门部分。反复几次，再将它贴在载玻片上进行镜检。②棉签拭子法：将棉签用生理盐水湿润，在肛门涂拭后置于试管内，加饱和盐水至试管 2/5 处，振荡半分钟，取出棉签，加饱和盐水至满，覆以载玻片，5 ~ 20 分钟后，取下载玻片检查。或用棉签拭子擦拭肛门后，用冷开水振荡沉淀法检查虫卵。此两种方法宜在清晨解大便前进行。由于蛲虫不是每晚产卵，故一次检查若为阴性，不能除外。应连续查 1 周左右，这样检出率可近 100%。

三、血常规检查

嗜酸性粒细胞可增高达 15% ~ 30%，蛲虫幼虫在体内移行期白细胞总数可增高。

【诊断与鉴别诊断】

一、诊断要点

①肛门周围或外阴部瘙痒，夜间为甚，睡眠不安。或儿童有夜间突发哭闹，食欲不振、消瘦、好咬指甲，以及烦躁、磨牙、遗尿等神经精神症状。②肛痒时在肛门周围可见到蛲虫的成虫（乳白色线头状成虫）。③肛门外棉签拭子法或透明胶拭子法检查可找到蛲虫卵。

二、鉴别诊断

蛲虫病的诊断并不困难。当异位寄生或出现并发症时，应与其他疾病相鉴别。虽然蛲虫性阑尾炎有右下腹阵痛，血常规检查白细胞可以正常，但有时诊断较为困难，因为儿童阑尾炎本身有时症状就不典型。一般阑尾炎可以明确诊断，但蛲虫性阑尾炎常常是在手术后通过病理检查才确诊。蛲虫的泌尿生殖系统感染应与细菌性感染相区别，前者用抗生素效果不佳。临床上对于久治不愈的泌尿生殖系统感染、盆腔炎等，应考虑到本病的可能。

【中医辨治】

一、治疗原则

根据病程、临床表现进行辨证，本病病初多为实证，病久可转为虚证或虚实夹杂证，则治以杀虫止痒，若见脾虚虫扰，则需健脾杀虫。

二、辨证论治

1. 虫扰魄门证

[症状]肛门瘙痒，搔抓难忍，夜间尤甚，睡眠不安，甚则哭闹、惊叫，神疲乏力，苔薄白，脉细。

[治法]杀虫止痒。

[方药]万应丸加减，可加芦荟、雄黄、芜荑等。阴部潮湿糜烂者，加土茯苓、苦参、黄柏。

2. 脾虚虫扰证

[症状]肛门瘙痒，夜难成寐，食欲减退，腹胀便溏，形体消瘦，舌淡，苔薄，脉弱。

[治法]健脾杀虫。

[方药]参苓白术散加减，可加百部、槟榔、芜荑等。烦躁不安者，加栀子、黄柏。

3. 肝胆湿热证

[症状]腹痛，小腹不适，肛门痒甚，夜间尤甚，烦躁，情绪激动，夜惊失眠，小便黄。

[治法]清利肝胆，驱虫止痒。

[方药]龙胆泻肝汤合追虫丸加减。伴湿疹蔓延者，可加苍术、黄柏、苦参、地肤子等；尿频、尿急者，加泽泻、滑石等。

【西医治疗】

一、一般治疗

患儿须穿满裆裤，防止手指接触肛门，每天早晨用温水肥皂清洗肛门周围的皮肤；换下的内衣内裤、被褥、玩具等应予蒸煮或开水浸泡后日晒杀虫，连续10天。患者要注意个人卫生，勤换衣服、洗澡，饭前洗手，勤剪指甲，不吸吮手指。蛲虫寿命较短暂，如能防止重复感染，则有自愈的可能。

二、病原治疗

1. 阿苯达唑

本药疗效高，虫卵转阴率100%，耐受好，疗程短。门诊和集体治疗均可有效。服药后有轻度的头痛、头昏、恶心及腹泻等，发生率小于10%，常自行缓解。孕妇和哺乳期妇女忌用，有严重肝、肾、心脏功能不全及活动性溃疡患者慎用。

2. 甲苯达唑

治愈率达 95% ~ 100%，偶有恶心、腹部不适、腹泻、头昏、嗜睡及皮肤瘙痒，不需处理。本药可刺激蛔虫游走，引起吐蛔，不满 2 岁幼儿不宜使用，严重心、肝疾患者慎用。可致畸胎，孕妇忌用。

3. 复方甲苯达唑

每片含甲苯达唑 100mg，盐酸左旋咪唑 25mg。1 片顿服的转阴率达 95.6%。二药配伍使用，可克服单用甲苯达唑引起吐蛔的缺点，而且有广谱驱除肠道线虫的作用。

4. 噻嘧啶

本药常用量为基质 10mg/kg 顿服，治愈率达 59% ~ 80%。如以 12mg/kg 的量，分为 2 日，共 4 次口服，治愈率达 94.4%。本药不良反应小，有轻微的腹痛、腹泻、恶心及呕吐等。有急性肝炎、肾炎、严重心脏病及孕妇应暂缓给药，有冠心病及严重溃疡病史者宜慎用。本药系广谱驱虫剂，疗效好，不良反应小，价格便宜，国内外已广泛应用。

5. 复方噻嘧啶

每片含噻嘧啶 50mg、奥克太尔 50mg，用于驱除蛲虫时，两药基质总量各按 12mg/kg 计算，分 2 日，4 次服用，治愈率达 95.9%。

6. 双萘羟酸酚宁

本药亦称扑蛲灵，属于花青染料类药物。剂量为 5mg/kg，顿服，治愈率达 90% 以上。服药后 1 ~ 2 日可使粪便染成红色，故不太受欢迎。

三、对症治疗及支持治疗

（1）肛门瘙痒或有湿疹，可每晚睡前洗净局部，用 10% 鹤虱油膏或 2% 白降软膏涂抹，可杀虫止痒，直到痊愈为止。

（2）六神丸纳肛，小儿每次 5 ~ 10 粒，成人每次 15 粒，连续数次。

【简方治疗经验与其他疗法】

一、单方验方疗法

（1）槟榔煎剂：槟榔 30g，水煎，每日 1 剂，分 2 次服。本方以大剂量，疗程长者效果为优。

（2）百部50g，浓煎至50mL，加米醋100mL，每次40mL（儿童酌减），口服。

（3）苦楝根皮9g，槟榔、鹤虱各12g，水煎服，每日1剂，连服数日。

（4）使君子肉炒熟研粉，口服，每次1.5～2g，每日2次，15日为1疗程。

二、外治法

（1）百部150g，川椒60g，苦参200g，明矾10g，加水500mL，煮沸20～30分钟，去渣过滤备用。成人每次40mL（儿童酌减）作保留灌肠。

（2）大蒜90g，捣碎，用冷开水浸24小时，过滤取汁，每晚20～30mL作保留灌肠，7天为1疗程。

【预防】

一、管理传染源

及时报告疫情，隔离患者。

二、切断传播途径

患儿每天早晨用肥皂与温水清洗肛门周围，换下的内裤煮沸消毒。此外，加强环境卫生，如用具、桌椅、地板应经常擦洗。清扫时不要使尘土飞扬，玩具可日晒或用紫外线消毒。在集体儿童机构或家庭内感染率超过50%时，可集体治疗，7～10天后重复1次，既有治疗效果，又可控制流行。

三、保护易感人群

加强卫生宣传教育，使托儿机构与家属了解蛲虫病的传播方式与预防措施，提高他们的卫生认识水平。注意个人清洁卫生，防止重新感染。儿童可穿满裆裤，防止因瘙痒污染手指。剪短指甲。饭前便后要洗手。淋浴洗澡，勤换内衣裤。不吸吮手指。

第四节　囊虫病

囊虫病是猪带绦虫的蚴虫（囊尾蚴或囊虫）寄生于人体所导致的疾病。主要寄生于肌肤、脑、眼等处。其临床表现以皮下结节、脑系症状（如癫痫病、瘫痪、共济失调等）、视力障碍等为其特征。本病呈世界性分布，呈流行或散发，以散发多见，无明显季节性。人群普遍易感，以男性青壮年为多，其危害程度因囊尾蚴寄生的部位和数量而异，以寄生在脑组织最为严重。

根据本病的临床特征，本病属中医“囊虫病”“痰包”等范畴。由于囊尾蚴与痰浊相搏，随气机升降，可侵犯人体各个部位，侵入脑则出现突发性昏倒、抽搐、精神失常等危险症候。

【流行病学】

一、传染源

猪带绦虫病患者是囊虫病的唯一传染源。患者粪便中排出的虫卵或孕节对患者自身及周围人群均有传染性。

二、传播途径

猪带绦虫卵主要经口传播，主要因人误食猪带绦虫卵而感染，也可因身体内有猪带绦虫寄生而产生自体感染。①异体感染：本人无猪带绦虫病，因食入被猪带绦虫污染的食物、瓜果、蔬菜等而感染。②自身体内感染：猪带绦虫患者因呕吐、恶心，致使肠内容物返入胃或十二指肠中，绦虫卵或孕节经消化后，孵出六钩蚴随血流侵入组织而感染。③自身体外感染：猪带绦虫患者通过不洁的手把自体排出粪便中的虫卵带入口内而受感染。

三、人群易感性

任何年龄、性别均可感染。男女之比约为 3 ∶ 2。青壮年多见，农村高于城市，这与环境卫生和个人卫生习惯有关。

四、流行特征

本病呈世界性分布，呈流行或散发，以散发多见，多见于欧洲、亚洲、非洲、拉丁美洲等许多国家。在我国凡是有猪带绦虫病的地区均有囊虫病散发的病例报告。其中以东北、西北、华北地区，以及内蒙古、河南等省、自治区较多见。据有限资料，我国人体囊虫病感染率为 0.14% ~ 3.2%，保守估计全国有囊虫感染者 300 万。近年来的资料表明，猪囊虫病的感染率有逐年上升的趋势。

【中医病因病机】

中医学认为，因绦虫卵附着于蔬菜、瓜果等食品上，随食进入肠道，在肠道内孵化，发育为幼虫，与痰浊相搏，随气机升降，寄生于肌肤、脑、眼等处，出现痰核包囊、视力障碍以及脑系症状（如癫痫、头痛、呕吐、眩晕、痴呆等）。

【西医病因病理】

西医学认为，本病的临床表现和病理变化因囊虫寄生的部位、数目、死活及局部组织的反应程度而不同。囊尾蚴所引起的病理变化主要是由于虫体的机械性刺激和毒素的作用。囊虫可寄生于机体任何部位，但以肌肉、脑、皮下为多见，其中以脑部病变最严重。寄生部位初期有中性粒细胞、嗜酸性粒细胞浸润。继而为浆细胞及淋巴细胞包围，而后周围纤维细胞增生包囊虫于其内。

囊尾蚴可寄生在脑实质、脑室及蛛网膜下腔。寄生于脑实质可呈占位性病变；寄生在脑室可造成脑室活瓣性阻塞，引起脑积水；囊尾蚴位于软脑膜下、蛛网膜下腔可引起蛛网膜炎；寄生于颅底的葡萄状囊虫容易破裂，引起囊虫性脑膜炎，炎症性脑膜炎发生粘连，造成第四脑室正中孔与侧孔阻塞，发生脑积水，也可引起交通性脑积水。颅内大量囊虫寄生或脑积水，均可引起颅内压增高。不仅囊尾蚴周围的脑组织有改变，而且稍远处也常有弥漫性改变，并有水肿、血管增生及血管周围浸润现象。

囊尾蚴寄生于皮下、肌肉则产生皮下结节；寄生于眼部常位于视网膜，次为玻璃体、眼肌及眼结膜下，引起相应部位病变和功能异常。

颅内有囊虫寄生，破坏了脑组织防御功能的完整性，而对乙脑易感。国内报道本病流行区的流行性乙型脑炎患者尸检时发现约 1/3 病例并发脑囊尾蚴病，而其他病例尸检仅见 0.014% ~ 0.46%，二者差异显著。

另外，囊尾蚴抗原可诱发机体产生体液和细胞免疫应答，故免疫学检查也可作为囊尾蚴病的一种诊断手段。

【临床表现】

本病潜伏期为 3 个月，5 年内居多。依囊尾蚴寄生的部位、感染的程度、寄生的时间、是否存活以及人体的反应不同，其临床表现也各不相同。

一、皮下及肌肉囊虫病

由于患者自己容易发现，所以较常见。约 2/3 的囊虫病患者有皮下囊虫结节。因皮下组织较松，故囊尾蚴较大，在皮下可形成 0.5 ~ 1.0cm 大小的圆形或椭圆形结节，数目可由 1 个至数百个乃至数千个，多在躯干及大腿上端。触摸时与周围组织无粘连，无压痛，可移动，质地坚韧如软骨，具有弹性，跟皮肤颜色相同。常分批出现，可自行消失。时间久者结节变小、变硬。少数患者的结节局部有轻度的麻、痛感。若感染严重，可引起假性肌肥大症，肌肉酸痛无力、发胀、麻木，甚至行动困难。

二、脑囊尾蚴病

其危害一方面与囊尾蚴寄生部位、数量有关，但更重要的是与机体免疫反应有关。患者可终生无症状，也可突然致死。临床表现复杂多样，轻重不一，以癫痫发作为最常见。可分为以下几种类型：

1. 癫痫型

约占脑囊尾蚴病患者的 81.4%。囊尾蚴多寄生在大脑皮层运动区。发作前常有一过性记忆丧失，然后是癫痫发作，发作时间可长可短。严重者可致瘫痪、失语。发作可以是大发作、小发作或精神运动性发作。大发作的频率一般较低，大多数为 3 个月以上才发作 1 次，部分患者若干年才发作 1 次，约 1/10 的患者癫痫发作可自行缓解。发作形式的多样性和易转换性为本病的特征之一。

2. 高颅压型

有颅内压增高者占 42.3% ~ 51.2%，表现为头痛、呕吐、视力障碍及视乳头水肿等。颅内压增高的原因有：①脑实质内囊尾蚴增加了脑的容积；②脑室内囊尾蚴梗阻了脑脊液循环；③颅底的囊尾蚴引起蛛网膜粘连，妨碍脑脊液循环；④脑膜脑炎增加了脑脊液的分泌量；⑤引起脑的变态反应导致脑水肿。

3. 脑膜炎型

约占囊尾蚴的 10%。囊尾蚴寄生于软脑膜，引起脑膜炎，本型以急性和亚急性脑膜炎刺激症状为特点，并长期持续或反复发作，病变以颅底及颅后凹多见，表现有头痛、眩晕、恶心及呕吐，重者有颈项强直、共济失调等。发病时可有发热，多在 38℃左右，持续 3 ~ 5 日。腰椎穿刺时脑脊液压力升高，细胞数为（10 ~ 100）$\times 10^6$/L，以淋巴细胞为主；蛋白量增高，糖、氯化物多正常。

4. 精神障碍型

囊尾蚴寄生于中枢神经系统可导致精神障碍。常见症状有精神衰弱、精神分裂、抑郁、言语不清或失语、类躁狂和痴呆等。

5. 脑室型

约占囊尾蚴病的10%，以第四脑室囊尾蚴病为多见，常由于囊尾蚴经血循环至脑室脉络丛，然后随脑脊液至第四脑室或侧脑室。由于脑室孔被囊尾蚴阻塞，故早期出现颅内压增高。囊尾蚴悬于脑室壁，呈活瓣状，患者急转头部可突然发生晕厥、头痛、呕吐及循环、呼吸障碍而猝死，或发生小脑扁桃体疝。这种现象称 Brun 征或体位改变综合征。这类患者常有颈项强直、强迫头位。

三、眼囊尾蚴病

占囊虫病2%以下，多为单眼感染。囊尾蚴可寄生于眼的任何部位，但以玻璃体和视网膜下为多见，再次可寄生在结膜下、眼前房、眼眶内、眼睑及眼肌等处。位于视网膜下者可引起视力减退，甚至失明，常为视网膜剥离的原因之一。寄生于玻璃体及前房者，可感到眼前有黑点或黑影飘动，用裂隙灯检查时，可见灰蓝色或灰白色圆形囊泡，周围有金黄色反射圈，用电刺激可见虫体蠕动。寄生于外眼可见结膜下或睑内包块。囊尾蚴寄生眼内还可引起虹膜睫状体炎、脉络膜炎，从而继发青光眼。眼内囊尾蚴寿命为 1 ~ 2 年。当眼内囊尾蚴存活时患者常可忍受，当虫体死后因虫体分解产物的刺激，可导致色素膜、视网膜、脉络膜的炎症，以及脓性全眼球及玻璃体浑浊等，或并发白内障、青光眼，最后导致眼球萎缩而失明。

四、其他型

囊尾蚴可寄生于椎管，压迫脊髓产生截瘫症状。可寄生于舌、口腔黏膜、声带。大量囊尾蚴感染者也可见于心、肝、肺及肾等，但生前不易诊断。

五、混合型

具备两型以上者。囊虫病各型之间可相互变化，或间有两型以上的临床表现。

六、并发症与后遗症

1. 并发症

囊虫寄生于眼部可并发白内障、青光眼等，寄生于脑部可并发循环、呼吸障碍或发生小脑扁桃体疝等。

2. 后遗症

感染严重者可留有后遗症，如记忆或智力减退、瘫痪或失语、视力减退，甚至眼球畏缩而失明、性格改变等。

【实验室检查】

一、血常规

大多数囊虫病患者血常规正常，少数有嗜酸性粒细胞轻度增高。

二、脑脊液检查

脑囊虫病患者，脑脊液变化不明显，一般有脑脊液压力增高。囊虫性脑膜炎患者脑脊液中细胞数、蛋白可有轻度升高，糖和氯化物无明显下降。

三、免疫学检查

1. 抗体检查

用猪囊尾蚴液纯化后做抗原，与患者血清或脑脊液做间接血凝试验、酶联免疫吸附试验（ELISA）等，检测特异性 IgG 抗体具有较高特异性与敏感性，对临床诊断及流行病学调查均有实用价值，但 ELISA 试验存在假阳性与假阴性，并与包虫病有交叉反应。

2. 单克隆抗体（McAb）法

检测囊尾蚴循环抗原诊断脑囊虫病。

四、影像学检查

包括 X 线片、B 超、CT 和 MRI 检查和脑室造影，尤其后两种对脑囊尾蚴病的诊断有重要价值。CT 可确诊大部分脑囊尾蚴病的活动期、非活动期和混杂期，诊断钙化型优于 MRI。CT 可显示活动期与蜕变死亡期的各种类型，但其分辨力不及 MRI，若囊尾蚴头节显影不满意，不能对活动期或蜕变死亡期做出明确的病期诊断，而盲目投药会诱发脑水肿、颅内高压或休克。MRI 可将脑囊尾蚴病分为四期：活动期、蜕变死亡期、非活动期和混杂期。MRI 对指导临床治疗有重要价值。

【诊断与鉴别诊断】

一、诊断要点

①流行病学资料：在流行区有食生肉或半生猪肉史，或过去大便中排出绦虫节等。②头部、躯干或四肢有皮下结节，或有神经系统症状，如癫痫发作、颅内压增高、共济失调等，或有视力障碍应怀疑本病。③有皮下结节者可行结节的活组织检查；头部 MRI 与 CT 对脑囊虫病有诊断价值；特异性免疫学检查能帮助诊断。

二、鉴别诊断

猪囊尾蚴病类型多，临床表现复杂。脑囊尾蚴病易与原发性癫痫、颅内肿瘤及结核性脑膜炎混淆；皮下结节易与皮脂囊肿、多发性神经纤维瘤、风湿结节及肺吸虫皮下结节混淆，应予以鉴别。眼囊虫病应与眼内肿瘤、异物、葡萄膜炎及视网膜炎等鉴别。

【中医辨治】

一、治疗原则

根据临床表现、变证进行辨证论治。本病以皮下肌肉结节，或癫痫样发作，或视力障碍等痰虫互结及痰浊上扰的证候为主。若为痰虫互结，治宜杀虫化痰；若见痰浊上扰，囊虫侵脑，则治要化痰开窍，杀虫定痫。

二、辨证论治

1. 痰虫互结证

[症状] 肌肉、皮下结节，不痛不痒，推之可动，以头部及躯干为多见，亦可自动消失，或分批出现，舌苔白，脉滑。

[治法] 化痰杀虫，软坚散结。

[方药] 消瘰丸合硝石矾石丸加减，常加槟榔、雷丸、仙鹤草根芽等。有结节包块者，加白芥子、苍术。

2. 囊虫侵脑证

[症状] 发作性昏倒或抽搐，口吐白沫，移时方醒，头痛呕吐，视力模糊

或失明，或幻觉、幻视，精神失常，或痴呆等，舌苔白腻，脉弦滑。

[治法]化痰开窍，杀虫定痫。

[方药]定痫丸加减，常加槟榔、雷丸、仙鹤草根芽等。头痛、呕吐者，加大黄、怀牛膝，并加服玉枢丹；面赤、狂躁者，加芦荟、龙胆草。

【西医治疗】

一、一般治疗

早期合理运用驱虫药治疗。脑囊虫患者应住院治疗，同时采用降颅压、抗癫痫及肾上腺皮质激素等药物对症治疗；眼囊虫患者应先行手术治疗，如有需要再服药；囊虫病合并猪带绦虫病者，应先治疗肠绦虫病，不要先用吡喹酮治疗，以免发生严重反应，而影响囊虫病的治疗。

二、病原治疗

实验与临床研究结果证明，吡喹酮和阿苯达唑是抗囊尾蚴的主要药物，适用于活动期与部分退化死亡期的囊尾蚴，临床治疗皮下肌肉型和脑囊尾蚴病均有较好效果；非活动期及部分蜕变囊尾蚴则无需抗虫治疗。吡喹酮以杀虫作用为主，药效快，疗程短，但不良反应大。阿苯达唑以影响虫体的正常代谢为主，药效缓和，疗程略长，不良反应较小。

甲氧哒唑对猪囊尾蚴的实验治疗表明，其疗效明显优于吡喹酮和阿苯达唑，且未见明显的不良反应。其可能是治疗囊尾蚴病最有前途的药物，尚待扩大临床验证。

三、对症治疗及支持治疗

对有颅内压增高者，宜先每日静滴 20% 甘露醇 250mL，内加地塞米松 5 ~ 10mg，连续 3 日后再开始病原治疗。疗程中亦可常规应用地塞米松和甘露醇，以防止不良反应的发生或加重。癫痫发作频繁者，除上述处理外，可酌情选用安定、异戊巴比妥钠及苯妥英钠等药物。发生过敏反应而休克者予 0.1% 肾上腺素 1mg，小儿酌减，皮下注射，同时用氢化可的松 200 ~ 300mg 加入葡萄糖中静脉滴注。

四、注意事项

（1）必须住院治疗，皮下肌肉型囊虫病患者也有潜在的脑囊虫病的可能，治疗中也可能出现较剧烈的不良反应或脑系症状，因此也应住院治疗。

（2）临床上发作频繁的癫痫或颅内压增高者，须先降颅内压治疗，必要时须外科施行临时性脑室引流减压术后才能进行药物治疗。

（3）眼囊虫病禁止杀虫治疗，因活虫被杀死后引起的炎症反应会加重视力障碍，甚至失明，必须手术治疗。

（4）疑有囊虫导致脑室孔堵塞者，药物治疗时，局部炎症反应会加重脑室孔堵塞，因此也适宜手术治疗。

（5）有痴呆、幻觉和性格改变的晚期患者，疗效差，且易发生严重反应。

【简方治疗经验与其他疗法】

一、单方验方疗法

（1）鹤虱 60g，使君子 15g，雷丸 60g，槟榔 120g。共研细末，每日早晚各服 6g。

（2）蛇蜕研成细末，每次服 3g，每日 3 次，连服 2 个月至半年。

（3）法半夏、陈皮、甘草、芜荑各 9g，白芥子、茯苓各 12g，薏苡仁 18g。水煎服。有囊包者，加榧子、雷丸各等量研末，每次 9g，药汁冲服；癫痫发作者，加琥珀 3g，朱砂（冲服）2g，郁金、远志、僵蚕各 9g；抽搐者，加钩藤 15g，全蝎 5g；痰火扰心者，加石菖蒲 10g，郁金 15g，黄连 10g，栀子 10g；五心烦热者，加地骨皮 15g，丹皮 15g。

二、外治法

雷丸、槟榔、浙贝母各 6g，使君子肉粉 2 ~ 3g，为末加水 100 ~ 150mL 混合，保留灌肠。

【预防】

一、管理传染源

及时报告疫情，隔离患者。

二、切断传播途径

管理好厕所、猪圈，提倡生猪圈养。彻底治疗猪带绦虫患者，消除传染源。提倡肉畜统一宰杀，搞好城乡肉品卫生检查，尤其要加强农贸市场个体商贩出售的肉类检查，禁止出售“米猪肉”。

三、保护易感人群

广泛宣传本病的危害和传播方式，改变不良饮食习惯，不吃未煮熟的猪肉。切生熟肉的砧板要分开。

第五节　钩虫病

钩虫病是十二指肠钩虫线虫或 / 和美洲板口线虫寄生于人体小肠所引起的疾病，其临床表现以贫血、营养不良、胃肠功能失调为特征。严重者可引起儿童发育障碍及心功能不全，轻者可无症状，称钩虫感染。本病在世界各地均有感染，大多成散发，也可呈流行，主要是钩虫丝状蚴经皮肤侵入而感染，夏秋为主要感染季节，以青年农民感染率高，如及时治疗，预后一般良好。

根据本病的流行季节和临床表现，本病属中医“黄胖病”“懒黄病”“疳黄病”等病的范畴。其主要的病理机制为伏虫扰乱胃肠气机，吸食及耗伤人体血液，而出现胃肠失调及气血亏虚的病变。

【流行病学】

一、传染源

本病的传染源主要是钩虫感染者和钩虫病患者。

二、传播途径

钩虫的主要感染方式是丝状蚴从皮肤侵入，手指间和脚趾间的皮肤是最常见的侵入部位。人生食蔬菜，钩虫、蚴虫则通过口腔黏膜而侵入人体，也可感染钩虫。

三、人群易感性

普遍易感。在一般流行区，青壮年农民感染率高，这与职业有关，而且容易重复感染。在高流行区，由于儿童的皮肤经常暴露于含钩蚴的土壤，所以钩虫感染率高于成人。夏秋季节为感染高峰。

四、流行特征

钩虫感染遍及全球，约10亿以上人口有钩虫感染。钩虫的感染与自然条件、农业生产方式密切相关，如气候温暖潮湿、土壤疏松肥沃，均有利于钩虫卵的发育和幼虫的生长，故感染高流行区常位于热带、亚热带等地区，尤其是发展中国家的农村。我国较多的地区分布有钩虫病，主要在广大农村，除西藏等少数高寒地区外，几乎都有钩虫流行。本病流行区多以种植旱地农作物为主，如种植红薯、玉米、桑、烟草、棉花等的地区，因旱作物茎高叶茂，提供了良好蔽阴条件，有利于钩虫卵与幼虫的生长发育。此外，煤矿等各种矿井下温度较高，湿度大，如粪便管理不善，也可引起钩虫病流行。

【中医病因病机】

中医学认为，钩蚴侵入手足皮肤，引起皮疹、灼热、瘙痒、肿痛，甚则溃烂、脂水浸淫，是属于感受湿热粪毒所导致。钩蚴内舍于肺，肺失宣肃，而出现哮喘、瘙痒、胸闷等；继则钩蚴由肺达胃，其病机主要表现为两个方面：一方面脾胃受损，运化失司，而见腹胀、便溏、呕吐、异食等；一方面由于虫栖肠中，大量吸吮人体精微，导致气血虚衰，且由于脾胃受损，气血生化无源，故见倦怠、乏力、面色萎黄、唇甲淡白、皮肤干枯、眩晕、耳鸣、眼花等；由于气血不足，需要补充水谷以自养，故常食欲亢进。如果病情继续恶化，由脾胃而及于心肾，则进入本病的严重阶段。病损及心，可出现心悸气短，精神萎靡不振、嗜卧、健忘等，乃为心脾两虚；病及肾，肾虚不能主水；则见浮肿，甚则有腹水，男子阳痿，女子月经停闭等。

【西医病因病理】

西医学认为，钩虫丝状蚴侵入皮肤可引起局部充血、水肿及中性与嗜酸性粒细胞浸润，而形成钩蚴皮炎；穿过肺微血管，进入肺泡时引起肺间质和肺泡点状出血及炎症病变。成虫咬附小肠黏膜，形成出血点及浅小溃疡，并摄取血液、黏膜上皮与肠液为食，可导致缺铁性贫血；且成虫经常更换咬附点，形成较多的出血点。据估计，昼夜间每条钩虫所导致的出血量为 0.025 ～ 0.2mL。十二指肠钩虫所导致出血量较美洲钩虫为多。严重贫血时，心、肝、肾等脏器可因缺氧而发生脂肪变。个别慢性长期贫血者可能逐渐转变为再生障碍性贫血。钩虫病患者的异食癖可能与神经精神系统功能紊乱和铁质缺乏有关。长期慢性失血和营养吸收障碍，可导致低蛋白血症，导致局部或全身营养不良性水肿。

【临床表现】

钩虫病的症状主要是钩蚴和成虫所导致，取决于感染轻重程度和病程长短。轻度感染大多数无临床症状；感染较重者可出现明显的临床症状，约 10% 左右。临床表现可分为幼虫和成虫引起的两个不同的阶段。

一、幼虫引起的症状

1. 钩蚴皮炎

患者接触污染土壤数分钟至数小时后，可出现烧灼、针刺或发痒等感觉，随即出现充血斑点或丘疹，奇痒无比，继而出现红肿及含浅黄色液体的水疱。俗称“粪毒”或“地痒疹”。

2. 呼吸道症状

在感染钩蚴后 1 周左右，患者可出现咳嗽、痰中带血、喉痒、声嘶等，夜间尤甚，并常伴有低热、畏寒等全身症状，持续数周。同一时期进入肺泡的幼虫越多，临床症状越严重。

二、成虫所致的症状

1. 消化道系统的症状

患者大多数于感染后 1 ～ 2 个月上腹部不适或隐痛，也可出现食欲减退、恶心、呕吐、腹泻（或腹泻和便秘交替出现）等消化系统功能紊乱的症状。有的食欲明显增加，常有异食癖，如患者喜欢吃生米、泥土、煤渣、茶叶、瓦片、碎布等。有的表现为持续性黑便，易误诊为十二指肠溃疡。少数患者有肝脾肿大。

2. 贫血及相关临床表现

贫血是钩虫病的主要症状。感染轻者可不出现症状，或仅有轻度头晕、乏力、注意力不集中；在重度感染后 3 ～ 5 个月逐渐出现进行性贫血，患者皮肤蜡黄、黏膜苍白、眩晕及劳动力减退，甚至出现心慌气促、面部及下肢浮肿、心功能不全等贫血性心脏表现。严重贫血患者常伴有低蛋白血症，故重症患者常有睑、足浮肿，甚至出现腹水及全身水肿。

3. 其他

婴儿钩虫病大多见于 1 岁以内婴儿，几乎都由十二指肠钩虫引起。婴儿血量少，处于生理性缺铁性贫血期，且肠黏膜柔嫩，被钩虫咬附后易出血，故贫血常较严重。患儿面色苍白、精神和食欲不振、哭闹不安，有腹泻和黑便，有时为血性水样便。消化功能紊乱，生长发育迟缓及营养不良等，并有显著浮肿，如不及时诊断与治疗，可引起死亡。

孕妇钩虫病较易并发妊娠高血压综合征。在妊娠期由于需铁量增加，钩虫感染更易发生缺铁性贫血，可引起流产、早产或死胎。新生儿死亡率也可增高。

三、并发症及后遗症

1. 并发症

主要并发症为细菌感染、腹水或全身水肿、心力衰竭等。孕妇钩虫病较易并发妊娠高血压综合征。

2. 后遗症

少见。严重感染可有营养不良，身材矮小等后遗症。

【实验室检查】

一、血常规

常有不同程度的贫血，红细胞中央苍白区增大，体积变小，属低色素性小细胞贫血。网织红细胞正常或轻度增高。部分患者可查见异形红细胞及多染性现象。血白细胞大多正常，嗜酸性粒细胞增多，特别是感染初期及中期。但严重贫血患者的嗜酸性粒细胞常不增多。重症患者血浆白蛋白和血清铁蛋白含量明显降低，一般在 9μmol/L 以下。间接免疫荧光实验特异性低。

二、骨髓象

可见造血旺盛现象，但红细胞发育阻滞于幼红细胞阶段，中幼红细胞显著增多。骨髓因贮铁减少，游离含铁血黄素与铁粒细胞减少消失。当骨髓内贮铁耗尽，血清铁显著降低时，才发现周围血液中血红蛋白明显减少。

三、粪便检查

1. 便隐血实验

可呈阳性。

2. 直接涂片

可分为薄涂片法和厚涂片法，是最简单的定性方法。

3. 浮聚法

由于钩虫卵较轻，在比重较高的溶液内钩虫卵多浮聚于表面而易于查出，检出率远较直接涂片法为高。

4. 钩虫幼虫培养法

采用滤纸试管法，将定量的粪便涂片在滤纸上，然后置于小试管内于 20 ～ 30℃培养 3 ～ 5 日，对孵出的丝状蚴进行虫种鉴别和计数。此法阳性率远远高于涂片法和浮聚法，还可鉴别虫种，有利于驱虫治疗时选择药物及疗效考核，同时也适合流行病学调查的需要。

5. 虫卵计数法

可测定钩虫感染度。常用的有 Stoll 稀释虫卵计数法和改良（Kato）法，已被广泛采用为流行病学调查与疗效考核的方法。少于 3000/g 为轻度感染，（3001 ～ 10000）/g 为中度感染，多于 10000/g 为重度感染。

6. 掏虫法

驱虫治疗后收集 24 ～ 48 小时内全部粪便，用水冲洗掏虫，可鉴别虫种，主要用于新驱虫药的疗效考核与收集钩虫标本。

四、免疫学检查

近年来将敏感性较高的 ELISA 用于诊断钩虫感染，成虫排泄分泌抗原（ES 抗原）在诊断上优于虫体抗原。

【诊断与鉴别诊断】

一、诊断要点

①患者来自流行区，有赤手裸足下田劳动史和“粪毒史”。②有上腹不

适、消化不良、恶心、呕吐等消化系统紊乱的表现和贫血等临床症状者，应怀疑钩虫病。③粪便检查发现钩虫卵者即可确诊。

二、鉴别诊断

钩虫病患者常有上腹痛、黑便等消化道症状，需与溃疡病、慢性胃炎及胃癌鉴别。钡剂 X 线检查与胃镜检查有助于鉴别诊断。钩虫病贫血需与其他原因引起的缺铁性贫血相鉴别，如婴幼儿、妇女妊娠期和哺乳期由于营养摄入不足及需铁量增加而导致贫血，胃切除术后、萎缩性胃炎时因铁吸收不良或慢性失血所导致的贫血。严重钩虫病患者出现急性便血时，需与溃疡病出血、食管 - 胃底静脉曲张破裂出血、消化道肿瘤、肠息肉等疾病相鉴别。因此凡贫血程度与粪便中虫卵数不相称时，应继续寻找其他原因。

【中医辨治】

一、治疗原则

本病初起皮肤受邪，或虫邪入肺，正气未虚，表现为实证；后期虫邪栖息肠道，吸食精血，则病证逐渐由实转虚，一般表现为虚证。这是因人体气血的盛衰不同，感受虫邪之多少不同，故后期虚证又有轻证、重证之别，需辨明轻重以定攻补。治疗中驱虫与扶正治法的运用视病情而定。对于早期，肌肤疱疹及肺部症状明显者，可投以杀虫止痒、宣肺平喘之剂；后期证候以气血不足、脾虚湿困为主，以虚证居多，调补脾胃、益气养血为常用方法，但不忘驱虫。

二、辨证论治

（一）初期

1. 皮肤受邪证

[症状] 皮肤接触泥土之后，很快出现局部奇痒，灼热，疱疹，搔破后脂水浸淫，或红肿形成脓疱。

[治法] 杀虫止痒。

[方药] 桃叶泄春汤加减。发热者，加连翘。

2. 虫邪犯肺证

[症状] 喉痒、干咳、咳痰带血，胸闷气促，苔白，脉平或微数。

［治法］宣肺止咳，化痰杀虫。

［方药］止嗽散加减。喉中痰鸣者，加葶苈子、莱菔子；哮甚者，加代赭石、射干；声嘶者，加玄参、土牛膝根；痰中带血者，加白茅根、玄参；便血者，加生地榆、槐花。

（二）后期

1. 轻症

［症状］面色萎黄少华，常有腹胀，善食易饥或食欲不振，恶心呕吐或有便溏，肢软无力，气短，头晕，舌质淡，苔白，脉虚弱。

［治法］化湿杀虫，健脾益气。

［方药］榧子杀虫丸加减。消谷善饥，嗜异物者，加丹皮、胡黄连；食欲不振者，加乌梅、木瓜；大便溏者，加炮姜、乌梅。

2. 重症（贫血期）

［症状］面色萎黄或苍白无华，唇甲淡白，周身浮肿，形寒肢冷，心悸气短，失眠健忘，精神不振，舌质淡或有齿印，脉虚弱。

［治法］补益气血，健脾杀虫。

［方药］归脾汤加减。气虚者，重用黄芪、党参；贫血甚者，加伐木丸；浮肿甚者，加泽泻、车前子；心悸心慌者，加柏子仁、麦冬、煅龙骨。

【西医治疗】

一、局部治疗

钩虫幼虫皮炎在感染 24 小时内可采用左旋咪唑涂肤剂或 15% 阿苯达唑软膏。皮炎广泛者，可口服阿苯达唑，有止痒、消炎及杀死皮内钩虫幼虫的作用。

二、驱虫治疗

驱钩虫的药物很多，常须反复治疗才能根治。两种钩虫对驱虫药物的敏感性有显著差异。

1. 苯咪唑类药物

本类药为新型广谱驱虫药。其中阿苯达唑和甲苯咪唑已在国内广泛运用。该类药物对肠道线虫有选择性与不可逆性抑制摄取葡萄糖的作用，使虫体糖原耗竭和抑制延胡索酸还原酶，阻碍三磷酸腺苷产生，导致虫体死亡，而且还具有杀死钩虫卵的作用。少数病例可发生头痛、头晕及胃肠道不适，停药后可自行消失。孕妇及哺乳期妇女不宜服用。

2. 噻嘧啶

本药也是一种广谱驱虫药物，为神经肌肉阻滞剂，能使虫体产生痉挛性麻痹而驱虫作用快，于服药后 1 ~ 2 日即可将虫体排出，但驱除美洲钩虫和鞭虫作用较阿苯达唑和甲苯咪唑略差。本品不良反应轻微而短暂，少数患者可有恶心、腹痛、腹泻等反应。早孕者忌用。

3. 左旋咪唑

广谱驱虫药，作用强，毒性低，也可作免疫调节剂。不良反应有头晕、呕吐、恶心及腹痛等。多数在数小时后可自行恢复，个别患者可引起精神反应、过敏反应及白细胞减少等。妊娠期和哺乳期妇女以及肝肾疾病患者忌用。

4. 丙氧达唑

若采用 3 日疗法，则钩虫的虫卵阴转率为 100%。本品未见明显不良反应，主要为头晕、乏力。

国内农村以多种肠道线虫混合感染为常见，为了提高疗效，可考虑联合用药。方法有：①噻嘧啶 300mg，甲苯咪唑 200mg（或 400mg），1 次顿服，连服 2 日。②噻嘧啶 250mg，左旋咪唑 50mg，1 次顿服。③阿苯达唑合用小剂量甲苯达唑驱除钩虫效果可提高到 98.5% ~ 100%，首日上午同服阿苯达唑 300mg 和复方甲苯达唑 1 片（含甲苯达唑 100mg，左旋咪唑 25mg），下午及次日上午各服复方甲苯达唑 1 片。④复方噻嘧啶，每片噻嘧啶和奥克太尔基质各 50mg，每日 2 次，每次 3 片，连服 2 日，钩虫的虫卵阴转率为 95.5%。

【简方治疗经验与其他疗法】

一、单方验方疗法

（1）鲜马齿苋 60g，加水 2 碗，煎至八分，空腹服。

（2）雷丸枳实汤：雷丸 9g（研末，分 2 次冲服），枳实 10g，槟榔 10g，鹤虱 10g，金铃子 10g，苦参 10g，广木香 10g。除雷丸外，余药用 500mL，煎至 300mL，分 2 次服，晚上睡前及次晨空腹时各服 1 次，每日 1 剂，连服 3 ~ 5 剂。服药期间，禁食油腻辛辣等物。

（3）雷丸粉：雷丸 30g，研细，分 6 份为 2 日量，每日服 3 次，为 1 疗程。

（4）黄胖丸：皂矾 120g（煅红醋淬，置土上去火性，以减少服后反应），针砂 120g（煅红醋淬），苍术（净末）180g，厚朴（净末）90g，蜜糖 120g。将皂矾、针砂煅红为度（不可不及或太过），再与其他药末充分和匀，用蜜糖捣为丸，晒干。每丸中药含皂矾、针砂各 0.3g。每服 6 次，早晚各 1 次，开水送下，忌饮茶。凡有高热、肺结核、重度衰竭者不宜服。本方补血效果明显，无杀虫效果。

（5）榧子杀虫丸：榧子肉 21g，槟榔子 21g，红藤 21g，百部 21g，苦楝树根皮 21g，雄黄 3g，大蒜（取汁）9g。共研末为丸，分 3 日 9 次空腹服（或 2 日 6 次空腹服），每次约 12g，用米汤或稀粥送下。

二、针灸疗法

贫血期在服用归脾丸的同时，可采用针灸疗法。取穴足三里、下巨虚、中脘、三阴交、关元、四缝（点刺）。用补法。

【预防】

一、管理传染源

普查普治。每年进行 1 ~ 2 次，连续 3 年可使钩虫感染率降低至 5% 以下，在钩虫病感染率高的地区开展集体驱虫治疗或对选择性人群重点治疗，如对中小学生用复方甲苯达唑或阿苯达唑每年进行驱虫，效果较好，有利于阻断钩虫病的传播与提高身体健康。

二、切断传播途径

加强粪便管理。我国农村现仍采用人粪作为主要肥料，粪便无害化处理极为重要。可采用沉淀发酵式粪池、沼气池及堆肥等措施以杀死钩虫卵后再施肥到地，并应多采用化肥取代人粪或采取机械操作。修建厕所，改善环境卫生。

三、保护易感人群

加强个人防护。在感染作物区劳作时尽量避免赤足与污染土壤密切接触，提倡穿鞋下地、下矿，防止钩虫幼虫从皮肤侵入。个人防护局部可用 25% 白矾水、2% 碘液及左旋咪唑涂肤剂等，以防止钩蚴进入皮肤。不吃生蔬菜，可防止钩虫幼虫经口感染。

第六节　丝虫病

丝虫病是丝虫寄生于人体淋巴系统或结缔组织和浆膜腔所导致的慢性寄生虫病。其临床表现早期以淋巴管炎和淋巴结炎为特征，晚期常以淋巴管阻塞、形成象皮肿为特征。本病世界均有流行，大多呈散发，也可流行。本病通过虫媒传播，主要感染季节为夏、秋季，感染无性别、年龄差异，如及时治疗，预后良好。

根据流行季节和临床特征，本病属中医“走注”“淋浊”“暑温”“暑湿”“湿温”等病的范畴。因虫毒入侵化火，攻窜经络，结于肢体；虫毒酿化湿热，壅塞经络；虫毒浸淫肝脉，流入膀胱；虫毒伏藏日久，内伤脾胃，摄纳封藏失职，脂液外泄。

【流行病学】

一、传染源

血中有微丝蚴的患者和无症状的带虫者为本病的主要传染源。人是班氏丝虫的唯一终宿主和储存宿主。在马来西亚，已经证明马来丝虫除在人体寄生以外，还在猴、猫及穿山甲等动物体内寄生。其中以黑什猴为主要保虫宿主，其中自然感染率可高达 70%。

二、传播途径

蚊虫叮咬为主要传播途径。我国班氏丝虫在我国的主要传播媒介，在北纬 32° 以北为淡色库蚊，以南为致倦库蚊；马来丝虫的传播媒介则以中华按蚊和雷氏按蚊嗜人亚种为主。因中华按蚊在农村密度较高，故丝虫病在农村流行较广。

三、人群易感性

男女老幼对两种丝虫病均可感染，以 20 ~ 50 岁间感染率与发病率为最高，10 岁以下者少有体征。

四、流行特征

丝虫病流行呈世界分布，班氏丝虫流行于亚洲、非洲、大洋洲及拉丁美洲等一些地区，马来丝虫仅流行于亚洲。我国是丝虫病全球流行最严重的国家之一。丝虫病流行遍及我国中部和南部16个省、自治区和直辖市的861个县、市，尤其以沿海地区最为严重。长江以北地区主要是班氏丝虫病存在，长江流域或长江以南地区则班氏丝虫病和马来丝虫病同时存在。

夏秋季节气温高，湿度大，雨量丰富，适合于蚊虫繁殖及微丝蚴在蚊体内发育，故发病率以每年5 ～ 11月份为高。终年温暖的南方地区常年都有可能感染。环境卫生差，居住拥挤，生活工作条件潮湿或多露宿者发病率高。患病后可产生一定的保护性免疫力，但较低，故不能阻断再次感染的发生。

【中医病因病机】

一、病因

中医学认为，本病主要是虫毒（热毒）外邪，在人体内因痰湿导致抗病力低下时，热毒侵入与痰湿相结阻塞血络，故腹股沟或腋下淋巴结肿大，红热，压痛，或皮肤红肿、恶寒、发热、头痛、肌肉酸痛等。湿气郁结肝经，经络瘀滞，气机不利，又因肝经绕阴器，故阴囊内疼痛，睾丸或附睾肿大，可以摸到精索结节性肿块，压痛。浸淫肝脉，流入膀胱，虫毒伏藏日久，内伤脾胃，脾胃虚弱，运化功能失调，产生内湿，郁积化热，湿热下注膀胱便成乳糜尿。如果热郁伤阴，损伤血络，也可以兼有血尿。同时，长期的脾胃虚弱，再加上死虫病的伤害，可导致脾阳下陷、中气不足或者涉及肾脏而肾虚不固，也是产生乳糜尿的原因。病邪长期存在于体内，使血络瘀滞不通，故下肢象皮肿。

【西医病因病理】

西医学认为，丝虫病的发生发展取决于多种因素，包括丝虫的种类、感染程度、感染的次数、感染的时间、寄生部位、人体的免疫反应及继发感染等。微丝蚴感染一般无症状，仅表现为微丝蚴血症，但可引起热带性嗜酸性粒细胞增多症，大量微丝蚴在短期死亡时，可产生全身性过敏反应和局部损伤性炎症。

丝虫病的临床表现和病理变化主要由成虫引起，可能与成虫的分泌物和代谢产物引起的Ⅰ型和Ⅲ型变态反应有关。感染期幼虫侵入人体后，经4次蜕皮发育成成虫，在此过程中，幼虫和成虫的代谢产物及成虫本身的机械性刺激均能引起全身过敏性反应，主要表现为周期性发作的淋巴管炎、淋巴结炎、丝虫热及嗜酸性粒细胞增多。淋巴结内虫体周围有以嗜酸性粒细胞、淋巴细胞及巨噬细胞等浸润为主的肉芽肿样变化，炎症的反复发作导致淋巴窦纤维组织增生而造成淋巴结阻塞。丝虫寄生的淋巴管早期呈现内膜肿胀，内皮细胞增生，管壁及周围组织有以嗜酸性粒细胞、淋巴细胞为主及少数多形核白细胞的炎症细胞浸润，最后因纤维组织增生，管壁变厚，造成淋巴管阻塞。成虫死亡时，引起局部炎症反应，组织坏死，并有大量嗜酸性粒细胞积聚而形成嗜酸性粒脓肿。当淋巴循环障碍发生后，其远端淋巴管曲张，瓣膜失效，管壁破裂，导致远端组织器官淋巴液潴留。淋巴液潴留在组织中，其蛋白含量逐渐增高，并刺激纤维组织不断增生，使皮肤和皮下组织增厚，变粗，皱褶，形成各个受累部位的象皮肿。淋巴液阻塞在主动脉淋巴结或腰干淋巴管时，肾脏、输尿管上端淋巴液回流受阻，排出的尿中含有大量淋巴液，即淋巴尿。

【临床表现】

潜伏期长短不一，4 个月至 1 年不等。丝虫病的临床表现也轻重不一，感染丝虫后约半数不出现临床表现而血中有微丝蚴，称为无症状感染者。马来丝虫和班氏丝虫都可寄生于浅表淋巴系统，如四肢淋巴系统，故临床上均可表现为淋巴组织的炎症和淋巴管的阻塞的症状。但班氏丝虫除寄生于四肢淋巴系统外，还可寄生于深部淋巴系统，如腹腔和精索附近的淋巴组织，故腹腔症状及精索、附睾、睾丸、阴囊等炎症和结节较多见。

一、早期（急性炎症期）

1. 急性淋巴管炎和淋巴结炎

为丝虫病早期常见的症状。可单独发生，但大多同时存在。多发生于下肢，先有腹股沟、股部淋巴结肿痛，然后沿大腿内侧淋巴管向下蔓延，形成离心性淋巴管炎，即所谓的“逆行性淋巴管炎”。局部皮肤弥漫性红肿、发亮，有压痛和灼热痛，状似丹毒，称“丹毒样皮炎”，俗称“流火”。常呈周期性发作，每月或数月发作 1 次，每次发作多在劳累之后，发作时常伴有发热（38 ~ 39℃），乏力，食欲不振，肌肉关节酸痛等全身症状。以夏秋多见。一般持续 2 ~ 3 日后可自行缓解，如继发细菌感染，可形成脓肿。

2. 丝虫热

是指急性发热性发作，常周期性突然发生寒战、高热，体温为 38 ~ 39℃，局部体征不明显，有时伴腹痛，可能为深部淋巴管炎和淋巴结炎所致，2 ~ 3

日后自行消退，多见于班氏丝虫病流行区。有些仅有低热而无寒战，局部无淋巴结炎或淋巴管炎可见。

3. 精索炎、附睾炎和睾丸炎

见于班氏丝虫病。表现为反复发作的发热和一侧自腹股沟向下蔓延的阴囊疼痛，放射至大腿内侧。局部检查可发现睾丸和附睾肿大，有压痛，精索上有一个或多个结节性肿块，压痛明显，持续数天后可自行消退，肿块变小而较硬。反复发作使肿块逐渐增大。

4. 肺嗜酸性粒细胞浸润综合征

又名“丝虫性嗜酸性粒细胞增多症”。为亚急性或慢性疾病，多见于 20 ~ 30 岁男性。表现为畏寒、发热、咳嗽、哮喘和淋巴结肿大等。肺部有游走性浸润灶，胸部 X 线片可见支气管血管纹理增多和广泛粟粒样斑点阴影。痰中可见嗜酸性粒细胞和夏科 – 莱登结晶。周围血象中嗜酸性粒细胞增多，可占 20% ~ 90% 不等，周围血液中较难找到微丝蚴，但有高滴度抗丝虫虫体及 IgE 增高。肺部肉芽中可发现微丝蚴。本综合征的发生可能与某些人的遗传性易感性有关。

二、晚期（淋巴系统阻塞性病变）

1. 淋巴结肿大和淋巴管曲张

反复发作的淋巴结炎和淋巴结内淋巴窦的曲张是造成淋巴结肿大的因素，肿大的淋巴结和其周围向心性淋巴管曲张常于腹股沟处形成肿块，触诊似海绵样包囊，中有硬核感觉，穿刺可得淋巴液，有时可找到微丝蚴。本症状可单侧发生，也可双侧发生。精索淋巴管曲张常互相粘连而成索状，触诊不易与精索静脉曲张相鉴别，且二者可同时存在。

2. 鞘膜腔积液

多见于班氏丝虫病。轻者无症状，重者症状主要是睾丸鞘膜腔积液。积液较多时，患者自觉睾丸部坠胀沉重，无压痛，阴囊体积增大，个别可大如排球，皮肤紧张，表面光滑，皱褶消失，透光试验阳性。多数积液是草黄色的淋巴液，少数是乳白色的乳糜尿。少数患者的积液内可查见微丝蚴。

3. 乳糜尿

为班氏丝虫病常见临床表现之一。常骤然出现，间歇期短者仅数日，长者数年，少数患者可长期持续不愈。发作前无症状，也可有畏寒、发热以及腰部、盆腔及腹股沟等处疼痛，继则出现乳糜尿，可因运动、进食高脂饮食而加重。造影证明，乳糜尿患者有广泛的腹膜后淋巴系统损害，90% 以上的患者有单侧或双侧肾盂淋巴瘘，少数患者的淋巴瘘发生于输尿管或膀胱。如淋巴瘘出血，可形成乳糜血尿。尿呈白色，若因混有血液而呈粉红色、淡血色甚至全血色。静置后可分为三层：上层为脂肪，呈胶状凝块于表面；中层为乳白色或白色较清的液体，常混有小凝块；下层为沉淀物，内含淋巴细胞、红细胞、白细胞，有时可找到微丝蚴。如尿内有凝块，可导致排尿困难。

4. 淋巴水肿和象皮肿

为班氏丝虫病的重要临床表现。常在感染后 10 天左右发生。好发部位为下肢，其次为上肢，少数也可发生于外生殖器和乳房。淋巴水肿为皮下淋巴积液的泛称，局部肿胀，皮肤紧张，按之凹陷，有坚实感。下肢象皮肿又称象皮腿，单侧或双侧，早期表现为皮肤增厚，继而不断变粗、变硬，皮肤粗糙，坚实感加重，汗毛脱落，肤色加深变暗，病情加重可出现折沟、疣状结节，外观呈畸形。由于局部循环障碍，抵抗力低，易招致链球菌或其他化脓性细菌感染，形成慢性溃疡。

三、并发症及后遗症

1. 并发症

少见，少数患者可有胸腔和腹腔积液、腹泻、心包炎、多发性关节炎、肝脓肿、肾炎等并发症。

2. 后遗症

早期诊断，及时、合理、彻底治疗，一般不留有后遗症。下肢象皮肿疗效不理想，可影响劳动。个别患者可长期有乳糜尿。

【实验室检查】

一、血常规

早期伴有过敏反应的患者，白细胞总数常在（10 ~ 20）$\times 10^9$/L，以嗜酸性粒细胞增加为主。伴有细菌感染者可有中性粒细胞显著增高。

二、血液微丝蚴检查

血液中找到微丝蚴是诊断早期丝虫病的唯一可靠的方法。我国的丝虫病防治技术方案认为，晚上 9 时至次日凌晨 2 时采血检查阳性率最高。方法有三：

①厚片法：采耳垂血 6 大滴，约 120μL，制成 2cm × 3cm 的双片，分别进行吉姆萨染色和苏木素染色后镜检。多用于流行病学调查、鉴别虫种和教学标本制作。②鲜血法：取耳垂血 20μL，在低倍镜下找微丝蚴。阳性者可见微丝蚴自由摆动，前后卷曲，较易识别。③浓集法：取静脉血 2mL 注入含抗凝剂的试管内，加蒸馏水 10mL 摇匀，离心后取沉渣检查微丝蚴。此法阳性率最高。④薄膜过滤法：如感染较轻，可将血液通过 5μm 的滤膜，微丝蚴浓集于薄膜上，染色镜检，阳性率高。此法尤其适用于流行病学调查和考核防治效果。

三、乳糜尿与淋巴尿检查

乳糜尿呈乳白色，可用乙醚提取，苏丹Ⅲ醋酸酒精液染色后，在显微镜下可见红黄色脂肪颗粒。淋巴尿的外观与正常尿无差异，蛋白含量明显增高，也有少数红细胞，但无管型。两者的沉渣中，都可找到微丝蚴。

四、活组织检查

可用注射器从可疑的结节中抽取成虫，或切除可疑结节，在解剖镜下剥离组织检查成虫。

五、病理切片检查

取下的可疑组织切片可发现成虫体的剖面。

六、免疫学检查

1. 皮内实验

注射犬丝虫抗原 0.05mL 于受试者前臂，15 分钟后丘疹超过 0.9cm 者为阳性。此试验与血中带微丝蚴阳性符合率为 86.2% ~ 94.1%。近来应用取自马来丝虫（长爪沙鼠模型）的成虫制成抗原，其敏感性更高。

2. 间接荧光抗体试验

以间接荧光法试验检测班氏和马来丝虫患者血清抗体，阳性率为 85% ~ 99.2%。此法对丝虫病具有高度特异性及敏感性，适用于流行病学调查，又可反映防治的成效。

3. 酶联免疫吸收分析（ELISA 法）

国内应用微量法诊断人体马来丝虫病，灵敏度高，特异性强，且不需夜间采血，是本病较为理想的辅助诊断方法。

4. 免疫酶染色试验（IEST）

本试验敏感性和特异性高，适用于流行病学调查。

5. 检测循环抗原

应用抗原制备的抗血清，以对流免疫电泳法及 ELISA 双抗体夹心法检测患者血清中循环抗原，对本病的确诊及疗效的考核均有价值。

【诊断与鉴别诊断】

一、诊断要点

①有流行季节丝虫病流行区居住史、旅游史。②有周期性发热、反复发作的淋巴管炎和淋巴结炎、乳糜尿、淋巴结肿大和淋巴管曲张、皮肿、鞘膜积液等临床表现，可考虑本病。③血中或其他体液中发现微丝蚴即可确诊。④对疑似病例而血中找不到微丝蚴者，可作诊断性治疗，口服治疗剂量乙胺嗪后 2 ~ 14 日内出现发热及淋巴系统反应或淋巴结节，也可诊断。⑤另外，活组织检查、病理切片及免疫学试验均有助于诊断。

二、鉴别诊断

1. 细菌性炎症

丝虫性急性淋巴结、淋巴管炎与细菌性炎症容易混淆，前者无外伤史与细菌感染史。淋巴管炎呈离心性发展，常具有反复发作的特点；后者淋巴管炎呈向心性扩散，一般可找到局部病灶，且中毒症状较重，局部疼痛和触痛也较显著，血液中粒细胞明显增高，少有反复发作史。

2. 疝气

鞘膜积液应与疝气相鉴别，后者平卧后可减轻，有咳嗽冲动。

3. 正常人乳白色尿

正常人偶可出现乳白色尿，如妊娠、肿瘤及胸导管受压损伤等。应与班氏丝虫病引起的乳糜尿相鉴别。前者由于尿液酸碱度改变使无机盐沉淀之故，若在尿液中加入少量醋酸，使盐类溶解，尿质很快变清。如为乳糜尿，则加入乙醚或二甲苯后脂肪被溶解，可使尿液变清。

4. 其他

丝虫性淋巴水肿和象皮肿应与细菌感染、症状性（如肿瘤或淋巴结摘除后）、先天性及家族性者鉴别。

【中医辨治】

一、治疗原则

根据病程、临床表现及变证进行辨证，本病急性期病程短，有火毒窜络、风热犯肺之象，属实属热；慢性期病程长，有湿热下注、虫湿壅络、膀胱湿热、肾虚不固之象，多属虚或虚实夹杂。急性期治疗以清热解毒、解表清肺为主，慢性期则当根据不同证候，给予补肾固涩、清利下焦湿热等治疗。

二、辨证论治

1. 火毒窜络证

［症状］四肢或腹股沟肿胀疼痛，核肿大，局部有自上而下逆行红线，沿红线皮肤有灼热、压痛，或有大片红肿，伴恶寒或寒战，发热，骨节酸痛，小便短黄，舌红，苔薄黄，脉数。

［治法］清热解毒，消肿散痛。

［方药］仙方活命饮加减，常加蒲公英、夏枯草、紫花地丁等。核红肿疼痛者，加青黛、栀子；关节肌肉疼痛者，加五加皮、络石藤、防己。

2. 风热犯肺证

［症状］恶寒渐轻，发热增盛，咳逆气促，或喘而胸满，咯痰黄稠，核肿痛，舌边尖红，苔薄黄，脉浮数。

［治法］解表清肺。

［方药］麻杏石甘汤加减。咯痰黄稠者，加鱼腥草、瓜蒌仁、冬瓜仁；喘咳甚者，加款冬花、旋覆花；核肿痛者，加浙贝母、夏枯球。

3. 湿热下注证

［症状］恶寒发热，少腹一侧或双侧有条状压痛，附睾、精索或睾丸肿痛，或阴囊水肿、色红灼热，舌红，苔黄腻，脉弦数。

［治法］清热利湿。

［方药］龙胆泻肝汤加减。睾丸肿痛者，加夏枯球、川楝子、荔枝核、木瓜；阴囊红肿者，加土茯苓、萆薢，外敷玄明粉。

4. 虫湿壅络证

［症状］下肢肿胀，按之随手而起，局部皮肤粗糙增厚，无汗干燥，或成溃疡，不易愈合，腹股沟核肿大，舌苔薄黄或腻，脉细滑。

[治法]清热利湿，杀虫通络。

[方药]四妙丸合活络效灵丹加减，常加槟榔、雷丸等。下肢肿胀、皮肤粗糙者，加泽兰、地龙、全蝎；溃疡久不收口，外用生肌白玉膏。

5. 膀胱湿热证

[症状]小便浑浊不清，或小便带血，尿道热涩，或淋漓作痛，或点滴难出，小腹胀痛，舌红，苔黄腻，脉滑数。

[治法]清利膀胱湿热。

[方药]八正散加减。小便浑浊者，加土茯苓、萆薢；小便夹血者，加小蓟、蒲黄。

6. 肾虚不固证

[症状]小便白如膏脂，伴腰酸膝软，头晕眼花，舌淡，苔白，脉沉细。

[治法]补肾固涩。

[方药]桑螵蛸散加减。小便如脂液者，加菟丝子、萆薢、益智仁；兼气虚者，加黄芪；腰酸膝软者，加补骨脂、韭子、附子。

【西医治疗】

一、一般治疗

强调早期诊断、早期治疗，必要时应住院治疗。注意水、电解质平衡，防止细菌感染，如有感染，应及时进行抗菌治疗。必要时应手术治疗。

二、病原治疗

（一）乙胺嗪

治疗首选乙胺嗪，又名海群生，制剂为枸橼酸盐。本品能使血中的微丝蚴集中到肝的微血管中，被吞噬细胞所消灭，其作用跟调理素相似。对马来微丝蚴的作用较班氏丝虫微丝蚴更为迅速而完全。较大剂量或较长疗程时，对成虫也有杀灭作用。一般需在数年内多次反复治疗才能达到治愈效果。乙胺嗪治疗剂量、用法、疗程可根据丝虫种类、患者的一般情况和感染程度而定。治疗方法有四种：

1. 短程疗法

1.5g 顿服；或每次 0.75g，每日 2 次。一般用于马来丝虫病的治疗，但对感染重者不良反应大，杀虫效果不完全，以后还需重复治疗。

2. 中程疗法

成人每日 0.6g，分 2 次口服，连服 7 日。常用于班氏丝虫病的治疗。

3. 间歇疗法

成人每次 0.5g，每周 1 次，连续 7 周为 1 疗程，最好连用 3 个疗程。适用于微丝蚴数量大的重度感染者及班氏丝虫病患者。此疗法效果肯定，微丝蚴阴转率高，反应小。疗程中可出现一时性过敏反应，个别可有喉头水肿或支气管痉挛，应予抗过敏及对症治疗。

4. 乙胺嗪普治

我国推荐在流行区实行全民服用乙胺嗪，自 20 世纪 70 年代始服用乙胺嗪药盐，浓度为 0.3%，疗程为 3 ~ 6 个月，每人约服乙胺嗪总量 4.5 ~ 12g，可重复服用，能基本上达到消灭或完全消灭丝虫的目的（参考“预防”部分）。

乙胺嗪本身毒性较低，偶可引起食欲减退、恶心、呕吐、头晕、失眠等。治疗期间由于成虫或大量微丝蚴的死亡而释放异性蛋白引起的治疗反应。反应的出现率与虫种、微丝蚴密度、机体反应性及一次服药量等因素有关。常见的过敏反应包括寒战、高热、关节酸痛、皮疹等，偶有眼睑、唇部、喉头水肿及支气管痉挛等。局部反应可出现淋巴管炎、淋巴结炎、精索炎、附睾炎及皮下结节等。在大规模防治丝虫病中，也曾出现一些罕见的反应，如乳糜腹水、过敏性紫癜、血胸以及严重过敏反应，甚至死亡。服药后的过敏反应，马来丝虫病较班氏丝虫病为重，血中微丝蚴计数高者反应较重。凡有严重心、肝、肾疾病，活动性肺结核，急性传染病，妊娠在 3 个月内或 8 个月以上的孕妇，应暂缓乙胺嗪治疗。

（二）左旋咪唑

对微丝蚴有较好的疗效，但复发率高，现已少用。

（三）呋喃嘧酮

在体外对马来丝虫和班氏丝虫成虫和微丝蚴均有直接杀灭作用，可作为乙胺嗪的补充药物使用。不良反应与乙胺嗪相似。

三、对症治疗

1. 急性淋巴管炎、淋巴结炎

一般应用 1% 肾上腺素皮下注射，或口服解热镇痛剂，可以减轻症状，缩短病程。有细菌感染者，加用抗菌药物治疗。

2. 乳糜尿

目前内科尚无满意疗法。发作时应卧床休息，少食脂肪，多饮水。以中碳链甘油三酯代替日常食用油，对乳糜尿有一定的控制作用。久治不愈者可用1% 的硝酸银溶液 10mL 或 12.5% 碘化钠溶液作肾盂加压灌注治疗会有一定效果。外科手术治疗一般采用肾蒂淋巴管结扎，目的是切断淋巴道与泌尿道间的通路，阻止腹膜后广泛曲张的淋巴管中的乳糜尿向肾蒂及肾内淋巴管反流，但并非根治手术，常因结扎不彻底而复发，或一侧结扎后，另一侧又可以出现乳糜尿。

3. 鞘膜积液

采用鞘膜外翻手术治疗，效果良好，必要时进行阴囊皮肤部分切除整形手术。

4. 象皮肿

对下肢象皮肿，采用以绑扎为主的综合疗法可能有效。巨大阴囊和乳房象皮肿可施行整形术。随着显微外科的发展，进行患腿微静脉 - 淋巴管吻合术治疗下肢象皮肿可获满意效果，术后腿围缩小及水肿消退。

世界卫生组织现正推广适宜在社区内开展的、简便易行的肢体水肿和象皮肿的治疗方法：①用肥皂水彻底清洗患部，包括每个皱褶深处，并使其干燥，每日至少 1 次；②处理皮肤侵入性损害，外搽抗菌制剂；③肢体运动和抬高患肢体，以助淋巴回流；④穿鞋，用绷带扎患肢。⑤继发感染者合并抗生素治疗。以上方法长期坚持可减轻症状，缓解病情。

【简方治疗经验与其他疗法】

一、单方验方疗法

（1）射干 15g，水煎后加适量白糖，每日分 3 次服；或制成水丸，每次 4g，每日 3 次，治疗乳糜尿。

（2）芹菜根、荠菜、糯稻根、萆薢各 30 ~ 60g，水煎服，治疗乳糜尿。

（3）五苓散加小茴香，水煎内服，外用玄明粉敷局部，治疗睾丸鞘膜积液。

（4）大叶桉 90g，水煎 3 小时，去渣后浓缩到 60mL，一次服，连服 3 日。

（5）水蜈蚣（干）60g，龙眼肉（或黑枣）60g，水煎服，治疗乳糜尿。

二、外治法

红土加食盐调匀，绑敷象皮腿局部，或烘熏使局部出汗，反复应用可以使象皮肿变软。

三、针灸疗法

主穴：阴廉、足五里、血海、三阴交、足三里、行间、阴陵泉、太溪。

配穴：发热配曲池，呕吐配内关，痛痒配风市、太冲。

治法：用泻法。除阴廉、足五里外，皆可用艾灸（艾炷隔姜片灸，每次 3 ~ 5 壮），每次选 3 ~ 4 穴。

还可用梅花针点刺夹脊及下肢内侧（足三阴经循行区），可与针灸疗法交替施用。

【预防】

一、管理传染源

在流行地区培养专业人员进行普查普治，微丝蚴阳性或微丝蚴阴性但有典型丝虫病病史和体征者皆列为普治对象。普治服药时，每次乙胺嗪剂量为 6mg/kg，每周或每月 1 次，共服 12 次，也可每年顿服 0.25 ~ 0.5g，（儿童、老人酌减），共服 3 次。在班氏丝虫和马来丝虫病低度流行区、马来丝虫病中度流行区，通过反复查治多可达到基本消灭丝虫病的标准。在班氏丝虫中高度流行区和马来丝虫病高度流行区，则采取对象治疗结合全民服药或全民食用乙胺嗪药盐法。

二、切断传播途径

结合爱国卫生运动，搞好环境卫生，消灭蚊虫孳生场所。在流行区开展群众性防蚊灭蚊工作，掌握“打早、打小、打了”的原则，消灭蚊虫传播媒介。

三、保护易感人群

为巩固和发展防治成果，应健全监测组织，监测内容包括病原、蚊媒和血清学三方面。微丝蚴率达 0.1% 以下、阳性者微丝蚴密度 60μL 外周血降至 5 条以下、未发现新感染者及蚊媒监测未发现感染期蚴虫可取消监测。

第七节　姜片虫病

姜片虫是由布氏姜片虫寄生在人体小肠所导致的肠道寄生虫病，为常见的人畜共患性疾病。其临床表现以腹痛、腹泻、消化功能紊乱、营养不良等为特征。本病主要流行于东南亚各国，多呈散发，由生食菱角、藕节、荸荠等水生植物而感染，无明显季节性，儿童和青少年发病率最高，预后良好。

根据本病的临床特征，本病属中医“赤虫病”“姜片虫病”的范畴。本病的发生与饮食有关。进食生菱角、生荸荠等，被附着的姜片虫囊蚴感染而引起本病。成虫寄生于小肠，吸食水谷精微及引起脾胃功能失调为主要的病理变化。

【流行病学】

一、传染源

患者和受感染的猪为本病的主要传染源。猪是姜片虫的重要保虫宿主。猪的感染主要是喂食含有囊蚴的水生青饲料（如水浮莲、浮萍、蕹菜等）而获得。

二、传播途径

流行区人群生食含有姜片虫囊蚴的水生植物（如菱角、荸荠、藕等）外皮而受感染。实验证实姜片虫尾蚴可在水面上成囊，因而饮生水也可能会受感染。

三、人群易感性

普遍易感，其中农民感染率高，依次为半工半农、学生和半农半商。以 5 ~ 20 岁的儿童和青少年的发病率最高，与其喜生啃水生植物有关。

四、流行特征

姜片虫病是人畜共患病，主要分布在多个亚洲国家，如泰国、越南、老挝、柬埔寨等。我国也是姜片虫病的主要流行区。全国有 17 个省市和自治区查到有布氏姜片虫感染者，其中感染率超过全国加权感染率的有江西、甘肃、江苏、湖南、上海及湖北等 6 个省市，以湖北感染率最高。其次是上海。

【中医病因病机】

中医学认为，本病主要因生吃不洁的水菱角、荸荠、藕等水生植物，将附着在上面的姜片虫囊蚴吞入胃肠所导致。囊蚴逐渐发育为成虫，寄生于胃肠，使脾胃运化失司，升降功能失常，故见恶心呕吐、腹痛腹泻或便秘等。日久损伤脾胃，耗伤气血，而导致食欲不振，精神萎靡，面色萎黄，形体消瘦。病位主要在脾、胃、肠；病初证候属实，病久属虚或虚实夹杂。

【西医病因病理】

西医学认为，姜片虫的吸盘肌肉发达，吸附力强，特别是腹吸盘，被吸附的肠黏膜部位及其附近组织可发生炎症、点状出血及水肿，严重者局部产生溃疡或脓肿。炎症部位可见多形核细胞、淋巴细胞，有时可见嗜酸性粒细胞浸润。姜片虫吸附于肠黏膜，影响吸收和消化，导致消化功能紊乱。虫体本身也摄取营养，包括人体所必需的维生素，如虫体内含有大量的维生素 C。姜片虫的代谢物、分泌物可引起过敏反应与嗜酸性粒细胞增加。此外，姜片虫的成虫大量寄生时可堵塞肠腔，引起肠梗阻。

【临床表现】

潜伏期 1 ~ 3 个月，按症状轻重不同可分为三型：

一、轻型

可无明显症状。患者表现有上腹不适，偶有间歇性疼痛，食欲不振，消化不良，大便性状一般正常，大便虫卵较少。

二、中型

以消化症状为主，常有间歇性腹泻、腹痛、恶心、呕吐等。腹痛可在稍进食后缓解，易误诊为消化性溃疡。腹泻常为消化不良性，每日数次，量多，无黏液，有腥臭。食欲多减退，肠胀气，肠鸣明显。儿童患者可出现磨牙、睡眠不安等神经症状。粪便中虫卵较多。

三、重型

患者多有营养不良并伴有消化道症状。表现全身乏力，精神萎靡，明显消瘦、贫血、面部和下肢浮肿，甚至有腹水。尤以儿童常见。X 线片检查可见骨骼生长迟缓，甚或侏儒症。少数患者由于长期腹泻，呈水样或带黏膜血液，严重营养不良，继发肠道或肺部感染，全身衰竭而死亡。

四、并发症及后遗症

（1）并发症：主要并发肠道或肺部等感染。

（2）后遗症：少见。严重者可有身材矮小等后遗症，如侏儒症。

【实验室检查】

一、血常规

可出现嗜酸性粒细胞增高和贫血，严重感染可以引起嗜酸性粒细胞明显增高。

二、粪便检查

粪便中检获姜片虫虫卵即可确诊。方法有三：①直接涂片法：为常用的方法。采集一次粪便，制成3张涂片，大多可查出虫卵。②水沉淀法：适宜于感染虫数较少者。检出率高。③定透法（Kato-Katz）：目前已有报道，采用此方法检查姜片虫卵，可取得较好的效果。此方法操作简便，可以定量，很适合于流行病学的调查。

三、免疫学检查

用斑点免疫渗滤试验诊断姜片虫病的报告，与粪检的阳性符合率为93.33%，假阳性率为6.67%；Dot-ELISA法阳性率为96.67%。

【诊断与鉴别诊断】

一、诊断要点

①在流行区有居住史、旅游史以及有生吃水生植物史。②若有消化不良、慢性腹泻、营养不良等，应考虑本病。③粪便中检查出虫卵即可确诊。④如呕吐物或粪便中排出姜片虫者，也可确诊。⑤免疫学检查有助于诊断。

二、鉴别诊断

姜片虫病引起的腹痛以上腹部隐痛为主，进食后缓解，需与消化道溃疡鉴别。与普通腹泻相比，姜片虫病的腹泻可持续数月，也可与便秘交替发生，腹泻便中含有未消化的食物。姜片虫引起的浮肿虽涉及眼睑和胫骨浮肿，重者可及全身，但患者肾脏并无病变，尿检结果正常。其余如贫血、营养不良以及神经系统等症状，应先排除姜片虫病，后考虑其他疾病。

【中医辨治】

一、治疗原则

重在辨证候的虚实轻重。病程短，以脾胃运化失司而引起的消化道症状为主者，属实，病情多轻；病程长，除消化道症状外，伴有脾胃虚损、气血不足者，属虚或虚实夹杂，病情重。

二、辨证论治

1. 脾失健运证

[症状]腹痛，腹胀，肠鸣，嗳气，食欲不振，易疲劳，大便稀或干结难行，可排出姜片虫或找到姜片虫虫卵。病初或感染轻者，仅见排虫或查及虫卵。

[治法]驱虫为主，佐以健脾和胃。

[方药]驱虫以化虫丸加减，健脾以异功散加减。若恶心呕吐者，加半夏、生姜；大便稀水，腹痛喜按，舌淡者，加熟附子、炮姜、苍术。

2. 气血亏虚证

[症状]病程较长，除消化道症状外，伴有浮肿，面色萎黄，消瘦乏力，精神萎靡，舌淡，苔薄白或腻，脉细弱。

[治法]调理脾胃，扶助正气。

[方药]八珍汤加减。若水肿明显者，加制附子、桂枝、生姜皮、陈葫芦、车前子。

【西医治疗】

一、一般治疗

以驱虫治疗为主，驱虫时剂量不宜过大。也可采用中西医结合治疗，以缩短病程，减少并发症。

二、驱虫治疗

1. 吡喹酮

为治疗本病的首选药物，服药 1 个月，虫卵转阴率可达 97.5% ~ 100%。主要不良反应有头昏、头痛、乏力、腹痛及腹鸣等，一般发生在服药当日和次日，能自行消失，无需特殊处理。

2. 硫双二氯酚（别丁）

成人剂量 3g，儿童 50mg/kg，晚间顿服或连服 2 晚。不排便者给予泻剂。一次服药后疗效可达 70%。不良反应有轻度的腹胀痛、腹泻等。

三、对症治疗及支持治疗

重度感染者应先进行积极的支持治疗，待贫血、营养不良等全身症状改善后再行驱虫治疗。注意水电解质的平衡。

【简方治疗经验与其他疗法】

（1）槟榔煎：槟榔 50g，加水 300mL，文火煎 1 小时取汁，早晨空腹服。

（2）槟榔 50g，儿童每岁 2 ~ 3g（总量不超过 30g），切薄片，加广木香 9g，加水 300mL，文火煎煮 1 小时，浓缩至 100mL，早晨空腹 1 次或 2 次分服。连服 3 天。

（3）槟榔、辣椒联合疗法：①辣椒 15g，去皮取其籽，以食用油炒后吞服。②槟榔 3g，广木香 9g，煎服。上药于每晚睡前依次服，服药后 30 ~ 60 分钟用硫酸镁 10 ~ 15g 导泻，连服 2 日。

（4）椰子半个，于晨起空腹食，先喝汁，再食肉。食后 3 小时方可进食，不需服泻剂。本法有杀虫的作用。

（5）龙眼肉 5 枚，莲子肉 10g，糯米 30g，煮粥食用，早晚各服 1 次。本法用于姜片虫引起的贫血及病后体弱的患者。

【预防】

一、管理传染源

（1）在流行地区进行人群筛查，对已感染者及时进行治疗。

（2）对于流行地区的猪、猫和犬，要定期进行驱虫治疗。

二、切断传播途径

（1）对人和猪的粪便进行无害化处理，防止患者和患猪的粪便污染水源。

（2）猪尽量圈养，避免其生食菱角、荸荠、茭白等水生植物。若水生植物作为饲料喂养猪则必须煮熟，同时避免排出的粪便污染水源。

（3）使用生石灰、硫酸铵、茶籽饼等化学物质消灭中间宿主扁卷螺，或在养鱼、养鸭时开展灭螺等。

三、保护易感人群

（1）在姜片虫流行地区大力开展卫生宣教，普及相关知识，提高人们的自我保护意识。

（2）教育人们不得生食菱角、荸荠、茭白等水生植物，养成不饮生水的习惯。

第八节　绦虫病

绦虫病是绦虫寄生在人体小肠所引起的一类疾病。常见为猪带绦虫病和牛带绦虫病，人大多因为生食或进食未煮熟的含有囊虫的猪肉或牛肉而被感染。临床以腹痛等消化系统症状及粪便中发现白色带状成虫节片等为其特征。本病世界各地均有流行，且多呈地方性。主要是因进食含有活囊尾蚴的猪肉或牛肉而感染，无明显季节性，青壮年发病率高，预后良好。

根据本病的流行季节和临床特征，本病属中医“白虫病”“寸白虫病”的范畴。本病是因吃生肉所导致，在《金匮要略》有“食生肉……变成白虫”的记载。隋代巢元方在《诸病源候论·寸白虫》中指出，绦虫病的病因是“以桑枝贯牛肉炙食，并生栗而成”。本病可损伤脾胃，以致肝失疏泄之职。

【流行病学】

一、传染源

感染猪带绦虫病或牛带绦虫病的患者是该病的传染源。人是猪带绦虫和牛带绦虫的终宿主，患者的粪便中可长期排出虫卵，故患者是猪带绦虫病和牛带绦虫病的唯一传染源。鼠是短膜壳绦虫的保虫宿主，也是短膜壳绦虫病的传染源。

二、传播途径

人因生食或进食未煮熟的含囊尾蚴的猪肉和牛肉而感染，这与饮食习惯有关，也可因生尝或生肉与熟食用同一套砧板与炊具，造成熟食被污染。短膜壳绦虫可因手或者饮食污染而传播。

三、人群易感性

不分性别与年龄，人群普遍易感染。其中猪带绦虫病、牛带绦虫病以青壮年发病为多，男性多于女性。人感染绦虫后形成带虫免疫，但不产生保护性免疫，故可反复感染。短膜壳绦虫病多见于儿童。

四、流行特征

绦虫病分布很广，呈世界性分布，尤其是有吃生或半生猪肉和牛肉习惯的地区和民族中可流行。一般地区呈散在感染。主要分布于中非、南非、拉丁美洲和南亚地区，欧美等发达国家也有散发。本病在我国分布广泛，是我国重要的人体寄生虫病之一。牛带绦虫病主要流行于贵州、西藏、四川、广西、新疆、宁夏等少数民族地区，且常可呈地方性流行。东北、华北以及河南、云南、内蒙古、上海等地则多见猪带绦虫病，且多为散发。猪带绦虫病和牛带绦虫病的传播和流行与居民的饮食习惯、猪和牛的饲养方式以及人粪的处理有关。肠绦虫病有家庭聚集现象。

1. 饮食习惯

尽管我国人民素有吃熟食的习惯，但烹炒时未煮熟或尝生肉馅、食生肉片火锅均可感染。另外生熟食砧板不分，造成熟食凉拌菜污染活的囊尾蚴而使人受感染。南方有食用风干、盐腌、烟熏的猪、牛肉习惯，这种加工方法不能使肉内囊尾蚴全部死亡，烹炒时如不煮熟透也会造成感染。

2. 居民的卫生习惯

如蔬菜冲洗不干净，不能做到饭前便后洗手等，因直接食入虫卵而感染囊尾蚴。

3. 猪、牛的饲养方式

在北方，猪成群放牧，在野外误食人粪中猪带绦虫的虫卵和孕节的机会甚多。人粪对牛肉放牧区的污染，也是造成牛囊尾蚴病的主要因素。南方农村一些地区，常以猪圈为厕，使猪受感染的机会增加。

【中医病因病机】

一、病因

饮食不洁，自口而入，寸白虫积居肠中，影响脾胃运化、肝气疏泄。

二、病机

中医学认为，寸白虫积居肠中，影响脾胃运化以及肝的疏泄功能。脾胃失其运化、腐熟水谷的功能，肝失其疏泄则不能疏达气机，故可引起腹痛、腹胀、恶心、大便秘结或腹泻；寸白虫吸食水谷精微，导致化源不足，而见消瘦、面色苍白、乏力、头晕等气血两虚的证候。由于水谷精微被虫所吸食，人体需要多食以自养，故又可出现食欲亢进。

【西医病因病理】

西医学认为，肉中活的牛带绦虫和猪带绦虫的囊尾蚴被摄入后，在胃和小肠受蛋白酶和胆汁的作用，虫头伸出，吸附于肠黏膜上，逐渐长出节片，约经 10 ～ 12 周发育成为成虫。猪带绦虫头节具有小钩，对肠黏膜损伤较重，甚至可穿透肠壁引起腹膜炎。成虫移行可致异位寄生。牛带绦虫仅以吸盘吸附于小肠黏膜上，吸盘可压迫并损伤肠黏膜，局部有轻度亚急性炎症反应。多条绦虫寄生偶可因虫体结团造成部分性肠梗阻。短膜壳绦虫寄生于人体小肠，其头节吸盘、小钩及体表的微毛对肠黏膜均有明显损伤，成虫可致肠黏膜坏死、出血、浅表溃疡，幼虫可致肠微绒毛肿胀，引起小肠吸收与运动功能障碍。机体对绦虫的感染也不会引起保护性免疫反应，可反复感染。寄生长久后还可引起肠吸收障碍，营养不良。

实验证明，感染猪带绦虫后，宿主免疫系统对成虫有排斥或抑制生长的作用。患者血中嗜酸性粒细胞多，IgE 水平升高，IgG 水平也升高，补体降低，表明细胞和体液免疫参与其免疫病理过程。

【临床表现】

各绦虫病潜伏期各不相同。猪带绦虫病、牛带绦虫病潜伏期 8 ～ 12 周，短膜壳绦虫病 2 ～ 4 周。

感染猪带绦虫、牛带绦虫后症状多轻微，一般以粪便中出现白色带状妊娠节片为最初的唯一症状，常在内裤、被褥或粪便中发现白色节片，或伴肛门瘙痒。临床症状在绦虫病初期，由于成虫居于肠中，可有上腹部或脐周疼痛，常伴恶心、呕吐、消化不良、倦怠乏力、腹泻、食欲改变等消化系统症状，偶见神经过敏、失眠、磨牙、癫痫样发作与晕厥等神经精神系统症状。猪带绦虫的囊尾蚴可以在身体的任何部位发育，猪带绦虫病患者中有 2.3% ~ 25% 因自身感染而并发囊尾蚴病。牛带绦虫妊娠节片蠕动能力强，常自患者肛门自行爬出，在肛周短时间蠕动，滑落至会阴或大腿部，几乎所有患者都有肛门瘙痒等不适感。牛带绦虫病重要的并发症有肠梗阻与阑尾炎，多因链体或节片阻塞所致。牛带绦虫的囊尾蚴不在人体寄生，所以感染牛带绦虫不会引起囊尾蚴病。

短膜壳绦虫病症状较轻，但感染严重时，特别是儿童患者，除消化系统症状与上述相同，常有头晕、失眠、烦躁、易激动惊厥、腹痛腹泻、恶心、食欲下降、轻度乏力等症状。

【实验室检查】

一、血常规

可有轻、中度嗜酸性粒细胞增多。

二、病原检查

1. 虫卵

大多数患者粪便中可找到虫卵。一般可采用粪便直接涂片或经沉淀、漂浮法浓集。Hein 厚涂片法连续 3 次检出率也可达 97%。此外，用棉花拭子作肛门检查，也可查获虫卵，阳性率与沉淀法相近，可用于普查。但不能鉴别猪带绦虫和牛带绦虫。由于牛带绦虫节片无子宫孔，虫卵不能直接从节片排出至肠道，仅能通过妊娠节片伸缩蠕动破裂而将虫卵播散到粪便中，故非每一例患者均可在粪便中查获虫卵。

2. 妊娠节片

可将全份粪便经清水漂洗过滤，从粪渣中仔细将节片挑出洗净，夹于两张玻璃片之间，对光即可用肉眼分辨子宫分支数目及形状。牛带绦虫妊娠节片分支为 15 ~ 30 个，呈分支状；猪带绦虫妊娠节片子宫分支为 7 ~ 13 个，常少于 12 个，每一分支又分多支，呈不规则树枝状。

3. 头节

驱虫治疗 24 小时后留取全份粪便，用清水反复漂洗至粪液澄清后，将粪渣转到玻璃容器中，衬以黑色背景，仔细查找头节。如遇链体纠结成团时，应小心解开并顺链体向头端寻找。头节驱出表明治疗彻底，如有多虫感染时应查对链体与头节数是否相同。牛带绦虫头节呈近方形，较大而无顶突和小钩；猪带绦虫头节呈圆形，较小且具顶突和 2 排小钩。

三、免疫学实验

可用新鲜牛带绦虫非妊娠节片制备水溶性蛋白抗原，进行对流免疫电泳试验、乳胶凝集试验、补体结合试验检测血清抗体，阳性率可达 73.7% ~ 99.2%，但与其他种绦虫有交叉反应。也可用酶联免疫吸附试验检测人粪便悬液中特异性抗原，本法特异性较高，与蛔虫、微小膜壳绦虫、钩虫、鞭虫等无交叉反应。

四、分子生物学检查

DNA 斑点印迹法可用于检测牛带绦虫卵。近年来有用 PCR 技术扩增粪便中虫卵或成虫脱落的体表物质中微量种特异性 DNA 序列，以检测人体内牛带绦虫或猪带绦虫成虫，特异性与灵敏性均较高。

【诊断与鉴别诊断】

一、诊断要点

（1）有进食生或未煮熟的猪、牛肉史，粪便中有白色带状节片排出者。

（2）粪便中找到虫卵即可确诊。妊娠节片及头节检查可鉴别绦虫的种类。

（3）免疫学检查对本病的诊断有一定的参考价值。

二、鉴别诊断

1. 蛲虫病

蛲虫病的病原体是蛲虫。雌虫于夜间移行至肛门附近排卵，故有肛门及会阴部瘙痒，尤以夜间为甚。当出现胃肠激惹现象时为恶心呕吐、腹泻、腹痛等症状，嗜酸性粒细胞也增多，有时可在肛门周围查得成虫。较易治疗。

2. 姜片虫病

有腹痛、慢性腹泻、消化不良、营养不良、浮肿等，重者可有发育障碍。有生吃水生植物（如水菱角、荸荠等）皮节史。

【中医辨治】

一、治疗原则

根据病程、临床表现进行辨证论治。绦虫病轻者可无明显症状，重者以脾胃功能失调、气血虚弱为主，故本病的治疗针对病因病机，以驱虫和调理脾胃为原则。

二、辨证论治

1. 脾虚湿滞证

[症状] 上腹部或全腹部隐隐作痛，腹胀，腹泻，肛门作痒，久则消瘦，乏力，大便内或衬裤上有时可发现白色的节片。舌淡，苔白腻，脉滑。

[治法] 健脾益胃，驱除绦虫。

[方药] 香砂六君子丸和化虫丸加减。若有水肿者，加车前草、泽泻、五加皮等；若腹胀甚者，加陈皮、半夏。

2. 肝郁气滞证

[症状] 头痛，乏力，食欲差，腹胀，腹痛，大便秘结，大便内含白色节片。舌淡红，苔薄黄，脉弦数。

[治法] 疏肝理气，泻热通便。

[方药] 四逆散与万应丸加减。若腹胀、大便不通者，加芒硝；大便通后去大黄、芒硝，加鹤虱、芜荑。

【西医治疗】

一、一般治疗

在治疗的过程中注意防止恶心、呕吐反应，以免孕节片反流入十二指肠，使孕节片内虫卵在消化液作用下孵出六钩蚴，引起自身感染，发生囊虫病。注意营养，水、电解质的平衡。

二、西医治疗

主要是驱虫治疗。早期、合理、彻底地进行病原治疗是关键，可治愈。若并发感染，应进行积极抗感染治疗。有治疗价值的药物可以分为2类，即苯丙咪唑类药物和非苯丙咪唑类药物。

（一）苯丙咪唑类药物

以阿苯达唑为代表的苯丙咪唑类药物作为目前治疗绦虫病的首选药物，通过干扰微管蛋白聚合与解聚过程，破坏细胞骨架，致使虫体对葡萄糖摄取和利用受损，从而抑制棘球蚴生长，具有费用少、易被人体吸收的显著优势，但在长期药物化疗过程中也会产生诸多不良反应，包括肝功能异常、白细胞减少、胃肠道功能紊乱、发热、骨髓和胚胎毒性等。

（二）非苯丙咪唑类药物

1. 抗寄生虫类药物

（1）抗吸虫药物：吡喹酮作为一种常用抗吸虫药物，通过改变虫体肌细胞内钙离子通透性使虫体麻痹脱落。

（2）抗绦虫药物：二氯酚（Dichlorophen，DCP）是一种抗肠道绦虫药物，二氧化硅颗粒将其包裹后，形成新型载体药物 NP-DCP，持续作用 6 天，原头节死亡率可达 100%。

（3）抗原虫药：甲氟喹是一种常见抗疟药，能有效杀灭红细胞内期疟原虫裂殖体。

2. 抗癌细胞增殖类药物

（1）抗代谢类药物：5- 氟尿嘧啶（5-FU）是一种广泛应用的抗代谢类抗肿瘤药物，通过抑制胸腺嘧啶核苷酸合成酶并将其代谢产物整合到 DNA 和 RNA 中，发挥其抗肿瘤作用。10μg/mL 5-FU 体外作用 24 天后，细粒棘球绦虫原头节死亡率达 100%；蛋白酶抑制剂药物硼替佐米也进行了类似实验，但该药完全不能抑制小鼠体内多房棘球绦虫包囊生长。

（2）雌激素相关药物：他莫昔芬是一种雌激素受体 α 竞争性拮抗剂，被广泛应用于乳腺癌和卵巢癌治疗。该药在细粒棘球绦虫体外实验中表现出良好抗原头节活性，小鼠体内实验也进一步表明，经该药治疗后，细粒棘球绦虫包囊质量明显下降，感染早期（3 个月）治疗较晚期（6 个月）疗效更明显。但现有理论和研究仍难以证明棘球绦虫对于雌激素的敏感性，且药物机理仍有待于进一步探索。

【简方治疗经验与其他疗法】

一、单方验方疗法

（1）槟榔片 80 ~ 120g，文火煎 2 小时，清晨顿服，服后 4 小时无大便排出者，可服芒硝 10g。

（2）南瓜子 60 ~ 120g，去壳研粉，直接嚼服，2 小时后服槟榔煎剂（槟榔 120g）。

（3）雷丸研粉，每次 20g，每日 1 次，连服 3 天。

（4）石榴根皮 25g，水煎服，每日 1 次。

（5）鹤虱、槟榔、苦楝根皮各 150g，白矾 360g，使君子 150g，以面糊为丸，如麻子大，1 岁儿服 5 粒，成人酌情加大量，每日 1 剂。

二、饮食疗法

（1）南瓜子 150g，芹菜 50g，经常煮食。

（2）使君子肉 50g 烤焦，分早晚干嚼。

【预防】

（1）加强卫生宣传和食物卫生管理：改变不良饮食习惯，不吃未煮熟的猪牛肉以及被污染的食物、水果及蔬菜。切生熟肉的砧板、刀具要分开，不可混用。饭前便后要洗手。

（2）加强粪便管理，改进猪的饲养方式：加强肉制品加工厂和市场猪肉的卫生检查，提倡肉畜统一宰杀，搞好城乡肉品卫生检查，尤其要加强农贸市场个体商贩出售的肉类检查，禁止出售“米猪肉”。管理好厕所、猪圈，提倡生猪圈养。彻底治疗猪带绦虫患者，消除传染源。

第十三章
性传播疾病

第一节　淋　病

淋病是由淋病奈瑟球菌（Neisseria gonorrhoeae, NG）感染引起的一种泌尿生殖系统的化脓性感染，也可表现为眼、咽、直肠感染和播散性淋病奈瑟球菌感染，属于我国法定乙类传染病。临床上以尿频、尿急、尿痛、排尿不畅、尿道口有脓性分泌物等为主要表现。淋病是目前全球最常见、对生活质量及生殖能力危害最大的性传播疾病之一，每年呈迅速增加的趋势。人类对淋病奈瑟球菌几乎没有免疫力，也没有预防疫苗。淋病奈瑟球菌感染者有 10% 的男性和 50% 以上的女性无明显症状，他们成为带菌者而引起传播。

淋病是一种较为古老的疾病，在两千余年前的医书中就有类似症状的记载，属中医“淋证”“淋浊”“毒淋”的范畴，但是出现淋病的确切年代还不能肯定。中医学中的淋证，指排尿不畅，点滴而下，甚或茎中作痛。“淋”首见于《素问·六元正纪大论》，如“小便黄赤，甚则淋”，但此处的“淋”主要是指泌尿系感染。隋代巢元方《诸病源候论》一书把淋证分为石淋、劳淋、血淋、气淋、膏淋五种，很多人认为此处膏淋已包括了一部分淋病的内容，但颇有争议。某些学者认为膏淋是指乳糜尿或前列腺炎，并不包括淋病。中医文献中首次确切记载淋病的是明代孙一奎《赤水玄珠》，他说：“若小便行将而痛者，气之滞也；行后而痛者，气之陷也；若小便频数而痛，此名淋浊。”这里不但记录了淋病的疼痛、尿浊等主要症状，而且分析了它的病机。近代中医多将淋病称为“毒淋”或“花柳毒淋”，如《医学衷中参西录》就记载有治毒淋的“毒淋汤”。

【流行病学】

一、传染源

目前，我国以淋病患者为主要传染源。轻症或无症状的淋病患者是重要的传染源，此外通过医务人员的手和器具可引起医源性感染。

二、传播途径

人是淋病奈瑟球菌的唯一天然宿主，淋病患者是传播淋病的主要传染源，主要通过不洁性交而传染，但也可以通过非性接触途径传播。非性接触传染主要是接触患者含淋病奈瑟球菌的分泌物或污染的用具。儿童淋病很少见，妊娠期妇女淋病患者，可引起羊膜腔内感染，包括胎儿感染。淋病患者自身感染，例如用污染的手碰到自己的眼睛，可引起急性淋菌性结膜炎。

三、人群易感性

淋病几乎可以发生于任何年龄，目前临床上淋病发病以 20 ~ 39 岁的青壮年人群为主，男、女性别比约为 4.25 : 1。

四、流行特征

淋病是一种在世界上广泛流行的性病。1949 年以前，我国淋病的流行十分严重。新中国成立初期，淋病占性病的第二位，到 20 世纪 60 年代中期，淋病在我国基本消灭，但在 20 世纪 80 年代淋病又重新传入我国，从沿海城市向内陆城市蔓延，而且每年发病率增长很快。

淋病的发病有明显的季节性。每年在 7 ~ 10 月份发病率最高，12 月份至次年 3 月份发病率最低。发患者群以 20 ~ 39 岁年龄段人群为主，这与该年龄段人群性需求旺盛有关，与既往报道相似。从职业构成上看，以家务及待业人员为主，其次为工人和民工，这与这部分人群文化程度、性安全意识和相关知识相关。

近来世界卫生组织估计，全世界每年约有 6200 万新病例发生。在欧洲淋病的发病率下降很快，在瑞典、德国等一些发达国家几乎得到控制，而在北美发病率下降较慢。一些发展中国家的淋病流行问题仍很严重。

【中医病因病机】

一、病因

中医认为淋病因宿娼恋色，或误用秽浊之器具，湿热秽浊之气由下焦前阴窍口而成。

二、病机

1. 湿热毒蕴

因宿娼恋色或误用秽浊之器具，湿热秽浊之气由下焦前阴窍口入侵，熏灼尿道，阻滞于膀胱及肝经，局部气血运行不畅，气化失司，则尿频、尿急、尿痛、排尿不畅。湿热熏蒸，精败肉腐，则出现尿道口有脓性分泌物。

2. 正虚邪恋

湿热秽浊之气久恋，伤津耗气，或是阻滞气血，久病及肾，导致肾虚阴亏，或肾失温煦，瘀结内阻，表现为周身倦怠乏力、精神萎靡、腰膝酸软、失眠等虚象。久淋不愈，或伤及脾脏，脾虚则中气下陷，脂液下泄，则见淋浊，伴有面色不华，少食纳呆，尿后余沥不尽，会阴、少腹重坠不适等症状。病程日久，形成本虚标实、由实致虚、虚实夹杂之证，病程缠绵。或湿热秽毒之邪太盛，流窜而侵及他脏，如精室、肾子、胞宫等；甚或热毒入络，侵入营血，引起复杂病证。

【西医病因病理】

本病病原体为淋病奈瑟球菌，或称淋病双球菌，为革兰氏染色阴性的双球菌。只能感染人，离开人体不易生长。淋病奈瑟球菌对黏膜有特殊亲和力，尤其是对柱状上皮或移行上皮组成的黏膜，易引起局部急性炎症或使患者成为带菌者。

尿道及阴道内的寄生菌群对淋病奈瑟球菌的生长有一定的抑制作用。这些菌群的存在给体内提供了一些自然抵抗力。黏膜表面存在有乳铁蛋白，铁对淋病奈瑟球菌的生长繁殖是必需的，如环境中铁的浓度处于低水平时，则淋病奈瑟球菌的生长受限。淋病奈瑟球菌对不同细胞敏感性不同，对前尿道黏膜的柱状上皮细胞最敏感。因而前尿道最容易被感染，后尿道及膀胱黏膜由移行上皮组成，淋病奈瑟球菌对其敏感性不及柱状细胞，因而被淋病奈瑟球菌感染的机会比前尿道差。淋病奈瑟球菌借助菌毛，蛋白Ⅱ和 IgA 分解酶迅速与尿道、宫颈上皮黏合。淋病奈瑟球菌外膜蛋白Ⅰ转至尿道的上皮细胞膜，淋病奈瑟球菌即被柱状上皮细胞吞噬，然后转移至细胞外黏膜下，通过其内毒素（脂多糖）、补体及 IgM 的协同作用，在该处引起炎症反应。30 小时左右开始引起黏膜的广泛水肿黏连，并有脓性分泌物出现。当排尿时，受粘连的尿道黏膜扩张，刺激局部神经引起疼痛。由于炎症反应及黏膜糜烂、脱落，形成典型的尿道脓性分泌物，甚至可以造成局部的脓肿。一般炎症不会扩散到全身，若用药对症、足量，局部炎症会慢慢消退。若不及时治疗，淋病奈瑟球菌向上蔓延，引起泌尿生殖道和附近器官的炎症。严重者可经血行散播至全身。淋病奈瑟球菌还可长时间潜伏在腺组织深部，成为慢性淋病反复发作的原因。这些被感染器官炎症消退后，结缔组织纤维化，可引起输精管或输卵管狭窄、梗阻，继发男性不育和宫外孕等。

【临床表现】

有不洁性交史或间接接触传染史。临床症状在感染后 72 小时之后发生，部分患者因体质原因或耐受状况等原因，可无临床症状。感染可累及尿道、子宫颈、直肠、咽部。若身体虚弱、抵抗力差、性生活过度、酗酒等因素可缩短潜伏期，故潜伏期为 2 ~ 10 天，平均为 3 ~ 5 天。潜伏期患者具有传染性。

一、男性淋病

（一）男性无合并症的淋病

1. 急性淋菌性尿道炎（急性淋病）

潜伏期为 1 ~ 14 天，常为 2 ~ 5 天。初起为急性前尿道炎，尿道口红肿、发痒及轻微刺痛，继而有稀薄黏液流出，引起排尿不适。约 2 天后，分泌物变得黏稠，尿道口溢脓，脓液呈深黄色或黄绿色，同时伴有尿道不适症状加重，红肿发展到整个阴茎龟头及部分尿道，出现尿频、尿急、尿痛、排尿困难、行动不便，夜间阴茎常有痛性勃起。可有腹股沟淋巴结肿大，红肿疼痛，亦可化脓。急性前尿道炎发病 2 周后，约有 50% ~ 70% 的患者有淋病奈瑟球菌侵犯后尿道，表现为尿意窘迫、尿频、急性尿潴留。尿痛特点是排尿终末时疼痛或疼痛加剧，呈针刺样，有时出现会阴坠痛，可出现终末血尿。病情经过 1 ~ 2 周，症状逐渐消失。全身症状一般较轻，少数可有发热达 38℃左右，全身不适，食欲不振等。

2. 慢性淋菌性尿道炎（慢性淋病）

症状持续2个月以上，称为慢性淋菌性尿道炎。因为治疗不彻底或患者一开始病情就呈慢性进展。临床表现尿道常有痒感，排尿时有灼热感或轻度刺痛，尿流细，排尿无力，滴尿。

（二）男性有合并症的淋病

男性患者，由于失治、误治，淋病奈瑟球菌不但侵犯尿道，而且进一步发展，进入前列腺、精囊、附睾、睾丸等部位，即男性淋菌性尿道炎易并发前列腺炎、精囊炎和附睾炎。这些均称为男性有合并症的淋病。

1. 淋病合并前列腺炎的症状

急性前列腺炎发病前1天或半天，尿道常忽然停止排脓或脓液减少。患者有高热、排尿频数及疼痛。直肠检查示前列腺肿大，有触痛。肛指检查，前列腺有压痛。尿液浑浊，如治疗不及时，前列腺可形成脓肿。慢性前列腺炎的患者一般无明显自觉症状，晨起第一次排尿，尿道口有封口现象，挤压阴茎时有少量白色分泌物排出。分泌物检查可发现上皮细胞、少数脓细胞和淋菌。

2. 淋病合并精囊炎的症状

急性时有发热、尿频、尿痛，末段尿浑浊并带血，直肠检查可触及肿大的精囊，并有剧烈的触痛。慢性时无自觉症状，直肠检查示精囊发硬，有纤维化。

3. 淋病合并附睾炎的症状

一般合并于急性尿道炎后，单侧居多。有低热，附睾肿大触痛，同侧腹股沟和下腹部有反射性抽痛。触诊示附睾肿大，有剧烈的触痛。尿常浑浊。

4. 男性淋病可合并尿道狭窄

淋病反复发作者，可出现尿道狭窄，少数发生输精管狭窄甚至梗塞，进而继发精液囊肿和不育。

二、女性淋病

（一）女性无合并症的淋病

女性无合并症的淋病常表现为淋菌性尿道炎、尿道旁腺炎及淋菌性前庭大腺炎，这是由女性的解剖特点决定的。女性无合并症的淋病一般表现如下：

1. 尿道炎、尿道旁腺炎

尿道口红肿、湿润，有浆液性或脓性分泌物，尿道有灼热感，或尿痛、排尿困难。严重的尿痛和排尿困难常伴有血尿。

2. 子宫颈炎

几乎所有淋病妇女都患有子宫颈炎。子宫颈口分泌物涂片可查到淋病奈瑟球菌。由于带菌的脓液污染外阴以及摩擦作用，可引起外阴红肿发炎和糜烂。尿道口红肿，也有脓性分泌物。排尿困难，尿频、尿急、尿痛。

3. 前庭大腺炎

女性淋病中约有 1/5 ~ 1/4 的患者出现，其症状为前庭大腺红肿、疼痛。前庭大腺开口与阴道两旁易受阴道和尿道排出的脓液污染而发炎。严重时，可形成前庭大腺脓肿。

（二）女性有合并症的淋病

女性淋病的主要合并症为淋菌性盆腔炎，包括急性输卵管炎、子宫内膜炎、继发性输卵管卵巢脓肿及破裂后所致的盆腔脓肿、腹膜炎等。由于失治、误治，女性淋病患者极容易由泌尿生殖器的感染进一步发展为盆腔及附件的感染，引起严重的后果，如不孕、腹痛，甚至于危及生命。

三、儿童淋病

幼女阴道很容易受淋病奈瑟球菌侵袭，感染后病原菌也较易生长繁殖。临床上表现为外阴及阴道部炎症，如尿频、尿急、尿痛、阴道口流脓、阴部红肿等，严重时可感染直肠，引起幼女淋菌性直肠炎。新生儿在经过母亲产道时，还可引起化脓性的眼结膜炎，如治疗不及时容易造成失明。

四、其他部位的淋病

除泌尿生殖器部位的淋病外，其他部位也可以出现淋病。像淋菌性结膜炎、淋菌性咽炎、直肠淋病，都是常见的泌尿生殖系统部位之外的淋病。

五、播散性淋病感染（DGI）

淋病患者由于失治、误治，淋病奈瑟球菌通过血液流动，全身播散，引起较严重的全身症状，称为播散性淋病。一般全身症状包括发热、寒战、不适和食欲不振。播散性淋病是最严重的淋病，对人体的破坏性大，危害很大。发病率为淋病患者的 1% 左右。引起播散性淋菌感染的菌株多为 AHU– 营养型。

1. 淋菌性关节炎

淋菌性关节炎是淋菌性菌血症的合并症之一。临床表现为大小关节疼痛、红肿，甚至于关节腔出现脓液，可导致骨质破坏，引起纤维化、骨关节僵直。

关节腔液检查有淋病奈瑟球菌存在。

2. 淋菌性败血症

淋菌性败血症多为女性，常在月经期和妊娠期发生。可有间隙性发热、寒战和关节疼痛。在四肢远端及关节附近常出现皮疹，可有红斑、水疱、脓疱等损害，周围有红晕。可伴有脑膜炎、心内膜炎和心包炎等严重疾患。

【实验室检查】

目前在临床上仍以涂片镜检和培养为主。脓性分泌物通常取自尿道口、宫颈口、阴道（幼儿）、尿道旁腺和前庭大腺的开口部、眼等。此外，尿液（男）、血液、关节液和脓疱内容物中，也都可能含有淋病奈瑟球菌。淋病奈瑟球菌实验室检查包括涂片镜检、培养检查、抗原检测，以及耐药菌种（PPNG）测定和基因诊断、核酸扩增试验（NAATs）。

一、涂片检查

男性尿道分泌物涂片行革兰氏染色，镜下可见大量多形核白细胞，多个多形核白细胞内可见数量不等的革兰阴性双球菌，特异度＞99%，灵敏度＞95%。革兰氏染色涂片对宫颈管、直肠和咽部淋病奈瑟球菌感染检出率低，不推荐应用。尿道分泌物亚甲基蓝（MB）/ 结晶紫（GV）染色镜检可替代培养法。

咽部涂片发现革兰氏阴性双球菌不能诊断淋病，因为其他奈瑟菌属在咽部是正常的菌群。另外对症状不典型的涂片阳性应作进一步检查。

二、培养检查

标本在选择培养基上培养可明确诊断，并可以进行药敏试验，可应用于各种临床标本。从治疗失败患者中分离的菌株要进行药敏试验。

三、抗原检测

1. 固相酶免疫试验（EIA）

可用来检测临床标本中的淋病奈瑟球菌抗原，在流行率很高的地区而又不能作培养或标本需长时间远送时使用，可以在妇女人群中用来诊断淋病奈瑟球菌感染。

2. 直接免疫荧光试验

通过检测淋病奈瑟球菌外膜蛋白 I 的单克隆抗体做直接免疫荧光试验。

但目前在男女二性标本的敏感度不高，特异性差，加之试验人员的判断水平，故该试验尚不能被推荐诊断淋病奈瑟球菌感染。

四、耐青霉素淋病奈瑟球菌（PPNG）检测

β- 内酰胺酶，用纸片酸度定量法，使用 Whatman Ⅰ号滤纸。PPNG 菌株能使其颜色由蓝变黄，阳性为 PPNG，阴性为 N-PPNG。

五、基因诊断

包括淋病奈瑟球菌的基因探针诊断和基因扩增检测。探针技术检测淋病奈瑟球菌的方法，在灵敏度、特异性和方便性上比培养检查法有了很大的提高，但其仍有一定的局限性，如多数情况下需要标本的淋病奈瑟球菌浓度很高。PCR 技术和连接酶链反应（LCR）技术的出现进一步提高了检测淋病奈瑟球菌的灵敏性，它们具有快速、灵敏、特异、简便的优点，可以直接检测临床标本中极微量的病原体。

六、核酸扩增试验（NAATs）

美国食品药品管理局（FDA）批准应用培养法和 NAATs 诊断淋病奈瑟球菌。NAATs 可用于检测宫颈拭子、阴道拭子、尿道拭子（男性）和尿液标本（女性与男性）等。通常 NAATs 检测生殖道和非生殖道淋病奈瑟球菌的灵敏度优于培养。如果怀疑或证明治疗失败，需要同时行细菌培养和药敏试验。

【诊断与鉴别诊断】

一、诊断要点

1. 既往史

有不洁性生活史或配偶感染史，或有通过间接接触传染史，新生儿母亲有淋病史。

2. 临床表现

淋病的主要症状有尿频、尿急、尿痛、尿道口流脓，或宫颈口、阴道口有脓性分泌物等，或有淋菌性结膜炎、肠炎、咽炎等表现，或有播散性淋病症状。

3. 实验室检查

男性急性淋病性尿道炎涂片检查有初步诊断意义，对女性仅做参考，应

进行培养，以证实淋病奈瑟球菌感染。有条件的地方采用基因诊断方法确诊。

二、鉴别诊断

1. 非淋菌性尿道炎

潜伏期较长，为 7 ~ 21 天。尿道分泌物较少或没有，为浆液性或黏液性分泌物，稀薄，症状轻微，无全身症状。其病原体主要为沙眼衣原体、解脲支原体。

2. 念珠菌性阴道炎

主要临床症状为外阴、阴道瘙痒。白带增多，白带呈白色水样或凝胶样。阴道黏膜充血、水肿、白膜黏附，白膜脱落处有轻度糜烂。白膜镜检可见到孢子和菌丝。

3. 滴虫性阴道炎

主要临床症状为阴道瘙痒，分泌物多呈泡沫状。阴道黏膜及宫颈充血明显，有呈特征性草莓状外观的出血点。阴道黏膜常出血，分泌物呈血性，其中可查出滴虫。

4. 细菌性阴道炎

白带增多，呈灰色，均匀一致，pH 值增高，有鱼腥味。涂片可见乳酸杆菌减少，革兰氏阴性菌增多。

【中医辨治】

一、治疗原则

本病病位在下，故常用清泻下焦湿热、解毒化浊的方法治疗。毒邪流窜，合并前列腺、精囊腺，或宫颈炎、前庭大腺炎、盆腔炎者，应加强活血解毒之法。病情 2 个月以上不愈者，多为正虚毒恋之慢性期患者，症状较轻，或有腰酸、尿道灼热不适之感觉，治宜滋阴降火、利湿祛浊之法。

二、辨证论治

1. 湿热毒蕴证（急性淋病）

[症状] 尿道口红肿，尿急尿频、尿痛，淋沥不止，尿液浑浊如脂，尿道口溢脓；重者尿道黏膜水肿，附近淋巴结肿痛。女性出现宫颈充血、触痛，有脓性分泌物，前庭大腺红肿热痛。伴发热等全身症状，舌红，苔黄腻，脉

滑数。

[**治法**] 清热利湿，解毒化浊。

[**方药**] 龙胆泻肝汤加减。尿痛者，可加芍药以缓急止痛；腹胀便秘，加枳实、大黄；尿中有血，加白薇、大小蓟；腹股沟淋巴结肿痛，加金银花、败酱草。

2. 正虚毒恋证（慢性淋病）

[**症状**] 小便不畅，短涩，淋沥不尽，腰酸腿软，五心烦热。酒后或疲劳易发，食少纳差，女性带下多，舌淡或有齿痕，苔白腻，脉沉细弱。

[**治法**] 滋阴降火，利湿祛浊。

[**方药**] 知柏地黄丸加减。脾虚气陷，尿后余沥不尽，会阴、少腹重坠不适，可配合补中益气汤以益气升陷；肾阳虚衰者，可配合右归丸以温补肾阳。

3. 毒邪流窜证（伴有合并症者）

[**症状**] 前列腺肿痛，拒按，小便溢浊或点滴淋沥，腰酸、有下坠感。女性有下腹部隐痛、压痛，外阴瘙痒，白带多，或有低热不适感。舌红，苔薄黄，脉滑数。

[**治法**] 清热利湿，解毒化浊。

[**方药**] 八正散加减。恶寒发热、口苦，加柴胡、黄芩、金银花；腹胀便秘，加枳实，重用大黄；少腹坠胀，加天台乌药、川楝子；小便黄赤热痛明显，加龙胆草、芍药等；尿中有血，加大小蓟、白茅根；口干舌红，加生地黄、知母。

4. 热毒入络证（淋病性败血症）

[**症状**] 小便灼热刺痛，尿液赤涩，下腹痛，头痛高热，或寒热往来，神情淡漠，面目浮肿，四肢关节酸痛，心悸烦闷，舌红绛，苔黄燥，脉滑数。

[**治法**] 清热解毒，凉血化浊。

[**方药**] 清营汤加减。尿道口灼热刺痛者，可加蒲公英以清解热毒；少腹重坠胀痛者，可加青皮、乌药以疏通肝气；尿中有血，加白薇、大小蓟；口干伤阴者，可加生地黄、白茅根以养阴清热。

【西医治疗】

一、治疗原则

（1）早期诊断、早期治疗。

（2）及时、足量、规则的用药。

（3）针对不同的病情采用不同的治疗方法。

（4）对性伙伴追踪，同时治疗。

（5）治疗后随诊复查。

（6）注意同时有无衣原体、支原体感染及其他性传播疾病。

二、抗生素治疗

基于其他微生物对抗菌药物耐药性增加的经验，故应用两种不同机制的抗菌药物治疗淋病（如头孢菌素 + 阿奇霉素），以提高疗效和减缓头孢菌素耐药性的出现和发展。由于耐喹诺酮淋病奈瑟球菌（QRNG）的出现，不推荐应用喹诺酮类治疗淋病和相关感染。

（一）单纯性子宫颈、尿道和直肠 NG 感染

推荐方案：头孢曲松钠 250mg 单次肌肉注射，加阿奇霉素 1g 单次顿服。两种药物需在同一天应用。头孢曲松钠 250mg 单次肌肉注射，对尿道和直肠 NG 感染的治愈率为 99.2%，对咽喉部 NG 感染的治愈率为 98.9%。单剂量注射除头孢曲松外的其他头孢菌素方案安全，且对单纯性泌尿生殖道和肛门直肠 NG 感染高度有效。这些头孢菌素包括：头孢唑肟 500mg 肌肉注射，头孢西丁 2g 肌肉注射加丙磺舒 1g 口服，头孢噻肟 500mg 肌肉注射。泌尿生殖道感染时注射其他头孢菌素方案的疗效均不如头孢曲松方案，其他头孢菌素方案对咽部感染疗效尚不确定。

替代方案：无法应用头孢曲松时，可选择头孢克肟 400mg 加阿奇霉素 1g，单次顿服。在阿奇霉素过敏的情况下，多西环素（100mg，口服，每日 2 次，共 7 日）可以作为阿奇霉素的替代药物，与头孢克肟或头孢曲松钠联合应用。上述两种方案在头孢菌素类过敏时均可作为替代方案应用。大观霉素在患者不能耐受头孢菌素时治疗有效，是治疗泌尿生殖道和肛门直肠 NG 感染的一种有效方法。但大观霉素价格昂贵，并且对咽部 NG 感染疗效差。阿奇霉素 2g 口服对单纯性 NG 感染治愈率达 99.2%，但能致 NG 对大环内酯类抗生素耐药，不推荐应用。

（二）单纯性咽部 NG 感染

推荐方案：头孢曲松钠 250mg 单次肌肉注射，加阿奇霉素 1g 单次顿服。

（三）NG 结膜炎

推荐方案：头孢曲松钠 1g 单次肌肉注射，加阿奇霉素 1g 单次顿服。可考

虑用 0.9% 氯化钠溶液冲洗感染眼睛 1 次。

（四）散播 NG 感染（DGI）

DGI 常导致瘀斑、脓疱性肢端皮肤损伤、非对称性多关节痛、腱鞘炎、少关节型的化脓性关节炎。偶可致肝周炎，心内膜炎及脑膜炎罕见。如怀疑 DGI，泌尿生殖器及性器官的标本用 NAATs 或培养法检测阳性，还需收集并检测散播感染部位（如皮肤、滑膜液、血液及神经系统）的标本。NG 菌株应做药敏试验。

1. DGI 引起的关节炎皮炎综合征的治疗

推荐方案：头孢曲松钠 1g，肌肉注射或静脉注射，每 24 小时 1 次；加阿奇霉素 1g 单次顿服。

替代方案：头孢噻肟或头孢唑肟 1g 静脉注射，每 8 小时 1 次；加阿奇霉素 1g 单次顿服。上述治疗持续到症状改善后 24 ～ 48 小时，再根据药敏试验结果选择药物口服，继续治疗至少 7 日。

2. DGI 引起的心内膜炎及脑膜炎的治疗

推荐方案：头孢曲松钠 1 ～ 2g 静脉注射，每 12 ～ 24 小时 1 次，加阿奇霉素 1g 单次顿服。治疗脑膜炎的疗程为 10 ～ 14 日；治疗心内膜炎的疗程至少 4 周。

（五）儿童 NG 感染

对于体重大于 45kg 的单纯性 NG 外阴阴道炎、子宫颈炎、尿道炎、咽炎或直肠炎患儿，推荐方案同成人。对于体重小于 45kg 的单纯性 NG 外阴阴道炎、子宫颈炎、尿道炎、咽炎或直肠炎患儿，推荐方案：头孢曲松 25 ～ 50mg/kg，单次静脉注射或肌肉注射，不超过 125mg。对于体重小于 45kg 合并脓毒症或关节炎患儿，推荐方案：头孢曲松 50mg/kg（最大剂量 1g），肌肉注射或静脉注射，每日 1 次，共 7 日。对于体重大于 45kg 合并脓毒症或关节炎患儿，推荐方案：头孢曲松 1g，单次肌肉注射或静脉注射，每 24 小时 1 次，共 7 日。

三、性伴侣的处理

对患者最近（60 天内）接触的性伴进行 NG 感染评价和治疗，在完全治愈前避免性接触。最后与患者接触的性伴，即使是在 60 天之前接触，也应给予检查和治疗。在患者和其性伴治愈前避免性接触。对不可能前来检查的性伴，提供抗 NG 感染的药物进行流行病学治疗。男男同性性行为人群容易存在未确诊的其他性病或 HIV 感染，故上述原则不适用于男男同性性行为患者性伴的处理。

四、其他问题

1. 过敏、不能耐受和不良反应

有青霉素过敏史的患者对第一代头孢菌素类过敏发生率略小于 2.5%，而对第三代头孢菌素类发生过敏者较少。有 IgE 介导的青霉素过敏史（过敏反应、史－约综合征或中毒性表皮坏死松解症）的患者，禁用头孢曲松钠或头孢克肟。有关头孢菌素或 IgE 介导的青霉素过敏患者，淋病的替代治疗方案经验有限。可选用吉米沙星 320mg 加阿奇霉素 2g 单次顿服，或庆大霉素 240mg 单次肌肉注射加阿奇霉素 2g 单次顿服方案进行治疗。大观霉素可用于治疗泌尿生殖道及肛门直肠 NG 感染。

2. 妊娠

孕期 NG 感染应联合治疗，头孢曲松钠 250mg 单次肌肉注射加阿奇霉素 1g 单次顿服。头孢菌素类过敏或其他原因不能应用这一治疗方案及不能应用大观霉素时，应向传染病专家咨询。

3. HIV 感染

治疗方案同未感染 HIV 者。

【简方治疗经验与其他疗法】

一、外治疗法

淋病的治疗以内治法为主，但是应用某些外用清洗剂也是有帮助的。常用的外用清洗剂有 3%硼酸水、0.1%雷夫诺尔，以及皮肤康洗剂、洁尔阴洗剂等。必要时可用马齿苋、黄柏、野菊花、苦参、土茯苓、蛇床子、枯矾各 20g。每日 1 剂，分 2 次煎水待温后冲洗阴部或坐浴，其中 1 次须在睡前进行。亦可熏洗会阴部。

二、针灸治疗

1. 灸法

主穴取膀胱俞、阴陵泉、三焦俞、行间、太溪，可根据症状加减配穴。发热者，加合谷、外关；血淋者，加血海、三阴交；气淋者，加太冲；膏淋者，加气海。

按艾炷灸法常规施术。每日施 1 ～ 2 次，每次灸 3 ～ 5 壮，或每穴每次

5 ~ 10 分钟。

2. 刮痧

主刮经穴部位：大椎、大杼、肺俞、膏肓、神堂。

配刮经穴部位：中极、膀胱俞、阴陵泉、太溪、太冲。热淋者，加刮三阴交、内庭经穴部位，重刮其他经穴部位各 3 ~ 5 分钟。

3. 敷贴

（1）地龙 1 条，蜗牛 1 个。共捣烂敷脐部，每日 1 换。

（2）田螺 7 个，淡豆豉 10 粒，连须葱头 3 个，鲜车前草 3 棵，食盐少许。共捣烂，做饼敷脐部，每日 1 换。

4. 保健功法

端坐凳上，双脚着地，与肩等宽，两手放于大腿上，掌心向下，坐时不坐满凳。意守会阴，随腹式呼吸，阴部一提一收，一紧一松。提收时用暗劲往上、往里提收，如忍小便状。熟悉以后，即可不拘呼吸，随时可做提收、紧松功法。每日早、中、晚各练功 1 次，每次 30 分钟。

【预防】

（1）加强卫生知识宣传，使广大群众对此病都有所了解，特别是青年人要进行性健康教育（包括生殖卫生），同时呼吁他们自爱自律。

（2）加强治安管理，坚决取缔卖淫嫖娼活动，查处留客卖淫的宾馆、旅社、歌舞厅和酒吧等地的不洁行为。

（3）卫生部门要加强对淋病疫情的管理，做好监测工作。

（4）坚持一夫一妻的性关系，爱情专一是我国传统的性道德观念，也是预防性病在我国蔓延的重要手段之一。

（5）发现患者要积极、彻底进行治疗，对已治愈的淋病患者要定期进行追踪复查和必要的复治，以求根治，防止复发。

（6）注意个人卫生。

（7）患有淋病孕妇的新生儿，出生后应立即给予硝酸银滴眼预防。

第二节 梅 毒

梅毒（syphilis）是由苍白螺旋体（亦称梅毒螺旋体），感染引起的一种慢性传染病。本病的特点是病程的长期性和潜匿性，病原体可侵犯任何器官。临床表现出各种不同的症状，早期主要侵犯皮肤和黏膜，晚期可使多个系统器官受累，如心脏、中枢神经系统，也可隐匿多年而毫无临床表现。通常通过性交传染，少数可因输血、接吻、医务人员不慎受染等直接接触传播，这两种传播方式所获得的梅毒称为后天性梅毒（获得性梅毒）；梅毒螺旋体可自患病母体的血液经胎盘传给胎儿，引起先天性梅毒（胎传梅毒）。

梅毒是一种经典性性病，本病中医称“徽疮”“霉疮”“杨梅疮”和“广疮”等。明代医家陈司成著有我国第一部论述梅毒的专著《霉疮秘录》，之后明代李时珍著《本草纲日》详细记载了梅毒流行情况。本病病位在肌肤、经脉、心，病性有虚实两端，实在毒邪，虚在气血。

【流行病学】

一、传染源

梅毒是人类的传染病，动物体内不存在梅毒螺旋体，因此梅毒患者是唯一的传染源。我国以梅毒患者为主要传染源，轻症或无症状的梅毒患者是重要的传染源。感染者的皮肤分泌物、血液、精液、乳汁和唾液均含有梅毒螺旋体。此外通过医务人员的手和器具可引起医源性感染。

二、传播途径

（1）性接触传染：是主要的传染途径，约 95% 患者通过性接触由皮肤黏膜微小破损传染。

（2）垂直传播：在妊娠 4 个月以后，梅毒螺旋体即可通过胎盘进入胎儿体内传染胎儿。梅毒螺旋体均可轻易通过胎盘及脐静脉由母体传染给胎儿，分娩过程中新生儿通过产道时皮肤擦伤处发生接触性感染。哺乳可感染。

（3）其他途径：少数患者可经医源性途径、接吻、哺乳或接触污染衣物、用具而感染。

三、人群易感性

梅毒几乎可以发生于任何年龄，目前临床上梅毒患者主要为性生活比较活跃的中青年，且主要是男性，以 20 ~ 39 岁年龄组最多，其中早期梅毒占97%左右。卖淫、嫖娼、同性恋、双性恋等行为者及吸毒者均为梅毒的高危人群。人体对梅毒没有先天免疫力，只有在体内有梅毒螺旋体存在时才能产生对此病的免疫力。一旦治疗后梅毒螺旋体从体内消失，免疫力也随之消失，再遇到梅毒螺旋体感染时，仍然会患梅毒病。

四、流行特征

16 世纪以前，我国尚无梅毒的记载。大约于 1505 年，梅毒由印度传入我国广东岭南一带，此后梅毒向内地传播。新中国成立以后，梅毒在我国曾一度被消灭，近年来，梅毒的发病率也呈上升趋势。

一般来讲，患梅毒的最初 1 ～ 2 年内传染性较强，一期、二期的梅毒患者都具有传染性，患者的皮肤黏膜损害处有大量的梅毒螺旋体存在；潜伏早期的梅毒患者也有传染性。随着病期的延长，梅毒的传染性也逐渐减小；病程超过 2 年以上时，梅毒的传染性会逐渐减弱，即便未经过治疗的病程在 2 年以上的梅毒患者有性接触，一般也不会被传染。病程超过 8 年者，其传染性已经极小。

【中医病因病机】

一、病因

中医认为梅毒的传染有精化传染、气化传染及胎传染毒等。故本病总因淫秽疫毒，与湿热、风热杂合致病。一旦受邪，则毒邪聚累于五脏。毒气外发于皮毛、阴茎，内伤于骨髓、关窍、脏腑，变化多端，证候复杂。

二、病机

（1）精化传染：是与患者性接触精泄时，毒气乘肝肾之虚入里。

（2）气化传染：是通过接吻、哺乳、授乳、同厕等接触污染物品等染触秽毒，毒气循脾肺二经传入。

（3）胎中染毒：是禀受于父母，遗毒于胎儿所致。

【西医病因病理】

梅毒螺旋体是一种非常复杂的微生物，含有很多抗原物质。电镜下梅毒螺旋体的最外层为外膜，外膜内是胞浆膜，两者之间是鞭毛。梅毒螺旋体的鞭毛及外膜多肽具有很强的抗原性，像梅毒螺旋体表面位点的多肽抗原，如 190、47、25 ～ 28KD 抗原，它们可导致较强的抗原反应，说明保护性免疫应答起着重要作用。梅毒早期出现的体液免疫和细胞免疫反应，对梅毒螺旋体的清除起到重要作用，而在晚期出现的细胞免疫反应则引起组织损害。在感染的所有阶段，宿主均可产生针对多种梅毒螺旋体多肽抗原及某些自身抗原的抗体，有时形成免疫复合物。梅毒感染时还出现不同程度的免疫抑制现象。

梅毒螺旋体从完整的黏膜和擦伤的皮肤进入人体后，经数小时侵入附近淋巴结，2 ~ 3 日经血液循环播散全身，因此，早在硬下疳出现之前就已发生全身感染及转移性病灶。尽管最初的损害中有大量梅毒螺旋体存在，但是梅毒不是由于毒性或炎症物质的释放或存在于组织中的梅毒螺旋体直接造成的简单炎性反应。患者对梅毒螺旋体感染后会产生细胞免疫和体液免疫。免疫力强弱决定受染后是痊愈、潜匿，抑或发展为晚期梅毒。在本病的较晚阶段（晚期第二期梅毒以后），患者对该病原菌的抗原发生细胞介导的迟发性变态反应，使病原体所在部位形成肉芽肿（树胶肿）。患者也产生体液免疫，在感染后第 6 周血清出现特异性抗体，有血清诊断学意义。患者可有肾病综合征的临床表现，其病理基础为膜性肾小球肾炎，肾小球毛细血管基底膜上皮下有免疫复合物沉积。对患者重要器官的破坏作用而言，细胞介导的迟发性变态反应所引起的树胶肿最为重要。

【临床表现】

一、后天梅毒

（一）一期梅毒

潜伏期平均 3 ~ 4 周，典型损害为硬下疳。初起在人体侵入部位出现一红色小丘疹或硬结，之后表现为糜烂，形成浅在性溃疡，性质坚硬，不痛，呈圆形或椭圆形，境界清楚，边缘整齐，呈堤状隆起，周围绕有暗红色浸润，有特征软骨样硬度，基底平坦，无脓液，表面附有类纤维蛋白薄膜，不易除去。如稍挤捏，可有少量浆液性渗出物，含有大量梅毒螺旋体，为重要传染源。硬下疳大多单发，亦可见有 2 ~ 3 个者。以上为典型的硬下疳。女性硬下疳多见于大小阴唇、阴蒂、尿道口、阴阜，尤多见于宫颈，易于漏诊。近年来肛门及直肠部硬下疳亦不少见。此种硬下疳常伴有剧烈疼痛，排便困难，易出血。发生于直肠者易误诊为直肠癌。发于阴部外的硬下疳常不典型，应进行梅毒螺旋体检查及基因诊断检测。硬下疳有下列特点：①损伤常为单个；②软骨样硬度；③不痛；④损伤表面清洁。

硬下疳出现1周后，附近淋巴结肿大，其特点为不痛，皮表不红肿，不与周围组织粘连，不破溃，称为无痛性横痃（无痛性淋巴结炎）。硬下疳如不治疗，经3～4周可以自愈。经有效治疗后可迅速愈合，遗留浅在性萎缩瘢痕。硬下疳发生2～3周后，梅毒血清反应开始呈阳性。一期梅毒除发生硬下疳外，少数患者尚可在大阴唇、包皮或阴囊等处出现硬韧的水肿，犹如象皮，称为硬性浮肿。如患者同时感染由杜克雷氏嗜血杆菌引起的软下疳，或由性病淋巴肉芽肿引起的崩蚀性溃疡，则称为混合下疳。

（二）二期梅毒

二期梅毒疹一般发生在硬下疳消退后3～4周，相当于感染后9～12周。二期梅毒是梅毒螺旋体经淋巴结进入血行，引起全身广泛性损害。除引起皮肤损害外，尚可侵犯内脏及神经系统。

二期梅毒在发疹前可有流感样综合征，这些前驱症状约持续3～5日，皮疹出后即消退。

1. 二期梅毒的皮肤损害

可分为斑疹、丘疹及脓疱疹。

（1）斑疹：又称玫瑰疹（蔷薇疹），最多见。约占二期梅毒70%～80%。早发型者类似伤寒病的玫瑰疹，为淡红色，大小不等，直径约为0.5～1.0cm大小的圆形或椭圆形红斑，境界较清晰。压之褪色，各个独立，对称发生，多先发于躯干，渐次延及四肢，可在数日内满布全身，自觉症状不明显。本型经过时间较长，如不治疗，则消退后可反复再发，病程中可中央消退，边缘发展，形成环状（环状玫瑰疹）。

（2）丘疹及斑丘疹：临床亦常见，约占二期梅毒40%左右。发生时间较斑疹稍迟。依其症状及临床经过，可分为大型丘疹及小型丘疹。①大型丘疹：直径约为0.5～1cm，半球形浸润丘疹，表面光滑，从暗褐色到铜红色，较久皮疹中心吸收，凹陷或出现脱屑，好发于躯干两侧、腹部、四肢屈侧、阴囊、大小阴唇、肛门、腹股沟等处。可有鳞屑，称丘疹鳞屑性梅毒疹或银屑病样梅毒疹，好发于躯干、四肢等处。②小型丘疹：也称梅毒性苔藓粟粒，发生较晚，在感染后1～2年内发生，持续时间较长，未经治疗2～3个月内不消退，有的丘疹排列成环状或弧形，称环状梅毒疹，好发于阴囊及项部。

（3）脓疱疹：现已少见。可见于营养不良、体质衰弱、酗酒及吸毒者。皮损多具有铜红色浸润，其中蛎壳疮样具有特异的蛎壳样皮损，易于识别。

（4）二期梅毒早发疹与复发疹：首批出现者为二期早发疹，其特点为皮损数目较多，形态较小，大多对称性散在发生，好发于躯干及四肢伸侧。消退后又复发者为二期复发梅毒疹，其特点为皮损数少，形态较大，多单侧簇集排列，常呈环形、半球状、不正形等，好发于肢端，如头、面、肛周、外阴、掌跖或四肢屈侧。一般早发梅毒疹病程短，易治愈，预后较好，而复发梅毒疹病程较长，疗效及预后均不如早发梅毒。

2. 二期梅毒黏膜损害

可单发，亦可与其他梅毒疹并发，在单独发生时易被忽略。常见的损害为黏膜白斑，好发于口腔或生殖器黏膜、肛门黏膜。发于肛门黏膜者，排便时疼痛，甚至可有出血。无自觉症，已形成溃疡者则感疼痛。黏膜白斑表面有大量梅毒螺旋体，为重要传染源。

3. 梅毒性脱发

约 10% 二期梅毒患者发生。这是毛囊受梅毒性浸润，毛发区微细血管阻塞，供血不良引起，表现为梅毒性斑秃或弥漫性脱发。梅毒螺旋体不侵入毛乳头而侵犯毛囊的较上部，所以梅毒性秃发中以不完全秃发斑片为主。但是梅毒性脱发不是永久性脱发，需及时进行治疗。

4. 梅毒性白斑

多见于妇女患者。一般发于感染后 4 ～ 5 个月或 1 年，好发于颈项两侧，亦可见于胸、背、乳房、四肢、腋窝、外阴、肛周等部。患部色素完全脱失，周围色素增加，类似白癜风。梅毒性白斑常与梅毒性脱发伴发。根据病史，其他部位有梅毒症状、梅毒血清反应阳性等，可与白癜风鉴别。

5. 其他

二期梅毒亦可累及指甲，出现甲沟炎、甲床炎及其他异常改变，与其他非梅毒性的甲病类似。梅毒性甲沟炎周围可有暗红色浸润。二期梅毒也可出现骨炎、骨膜炎、关节炎、虹膜睫状体炎、视网膜炎，并可累及神经系统，但无临床症状，称二期无临床症状神经梅毒。亦可出现梅毒性脑膜炎、脑血管及脑膜血管梅毒，出现头痛及相应的神经系统症状。

（三）三期梅毒（晚期梅毒）

发生时间一般在发病后 2 年，但也可在 3 ～ 5 年后发生。好发于 40 ～ 50 岁之间。

1. 皮肤损害

三期梅毒皮肤及黏膜损害占晚期良性梅毒发生率的 28.4%，多数在感染后 3 ～ 10 年内发生。临床上可分结节性梅毒疹、树胶肿、近关节结节。

（1）结节性梅毒疹：多发生于感染后 3 ～ 4 年内，患者无其他自觉症状，出现结节性溃疡性梅毒疹，愈后留下浅瘢痕。瘢痕周围有色素沉着，萎缩处光滑而薄，在边缘可出现新损害。这是本症的特征。新旧皮疹此起彼伏，新者不断发生，可迁延数年。

（2）树胶肿：在三期梅毒中多见，约占三期梅毒 61%。树胶肿为深达皮之下硬结，自觉症状轻微，如侵入骨及骨膜则感疼痛，以夜间为甚。可出现在全身各处，而以头面及小腿伸侧多见，病程长，愈后形成瘢痕。

（3）近关节结节：在髋、肘、膝及骶等大关节伸侧附近，可出现坚硬无痛结节，表面皮肤无炎症。病势缓慢，不破溃。抗梅治疗容易消退。

三期梅毒也可发生局限性或弥漫性脱发、甲沟炎，与二期梅毒相同。

2. 黏膜损害

三期梅毒亦可累及黏膜，主要见于口腔、舌等处，可发生结节疹或树胶肿。发于舌者的弥漫性树胶浸润是种癌前期病变，应严密观察，并给以足量抗梅治疗。

3. 其他

三期梅毒可出现眼损害，如虹膜睫状体炎、视网膜炎、角膜炎等。心血管被累时，可发生单纯主动脉炎、主动脉瓣闭锁不全、主动脉瘤及冠状动脉心脏病等。亦可侵犯消化、呼吸及泌尿等系统，但无特异症状，可结合病史做相应有关检查。三期梅毒易侵犯神经系统，除临床上无变化，脑脊液检查有异常改变的无症状神经梅毒外，尚可出现脑膜血管梅毒、脑实质梅毒。

二、先天梅毒

先天梅毒在胎期由梅毒孕妇借血行通过胎盘传染于胎儿，又称胎传梅毒。2 岁以内为早期先天梅毒，超过 2 岁为晚期先天梅毒，特点是不出现硬下疳，早期病变较后天梅毒重，晚期较轻，心血管受累少，骨骼、感官系统（如眼、鼻）受累多见。

（一）早期先天梅毒

在出生后不久即发病者多为早产儿，营养不良，生存能力低下，体重轻，体格瘦小，皮肤苍白松弛，面如老人，常伴有轻微发热。皮疹与后天二期梅毒相似，有斑疹、斑丘疹、丘疹、脓疱疹等。少数患者亦可发生松弛性大疱，亦称为梅毒性天疱疮。下鼻甲肿胀，有脓性分泌物及痂皮，可堵塞鼻腔，可使患者呼吸及吮乳困难，为乳儿先天梅毒的特征之一。可伴发全身淋巴结炎。稍长的幼儿梅毒皮损与后天复发梅毒类似。骨损害、骨损伤在早期先天梅毒最常发生。骨髓炎常见，多发于长骨，其他有骨软骨炎、骨膜炎，疼痛，四肢不能活动，似肢体麻痹，故称梅毒性假瘫。

内脏损害可见肝脾肿大，肾脏被侵可出现蛋白尿、管型、血尿、浮肿等。此外，尚可见有睾丸炎及附睾炎，常合并阴囊水肿。眼损害有梅毒性脉络网炎、虹膜睫状体炎、视网膜炎、视神经炎等。神经系统亦可被累，可发生脑软化、脑水肿、癫痫样发作，脑脊髓液可出现病理改变。

（二）晚期先天梅毒

一般在 5 ～ 8 岁开始发病，到 13 ～ 14 岁才有多种症状相继出现，晚发症状可于 20 岁左右才发生。晚期先天性梅毒主要侵犯皮肤、骨骼、牙、眼及神经等。

1. 皮肤黏膜损害

可发生树胶肿，引起上腭、鼻中隔穿孔、鞍鼻。鞍鼻患者同时可见双眼间距离增宽，鼻孔外翻。鞍鼻一般在 7 ～ 8 岁出现，15 ～ 16 岁时明显。

2. 骨骼损害

骨膜炎、骨炎、骨痛，夜间尤重。骨膜炎常累及腔管，并常限于此者，可引起骨前面肥厚隆起呈弓形，故称为佩刀胫，关节积水，通常为两膝关节积液，轻度强直，不痛，具有特征性。前额圆凸。半月形门齿（郝秦生齿），其特点即恒齿的两个中门齿游离缘狭小，中央呈半月形缺陷，患齿短小，前后径增大，齿角钝圆，齿列不整。

3. 实质性角膜炎

晚期先天梅毒有 50% 可出现此种病变。眼的实质性角膜炎约有 95% 为梅毒性。本症多为双侧性，病势迟缓，病程较长，对抗梅毒疗法有抗拒性，预后难定。

4. 神经性耳聋

系迷路被侵犯引起的迷路炎。多见于 15 岁以下患者，通常多侵两耳，发病突然，病程中时轻时重，可伴有头晕及耳鸣。对抗梅疗法有抗拒性，常不能抑制其发展，终于耳聋。梅毒性迷路炎与非梅毒性者不易鉴别。如实质性角膜炎、梅毒性迷路炎以及半月形门齿三种特征同时出现，称为郝秦生三联征。

三、潜伏梅毒

潜伏梅毒是指已被确诊为梅毒患者，在某一时期，皮肤、黏膜以及任何器官系统和脑脊液检查均无异常发现，物理检查、胸部X线片均缺乏梅毒临床表现，脑脊液检查正常，而仅梅毒血清反应阳性者，或有明确的梅毒感染史，从未发生任何临床表现者，称潜伏梅毒。潜伏梅毒不出现症状是因为机体自身免疫力强，或因治疗而使螺旋体暂时被抑制，在潜伏梅毒期间，亦有传染性。

四、梅毒合并HIV感染

近年来，出现了许多梅毒患者合并HIV感染的病例，改变了梅毒的临床病程。因为梅毒患者生殖器溃疡是获得及传播HIV感染的重要危险因素；而HIV可致脑膜病变，使梅毒螺旋体易穿过血脑屏障而引起神经梅毒。

【实验室检查】

一、梅毒螺旋体检查

如用银染色法或荧光抗体染色，可查见梅毒螺旋体，呈黑褐色，有螺旋结构，位于真皮毛细血管周围。银染色的阳性结果需谨慎解释，因为类似梅毒螺旋体的其他物质易混淆。而特异性荧光检查则更为可靠。

二、梅毒血清试验

根据所用抗原不同，梅毒血清试验分为以下两大类：

1. 非梅毒螺旋体抗原血清试验

使用心磷脂作抗原，测定血清中抗心磷脂抗体，亦称反应素。本试验敏感性高而特异性较低，且易发生生物学假阳性。早期梅毒患者经充分治疗后，反应素可以消失，早期未经治疗者到晚期，部分患者中反应素也可以减少或消失。目前一般作为筛选和定量试验，观察疗效，复发及再感染。

2. 梅毒螺旋体抗原血清试验

用活的或死的梅毒螺旋体或其成分来做抗原，测定抗螺旋体抗体。这种试验敏感性和特异性均高，一般用作证实试验。这种试验是检测血清中抗梅毒螺旋体IgG抗体，即使患者经过足够治疗，仍能长期存在，甚至终身不消失，血清反应仍持续存在阳性，因此，不能用于观察疗效。

三、基因诊断技术检测梅毒螺旋体

梅毒螺旋体不能进行体外培养。检测临床标本中梅毒螺旋体最敏感、可靠的方法是兔感染试验（RIT），RIT 能证实活的梅毒螺旋体存在，是检测梅毒螺旋体常用的标准方法。PCR 检测梅毒螺旋体 DNA，特异性很强，敏感性很高，是目前诊断梅毒螺旋体的先进方法。

四、脑脊液检查

用于诊断神经性梅毒，包括细胞计数、蛋白量、性病研究实验室（VDRL）试验、PCR 检测、胶体金试验等。为除外无症状神经梅毒，所有梅毒患者凡病期超过一年者均应作脑脊液检查。脑脊液白细胞计数也常常是判断疗效的敏感指标。

【诊断与鉴别诊断】

一、诊断要点

1. 一期梅毒

（1）有不洁性交史，潜伏期 3 周。

（2）典型症状，如单个无痛的硬下疳，多发生在外生殖器。

（3）实验室检查：PCR 检测梅毒螺旋体基因阳性或暗视野显微镜检查，硬下疳处取材查到梅毒螺旋体；梅毒血清试验阳性。此三项检查有一项阳性即可。

2. 二期梅毒

（1）有不洁性交、硬下疳病史。

（2）出现多种皮疹（如玫瑰疹、斑丘疹、黏膜损害），虫蛀样脱发，全身不适，淋巴结肿大。

（3）实验室检查：在黏膜损害处取材，暗视野显微镜下找到梅毒螺旋体；梅毒血清试验阳性；PCR 检测梅毒螺旋体 DNA 阳性。

3. 三期梅毒

（1）有不洁性交、早期梅毒病史。

（2）典型症状如结节性梅毒疹、树胶肿、主动脉炎、动脉瓣闭锁不全、主动脉瘤、脊髓痨、麻痹性痴呆。

（3）实验室检查：梅毒血清试验，非螺旋抗原血清试验约66%阳性；螺旋体抗原血清试验阳性。脑脊液检查，白细胞和蛋白量增加，VDRL试验阳性。

4. 先天梅毒

（1）家庭史中其母患梅毒。

（2）有典型损害和体征。

（3）实验室检查，从损害处、鼻分泌物或胎盘、脐带取材，查到梅毒螺旋体

（4）梅毒血清试验阳性。

（5）基因检测梅毒螺旋体DNA阳性。

二、鉴别诊断

（一）一期梅毒的鉴别诊断

1. 软下疳

亦为性病之一，有性接触史，由杜克雷嗜血杆菌引起。潜伏期短（3～4日），发病急，炎症显著，疼痛，性质柔软，皮损常多发，表面有脓性分泌物，可检见杜克雷嗜血杆菌，梅毒血清试验阴性。

2. 结核性溃疡

亦多见于阴茎、龟头。皮损亦为单发、孤立、浅在性圆形溃疡，表面常有结痂，自觉症状轻微，可检见结核杆菌，常伴有内脏结核。

3. 白塞综合征

可在外阴部发生溃疡，女性亦可见于阴道、子宫颈。溃疡较深，有轻微瘙痒，损害无硬下疳特征，常继发口腔溃疡、眼损害、小腿结节性红斑及游走性关节炎等，梅毒血清反应阴性。

（二）二期梅毒的鉴别诊断

1. 玫瑰糠疹

皮疹呈椭圆形，长轴与皮纹一致。附有糠状鳞屑，边缘不整，常呈锯齿状，全身发疹前常先有较大的前驱斑（母斑）。自觉瘙痒。淋巴结不大，梅毒血清反应阴性。

2. 寻常性银屑病

应与掌跖鳞屑角化型梅毒疹鉴别。根据银屑病的临床特点及梅毒螺旋体检查，梅毒血清反应，易于鉴别。

3. 尖锐湿疣

亦为性传播疾病。由病毒引起，好发部位与扁平湿疣略同，但皮损为隆

起的菜花状，基底部有蒂，为淡红色，周围无铜红色浸润。梅毒螺旋体及梅毒血清反应均阴性。

【中医辨治】

一、治疗原则

一经确诊应早期、足量、规则用药治疗，疗后定期随访。中医药治疗梅毒一般仅作为驱梅治疗中的辅助疗法。治疗期间不应有性生活。性伴侣同时接受治疗。

二、辨证论治

梅毒的临床表现复杂多变，临床要善于抓住病变过程中的主要矛盾，审证求因，准确辨证。中医辨证可将各期归结起来。以证统病、统分期，以指导临床治疗。

1. 肝经湿热证

[症状] 外生殖器及肛门或乳房等处有单个质地坚韧的丘疹，四周焮肿，患处灼热；腹股沟有色白坚硬之肿块，如杏核或鸡卵大小；或于胸、腹、腰、四肢屈侧及颈部杨梅疹、杨梅痘或杨梅斑；伴口苦纳呆、尿短赤、大便秘结；苔黄腻，脉弦数。

[治法] 清热利湿，解毒驱梅。

[方药] 龙胆泻肝汤加减。热盛者，加土茯苓、蛇舌草等；关节热痛者，加黄柏、赤芍、薏苡仁等。

2. 肺脾蕴毒证

[症状] 胸、腰、腹、四肢屈侧、颜面、颈部等处出现鲜红皮疹或斑块；伴恶寒发热，头痛，口苦咽干，便秘，尿黄；苔黄干燥，脉数。

[治法] 清泄肺脾，祛风解毒。

[方药] 杨梅一剂散加减。湿热盛者，加黄芩、栀子；体虚汗出者，去麻黄，加黄芪。

3. 血热蕴毒证

[症状] 见于二期霉疮，周身起杨梅疮，色如玫瑰，不痛不痒，或丘疹、脓疱、鳞屑；兼见口干咽燥，口舌生疮，大便秘结；舌质红绛，苔薄黄或少苔，脉细滑或细数。

［治法］凉血解毒，泻热散瘀。

［方药］清营汤合桃红四物汤加减。

4. 毒结筋骨证

［症状］见于杨梅结毒，患病日久，在四肢、头面、鼻咽部出现树胶肿，伴关节、骨骼作痛，行走不便，肌肉瘦削，疼痛夜甚；舌淡紫或黯，苔薄白或黑或黄，脉沉细涩。

［治法］活血解毒，通络止痛。

［方药］五虎汤加减。关节酸痛者，加土茯苓、薏苡仁、伸筋草；头痛头晕者，加升麻、葛根、川芎；瘀阻盛者，加乳香、没药、桂枝；兼有热象者，加土茯苓；病甚者，加羌活、独活、田三七、川牛膝。

5. 心肾亏虚证

［症状］见于心血管梅毒患者，症见心慌气短，神疲乏力，下肢浮肿，唇甲青紫，腰膝酸软，动则气喘；舌质淡有齿痕，苔薄白而润，脉沉弱或结代。

［治法］养心补肾，祛瘀通阳。

［方药］苓桂术甘汤加减。

6. 肝肾亏虚证

［症状］见于梅毒晚期脊髓痨患者，患病可达数十年之久，逐渐两足瘫痪或痿弱不行，肌肤麻木或虫行作痒，筋骨窜痛；腰膝酸软，小便困难；舌质淡，苔薄白，脉沉细弱。

［治法］滋补肝肾，填髓息风。

［方药］地黄饮子加减。有闪电样疼痛者，加威灵仙、红花、木瓜、川牛膝、独活、羌活。

【西医治疗】

一、一般治疗

强调早诊断、早治疗，疗程规则，剂量足够。青霉素为首选药，常用苄星青霉素、普鲁卡因青霉素 G 及水剂青霉素 G。头孢曲松近年来被证实为高效的抗梅毒螺旋体药物，可作为对青霉素过敏者的优先选择药物。

二、治疗方案

（一）早期梅毒（一期、二期、早期潜伏梅毒）

1. 青毒素

（1）普鲁卡因青霉素G：80万U，肌注，每日1次，连续10～15日，总量800万～1200万U。

（2）苄星青霉素G（长效西林）：240万U，分两侧臀部肌注，每周1次，共2～3次。

2. 对青霉素过敏者

（1）红霉素：每日500mg，4次应用，连续30日。

（2）强力霉素：每日100mg，分2次口服，连续30日。

（二）晚期梅毒（包括三期梅毒、二期复发梅毒及晚期潜伏梅毒）

1. 青霉素

（1）普鲁卡因青霉素G：80万U，肌注每日1次，连续15天，总量1200万U。间隔2周开始第二疗程，总量2400万U。

（2）苄星青霉素G：240万U，肌注，每周1次，共3次。

2. 青霉素过敏者

（1）四环素：每日500mg，分4次口服，连续30天。

（2）红霉素：口服，每次500mg，每日4次，连服30天。

（3）强力霉素：每次服用100mg，每日2次，连服30天。

（三）心血管梅毒

参见晚期梅毒的治疗，必要时可增加疗程数，但不要应用苄星霉素G。

（四）神经梅毒

以水剂结晶青霉素G 200万～400万U静脉滴注，每4小时1次，连续10～14日；继以苄星青霉素G肌注，于两侧臀部各注射120万U，每周1次，共3次。或肌注普鲁卡因青霉素G 240万U，每日1次，同时口服丙磺舒0.5g，每日4次，共10～14日；继以苄星青霉素G肌注，用法同前。对青霉素过敏者的治疗同心血管梅毒。

（五）孕妇梅毒

在妊娠初3个月和妊娠末3个月分别给予普鲁卡因青霉素肌注，每日80万U，连续10日。对青霉素过敏者用红霉素0.5g口服，每日4次，15日为1疗程，在妊娠前3个月和末3个月分别使用1疗程。

（六）胎传梅毒

早期可用苄星青霉素 G 按每千克体重 5 万 U 给药，分两侧臀部 1 次肌注，用于脑脊液正常时。若无条件检查或脑脊液异常，以水剂青霉素 G 静滴，每千克体重 5 万 U，每日 1 次，10 ~ 14 日连续用药；或普鲁卡因青霉素 G 按每千克体重 5 万 U 肌注，连续 10 ~ 14 日。

晚期胎传梅毒以普鲁卡因青霉素 G 按每千克体重 5 万 U 肌注，每日 1 次，连续 10 日为 1 疗程。对间质性角膜炎可合用皮质类固醇激素治疗。对青霉素过敏者，8 岁以下儿童不用四环素，红霉素可按每千克体重 7.5 ~ 12.5mg 给药，分 4 次口服，连续 30 日。

（七）其他抗生素

目前有许多青霉素以外的抗生素用于治疗梅毒螺旋体。这些抗生素有红霉素类，如阿奇霉素、罗红霉素、利君沙；四环素类，如强力霉素、土霉素、链霉素。近几年又试用头孢曲松钠、头孢噻肟钠，临床上都收到了较好的效果。

（八）吉海反应

该反应因应用青霉素后大量梅毒螺旋体死亡，异性蛋白释出所致，一般发生在首次注射青霉素后 3 ~ 12 小时，表现为流感样症状及原有梅毒损害暂时性加重。此现象发生时，可口服阿司匹林 0.6g，每日 4 次，一般 1 ~ 2 日消失。对于神经梅毒和心血管梅毒亦可注射，前一天开始口服强的松 5mg，每日 4 次，连续 3 天，可起到预防作用。

【简方治疗经验与其他疗法】

一、外治疗法

（1）鹅黄散：石膏、黄柏、轻粉各等份，研极细末，干粉撒于溃烂处，每日 2 ~ 3 次。适用于硬下疳溃烂者。

（2）五五丹：熟石膏、升丹各 5g，掺疮口，或用药线蘸药插入溃烂处，外盖油膏。适用于梅毒淋巴结肿大溃烂，或三期皮肤梅毒溃烂。

（3）冲和膏：紫荆皮 150g，独活 90g，赤芍 60g，石菖蒲 45g，白芷 30g，研成细末，调葱汁、陈酒外敷患处。适用于梅毒淋巴结肿大及三期皮肤梅毒未溃破者。

二、食疗

土茯苓烧白灵菇（《养生保健中药药膳食疗》）

组成：土茯苓片 10g，鲜白灵菇 20g，泡酸菜 75g，泡野山椒 40g，生姜片 1g，马耳葱 20g，川盐、胡椒粉、化猪油、味精各适量。

用法：鲜白灵菇去蒂洗净，切成片；炒锅内放化猪油烧热，下生姜片、土茯苓片炒几下，加入胡椒粉、泡野山椒、泡酸菜块，烧沸 20 分钟，放入灵菇，加入马耳葱，用旺火烧沸至熟，起锅放味精即成。

功用：清热利湿，消积化瘀，解毒利尿。

【预防】

参考淋病预防方式。

第三节　艾滋病

艾滋病是获得性免疫缺陷综合征（AIDS）的简称，由人类免疫缺陷病毒（HIV）引起，HIV 主要侵犯辅助 T 淋巴细胞，导致机体免疫细胞功能受损乃至缺陷，最终并发各种严重机会性感染和肿瘤。本病主要经性接触、血液及母婴传播，具有传播迅速、发病缓慢、病死率高的特点。

中医古代文献中无艾滋病的记载，但可参考中医学“疫疠”“虚劳”“瘰疬”“癥瘕”等范畴，中医整体论治，应用中医的理法方药及针灸等辨证施治有利于艾滋病的防治。

【流行病学】

一、传染源

直接传染源是艾滋病患者及 HIV 感染者。无症状且血清 HIV 抗体阳性的 HIV 感染者是具有重要意义的传染源，血清病毒核酸（HIV-RNA）阳性而抗 -HIV 抗体阴性的窗口期感染者亦是重要的传染源，窗口期通常为 2 ~ 6 周。目前已知从艾滋病患者的血液、精液、阴道分泌物、宫颈黏液、唾液、眼泪、脑脊液、肺泡液、乳汁、羊水和尿液中都分离出 HIV。但流行病学只证明血液和精液有传播作用，乳汁也可使婴儿受感染。

二、传播途径

经性接触（包括不安全的同性、异性和双性性接触），经血液及血制品（包括共用针具静脉注射毒品、不安全规范的介入性医疗操作、文身等），经母婴传播（包括宫内感染、分娩时和哺乳传播）。

关于高风险人群，主要有男男同性性行为者、静脉注射毒品者、与 HIV/AIDS 患者有性接触者、多性伴人群、性传播感染群体。

握手、拥抱、礼节性接吻、同吃同饮、共用厕所和浴室、共用办公室以及共用公共交通工具、娱乐设施等日常生活接触不会传播艾滋病。

三、人群易感性

人群普遍易感，15 ~ 49 岁发病者占 80%，儿童和妇女感染率逐年上升。HIV 的感染与人类的行为密切相关，男性同性恋者、静脉药物依赖者、与 HIV 携带者经常有性接触者以及经常输血者（如血友病患者）都属于高危险群体。

四、流行特征

联合国艾滋病联合规划署估计，截至 2017 年底，全球现存活 HIV/AIDS 患者 3690 万例，当年新发 HIV 感染者 180 万例，有 2170 万例正在接受高效联合抗反转录病毒治疗。在继续推行综合、强化的干预措施基础上，并规划到 2020 年，将年新发感染人数控制在 50 万以下。截至 2017 年底，我国报告的现存活 HIV/AIDS 患者 758610 例，2017 年新发现 HIV/AIDS 患者 134512 例，其中 95% 以上均是通过性途径感染，导致新感染的一个重要因素是 15 岁至 24 岁的青年人在艾滋病毒和检测、治疗和预防方面的知识落后于其他人群。

【中医病因病机】

一、病因

中医学认为，艾滋病的病因包括邪毒外袭和正气不足两个方面。正气不足主要为肾不藏精、肾亏体弱，所谓“邪之所凑，其气必虚”。邪毒为疫疠之气，具有强烈的传染性，即“五疫之至，皆相染易，无问大小，病状相似”（《素问·刺法论》）。肾藏精，主生殖，主骨生髓通于脑，是先天之根，元气之所在，人一身之本，卫气之所依，营气之所系，合其他脏腑及肌肤皮毛共司卫外固内的作用。大凡由性接触传染者，多为长期性生活紊乱，肾精匮乏，易为邪毒之所入；而凡吸毒者均用兴奋致幻之品，令人异常亢奋，性欲亢进（暂时），心神恍惚，不能自持，为燥烈耗气伤精之品，久则致人形容消瘦、精力减退、性功能降低，呈肾精亏乏状态，易为邪毒之所犯；至于输血等亦为气血不足，夹邪毒之血液补充而为病。总之，本病应抓住邪毒侵袭、正气不足且正气渐虚、邪气渐盛的基本病因病机。“疫疠”和“虚劳”并存是其特点。疫疠之邪为艾滋病毒，虚劳是由邪毒入侵渐致五脏六腑（特别是五脏）的损伤，以及气血津液的耗竭。

二、病机

病机为邪盛与正虚共存、夹杂，但终至正气衰竭，阴阳离决。

1. 急性感染期

艾滋病病毒（HIV）侵入人体，机体卫外防御体系对入侵邪毒必然进行抵抗，此期或为邪毒犯表，郁于腠理，表卫失和，出现头痛、发热、乏力、咽痛、全身不适等表现；或邪毒入侵犯肺，出现壮热、咳嗽、咯痰、头身疼痛等表现；或皮毛宣泄失畅，邪毒郁于肌腠，而见颈、腋及枕部淋巴结肿大，或急性多发性神经炎，皮疹，肝脾肿大等，约持续 1 ~ 2 周后自行缓解。总之，此期正邪相搏，但正暂能胜邪。

2. 潜伏期

艾滋病病毒感染人体，在经历了急性感染期后，进入一个相当长的无症状期，有的人感染后没有急性期直接进入潜伏期。这一时期的感染者虽然“无症状”，是指尚未出现与艾滋病相关的症状，并非绝对无症状。此期，正邪相当，正邪斗争进入相持阶段，但正气逐渐被损耗，阴阳、气血、津液及脏腑功能日渐失调。

3. 发病期

此期正不胜邪，正气更虚，各种病邪乘虚而入，导致正虚邪实，气血津液及脏腑功能诸不足；或因虚留瘀，因虚致痰，痰瘀互结，消噬正气，临床可见各种机会性感染。至中晚期，正气极端衰退，气虚阳损，血虚阴损，阴损及阳，阳损及阴，阴阳俱衰，表现为虚羸消瘦、倦怠乏力、萎黄神疲、喘促息微等，终致阴阳离决，生命消亡。

【西医病因病理】

一、病原学特征

HIV 属于病毒科慢病毒属中的人类慢病毒组，为直径 100 ~ 120nm 的球形颗粒，由核心和包膜两部分组成；核心由衣壳蛋白（p24）所组成，衣壳内包括两条完全一样的病毒单股正链 RNA、核壳蛋白和病毒复制所必需的酶类，含有反转录酶（p51/p66）、整合酶（p32）和蛋白酶（p10）；HIV 最外层为包膜，来源于宿主细胞膜的膜质结构，其中嵌有外膜糖蛋白 gp120 和跨膜糖蛋白 gp41；包膜结构之下的是基质蛋白（p17），形成一个病毒内壳。

我国以 HIV-1 为主要流行株，已发现的有 A、B（欧美 B）、B′（泰国 B）、C、D、F、G、H、J 和 K 共 10 个亚型，还有不同流行重组型（CRFs），目前流行的 HIV-1 主要亚型是 AE 重组型和 BC 重组型。1999 年起在我国部分地区发现有少数 HIV-2 型感染者。

HIV 需借助易感细胞表面的受体进入细胞，包括第一受体（CD_4，主要受体）和第二受体（CCR5 或 CXCR4 等辅助受体）。根据 HIV 对辅助受体利用的特性将 HIV 分为 X4 和 R5 毒株。R5 型病毒通常只利用 CCR5 受体，而 X4 型病毒常常同时利用 CXCR4、CCR5 和 CCR3 受体。

HIV 在外界环境中的生存能力较弱，对物理因素和化学因素的抵抗力较低。一般对乙型肝炎病毒有效的消毒剂，如碘酊、过氧乙酸、戊二醛、次氯酸钠等，对 HIV 也都有良好的灭活作用。因此，对 HBV 有效的消毒和灭活方法均适用于 HIV。除此之外，70% 的酒精也可灭活 HIV，但紫外线或 γ 射线不能灭活 HIV。HIV 对热很敏感，对低温耐受性强于高温。

二、发病机制

HIV 主要侵犯人体的免疫系统，包括 CD_4^+T 淋巴细胞、单核巨噬细胞和树突状细胞等，主要表现为 CD_4^+T 淋巴细胞数量不断减少，最终导致人体细胞免疫功能缺陷，引起各种机会性感染和肿瘤的发生。

HIV 进入人体后，在 24 ~ 48 小时到达局部淋巴结，5 天左右在外周血中可以检测到病毒成分，继而产生病毒血症，导致急性感染，以 CD_4^+T 淋巴细胞数量短期内一过性迅速减少为特点。大多数感染者未经特殊治疗，CD_4^+T 淋巴细胞数可自行恢复至正常水平或接近正常水平。由于机体免疫系统不能完全清除病毒，形成慢性感染，包括无症状感染期和有症状感染期。无症状感染期持续时间变化较大（数月至数十年不等），平均约 8 年，表现为 CD_4^+T 淋巴细胞数量持续缓慢减少（多为 800 个 /μL 至 350 个 /μL）；进入有症状期后 CD_4^+T 淋巴细胞再次快速减少，多数感染者 CD_4^+T 淋巴细胞计数在 350 个 /μL 以下，部分晚期患者甚至降至 200 个 /μL 以下，并快速减少。

在临床上可表现为典型进展、快速进展和长期缓慢进展 3 种转归。影响 HIV 感染临床转归的主要因素有病毒、宿主免疫和遗传背景等。需要注意的是，我国男男性行为感染 HIV 者病情进展较快，感染后多数在 4 ～ 5 年进展到艾滋病期。绝大多数患者经抗反转录病毒治疗（HAART）后，HIV 所引起的免疫异常改变能恢复至正常或接近正常水平，即免疫功能重建，包括 CD_4^+T 淋巴细胞数量和免疫功能的恢复。

【临床表现】

从初始感染 HIV 到终末期是一个较为漫长的过程，潜伏期平均 8 ～ 9 年，可短至数月，长达 15 年。从初始感染 HIV 到终末期，与 HIV 相关的临床表现呈多种多样。根据我国有关艾滋病的诊疗标准和指南，将艾滋病分为急性期、无症状期和艾滋病期。

一、急性期

通常发生在初次感染 HIV 后 2 ～ 4 周左右。部分感染者出现 HIV 病毒血症和免疫系统急性损伤所产生的临床症状。大多数患者临床症状轻微，持续 1 ～ 3 周后缓解。临床表现以发热最为常见，可伴有咽痛、盗汗、恶心、呕吐、腹泻、皮疹、关节痛、淋巴结肿大及神经系统症状。

此期在血液中可检出 HIV-RNA 和 p24 抗原，而 HIV 抗体则在感染后数周才出现，CD_4^+T 淋巴细胞计数一过性减少，同时 CD_4/CD_8 比亦可倒置。部分患者可有轻度白细胞和血小板减少或肝功能异常。

二、无症状期

可从急性期进入此期，或无明显的急性期症状而直接进入此期。

此期持续时间一般为 6 ～ 8 年。其时间长短与感染病毒的数量、型别、感染途径、机体免疫状况的个体差异、营养条件及生活习惯等因素有关。在无症状期，免疫系统受损，CD_4^+T 淋巴细胞计数逐渐下降。可出现淋巴结肿大等症状或体征，同时具有传染性，但一般不易引起重视。

三、艾滋病期

为感染 HIV 后的最终阶段。患者 CD_4^+T 淋巴细胞计数多＜200 个 /μL，HIV 血浆病毒载量明显升高。此期主要临床表现为 HIV 相关症状、体征及各种机会性感染和肿瘤。

1. HIV 感染后相关症状及体征

主要表现为持续 1 个月以上的发热、盗汗、腹泻，体重减轻 10% 以上。部分患者表现为神经精神症状，如记忆力减退、精神淡漠、性格改变、头痛、癫痫及痴呆等。另外，还可出现持续性全身性淋巴结肿大，其特点为：①除腹股沟以外，有两个或两个以上部位的淋巴结肿大；②淋巴结直径≥ 1cm，无压痛，无粘连；③持续时间 3 个月以上。

2. 各系统、组织常见的机会性感染及肿瘤

（1）呼吸系统：卡氏肺孢子虫肺炎（PCP），肺结核，复发性细菌、真菌性肺炎。

（2）中枢神经系统：隐球菌脑膜炎，结核脑膜炎，弓形虫脑病，各种病毒性脑膜脑炎。

（3）消化系统：白色念珠菌食道炎及巨细胞病毒性食道炎，肠炎；沙门氏菌，痢疾杆菌，空肠弯曲菌及隐孢子虫性肠炎。

（4）口腔：鹅口疮，舌毛状白斑，复发性口腔溃疡，牙龈炎等。

（5）皮肤：带状疱疹，传染性软疣，尖锐湿疣，真菌性皮炎和甲癣。

（6）眼部：巨细胞病毒性及弓形虫性视网膜炎。

（7）肿瘤：恶性淋巴瘤，卡波氏肉瘤等。

需要注意的是，艾滋病期的临床表现呈多样化，并发症也不尽相同，所发疾病与当地流行现患率密切相关。

【实验室检查】

HIV/AIDS 的实验室检测主要包括 HIV 抗体检测、HIV 核酸定性和定量检测、CD_4^+T 淋巴细胞计数、HIV 耐药检测等。HIV–1/2 抗体检测是 HIV 感染诊断的金标准，HIV 核酸检测（定性和定量）也用于 HIV 感染诊断；HIV 核酸定量（病毒载量）和 CD_4^+T 淋巴细胞计数是判断疾病进展、临床用药、疗效和预后的两项重要指标；HIV 耐药检测可为高效联合抗反转录病毒治疗（HAART）

方案的选择和更换提供指导。

【诊断与鉴别诊断】

HIV/AIDS 的诊断需结合流行病学史、临床表现和实验室检查等进行综合分析，慎重做出诊断。诊断 HIV/AIDS 必须是 HIV 抗体阳性（经确认试验证实），而 HIV-RNA 和 p24 抗原的检测有助于 HIV/AIDS 的诊断，尤其是能缩短抗体“窗口期”和帮助早期诊断新生儿的 HIV 感染。

（一）急性期

诊断标准：患者近期内有流行病学史和临床表现，结合实验室 HIV 抗体由阴性转为阳性即可诊断，或仅实验室检查 HIV 抗体由阴性转为阳性，即可诊断。

（二）无症状期

诊断标准：有流行病学史，结合 HIV 抗体阳性即可诊断，或仅实验室检查 HIV 抗体阳性即可诊断。

（三）艾滋病期

（1）原因不明的持续不规则发热 38℃以上，1 个月以上；

（2）慢性腹泻次数多于 3 次 / 日，1 个月以上；

（3）6 个月之内体重下降 10% 以上；

（4）反复发作的口腔念珠菌感染；

（5）反复发作的单纯疱疹病毒感染，或带状疱疹病毒感染；

（6）肺孢子虫肺炎（PCP）；

（7）反复发生的细菌性肺炎；

（8）活动性结核或非结核分枝杆菌病；

（9）深部真菌感染；

（10）中枢神经系统占位性病变；

（11）中青年人出现痴呆；

（12）活动性巨细胞病毒感染；

（13）弓形虫脑病；

（14）青霉菌感染；

（15）反复发生的败血病；

（16）皮肤黏膜或内脏的卡波氏肉瘤、淋巴瘤。

诊断标准：有流行病学史、实验室检查 HIV 抗体阳性，加上述各项中的任何一项，即可诊断为艾滋病；或者 HIV 抗体阳性，而 CD_4^+T 淋巴细胞数＜200/mm^3，也可诊断为艾滋病。

【中医辨治】

一、治疗原则

艾滋病目前尚无有效的治愈方法。中医治疗以扶正祛邪为原则，在辨证基础上佐以辨证用药，能不同程度改善患者症状，提高患者的生存质量及延长患者存活时间。

二、辨证论治

目前中医对艾滋病治疗的主要目标是提高免疫功能，控制机会性感染，改善生存质量，使患者带毒生存。由于艾滋病病毒感染后的各种机会性感染错综复杂，为了易于临床操作，对各期进行如下辨证论治，在临床上可参照执行。

（一）急性感染期

此期治疗的原则是尽快透邪外出，消除急性感染的症状。

1. 风热证

[**症状**] 身热，头痛，咽痛，微恶风，咳嗽，痰黄稠，自汗出，舌苔薄白或兼黄，脉浮数。

[**治法**] 辛凉解表。

[**方药**] 银翘散加减。可用中成药板蓝根冲剂、维 C 银翘片。

2. 风寒证

[**症状**] 恶风、恶寒明显，头痛剧烈，发热，汗不出，周身肌肉疼痛，舌苔薄白，脉浮紧。

[**治法**] 辛温解表。

[**方药**] 荆防败毒散加减。可选用中成药川芎茶调散、正柴胡饮。

（二）潜伏期（无症状 HIV 感染）

此期的治疗原则是尽量增强机体的免疫功能，调整全身的功能状态，使正邪处于平衡状态，尽量延缓发病时间。

1. 气血两亏证

[**症状**] 平素体质虚弱，面色苍白，畏风寒，易感冒，声低气怯，时有自

汗，舌质淡，脉虚弱或细弱。

[**治法**]气血双补。

[**方药**]八珍汤或归脾汤加减。可选用中成药人参归脾丸。

2. 肝郁气滞火旺证

[**症状**]平素性格内向，情感脆弱，情绪易抑郁，得知自己感染HIV后，更是焦虑恐惧，胸胁胀闷，失眠多梦，不能控制自己的情绪，甚至产生轻生念头。妇女可有月经不调，乳房少腹结块，查体可较早出现淋巴结肿大，舌苔薄白，脉弦。

[治法]疏肝理气。

[**方药**]柴胡疏肝散加减。可选用中成药丹栀逍遥丸。

3. 痰热内扰证

[**症状**]平素饮食不节，或嗜食辛辣厚腻，易于心烦急躁，口苦吞酸，呕恶嗳气，失眠，目眩头晕，苔腻而黄，脉滑数。

[**治法**]化痰清热，理气中和。

[**方药**]温胆汤加减。

（三）发病期

此期的治疗原则是减轻患者的症状，提高生存质量，延长生命，减少死亡率。

1. 热毒内蕴，痰热壅肺证

[**症状**]咳嗽、喘息、痰多色黄、发热、头痛，胸痛，口干口苦，皮疹或疱疹，或大热、大渴、大汗出、日晡潮热，舌红，苔白或兼黄，脉浮数或弦数。艾滋病机会性感染之上呼吸道感染、肺炎（包括PDP）的初、中期可参考此证论治。

[**治法**]清热解毒，宣肺化痰。

[**方药**]清金化痰汤合麻杏石甘汤加减。可选用中成药羚羊清肺散、二母宁嗽丸。

2. 气阴两虚，肺肾不足证

[**症状**]低热盗汗，五心烦热，干咳少痰，痰稠黏难咳出，乏力；口干咽燥，午后或夜间发热，或骨蒸潮热，心烦少寐，颧红，尿黄，或面色㿠白，气短心悸，头晕，咳嗽无力，咳痰困难或挟血丝，或恶风、多汗，皮肤受风后起痒疹、如粟粒或成片状；舌质干红，少苔，脉细数。艾滋病呼吸系统机会性感染（包括PCP）之后期可参考此证论治。

[治法]补肺益气，滋肾养阴。

[方药]生脉散合百合固金汤加减。

3. 气虚血瘀，邪毒壅滞证

[症状]乏力气短，躯干或四肢有固定痛处或肿块，甚至肌肤甲错，面色萎黄或黯黑；口干不欲饮，午后或夜间发热，或自感身体某局部发热，或热势时高时低，遇劳而复发或加重，自汗，易感冒，食少便溏，或肢体麻木，甚至偏瘫，或脱发；舌质紫暗或有瘀点、瘀斑，脉涩。艾滋病见周围神经炎、带状疱疹后遗症、脂溢性皮炎等可参考此证论治。

[治法]益气活血，化瘀解毒。

[方药]补中益气汤合血府逐瘀汤加减。可选用中成药血府逐瘀口服液或胶囊、补中益气丸。

4. 肝经风火，湿毒蕴结证

[症状]疱疹，口疮，不易愈合；皮肤瘙痒或糜烂、溃疡，或小水疱、疼痛、灼热，或发于面部躯干，或发于口角、二阴，口苦，心烦易怒；舌苔腻、质红，脉滑数。艾滋病见带状疱疹、单纯性疱疹、脓疱疮、脂溢性皮炎、药疹等可参考此证论治。

[治法]清肝泻火、利湿解毒。

[方药]龙胆泻肝场加减。可选用中成药龙胆泻肝丸、皮肤病血毒丸或防风通圣丸，可用冰硼散、锡类散、湿毒膏外涂患处。

5. 气郁痰阻，瘀血内停证

[症状]瘰疬肿块，抑郁寡欢，病情常随情绪而变化，善太息，按之不痛或轻痛，胸胁胀满；梅核气，或大便不爽，妇女可见月经不畅或痛经（或兼血块）；舌淡红、苔薄白，脉弦。艾滋病出现的卡波氏肉瘤，或淋巴瘤紫色丘疹和结节，或颈部淋巴结核等，可参考此证论治。

[治法]利气化痰，解毒散结。

[方药]消瘰丸合逍遥丸加减。可选用中成药内消瘰疬丸、牛黄解毒片。

6. 脾肾亏虚，湿邪阻滞证

[症状]腹泻便溏，脘闷食少。大便如稀水，间歇发作，或持续不断而迁延难愈；或泄泻清稀，甚则如水，腹痛肠鸣，恶寒发热，泻下急迫；或腹痛，大便不爽，粪色黄而臭、肛门灼热，烦热口渴，小便短黄；或泻下粪臭如败卵，得泻而痛减，伴不消化之物，脘腹痞满，嗳腐酸臭；或大便时溏时泻，时发时止，日久不愈，水谷不化，稍进油腻等难消化之物或凉食而发，食少腹

胀，面色萎黄；或五更泄泻，甚则滑泄不爽，迁延反复，形寒肢冷，腰膝酸软，腹痛绵绵，下腹坠胀，脱肛；或恶心、呕吐、食欲不振，腹痛腹胀，泄泻频多，经久不愈；或伴腰膝腿软，消瘦痿弱，毛发疏落，耳聋耳鸣。舌淡苔白，脉沉细或滑数，或濡缓。艾滋病以消化道为主的各种慢性疾病可参考此证论治。

［治法］和胃健脾，利湿止泻。

［方药］参苓白术散加减。可选用中成药参苓白术丸、四神丸。

7. 元气虚衰，肾阴亏涸证。

［症状］消瘦脱形，乏力身摇，水谷难入。四肢厥逆，神志似清似迷，冷汗淋漓，或喘脱息高；耳鸣重听，齿摇发脱，排尿困难，鸡鸣泄泻，下利清谷或洞泄不止；或口腔舌面布满腐糜；或面色苍白，疲惫腰酸；两耳不聪，小便频数，夜尿增多，甚至失禁；女子月经不行，带下清稀或子宫脱垂；口干咽燥，声音嘶哑。舌苔灰或黑、或舌光剥无苔，脉沉弱或虚大无力、或脉微欲绝。艾滋病晚期恶液质可参考此证酌情治疗。

［治法］大补元气，滋阴补肾。

［方药］补天大造丸加减。可选用中成药参麦注射液合六味地黄丸或左归丸。

【西医治疗】

一、抗逆转录病毒治疗（HAART）

1. 治疗目标

最大限度地抑制病毒的复制，保存和恢复免疫功能，降低病死率和 HIV 相关性疾病的发病率，提高患者的生活质量，减少艾滋病的传播。

2. 治疗用药

目前国际上共有 6 大类 30 多种药物（包括复合制剂），分别为核苷类反转录酶抑制剂（NRTIs）、非核苷类反转录酶抑制剂（non-NRTIs，NNRTIs）、蛋白酶抑制剂（PIs）、整合酶链转移抑制剂（INSTIs）、膜融合抑制剂（FIs）及 CCR5 抑制剂。国内的 HAART 药物主要是前 5 大类（包含复合制剂）。

3. 成人及青少年几种推荐用药方案

根据目前国际上已有的 ARV 药物，可以组成以 2NRTIs 为骨架的联合 NNRTI 或 PI 方案，或 3NRTIs 方案等。需要提出的是，每种方案都有其优缺点，例如毒性、耐药性以及对以后治疗产生的影响、实用性和可行性等，需根据患者的具体情况来掌握。现以我国已有药物为基础推荐以下几种组合方案：

（1）一线推荐方案：AZT（或 d4T）+3TC+EFV（或 NVP）

（2）替代方案：① AZT（或 d4T）+3TC+IDV；② ddI+d4T+EFV（或 NVP）；③ AZT+ddI+EFV（或 NVP）。见表 3。

表 3　艾滋病治疗用药

药物名称	缩写	类别	用法与用量	主要不良反应
齐多夫啶（Zidovudine）	AZT	核苷类	成人：每次 300mg，每日 2 次 新生儿 / 婴幼儿：2mg/kg，每日 4 次 儿童：160mg/m^2，每日 3 次	①骨髓抑制，严重的贫血或嗜中性粒细胞减少症。②胃肠道不适，包括恶心、呕吐、腹泻等。③ CPK 和 ALT 升高，乳酸酸中毒和 / 或肝脂肪变性
拉米夫啶（Lamividine）	3TC	核苷类	成人：每次 150mg，每日 2 次；或每次 300mg，每日 1 次 新生儿：2mg/kg，每日 2 次 儿童：4mg/kg，每日 2 次	少，且较轻微。偶有头痛、恶心、腹泻不适
去羟肌苷（Didanosine）	ddI	核苷类	成人：体重 ≥ 60kg 者，片剂每次 200mg，每日 2 次；散剂每次 250mg，每日 2 次。体重＜ 60kg 者，片剂每次 125mg，每日 2 次；散剂每次 167mg，每日 2 次 儿童：120mg/m^2，每天 2 次 新生儿 / 婴幼儿：50mg/m^2，每天 2 次	①胰腺炎。②外周神经炎。③消化道不适，如恶心、呕吐、腹泻等。④乳酸中毒和 / 或肝脂肪变性
司坦夫啶（Stavudine）	d4T	核苷类	成人：体重 ≥ 60kg 者，每次 40mg，每日 2 次；体重＜ 60kg 者，每次 30mg，每日 2 次 儿童：1mg/kg，每日 2 次（体重＞ 30kg 按 30kg 计算）	①外周神经炎。②胰腺炎。③乳酸中毒和 / 或肝脂肪变性
阿巴卡韦（Abacavir）	ABC	核苷类	成人：300mg，每日 2 次 新生儿 / 婴幼儿：不建议用本药 儿童：8mg/kg，每日 2 次，最大剂量 300mg，每日 2 次。	①高敏反应。一旦出现，应该终身停用本药。②恶心、呕吐、腹泻等
齐多夫定 – 拉米夫定（Combivir）	AZT+3TC	核苷类	成人：每次 1 片，每日 2 次	见 AZT 与 3TC
齐多夫定 – 拉米夫定 – 阿巴卡韦（Trizivir）	AZT+3TC+ABC	核苷类	成人：每次 1 片，每日 2 次	见 AZT、3TC 与 ABC

续表

药物名称	缩写	类别	用法与用量	主要不良反应
奈韦拉平（Nevirapine）	NVP	非核苷类	成人：200mg，每日2次 新生儿/婴幼儿：5mg/kg，每日2次 儿童：＜8岁，4mg/kg，每日2次；＞8岁，7mg/kg，每日2次 注意：奈韦拉平有导入期，即在开始治疗的最初14天，需先从治疗量的一半开始（每日1次），如果无严重的不良反应才可增加到足量（每日2次）	①皮疹。出现严重的或致命性的皮疹后应终身停用本药。②肝损害。出现重症肝功能不全时，应终身停用本药
依非韦伦（Efavirinz）	EFV	非核苷类	成人：每次600mg，每日1次 儿童：体重15～25kg者，每次200～300mg，每日1次；体重25～40kg者，每次300～400mg，每日1次；体重＞40kg者，每次60mg，每日1次	①中枢神经系统毒性，如头晕、头痛、失眠、非正常思维等。②皮疹。③肝损害。④高脂血症和高甘油三酯血症
印第那韦（Indinavir）	IDV	蛋白酶抑制剂	成人：每次800mg，每日3次 儿童：500mg/m²，每日3次	①肾结石。②对血友病患者有可能加重出血倾向。③腹泻、恶心、呕吐等。④甲外翻、甲沟炎、脱发、溶血性贫血等。⑤高胆红素血症。⑥高脂血症、糖耐量异常、脂肪重新分布等PI类药物共性不良反应
利托那韦（Ritonavir）	RTV	蛋白酶抑制剂	成人：在服药初至少用两周的时间将服用量逐渐增加至600mg，每日2次。通常为：第1～2天，口服300mg，每日2次；第3～5天，口服400mg，每日2次；第6～13天，口服500mg，每日2次	①恶心、呕吐、腹泻、头痛等。②外周神经感觉异常。③转氨酶和γ-GT的升高。④血脂异常。⑤糖耐量降低，但极少出现糖尿病。⑥应用时间较长时可出现脂肪的重新分布
洛匹那韦－利托那韦（Kaletra）	LPV/RTV	蛋白酶抑制剂	成人：每次3粒，每日2次（每粒含量：LPV 133.3mg，RTV 33.3mg） 儿童：体重7～15kg者，LPV 12mg/kg，RTV 3mg/kg，每天2次；体重15～40kg者，LPV 10mg/kg，RTV 2.5mg/kg，每天2次	主要为腹泻、恶心、血脂异常，也可出现头痛和转氨酶升高

二、常见机会性感染的治疗与预防

1. 肺孢子虫肺炎

首选复方新诺明每日 9 ~ 12 片（TMP 每日 15mg/kg，SMZ 每日 100mg/kg），口服，每日 3 ~ 4 次，疗程 2 ~ 3 周；复方新诺明针剂（剂量同上），每 6 ~ 8 小时 1 次，静滴。

2. 结核病

HIV 阳性患者一旦并发结核病，其治疗原则与常规抗结核治疗方法相同，但疗程应适当延长。抗结核药物使用时应注意与抗病毒药物之间存在相互作用及配伍禁忌。

治疗药物：异烟肼（H）、丁胺卡那（A）、利福平（R）、利福喷丁（L）、乙胺丁醇（E）、对氨基水杨酸钠（PAS）、吡嗪酰胺（Z）及链霉素（S）。

3. 分支杆菌感染

其他分支杆菌治疗同结核病的治疗。

鸟分支杆菌（MAC）治疗：①首选治疗方案：克拉霉素每次 500mg/kg，每日 2 次；或阿奇霉素每日 600mg+ 乙胺丁醇每日 15mg/kg（分次服）。重症患者可同时联合应用利福布汀（每日 300 ~ 600mg）或阿米卡星（每次 10mg/kg 肌肉注射，每日 1 次），疗程 6 个月。②替代治疗方案：利福布汀（每日 300 ~ 600mg）+ 阿米卡星（每次 10mg/kg 肌肉注射，每日 1 次）+ 环丙沙星（每次 750mg，每日 2 次），疗程 6 个月。

4. 巨细胞病毒视网膜脉络膜炎

（1）更昔洛韦每日 5mg/kg，分为 2 次静滴；2 ~ 3 周后改为每日 5mg/kg，每日 1 次，静滴，终身维持。

（2）膦甲酸钠 90mg/kg 静滴，每日 2 次；应用 2 ~ 3 周后改为长期 90mg/kg 静滴，每日 1 次。该药可导致肾功能不全、恶心及电解质紊乱，若肌酐清除率异常，则需调整剂量。

5. 弓形虫脑病首选治疗

乙胺嘧啶（负荷量 100mg，口服，每日 2 次，此后 50 ~ 70mg/ 日维持）+ 磺胺嘧啶（1 ~ 1.5g，口服，每日 4 次）。疗程一般为 3 周，重症患者和临床、影像学改善不满意患者的疗程可延长至 6 周以上。不能耐受者和磺胺过敏者可以选用克林霉素每次 600mg，静脉给药，每 6 小时给药 1 次，联合乙胺嘧啶。为减少血液系统不良反应，合用甲酰四氢叶酸 10 ~ 20mg/ 日。

6. 真菌感染

（1）念珠菌感染：口腔念珠菌感染的首选治疗是以制霉菌素局部涂抹加碳酸氢钠漱口水漱口。如果对上述治疗无反应，可以给予如下治疗：氟康唑每次 50mg ~ 100mg，口服，每日 1 次，疗程 1 ~ 2 周；食道念珠菌感染：氟康唑首剂每日 200mg，后改为每次 100mg，每日 1 次，应用 1 ~ 2 周；对重症患者氟康唑可增加剂量和延长疗程；对复发性念珠菌感染建议氟康唑每日 100mg，长期服用。

（2）新型隐球菌脑膜炎

①降颅压治疗：首选甘露醇，重症者可行侧脑室外引流。

②抗真菌治疗：首选两性霉素 B。第一天 1mg，加入 500mL 5% 葡萄糖溶液中缓慢静滴（不宜用生理盐水，需避光），滴注时间不少于 6 ~ 8 小时。第二天和第三天各为 2mg 和 5mg，加入 500mL 5% 葡萄糖溶液中滴注。若无反应，第四天可以增量至 10mg。若无严重反应，则以后按每日 5mg 增加，一般达 30 ~ 40mg（最高剂量每日 50mg）。疗程需要 3 个月以上，两性霉素 B 的总剂量为 2 ~ 4g。两性霉素 B 不良反应较大，需严密观察。两性霉素 B 与 5- 氟胞嘧啶（5FC）合用具有协同作用。5FC 每日用量为 100mg/kg（每次 1.5g ~ 2.0g，每日 3 次），二者共同使用至少 8 ~ 12 周。现两性霉素 B 也可与氟康唑联合使用，用法为氟康唑每日 200mg，口服或静滴，疗程 8 ~ 12 周。

③必要时可由脑室引流管注射两性霉素 B，每次 0.5 ~ 1mg，隔日 1 次。

④病情稳定后可改用氟康唑维持，每次 200mg，每日 1 次，长期维持，以预防复发。

【简方治疗经验与其他疗法】

一、外用药

（1）艾滋病合并皮肤脂溢性皮炎者，可用二黄粉、颠倒散，水调外用。

（2）合并带状疱疹者，可用三石洗剂、青黛散，外用。

（3）并发多发性疣者，可用木贼 30g，蜂房 10g。水煎洗，每次 30 分钟，每日 1 次。

（4）并发肿瘤者，可用阴症膏、蜂房膏，外用。

二、针灸疗法

1. 体针

治法：调补气血阴阳。

取穴：足三里、肾俞、肺俞、合谷、三阴交、曲池、气海。

配穴：发热者，加外关、大椎；腹泻者，加天枢、中脘、丰隆；咳嗽者，加膻中、列缺。

2. 耳针

取穴：肺、脾、肾、内分泌、神门。

配穴：交感、皮质下、胃、阳性点。

操作：较强刺激，每次留针 30 分钟，期间行针 2 次。

三、中医药临床研究进展

中医药治疗艾滋病（AIDS）的研究进行了大量工作，取得了一定的效果。主要的临床研究进展如下：

1. 中研 1 号

主要成分：黄芩、黄芪、冬虫夏草、甘草。治疗猴艾滋病实验结果表明，中研 1 号不仅能降低病毒滴度，抑制艾滋病病毒（HIV）及逆转录酶的活性，并且能提高 CD_4 细胞数目及 CD_4/CD_8 比值，促进 T、B 淋巴细胞增殖，诱发干扰素和产生免疫调节功能。

2. 中研 2 号

中国中医研究院（现中国中医科学院）科研人员对确诊的 44 例 HIV/AIDS 患者临床观察，疗程为 3 个月，从免疫功能、病毒载量和临床症状、体征等方面进行疗效评价，认为中研 2 号有效率为 45% ~ 55%。

3. 艾通

主要成分为黄芪、丹参等。中国中医研究院吕维柏等人应用艾通治疗 HIV 感染有瘀血征象者 22 例，观察患者治疗结果，结果表明：在改善临床症状、提高免疫功能状态方面，艾通确有疗效，可使纤维蛋白原含量显著降低，其他 3 项指标也有所降低，但不明显。

4. 克艾可

主要成分以甘草为主。吕维柏用免疫抑制小鼠模型，以空斑形成实验、特异性玫瑰花形成实验、迟发型超敏实验等研究克艾可，结果发现其均有免疫促进作用。临床上用克艾可治疗 60 例 AIDS 患者，结果可改善患者症状、体征，提高患者免疫功能。

5. XQ-9302

科研人员认为 XQ-9302 中药制剂不但能延缓 AIDS 病情的发展，还可提高机体免疫功能，而且能抑制 HIV 的机体内的复制。

6. 新世纪康保

中国中医研究院用新世纪康保胶囊（主要成分含硒海藻多糖和甘草酸）治疗 43 例艾滋病患者 6 个月，用单克隆抗体试剂测定 CD_4 细胞数和 CD_4/CD_8 比值及观察 8 个主要症状变化作为指标。结果 21 例免疫功能好转显效率 12%（5/43），总有效率 67%（29/43）。

7. 克艾特

该药是莫以贤教授推出的新成果之一。经国家中医药管理局重点实验室实验表明：稀释 7700 倍对艾滋病毒有抑制作用，抑制率达到 87.25%。

8. 双黄连粉针剂

山西医科大学第二临床医学院对 15 例已确诊的 AIDS 患者给予双黄连粉针剂，经过 4 周的治疗，14 例患者临床症状明显好转，症状缓解率高达 93.35%。

尽管中医药治疗艾滋病在临床上取得了一定的进展，但由于中医药治疗艾滋病缺乏一定的判定标准，所以今后的研究要注重科学化、标准化、客观化，力求中医药在治疗艾滋病方面得到进一步认可。

【预防】

（1）正确使用安全套，采取安全的性行为。

（2）不吸毒，不共用针具；推行无偿献血，对献血人群进行 HIV 筛查。

（3）加强医院管理，严格执行消毒制度，控制医院交叉感染。

（4）预防职业暴露与感染。

（5）控制母婴传播。

（6）对 HIV/AIDS 患者的配偶和性伴者，与 HIV/AIDS 患者共用注射器的静脉药物依赖者，以及 HIV/AIDS 患者所生的子女，进行医学检查和 HIV 检测，为其提供相应的咨询服务。

第四节　滴虫病

滴虫病（trichomoniasis）是由阴道毛滴虫感染所致的一种常见的性传播疾病，它仅累及泌尿生殖系统，主要是阴道、尿道及前列腺。男性感染阴道毛滴虫后大多无症状，但女性大多有症状，表现为阴道恶臭的黄绿色泡沫状分泌物，并有外阴刺激症状。感染滴虫不出现临床症状者称为带虫者。夏季发病率升高，夫妇相互感染极为常见，而常常与霉菌、淋病奈瑟球菌等混合感染，共同致病。

中医古代无滴虫病之病名，根据临床症状，妇女以带下增多，阴部瘙痒为主症，故属“带下病”“阴痒”的范畴。男性患者多无自觉症状，少数有非淋菌性尿道炎类似症状，故也属“淋病”范畴。

【流行病学】

一、传染源

传染源是滴虫病患者和带虫者。

二、传播途径

（1）性交直接传播：可传染阴道，引起阴道毛滴虫病，再经过性交传染给男性。

（2）公共场所：如公共浴池、游泳池等间接传播。

（3）卫生洁具和贴身物品：如被污染的便盆、衣服、床单、浴巾、手、污染的器械、坐式马桶等间接传播。

三、人群易感性

事实证明，滴虫感染率与性接触的次数有关。成年处女感染率为零。在患有其他性病的患者中，感染率高达70%。15 ~ 35岁的性活跃人群是最易感滴虫病的年龄组。新生儿可以在分娩的时候在母体产道被感染。

四、流行特征

滴虫感染所造成的滴虫性阴道炎遍及世界各地。有关调查发现，我国20世纪50年代滴虫病的感染率为20% ~ 38.4%，70年代发病率明显下降。近年来，随着性病的传播，阴道滴虫病的发病率又有上升趋势。

【中医病因病机】

中医认为本病是由于湿热蕴结、生虫化腐所致，其主要的病因是湿热生虫。湿热之邪有内外之分，如久居湿地，冒雨涉水，致使湿热外侵，此为外湿；若素体脾虚，湿邪内生，此为内湿。湿热之邪日久可以生虫、化腐，导致白带骤然增多和有腥臭味，但是湿热伤人日久，可以损伤人体肝肾之阴。

【西医病因病理】

阴道毛滴虫的致病力随着虫株及宿主生理状况、免疫功能、内分泌以及阴道内细菌或真菌感染等而改变，尤其是妇女在妊娠及泌尿生殖系统生理失调时更易出现炎症。感染数天后，阴道黏膜出现充血、水肿、上皮细胞变性脱落，白细胞炎症反应。健康妇女阴道因乳酸杆菌作用，pH 值维持在 3.8 ～ 4.4 之间，可抑制其他细菌生长，不利于滴虫生长，称为阴道的自净作用。然而滴虫在阴道中消耗糖原，妨碍乳酸杆菌的酵解作用，影响乳酸浓度，从而使阴道 pH 转为中性或碱性。妊娠及月经后的阴道生理周期使 pH 接近中性，这些都有利于滴虫繁殖，因而感染率和复发率较高。感染初期，毛滴虫黏附在阴道的上皮细胞上，并产生细胞外毒性因子。黏附过程除涉及至少四种黏附蛋白的参与外，还与毛滴虫阿米巴样变形有关。有关研究报道，毛滴虫分泌的毒性因子包括细胞分离因子，还有两种半胱氨酸蛋白酶和一种溶血毒素。溶血作用可能是滴虫与红细胞直接作用的结果。

由于白带多可妨碍精子的存活，兼以毛滴虫可以吞噬精子，因此久患毛滴虫性阴道炎者，可引起不孕。阴道毛滴虫能引起阴道细胞发育异常以及细胞核的异常，因此，癌症的发生率显著高于没有滴虫的妇女。

【临床表现】

一、女性生殖器滴虫病

对于女性来说，滴虫病的潜伏期通常是 4 ～ 7 天。妇女感染滴虫之后，常常表现为持续性的阴道炎，起病可急可缓。主要症状是白带增多和剧烈瘙痒。白带的特点是泡沫多，呈灰黄色或黄绿色，外观污浊，常带有泡沫，有腥臭味。多数人会出现排尿困难和外阴瘙痒。一般急性期持续 1 周或数月，病情轻重常有波动，往往有性交疼痛，还可引起尿频、排尿时烧灼疼痛、间歇性血尿。月经过后的几天症状加重，随后白带减少，症状减轻，也可以完全消失，但患者仍是滴虫携带者。检查发现，从阴道穹窿到子宫颈内膜，损害的临床表现轻重不一，较轻者只是轻度充血，严重者可能会有广泛糜烂、瘀点以及肛周擦烂，易碎及潮红的子宫内膜。在为这些妇女检查时，常常可以见到阴道后穹窿充满稀薄灰黄色且有泡沫的白带，具有特征性。合并细菌感染，阴道可以流出脓性分泌物，甚至阴道黏膜出血，则可见赤带。

临床上估计，女性患者在首次查出滴虫病时，50%无症状。阴道毛滴虫若在尿道或膀胱寄生，可以引起毛滴虫性尿道或膀胱炎。

二、男性生殖器滴虫病

临床研究发现，滴虫常常感染男性的前列腺和尿道，多数人感染后没有任何症状，只是呈现一种带虫状态，常常导致配偶或性伴的连续重复感染。如毛滴虫仅仅侵犯前尿道，患者多无症状，常常不被发现而漏诊。男性也可能表现出非特异性尿道炎或非淋菌性尿道炎的症状。如毛滴虫侵犯后尿道或前列腺时，可发生排尿痛、尿道口有痒感，或尿道口有分泌物，但量很少。男性非淋菌性尿道炎中大约有5% ~ 15%的患者是由阴道毛滴虫引起的。现在发现，经四环素治疗无效的非淋菌性尿道炎患者中，滴虫病的发病率更高。

【诊断与鉴别诊断】

一、诊断要点

1. 阴道滴虫病

（1）阴道分泌物增多呈泡沫状。

（2）宫颈阴道壁呈特征性草莓状外观。滴虫检查阳性。

2. 滴虫性尿道炎

（1）症状与体征：尿道口处痒感、烧灼痛，伴尿频、尿急、尿痛与终末血尿。尿道口红肿，并有少量无色透明的稀薄或乳状分泌物。晨起时有少许分泌物附着于尿道口上。

（2）实验室检查：取新鲜尿道分泌物或尿液前列腺液，加盐水涂片镜检，可发现活动的毛滴虫。

（3）膀胱尿道镜检查：可观察到后尿道、膀胱颈部、三角区有充血，红色小乳头状息肉样隆起，并黏附有一层菲薄的絮状物。

3. 滴虫性前列腺炎

（1）诊断依据：当患者出现慢性前列腺炎的症状时，采用常规抗生素及其他综合治疗措施无效果，若配偶患有滴虫性阴道炎时，应该考虑到患者可能存在滴虫性前列腺炎。取前列腺液直接涂片，进行显微镜镜检，也可以通过染色法来检查，比常规的分泌物或前列腺液涂片直接镜检更加敏感准确。

（2）辅助检查

①直接镜检：男性患者采用晨起第 1 次排尿前的尿道分泌物，或晨起第 1 次尿的沉渣做悬滴法镜检。留取标本前，应清洗会阴部、尿道口周围标本，于检查前应注意保暖。可反复检查，必要时可行培养。

②滴虫培养：此法较直接镜检更敏感。培养在厌氧环境下孵育至少 48 小时，若阴性应连续培养 7 日并定期检查。

二、鉴别诊断

1. 念珠菌性阴道炎

外阴阴道瘙痒，奶酪样或豆渣样白带，阴道有白色假膜。真菌检查阳性。

2. 细菌性阴道病

（1）非化脓性灰白色黏稠阴道分泌物。

（2）阴道分泌物有鱼腥味，胺试验阳性。

（3）阴道分泌物 pH 值升高，5.0 ~ 5.5。

（4）分泌物中有线索细胞。

三、实验室检查

1. 悬滴法

悬滴法是检查阴道毛滴虫最简单方法，阳性率可达 80% ~ 90%。将检体涂在载玻片上，再加 1 滴生理盐水后加盖玻片，用 10 ~ 200 倍镜检，可见原虫鞭毛波动膜活动。在生理盐水中加 5% 的中性红，滴虫不能死亡，并不着色，而周围形成粉红色，对白色的原虫易于认出。或用 1600 倍吖啶橙液 1 滴滴入新鲜标本上，用荧光显微镜观察，可见虫体带有淡黄绿色的荧光，直接镜检法检出率极高。

2. 涂片染色法

将分泌物涂在玻片上，待自然干燥后可用不同染液染色，如革兰氏染色、瑞特染色、吉姆萨染色、PAS 染色和利什曼染色。这种方法不仅可看到滴虫的形状和内容，而且能同时看到阴道内存在的其他微生物。也可用吖啶橙染色，荧光显微镜检查。

3. 培养法

将阴道分泌物或尿道分泌物加入培养基内，置 37℃温箱中培养 48 小时，每隔 72 小时接种 1 次，取培养混匀液 1 滴涂片，染色镜检。

4. 免疫学方法

检测阴道毛滴虫特定的抗原。常用的免疫学方法有荧光抗体检查法、ELISA 法、胶乳凝集法等，其阳性率较涂片法高，但临床一般不采用免疫学方法检查。

【中医辨治】

一、治疗原则

早期、规则、全疗程用药，夫妻同治，中医治疗宜内服、外用相结合，以清热化湿解毒为主。

二、辨证论治

1. 湿热下注证

[症状] 外阴或阴中瘙痒或奇痒难忍，白带量多，呈灰黄色或脓样，有腥臭味，龟头包皮潮湿，分泌物量多、臭秽，尿道口瘙痒疼痛或奇痒难忍，有分泌物，可伴有尿频、尿急、尿道灼痛，舌红苔白黄腻，脉濡滑。

[治法] 清热除湿，杀虫止痒。

[方药] 龙胆泻肝汤加减。常用药物有龙胆草、黄芩、栀子、泽泻、木通、车前子、当归、柴胡、生地黄、白鲜皮、贯众、川楝子、鹤虱等。若瘙痒较剧，则加土茯苓、地肤子；若尿频、尿急较重，则加金银花、连翘、贯众等。

2. 肝肾不足证

[症状] 外阴及阴道内瘙痒不堪，白带量少色白，外阴皮肤肥厚，色紫褐或灰白；常伴有心烦寐少，头昏眼花，月经紊乱；舌质红，苔少，脉细数。

[治法] 滋补肝肾，清热除湿。

[方药] 六味地黄汤合萆薢渗湿汤加减。常用药物有生地黄、熟地黄、泽泻、牡丹皮、山药、山茱萸、知母、黄柏等。瘙痒甚者，加白鲜皮、地肤子、

鹤虱、乌梅；尿道灼热者，加黄柏、知母、灯心草等。

【西医治疗】

一、局部治疗

增强阴道防御能力，采用肥皂棉球擦洗阴道后，可用0.5%乳酸或硝酸或1∶5000高锰酸钾液冲洗阴道。合并细菌感染者，可用1∶2000新洁尔灭液冲洗。可选用下列任何一种：①滴维净片，每日1片置于阴道穹窿，10日为1疗程。②卡巴砷片，0.2～0.4g置入阴道后穹窿，每日1次，7～10日为1疗程。③曲古霉素，每日塞入阴道内10万U，10日为1疗程。④阿沙霉素，每日置入阴道内1片，7～10日为1疗程。局部用药前，宜用0.5%醋酸液冲洗阴道，以提高疗效。

二、口服药物

（1）甲硝唑（灭滴灵）：口服本药是治疗滴虫病最有效的方法。用法：甲硝唑2.0g，一次顿服；或者甲硝唑500mg口服，每日2次，连服7天。以一次给药法为首选。若上述治疗方案失败时，对耐药的阴道滴虫株应再给予甲硝唑500mg，每日2次，口服，共服7天；若治疗仍失败，则应加大剂量，改用甲硝唑2.0g，每日1次，顿服，共用3～5日。因月经后本病易复发，故下次月经过后最好再治疗1疗程，以巩固疗效。凡经连续3个月复查均为阴性者为治愈。用本药治疗期间应避免饮酒及酒精饮品，以免引起戒酒硫样反应。并注意药物的不良反应。由于甲硝唑对啮齿动物有致癌作用，对细菌也有致突变作用，故妊娠前3个月内不应服用，而应以局部治疗为主，但疗效不理想。对于妊娠中期以后仍有严重症状的患者可以考虑甲硝唑2.0g一次顿服疗法。新生儿毛滴虫感染可用甲硝唑5mg/kg，口服，每日3次，连用5天。应用甲硝唑或其他咪唑类药物治疗期间及治疗结束24小时内不得饮酒。

（2）替硝唑：单次服用2.0g，或0.5g口服，每日2次，连服7～10天为1个疗程。

（3）奥硝唑：0.5g，口服，每日2次，连服7～10天为1个疗程。

（4）塞克硝唑：单次服用2.0g。

【简方治疗经验与其他疗法】

（1）溻痒方：鹤虱 30g，苦参 15g，威灵仙 15g，当归尾 15g，蛇床子 15g，狼毒 15g。水煎熏洗或坐浴，每日 1 次。

（2）苦参汤：苦参 60g，蛇床子 30g，金银花 30g，菊花 60g，黄柏 15g，地肤子 15g，石菖蒲 10g。水煎去渣，临用前加猪胆汁 4 ~ 5 滴，熏洗，每日 1 次。

（3）银杏散：轻粉、雄黄、杏仁、苦参、水银（铅制）各 3g，共研细末，调匀，每次 1g 以枣肉和为丸，以纱布包裹，外用长线扎紧，将药塞入阴道内，线头留在外边，每日换药 1 次。

（4）冲洗方：蛇床子 30g，地肤子 15g，苦参 30g，川椒 9g，白矾 30g，水煎后冲洗阴道，每日 1 次。

（5）蛇床子洗剂：蛇床子 30g，贯众 30g，秦皮 30g，乌梅 10g，明矾 30g，水煎熏洗，每日 1 次。

（6）保龄洗剂：百部 20g，苦参 15g，地肤子 15g，蛇床子 15g，白鲜皮 15g，千里光 15g，马齿苋 20g，野菊花 15g，鹤虱 30g。以上药煎水，用于坐浴或洗涤患部。

（7）蛇花汤：蛇床子 30g，花椒 9g，黄柏 9g，白矾 9g，苦参 15g。煎汤熏洗或冲洗阴道，每日 2 次。

（8）外洗方：苦参 30g，茵陈 15g，蛇床子 15g，鸦胆子 15g，花椒 10g，百部 15g，黄柏 15g，枯矾 15g。上药共浓煎 500mL，乘热先熏后洗并浸泡 20 分钟，每日 2 ~ 3 次，7 日为 1 个疗程。

【预防】

（1）要勤洗澡，养成洗手习惯，经常清洗外阴和肛门，尽量多喝水。

（2）选择棉质内裤，避免穿紧身裤及内裤，选择吸汗舒适的棉质内裤，以保持阴部清洁干爽，减低滴虫生长的机会。

（3）洁身自爱，避免不洁性交。夫妇一方患病后，其配偶或性伴应同时接受检查和治疗，以免相互传染，治疗困难。

（4）洗外阴用的盆、毛巾要专人专用。尽量避免使用公共坐式马桶或与他人共用浴盆、浴缸，最好洗淋浴。

第五节 阴 虱

阴虱病（phthiriasi spubis）是由寄生于人体阴毛和肛门周围体毛根部的阴虱叮咬附近皮肤所引起的瘙痒性皮肤病。临床以外阴皮毛部皮肤瘙痒难忍，常常因搔抓而使皮肤破损伴有少量出血，出血处成青斑为其特征。本病是目前较常见的性传播性疾病之一，世界各地均有。本节主要介绍发生于阴毛部位的阴虱病。

阴虱病古人早有记载。本病属中医“阴痒”“阴疮”等范畴。明代《外科正宗》写道：“阴虱又名八脚虫也。”清代《类证治裁》说：“阴毛生虱。”清代《疡医大全》强调：“此虫最易传染，得此者，勿近好，近之则好人即生此虫，不可不慎。”《医宗金鉴·外科心法要诀》对其症状作了生动描述：“瘙痒难忍，抓破色红，中含紫点。”

【流行病学】

一、传染源

传染源是阴虱患者和带虫者。

二、传播途径

1. 性接触传染

性行为时常造成阴虱寻找新的宿主的机会，传染于新的宿主，故阴虱病常在性乱者之中流行。夫妻往往同患阴虱病。通过性接触传染的阴虱病最常见，约占95%以上。

2. 直接接触传染

指的是非性接触的其他直接接触性传染。内裤、床垫或厕所的马桶可间接传播。由于生活条件所限，住房拥挤，卫生条件差，与患有阴虱病的患者同床共寝，密切接触，也可传染本病。

3. 间接接触传染

阴虱、虱卵常随着阴毛的脱落而污染内裤、毛巾、床单、马桶等，其他人接触阴虱污染的这些物品而受到传染。阴虱的宿主是人，而不是动物。

三、人群易感性

性旺盛的青壮年，性伴侣越多，其发病率越高。

四、流行特征

本病近年来在美国及西欧流行，主要由性行为传播。我国农村，尤其是北方寒冷地区的农村更多见，多发生在那些卫生条件差、居住环境拥挤的人们身上。近年来还发现有人因穿短裤骑马而传染阴虱。

【中医病因病机】

中医学认为“湿热生虫”，本病以肝经湿热与脾虚湿生为其特点。七情抑郁，久郁化火，脾虚湿生，湿热相合，循肝经下行流注于阴部，或因欲事不遂，思想所淫，以致气血凝于阴间，积成湿热，久而不散而生虫。房事过度，伤及肝肾，使肝肾阴虚，虚热内生；房事直接损及前阴，感染热毒，虫痒而作。

【西医病因病理】

西医学认为，阴虱是以巨爪紧握住阴毛和肛毛，用口器吸血，同时放出有毒的唾液，叮刺及毒液均能引起瘙痒性皮炎。阴虱吸血时，唾液进入血液而使血红蛋白变色，虱咬处微量出血，该处变为青斑。在毛囊口可找到阴虱，毛干处可找到铁锈色虱卵。阴虱一般不散布传染病，但个别报告在某种情况下，有传染斑疹伤寒的可能。

【临床表现】

1. 瘙痒

瘙痒是主要的症状，但是瘙痒的程度则因人而异。由于阴虱用爪勾刺，向皮肤打洞或穿洞，虱嘴叮咬和注入唾液，因此发生瘙痒。阴虱在吸血时注入唾液是因为唾液能防止血液凝固，有利于吸血。阴虱每天吸血数次，故瘙痒为阵发性。

2. 皮疹

在阴虱叮咬处常有微孔（肉眼不可见），局部发红，有高出皮面小红斑点，其上有血痂；大约经过 5 天，微孔处局部产生过敏反应，常隆起出现丘疹。因搔抓常出现感染，见脓疱、渗液、结痂，继发湿疹或毛囊炎。

3. 青灰色斑

少数患者在患处附近可见到 0.2 ~ 2cm 大的青灰色或淡青色的青斑，不痛不痒，压之不褪色，可持续数月，可在阴虱杀灭后继续存在。这种青灰色斑也可见于胸腹部、股内侧等处，发生的原因目前还不清楚，可能与阴虱叮咬时的唾液进入血液有关。阴虱吸血时，人的皮肤微量出血，加上阴虱唾液中的色素，使血红蛋白变为绿色，形成青灰色斑。

4. 其他

阴虱病常可并发其他性传播疾病，如淋病和梅毒等。

【诊断与鉴别诊断】

一、诊断要点

根据有性接触史或其他感染史，阴毛区瘙痒，皮损主要为抓痕、血痂、继发性脓疱疮、毛囊炎或灰青色或淡青色斑等特征，可做出诊断。在耻骨部皮肤或阴毛区见阴虱或虱卵，即可确诊。

二、鉴别诊断

阴虱病应与疥疮、外阴皮肤瘙痒症、湿疹等相鉴别。

1. 疥疮

其皮损常出现在皮肤较薄嫩之处，如手指缝、手腕屈侧、肘窝、腋下，亦可出现于外生殖器。疥疮的特征是有炎性结节、隧道，显微镜下检查可发现疥螨。

2. 外阴皮肤瘙痒症

无原发性损害，无青色斑，找不到阴虱和虱卵。

3. 湿疹（亚急性）

以丘疹为主，成群发生，边缘常不清楚，部位不定，常反复发作，此起彼伏，急性期可出现水疱、糜烂及渗液，慢性期呈苔藓样变，各期可以反复交替，不传染。

三、实验室检查

用剪刀剪下有阴虱和虫卵的阴毛，用 70% 酒精或 5% ~ 10% 福尔马林溶液固定后将标本放在玻片上，滴一滴 10% 氢氧化钾溶液，放在酒精灯上略加热，显微镜观察。见阴虱呈蟹形，有 3 对足，前足较小，中后足巨大，有粗大爪能抓住阴毛。

【中医辨治】

一、治疗原则

外治为主，及早用药。中医治疗宜内服、外用相结合，早期清热化湿、杀虫止痒为主，后期结合养血润燥。

二、辨证论治

1. 湿热下注证

[**症状**] 前阴、肛门周围、胯腹内侧及毛际处瘙痒，时见豌豆大及指头大的骨灰色或淡青色斑，抓痕隐现、血痂形成，甚则抓破皮肤而有糜烂；口苦口干，小便色黄；舌红，苔黄腻，脉弦数。

[**治法**] 清热化湿，杀虫止痒。

[**方药**] 龙胆泻肝汤加减。瘙痒甚者，加苦参、百部、蛇床子、白鲜皮。

2. 血虚生风证

[**症状**] 前阴、肛门周围、腹股沟内侧及毛际处瘙痒，外阴干燥，局部皮肤变白变厚，可见大如花生米、小似黄豆的青灰色斑块；精神倦怠，形体消瘦，夜寐不安，心悸乏力；舌质淡，苔薄，脉细软。

[**治法**] 养血润燥，祛风杀虫。

[**方药**] 当归饮子加减。瘙痒甚者，加苦参、百部、蛇床子、白鲜皮。

【西医治疗】

一、外用药物

（1）10%硫黄软膏：每日涂药 2 ~ 3 次。或 15%硫黄霜外搽，每日 2 次，治疗数日。

（2）30%百部酊：每日擦药 3 ~ 4 次，治疗数日。或 25% ~ 50% 的百部酒精浸液，每日外搽 2 次，连续 3 天，再用温米醋涂搽，以破坏阴虱卵与阴毛之间的粘着物，使阴虱卵易被除去。

（3）优力肤软膏：外擦。

（4）25%苯甲酸苄酯乳剂：外搽，每日 3 次，治疗数日。

（5）0.5%马拉硫磷粉或霜剂：外搽，每日 2 次，共用 3 日。

（6）0.01% 二氯苯醚菊脂溶液：这是一种高效低毒杀虫剂，一次外搽使阴毛全部湿润，3 天后洗净即可。此药对阴虱卵也有杀灭作用，对人体无害。但应注意防止误食或误入眼睛及黏膜。

二、内服药物

如有继发感染，可配合口服药物。

（1）复方磺胺甲基异嗯唑片：每次 2 片，每日 2 次，口服。

（2）氧氟沙星：每次 0.2g，每日 3 次，口服。

（3）天方罗欣片：每次 0.2g，每日 1 次，口服。

如用上述方法治疗后 7 ～ 10 天，又有新的虱卵出现，应重复治疗 1 次。

【简方治疗经验与其他疗法】

一、中药单方验方

（1）百部、石菖蒲等份，加水适量，煮沸外洗，每日 2 次。

（2）百部 30g，烧酒 60mL。浸泡 1 ～ 2 日后外搽，每日 4 ～ 6 次。

（3）百部 30g，蟾酥粉末 2g，川椒 10g。75%酒精 100mL 浸泡 1 周后去渣外搽，每日 4 ～ 6 次。

（4）百部、紫草各 20g，花生油 100mL。文火加热至油呈紫红色，纱布过滤，存油外搽，每日 4 ～ 6 次。

（5）雄黄藜芦散（葱管藜芦 6g，雄黄、轻粉、鳖头各 3g，冰片 0.2g，共研极细末，和匀再研），以麻油调匀外搽，每日 2 次。

（6）瘙痒剧烈者，可用中药苦参 30g，百部 30g，地肤子 30g，艾叶 30g，川椒 10g。水煎外洗。每日 2 次，每次 30 分钟。

（7）有皮肤感染者，可用中药野菊花 20g，蒲公英 30g，黄柏 30g，百部 30g，地榆 30g。水煎外洗，每日 2 次，每次 30 分钟。

（8）阴虱较多者，可用中药百部 30g，雄黄 30g，苦参 30g，鹤虱 30g。水煎外洗，每日 2 次，每次 30 分钟。

（9）合并有湿疹的患者，可用中药苦参 30g，朴硝 30g，白鲜皮 30g，黄柏 30g，鹤虱 30g。水煎外洗，每日 2 次，每次 30 分钟。

二、针灸疗法

1. 体针

取中极、下髎、血海、三阴交。针刺用泻法。奇痒难忍者，加曲骨、大敦；心烦少寐者，加间使。

2. 耳针

取神门、脾、肝、外生殖器。强刺激，每日 1 次，每次取 2 ~ 3 穴，留针 15 ~ 30 分钟。并可用埋针法。

3. 刺血法

取无名指掌侧中节横纹处，用三棱针点刺放血少许，每 3 日 1 次，具有良好的止痒效果。

【预防】

（1）首先要避免不洁性交，因为本病的主要传播途径是由于不洁性交引起，因此要杜绝卖淫嫖娼和性乱。

（2）出差旅行时，不用公用浴巾，不穿他人内裤，不与他人共用卧具。

（3）讲究个人卫生，勤洗浴，勤换衣。

（4）发现感染阴虱后应将内衣煮沸消毒，剔去毛发。检查和治疗家庭其他成员。

第六节 疥 疮

疥疮（Scabies）是由疥虫（疥螨）寄生在人体皮肤所引起的一种接触传染性皮肤病。临床皮疹主要为丘疹、水疱、隧道及结节。皮疹多发于皮肤薄嫩和皱褶部（手腕、指缝、腋窝、脐部、下腹及生殖器等处），特别是阴部，皮肤剧烈瘙痒，夜间尤甚。疥疮是通过密切接触传播的疾病。疥疮传染性很强，在一家人或集体宿舍中往往相互传播，可因使用患者用过而未经消毒的衣服、被席、用具等传染而得。发病季节以在冬季多见。

本病属于中医学“虫疥”“疥疮”“癞疥”“脓疥”“湿疥”等范畴。中医学认为，本病是由于外受虫毒侵袭，湿热内蕴，郁于皮肤所致。早在东汉，王充《论衡·商虫》已明确指出本病与疥虫的关系。但用疥疮作为病名是见于南齐龚庆宣《刘涓子鬼遗方》的医典中，尔后沿用至今。隋代巢元方《诸病源候论》首次对本病及其病原作了详尽的描述。如该医书中云“疥者，有数种，有大疥、有马疥、有水疥、有干疥、有湿疥。多生手足，乃至遍体。……并皆有虫，人往往以针挑得，状如水内疥虫”。清代《医宗金鉴·外科心法要诀》疥疮篇注释“风疹先从手丫生起，绕遍周身，瘙痒无度”。在治疗上，晋代葛洪《肘后备急方》中已载用硫黄涂搽全身杀虫，并提出采用苦参煎服以止痒。

【流行病学】

一、传染源

疥疮患者是传染源。由于疥螨可在室内存活 24 ~ 36 小时，疥螨的幼虫在相同条件下可生存 2 ~ 5 天，因此，由皮肤脱落下来的疥螨也可成为传染源，故在一室居住者即使没有密切接触也可能患上疥疮。

二、传播途径

疥螨可由人与人直接接触（如同卧、握手等）传染。使用患者用过的衣服、被褥、鞋袜、帽子、枕巾也可间接传染。性接触是一个主要的传播途径。

三、人群易感性

本病常发于 16 ~ 30 岁的男女青壮年，尤其在青年男女性乱者中。

四、流行特征

流行病学一般认为疥疮 30 年为一周期，在一次流行的末尾至下次流行的起始间隔期为15年。而一次流行大约持续15年。贫困、不卫生、性关系混乱、错误的诊断、旅游的增加、人口增多以及生态学变化等可促进疥疮的传播。流行原因甚为复杂，主要由性关系传播，在欧美多见。本病发病与季节无关，在潮湿温暖的南方尤为多见。

【中医病因病机】

中医认为，本病乃感染疥虫，兼受风湿蕴结，虫毒湿热相搏，结聚肌肤所致。

【西医病因病理】

人的疥疮主要由人型疥螨引起。寄生于动物的疥螨偶可传染至人，但症状较轻。在显微镜下看，疥虫外形似甲鱼，呈扁圆形。雄虫个小，常在交配后不久即死亡；雌虫较大，一般在产卵后才死亡。由虫卵发育为成虫约需10 ~ 13天。疥虫的生活史分为卵、幼虫、若虫、成虫四个阶段。卵呈椭圆形，淡黄色，壳很薄，透亮，常4 ~ 6个卵聚集一处，产在雌虫所掘的隧道内。产卵时也排出大便。产卵后，成虫死在隧道盲端。雌性若虫与雄性成虫交配后，雌虫即在隧道内产卵，一边排卵一边前进，每天掘隧道向前进0.5 ~ 5mm。移行的速度快，虫卵就疏散在隧道内；移行的速度慢，虫卵就密集在隧道内。疥虫的另一个特点是夜行昼伏，由于晚上疥虫的活动增加，皮肤往往瘙痒剧烈。

疥疮的皮肤损害可能有以下几种原因：①疥疮瘙痒性红色丘疹系疥螨钻入皮肤直接引起；②水疱或小脓疱的形成可能是疥螨或角层内的排泄物，作为一种致敏物，使表皮和真皮毛细胞血管扩张渗出所致；③隧道系疥虫挖掘所致；④结节是机体对疥虫抗原发生超敏反应。

疥疮的发病，迟发性变态反应起着十分重要的作用。而在疥疮感染期，血清免疫球蛋白水平的检测略可反映B细胞活性，感染期间IgA明显降低，IgG和IgM水平明显升高，治疗后恢复正常。疥疮患者血清中IgE水平比正常人明显增高，患者经治愈后，IgE水平随之降低。疥螨感染后所产生的IgE具有特异性，它与尘螨抗原无交叉性。

【临床表现】

初次被疥虫感染，须经4 ~ 6星期之后能出现自觉症状。

一、寻常型疥疮

疥螨常侵犯皮肤薄嫩部位，故损害好发于指缝、腕部屈侧、肘窝、腋窝、妇女乳房、脐周、腰部、下腹部、股内侧、外生殖器等部位，多对称发生。头面，掌跖部不易受累，但婴幼儿除外。经常洗手者，手部无损害或仅有少数病例。皮疹主要为丘疹、水疱、隧道及结节。丘疹约小米大小，淡红色或正常肤色，有炎性红晕，常疏散分布或密集成群，少有融合，有的可演变为丘疱疹。水疱一般由米粒至绿豆大，多见于手指缝间。隧道为灰白色或浅黑色线纹，长约3 ~ 15mm，弯曲微隆，末端常有丘疹和水疱；有的不易见到典型隧道，可能因清洗、搔抓或继发性病变而破坏，结节多发于阴囊、阴茎、大阴唇等部位，约豌豆大小，呈半球形，淡红色，风团样。疥疮患者在阴部（特别是男性的阴囊）可见黄豆大小的结节，质地较硬，瘙痒剧烈，这种结节是由于人体局部对疥虫发生反应所致。严格来说，疥疮结节的产生是人体对疥虫的一种过敏反应，组织病理显示疥疮结节主要以嗜酸性粒细胞浸润为主，而嗜酸性粒细胞的浸润是一种过敏的标志。自觉剧痒，尤以夜间为甚。可能由于疥虫夜间在温暖的被褥内活动较强，或其分泌物的毒素刺激皮肤所致。由于搔抓，出现抓痕、结痂、湿疹样变，或引起继发感染，发生脓疱疮、毛囊炎、疖、淋巴结炎甚至肾炎等。

二、特殊类型疥疮

1. 婴幼儿疥疮

本型疥疮与成人型表现有差异，临床误诊屡见不鲜。这一型疥疮，其传染源容易找到，多数是从父母或保姆患疥疮后传染而来的。皮疹往往泛发全身，分布对称，头面部、掌跖常被波及，损害多为水疱或丘疱疹，常发生湿疹样变或继发细菌感染。疥虫隧道于手掌或足底为多见。临床应引以重视，凡是婴儿全身性发疹，状如湿疹，且夜间躁动，哭闹不安者，首先要考虑疥疮，此时，要着重参考家庭史。

2. 难辨认型疥疮

此型缘于原先未能及时确诊而局部应用肾上腺皮质类固醇激素治疗，虽然症状和体征有些改善，但本病的感染和传播仍然在进行中。因此造成临床表现不典型，容易与其他皮肤病混淆。除此之外，如果先有皮肤病而后再感染上疥虫，这种重叠情况在临床上也增加了诊断难度。

3. 挪威疥疮

这是一种感染最严重的疥疮，具有高度接触传染性，可在局部区造成流行。此型多见于体质虚弱患者，皮损表现为泛发性红斑、鳞屑及结痂。并发感染化脓，臭味难闻，多有甲营养不良病变。鳞屑及结痂内含有大量疥虫，一个患者可高达百万个，而寻常型一般在 50 个以下。

4. 动物传染型疥疮

动物所患疥疮也可能传染给人类，其中多数来源于犬。据统计，农村患者大概有 5%是由犬疥疮传染而得病的。其特点是潜伏期短，皮损处难于找到隧道，疾病具有自限性，患者如果不再接触有病动物，可自愈。

三、并发症

1. 继发湿疹化

由于疥虫的分泌物刺激皮肤，加上搔抓等因素，皮肤出现红斑、丘疹、水疱等损害，这就是继发湿疹化，往往使瘙痒加重。

2. 继发感染

由于搔抓，卫生条件差，或气候炎热、出汗多等原因，皮肤很容易继发感染，出现继发性脓疱疮、毛囊炎、疖病、浅表淋巴结肿大等症状。这种感染多数是葡萄球菌感染的结果，表现为皮肤有脓疱或脓痂，或有脓性分泌物。这种疥疮感染将其称之为脓疥。

3. 继发肾炎

由于疥疮继发感染，而疥虫的分泌物和细菌感染等因素可以作为抗原作用于人体，继而出现肾炎。患者可感到乏力、浮肿、腰痛等。

【诊断与鉴别诊断】

一、诊断要点

（1）可发生于任何年龄，但青壮年中多见。

（2）有接触传染史，常见于集体感染，家庭中常有同患者。

（3）好发于指缝、腕屈、肘窝、下腹、腋下、股内等皮肤细嫩皱褶部位。

（4）皮疹主要为丘疹、水疱、隧道及结节。

（5）瘙痒剧烈，常影响睡眠。

（6）实验室检查找到疥虫则更加明确诊断。

二、鉴别诊断

1. 皮肤瘙痒症

本病无原发皮损，发无定处，指间更罕见。发病常与情绪、季节、气候变化、内脏疾患以及更年期障碍有关。

2. 丘疹性荨麻疹

此病多见于儿童，无特殊好发部位，皮疹呈梭形风团丘疹或风团水疱为特征。患儿常是过敏体质，有时可伴胃肠功能紊乱。

3. 虱病

该病是虱子所引起的皮肤病，损害常见为继发性皮损，好发于两胁、腰带部、阴部等皮肤皱褶处。且容易查到虱虫及虫卵。

三、实验室检查

损害处若能查出疥虫，无疑将对本病的确诊具有决定意义，其检查方法介绍如下：

1. 针挑法

本法适用于皮损为隧道或水疱的情况。首先要仔细观察隧道，然后于盲端处找出淡黄色虫点。用消毒针头从侧旁刺入，在其底部把虫体挑出，置于载物玻片上，用放大镜或显微镜检查。若皮损为水疱者，多在疱边缘处可找到虫点，按上面方法把它挑出进行检查。

2. 皮肤刮片法

挑选早期丘疹，滴少许石蜡油或普通镜油于皮损上，后用外科刀在皮损表面稍用力刮数下，直至油内出现小血点为度，最后移放到油载玻片上实施镜检。

3. 镜检法

在待查皮损上加一滴矿物油或普通镜油，以 45° 角入射强光源（高压汞灯），随后可在低倍镜下直接观察检查。

4. 滤过紫外线灯检查

先于隧道皮损处涂 0.1%四环素液，待干后用蒸馏水棉球拭净，然后再放在灯下照射，如隧道内呈亮绿色荧光则为阳性。

【中医辨治】

一、治疗原则

本病以杀虫止痒为主要治法，必须隔离治疗，以外治为主，一般不需口服用药。如合并感染或湿疹化等也可内服药物治疗。

二、辨证论治

湿热外袭证

［症状］皮肤水疱多，丘疹泛发，壁薄液多，破流脂水，浸淫湿烂，或脓

疱叠起，或起红丝，淋巴结肿痛；舌红，苔黄腻，脉滑数。

［治法］清热解毒，化湿杀虫。

［方药］黄连解毒汤合五味消毒饮。瘙痒剧烈者，加苦参、百部、土茯苓、地肤子、萹蓄。

【西医治疗】

一、外治疗法

（一）常用的外用药

1. 硫黄软膏

成人用10%的硫黄软膏，儿童用5%的硫黄软膏以减少刺激。有皮损部位多搽，可每日2次，连续3日，为1个疗程。治疗期间不更衣、不洗澡，使药效持久。一般两个疗程为宜。治疗结束后观察2周，判定疗效。如有复发要及时治疗。

2. 25%苯甲酸苄酯乳剂

每日擦药1～2次，连用2～3天，杀虫力强，效果好。

3. 30%硫代硫酸钠溶液

每日全身擦药2次，1周可愈。

4. 优力肤软膏

每晚全身擦药1次，连用3～5天。

在使用这些药物时须注意：①治疗前须先用热水、肥皂洗澡。②用药范围除头面部以外部位均须涂抹，尤其是皮肤皱褶部位（如指缝等），需多次用力涂抹。③若用硫磺软膏应早晚各1次，连用3天，第4天洗澡更衣，为一个疗程。但以两个疗程为宜，因为疥螨虫卵发育为成虫需10天左右。④同居一室者需一起治疗，以避免反复交叉感染。⑤疗程结束后，衣物及被具需煮沸消毒，不能煮者可水烫或日晒。⑥男性阴囊瘙痒性结节的治疗往往需要1～2个月。

（二）疥疮结节的治疗

这种疥疮结节用普通杀疥虫的药物是无效的，要使用含有皮质类固醇激素的药膏治疗。常用的药物为肤轻松、去炎松、复方康纳乐、尤卓尔等，每日外擦2～3次。也可用肤疾宁贴膏外贴，每3天换1次。

有一些疥疮结节顽固不消，全身疥疮已经治愈，但阴囊的结节则经久不消，患者常为此痛苦。下面介绍 2 种治疗疥疮结节的方法。

1. 冷冻

采用液氮冷冻的方法，可治疗疥疮结节。具体的方法是用直接接触法或喷雾的方法治疗，每周 1 次，每次 2 ～ 3 个结节。

2. 局部封闭治疗

取泼尼松龙注射液或曲安奈德，加入 2%普鲁卡因注射液，行局部封闭治疗，每周 1 次，共 3 ～ 4 周。

二、内治疗法

（1）有继发细菌感染者，须酌加有效抗生素。

（2）对瘙痒剧烈患者，可用抗组胺类药或镇静剂。

（3）应用灭滴灵，按每日每千克 20mg 计算，分 2 ～ 3 次内服，连用 7 天为 1 疗程。该药对疥螨有杀灭作用。

【简方治疗经验与其他疗法】

一、外治法

（1）猪大板油 100g，硫黄粉 20g，胡椒粉 20g，混合成膏，外用，每日 1 次，7 天为 1 疗程。

（2）雄黄 30g，百部 30g，艾叶 30g，水煎外洗，每日 1 次，10 天为 1 疗程。

（3）硫黄 50g，樟脑 5g，百部 50g，冰片 2g，捣烂为末，溶于 95%酒精 500mL 中，24 小时过滤即可。用时加温，涂于患处，每日 3 次，共 3 ～ 6 天。

（4）地肤子 60g，花椒 20g，苦参 60g，百部 30g，水煎外洗，每日 1 次，连用 7 天。

（5）桐油 90g，硫黄 50g，花椒 20g。首先将桐油煎沸，再把硫黄、花椒研末，入油内煎 10 分钟，贮瓶备用，用时涂于患处。

（6）百部酊：百部 50g，酒精 500mL，浸泡 1 周，外用每日 2 ～ 3 次。

（7）疥疮软膏（明周丹经验方）：硫黄、六一散各 3g，川楝、蛇床子、苦参 2g，赛康啶 1g，灭滴灵 1.5g。上药研末，以凡士林 35g 调匀。先用温水洗澡，涂药每日 2 次，3 天为 1 疗程。

（8）芫花洗方（《赵炳南临床经验集》）：芫花 15g，川椒 15g，黄柏 30g。用毛巾蘸汤擦洗，或加热水浸浴。

（9）疥痒灵洗剂（张运祥经验方）：刺蒺藜 100g，地肤子 100g，苦参 100g，花椒 80g。将上药加冷水 500mL 左右，煮沸 30 分钟后，用纱布过滤，用过滤后的药液擦洗患部及全身。睡眠前使用，后将滤过的药渣重新煎煮使用，每日 1 次，一般一剂可连续使用 3 ～ 4 次，7 天为 1 疗程。

【预防】

（1）患者发病后应与家人隔离治疗，家中或集体中的疥疮患者应同时治疗，以杜绝传染源。

（2）注意个人卫生，勤洗澡，勤换衣。

（3）患者衣物应及时煮沸消毒，被褥应在阳光下充分暴晒（无法煮烫者用塑料袋包扎 1 周，待疥螨饿死后清洗），以便杀灭疥虫虫卵。接触患者后用肥皂水洗手。

（4）旅店的被褥在旅客出店后，必须煮沸消毒或喷洒杀虫药物。

（5）疥疮患者禁止进入游泳池。

（6）作好卫生宣传，积极开展普查普治工作，应定期清洗消毒。

第七节　软下疳

软下疳（chacroid）是由杜克雷嗜血杆菌感染所致的一种性传播疾病。临床表现为生殖器上出现多个急性、多发性、剧痛性溃疡，伴腹股沟淋巴结化脓性炎症及破溃，局部疼痛明显。传染性较强，主要通过性传播，男性患者多于女性。发病率在过去仅次于梅毒和淋病而居第三，故又称第三性病。

在清代有许多类似软下疳的文献记载，如《疡科心得》《外科大成》对男女性交感染所致的阴部或阴茎生疮，统称疳疮。其又分出下疳、蛀疳、袖口疳、蜡烛疳、杨梅疳等 9 种情况，是据部位不同病名的异称。中医学又称软下疳为妒精疮。《医宗金鉴》云：“一由娼家妇人阴器，瘀精浊气未净，辄与交媾，以致淫精传染。”湿毒内蕴，白浊滞留而为肿，火毒内攻，初起必先溲溺淋漓涩痛，次流黄浊败酱，日久阳物（阴器）渐损而成溃疡、疼痛。

本病病位在肌肤，病性有虚实两端，以外感湿热之邪为实，气阴耗损为虚。

【流行病学】

一、传染源

软下疳患者及女性中有无症状带菌者，是主要的传染源。有些女性患者伤口虽已愈合，但仍是带菌者，和这些无症状的隐性患者性交同样可以传染此病。

二、传播途径

软下疳主要是通过性交传播。在性交过程中，直接接触患者的开放性破损处的分泌物和溃疡的脓汁而传染。一般性地接触患者不会传染软下疳，但也可因不注意消毒隔离、接触患者伤口而感染。由于近代出现多种性生活方式，此病也可发生于肛门附近、手、眼睑、口唇及乳房等区域。本病能自身接种。

三、人群易感性

本病常见于男性，女性少见，男女之比约为 9 ∶ 1，可能由于发生于阴道及宫颈的损害不引起症状，难以发现之故。

四、流行特征

本病在热带、亚热带地区较为流行，其中底层社会的黑人发病较多，它是发展中国家人生殖器溃疡形成的主要原因。近年来一些西方发达国家（如美国、加拿大等）出现软下疳的暴发，主要发生在贫穷的、异性恋的人群中。这些人常与性工作者有性接触，其中男性软下疳患者 50% 以上是与性工作者接触而传染的。新中国成立初期，在我国皮肤科门诊也可以见到此病，20 世纪 60 年代梅毒基本消灭后，此病也随之绝迹，80 年代以后一些地区开始有个别报告。

【中医病因病机】

中医学认为，本病多因不洁性交后，感受湿热秽毒之邪，侵入肝经，下注阴器，郁阻气血，热腐成脓，下疳溃烂，局部疼痛；或内注旁流，横痃肿疼溃破。溃口如经久不愈，耗伤气血；热毒久恋，伤及阴液，致阴虚火旺，故后期见气阴两虚，湿热秽毒未尽，虚实夹杂，而见疮形干陷，久治难愈。

【西医病因病理】

软下疳的病原体是杜克雷嗜血杆菌，该菌为短而细的革兰氏阴性链杆菌，无芽孢杆菌，需氧性，对二氧化碳亲和性强。大小为 0.5×（1.5 ~ 2.0）μm，两端呈钝圆形，在溃疡面脓液中的菌体为链锁状、双球菌状、大球菌、棒状等多形性。杜克雷嗜血杆菌对温度较敏感，43 ~ 44℃以上温度则失去抵抗能力，20 分钟即可死亡。

机体感染杜克雷嗜血杆菌后，主要靠多形核白细胞参与清除软下疳局部细菌。别的免疫途径是否参与杀灭细菌作用尚不清楚，如补体激活的替代途径，补体是否参与了杀灭血清中的杜克雷嗜血杆菌等。这个过程可能主要是抗体依赖性的、补体起到增强抗体的作用。细菌对反应的敏感由脂多糖的组成决定。

关于本病自愈的机理，一般认为杜克雷氏嗜血杆菌感染时，机体可产生非特异性免疫反应和特异性免疫反应。作为机体天然屏障的皮肤和黏膜有一定的杀菌作用，巨噬细胞有对细胞的吞噬作用，体液中的补体、溶菌酶和备解素等可抑菌、杀菌或加强吞噬细胞的吞噬作用，体液免疫和细胞免疫反应可能对杀死杜克雷氏嗜血杆菌有一定的作用。因此，许多患者可以不经任何治疗而自愈。

【临床表现】

软下疳的潜伏期为 3 ~ 14 天，平均 4 ~ 7 天。

一、普通型

初起损害为炎性小丘疹，周围绕以红斑，1 ~ 2 天后发展为脓疱扩大，又经过 3 天左右，脓疱破溃形成多发性、凿形、坏死形，具有锯齿状潜蚀性的痛性溃疡。患者自觉症状疼痛，尤其是用手触碰溃疡时，疼痛更加显著。溃疡表浅，形状为圆形或卵圆形，边界清楚，边缘不整齐，底部有灰黄色猪油样脓苔，覆盖很多脓性分泌物，有黄色腐肉，易出血，周围有炎性红晕，基底触之柔软。溃疡面积大小不等，小的有绿豆大小，大的可以超过蚕豆大小以上，一般直径约 1cm 左右。溃疡一般是单个发生，患者可以同时有几个溃疡出现，或者几个溃疡先后发生。下疳数目初期 1 ~ 2 个，因自身接种，周围可出现

2 ~ 5 个成簇卫星溃疡，一般经过 10 ~ 60 天愈合，愈合后留有瘢痕。

大部分患者伴发单侧（左侧多）腹股沟淋巴结炎。大约有半数病例在患者大腿根部引起淋巴结肿大，粘连成块，即通常所说的“软下疳横痃”。淋巴结肿痛，局部潮红，可形成单腔脓肿，有热痛、波动感，红肿的淋巴结在中心可化脓破溃，形成边缘外翻呈唇状的“鱼口”，有脓液排出，愈合减慢。愈后成为大块状瘢痕。

女性患者很少形成溃疡和淋巴结炎。

男性患者可因包皮长而反复发生炎症，之后使包皮口缩小，包皮与龟头形成粘连，不能翻转而成嵌顿包茎。也有因阴茎毁坏性溃疡侵及尿道，而致尿道狭窄，有时可同时伴有梅毒螺旋体感染或继发其他性病，如性病淋巴肉芽肿（第四性病）或腹股沟肉芽肿（第五性病）。

但是，有些患者的皮肤损害并不典型，溃疡较小，几天内可以自然消退，或仅有丘疹而没有溃疡出现。

二、异型软下疳

下疳除以上所述的临床表现外，尚有一些特殊的下疳。知道这些特殊下疳的形态，十分有助于软下疳的诊断。

（1）一过性软下疳：这是一种小的软下疳病变，发生快，消失也快，病程仅 4 ~ 6 天。也可引起淋巴结病变。

（2）毛囊性软下疳：发生在生殖器周围及阴毛生长区，病变是些小的毛囊性丘疹，可以形成小溃疡，病变类似毛囊炎。病程短，可在 1 ~ 2 周内自愈。

（3）隆起性软下疳：病变早期形成结节或斑块状隆起，往往在隆起上发生溃疡，病程较长。

（4）巨大型软下疳：刚刚发生时病变较大，形成较大的溃疡，病变可向周围不规则伸展。

（5）崩蚀性软下疳：刚刚发病时，病变是软下疳溃疡，溃疡迅速扩大，常继发其他病原体感染而引起广泛性蜂窝组织炎和组织坏死，导致外生殖器和外阴部的大面积破坏，往往有剧烈疼痛。

（6）匐行性软下疳：这种软下疳愈合后形成不规则的瘢痕。

（7）混合性软下疳：在软疳发生的同时发生梅毒硬下疳，同时存在软下疳和梅毒硬下疳，各具自己的特征。

三、并发症

（1）淋巴结炎：有 50% ~ 60% 的软下疳患者发生淋巴结炎，称为软下疳横痃。这种表现常常是同侧腹股沟淋巴结肿大，淋巴结红肿，由指头大至核桃大，明显高出皮面，有明显疼痛或压痛。可化脓，破溃后形成溃疡，溃疡较深，边缘不整齐，有的边缘外翻呈唇状，中医称之为“鱼口”。溃疡内有脓性分泌物，底部是坏死组织或肉芽组织。愈合形成大块瘢痕。肿大的淋巴结也常互相融合，形成窦道口大面积溃疡。

（2）阴茎干淋巴管炎：在龟头、冠头沟、包皮前缘发生的软下疳，病原体沿淋巴管引流，引起阴茎干淋巴管炎。早期是条状的红肿，再发展成为炎症性结节或溃疡，呈串珠状分布。这种情况被称为阴茎背小结。

（3）包茎和嵌顿软下疳：引起包皮水肿，肿大的包皮形成炎性包茎。水肿的包皮也可围绕冠状沟形成肿环，导致龟头嵌顿。

（4）阴囊、阴唇象皮病：由于淋巴管炎或淋巴结炎，淋巴液长期不能顺利回流，在松软的组织中淤积，形成阴囊、阴唇象皮病。

【诊断与鉴别诊断】

一、诊断要点

（1）不洁性交史。

（2）典型临床表现：外阴部浅表、疼痛的溃疡，腹股沟淋巴结肿大，可破溃成鱼口状。局部有触痛。

（3）实验室检查：检出杜克雷嗜血杆菌，梅毒血清试验阴性。

二、鉴别诊断

1. 梅毒的硬下疳

软下疳的初疮需与硬下疳鉴别。硬下疳潜伏期是 2 ~ 4 周，溃疡较浅，边缘整齐，较硬，疼痛不明显，表面相对清洁。分泌物涂片暗视野检查螺旋体阳性，梅毒血清反应多呈阳性。

2. 生殖器疱疹

生殖器疱疹通常表现为多发的绿豆大水疱，也可出现脓疱，基底红斑，疱壁破裂后呈现糜烂或溃疡，溃疡较浅，表面清洁。虽伴有腹股沟淋巴结轻度肿大，但不软化、不化脓，亦不破溃。

3. 性病性淋巴肉芽肿（第四性病）

软下疳的横痃也需与梅毒横痃及第四性病相鉴别。性病性淋巴肉芽肿目前已经非常少见。往往有一过性的初疮，主要特征是近病灶淋巴结肿大，有触痛，可软化破溃形成溃疡，有黄褐色的黏液性分泌物。

4. 急性女阴溃疡

多见于青年女性，阴唇部位出现多发性疼痛性小溃疡，与性交感染无直接关系，可查出粗大杆菌。

5. 腹股沟肉芽肿

其溃疡呈牛肉红色，不痛，触之易出血，在腹股沟区肿大的不是淋巴结，而被称为“甲型横痃”，是由皮下肉芽肿组织形成的，在病变中可查到杜诺凡小体。

6. 固定型药疹

常有服药史。外生殖器先出现红斑，而后发展成水疱、糜烂，自觉灼热疼痛。分泌物涂片无革兰氏阴性杆菌，但常有反复发作史。

【实验室检查】

一、细菌学检查

嗜血杆菌属革兰氏阴性杆菌，培养条件显示多形性特征，易染性，此菌无芽孢，无运动。

细菌培养是最可靠的确诊方法，但杜克雷嗜血杆菌分离培养较为困难，故在采取病变材料时，应注意取软下疳溃疡边缘下贮留脓汁或穿刺横痃抽吸的脓汁作为检体，或用生理盐水充分洗涤溃疡底面后，再用生理盐水湿棉签涂抹标本送化验室培养。

在国际上，软下疳的标准培养基有两种，其中一种是 GCHGS（Hammond gonococcal media），由淋病奈瑟球菌琼脂培养基加牛血红蛋白、胎牛血清、万古霉素及纤维素、氨基酸等组成；另外一种是 MHHb，由 Muller-Hinton 琼脂、马血、万古霉素及其他培养成分组成。上述两种培养基可以同时应用，以提高阳性率。

菌落常于接种后 24 ～ 48 小时形成。色灰黄而透亮，直径约为 1 ～ 2mm。从菌落处取材做革兰氏染色阴性，为成双的短杆菌，成链状排列。同时应做生化反应以鉴定之。主要有：氧化酶试验弱阳性，过氧化酶试验阴性，非卟啉试验阴性，硝酸盐还原试验阳性，碱性磷酸酶试验阳性。

杜克雷嗜血杆菌的培养不仅有助于诊断，而且可确定分离的细菌对抗生素的敏感性，目前已分离出耐抗生素的杜克雷嗜血杆菌。

二、分泌物涂片

分泌物涂片是病原学检查的重要方法。取材应用棉拭子从溃疡基底的脓性分泌物中取材，立即涂片，因为常温下杜克雷嗜血杆菌仅能存活2～4小时。溃疡分泌物中杜克雷嗜血杆菌相对较多，每毫升脓液中含菌量达 10^7 ～ 10^8 个。横痃中如果无脓肿和破溃，可查不到细菌，甚至培养也不能发现细菌。涂片革兰氏染色后发现多形性革兰阴性杆菌，呈“鱼群”样排列，具有诊断意义。但由于涂片中常有其他菌丛的干扰，所以有时仅靠涂片难以诊断。

【中医辨治】

一、治疗原则

本病由湿火毒邪引起，治当泻火解毒、清利湿热。

二、辨证论治

1. 湿热下注证

［症状］下疳初起，起病较急，或患部发红、肿胀，或有灼热疼痛，或轻度糜烂；或兼有小便艰涩；舌红，苔黄腻，脉滑数。

［治法］清热解毒，利湿止痛。

［方药］龙胆泻肝汤加减。大便秘结者，加生大黄（后下）；疼痛甚者，加蒲公英、白芍。

2. 毒热内蕴证

［症状］龟头、阴茎或大小阴唇溃烂成疮，脓汁臊臭，局部红紫或有灼痛，行走不便；小便淋涩热痛，大便秘结，或有腹胯部红肿，坚硬灼痛，溃破流脓；舌红，苔黄，脉滑数。

［治法］清热泻火，解毒止痛。

［方药］黄连解毒汤加减。大便秘结者，加生大黄（后下）；脓液多者，加紫花地丁、野菊花；疼痛明显者，加制乳香、没药。

3. 阴虚火炽证

[**症状**] 常见于后期患者，横痃破溃后，疮形平塌，疮脚散漫，疮色紫滞，脓水稀；伴有口唇干燥，大便秘结，小便短赤；舌红少苔，脉细数。

[**治法**] 滋阴生津，清热解毒。

[**方药**] 竹叶石膏汤加减。腐肉难脱者，加皂角刺；舌干津少者，加玉竹、芦根；疼痛剧烈者，加制乳香、没药。

【西医治疗】

软下疳的治疗非常简单。杜克雷嗜血杆菌对磺胺类药物、红霉素和强力霉素较敏感。若软下疳与梅毒共存时，不需进行驱梅治疗。青霉素治疗本病无效。使用广谱抗生素治疗软下疳时，虽对梅毒也有效，但往往可引起梅毒的漏诊，故需常规做梅毒血清学检查，以了解是否有梅毒。阴茎水肿引起的包茎或嵌顿可做阴茎背纵切术。

一、全身治疗

软下疳首选磺胺类药物，最常用的是复方新诺明，每次 4 片（或每次 1g），每日 2 次，至少 7 日，以 3 周为宜。磺胺类药物对缓解疼痛和促进愈合常可迅速奏效。

对磺胺类药物忌用或耐药者，可选用如下药物：

（1）四环素或红霉素 500mg，每日 4 次，共 7 ～ 20 日。

（2）罗红霉素 150mg，口服每日 2 次，共服 20 日。

（3）羟氨苄青霉素 500mg，加克拉维酸（clavulanicacid）125mg 口服，每日 3 次，共 7 日。

（4）环丙氟哌酸（ciprofloxacid）500mg，口服每日 1 ～ 2 次，共 3 日。

（5）头孢曲松（菌必治）250 ～ 2000mg，用氯化钠稀释滴注或肌注 1 次即可。

（6）大观霉素 2g，肌注 1 次。

（7）强力霉素 100 ～ 500mg，口服，每日 2 次，连服 10 ～ 14 日。亦可与红霉素联合治疗，疗效更佳。

（8）复达欣（头孢噻甲羧肟）1g，肌注 1 次。

（9）阿奇霉素 1g，口服，1 次。

软下疳使用红霉素与强力霉素联合治疗，疗效更佳。

二、局部治疗

对软下疳在全身治疗的同时应作局部治疗。

（1）对于未破溃的丘疹或结节，可以外涂鱼石脂软膏或红霉素软膏。为减轻疼痛，可作冷敷。

（2）软下疳或淋巴结溃疡，可用 1 ∶ 5000 高锰酸钾溶液、0.1%雷夫奴尔液、双氧水或具有清热解毒的中药外洗后，外涂鱼石脂膏、四环素膏、红霉素软膏等。

（3）软下疳或淋巴结脓肿不宜切开，它可以自发形成溃疡，但可穿刺抽脓注入抗生素。穿刺应在远位刺入，转换方向穿入脓腔抽取脓汁，注射药物。如每日加用青霉素。治疗可用磺胺二甲基嘧啶口服。

三、合并 HIV 感染的处理

这类患者溃疡则愈合更慢，疗程延长，短程治疗往往失败，用药需联合两种以上抗生素。有条件时应从病灶中分离杜克雷嗜血杆菌作抗生素敏感试验。

治疗 3 ~ 7 天后，应对患者进行再次检查，若治疗有效，3 日内溃疡症状即有改善，7 日内溃疡即可见明显愈合。否则，应考虑诊断是否正确，是否同时合并另一种 STDs 病原体感染；是否同时有 HIV 感染；或杜克雷嗜血杆菌是否对抗生素耐药。通常，溃疡愈合的时间和溃疡大小有关，较大的溃疡愈合周期长达两周等。

【简方治疗经验与其他疗法】

一、单方验方疗法

（1）土茯苓饮：土茯苓 30g，水煎服，每日 1 剂，分 2 次服。功能清热解毒利湿，可用于软下疳属湿热或毒热者（《现代中西医皮肤科学》）。

（2）九味芦荟丸：当归 30g，胡黄连 30g，川芎 30g，芜荑 30g，白芍 30g，龙胆草 21g，芦荟 15g，木香 9g，甘草 9g。上药研为细末，配成蜜丸，每丸 6g，每服 1 丸，每日 2 次。本药具有清热解毒、化瘀止痛之效，适用于软下疳属毒热瘀阻者。

（3）加减真人活命饮：炮山甲、皂角刺各 12g，金银花、天花粉、生地黄、赤芍、紫草、野菊花各 15g，连翘、黄柏各 10g，土茯苓 20g，人参 6g。

每日 1 剂，连服 7 天为 1 疗程。

二、外治法

（1）外洗方：金银花 30g，地榆 30g，野菊花 30g，煎汤外洗，每日 2 次。

（2）青黛散：青黛 60g，石膏 120g，滑石 120g，黄柏 60g，各研细末，香油调涂。

（3）炉甘石（焙醋）30g，儿茶 3g，共研细末撒于溃疡处。

（4）黄柏、黄芩、马齿苋各 10g，煎水外洗。

（5）珍珠散：适量撒布创面，每日 1 次。

（6）生肌散：外用，适用于创面溃疡后期难愈者。

【预防】

（1）树立正确的性观念、性道德，做到洁身自好，杜绝不洁性行为，预防感染。

（2）性交时使用避孕套，预防性使用有效抗生素和磺胺，可以减少感染机会。

（3）患病后及时去医院诊治，早诊断，早治疗。

（4）患病期间禁止性生活，注意个人卫生和对污染物的消毒处理，防止传染他人。

（5）患者治疗时应远离酒、咖啡及辛辣等刺激食物。

（6）加强患者性伴侣的追踪，要求同时治疗。

第八节　尖锐湿疣

尖锐湿疣（Condylomaacuminatum）又称尖圭湿疣、性病疣、肛门生殖器疣，是由人乳头瘤病毒感染所致生殖器、肛周增生性（亚临床感染除外）损害。本病主要是通过性接触传染，也可垂直传染和通过间接物体传染。

本病属于中医“千日疮”“疣目”“枯筋箭”的范畴。国家标准《中医临床诊疗术语》将其归属于“臊疣”范畴，发生于外阴部者称为“外阴臊疣”，发生于肛门部者称为“肛门臊疣”。本病最早可见于《五十二病方》中用针灸法治疣。《灵枢·经脉》称为“疣目”，亦可称为“枯筋箭”。对发于肛门及生殖器部位者鲜有记载。生于二阴皮肤黏膜交界处的疣，由于其形如菜花状，民间称“菜花疮”。《诸病源候论》称此病谓“湿涡疮”。

【流行病学】

一、传染源

尖锐湿疣患者是重要的传染源，此外可通过医务人员的手和器具引起医源性感染。

二、传播途径

1. 直接性接触传染

这是主要的传播途径。据研究，2/3 与尖锐湿疣患者有性接触的人可发生本病。病期平均在 3 个半月时传染性最强，故在性混乱者中最易感染本病。通常通过不洁性交，经受损的皮肤和黏膜感染。

2. 母婴传染

包括婴幼儿尖锐湿疣或喉乳头瘤病，以及儿童的尖锐湿疣，可能是分娩过程中胎儿经过感染 HPV 的产道，或在出生后与母亲密切接触而感染的。

3. 间接物体传染

可通过日常生活用品如内裤、浴盆、浴巾传染。

三、人群易感性

尖锐湿疣发生于 20 ~ 30 岁的青年人，其中多数有不洁性交史。

四、流行特征

尖锐湿疣具有极强的传染性，发病率也相对较高。在国际上，其发病率仅次于非淋菌性尿道炎和淋病，位居第三，且呈逐年上升趋势。它是欧美国家最常见的性病类型之一，据不完全统计，近 15 年来，美国尖锐湿疣的发病数增长了 5 倍。尖锐湿疣在我国同样是主要的性病之一，部分地区的发病数占全部性病病例的 20% ~ 31%，在性病发病排序中处于第 2 位或第 3 位。其年增长率超过 100%，在各类性病中增长速度最快。该病在我国南方地区的发病率高于北方，好发年龄集中在 16 ~ 35 岁之间。从患者性别比例来看，男女患者之比为 0.83 ∶ 1。部分单位在体检时发现，有 20% ~ 30% 的女性感染了尖锐湿疣。此病存在自愈的可能性，部分患者的病变可在几个月内自然消退，但也有少数患者的病变会持续多年，久治不愈。因此，做到及早发现、及时彻底治疗十分关键。

【中医病因病机】

中医学认为，本病多因房事不节，寻花问柳，房劳伤精，精气亏损，湿热秽浊之邪乘虚侵入，下注阴器，浊毒湿热蕴结，气血郁阻，经络不畅，浊邪凝聚肌肤而生疣目；常因酗酒，或过食辛辣、肥厚等，损伤脾胃，湿热内生，而诱发或加重病情。或因复感热毒之邪，湿热毒互结，热胜肉腐，而见皮烂流滋、流脓恶臭等症，甚至状如“翻花疮”。病位以外阴、肛门常见。

【西医病因病理】

本病的病原体是人类乳头瘤病毒（HPV），属DNA病毒。人体皮肤及黏膜的复层鳞状上皮上HPV的唯一宿主，尚未在体外培养成功。近年来分子生物学技术研究发展迅速，证实人类乳头瘤病毒有60种以上的抗原型，即这一家族里有60多个相似而又不同的病毒（亚型），其中至少有10个类型与尖锐湿疣有关（如6、11、16、18及33型，最常见6、11型），而第11、16、18型，则是国外目前研究宫颈癌、外阴癌甚至阴茎癌的最热门的病毒因子，其长期感染与女性宫颈癌的发生有关。尖锐湿疣与寻常疣、扁平疣、丝状疣、掌跖疣等，同为感染人类乳头瘤病毒（HPV）引起。但不同类型的HPV能引起不同的疣，如Ⅰ型主要引起掌跖疣，Ⅱ型主要引起寻常疣，Ⅲ型主要引起扁平疣，而尖锐湿疣主要是由Ⅵ型、Ⅺ型病毒感染所引起。

尖锐湿疣的HPV感染通过性接触传播，接触部位的小创伤可促进感染，三种鳞状上皮（皮肤、黏膜、化生）对HPV感染都敏感。每一型HPV与特殊的临床损害有关，且对皮肤或黏膜鳞状上皮各有其好发部位。当含有比较大量病毒颗粒的脱落表层细胞或角蛋白碎片进入易感上皮裂隙中时，感染就可能产生，它可因直接接触或少见的自动接种或经污染的内裤、浴盆、浴巾、便盆感染。

病毒感染人体后，可潜伏在基底角朊细胞间，在表皮细胞层复制，HPV侵入细胞核，引起细胞迅速分裂，同时伴随病毒颗粒的繁殖与播散，形成特征性的乳头瘤。晚期基因表达结构多肽，即出现结构蛋白装配颗粒，病毒主要集中在颗粒层中的细胞核内，在表皮的颗粒层出现凹空细胞增多，组织学上正常的上皮细胞也有HPV，治疗后残余的DNA常可导致疾病的复发。

HPV 在皮肤上引起疣赘，在咽部、肛周、生殖器黏膜上形成增殖性病变，其病毒型为小型 DNA 病毒。感染 HPV 发生病变多数属于良性，能自行消退，但也有恶化病例。如肛周、生殖器黏膜上形成扁平上皮癌的报道。还有罕见的遗传性皮肤疾患、疣赘状表皮发育异常症（EV）续发的皮肤癌等，在癌细胞中检出 HPV。

【临床表现】

潜伏期 1 ~ 8 个月，平均 3 个月，主要发生在性活跃的人群中，发病高峰年龄为 20 ~ 40 岁，占 80% 以上。

多数患者一般无症状，有临床表现则多种多样。在生殖器温度较低而且干燥部位的损害常常表现为小而扁平状，而在温热、湿润部位者常呈丝状或乳突瘤状。初起为细小淡红色丘疹，后逐渐增大加多，相互融合，表面凹凸不平，湿润柔软，呈乳头瘤样、鸡冠样、蕈样或菜花样突起，红色或污灰色，根部常有蒂，且易发生糜烂渗液，易出血。皮损裂缝间常有脓性分泌物郁积其中，致有恶臭，自觉有痒感且每因搔抓而引起继发感染。由于不断受到局部潮湿与慢性刺激的作用，往往迅速增长。有的女性患者甚至从外阴至阴道、宫颈等处都长满了一片毛棘或很多小菜花状突起，好似玫瑰色的芒刺或鸡冠花。湿疣的数目少则数个，多则十余个，数十个以至百个之多。极少数患者由于治疗不及时，使湿疣长得很大，成为巨大湿疣，可向深部穿透，产生很多瘘管通向尿道，或经 5 ~ 40 年恶变为癌肿。发生在直肠内大的湿疣可引起里急后重感。当妊娠期体内激素水平剧变时，生殖器的供血丰富，机体免疫功能又有所下降，故生殖器疣的体积也迅速增大，甚至达到阻塞产道的程度。分娩时往往使疣体摩擦撕裂出血，由于其组织脆弱，会给缝扎止血带来困难。有的湿疣在妊娠末或分娩后可以自然缩小以至消退。一般无明显自觉症状，部分有瘙痒感、潮湿感或摩擦感。如有继发感染时可伴有疼痛，阴道和宫颈有损害时表现为白带增多或性交后出血。巨大皮疹可引起局部异物感或因摩擦而引起疼痛。性交时症状可能加重。

若孕妇患有尖锐湿疣，人乳头状瘤病毒可通过分娩过程传染给婴儿，使之发生喉头疣，引起喉部乳头状瘤。即使母体感染后无临床症状，病毒也可通过血液或胎盘传播给胎儿，所以患有此病的妇女足月妊娠时，以做剖腹产术为妥。

男性患者好发于包皮系带、冠状沟、包皮、尿道、阴茎、肛门周围和阴囊。病初为淡红或污红色粟状大小赘生物，性质柔软，顶端稍尖，逐渐长大或增多。可发展成乳头状或囊状，基底稍宽或有带，表面有颗粒。在肛门部常增大，状如菜花，表面湿润或有出血，在颗粒间常积存有脓液，散发恶臭气味，搔抓后可继发感染。位于湿度较低干燥部位的生殖器疣，损害常小而呈扁平疣状。位于湿热湿润部位的疣常表现为丝状或乳头瘤状，易融合成大的团块。有严重肝病的患者湿疣可增大。

亚临床感染是指临床上肉眼不能辨认的病变，但用3% ~ 5%醋酸液局部外涂或湿敷5 ~ 10分钟，可在HPV感染区域发白，即所谓"醋酸白现象"。其损害表现有三种形态：微小无蒂疣、微小的乳头状隆起、外观正常的环状病损。亚临床HPV感染是比较常见的，大多数宫颈HPV感染是亚临床的。男性尖锐湿疣患者中22%有亚临床阴囊HPV感染。

【诊断与鉴别诊断】

一、诊断要点

（1）不洁性交史。

（2）典型皮损为生殖器或肛周等潮湿部位出现丘疹，乳头状、菜花状或鸡冠状肉质赘生物，表面粗糙角化。

（3）实验室检查：醋酸白试验阳性，病理切片可见角化不良及凹空细胞。核酸杂交可检出HPV-DNA相关序列，PCR检测可见特异性HPV-DNA扩增区带。

二、鉴别诊断

（1）生殖器部位癌：皮损较硬，边界不清，鳞状上皮瘤明显向深部浸润，常形成溃疡，有时应进行病理组织学检查。尖锐湿疣一般呈乳头状生长，病变浅表，很少浸润面。

（2）扁平湿疣：为梅毒二期皮疹。扁平湿疣多发生于肛周及外生殖器周围，基底宽，无蒂，外观扁平，疣面潮湿、光滑。暗视野显微镜检查可找到梅毒螺旋体，梅毒血清反应为阳性。详见梅毒部分。

（3）假性湿疣：又称女性绒毛状小阴唇，在成年女性的小阴唇内侧上出现鱼卵状或细小绒毛状、排列规则的增生物，互不融合，长期不变，醋酸白试验阴性。

（4）珍珠样丘疹病（珍珠状阴茎丘疹病）：发生于男性的龟头，沿龟头冠状沟有排列整齐的大小一致的珍珠样丘疹。米粒大小、圆顶、平滑，互不融合，长期不变。

【实验室检查】

一、醋酸白试验

用3%～5%醋酸外涂疣体5分钟，病灶部位变白稍隆起，肛门病损可能需要15分钟。本试验的原理是蛋白质与酸凝固变白的结果，HPV感染细胞产生的角蛋白与正常的未感染上皮细胞产生的不同，只有前者才能被醋酸脱色。醋酸白试验检测HPV的敏感性很高，其效果强于常规检测。但偶尔在上皮增厚或外伤擦破病例中出现假阳性、假阳性变白迹象，显得界限不清和不规则。美国CDC提示，醋酸白试验并不是特异试验，且假阳性较常见。

二、免疫组织学检查

常用过氧化物酶抗过氧化物酶方法（即PAP），显示湿疣内的病毒蛋白，以证明疣损害中有病毒抗原。HPV蛋白阳性时，尖锐湿疣的浅表上皮细胞内可出现淡红色的弱阳性反应。

三、组织化学检查

取少量病损组织制成涂片，用特异抗人类乳头瘤病毒的抗体作染色。如病损中有病毒抗原，则抗原抗体结合。在过氧化物酶抗过氧化物酶（PAP）方法中，核可被染成红色。此法特异性强且较迅速，对诊断有帮助。

四、病理检查

主要为角化不全，棘层高度肥厚，乳头瘤样增生，表皮突增厚、延长，其增生程度可似假性上皮瘤样。刺细胞和基底细胞有相当数量的核分裂，颇似癌变，但细胞排列规则，且增生上皮和真皮之间界限清楚。其特点为粒层和刺层上部细胞有明显的空泡形成。此种空泡细胞较正常大，胞浆着色淡、中央有大而圆、深嗜碱性的核，通常真皮水肿，毛细血管扩张以及周围有较致密的慢性炎性浸润。巨大型尖锐湿疣（Bushke-loewenstein）的表皮极度向下生长，代替了其下面的组织，易与鳞状细胞相混，故须多次活检。若有缓慢发展之倾向，则为一种低度恶变的过程，即所谓疣状癌。

五、核酸杂交法

这是检测 HPV 感染最为重要的进展。核酸杂交法包括斑点印迹法、组织原位杂交法、核酸印迹法等，这些方法检出的敏感性和特异性均很高，一般没有假阳性，其中原位分子杂交方法可进行感染组织定位观察，是诊断 HPV 感染的敏感而可靠的方法，但技术操作过程较为繁琐，且需要一定的实验室条件，目前临床上不能普遍开展。

六、聚合酶链反应（PCR）

对 HPV 目的 DNA 进行体外扩增是目前检出 HPV 感染最敏感的方法，又可以做型特异性分析，具有敏感性高、方法简便快速的特点。已在临床上广泛应用。但在操作过程中，轻微污染会产生假阳性。原位 PCR 方法具有敏感性高、特异性强的优点，还可对感染定位，但操作复杂，要具备一定的实验条件。

【中医辨治】

一、治疗原则

以清热解毒、燥湿去疣为主要的治法，也可以使用抗病毒中草药施治。

二、辨证论治

1. 湿热下注证

[症状] 赘生物色灰褐或淡红，质地软，表面秽浊潮湿，触之易出血，恶臭；小便色黄或不畅；苔黄腻，脉滑或弦数。

[治法] 利湿化浊，清热解毒。

[方药] 龙胆泻肝汤加减。热毒重者，加土茯苓、马齿苋、黄柏、大青叶等；大便不通者，可加入芦荟。

2. 火毒炽盛证

[症状] 赘生物淡红色，易出血，表面有大量秽浊黄白分泌物，恶臭，瘙痒，疼痛；小便色黄而少，口渴欲饮，大便干结；舌红，苔黄，脉滑数。

[治法] 清火解毒。

[方药] 黄连解毒汤合五神汤加减。皮损灰暗，气滞血瘀者，加蜂房、丹

参、红花等。

3. 气血瘀滞证

[症状] 皮损暗红或暗褐色，增长缓慢，经久不消，或有疼痛的患者；舌暗淡，苔薄白，脉细涩。

[治法] 理气活血，化瘀散结。

[方药] 桃红四物汤加减。气虚者，加入生黄芪；疣体坚硬者，加入生龙骨、生牡蛎。

【西医治疗】

外治的方法很多，有药物治疗、冷冻治疗、激光治疗、微波治疗、电烧治疗、手术治疗等。它们各有其适应证，其治愈率在 50% ~ 80%之间。药物治疗方便，易于操作，但一般需要重复数次，而且有些药物有灼伤黏膜的可能。激光治疗、冷冻治疗、微波治疗需要术者有高超的技艺，准确地破坏病变组织。

一、冷冻疗法

冷冻疗法是皮肤科常用的治疗方法，它是以液氮或二氧化碳干冰冷冻皮肤病损，使皮肤损害局部水肿、坏死，以达到治疗的目的。尖锐湿疣是由于尖锐湿疣病毒感染，导致皮肤黏膜良性增生。它有大量的小血管，增殖迅速。用冷冻的方法可使尖锐湿疣内结冰，形成组织局部的高度水肿，从而破坏疣体。冷冻治疗的最大好处是局部不留痕迹，治愈率约 70%左右。可用喷雾法或直接接触法，适用于平坦较小的疣体。一般每周冷冻 1 次，连续 2 ~ 3 次。

二、激光治疗

激光治疗法是皮肤性病科常用的治疗尖锐湿疣的方法。它的特点是见效快，在治疗的当时，疣体即可脱落。常用的是二氧化碳激光，烧灼疣体，一般 1 次即可使疣体脱落。但是，由于激光的光束过于集中的缘故，激光治疗只适用于疣体较小的尖锐湿疣，如疣体较大，激光治疗很容易复发。

三、微波治疗

微波治疗是 20 世纪 90 年代后兴起的一种治疗方法。它的原理是利用微波的高频震动，使疣体内部水分蒸发，坏死脱落。微波治疗的特点是：疣体破坏彻底，不易复发，但创面恢复较慢，容易继发感染。所以微波治疗特别适用于治疗疣体较大的、孤立散在的，同时要远离包皮系带的尖锐湿疣，以防损伤包皮系带，影响男性的性功能。

四、艾拉－光动力疗法（ALA–PDT）

这是利用 5- 氨基酮戊酸（5–aminolevulinicacid，5–ALA）作为光敏剂，进行光动力反应治疗皮肤病的一种新方法。它通过高度选择性作用于靶细胞而达到治疗目的，并具有使用简单、疗效可靠、不良反应少、可多次重复治疗等优点。特别是对于宫颈、尿道口、肛管内等特殊部位难治性尖锐湿疣的治疗效果较好，增加了其治愈率，降低复发率。

五、电烧灼

电烧灼是较老的一种治疗方法。过去皮肤科医师常用高频电刀或电烙铁烧灼寻常疣、色素痣及其他皮肤赘生物。它的特点是操作简单，见效快。高频电刀能直接切除和干燥疣体，治疗也较彻底。但是，电烧灼疮面愈合较缓慢。综上所述，电烧灼可用于任何尖锐湿疣的治疗，但是对施术者的技术要求较高，烧灼太过或不足都是有害的。同时要注意无菌操作，预防感染。

六、手术

治疗尖锐湿疣一般不主张手术切除，因为手术治疗后，尖锐湿疣很容易复发，以致治疗失败。但对带蒂的较大的疣体可考虑手术切除。有的患者尖锐湿疣生长过于迅速，或大如菜花，其他治疗十分困难，可考虑手术治疗。为防止复发，术后配合其他治疗。

七、药物疗法

1. 足叶草脂

本疗法适用于湿润区域的湿疣，例如发生于包皮过长而未曾作包皮环切除手术的龟头及会阴部的湿疣，但对宫颈尖锐湿疣不能用足叶草脂治疗。用 20% 足叶草脂酊剂涂到皮损处前，先用油质抗菌药膏保护皮损周围的正常皮肤或黏膜，后涂药，4 ～ 6 小时后，用 30% 硼酸水或肥皂水清洗，必要时 3 天后重复用药。该药是国外用于治疗本病的首选药，一般用一次可愈。但本法有很多不足之处，如对组织破坏性大，使用不当可引起局部溃疡。药物毒性大，主要表现为恶心、肠梗阻、白细胞及血小板减少，心动过速、尿闭或少尿等，故使用时必须谨慎，发现上述反应时，应立即停药。

2. 抗病毒药

可用3% 酞丁胺霜剂，或用0.25% 疱疹净软膏，每日2次，外涂。5% 咪喹莫特霜，每周外用3次，连用16周。每次用药后6 ~ 10小时洗去。无环鸟苷口服，每日5次，每次200mg，或用其软膏外用，α- 干扰素每日注射300万U，每周用药5天。或干扰素300万U注入疣体基部，每周2次。连用2 ~ 3周，主要不良反应为流感样综合征，局部用药不良反应较少且轻微。

3. 腐蚀剂或消毒剂

常用有30% ~ 50% 三氯醋酸或饱和二氯醋酸，或18% 过氧乙酸。用10% 水杨酸冰醋酸或40% 甲醛、2% 液化酚、75% 乙醇蒸馏水100mL 混合溶液，点涂局部，用于龟头、肛周湿疣，每日或隔日1次，疗效佳。消毒剂可用20% 碘酊外涂，或2.5% ~ 5% 碘酊注射于疣体基部，每次0.1 ~ 1.5mL，或用新洁尔灭外涂或以0.1% ~ 0.2% 外敷，后者需配合全身疗法。

4. 抗癌药

（1）5- 氟脲嘧啶（5–Fu）：一般外用5% 含量的软膏或霜剂，每日2次，3周为一疗程。2.5% ~ 5% 氟脲嘧啶湿敷治疗阴茎、肛周尖锐湿疣，每次敷20分钟，每日1次，6次为一疗程。也可用聚乙二醇作基质，加入占其干质5% 的5–Fu 粉剂制成栓剂，治疗男女尿道内尖锐湿疣；也可用5–Fu 基底注射，多者可分批注射。

（2）噻替哌：主要用于5–Fu 治疗失败的尿道内尖锐湿疣，每日用栓剂（每个含15mg），连用8天，也可将本品60mg 加入10 ~ 15mL 消毒水中，每周向尿道内滴注，保持半小时，不良反应有尿道炎。亦可用本品10mg 加入10mL 浸泡患处，每日3次，每次半小时，治疗阴茎、龟头冠状沟湿疣，主要用于经其他方法治疗后，尚有残存疣体或复发者。也可将此溶液再稀释两倍浸泡局部，以预防复发。

（3）秋水仙碱：可用2% ~ 8% 的生理盐水溶液外涂，涂两次，间隔72小时治疗阴茎湿疣，涂后可出现表浅糜烂。

（4）争光霉素或平阳霉素：将争光霉素用0.1% 的生理盐水溶液作皮损内注射，每次总量限制在1mL（1mg），大多一次可愈。平阳霉素为争光霉素换代品，用法基本相同，用平阳霉素10mg 溶于10% 普鲁卡因20mL 作皮损内注射。

八、免疫疗法

（1）自体疫苗法：用患者自己的疣体组织匀浆（融冷灭活病毒），并进行加热处理（56℃ 1 小时）收集上清液注射，可用于顽固性肛周湿疣。

（2）干扰素诱导剂：可用聚肌胞及梯洛龙。聚肌胞每日注射 2mL，连用 10 天，停药 1 ～ 2 月后，再继续用药。梯洛龙每日 3 次，每次 300mg，停药 4 天，或隔日口服 600mg。

（3）干扰素、白介素 –2、灵杆菌素、利百多联合应用，疗效较佳。

【简方治疗经验与其他疗法】

一、外治法

（1）中药熏洗：取马齿苋60g，枯矾30g，朴硝100g。煎水熏洗，每日1 ～ 2次，每次 20 分钟。熏洗后以青黛散合六一散混合撒于疣体上，保持干燥清洁。

（2）鸦胆子油外涂：鸦胆子是一种常用的中草药，捣烂即可得鸦胆子油，它具有清热解毒、点灼疣体的功能。若疣体小则点涂患处；或用鸦胆子仁 1 份，花生油 3 份，浸泡半月后，涂于患处。

（3）水晶膏外涂：水晶膏是中医的传统外用药，它是以生石灰和糯米调成的膏药，具有点灼疣体的作用。可取水晶膏直接涂于患处，每日 1 次，连用 3 ～ 5 天。

（4）木贼草膏：木贼草 200g，水煎后取滤出液再加热浓缩成糊状，将纱布条在药液中浸泡 2 天后取出敷于患处，每日 3 次。现代研究证明，木贼草具有良好的抗病毒作用，它已被广泛应用于扁平疣、寻常疣及尖锐湿疣的治疗中。

（5）坐浴方：明矾、白鲜皮、黄芩、板蓝根各 30g，蛇床子、川椒、地肤子、芙蓉花各 15g，上药用纱布包，加水煎至 2000mL，滤渣，降温至 40℃，坐浴。本方适用于女性尖锐湿疣或男性尖锐湿疣范围广泛者。

（6）复方粉霜：方由粉霜、轻粉、黄柏、生甘草各 6g，密陀僧、老黄丹各 9g，冰片 5g 组成。研细末，以凡士林调成 25% 软膏，以之点涂患处。

（7）中药外用剂：西胡椒 30g，薄荷水 5g，五倍子 20g，共研细末，过 100 目筛备用。用时取少许药粉敷患处，用手揉搓片刻，局部有麻凉、蜇痛等感觉，其程度因人而异，一般持续 15 ～ 60 分钟，每日用药数次。

（8）疣灵擦剂：板蓝根、苦参、生香附、木贼草、露蜂房各250g，陈醋500mL。将上药置容器内，加水5000mL，煮1小时，去渣过滤，得澄清液2000mL，兑入陈醋，即成；分装，每瓶50mL，密封避光备用；用时，先用棉签将疣体及其周围正常皮肤擦干，用0.1%新洁尔灭溶液消毒，然后将药液涂于疣体上，待干。每日3次，2周为1疗程。

二、针灸疗法

（1）患处消毒、局部麻醉后，用5mL注射器6号针头。针尖前1/4部于酒精灯火焰烧至针尖处发白时，刺入疣体根部，在烧灼的同时向外挑动拨起。至疣体完全脱离后再灼烙疣体根基处，使表面微发白为止。

（2）艾灸疗法：多采用直接灸法，通过艾绒或其他物体直接灸尖锐湿疣疣体，将疣体烧变焦黄色为止，再用75%乙醇消毒。

【预防】

（1）避免不正当的性关系，预防感染。

（2）包皮过长者，宜手术切除。

（3）患病后皮损局部要保持干燥清洁，不可自行捏抓，以防赘生物增多、增大。

（4）患病期间禁止性生活，以免传染他人。

（5）禁酒，少吃辛辣等刺激性饮食，以防诱发或加重病情。

（6）增强体质，提高机体免疫力。

（7）加强对患者性伴侣的检查和治疗。

第九节　传染性软疣

传染性软疣（Molluscum Contagiosum）是传染性软疣病毒（MCV）感染所致的皮肤病。其临床表现为皮肤上出现蜡样光泽的小丘疹，皮损中央呈脐窝状，能挤出乳酪状物质，即软疣小体。儿童和青年人常见，可发生于任何部位，尤以躯干、胸前、肩胛、前臂及阴囊等处多发。经性接触传染者好发于生殖器部位、耻骨、大腿内侧，同性恋者好发于肛周。皮肤直接接触是主要的传播方式，本病流行于世界各地，以温热潮湿地区及经济不发达的国家较多。

中医称“鼠乳”，俗称“水瘊子”。本病名首见于隋代巢元方《诸病源候论》：“鼠乳者，身面忽生肉。如鼠乳之状，谓之鼠乳也。”

【流行病学】

一、传染源

传染性软疣患者是重要的传染源。

二、传播途径

（1）性接触传播：通过性器官表面直接接触传播。

（2）直接接触传播：如母婴之间，集体居住儿童之间因日常生活密切接触而传染。

（3）间接接触传染：如游泳池、公共浴池等间接接触传染。

（4）自身接种：患者因搔抓自身皮损，自身接种而扩延。

三、人群易感性

主要见于性活跃的青年人。上海华山医院皮肤科报道，本病主要常见于儿童。有人认为异位体质者对此病毒比较敏感且易泛发。有报道称，在患有结节病、白血病、艾滋病等疾病及使用皮质类固醇及免疫抑制剂者中，本病可发生广泛性皮损。

四、流行特征

传染性软疣为世界流行性疾病，本病在巴布亚、新几内亚、斐济等国家的儿童中发病率最高。在西方，本病发病率上升，并与生殖器疱疹、梅毒和淋病的发病增长率相平行。据 Willcox 报道，1971—1973 年，男性传染性软疣增加了 29.6%，女性增加了 25.0%。

【中医病因病机】

本病多由气血失和，腠理不密，复感风邪之毒，搏结于肌肤所致；或肝旺血虚，筋气不荣，腠理不密，复感他邪，凝聚肌肤所致。

【西医病因病理】

引起本病的病毒系痘病毒科的一种 DNA 病毒，是人体最大的病原性病毒之一，大小约为 300μm × 200μm × 100μm，呈砖形。电镜研究，病毒的形成与胞质有密切关系，胞质基质浓缩，并出现嗜酸性颗粒，集聚成大颗粒，称颗粒组合型病毒（初期型病毒）；继而形成细颗粒型病毒（中期型）；最后形成一层砌样外壳和哑铃状 DNA 内核，整个胞质基质变成病毒包涵体，又称软疣小体。形态学上与痘疮、牛痘、羊痘及其他动物病毒相似。目前培养及动物试验均尚未成功。曾报道传染性软疣能在原代人羊膜细胞、人包皮成纤维细胞、猴肾细胞及 FL 细胞中产生细胞病变效应（CPE）。不过，但因其不能通过脱膜阶段而使该病毒难以在任何细胞中生长，故不能将细胞培养分离病毒作为常规。

【临床表现】

本病有 1 周至半年的潜伏期。

初起的损害为米粒大的半球形丘疹，与正常皮肤颜色无异，逐渐或是迅速增多，扩大至豌豆大，中央有脐窝样凹陷，表面呈蜡样光泽，境界明显，早期质地坚韧，能挤出一个半固体的乳酪状的白色小栓，称为软疣小体，有时此物从中央窝突出而明显易见。皮损的数目不定，数个至数十个，或少数散在，或数个聚集，相继出现，互不融合。全身任何部位均可发生，但主要好发于面部、躯干、四肢、阴囊，甚至口腔黏膜及结膜上，此时常有痒感。皮损可长存在而不引起任何自觉症状，可因搔抓或自身传染而扩散。一般经过 6 ~ 9 个月可自然消退，也有持续 3 ~ 4 年者，甚至个别皮损可长达 5 年以上。病程与数目无关，愈后不留瘢痕。

有极少数患者其皮损可角化成小的皮角，称角化性传染性软疣，皮损有时亦可长大至 10 ~ 15cm 大小，称巨大软疣，多单发，容易继发细菌感染而发生炎症反应。

本病易继发感染而出现局部红肿或并发脓疱，或在损害周围继发湿疹样损害。发于眼睑者常可引起慢性结膜炎或角膜炎。当软疣除去后，这些继发损害会自然消退。

【诊断与鉴别诊断】

一、诊断要点

（1）好发于颜面、躯干、四肢、阴囊、肩胛及眼睑等处。

（2）初起为米粒大的半球状丘疹，渐增至豌豆大，中央呈脐窝状凹陷，表面有蜡样光泽。早期质地坚韧，后渐变软，呈灰白色或褐紫色。顶端挑破后，可挤出白色乳酪样物质，称软疣小体。数目数个至数十个不等，常疏散分布。

（3）组织病理显示，特征性的嗜酸性包涵体，即软疣小体存在于高度增生的棘层深部。

二、鉴别诊断

（1）软痣：米粒至豌豆大的结节，中心无脐窝，亦无白色乳酪样物质。

（2）汗腺瘤：为针头至米粒大小的结节，往往数目多而密集，色黄褐，质坚硬，多见于眼睑、鼻及颊等处。妇女居多，夏季加重。

（3）水痘：透明清亮的水疱，周边有红晕，顶端无脐窝，皮疹分批发生。

（4）多发性角化棘皮瘤：青年男性多见，有家族史，质坚硬，消退后留轻度萎缩性瘢痕。

【实验室检查】

病理切片示：表皮病变为主，表现为高度增生。皮突延伸入真皮，真皮结缔组织受压形成假包膜、并分为多个梨状小叶。表皮基底细胞胞浆内有均质性圆形或椭圆形、折光性强的病毒包涵体。下方嗜酸性，逐渐向上为嗜碱性，最后可突破角质层，使表面呈火山口状。

【中医辨治】

一、治疗原则

本病以清热解毒散结为主要治法，以外治为主。

二、辨证论治

一般不需内治。对数目较多者，可以热盛阴虚论治。

热盛阴虚证

［症状］皮损数目较多，散在分布，色泽灰白，偶有微痒；舌淡，苔薄白，脉弦。

［治法］清热解毒，滋阴活血。

［方药］治瘊汤加减。

【西医治疗】

一、局部治疗

传染性软疣以局部治疗为主。

（1）疣体夹除术：在消毒后的无菌条件下，挑破传染性软疣的顶端，可见到乳酪样的软疣小体，然后用镊子轻轻挤或挑出。或直接用小镊子夹住疣体将其拔出，而后涂 2% ~ 2.5%碘酊 / 碘酒，压迫止血即可。数目多者，皮损消毒后，将软疣刺破，涂以 5% ~ 10% 碘酊（阴囊部损害禁用碘酊），每日 1 次，可在 7 天内干涸脱落。

（2）酞丁安霜：具有抗病毒的作用，以之涂于疣体表面，每日 2 ~ 3 次，连用 3 周。如疗程结束后软疣仍不能消除，要刮除或拔出。

（3）1%的 5– 氟尿嘧啶溶液：外用，每日 2 ~ 3 次，连用 2 周。用时以棉签蘸药液少许，直接点于疣体的顶端。

（4）0.1%的维生素 A 酸溶液：外用，每日 2 次，连用 2 周。要注意保护周围皮肤。

（5）70%苯酚酒精：局部外用，用吸有药液的小针管，对准皮损逐个点药，点于疣体中央。一般每个疣体点 2 次即可，10 天后皮损可自行脱落。

（6）液氮冷冻：用冷冻器将液氮喷于疣体表面，解熔 3 次即可。一般 1 周后疣体脱落。

（7）来苏水：灭菌竹签蘸少许浓来苏水直接点涂软疣表面。较大皮疹，夹出软疣小体再行治疗。10 天后复点一次。

（8）冰乙酸：99% 冰乙酸 15mL 加入 20g 食用面粉中，拌匀成糊状，外涂于疣体。

（9）电灼法。

二、全身治疗

一般不需全身用药。数目多者宜分批治疗，或加用抗病毒的口服或注射剂，外搽阿昔洛韦膏、干扰素、疣必治等也有一定疗效。若皮疹过多可采用以下办法：

（1）抗病毒治疗：①病毒唑 0.2g，肌注，每日 2 次；②聚肌胞 2mg，肌注，隔日 1 次；③病毒灵 0.2g，西咪替丁 0.2g，口服，每日 3 次。

（2）增强免疫功能：左旋咪唑 50mg，口服，每日 3 次，连用 3 天，间歇

11天。

【简方治疗经验与其他疗法】

一、外治法

（1）取雄黄少许，兑入白酒中，涂于疣体表面。每日1次，连用5天。

（2）百部酊：百部30g，兑入75%的酒精100mL中浸泡1周后，用其液涂于疣体表面。每日2次，连用10天。

（3）红花30g，补骨脂10g，干姜10g，吴茱萸15g，樟脑10g，生半夏30g，用75%的酒精1000mL浸泡1周，滤渣后即可外用于患处。每日2次，连用10天。

（4）马齿苋30g，苍术10g，蜂房10g，苦参10g，雄黄10g，水煎液待温，擦洗患处。这种方法适宜于皮损泛发有瘙痒者，或继发湿疹化者。

（5）鸦胆子40g，连壳打碎，然后装瓶加入80mL水，煮沸，取液40mL。用时以棉签点于疣体上。

（6）药用斑蝥12.5g，雄黄2g。捣研细末，加蜂蜜伴食盐，混合调匀成膏，装瓶内备用。治疗时先用碘酒消毒，依疣样大小，挑取相当大小斑蝥膏，用拇指压成扁圆形，放于疣面上，再以胶布固定，局部略有红肿痛 / 起小疱，约经10 ~ 15小时，将疣剥离皮肤。

（7）马齿苋30g，蒲公英30g，水煎，洗浴患处。每日1次，每次20分钟。

【预防】

（1）杜绝不洁性交和其他性乱行为。

（2）洁具不混用。洗澡勿用搓澡巾搓澡，以免损伤皮肤，引起病毒的感染。

（3）患病后衣服要煮沸消毒。

（4）患病后禁止抓搔，以免抓破感染和自身传染。

第十节　生殖器疱疹

生殖器疱疹（GH）是由单纯疱疹病毒（HSV）感染泌尿生殖器部位及其周围皮肤黏膜所引起的一种常见的性传播疾病。HSV在感染的组织或接近部位繁殖，构成原发感染灶。而后，病毒由感觉神经传递到感觉神经节，在其中复制一段时间后以核衣壳形式存在，即成潜伏感染，这一般需要 2 ~ 4 周。

本病属中医“湿温”等范畴。中医文献中有关生殖器疱疹的记载，最早见于东晋葛洪《肘后备急方》，对其有如下描述：“阴疮有二种，一者作臼脓出，曰阴蚀疮，二者但亦作疮，名为热疮。”隋代巢元方《诸病源候论·热疮候》曰：“诸阳气在表，阳气盛则表热，因运动劳役，腠理则虚而开，为风邪所客，风热相搏，留于皮肤则生疮。初作瘭浆，黄汁出；风多则痒，热多则痛；血气乘之，则多脓血，故名热疮也。”同时，巢元方在《诸病源候论·阴疮候》论及：“阴疮者，由三虫、九虫动作，侵食所为也。诸虫在人肠胃之间，若腑脏调和，血气充实，不能为害。若劳伤经络，肠胃虚损，则动作侵食于阴，轻者或痒或痛，重者生疮也。诊其少阴之脉，滑而数者，阴中生疮也。”

【流行病学】

一、传染源

生殖器疱疹患者和无症状的病毒排放者。

二、传播途径

性接触传播为主要传播途径，婴儿主要通过产道感染，少数可通过生活用品传播。

三、人群易感性

15 ~ 45 岁性活跃期男女，有不洁性生活史，以及不注意私处卫生的人群，易感染生殖器疱疹病毒。

四、流行特征

生殖器疱疹已成为全球最常见的性病之一，好发于 15 ~ 45 岁性活跃期男女，近年来发病率呈现明显的上升趋势。

【中医病因病机】

中医学认为，本病多因寻花问柳，不洁性交，感受湿热秽浊之邪；或素日嗜酒，多食肥甘厚味、辛辣之品，损伤脾胃，脾失健运，湿浊内蕴，郁而化热，湿热侵入肝经，下注阴部，热炽湿盛，湿热郁蒸而外发疱疹。肾开窍于前后二阴，或由于房劳过度，或由于湿热、淫毒久稽，耗伤肾阴；日久阴损及阳，也可造成肾阳不足。肾阴肾阳是人体最宝贵的物质，统率着人体全身的阴阳，当肾阴肾阳受损后，人体阴阳就会失调，疾病就容易复发。

【西医病因病理】

生殖器疱疹是由单纯疱疹病毒（HSV）感染泌尿生殖器及肛门部位皮肤、黏膜而引起的一种慢性、易复发、难治愈的疾病，染病的主要途径是性传播，还与垂直传播和间接传播有关。性交或身体接触时，病毒可直接接种于包皮、龟头、宫颈、外阴、肛门和口咽黏膜表面，也可通过生殖器或肛门皮肤黏膜摩擦后出现的微小裂隙及损伤处进入易感者的皮肤黏膜。感染细胞周围出现多形核细胞和淋巴细胞浸润，从而引起表皮局灶性炎症和坏死，出现原发感染的症状。

【临床表现】

本病潜伏期一般为 14 ～ 35 日。

一、初发生殖器疱疹

初发生殖器疱疹是指首次出现有临床表现的生殖器疱疹。初发生殖器疱疹可分为原发性感染和非原发性感染。

原发性生殖器疱疹是指既往无单纯疱疹病毒感染，血清病毒抗体检测阴性，此次为第 1 次感染单纯疱疹病毒而出现症状者，是临床表现最为严重的一种类型。潜伏期 2 ～ 12 天，平均约 1 周。男性好发于龟头、冠状沟、阴茎体等，女性好发于大小阴唇、阴道口、会阴、肛周等。少见的部位包括阴囊、阴阜、臀部等；该病毒也可侵犯肛门、直肠。最初的表现为红斑、丘疹或丘疱疹，很快发展为集簇或散在的小水疱，2 ～ 4 天后破溃形成糜烂和溃疡；局部可出现瘙痒、疼痛或烧灼感；病程持续约 15 ～ 20天；常伴全身症状，如发热、头痛、肌痛、全身不适或乏力等，也可有尿道炎、膀胱炎或宫颈炎等表现，并伴有腹股沟淋巴结肿大、压痛。

非原发性生殖器疱疹则是既往有过单纯疱疹病毒感染（主要为口唇或颜面疱疹），血清病毒抗体阳性，再次感染另一型的单纯疱疹病毒而出现生殖器疱疹的初次发作。与原发性生殖器疱疹相比，自觉症状较轻，皮损较局限，病程较短，全身症状较少见，腹股沟淋巴结多无明显肿大。

二、复发性生殖器疱疹

是指原发感染后 1 ～ 4 个月内再次发作的生殖器疱疹。个体复发率的差异较大，平均每年 3 ～ 4 次，也可达数次。多在发疹前数小时至 5 天有前驱全身症状，如局部瘙痒、烧灼感、刺痛、隐痛、麻木感和会阴坠胀感等。皮损数量不多，与初发性生殖器疱疹临床表现相似，表现为簇集性小水疱，很快破溃形成糜烂或浅表溃疡，分布不对称，局部轻微疼痛、瘙痒、烧灼感。病程常为 6 ~ 10天，皮损多在4 ~ 5天内愈合。全身症状少见，多无腹股沟淋巴结肿大。

三、不典型或未识别的生殖器疱疹（亚临床型）

多为前驱表现。与初发性、复发性生殖器疱疹临床表现不同的是，不典型损害可为非特异性红斑、裂隙、硬结（或疖肿）、毛囊炎、皮肤擦破、包皮红肿渗液等。

四、特殊类型的生殖器疱疹

单纯疱疹病毒可侵犯宫颈、直肠等血运丰富的黏膜部位。特殊类型的生殖器疱疹包括：①疱疹性宫颈炎：表现为黏液脓性宫颈炎，宫颈充血及脆性增加，水疱、糜烂，甚至坏死。②疱疹性直肠炎，表现为肛周水疱或溃疡，肛门部疼痛、里急后重，便秘和直肠黏液有血性分泌物，常伴发热、全身不适、肌痛等。③新生儿疱疹为妊娠期生殖器疱疹的不良后果，可分为局限型、中枢神经系统型和播散型，常在生后 3 ～ 30 天出现症状，侵犯皮肤黏膜、内脏和中枢神经系统，表现为吃奶时吸吮无力、昏睡、发热、抽搐、惊厥或发生皮损，可出现结膜炎、角膜炎，可伴有黄疸、紫绀、呼吸困难、循环衰竭甚至死亡，应及时与儿科科室协助治疗。

单纯疱疹病毒感染的并发症少见，但是极少数患者病毒可以侵犯中枢神经系统，引起并发症，包括无菌性脑膜炎、自主神经功能障碍、横断性脊髓炎和骶神经根病，也可出现播散性感染，包括播散性皮肤感染、疱疹性脑膜炎、肝炎、肺炎等。

五、并发症

（1）中枢神经系统并发症：包括疱疹性脑膜炎、自主神经功能障碍、横断性脊炎和神经根病。

（2）播散性 HSV 感染：包括播散性皮肤感染、肝炎、肺炎、关节炎等。

（3）HSV 感染的局部蔓延：引起盆腔炎、子宫附件炎、无菌性前列腺炎。

【诊断与鉴别诊断】

一、诊断要点

局部表现重、持续时间长；典型表现为外生殖器部位广泛对称性分布的多发性红斑、丘疹、水疱，逐渐演变为脓疱、溃疡，然后结痂愈合，自觉局部疼痛、瘙痒、烧灼感，多伴腹股沟淋巴结肿痛，发热、头痛、乏力等全身表现，痛程一般为 2 ~ 3 周。血清 HSV 抗体检测阴性。

二、鉴别诊断

1. 硬下疳

一般为单个圆形溃疡，境界清楚，周边稍隆起，质硬，无疼痛或触痛，伴有无痛性腹股沟淋巴结肿大。暗视野显微镜检查可见梅毒螺旋体，梅毒血清学试验多阳性。部分患者可同时有生殖器疱疹和梅毒硬下疳，常先有生殖器疱疹的水疱疹，疱疹将消退时出现硬下疳。

2. 软下疳

溃疡较深，边缘不整齐，表面分泌物多，周围可有卫星状病变，常伴化脓性腹股沟淋巴结炎。涂片显微镜检查和细菌培养可检出杜克雷嗜血杆菌。实验室检查未见 HSV。

3. 白塞综合征

是一种以血管炎为基础的慢性多系统疾病，75% 的患者可出现口腔、生殖器溃疡。其生殖器溃疡大而深、持续时间长，可出现皮肤结节性红斑、毛囊炎，常伴有眼色素膜炎和头痛、头晕、意识障碍、精神异常等中枢神经系统症状。实验室检查未见 HSV 或梅毒螺旋体等。

4. 外伤性生殖器溃疡

常有局部损伤史，皮损单发，无固定形态，没有集簇样水疱，表面可为出血样或化脓样，未见 HSV。

三、实验室检查

1. 病毒培养

病毒培养，从患者患病部位提取病毒标本，通过组织培养分离病毒，24

小时内病毒可以分离出培养基。从水疱底部取材进行组织培养分离病毒，为目前最敏感、最特异的检查方法，为 HSV 检测的“金标准”。缺点是时间长，需 5 ～ 10 小时，且对实验室条件要求很高。

2. 免疫学检测

HSV 抗原检测是最常用的快速诊断方法。其敏感性是病毒培养法的 70% ～ 90%，时间只需 1 ～ 2 小时。

检测 HSV-lgM 与 HSV-IgG 两种抗体。HSV-IgM 抗体阳性，说明近期发生 HSV 感染；HSV-IgG 抗体阳性，说明曾经有过 HSV 感染。

3. 血清学检查

包括中和试验、间接免疫荧光试验、免疫印迹试验、ELISA、补体结合试验以及被动血凝试验等。近年来发展的型特异性血清诊断方法为采用 HSV 型特异性的糖蛋白 G 为抗原，检测并区分血清中的抗 HSV-1 与抗 HSV-2 抗体，理论上特异性血清学诊断方法是发现亚临床感染和潜伏感染 HSV 的最好方法，缺点是无法区分口唇感染和生殖器感染。

4.PCR 技术

采用 HSV 基因组中比较特异的一段基因序列作为引物和待检标本进行扩增，检测待检标本中的 HSV-DNA 敏感度高，特异性强。可作为早期诊断，且对无症状 HSV 携带者与潜伏感染的检测有意义。

【中医辨治】

一、治疗原则

该病尚无有效根治疗法，临床以减轻症状、防止继发感染和并发症，缩短复发间期为主要治疗目标。中医治疗以辨证论治下的扶正祛邪为总原则。

二、辨证论治

（一）发作期

1. 湿热毒盛证

［症状］生殖器皮肤黏膜局部皮损鲜红，初起小红疹，瘙痒，迅速变为疱疹，或水疱溃破后形成糜烂面，自觉灼热刺痛，口干口苦，尿频或排尿不畅。舌红，苔黄腻，脉弦数或滑数。

［治法］清热利湿解毒。

［方药］龙胆泻肝汤加减。小便不利者，加木通、泽泻；便秘者加生大黄。

2. 肝经炽热证

［症状］生殖器皮肤黏膜灼热疼痛、潮红，隐现小水疱，口干口苦，常在忧怒烦扰后出现。舌红，苔薄黄，脉弦数。

［治法］清肝泻火解毒。

［方药］丹栀逍遥散加减。疱疹痛甚者，加元胡、川楝子。

（二）间歇期

1. 阴虚内热

［症状］外阴皮肤反复出现潮红水疱，很少形成溃疡，腰膝酸软，口干咽燥，五心烦热，失眠多梦。舌红，少苔，脉细数。

［治法］滋阴降火。

［方药］知柏地黄丸加减。失眠者，加酸枣仁、合欢皮。

2. 脾胃湿阻

［症状］阴部水疱反复发作，周身困重，脘痞纳差，大便溏稀。舌淡红，苔白或腻，脉细或濡。

［治法］健脾利湿。

［方药］萆薢分清饮合胃苓汤加减。周身困重者，加独活、羌活；脘痞者，加白术。

3. 正虚邪恋

［症状］外阴反复出现潮红、水疱、溃疡，日久不愈，遇劳复发或加重，神疲乏力、腰膝酸软，纳差健忘。舌淡，苔薄白，脉细弱。

［治法］益气养血。

［方药］归脾丸加减。阳虚者，加杜仲、菟丝子；腰骶疼痛者，加鸡血藤、延胡索、赤芍。

【西医治疗】

一、一般治疗

生殖器疱疹目前还无法治愈，但是有效且规范的治疗，能够减轻或消除生殖器疱疹的症状，维持正常的生活质量。本病预后较好，注意防止复发。生殖器疱疹患者应注意膳食多样化、清淡饮食，避免辛辣刺激类食物，避免容易导致过敏的食物，避免食用与药物有不良反应的食物。

二、抗病毒治疗

初发生殖器疱疹可口服阿昔洛韦、泛阿昔洛韦、伐昔洛韦 7 ~ 10 日。播散性 HSV 感染症状严重和损害广泛者，可给予阿昔洛韦静脉滴注，疗程为 5 ~ 7 日或直至临床表现消失。复发性生殖器疱疹发作时的抗病毒治疗，最好在出现前驱症状或皮损出现 24 小时内开始用药，阿昔洛韦、伐昔洛韦、泛昔洛韦口服。频繁复发者可采用长期抑制疗法，阿昔洛韦、泛阿昔洛韦、伐昔洛韦口服，需长期给药，疗程一般为 4 ~ 12 个月。在妊娠后期感染 HSV 孕妇所生的新生儿，获得疱疹感染的可能性很大，建议做阿昔洛韦预防性治疗。可以用阿昔洛韦静脉滴注。

三、对症治疗及支持治疗

皮损局部可采用生理盐水或 3% 硼酸溶液清洗，痛剧者给予止痛药。若继发细菌或真菌感染，可加用抗生素或抗真菌外用制剂。要保持患处清洁、干燥。皮损处还可外搽抗病毒药剂，如 5% 阿昔洛韦乳膏、1% 喷昔洛韦乳膏、3% 膦甲酸钠软膏、1% 西多福韦凝胶等，但单独局部外用药物的疗效远远低于系统性治疗。

【简方治疗经验与其他疗法】

一、单方验方疗法

龙胆泻肝汤：龙胆草 12g，栀子 12g，板蓝根 20g，黄芩 10g，薏苡仁 20g，泽泻 10g，车前子 10g，通草 10g，当归 12g，生地黄 15g，丹皮 15g，柴胡 10g，甘草 10g。

二、外治法

以清热、解毒、干燥、收敛为主。疱疹初期可用二味拔毒散调茶水外擦。疱疹破溃，以糜烂、渗出偏重者，以马齿苋水外洗或湿敷。皮损以结痂为主，用青黛散、黄连膏等外擦。

三、药膳

（1）苦菜洗净切碎，捣烂用纱布绞取汁液；生姜捣烂，也用纱布绞取汁液。二液等量合并，每取 30mL，兑黄酒 10mL，冲水饮服，每日三次。

（2）鱼腥草适量，拾去杂物，用清水洗净，沥干水，将其捣烂，加入少许白糖，以温开水冲服。

（3）将适量马齿苋洗净切碎，同粳米、绿豆同煮粥，空腹服。

【预防】

一、管理传染源

及时发现，立即治疗，防止病情复发。

二、切断传播途径

（1）避免不洁性交及不正当的性关系，活动性生殖器疱疹患者绝对禁止与任何人发生性关系。

（2）治疗期间禁行房事，必要时配偶亦要进行检查。

（3）对局部损害的护理，应注意保持清洁和干燥，防止继发感染。

（4）治愈后或有复发者，要注意预防感冒，避免受凉、劳累等诱发因素，以减少复发。

三、保护易感人群

（1）洁身自好，避免不洁性接触，提倡使用避孕套。

（2）注意在公共场所的自我保护，尤其是女性，提倡淋浴，不直接坐在公共浴池、游泳池的坐椅、座式马桶上。

（3）讲究卫生，注意勤换洗内裤，不使用他人的盆具、泳衣、毛巾，上厕所前一定要洗手，防止病毒沾染。

（4）内衣、床单以及其分泌物污染的用具，可用煮沸或消毒液浸泡法消毒。在疱疹活动期，禁止性生活，以免被病毒传染。

（5）性伴侣一方患病时，另一方也及时前往医院检查治疗。

第十一节　生殖器念珠菌病

近年来，随着临床广谱抗生素的日益使用，加上艾滋病、糖尿病、恶性肿瘤等高危人群的增多，生殖器念珠菌病的发病率呈明显上升趋势。该病早期诊断，早期治疗，预后较好；延误治疗或播散性感染则预后不佳。

生殖器念珠菌病属中医学“带下”“阴痒”“袖口疳”范畴。

“带下”一词，最早见于《黄帝内经》。《素问·骨空论》曰：“任脉为病，男子内结七疝，女子带下瘕聚”。“带下病”的名称首次见于《诸病源候论》：“带下者，由劳伤过度损动经血，致令体虚受风冷，风冷入于胞络，搏其血之所成也，冲脉、任脉为经络之海，任之为病，女子则带下。”带下一词，有广义、狭义之分。清代尤怡《金匮要略心典》云：“带下者，带脉之下，古人列经脉为病，凡三十六种，皆谓之带下病，非今人所谓赤白带下也。”即指广义带下也。狭义带下可分为生理性带下和病理性带下，《沈氏女科缉要笺正》云：“带下，女子生而即有，津津常润，本非病也。”即为生理性带下。病理性带下即带下病，分为带下过多和带下过少。

阴痒始见于《肘后备急方》，该书“治卒阴肿痛颓卵方”篇云：“阴痒汁出，嚼生大豆黄，涂之，亦疗尿灰疮。”

“袖口疳”见于《外科启玄》，其中记载：“袖口疳乃龟头及颈上有疮……而外皮裹不见其疮，如袖口之包手故名之。”

【流行病学】

假丝酵母菌广泛存在于自然界的土壤、医院环境，以及各种用品表面及水果、奶制品等食品上，亦广泛存在于正常人体的皮肤、口腔、鼻咽部、胃肠道和阴道等处。

一、传染源

念珠菌病患者、带菌者以及被假丝酵母菌污染的食物、水等均为传染源。

二、传播途径

（1）内源性较为多见，因假丝酵母菌是人体正常菌群，在一定条件下大量增殖并侵袭周围组织，引起自身感染，常见部位是消化道及肺部。

（2）外源性主要通过直接接触感染，包括性传播、母婴垂直传播、亲水性作业等；也可通过医护人员、医疗器械等间接接触感染，还可通过饮水、食物等方式传播。

三、人群易感性

好发于有严重基础疾病及免疫功能低下患者，如患有糖尿病或恶性肿瘤等严重基础疾病、应用细胞毒性免疫抑制剂、长期大量使用广谱抗生素以及长期导管留置的患者，其中各种类型的导管留置是假丝酵母菌感染的主要入侵途径之一。

四、流行特征

本病遍及全球，全年均可发病，无性别差异。免疫功能正常的患者，以皮肤黏膜感染为主，各年龄段均可发生，最常见于婴幼儿，治疗效果好。免疫功能低下或缺陷的患者则好发系统性念珠菌病。近 20 年来，深部念珠菌病的发病率呈明显上升趋势，且随着抗真菌药物的广泛应用，临床耐药菌株的产生也日益增多。

【中医病因病机】

中医认为生殖器念珠菌病是由于湿热在体内蕴结，加上外受毒邪所致。患者湿热内蕴，下注肝胆之经脉，湿热生虫，虫蚀阴中，故出现阴痒和带下量多等症状。日久湿热之邪必然要伤阴，出现阴伤、湿热阻滞的虚实夹杂的证候。或脾虚气弱，湿浊内生，流注下焦，任脉不固，带脉失约，生虫作痒。

【西医病因病理】

念珠菌病的发生取决于病原体本身和宿主相关因素。

一、病原菌本身相关因素

1. 黏附和入侵

黏附是假丝酵母菌侵入人体的第一步。假丝酵母菌大量繁殖首先形成芽管，并借助于胞壁最外层的黏附素等结构黏附于宿主细胞表面，以白色假丝酵母菌及热带假丝酵母菌黏附性最强。随后芽管逐渐向芽生菌丝或菌丝相转变，并穿入宿主细胞，在宿主细胞内菌丝又直接形成新的菌丝，菌丝形成可避免白细胞的吞噬作用，导致假丝酵母菌进一步扩散。

2. 毒力作用

假丝酵母菌能产生水解酶、磷脂酶、蛋白酶等多种酶，促进病原菌的黏附、侵袭，造成细胞变性坏死及血管通透性增加，导致组织器官损伤。

3. 激发炎症

菌丝侵入机体后，可激发补体系统及抗原－抗体反应，导致炎症介质的大量释放，产生特异性免疫反应及迟发超敏反应。

4. 耐药

假丝酵母菌可通过改变其多药外排载体功能，或改变唑类药物的靶酶基因而对唑类药物耐药；也可通过改变其胞膜结构而影响两性霉素 B 与麦角固醇及磷脂的结合，从而导致对非唑类药物的耐药。

二、宿主相关因素

1. 宿主防御功能减退

（1）局部防御屏障受损：烧伤、创伤、手术、某些介入性操作，使病原体易于透过受损的皮肤、黏膜而入侵人体。

（2）免疫系统功能缺陷：免疫系统先天性发育障碍或后天性受破坏，如放射治疗、长期使用免疫抑制剂、损害免疫系统的病毒（如 HIV）感染，均可造成假丝酵母菌的机会感染。

2. 医疗操作

各种手术、导管留置、内镜检查、机械通气、介入治疗等，为病原体入侵机体提供了通路。

3. 抗生素的广泛应用

广谱抗菌药物的大量使用，不仅抑制了人体内的正常菌群，有利于假丝酵母菌的定植；同时抑制了对抗生素敏感的菌株，使假丝酵母菌这种条件致病菌大量繁殖，造成医院感染。

【临床表现】

一、念珠菌性阴道炎

孕妇好发，阴道黏膜附有灰色假膜，形似鹅口疮。阴道分泌物浓稠，呈黄白色凝乳状或奶酪样，有时夹有豆腐渣样白色小块，但无恶臭。局部可红肿、瘙痒、糜烂甚至形成溃疡。皮损可扩展至外阴及肛周。

二、念珠菌性包皮炎

多无自觉症状，常表现为阴茎龟头包皮轻度潮红，龟头冠状乳沟处白色奶酪样斑块以及鳞屑性丘疹，严重者可局部红肿、糜烂及渗出，出现尿频及刺痛，注意与慢性包皮炎鉴别。

三、泌尿系统念珠菌病

原发感染多由导尿管留置后，假丝酵母菌上行感染引起，患者表现为尿频、尿急、排尿困难甚至血尿等膀胱炎症状。肾脏感染多为血行播散，可累及肾皮质和髓质，局部坏死、脓肿，可导致肾功能损害，患者表现为发热、寒战、腰痛和腹痛。尿常规检查可见红细胞和白细胞，直接镜检可发现菌丝和芽孢，培养阳性有助确诊。

【实验室检查】

一、直接镜检

标本直接镜检发现大量菌丝和成群芽孢有诊断意义，菌丝的存在提示假丝酵母菌处于致病状态，如只见芽孢，特别是在阴道分泌物中，可能为正常定植，无诊断价值。

二、培养

常采用沙氏培养基。由于假丝酵母菌为口腔或胃肠道的正常定植菌，因此从痰培养或粪便标本中分离出假丝酵母菌不能作为确诊依据。若标本是在无菌条件下获得的，如来自血液、脑脊液、腹水、胸腔积液、中段清洁尿液或活检组织，可作为诊断深部假丝酵母菌感染的可靠依据。同一部位多次培养阳性或多个部位同时分离到同一病原菌，也提示深部假丝酵母菌感染。所有怀疑深部念珠菌病的患者均应做血真菌培养。虽血培养对侵袭性念珠菌病的敏感性仅50%，但绝大多数活动性念珠菌血症的血培养阳性。

三、组织病理学检查

正常无菌部位组织中同时存在芽孢和假菌丝或真菌丝，可诊断为念珠菌病，但不能确定感染的种，必须进行培养再根据菌落形态、生理、生化特征作出鉴定。

四、血清学检查

1. β−1,3−D− 葡聚糖试验（β−1,3−D−glucantest，G 试验）

属假丝酵母菌抗原检测试验。β–1,3–D– 葡聚糖是真菌的细胞壁成分，广泛存在于除隐球菌和接合菌外的各类真菌细胞壁中，占细胞壁成分的 50% 以上，尤以酵母菌为高，细菌、病毒、人体细胞及其他病原菌无此成分，故作为真菌抗原有较高的特异性。人体吞噬细胞吞噬真菌后，能持续释放该物质，使血液及体液中含量增高。通过检测血清 β–1,3–D– 葡聚糖含量能够反映侵袭性真菌感染情况，其敏感性及特异性分别为 76% 和 85%。G 试验虽比真菌培养发现阳性早，但存在假阳性。如连续≥ 2 次 G 试验阳性，对侵袭性真菌病早期诊断有一定价值。抗真菌治疗不影响 G 试验敏感性。

2. 假丝酵母菌特异性抗体检测

可采用 ELISA 等方法检测。由于健康人群也可检测到不同滴度的假丝酵母菌的特异性抗体，且患者在疾病早期或由于深部真菌病患者多有免疫力低下等因素，导致抗体滴度低，使其临床应用受到限制。

【诊断与鉴别诊断】

念珠菌病的临床表现常无特异性，较难与细菌感染相鉴别。在原发病的基础上出现病情波动，经抗生素治疗病情反而加重且无其他原因可解释，结合用药史及存在的诱因，应考虑假丝酵母菌感染的可能。确诊有赖于病原学检查。

【中医辨治】

一、治疗原则

本病的治疗以内服、外用相结合。内服以清热除湿解毒为主，兼以健脾补肾。

二、辨证论治

（一）带下病

1. 脾虚证

[症状] 带下量多，色白，质地稀薄，如涕如唾，无臭味；伴面色萎黄或㿠白，神疲乏力，少气懒言，倦怠嗜睡，纳少便溏；舌体胖质淡，边有齿痕，

苔薄白或白腻，脉细缓。

[治法]健脾益气，升阳除湿。

[方药]完带汤加减。若脾虚及肾，兼腰痛者，酌加续断、杜仲、菟丝子温补肾阳，固任止带；若寒湿凝滞腹痛者，酌加香附、艾叶温经理气止痛；若带下日久、滑脱不止者，酌加芡实、龙骨、牡蛎、乌贼骨、金樱子等固涩止带。

2. 肾阳虚证

[症状]带下量多，色淡，质清稀如水，绵绵不断；面色晦暗，畏寒肢冷，腰背冷痛，小腹冷感，夜尿频，小便清长，大便溏薄；舌质淡，苔白润，脉沉迟。

[治法]温肾助阳，涩精止带。

[方药]内补丸加减。若腹泻便溏者，去肉苁蓉，酌加补骨脂、肉豆蔻。

3. 肾阴虚夹湿热证

[症状]带下量较多，质稍稠，色黄或赤白相兼，有臭味，阴部灼热或瘙痒；伴五心烦热，失眠多梦，咽干口燥，头晕耳鸣，腰酸腿软；舌质红，苔薄黄或黄腻，脉细数。

[治法]滋阴益肾，清热祛湿。

[方药]知柏地黄丸加减。若失眠多梦明显者，加柏子仁、酸枣仁以养心安神；咽干口燥甚者，加沙参、麦冬养阴生津；五心烦热甚者，加地骨皮、银柴胡以清热除烦。

4. 湿热下注证

[症状]带下量多，色黄或呈脓性，气味臭秽，外阴瘙痒或阴中灼热；伴全身困重乏力，胸闷纳呆，小腹作痛，口苦口腻；小便黄少，大便黏滞难解；舌质红，舌苔黄腻，脉滑数。

[治法]清热利湿止带。

[方药]止带方加减。带下多者，加龙骨、牡蛎；小腹痛者，加木香。

5. 湿毒蕴结证

[症状]带下量多，色黄绿如脓，或五色杂下，质黏稠，臭秽难闻；伴小腹或腰骶胀痛，烦热头昏，口苦咽干，小便短赤或色黄，大便干结；舌质红，苔黄腻，脉滑数。

[治法]清热解毒，利湿止带。

[方药]五味消毒饮加减。若腰骶酸痛，带下臭秽难闻者，酌加贯众、马

齿苋、鱼腥草等清热解毒除秽；若小便淋痛，兼有白浊者，酌加萆薢、萹蓄、虎杖、甘草梢以清热解毒，除湿通淋。

（二）阴痒

1. 肝肾阴虚证

[**症状**] 阴部瘙痒难忍，干涩灼热，夜间加重；阴部皮肤变白增厚或萎缩，皮肤粗糙，皲裂破溃；五心烦热，眩晕耳鸣，腰酸腿软；舌红苔少，脉细数。

[**治法**] 滋补肝肾，清肝止痒。

[**方药**] 知柏地黄汤，酌加当归、栀子、白鲜皮。

2. 脾虚血少证

[**症状**] 阴部瘙痒干涩，带下量多色淡；神疲乏力，脘腹胀满，纳呆食少；舌淡，苔薄，脉细弱

[**治法**] 健脾养血，疏风止痒。

[**方药**] 归脾汤，酌加山栀、石韦、当归、芍药。

3. 肝经湿热证

[**症状**] 阴部瘙痒灼痛，带下量多色黄，臭秽；口苦咽干，头晕目眩；便秘溲赤，心神不宁；舌红，苔黄腻，脉弦滑而数。

[**治法**] 清肝泻热，除湿止痒。

[**方药**] 龙胆泻肝汤，酌加虎杖、苦参。如小便短赤，加海金沙、瞿麦、滑石；带下呈凝乳状，加土茯苓、萆薢。

4. 湿虫滋生证

[**症状**] 阴部奇痒难忍，带下量多，成泡沫状或豆腐渣样；胸闷，口苦咽干，小便短赤；舌红、苔黄腻，脉滑数。

[**治法**] 清热利湿，杀虫止痒。

[**方药**] 萆薢渗湿汤，酌加苦参、白头翁、防风。

【西医治疗】

一、一般治疗

1. 对症、支持治疗

首先去除各种诱发因素，积极治疗原发病，加强营养，使用免疫调节剂以增强机体的免疫力，如粒细胞减少患者应提高白细胞总数，大面积烧伤患者应促进伤口的愈合等。

2. 清除局部感染灶

一旦考虑导管相关性念珠菌菌血症，应尽早拔除或更换导管。

二、病原治疗

1. 治疗原则

假丝酵母菌感染患者因感染部位和感染方式不同，以及患者的免疫状况不同，病原治疗时的药物选择、给药方式及疗程都不尽相同。需根据患者的具体情况制定个体化治疗方案。

2. 药物选择

由于耐药菌株的不断增加，应根据真菌的药物敏感试验结果来选择药物。除选用三唑类（氟康唑、伏立康唑、伊曲康唑等）和多烯类（两性霉素 B 及其脂质体）外，还可选用棘白菌素类抗真菌药如卡泊芬净（caspofungin）、米卡芬净（mycamine）。

3. 用药方式

包括局部用药和全身用药。

（1）局部用药：适用于部分皮肤和黏膜念珠菌病。除口服制霉菌素或唑类抗真菌药外，可同时用制霉菌素软膏、洗剂、阴道栓剂或制霉菌素甘油，也可用咪唑类霜剂或栓剂。局部避免用肥皂和热水洗浴，保持干燥。

（2）全身用药：局部用药无效的皮肤黏膜念珠菌病，包括口服或静脉滴注。

4. 治疗疗程

皮肤和黏膜念珠菌病疗程一般 1 ～ 2 周。

【简方治疗经验与其他疗法】

一、单方验方疗法

1. 带下病

（1）易黄汤加减：生山药 30g，芡实 20g，黄柏 12g，白果仁 20g，车前子 15g，金樱子 15g，土茯苓 20g，金银花 20g，连翘 15g，甘草 6g。

（2）清热利湿汤加减：土茯苓 20g，猪苓 15g，泽泻 15g，赤芍 20g，牡丹皮 12g，茵陈 12g，黄柏 12g，牛膝 15g，车前子 15g，苦参 15g，川萆薢 30g。

（3）滋阴凉血汤：生地黄、熟地黄各 15g，旱莲草 30g，女贞子 20g，煅龙骨、煅牡蛎各 15g，浙贝母 15g，海螵蛸 15g，茜草 15g，白芍 15g，甘草 6g。

（4）清热解毒汤：川萆薢 30g，薏苡仁 30g，土茯苓 30g，金银花 20g，连翘 15g，紫花地丁 15g，蒲公英 15g，海螵蛸 15g，浙贝母 15g，牡丹皮 12g，赤芍 20g，甘草 6g。

（5）龙胆泻肝汤加减：龙胆草 9g，当归 12g，白芍 20g，柴胡 9g，茯苓 15g，白术 15g，薄荷 6g，栀子 12g，泽泻 12g，车前子 15g，海螵蛸 15g，薏苡仁 30g，青皮 10g。

（6）当归饮子加味：当归、白芍各 12g，生地黄、防风、荆芥各 6g，黄芪 20g，鸡血藤 30g，川芎、白蒺藜、何首乌、党参各 15g，白术、蝉蜕、干姜各 10g。

（7）龙胆草和当归各 12g，黄芩、地肤子、生地黄、白鲜皮、栀子、百部、苦参均 10g，北柴胡 9g，土茯苓 15g，甘草 6g。

（8）车前子、泽泻、熟地黄、黄柏、知母各 10g，茵陈、炒杜仲、牡丹皮、山茱萸各 15g，茯苓 20g，薏苡仁 30g。

（9）益阴止痒方：苍术、淫羊藿、栀子各 9g，旱莲草、女贞子、山药、酒茱萸各 15g，丹皮 12g，熟地黄 24g。

（10）一贯煎：枸杞 15g，生地黄 15g，当归 10g，北沙参 10g，麦冬 10g，川楝子 5g。

2. 袖口疳

（1）八正散加减：萹蓄 10g，瞿麦 10g，木通 10g，车前草 10g，栀子 10g，滑石 18g，板蓝根 10g，金银花 15g，黄柏 10g，薏苡仁 30g，白鲜皮 10g，甘草梢 6g。

（2）栀子 10g，木通 6g，板蓝根 10g，金银花 12g，黄柏 10g，土茯苓 15g，白鲜皮 10g，北沙参 12g，生黄芪 15g，白术 10g，生地黄 20g，甘草 3g。

二、外治法

1. 带下病、阴痒

（1）艾叶 15g，蛇床子 15g，明矾 10g，黄柏 10g，蒲公英 10g。将上述中药煎煮后，取药汁 100mL 冲洗阴道，冲洗 2 ～ 3 遍，另再取药汁 300mL 浸泡外阴，每次 5 ～ 10 分钟，每晚睡前 1 剂，5 日为 1 个疗程。连续使用 5 日，停药 1 个月，如复发再用药 5 日。

（2）解毒汤：蒲公英 30g，紫花地丁 30g，芒硝 30g，荆芥 9g，金银花 15g，槐米 15g，黄柏 12g，花椒 15g，蛇床子 30g，地肤子 30g，苦参 15g，百部 12g。煎汤熏洗外阴 15 分钟左右，待水温不烫时再进行阴道冲洗和坐浴 10 分钟左右，每日 1 次，连续用 7 日，7 日一个疗程。

2. 袖口疳

（1）白鲜皮 30g，姜黄 20g，苦参 20g，蛇床子 15g，黄柏 15g，地榆 20g，水煎，外洗 7 日为一个疗程。

（2）蛇参合剂：苦参 60g，蛇床子 30g，地肤子 30g，鱼腥草 30g，白鲜皮 30g，野菊花 30g。外洗治疗。

（3）生大黄 30g，黄柏 30g，苦参 20g，蛇床子 30g，败酱草 30g，地肤子 30g，蒲公英 30g，鱼腥草 30g，枯矾 10g。煎汤外洗治疗。

三、针灸疗法

主穴选阴陵泉、丰隆、带脉等。湿热下注证，加行间、丘墟；肾阳虚证，加肾俞、关元、命门、太溪；脾虚证，加脾俞、足三里、隐白、太白。

【预防】

对易感人群应经常检查，并采取以下积极措施：

（1）选择淋浴，注意个人卫生，避免不洁性交。

（2）尽量减少各种导管留置及监护设施的使用次数及时间，并加强留置导管的护理及定期更换，保持皮肤黏膜完整及生理屏障完善。

（3）合理应用抗生素及免疫抑制剂，长期大剂量使用者可予氟康唑或伊曲康唑等预防性治疗，疗程不宜超过 3 周。

（4）加强和规范医护人员卫生情况，控制医用生物材料及周围环境的污染，防止医院感染的发生。

第十二节　性病性淋巴肉芽肿

性病性淋巴肉芽肿（lympho granu lomavenereum，LGV），又称为腹股沟淋巴肉芽肿（lympho granu lomainguinale）或第四性病。本病是由沙眼衣原体所致，主要通过性接触传播，偶可经污染或实验室意外传播。表现为生殖器初疮、局部淋巴结病、晚期象皮肿和直肠狭窄等。本病以热带及亚热带多见，我国很少见。

本病属于中医的“横痃”“便毒”“鱼口”等范畴。《外科正宗》将横痃位于左侧者称为“鱼口”，位于右侧者称为“便毒”。《刘涓子鬼遗方》《医宗金鉴》称之为“便毒”。

【流行病学】

一、传染源

患者为主要传染源。

二、传播途径

主要是不安全性行为传播。

三、人群易感性

人群普遍易感，可反复发病。

四、流行特征

多因有不洁性交史，传染性较小，传播人群固定。

【中医病因病机】

本病主要是因不洁性交，或接触被患者污染之秽物，湿热或邪毒入侵阴股之间，郁而化热，热毒蕴结，致局部气血凝滞，经络阻塞而发病。久病气血暗耗，托毒无力，形成窦道，脓水稀薄，淋漓不止，疮口难敛，病情迁延。

【西医病因病理】

性病性淋巴肉芽肿的病原是沙眼衣原体中的 L1、L2、L3 三种血清型。其中大多数为 L2 型所致。与其他沙眼衣原体一样，有独特的生活周期，能在组织或细胞培养中生长，在被感染细胞的胞浆内出现含糖原的包涵体。L1、L2 和 L3 三个血清型，与沙眼衣原体 D 和 E 型有交叉抗原存在。最近发现引起直肠炎的沙眼衣原体有非 LGV 株，如 Ⅰa、Da、L2a、D、Ⅰ等血清型。在同性恋男性中已发现特殊型别 D、G、L1、L2 型等与直肠感染有关。LGV 病原体具有不耐热的内毒素，以及耐热和不耐热抗原，耐热抗原经加热 100℃并不破坏。

感染 LGV 病原体后，血清中出现补体结合抗体。人是此病的唯一自然宿主，好侵犯皮肤和淋巴结。引起 LGV 的沙眼衣原体血清型侵袭力较强，易引起全身病变，而不像其他血清型沙眼衣原体主要局限于黏膜，LGV 病原体可侵犯巨噬细胞。细胞免疫和体液免疫可以限制但不能完全消除局部和全身感染的扩散。所以即使到了晚期仍可以从感染组织中分离出沙眼衣原体。本病病原体抵抗力较低，一般消毒剂可将其杀死。在体外存活 2 ~ 3 天，于 50℃，30 分钟或 90 ~ 100℃，1 分钟即可被灭活。70% 乙醇、2% 来苏尔、2% 氯胺、紫外线及干燥室温均可将其杀灭。

【临床表现】

潜伏期为 3 天至 3 周，平均为 10 天。临床经过分为三期。

一、早期生殖器初疮

在生殖器部位，如男性的包皮、冠状沟、龟头、阴茎，女性的小阴唇、阴道口、尿道口出现 5 ~ 6mm 的疱疹或丘疹，称为初疮。破溃后形成溃疡，无明显自觉症状。如初疮发在尿道，可并发尿道炎，有黏液或脓液排出。损害多为单发，可有多个；数天后可自行痊愈而不留瘢痕。同性恋男性可发生原发性肛门或直肠感染。口淫者初疮可见于口腔，往往不被注意。随着沙眼衣原体培养和血清学检查技术的广泛应用，发现同性恋男性中 LGV 直肠炎病例增加。症状表现不特异，如肛门疼痛，里急后重，黏液脓性或血性大便。因 LGV 病原是专性细胞内病原体，直肠黏膜组织学检查可见细胞性肉芽肿，伴有滤泡和广泛的炎症，酷似节段性回肠炎（Crohn 病）。

二、中期淋巴结病

初疮出现 1 ~ 4 周后发展至第二期，表现为腹股沟淋巴结病。通常只累及单侧（占 2/3），亦可是双侧（占 1/3）。发炎的淋巴结肿大，开始侵犯 1 ~ 2 个淋巴结，后侵犯多个，与周围组织粘连，可融合在一起形成大的团块，质硬，疼痛并有压痛，肤色变为紫红色，称为“第四性病性横痃”。肿大的淋巴结被腹股沟韧带上下分开形成“沟槽征”（groovesign），有诊断意义。经 1 ~ 2 周后淋巴结软化破溃，排出黄色脓液，并形成许多瘘管，似“喷水壶状”。愈后留有瘢痕，亦可不化脓而自然吸收消退。在中期过程中，可出现全身症状，如发热、寒战、肌痛、头痛、恶心、呕吐、关节痛等。皮肤可有多形红斑、结节性红斑。并可出现眼结膜炎、无菌性关节炎、假性脑膜炎、脑膜脑炎及肝炎等。脑脊液和血液中也曾发现过 LGV 病原体感染，提示发生了感染播散。

三、晚期生殖器象皮肿和直肠狭窄

生殖器象皮肿发生在发病 1 ~ 2 年或更晚。由于淋巴结慢性炎症，淋巴回流障碍，女性患者出现阴唇象皮肿，少数男性出现阴茎或阴囊象皮肿。表面可出现疣状增殖或息肉，可有直肠阴道瘘或阴道尿道瘘，组织破坏，溃疡，形成瘢痕。肛门直肠综合征的女性如初疮发生于阴道内，阴道内近端 1/3 淋巴多流向会阴及直肠下部淋巴结，故常在会阴、肛门或直肠下段发生病变，有肛周脓疡、肛瘘、直肠狭窄。这些病变通常发生在肛门上方 2 ~ 6cm，症状可有疼痛，脓血便及里急后重。肛检可触到坚硬增厚病变。临床和 X 线片常误诊为癌肿。生殖器象皮肿及肛门直肠综合征可继发癌变。

四、并发症

1. 肛周直肠瘘

肛周可见多个瘘管口，某些瘘管口处于活动状态，有血性渗液流出。由于长期慢性直肠炎或直肠周围炎及瘢痕形成，导致直肠狭窄。通常发生在肛门上方 3 ~ 5cm 的肛管处。患者常有腹痛或阵发性腹部痛，排出的大便呈铅笔状。

2. 生殖器象皮肿

由于长期的淋巴结及淋巴管慢性炎症，淋巴回流障碍，淋巴水肿，最终导致阴囊及外阴象皮肿，广泛性破坏。

【诊断与鉴别诊断】

一、诊断要点

（1）有不洁性交行为者。

（2）在生殖器部位曾出现表浅糜烂或溃疡。

（3）1 ~ 4 周后出现两侧腹股沟淋巴结炎，有槽形征及多个瘘管，自愈后留有瘢痕。

（4）发生淋巴结炎时，有发热、寒战、关节痛等症状。

（5）早期，免疫球蛋白（Ig）升高，特别是 IgA，血沉增快，白细胞数增多，淋巴细胞或单核细胞相对增多。

（6）主要病理变化是淋巴结的卫星状脓肿，由上皮样细胞岛组成，在上皮样细胞间可见中等量的郎格罕细胞，其中心坏死，充满多形核白细胞。

（7）补体结合试验：取患者血清与本病衣原体感染的鸡胚卵黄囊膜或鼠脑制成的抗原做补体结合试验，常在感染4周后出现阳性，滴度1∶16以上有意义。

二、鉴别诊断

本病早期有生殖器溃疡表现者，需与梅毒、生殖器疱疹、软下疳，以及一些非性传播疾病（如创伤、固定性药疹等）进行鉴别。出现腹股沟淋巴结病时，需与梅毒、生殖器疱疹、软下疳、结核病下肢感染等引起的腹股沟淋巴结肿大鉴别。晚期并发症需与丝虫病、直肠癌、皮肤肿瘤等鉴别。

三、实验室检查

1. 血清学检查

目前最有帮助的血清学方法是补体结合试验。本试验很敏感，于感染4周后出现阳性，查到高水平抗体（1∶64以上时）有诊断意义。但本试验对性病性淋巴肉芽肿并无特异性，仍要结合临床进行分析。

2. 其他

本病的诊断有赖于病原体的分离及血清学的检查。

【中医辨治】

一、治疗原则

本病应早期及时治疗，内服外用相结合。中医治疗早期以清热利湿解毒为主，中后期结合化痰除瘀或养阴。

二、辨证论治

1. 初期湿热夹毒证

[症状] 可见生殖器发生丘疹或水疱，或表面糜烂，有渗液。可伴有发热、纳差，舌质红，舌苔黄，脉滑数。

[治法] 清热利湿解毒。

[方药]二妙散加减。湿热重者，可加龙胆草；毒热重者，可加野菊花。

2. 中期痰毒积聚证

[症状]症见腹股沟淋巴结肿大，皮核相连，有的结核之间相互融合成块，推之不移，自觉疼痛，舌红，舌苔黄，脉弦滑。

[治法]疏肝解郁，软坚散结。

[方药]逍遥散合消瘰丸加减。如阴虚者，加生地黄、沙参；肝火旺者，加黄芩、青黛。

3. 后期肝肾不足证

[症状]症见皮核破溃，日久不愈，可有潮热骨蒸，面色少华，精神倦怠，头昏气短，手足心热，舌红，少苔，脉细数。

[治法]滋补肝肾。

[方药]六味地黄丸加减。有毒热者，加蒲公英。

【西医治疗】

一、一般治疗

患病期间尽量卧床休息，禁食辛辣刺激性食物，保持外阴及局部病变组织的清洁，禁行房事。患者的性伙伴也要求一起检查治疗。

二、抗病毒治疗

本病的病原体是沙眼衣原体 L1、L2、L3 血清型衣原体株。可选用以下任意一种药物：强力霉素 100mg 口服，每日 2 次，服用 21 天，首次剂量加倍；或红霉素 500mg 口服，每日 4 次，连服 14 天；或复方新诺明每次服用 2 片，每日 2 次，连服 14 天。许多患者尚需根据病情适当延长用药时间。

三、对症治疗及支持治疗

淋巴结未化脓者可行冷湿敷或理疗。淋巴结化脓时，用注射器抽吸脓液，禁止切开排脓，形成瘘管后难以愈合。若溃疡破坏较甚，可植皮。晚期直肠狭窄可行直肠扩张术。严重者及象皮肿可作外科手术。局部可用 1∶8000 高锰酸钾液清洗。

【简方治疗经验与其他疗法】

一、单方验方疗法

（1）蒲公英 10g，野菊花 10g，天葵子 10g，玄参 10g，川贝母 10g。水煎服，每日 1 次。功能清热解毒，软坚散结。

（2）炒白僵蚕 9g，当归 9g，生大黄 9g，甘草 4.5g，穿山甲 4.5g，研细，空腹酒调服 9 ～ 12g。

（3）九头狮子草 3g，川贝母 9g，水煎服。

二、外治法

（1）熟石膏、升丹。研细末，制成药线。将药线插入瘘管，外用金黄膏盖贴。用于治疗淋巴结破溃后，瘘管肉芽组织不新鲜，脓腐难脱者。

（2）五倍子炒黄研末，与百草霜和匀，醋调。上药外敷，每日 3 次。用于治疗腹股沟淋巴结肿大未溃者。

（3）马齿苋 60g、蒲公英、金银花、牡丹皮各 15g。水煎外洗疮面，每日 1 ～ 2 次。治疗病损初期者。

（4）白玉膏：熟石膏研粉，加入制炉甘石粉和匀，以麻油少许调成膏，再入凡士林使之成为 70% 的软膏，外敷。用于脓腐已尽，疮面肉芽组织新鲜者。

（5）侧柏叶 60g，大黄 60g，黄柏 30g，薄荷 30g，泽兰 30g。共研细末，绿茶水调敷患处，每日 1 ～ 2 次。

（6）板蓝根 30g，大青叶 30g，千里光 30g，紫花地丁 30g。每日 1 剂，水煎，待温后淋洗疮面，每日 2 ～ 3 次，每次 15 ～ 20 分钟。

【预防】

一、管理传染源

对可疑患者及性接触者应及时诊治。

二、切断传播途径

LGV 患者的性伴，如果在患者出现症状之前 30 天内与患者有过性接触，则必须进行检查和治疗，对可疑 LGV 者，也可给予抗生素预防治疗。

三、保护易感人群

加强性健康意识，避免婚外性接触，才能真正预防LGV。

第十三节　非淋菌性尿道炎

非淋菌性尿道炎（Non-gonococcal Urethritis）又称非特异性尿道炎。是指由淋病奈瑟球菌以外的其他病原体，主要是沙眼衣原体、尿素分解支原体所引起的尿道炎，少数由阴道滴虫、兰氏鞭毛虫、疱疹病毒等引起。也有人提出称非特异性生殖道感染（Non-specific genital infection,NSGI），包含了女性的某些在临床上不易确定的生殖道感染。临床以尿频、尿急，尿道内轻微灼痒、疼痛，尿道口有稀薄分泌物为主要症状。它是当今国内、国外最常见的性传播疾病之一，也可能与淋病并发或交叉感染。

本病属于中医标准病名“淋证”范畴。淋之名称，始见于《素问·六元正纪大论》的“淋秘”。《金匮要略·五脏风寒积聚病脉证并治》中描述：“淋之为病，小便如粟状，小腹弦急，痛引脐中。”清代顾靖远著《顾松园医镜》亦云：“淋者，欲尿而不能出，胀则痛甚，不欲尿而点滴淋沥。”历代中医文献中有许多病症相当于该病。如《素问·宣明五气》中的“癃”，《景岳全书》中的“淋浊”，《诸病源候论·虚劳小便小浊候》中的“白浊”，《证治要诀》中的“精浊”等。

【流行病学】

一、传染源

疾病患者和病原体携带者。

二、传播途径

（1）直接性接触感染：与患有非淋菌性尿道炎的患者性交时。男性非淋菌性尿道炎约30%～70%可通过性交传染给女性，反之亦有25%～50%患有衣原体性宫颈炎的女性，经性交亦可传给男性。

（2）间接接触感染：使用患有非淋菌性尿道炎的患者用过的衣裤、床上用品、毛巾、浴盆、抽水马桶等。

（3）产道感染：患有非淋菌性尿道炎的产妇通过产道感染新生儿。另外妇产科医生和母亲的手指也是把病原体带给新生儿的一个重要途径。

三、人群易感性

好发于青、中年性旺盛期，女性患者多于男性，25 岁以下占 60%。

四、流行特征

自 20 世纪 60 年代中期起，本病国外人群的发病率已经超过淋病，在欧美居性传播疾患发病率的首位。我国自 80 年代以来已有发现，且发病率逐渐上升，成为临床常见的一种性传播疾病。目前占报告病例总数的第 3 位，仅次于淋病和生殖器疣。

【中医病因病机】

中医学认为，本病多因房室不洁，或间接感染湿浊疫疠之气，由溺窍或阴户而入，阻滞下焦，蕴结膀胱，化热化火，导致膀胱气化不利，肝经气机不畅，水道不利而为淋。甚或气血瘀阻，而生诸症。湿热秽毒久恋不解，化火伤阴；或素体阴虚，复感湿热秽毒，致阴虚湿热，虚实夹杂，病情反复，迁延难愈。

【西医病因病理】

一、衣原体

根据许多国家报告，30% ~ 50%NGV 患者，20% 淋病患者和 0.5% 性活动强但无尿道炎症状的患者，以目前常用的培养方法，尿道分泌物可培养出衣原体。女性患者因多数无症状或仅表现为白带增多等妇科症状，难以确定其发病率，有人估计女性患者可能为男性的 4 倍。

衣原体是一种寄附于腺上皮细胞胞浆内的微生物，呈球型，有特殊的生长周期。每个生长周期有两种发育型。

感染型为原体（elementary body），呈球形，大小介于细菌与病毒之间（300 ~ 400nm）。原体可在细胞外生存，有感染性。当其附着在易感细胞表面时，被细胞吞饮，在细胞内原体变成另一种繁殖型。

繁殖型即始体（initial body）。始体呈圆形或椭圆形，按二分裂方式繁殖，最后始体重新组织成原体，从细胞内释放出来，再感染其他健康易感细胞。整个生长周期为 72 小时。

衣原体分为鹦鹉热衣原体和沙眼衣原体（Chlamydia trachomatis）。沙眼衣原体至少有 15 个血清型。D–K8 种血清型与 NGU 有关。L1、L2、L3 各型与性病性淋巴肉芽肿 (第四性病) 有关。

二、支原体

（1）分解尿素支原体（ureaplasma urealyticum）：是一种原核微生物，能产生尿素分解酶分解尿素，呈球杆状，因其缺乏坚硬的细胞膜，故不为青霉素所抑制，四环素、红霉素、大观霉素对之有效。现已从人类泌尿生殖道分离出来 7 种支原体，其中分离率较高而与泌尿生殖道疾病有关的是分解尿素支原体，其次是人型支原体。婴儿或无性交接触的女性生殖道内找不到分解尿素支原体。而在性生活混乱者中这种支原体阳性率较高。Mc Donald 1982 年报告 587 例急性尿道炎症状患者，其中 209 例 (36%) 中段尿中分离出分解尿素支原体。

（2）人型支原体（mycoplasma hominis）：这种支原体对外界环境抵抗力弱，45℃ 15min 即可被杀死。对肥皂、酒精、四环素、红霉素敏感。

衣原体除致成尿道炎、眼结膜炎外，还可致成其他生殖器官炎症，如附睾炎、前列腺炎、宫颈炎、阴道炎、输卵管炎及盆腔炎等。新生儿通过感染的产道可诱发眼结膜炎、肺炎。男性同性恋者，可患直肠炎及咽炎。

【临床表现】

非淋菌性尿道炎潜伏期为 1 ～ 5 周，一般为 2 ～ 3 周。有 30% ～ 40% 的患者在感染后可无明显症状，甚至无症状，成为带菌者。临床有尿道炎的表现，而尿道分泌物涂片及培养淋病奈瑟球菌均为阴性。成人男性的感染部位在尿道黏膜，女性感染部位在宫颈。新生儿主要引起结膜炎和肺炎。

一、男性非淋菌性尿道炎

男性非淋菌性尿道炎症状比淋病轻，起病不如淋病急，症状拖延，时轻时重。尿道有刺痒感或灼热感，偶有刺痛感，尿道口有分泌物，但较淋病的分泌物稀薄，为清稀状水样黏液性或淡黄色黏膜脓性，分泌物量也较淋病少。在长时间未排尿或晨起首次排尿前才逸出少量分泌物，有时仅表现为晨起痂膜封住尿道口（呈黏糊状，称糊口，痂膜易被尿流冲掉）。或裤裆被污染，有分泌物附着。检查时，有的需由后向前按挤前尿道才可能有少许分泌物由尿道口溢出。有时患者有症状无分泌物，也可无症状而有分泌物。有时患者无任何自觉症状。初诊时很易被漏诊。

亚急性期常合并前列腺感染，患者常出现会阴部胀痛、腰酸、双股内侧不适感，或在做提肛动作时有自会阴向股内侧发散的刺痛感。肛诊时前列腺纵沟不明显或表面类似核桃壳凹凸不平，少数病例B型超声波诊断可证实不同程度的增大。合并副睾炎者不多见。

二、女性非特异性生殖道感染

女性非淋菌性尿道炎的特点是症状不明显或无任何症状。当被感染引起尿道炎时，约有50%有尿频、尿道灼热感或排尿困难，尿道口可发现有少许浆液样或黏液脓性分泌物，但一般无尿痛或仅有轻微尿痛的症状。有时宫颈也有炎症或糜烂，宫颈分泌物中有多数分叶型白细胞（高倍镜下每视野超过10个）。检查时发现，宫颈水肿、糜烂，白带增多，所以经常造成外阴或阴道瘙痒。前庭大腺患病的女性患者，前庭大腺肿大，局部红肿，也可能形成脓肿，需要切开引流。合并有输卵管炎、子宫内膜炎、盆腔炎的患者，会出现相应的症状。

女性患者多见以子宫颈为中心扩散的生殖系统炎症。多数无明显自觉症状，少数重症患者有阴道重坠感，当感染扩及尿道时，尿频、尿急是引起患者注意的主要症状。感染局限在子宫颈，表现为白带增多、浑浊，子宫颈水肿、充血或表面糜烂。感染扩及尿道表现为尿道口潮红、充血，挤压尿道可有少量分泌物外溢，但很少有压痛出现。

支原体感染常见的合并症为输卵管炎，少数患者可出现子宫内膜炎及盆腔炎。

三、新生儿感染

新生儿通过感染的产道、生后3 ~ 13天可发生眼结膜炎，眼部有黏液脓性分泌物，也可无分泌物。但多不侵犯角膜。下生后2 ~ 3周可发生肺炎。症状不断加重，呼吸急促为其特点，但不发热。其中半数患儿有眼结膜炎。极少数患者可伴发Reiter综合征，包括尿道炎、关节炎、角膜炎、结合膜炎及皮疹。

四、并发症

常与淋病同时感染。前者先出现淋病症状，经抗淋病治疗后，淋病奈瑟球菌被青霉素杀死，而衣原体、支原体依然存在。在感染 1 ~ 3 周后发病。临床上很易被误认为淋病未治愈或复发。处理不当或治疗不及时可引起并发症（1%）。如急性附睾炎、前列腺炎、输精管炎、衣原体还可影响精子活力，造成性功能障碍。女性宫颈炎、宫颈糜烂、前庭大腺炎、阴道炎、输卵管炎、盆腔炎、异位妊娠等。最后导致异位妊娠、不育、流产、死胎。宫颈炎是最常见的合并症。合并宫颈炎者，近一半患者无症状。有症状者主要体征为宫颈管白带多，呈黏液脓性分泌物，充血和水肿也常发生。而宫颈炎不经治疗，30% ~ 40% 将上行发展成为子宫内膜炎，8% ~ 10% 发展成为输卵管炎，可导致慢性腹痛、盆腔炎、不育、宫外孕等。也可感染婴儿引起结膜炎和肺炎。男性同性恋者可患直肠炎及咽炎。

【实验室检查】

一、沙眼衣原体感染实验室诊断

诊断沙眼衣原体感染常用的实验室方法有以下几种：

（1）标本涂片染色直接镜检。

（2）细胞培养法。

（3）抗原检测试验，包括直接免疫荧光法和酶联免疫吸附试验。

（4）DNA 杂交及 PCR 技术。

（5）血清抗体检测。

二、支原体感染实验室诊断

支原体感染的实验室诊断主要是支原体的培养和血清学鉴定，目前主要采用基因诊断。

（一）支原体培养

（1）采集标本，一般为泌尿生殖拭子或刷片，少数取前列腺液、精液、关节液，或取输卵管、直肠活检物，近年来用初段尿标本离心物，以取代尿道拭子。拭子取材时，将拭子插入男性尿道 2 ~ 4cm，用力擦取。该方法容易造成尿道损伤及继发感染。用时须慎重。女性则需先清洁宫颈鳞状与柱状上皮结合部，用细胞刷收集宫颈标本，能增加感染细胞的数量，较棉拭子敏感性高。

（2）常用培养基为牛心浸液或蛋白胨，并含 1% 新鲜酵母浸液，10% ~ 20% 动物血清及 0.5% 氯化钠，还可加葡萄糖和精氨酸以促进 MH 和 MG 生长，加入尿素以供 UU 代谢，适量加青霉素抑制杂菌。

（二）血清学鉴定法

最常用的是琼脂扩散法，即将支原体接种到琼脂皿上。然后再用浸过适量血清的滤纸放到琼脂表面，观察哪一种能抑制支原体生长。也可用琼脂表面的菌落作荧光抗体染色法，用落射荧光显微镜观察，此法的优点是可以利用最初生长在琼脂表面上的菌落而不必将支原体传代。

（三）血清学诊断试验

酶联免疫吸附试验（ELISA）的敏感性高，微量免疫荧光法（MIF）具有快速特点。

（四）基因诊断

利用 DNA 探针对支原体诊断其敏感性稍差，但特异性高，用 PCR 技术，敏感性、特异性均高。

【诊断与鉴别诊断】

一、诊断要点

（1）病史：近 3 个月来有婚外性行为或配偶感染史。

（2）临床表现：典型的症状为尿道刺痛，伴有或轻或重的尿急、尿痛和排尿困难、有尿道黏液或黏液脓性分泌物，尿道口潮红。

（3）实验室检查：通过各项检查证实引起非淋菌性尿道炎的病原体或有排除淋病奈瑟球菌感染的尿道炎。清晨首次尿沉渣涂片检查有白细胞，400 倍镜下至少 10 ~ 15 个以上；尿道分泌物或尿道试子涂片检查有白细胞，1000 倍镜下至少 5 个以上。

二、鉴别诊断

1. 淋病

非淋菌性尿道炎必须与淋病鉴别。临床上除潜伏期比淋病长外，在临床经验上病程较长，未经治疗时症状自然消退比淋病慢，可在一个长时期内保持一个低程度的尿道炎症状。在临床表现上，NGU 与淋病菌的区别在于尿道分泌物较少，常呈水样透明，排尿困难也没有淋病严重。妇性 NGU 症状轻，临床上很难与淋病区别，但实验室检查很容易鉴别，淋病患者培养可发现淋病奈瑟球菌，分泌物涂片可查见多形核白细胞（PMN）内有革兰氏阴性双球菌。

2. 慢性前列腺炎

慢性前列腺炎也常常伴有尿道的不适，尿道口出现分泌物，但慢性前列腺炎主要是会阴不适，排尿不畅，尿道口分泌物为前列腺液。

【中医辨治】

一、治疗原则

早期以清热化湿、泻火解毒、化浊通淋为主，后期脾肾亏虚者兼健脾益肾。

二、辨证论治

1. 湿热下注证

[症状] 男性尿道外口微红肿，有少许分泌物，女性有阴部瘙痒、带下量多、小腹疼痛；小便频数、短赤，灼热刺痛感、急迫不爽，口苦；舌红，苔腻，脉数。

[治法] 清利湿热，分清泌浊。

[方药] 萆薢分清饮合八正散。疼痛明显者，可加入白花蛇舌草、马鞭草；分泌物多者，可加入土茯苓、泽泻；尿血者，加白茅根、小蓟；小便流脓者，加穿心莲、黄芩；小便涩痛者，加石韦、金钱草。

2. 肝郁气滞证

[症状] 男性尿道口有秽浊之物流出，女性带下异常；小便涩痛，尿不尽感，小腹满痛或胸胁隐痛不适，心烦忧郁，口苦；舌红，苔腻，脉弦。

[治法] 疏肝解郁，利气疏导。

[方药] 丹栀逍遥散加减。尿痛明显者，可加入白花蛇舌草、淡竹叶；尿痛引少腹或睾丸者，加橘核、荔枝核、冬葵子；小腹刺痛者，加王不留行、川楝子。

3. 脾肾亏虚证

[症状] 小便不甚赤涩，但淋沥不已，时作时止，遇劳即发，男性尿道

口有白浊之物，女性白带量多；腰膝酸软，大便溏薄，精神困惫；舌质淡，脉细。

［治法］健脾益肾，利尿止淋。

［方药］四君子汤合六味地黄丸加减。病程长、日久不愈者，加牡丹皮、桃仁、地龙。

4. 肝肾阴虚证

［症状］排尿不畅或尿后余沥不尽，尿管内口有干涩感，或刺痒不适，日久不愈，反复发作。腰膝酸软，失眠多梦，口干心烦，尿少便结，舌红少苔，脉细数。

［治法］益肾养肝，滋阴清热。

［方药］知柏地黄汤加减。小便不利者，加滑石、薏苡仁；失眠者，加枣仁、茯神。

【西医治疗】

一、抗病毒治疗

（1）四环素：每次 0.5g，每日 4 次，至少服 7 日。一般 2 ~ 3 周。或四环素合剂 1 ~ 2 片，口服，每日 2 次，连服 2 ~ 3 周。四环素类药物对妊娠妇女有致畸作用，故应禁用。

（2）强力霉素：首次口服 0.2g，以后每次 0.1g，每日 2 次，共服 7 ~ 10 日。

（3）阿奇霉素：首次 0.5g，以后每次 0.25g，每日 1 次，共服 5 日。或 1g，1 次顿服。

（4）美满霉素（二甲胺四环素）：即刻 0.2g，以后每次 0.1g，每日 2 次，共服 7 ~ 10 日。患者服用后，部分有头晕、心慌、胃脘不适恶心，呕吐等不良反应。

（5）红霉素：口服每日 0.25g ~ 0.5g，每日 3 ~ 4 次，7 ~ 10 日为一疗程。

（6）罗红霉素：每次 0.3g，每日 1 次，共服 7 日。或每次 0.15g，每日 2 次，共服 7 日。有 7% 的患者出现不良反应。

（7）红霉素硬脂酸盐：每次 0.5g，每日 4 次，共服 7 日。

（8）红霉素琥珀酸乙酯：每次 0.8g，每日 4 次，共服 7 日。

（9）土霉素：250mg，每日 4 次，连服 7 日。

（10）氟嗪酸（氧氟沙星）：口服 200 ~ 300mg，每日 2 次，连服 7 ~ 14 日。

亦可用氧氟沙星注射液静脉滴注，但不可滴速过快。

（11）氟哌酸：200mg，每日 3 次，共用 14 日。

（12）环丙氟哌酸：250 ~ 400mg，每日 2 次，连服 7 ~ 14 日。

（13）泰力特（红霉素类抗菌素）：口服消炎治疗。

（14）泰利必妥：每次 0.2g，每日 2 次，共服 7 日

（15）头孢曲松（菌必治）：0.25 ~ 1g，肌注或稀释后静脉滴注。

（16）先锋五号（头孢唑林钠）：2 ~ 6g，分多次肌注或稀释后静脉滴注。

（17）壮观霉素：男性 2g，女性 4g，一次肌注。

（18）环丙沙星：250 ~ 500mg，每日分两次口服。可静脉滴注。不宜跟茶碱类药物同时使用。

二、对症治疗及支持治疗

单纯有衣原体感染，一般治疗 2 周可治愈。单纯有支原体感染，一般治疗 4 周可治愈。两者都感染者，治疗时间要延长。合并症的非淋菌性尿道炎经上述一类药物治疗后应换另一类继续治疗并适当延长疗程。

应遵循及时定量、规则用药的原则，根据不同病情选用相应的抗生素治疗。磺胺、利福平对衣原体有效，对支原体无效；庆大霉素、新霉素、多粘菌素对衣原体无效；链霉素、大观霉素对衣原体无效，对支原体有效。孕妇及儿童不宜用四环素、强力霉素、喹诺酮类药物，可选用红霉素。如属淋病和非淋菌性尿道炎双重感染者，则先采用青霉素、淋必治等治疗。目前对四环素、强力霉素、红霉素已有不少菌株产生耐药。新一代合成抗菌药喹诺酮类，不但对衣原体、支原体有效，对淋病奈瑟球菌也高度敏感。总之，治疗非淋菌性尿道炎以四环素、红霉素族药物为主，阿奇霉素、米诺环素是近年来常用的治疗本病的药物，它们的疗效较四环素高，有效率约 90% 以上。全国各地在治疗本病时，均有不同的经验。

【简方治疗经验与其他疗法】

（1）苦参 20g，蛇床子 20g，地肤子 20g，黄柏 20g，野菊花 20g。水煎外洗，每日 1 次，每次 30 分钟。

（2）土茯苓、苦参各 30g，黄柏、地肤子各 20g。每日 1 剂，水煎外洗。

（3）取市售洁尔阴、皮肤康、洁身纯等洗液，兑入适量的清水，冲洗患部。

【预防】

（1）树立正确的性观念、性道德，做到洁身自好，杜绝不洁性行为，预防感染。

（2）性交时使用避孕套，或预防性使用抗生素，可以减少感染的机会。

（3）患病后要及时诊治，早期发现，积极规范、系统治疗。

（4）性伴侣同时治疗。

（5）患病期间，严禁性生活，并注意个人卫生，正确处理污染物品，防止家庭内传染或传染他人。

（6）患病期间禁酒，少食辛辣刺激之品，适当休息，以免加重病情。

（7）高危新生儿应及时进行预防性治疗。

第十四节　细菌性阴道病

细菌性阴道病（Bacterial Vaginosis）又名非特异性阴道炎，是一种混合性细菌感染，不是由特异的病原体引起的阴道炎症。临床上以阴道坠胀、灼热、分泌物增多味臭、黏膜充血、触痛为主要表现。阴道分泌物常能找到病原菌。

根据临床特征，本病属中医“带下病”“阴痒”“阴肿”“阴痛”等范畴。如《诸病源候论》曰：“阴肿者，是虚损受风邪所为。胞经虚而有风邪客之，风气乘于阴，与血气相搏，令气血否涩，腠理壅闭，不得泄越，故令阴肿也。”阴痛、阴痒的病名出自《诸病源候论》《肘后备急方》，其有关带下量多、色黄、阴户肿胀、疼痛难忍的症状描述与本病极其相似。

【流行病学】

一、传染源

细菌性阴道病患者。

二、传播途径

本病与多性伴有关，但是否由性传播所致仍不清楚。所以有人将本病归纳为内源性疾病。

三、人群易感性

各种年龄的女性均有发病的可能，多见于育龄期妇女。

四、流行特征

本病常见，国内最早关于本病的调查为 1990 年。全国性病防治研究中心在南京地区发现其患病率在成年健康妇女中为 18.92%，在性罪错妇女中为 36.73%，在妇科门诊有阴道异常分泌物的患者中为 43.33%。

【中医病因病机】

中医认为本病的形成主要是湿热、毒邪蕴结阴部肌肤，伤及任带二脉所致。无论外感湿热、毒邪，还是内伤肝脾致湿热内生，均可郁久化毒。湿热蕴结煎熬津液，故带下色黄、质黏稠；若湿盛热微，而见带下色黄如水样；味秽臭为湿热久渍所致；湿热交结下注，阴部受损，故有阴部灼热、瘙痒之症。湿热内蕴，则见纳差心烦，口苦而腻及舌红苔滑腻、脉滑数之象。若久渍阴部可损及任带二脉，致任脉不固，带脉失约，故带下量多，阴户肿痛不适。伤及气血可见带下赤白相兼；湿热毒邪久渍，故有带下如脓，有臭气；湿热毒邪蕴结阴部，阴部肌肤受损，故见阴痒、阴痛；热甚伤津，故有烘热口干、大便干结、小便黄少、舌红苔黄干、脉数等症。

【西医病因病理】

西医认为本病发生的原因有多种因素，如阴道内使用了腐蚀性的药物，阴道内有异物（如放子宫托，阴道内有棉花、木梗等），阴道手术的损伤，长期的子宫出血，盆腔炎，子宫内膜炎，身体虚弱，产后恶露不绝，长期带下增多等，使阴道的正常酸碱度被破坏，阴道抵抗力下降，受到葡萄球菌、链球菌、大肠杆菌等致病菌的侵袭而引起阴道炎症。细菌性阴道病的主要致病菌有加特纳菌、厌氧菌、葡萄球菌、链球菌、大肠杆菌及变形杆菌。近年的研究认为，细菌性阴道病是由于阴道内乳酸杆菌减少，其所产生的乳酸也减少，影响阴道 pH 值的降低而其他细菌大量繁殖所引起。

【临床表现】

患者突出症状是鱼腥气味的阴道分泌物增多，有大量胺类挥发的气味。性交时碱性前列腺液引起胺类挥发，臭味加重。

阴道有下坠、灼热感，严重时下腹部有不适感和性交痛。阴道分泌物增多，呈浆液性或脓性，有异常臭味。分泌物外流刺激尿道口，可有尿频、尿急、尿痛等。急性期间可有体温稍升高，白细胞增多，全身乏力。

窥阴器可见阴道黏膜肿胀充血，触痛明显。阴道分泌物量多色黄，有臭味如脓样，浸渍尿道外口时，可见局部有来自阴道的脓性分泌物。有时有浅表小溃疡，阴道内 pH 值偏碱性。

【实验室检查】

一、阴道分泌物镜检

取少许阴道分泌物用革兰氏染色法镜检，可见乳酸杆菌减少，而其他细菌增加。可见散在的上皮细胞多于白细胞，其表面有很多细菌，使其边缘呈锯齿状而不清晰，形成所谓线索细胞（cluecell）。如有 20% 以上的上皮细胞有此表现，可作为诊断此病的指标。多次检查不见滴虫及霉菌。

二、细菌代谢产物检测

正常成年妇女阴道中有机酸主要为乳酸，细菌性阴道病患者会出现琥珀酸，采用气液相分析仪检测阴道液，以琥珀酸 / 乳酸＞ 0.4 作为诊断的临界值。

【诊断与鉴别诊断】

一、诊断要点

（1）阴道内均匀一致的分泌物。

（2）分泌物 pH 值大于 4.5。

（3）分泌物加 10% 氢氧化钾出现胺味。

（4）阴道分泌物镜检阳性。

符合以上标准中任何三项（必须具有第四项）即可确诊。

二、鉴别诊断

1. 滴虫性阴道炎

细菌性阴道病的异常阴道排液与滴虫性阴道炎的阴道分泌物性状不同。滴虫性阴道炎患者阴道分泌物量多，质稀，有泡沫伴腥臭味，并且外阴、阴道瘙痒明显。体检可见阴道壁有杨梅样的红色颗粒，分泌物镜检可见滴虫活动。

2. 霉菌性阴道炎

细菌性阴道病与霉菌性阴道炎均有阴道分泌物增多，但霉菌性阴道炎的分泌物呈凝乳样或豆腐渣样，阴道黏膜附有白色膜块状物，其下黏膜常有红肿。分泌物镜检可见芽孢和假菌丝。

3. 阿米巴性阴道炎

细菌性阴道病与阿米巴性阴道炎不仅阴道异常排液性状不同，而且尚有特征性的区别。阿米巴性阴道炎的阴道分泌物呈血性浆液性，或黄色黏稠脓性状，阴道检查可见典型的溃疡，分泌物涂片检查或培养能找到阿米巴滋养体。

4. 老年性阴道炎

多见于老年妇女及人工绝经后的患者，阴道壁老年样变，黏膜薄，皱褶少，弹性差易出血，有时有溃疡或粘连，分泌物多，可见大量脓细胞。

【中医辨治】

一、治疗原则

本病多由湿热、湿毒蕴结下注而成，因此以实证为主，也有本虚标实及邪气久渍、正气受损的虚证。治疗原则依据审因论治原理，湿热下注者，治以清热利湿；肝经湿热者，则疏肝清热；肝肾阴虚者，则宜滋补肝肾。但临证之时要标本兼顾，酌情止痛、止带、通淋。

二、辨证论治

1. 湿热下注证

[症状] 带下量多，色黄有臭味，质黏稠或黄水样，阴痛、阴痒，灼热，或小腹痛；小便黄少，纳差心烦，口苦而腻；舌红苔黄腻，脉滑数。

[治法] 清热利湿止带。

[方药] 止带方加味。心烦便秘者，加大黄、龙胆草、生地黄。

2. 湿毒内侵证

[症状] 带下量多，质稠如脓样，有臭气，或带下赤白相兼，阴部瘙痒肿痛；烘热口干，大便干结，臭秽，小便黄少；舌红苔黄干，脉数。

[治法] 清热利湿解毒。

[方药] 五味消毒饮加味。赤白带下者，加樗根白皮；若脾胃虚弱，中气

不足者，加黄芪。

3. 脾气虚证

[症状] 带下量多，色白或淡黄，质稀薄，无臭气，绵绵不断，神疲倦怠，纳少便溏为主症。并有面色㿠白，四肢不温，或两足跗肿。舌质淡边有齿痕，苔白腻，脉缓弱。

[治法] 健脾益气，升阳除湿止带。

[方药] 完带汤加减。带下日久不止者，加煅龙骨、煅牡蛎、芡实，兼以收敛止带；脾虚及肾、以致腰痛者，加续断、杜仲，以补肾府；气虚甚而气短者，去党参，加黄芪、人参，以增强益气之功；带下间见色黄者，加黄柏、椿根皮，兼以清热化湿止带。

4. 肾阳虚证

[症状] 带下量多，绵绵不断，质清稀如水，腰痛腹冷，头晕耳鸣，舌淡。多伴面色晦暗，畏寒肢冷，小便清长，夜尿频多，大便溏薄。苔白，脉沉细弱或迟。

[治法] 温肾培元，固涩止带。

[方药] 加味鹿角菟丝子丸。夜尿频多而甚者，加益智仁、覆盆子，以温肾缩尿；腰痛而冷者，加巴戟天，以温肾府；气短心悸者，加黄芪，以益气。

5. 阴虚湿热证

[症状] 带下量少、阴部干涩灼热为主症。伴有阴部瘙痒，腰膝酸软，头晕耳鸣，口干咽燥，五心烦热，失眠多梦。舌红，苔少，脉细。兼湿热并见带下，量不甚多、色黄或赤白相兼，质稠或有臭气，苔黄腻，脉细数。

[治法] 滋阴降火，利湿止带。

[方药] 知柏地黄汤加味。阴虚血热、带下赤白者，加旱莲草、地榆炭，以凉血止血；带下量少者，去车前子、地肤子，加女贞子、旱莲草、玄参，以滋阴；腰痛者，加桑寄生、续断，以益肾府。

6. 痰湿下流证

[症状] 带下量多，色白或黄，黏稠如痰，胸闷泛恶为主症。并有神倦嗜卧，纳谷不馨，腹坠不适，肥胖痰多。舌淡红边有齿痕，苔白滑腻，脉滑。

[治法] 化痰除湿，健脾升阳。

[方药] 苍白二陈汤加升麻、柴胡。痰湿郁久化热，舌红苔黄滑，带黄者，加黄柏、椿根皮，以清热除湿止带；小便短而频数者，加滑石、车前子，以清热利尿；兼气虚气短者，加党参，以益气健脾。

【西医治疗】

一、一般治疗

治疗细菌性阴道病，应针对病因进行，如修补阴道损伤，清除阴道内异物，避免涂抹腐蚀性药物及停止使用避孕用具及油膏，治疗盆腔炎、附件炎及子宫内膜炎等疾病。如有全身反应，应卧床休息，注意营养。

二、抗菌治疗

（1）甲硝唑 0.3g，每日 2 次，连服 7 日。

（2）克林霉素 0.3g，每日 2 次，连服 7 日。

三、对症治疗及支持治疗

纠正阴道酸碱度及局部应用抗感染药物。用 1% 乳酸或 0.5% 醋酸或 1∶5000 高锰酸钾溶液冲洗阴道，拭干后用下列药物治疗：

（1）将青霉素、红霉素粉或庆大霉素喷敷在阴道壁，每日 1 次，连用 5 ～ 10 次为 1 疗程。注意青霉素必须做过敏试验。

（2）使用 0.2% 甲硝唑溶液浸透无菌纱布，加入氟哌酸粉剂 1.0g，将纱布送入阴道深部，每晚 1 次，第二天晨起取下，5 ～ 10 次为 1 疗程。

（3）取土霉素 0.5g，或磺胺噻唑 0.5g，做成栓剂放入阴道深部，每晚 1 次，10 次为 1 疗程。

【简方治疗经验与其他疗法】

一、外治法

（1）阴道冲洗剂：苍术、百部、蛇床子、黄柏、苦参、连翘各 15g，荆芥 10g，枯矾 5g，土槿皮 15g。浓煎成 250mL 药汁，每日作阴道灌洗，5 ～ 10 日一疗程。

（2）熏洗冲剂：蛇床子、苦参根、艾叶、明矾按 3∶3∶3∶2 的比例研成细末，用纱布袋包装，每包 30g，开水冲泡后趁热先熏后洗，坐浴 15 分钟。平均用 9 包为 1 疗程。

（3）妇宁栓：本品具有清热解毒、燥湿止痒、祛腐生肌、化瘀止痛之功效，主治湿热下注型阴道炎。外用，每晚睡前洗净阴道将栓剂一枚送入阴道深部，7 日 1 疗程。

二、针灸疗法

（1）针法：取带脉、中极、阴陵泉、下髎、行间，针刺，用泻法。若阴中痒痛者，加蠡沟、太冲；带下色红者，加间使。

（2）灸法：取命门、神阙、中极穴，用艾卷灸，每穴 5 分钟，隔日 1 次，10 ～ 15 次 1 疗程。

（3）穴位贴药疗法：取神阙、脾俞，用白鸡冠花（醋炙）、红花（酒炒）、白术、荷叶（烧灰）、茯苓、陈壁土、车前子各等份，取黄酒适量，将诸药混合粉碎研末过筛，用药时每次取药末 35g，用黄酒调成稠糊，分别涂布神阙、脾俞，盖以胶布固定，每 3 天换药 1 次。

【预防】

一、注意个人卫生，保持外阴清洁

建议每天用 5% 浓度的洁尔阴洗液清洗外阴，能杀灭致病菌，防止性病传播，并能润滑阴道，保护阴道黏膜，消除异味，起到预防作用。

二、注意饮食营养，提高身体素质

应重视营养均衡，多吃富含蛋白质食物，如瘦肉、鱼类、豆类，增强免疫力；补充维生素，多吃新鲜蔬菜，如橙子、西兰花；避免辛辣刺激性食物，以防加重病情。

第十四章 其他疫病

第一节 麻 风

麻风，又名汉森氏病，是麻风分枝杆菌（以下简称麻风杆菌）所引起的慢性传染病。临床以慢性肉芽肿为其特征，主要侵犯皮肤及周围神经，免疫功能低下者则可累及深部组织及器官。本病呈世界性分布，大多呈散发，也可呈地方性流行，有多种传播方式，一般认为密切的直接接触是主要的传播途径，儿童发病率最高，麻风很少引起死亡，但可导致肢体残废和畸形而丧失劳动力。

根据本病的临床特征，本病属中医“麻风”“大风”“暑湿”“湿温”“伏暑”等范畴。中医学历代都有有关本病的记载。薛生白谓本病为“外邪所乘，卫气内伏，湿热日久，血随火化而致”。

【流行病学】

一、传染源

麻风患者是主要的传染源。患者的皮肤、黏膜，尤其是鼻腔和上呼吸道分泌物每日可排菌达数百万条。近年来已经发现犰狳、黑猩猩和黑长尾猴也是麻风杆菌的宿主，所以现在认为本病也是一种动物源性传染病，人类密切接触这些野生动物也可能受感染。

二、传播途径

麻风杆菌主要通过破损的皮肤黏膜进入人体，与具有传染性的麻风患者经常密切接触是主要的传播方式；由于鼻腔和上呼吸道分泌物中可大量排出细菌，故飞沫也可传播本病；间接的、不密切的接触不易传染，但麻风杆菌可以在患者的衣物或日用品上存活好几日，故穿着或使用多菌型麻风患者的衣物或日用品而被感染也可成为可能。另外昆虫传播也有可能。

三、人群易感性

麻风可累及各种族和各年龄组人群。发病有两个高峰，即 10 ~ 20 岁和 30 ~ 60 岁，2 岁以下的婴幼儿及 70 岁以上的老年人很少发病。儿童以结核型麻风为主，无性别差异；成人中瘤型麻风多见于男性，男女之比为（2 ~ 3）∶1。

四、流行特征

本病呈不均匀的集簇性分布和地方性流行，其流行主要取决于传染源的存在以及易感人群与患者的接触，与气候地理因素有一定的关系，但社会因素是主要的。本病呈全球性分布，但发病率最高的地区为亚洲和非洲，全球 80% 病例发生于印度、缅甸、印度尼西亚、巴西和尼日利亚。患病率一般与国民收入成反比。麻风在我国的分布不均匀，沿海及西南地区为高流行区，华中为中流行区，西北为低流行区，北方及华北为非流行区，其中以广东省发现的病例最多，占全国的 1/5。现在通过全世界的大力防治，全球麻风发病人数显著下降。

【中医病因病机】

中医学认为，本病多由素体亏虚，正气卫外不固，感受疫邪，卫气被郁而内伏，郁而不达则化热，血随火化，内犯营血故导致发斑、疱疹、溃疡；热盛伤气，肺外合皮毛，肺气耗伤则毛发脱落、皮肤干燥；脏腑功能失调，机体失养，热毒炽盛，消骨灼肌，故有肌肉萎缩、运动障碍及机体部分畸形改变。总之，本病是由素体亏虚，感受疫邪所导致，是虚实夹杂证。

【西医病因病理】

西医学认为，本病是由麻风杆菌侵入人体而引起。麻风杆菌侵入人体后是否发病，以及发病后病理演变过程、临床表现等均取决于人体对麻风杆菌的免疫力。对麻风杆菌免疫力强者，虽受感染可不发病或发病后能自愈，即使发病也属结核样型。对麻风杆菌缺乏免疫力者，感染后表现为瘤型，传染性较强。近年来对麻风的免疫学发病机制进行了广泛的研究，麻风杆菌的细胞壁对于吞噬作用的抵抗力较强，补体的活化促进对麻风的调理作用，也促进吞噬作用，之后是吞噬溶酶体的融合及细胞内杀灭作用。健康人接触麻风患者后可以识别抗原，并可有效地清除被吞噬的细菌，而易感者则不能。健康人接触麻风患者后，其单个核细胞对多种麻风杆菌抗原起反应。麻风的主要病理变化是迟发型超敏反应性肉芽肿和弥漫性淋巴细胞性皮炎浸润伴有麻风细胞。组织学改变随免疫学应答而变化，抗酸杆菌数目随免疫性降低而增多。真皮及外周神经病变最为突出，但也可以在眼、喉、口腔、淋巴结、脾、骨髓、肝、肾上腺及睾丸等处引起损害。中枢神经系统、心脏、肺及胃肠道一般不受侵犯。

【临床表现】

潜伏期一般 2 ~ 5 年，短者 3 月，长者可达十余年。少数有不适，肌肉、关节、四肢酸痛，感觉异常等前驱症状。

一、皮肤症状

绝大多数皮损形态多样，如斑疹、丘疹、斑块、疱疹、结节、溃疡、萎缩等，并有眉毛、头发、汗发脱落，汗闭，皮肤干燥，局部出现浅感觉，温、触、痛觉障碍，病损皮肤中可以找到麻风杆菌。

二、周围神经症状

几乎每个麻风患者均有不同程度的周围神经损害，易受损的神经为耳大、尺、桡、正中、腓总、面、眶上等神经，受损的神经变粗大，呈梭状，念珠状，或均匀地肿大，有的有干酪样坏死、纤维化或钙化；早期有浅感觉障碍，依次为温、痛、触觉消失。可有运动障碍，常由肌肉萎缩或瘫痪所导致。如尺神经受损则小指及无名指弯曲，小鱼际肌及骨间肌萎缩，形成爪形手；正中神经受累，则大鱼际肌群麻痹，萎缩，形成“猿手”；桡神经受损则形成腕指下垂；腓神经受损则可产生足下垂；面神经受损则面肌瘫痪，形成“兔眼”及口眼歪斜；如调节血管舒缩的自主神经受损害，可造成供血不足的肢体营养性障碍。晚期可致皮肤干燥、水疱、溃疡，爪甲增厚而失去光泽、易裂，肌萎缩，手足骨质疏松而变形，由于循环障碍导致指趾紫绀，肿胀等。

晚期瘤型麻风患者其眼球、鼻喉、淋巴结、肝、脾、肾、骨组织、卵巢、睾丸等脏器组织也常受损害。

三、并发症和后遗症

1. 并发症

最常见的并发症是足底的慢性溃疡，中、晚期的瘤型麻风患者，可有眼部的并发症，如虹膜睫状体炎。

2. 后遗症

麻风患者常因外周神经受侵犯而导致畸形及残疾。

【实验室检查】

一、麻风菌素实验

方法是皮内注射，注射部位可在前臂或左上臂屈侧，注射量为 0.1mL，局部皮肤用 75% 的酒精消毒。本实验晚期反应的实用价值较大，其意义为：①麻风患者和流行区接触的反应如属阳性，表示对麻风杆菌有抵抗力；属阴性者，表示对麻风杆菌抵抗力差。②对麻风分型有帮助。反应阳性者预后一般良好，反应阴性者预后较差，未定类及界线反应阳性者常转变为结核样型，反应阴性者常转变为瘤型。

二、病理检查

选取活动性明显的皮损，常规消毒后，以 2% 普鲁卡因注入活检组织周围作浸润麻醉后，以手术刀切取 1cm × 0.5cm 的小皮片，防止挤压。按常规固定、包埋、制片，染色应包括苏木紫伊红及耐酸染色。皮损或组织切片查到麻风杆菌可确诊。

三、细菌检查

凡疑为麻风或确诊麻风者均应查菌。取材部位一般主张查 6 ~ 8 处，包括皮损、眶上、耳垂、颧部和颌部。皮损取材应选浸润显著的色黄、红黄或红色皮损处。细菌检查报告应包括细菌数量和形态两个结果，前者叫细菌密度指数，后者叫细菌形态指数。

四、免疫学检查

主要有荧光麻风抗体吸收试验，此法对麻风病亚临床感染的研究和早期诊断具有参考价值；酶联免疫吸附法，此法适合于现场应用；放射免疫测定法，本法特异性及敏感性高，但操作比较复杂，难以在现场推广使用。

【诊断与鉴别诊断】

一、诊断要点

（1）有接触史：曾在流行区居住，或与患者有密切接触。

（2）临床表现：有皮损伴有浅感觉障碍，或仅有麻木区，周围神经干或神经支变粗。

（3）实验室检查：涂片或组织中找到麻风杆菌者可确诊；麻风菌素实验、免疫学检查有助于诊断。

二、鉴别诊断

1. 皮肤病

麻风皮疹的形态多种多样，易与其他皮肤病相混淆。但麻风皮损有不同程度的浅感觉障碍和闭汗，周围神经干或神经支变粗，结合其他检查结果可资鉴别；早期瘤型皮损无明显浅感觉障碍，但细菌学检查常为阳性。

2. 神经系统疾病

缺乏皮损的麻风病例应与某些神经性疾病相鉴别。如股外侧皮神经炎、周围神经损伤、脊髓空洞症、进行性脊肌萎缩症、肌萎缩性侧索硬化症等。结合病史、查菌及组织病理检查不难鉴别。

【中医辨治】

一、治疗原则

麻风患者经确诊后，应立即送往麻风防治机构，争取早期合理治疗。早期、及时、规则的治疗是患者较快恢复健康、减少畸形残疾发生率的关键。临床以解毒活血、祛风除湿治疗以祛除外邪为主，适当结合养阴、疏肝等扶正。

二、辨证论治

1. 结核样及早期瘤型

［症状］皮损为大的红色斑片或成簇丘疹，皮肤干燥，周围神经损害较轻，

只有 1 ～ 2 根神经干变粗，伴有浅感觉障碍，淋巴结和内脏受累不明显。

[治法]解毒活血，祛风除湿，消斑散结。

[方药]大枫子 1500g，苦参、蒺藜、防风、小胡麻、苍耳子各 130g，薏苡仁、荆芥各 260g，桂枝、白芷、川芎、菟丝子、何首乌、川牛膝、苍术、当归、地风、炒草乌、威灵仙、木瓜、肉桂、礞石、栀子、炒川乌、白附子、秦艽、钩藤、天麻、千年健、知母各 65g，白花蛇舌草 33g。共研细末，水泛成细丸，首服 10 ～ 15g，每日 3 次，空腹茶水送服。

2. 界线类麻风

[症状]皮损主要呈多形态，多颜色，表现为斑状浸润，毛发脱落，周围神经干受累数较多，受累者粗大，淋巴结、睾丸、眼、肝、脾常受累，伴有运动障碍及畸形。

[治法]清热解毒，活血祛风。

[方药]苦参 500g，白芷、荆芥、防风、大枫子仁（炒去皮）各 250g，当归、川芎、皂角、威灵仙、全蝎、牛膝、连翘、枸杞、大胡麻、白芍、蒺藜、牛蒡子、海风藤各 100g，天麻、炒杜仲、羌活、独活、砂仁、草乌、白附子、苍术、甘草、蔓荆子、白花蛇舌草各 65g，人参 33g。共研细末，每服 10 ～ 15g，每日 3 次，用茶水送服。

【西医治疗】

一、一般治疗

早期应注意休息，保持局部清洁，防止感染。积极预防，防止外伤。

二、抗菌治疗

1. 氨苯砜

为抗麻风菌的首选药物，价廉，效佳。口服。每周服 6 日，停药 1 日。本药的不良反应为贫血、药物性皮炎、粒细胞减少症、高铁血红蛋白血症及精神障碍。

2. 氯苯吩嗪

为吩嗪类的衍生物，可干扰麻风杆菌的核酸代谢，又有抗炎的作用，故本品对麻风本病的治疗及麻风反应的控制均有效。治疗麻风时，每日 100mg，口服，每周服 6 日，停药 1 日；也可每周服药 2 ～ 3 次，每次 100mg。治疗麻风反应时应从大剂量开始，每日 200 ~ 400mg，当反应控制后缓慢减量。不良反应有皮肤红染、色素沉着、皮肤干燥、恶心、呕吐及嗜睡等，一般较容易耐受。

3. 利福平

对麻风杆菌有显著和较迅速的杀灭作用。本品近期疗效好，但远期疗效不理想，也易产生耐药，不宜长期服用。

4. 丙硫异氰胺

成人每次 100mg，每日 3 次，需连续服用。

5. 氧氟沙星

一种较强的杀麻风杆菌的药物，可用此药物组成新的治疗方案。

6. 联合化疗

一般主张氨苯砜至少与其他两种药物联合使用，合用药是利福平和氯苯吩嗪。

三、对症治疗及支持治疗

慢性溃疡者可口服中药四季青或外敷其乳剂，溃疡周围可注射异烟肼、普鲁卡因等，必要时可扩创，如有死骨或坏死组织应除去。

在中晚期病例中，应注意眼部是否发生病变，如发生虹膜睫状体炎，需及时作扩瞳处理，防止虹膜粘连，一般可用阿托品和可的松液滴眼。

【简方治疗经验与其他疗法】

一、单方验方疗法

（1）生漆、黄连、癞头蛤蟆（焙）适量。3 味共研细末，每服 0.5 ~ 2g，兑酒服。用于病初期。

（2）蝉蜕、金银花、连翘、穿山甲、大黄、防风、云苓、木通、滑石、甘草适量，每日 1 剂，水煎服。适用于病初期而有斑丘疹者。

（3）金银花、土茯苓各 32g，皂角刺 6g，水煎，代茶饮，每日 1 剂。适用于麻风初起。

（4）鲜一支箭、鲜一支蒿各 100g，捣烂煎水外洗。每日 1 剂。适用于麻风伴斑丘疹及溃疡者。

（5）全蝎、白芷、人参、乌梢蛇、酒大黄各 30g，将药共研细末，每次

3g，每日2次，开水送服。适用于麻风病伴感觉障碍。

（6）蜈蚣1条，雄黄末9g。将蜈蚣卷入掺有雄黄的火纸内，醮香油后取出，放在火上燃烧，把滴下之油盛在碗中即可。将油涂皮损患处可去痂止痒。

【预防】

一、管理传染源

有计划地开展线索调查，积极收治患者。有传染性的患者应收入麻风村或院，进行隔离治疗。无传染性患者可在家治疗或边工作、边治疗。对麻风患者家属要做到定期检查、及时发现、早期治疗。

二、切断传播途径

在有麻风的地区，应建立麻风防治网络，有专门机构负责，广泛深入开展宣传工作，消除对麻风的恐惧心理或无所谓的态度，并组织和领导麻风防治工作。开展群众性调查，早期发现麻风患者。

三、保护易感人群

（1）疫苗预防：接种卡介苗、儿童麻风菌素。晚期反应阴性的易感者接种卡介苗，至麻风菌素反应转为阳性为止。无麻风菌素的地方，可作结核菌素试验，阴性者可接种卡介苗。

（2）药物预防：二乙酰氨苯砜油剂1.5mL肌内注射，每75天1次，连续两年。在长期用氨苯砜治疗的地区，用药物预防时应短期服用利福平。

第二节　破伤风

破伤风是破伤风梭菌经伤口侵入人体后所引起的急性感染性疾病。临床以牙关紧闭、局部或全身肌肉强直、阵发性痉挛等为其特征。本病呈世界性分布，通常散发，外伤是其主要传播途径，夏秋季为高峰，男性发病率较高，病死率高。

根据本病的发病季节和临床特征，本病属中医“痉证”“金创痉”“破伤风”“暑温”“暑湿”“伏暑”等范畴。主要因皮内破损，复被外风侵入经络、渐传入里所导致。

【流行病学】

一、传染源

带菌动物是主要的传染源。破伤风梭菌一般寄居在牛、马、骆驼、猪、羊、犬等肠道中，随粪便排出体外，散布到各处土壤和尘埃中。某些人群的粪便中也可含此菌。

二、传播途径

破伤风的主要传播途径为外伤，包括各种大小的刺伤、弹伤、动物咬伤及烧伤等，其次为不洁的人工流产和旧法接生。医源性损伤，如手术、创伤性检查及治疗导致破伤风。

三、人群易感性

各年龄组人群对破伤风均易感。男性感染本病的机会较女性多，发病率也高。少年、工人、农民等因发生外伤较多而易得破伤风。由于婴儿、儿童和青壮年普遍接受了计划免疫，发病率有所降低，而老年人发病率相对增高。

四、流行特征

本病呈世界性分布，发展中国家发病率高于发达国家。患本病后无持久免疫力，故可再次感染。

【中医病因病机】

中医学认为，本病发病必须有创伤和受风邪两个因素。创伤后，或有感染病灶，失于调治，流血过多，营卫空虚，机体抵抗力下降，风邪从创口入侵人体，或由外达里而发生本病。正如《洞天奥旨·疮疡内外论》所说："此所以六气之伤，伤于气血之亏，而七情之伤亦伤于气血之亏也。"此外，肝主筋脉，若风邪由外入里传肝，肝血不调，不能滋养筋脉，以至筋脉运动失常引起角弓反张、牙关紧闭、四肢抽搐等肝风内动之象。

【西医病因病理】

西医学认为，本病由破伤风梭菌经伤口侵入人体，如伤口深而窄，且混有其他需氧或兼性厌氧菌，或有异物或大量组织坏死时，造成伤口缺氧，破伤风梭菌在缺氧的环境下大量生长、繁殖，产生外毒素，沿神经纤维间的间隙扩散，或经淋巴吸收，通过血流到达中枢，进入中枢的毒素被固定在灰质的突触小体膜上与神经节苷脂结合，封闭了脊髓的抑制性突触，使甘氨酸等抑制性传递介质不能释放，导致脊髓运动神经元和脑干的广泛脱抑制。屈肌、伸肌之间的协调失控，同时强烈收缩，从而形成牙关紧闭、四肢抽搐、角弓反张等特有的症状。

破伤风毒素还可直接影响神经肌肉结合处神经突触的传递活动和交感神经，前者因乙酰胆碱的聚集，引起局部肌肉收缩或震颤，后者可因功能亢进，出现血压上升、心动过速、发热、出汗以及尿中儿茶酚胺增加、周围血管收缩等。

破伤风的病理变化主要是脑及脊髓充血、出血，严重者可有脑水肿。运动神经细胞有水肿、核肿大及染色质溶解现象。病程长者，大脑半球可出现散在性脱髓鞘和神经胶质增生，其他各脏器如心、肝、肾和胃肠等也有不同程度的充血和出血。

【临床表现】

一、临床特点

潜伏期一般 1 ~ 2 周，短者则 1 ~ 2 日，长者则可达 1 个月以上。潜伏期的长短与伤口部位、感染情况和宿主免疫状态有关。曾经接受破伤风类毒素预防接种或受伤后用过破伤风抗毒素预防的发病者，潜伏期长。新生儿破伤风的潜伏期为 5 ~ 7 日，俗称“四日风”“五日风”“七日风”等。

初起畏寒、全身不适及低热，1 ~ 2 天后出现烦躁不安、头痛、肢痛，继而咽肌、咀嚼肌痉挛，以致吮乳或咀嚼及吞咽困难，以后逐日加重，终则牙关紧闭，继之全身肌肉活动不灵。痉挛初起时，肌痉挛多呈阵发性发作，每隔数小时发作 1 次，每次发作持续数秒或数分钟，每日次数不定，可自发，也可因外界刺激引起，间歇期肌肉松弛，发作时患者神志清楚，表情恐惧，发作可为全身肌群，也可为局部肌群。面肌痉挛则举眉，皱额，口角向上向外牵引，呈苦笑或狂笑面容；咽肌、胸肌、膈肌痉挛可有呼吸困难、喉头阻塞、通气量不足及发绀等；躯干、四肢肌痉挛则颈项强直、头后仰、身体向后弯，腹肌强直如板，下肢及足伸直，两手握拳，呈角弓反张；如有肛门括约肌、直肠、膀胱括约肌等的痉挛，则可导致便秘与尿潴留。强烈痉挛发作时有剧烈疼痛，往往大汗淋漓，严重的全身痉挛可导致窒息、心力衰竭等。交感神经系统兴奋可引起血压上升、心跳加速、发热、出汗及尿氨基儿茶酚胺增加、周围血管收缩等。

二、临床分型

根据阵发性痉挛的有无与轻重而分为轻、中、重三型。尚有特殊类型。

1. 轻型潜伏期

为10日以上，痉挛前期为48小时以上，每日痉挛发作少于3次，临床表现只有牙关紧闭、局部性肌强直，吞咽无困难。镇静剂疗效良好。

2. 中型潜伏期

为1～2周，痉挛前期为24小时以上，每日痉挛发作多于3次，临床表现牙关紧闭，全身性肌痉挛，有吞咽困难，无呼吸困难，发绀不明显。镇静剂疗效良好。

3. 重型潜伏期

为7日以内，痉挛前期为24小时以内，每日痉挛发作多次或频发，临床表现牙关紧闭，全身性肌强直，频繁发作，有吞咽困难和呼吸困难，发绀明显。镇静剂疗效较差，痉挛不易控制。

4. 特殊类型

（1）局限性破伤风：此型病变与病原菌接触部位有关，多见于有部分免疫力者。临床表现仅限于局部肌肉强直、肌张力增加，不累及全身。

（2）脑型破伤风：头部、面部，主要为眼眶部受伤感染所引起，可表现为面神经、滑车神经、展神经、动眼神经、舌下神经麻痹，或表现为牙关紧闭、面肌及咽肌痉挛。

（3）新生儿破伤风：发病常在出生后1周内。半数无牙关紧闭，仅吸乳困难，但下压下颌时有发射性牙关紧闭。

（4）其他：另外还有产妇破伤风、产道破伤风、耳道破伤风、术后破伤风等。

三、并发症

破伤风常见的并发症有吸入性肺炎、肺不张、肺栓塞、过高热、心律失常、心肌炎、心功能不全、胃肠道出血、脊椎压缩性骨折、凝血功能障碍、血压或高或低、酸碱平衡失调，以及局部伤口和褥疮感染等。静脉吸毒者患破伤风时因免疫力下降，再加上毒品的戒断反应，更容易并发肺部感染、窒息、心力衰竭等；另外还易并发丙型肝炎、艾滋病等。

【实验室检查】

破伤风患者实验室检查无特征性。

一、血象

白细胞总数正常或稍增加，中性粒细胞比例也可稍增多。

二、脑脊液

除蛋白质轻度增多以外，其余均正常。

三、病原检查

约 1/3 的患者的伤口分泌物中可分离到破伤风梭菌。

【诊断与鉴别诊断】

一、诊断要点

（1）感染史：近期内有污染的创伤史、不洁的接生及手术史。

（2）患者有典型的症状，如牙关紧闭、角弓反张、阵发性肌肉痉挛、吞咽困难等即可作出临床诊断。

（3）创伤组织或其分泌物厌氧培养，分离到破伤风梭菌，则确定诊断。

二、鉴别诊断

1. 口腔部疾病

须与局部疾病所导致的张口困难或吞咽困难区别，如龋齿、阻生牙及其他牙病，扁桃体炎、扁桃体周围脓肿，血清病所导致的咽喉水肿、下颌关节脱位、颞颌关节炎（血清病）、病毒性或化脓性腮腺炎。

2. 脑炎、脑膜炎

此类患者均可出现局部性或全身性肌肉痉挛、张口困难，但脑膜炎患者脑脊液多有明显改变。脑炎患者除脑脊液可发生变化外，尚有神志改变，且两者经细菌、病毒培养及免疫学检查，均可发现致病原。

3. 手足抽搦症

新生儿破伤风可无牙关紧闭，应注意区别。此症抽搦限于手足，血钙低，Chvostek 征和 Trousseau 征阳性。

4. 马钱子中毒

该病的发病机制和临床表现与破伤风相似，不同之处是马钱子中毒痉挛间隙期肌肉完全松弛，有服药史或胃内容查出毒物，体温正常，牙关紧闭出现相对较晚，有助于鉴别。

5. 狂犬病

有动物咬伤、抓伤史，有恐水现象而无牙关紧闭，初期仅见咽肌痉挛，后期才有全身肌痉挛或角弓反张，无苦笑面容。

6. 癔病

牙关紧闭持续不长，也无持续性肌痉挛。有时破伤风与癔病可伴发，须注意。

【中医辨治】

一、治疗原则

破伤风的治疗主要是早期、彻底清创伤口，行病原治疗及对症处理。根据病程、临床表现及变证进行辨证，本病进展期属实、属热，治宜息风镇痉。清热解毒为主；恢复期多属虚或虚实夹杂，治疗以养血荣筋、健脾扶正为主。

二、辨证论治

1. 进展期

[**症状**] 轻症为轻度吞咽困难和牙关紧闭，局部肌群痉挛，抽搐较轻，痉挛期短，间歇期较长，易被镇静剂控制。重症为角弓反张频繁而间隙期短，全身肌肉痉挛，高热，面色青灰，呼吸急促，痰涎壅盛，腹壁板硬，胸膜满闷，时时汗出，大便秘结，小便不通。舌质红绛，苔黄糙，脉细数无力。

[**治法**] 息风镇痉，清热解毒。

[**方药**] 玉真散、五虎散加减。高热者，加黄芩、黄连、金银花、连翘、生石膏；痉挛频繁者，加蜈蚣（研末吞服）、地龙；痰涎壅盛者，加天竺黄、竹沥；伤津口渴者，加北沙参、玉竹；便秘者，加生大黄、玄明粉、枳实、厚朴；尿少者，加车前草、白茅根、金钱草。

2. 恢复期

[症状]抽搐已止，但躯干、四肢肌肉发紧，屈伸不利，活动不便，咀嚼无力，食少疲乏，苔薄白，脉滑。

[治法]养血荣筋，健脾扶正。

[方药]当归补血汤、芍药甘草汤加减。若纳呆腹满者，可加砂仁、鸡内金、陈皮；若大便溏薄，面色萎黄，舌质淡，脉细者，可加党参、白术。

【西医治疗】

一、一般治疗

伤口未愈合者需及时、彻底清除一切坏死组织、异物、碎骨等，以防破伤风梭菌在腐败的组织中繁殖。如创面已愈合，则不应清创。但对创面已愈合而抽搐不易控制者，应仔细检查伤口有无残余感染或异物存在。扩创术应在注射抗毒素、肌肉松弛剂、镇静剂、抗生素1～2小时后进行，手术宜简单迅速，只需剪除坏死组织，取出异物或做切口引流，不宜作复杂或过于广泛的手术。手术后用3%过氧化氢或1∶4000的高锰酸钾溶液湿敷，伤口不宜缝合或包扎。

二、病原治疗

1. 抗生素治疗

应用抗生素的目的是杀灭伤口内可能存在的破伤风梭菌，减少产生外毒素，以及除破伤风梭菌以外的夹杂菌感染。抗生素可选用青霉素G、四环素、庆大霉素、头孢菌素等。

2. 破伤风抗毒素（TAT）

TAT对游离的毒素和伤口细菌繁殖产生的毒素有中和作用，对已经与神经组织结合的毒素无中和作用。因此，TAT越早应用越好。TAT皮试阴性后，成人或儿童一次静脉内滴入1万～10万U，新生儿或幼儿1次滴入1500～10000U；如皮试阳性，应作脱敏治疗，第一次注射10倍稀释液含0.2mL（200U抗毒素），如无发绀、气喘、显著呼吸短促、脉搏加速等反应，即可注射0.4mL，如无反应，可注射0.8mL；如仍无反应，则可常规治疗。每次注射间隔时间为30分钟。

3. 破伤风免疫球蛋白（TIG）

TIG是从高度免疫人体提取制成的被动免疫制剂，既可用于感染伤口的预防，也可应用于治疗破伤风，预防剂量为250 ~ 500U，治疗剂量为3000 ~ 6000U。预防可分次肌注伤口近端深部肌肉，治疗多为臀部肌注。不良反应有注射部位疼痛、硬结、红斑等，很少有全身反应。静脉注射因不良反应多，不予推荐。

三、对症治疗及支持治疗

保持呼吸道通畅，应用镇静剂和肌肉松弛剂，一般使用安定、氯丙嗪等，加强护理，密切注意病情的变化；予高热量糊状的饮食，补充水、电解质、葡萄糖等。

【简方治疗经验与其他疗法】

一、单方验方疗法

（1）蝉蜕3.5g烧灰，手指甲10个（炒黄），共研末，用黄酒或烧酒送下。

（2）鱼鳔（炒黄）、野鸽粪、僵蚕各15g，蜈蚣2条，雄黄3g，天麻50g。共研细末，每日3次，每次3g，黄酒冲服。

（3）蝉蜕50g，全虫7个，天麻6g，僵蚕7个，胆南星6g。水煎服，口服3次。

（4）当归50g，川芎15g，黄芪100g，荆芥穗15g，黄酒200g。水煎服，每日1剂。

（5）羌活、防风、制川乌、制草乌、全蝎、蝉蜕、白附子、天麻、白芷、白僵蚕、胆南星、大黄、清半夏、甘草各10g，蜈蚣3条。水煎为450mL，每日分3次服，每日1剂。另琥珀、朱砂各3g，研细末，分3次随汤服。轻症一般3 ~ 5天，重症6 ~ 10天，久服可去朱砂，腹泻者可去大黄。

（6）鱼鳔60g，蝉蜕30g，炙僵蚕10g，当归、天麻、炙全蝎各6g。水煎服，每日1剂。

（7）荆芥、防风、党参、云苓、桔梗、柴胡、羌活、独活、川芎、全蝎各10g，蜈蚣2条，甘草5g。水煎服，日1剂。

二、针灸疗法

取穴百会、人中、地仓、颊车、下关、风池、风府、哑门、大椎、肺俞、心俞、肝俞、大肠俞、委中、承山。中等刺激，用平补平泻法。

【预防】

一、卫生教育

做好卫生宣传教育，使群众对破伤风有正确的认识。伤后应及时进行适当的创面处理，以防止感染。提倡新接生方法，以免感染。

二、增强抗毒免疫力

（一）主动免疫

1. 基础免疫

婴儿用吸附百日咳、白喉及破伤风类毒素混合制剂做皮下或肌内注射，于出生后2、3、4月龄各注射0.5mL，共3次，也可在2、4、6月龄注射。15岁以上及成人用霍乱、伤寒及副伤寒菌苗及破伤风类毒素混合制剂作皮下注射3针，各0.5、1.0、1.0mL，间隔2 ~ 4周；1年后再注射1mL。未用上述免疫制剂免疫者，也可用吸附精制破伤风类毒素皮下注射2次，各0.5mL，间隔4 ~ 8周。

2. 加强免疫

曾经基础免疫者，可每隔5 ~ 10年注射0.5mL。

3. 伤后免疫

经全程基础免疫或加强免疫者，在末次注射1年半内受伤时，不需注射类毒素；超过1年半者，可注射精制破伤风类毒素0.5mL。发热、严重高血压、心脏病和肾脏病者禁忌使用。接种后可有局部硬块，1 ~ 2个月内可吸收。盲目过多注射类毒素可引起变态反应，须注意。

（二）被动免疫

凡未经主动免疫的受伤者，特别是伤口深且污染泥土或异物的，应予肌内注射TIG，5岁以下用75U，5 ~ 10岁用125U，10岁以上用250U；或肌注TAT 1500 ~ 3000U，儿童剂量与成人相同。凡创面严重污染者剂量须加倍，且每隔1周重复注射1次，直到创口愈合为止。新生儿脐带经不洁处理者，应尽快肌注TIG 250U或TAT 3000 ~ 5000U。在注射抗毒素的同时，可在另侧相同部位注射磷酸铝吸附精制破伤风类毒素，进行主动免疫。